Medicina Ortomolecular
Fundamentos e Prática

2ª edição
Revista e Atualizada

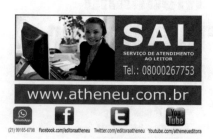

Medicina Ortomolecular
Fundamentos e Prática

2ª edição
Revista e Atualizada

Miguel Curto

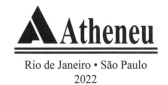

Rio de Janeiro • São Paulo
2022

EDITORA ATHENEU

São Paulo – Rua Maria Paula, 123 – 8º andar
Tel.: (11) 2858-8750
E-mail: atheneu@atheneu.com.br

Rio de Janeiro – Rua Bambina, 74
Tel.: (21) 3094-1295
E-mail: atheneu@atheneu.com.br

CAPA: Equipe Atheneu
PRODUÇÃO EDITORIAL/DIAGRAMAÇÃO: Villa d'Artes

Dados Internacionais de Catalogação na Publicação (CIP)
(Câmara Brasileira do Livro, SP, Brasil)

C987m
2. ed.

Curto, Miguel
   Medicina ortomolecular : fundamentos e prática / Miguel Curto. - 2. ed. - Rio de Janeiro : Atheneu, 2022.
   il. ; 28 cm.

   Inclui bibliografia e índice
   ISBN 978-65-5586-508-0

   1. Tratamento ortomolecular. 2. Vitaminas - Uso terapêutico. 3. Radicais livres (Química) - Efeito fisiológico. I. Título.

21-75147

CDD: 615.854
CDU: 612.394:615.85

Meri Gleice Rodrigues de Souza - Bibliotecária - CRB-7/6439
16/12/2021   20/12/2021

CURTO, M.
Medicina Ortomolecular – Fundamentos e Prática – 2ª edição

© *Direitos reservados à EDITORA ATHENEU – Rio de Janeiro, São Paulo, 2022.*

Autor

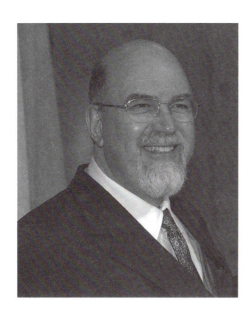

MIGUEL CURTO

Médico Nutrólogo, Bio-Ortomolecular – RQE 38954

Médico Otorrinolaringologista – RQE 44

Formado pela Faculdade de Medicina da Universidade de São Paulo

Especialista em Nutrologia pela Associação Médica Brasileira e pela Associação Brasileira de Nutrologia

Especialista em Oxidologia e Medicina Ortomolecular pela Associação Médica Brasileira de Oxidologia

Especialista em Medicina Biomolecular e Radicais Livres pela Sociedade Brasileira Biomolecular e Radicais Livres

Médico Nutrólogo da Real e Benemérita Associação Portuguesa de Beneficência de São Paulo

Especialista em Otorrinolaringologia pela Associação Médica Brasileira e Associação Brasileira de Otorrinolaringologia

In manus tuas, Jesus!

Prolegômenos

Gosto deste nome no início de um livro, o faz parecer mais importante, ademais, prefiro um filho chamado Prolegômeno a Prefácio, o apelido carinhoso não seria Fácio.

Como o leitor pode perceber este livro tentará ser bem-humorado na abordagem de um assunto sério e árduo, como o é a prática ortomolecular. No entanto, quero usar estas palavras preliminares apenas para agradecer.

Não poderia deixar de reconhecer as bênçãos que recebi de Deus, que me criou, me colocou entre tantos e tão bons mestres, em uma família maravilhosa e ainda, utilizando-se dos meus amigos, me incentivou a escrever este livro.

Agradeço a inspiração do Espírito Santo na minha vida, no atendimento aos meus queridos pacientes, na orientação dos meus pupilos e na redação desta obra.

Sou grato aos meus mestres amigos e aos meus amigos mestres, não os menciono nominalmente porque, fatalmente, cometeria alguma omissão injusta.

Não posso, porém, deixar de mencionar o grande incentivador deste livro, o editor-médico Dr. Paulo Rzezinski, que se valeu de sua secretária para persuadir-me a escrever este trabalho, até que eu o aceitasse. Hoje, satisfeito, o agradeço por isso.

À minha família – minha esposa, Dra. Regina Lucato; meus filhos, Dr. Igor Lucato e sua esposa, Sra. Silvana Freese, minha filha agregada número um; Dra. Ísis Lucato e seu marido, Dr. Érick dos Anjos Corvo, um anjo de filho, também incorporado à família; Dr. André Lucato e sua cônjuge, Dra. Letícia Acceituno, a agregada número dois, aquela que trabalha onde os outros se divertem – também não poderia deixar de demonstrar a minha gratidão pela paciência com que, tantas vezes, ouviram o jargão "….quando eu terminar o meu livro…".

Ao meu irmão, Renato, a minha gratidão pelas instruções no uso do *photoshop*.

Ao meu saudoso amigo, Professor Yutaka Fukuda, quem muito me estimulou na escrita deste livro.

Não posso deixar de mencionar, também, o grande auxílio das minhas filhas, Ísis e Silvana, na revisão final deste manual.

Eu os amo, meus amigos, minha família, meus pacientes e queridos pupilos, que Deus os abençoe, a todos.

Aqueles que estudarem esta obra incluam-se entre os meus amigos, e tenham um bom proveito e sejam beneficiados.

Miguel Curto

Prólogo

Uma das tarefas mais difíceis que enfrentamos é escrever um livro sobre assuntos médicos ainda não totalmente consolidados, por várias razões:

- falta de interesse;
- não há procura;
- a indústria farmacêutica não está definitivamente envolvida;
- a indústria paralela, como a farmácia de manipulação, assume este vácuo deixado pela indústria farmacêutica e leva consigo uma parte do lucro da indústria farmacêutica;
- a entrada em cena da farmácia de manipulação permite ao médico constituir uma fórmula que se adapte às necessidades do paciente, associando medicamentos e nutrientes que possam interagir sinergicamente na evolução terapêutica;
- a indústria farmacêutica pode oferecer os mesmos conteúdos, porém individualizados em doses definitivas e, para isso se estabelecer, define as diretrizes médicas, que, se não forem seguidas, podem expor o médico ao risco de lhe serem imputadas imperícia, negligência e imprudência;
- foi substituído o tratamento imperativo, deixando-se de lado a capacidade e inteligência humana para definir quais as melhores opções para o paciente;
- critica-se que o uso de terapias complementares leva os pacientes a abandonarem os tratamentos convencionais, mas ninguém, até o presente momento, mostrou dados confirmando que, eventualmente, essas mudanças estariam associadas a maior morbimortalidade, já que entre as causas principais de morte incluem-se, em 1º lugar as doenças cardiovasculares, em 2º está o câncer e em 3º lugar está a iatrogenia, que se resume em um erro de diagnóstico, e a morbimortalidade induzida pelos fármacos.

Não existe uma posição para os tratamentos complementares nem para o uso de nutrientes.

Atualmente, para desvirtuar o uso de terapias não convencionalmente estabelecidas, decidiu-se ampliar o tipo de estudos para metanálise e estudo duplo-cego randomizado, os quais podem ter um custo multimilionário, considerando-se que faz mais de 20 anos que uma droga nova não é colocada no mercado, exceto a dispendiosa terapia biológica. Para baratear os estudos, cria-se a metanálise, que permite juntar os trabalhos que o autor ou autores consideram os mais interessantes para seu propósito e, principalmente, para se chegar às conclusões que os autores acham mais interessantes, razão pela qual definem quais trabalhos serão incorporados e quais eliminados.

Por essas e outras razões, escrever um livro sobre Medicina Ortomolecular é uma tarefa muito trabalhosa porque o conteúdo dever ter bases científicas consolidadas e que permitam aos colegas entender a magnitude e a importância do desenvolvimento ortomolecular dos últimos 40 anos.

Por exemplo, os conceitos que se iniciaram na Medicina Ortomolecular e progrediram para a medicina convencional, fora das indicações clássicas, foram:

- Oxidação do colesterol
- Homocisteína

- Lipoproteína-A
- Apolipoproteína-A
- Apolipoproteína-B
- Proteína C-reativa ultrassensível
- Fibrinogênio
- Telopeptídeos
- Vitamina D
- Vitamina K
- Isquemia e reperfusão
- Glucosamina
- Colágeno não hidrolisado tipo II
- Resistência à insulina
- Disglicemia
- Resistência à leptina
- Hormônios micronizados ou bioidênticos
- Quelação para metais pesados
- Quelação em patologia cardiovascular para diabético
- Estudo TACT, que avalia a terapia de quelação associada a vitaminas no infarto do miocárdio
- Nutrientes hoje comercializados pela indústria farmacêutica, como: picnogenol, rodiola, curumins, cimicifuga, isoflavonas, trifolium pratense, tribulus terrestres e aswaganda.

Apenas para mostrar uma pequena parte da contribuição da ortomolecular à medicina.

Partimos do princípio da filosofia do Schopenhauer, segundo a qual toda ideia nova passa por três fases: na primeira, é ridicularizada; na segunda, é combatida violentamente; e, na terceira, é incorporada como própria.

Escrever um livro é muito importante, é como guardar as lembranças em uma pedra, já que as palavras o vento as leva.

O colega e amigo Miguel Curto dedicou uma boa parte de sua vida profissional a este livro e conseguiu criar uma obra de alto conteúdo e interesse, recomendado para nós e para todos os colegas da área e, principalmente, fora da área para alimentar a alma, enriquecer os neurônios, aumentar as sinapses, aumentar o óxido nítrico e melhorar o aporte de nutrientes e de oxigênio aos tecidos, para modular a inflamação endotelial e controlar o progresso da arteriosclerose, para consolidar o trato gastrointestinal via recuperação do epitélio e aumentar a IgA secretória na defesa contra os saprófitos patogênicos, na modulação do estresse oxidativo no encurtamento do telômeros, na reparação celular via mecanismo de acetilação, para controlar malformações congênitas via metilação, para estender a vida pela via da restrição calórica, para estimular a neoliberação mitocondrial via biogênese mitocondrial e, principalmente, para modular os fatores externos que possam agir sobre o nosso genótipo, expressando o fenótipo via nutrigenômica e nutrigenética.

Dr. Efrain Olszewer
Especialista em Clínica Médica. Professor e Diretor Científico da Fundação de Apoio à Pesquisa e Estudo na Área da Saúde (FAPES). Diretor Clínico do Centro Internacional de Medicina Preventiva (CMP).
Autor de 84 livros em Medicina e Saúde.

Prefácio à 2ª edição

A 2ª edição do livro *Medicina Ortomolecular – Fundamentos e Prática* constitui-se na atualização de uma obra inovadora e de relevante contribuição à saúde pública. O autor, Dr. Miguel, esmera-se na escolha dos temas abordados, iniciando com as conceituações da Medicina Ortomolecular, Biomolecular e Bio-Ortomolecular, a origem e a prática ortomolecular e sua evolução.

Aborda os radicais livres, seu conceito, formação, reações, fontes, sistemas de controles, a fisiopatologia e as implicações dos radicais livres nas várias especialidades médicas, como Cardiologia, Geriatria, Oftalmologia, Otorrinolaringologia, Endocrinologia, Reumatologia, Gastroenterologia e Oncologia.

A quelação abordada no capítulo seguinte é importante para a desintoxicação de minerais tóxicos que estão no corpo humano, cuja excreção se faz pelas fezes e urina. Em seguida, o autor destaca a utilização da Mineralometria Capilar como importante ferramenta para avaliar a quantidade de nutrientes e de elementos tóxicos no organismo e prescrever o adequado complemento alimentar, tendo por objetivo manter o equilíbrio de nutrientes no paciente.

Descreve o comportamento de 21 metais (Al, Sb, As, Ba, Be, Bi, Cd, Co, Cu, Pb, Sn, Fe, Mn, Hg, Ni, Ouro, Pt, Ag, Tl, Th e U) nocivos à saúde humana, segue adiante na descrição dos perigosos pigmentos orgânicos e inorgânicos e relata como atuam. A nutrição é apresentada a seguir, com destaque para os princípios gerais e a importância da água, carboidratos, proteínas, lípides, vitaminas, minerais, outros nutrientes e associações entre eles.

Encerra o livro com uma novidade no meio da área médica, a emergente Geologia Médica, que preenche uma lacuna entre o meio físico (ambiental) e a saúde. A Geologia Médica já está disseminada em todos os continentes e consolidada no Brasil junto aos profissionais e universidades relacionados às Geociências. O autor apresenta exemplos ilustrativos, as substâncias orgânicas, esferas de domínio geográficas, geologia médica no Brasil e o futuro da geologia médica.

Finalizando, gostaria de manifestar a minha admiração pelo Dr. Miguel Curto, cujo trabalho tive a satisfação de conhecer em 2004, nas discussões pela Rede de Pesquisa em Geoquímica Ambiental e Geologia Médica (Regagem), satisfação reafirmada quando o conheci pessoalmente no Congresso Brasileiro de Nutrologia, em 2015, em que, a seu convite, apresentei a palestra "Geologia Médica e Nutrição". Desde então, temos trocado conhecimentos sobre a Geologia e a Medicina, estabelecendo, na prática, a integração das duas ciências.

Cassio Roberto da Silva
Pesquisador em Geociências, desde 1978, no Serviço Geológico do Brasil da Companhia de Pesquisa e Recursos Minerais (CPRM), filiado à Sociedade Brasileira de Geologia (SBG), à Sociedade Brasileira de Geoquímica (SBGq), à Associação Brasileira de Geologia de Engenharia e Ambiental (ABGE) e Coordenador do Brazil Chapter da International Medical Geology Association (IMGA).

Prefácio à 1ª edição

Sinto-me muito honrado com o convite do Dr. Miguel Curto para prefaciar seu livro *Medicina Ortomolecular – Fundamentos e Prática*. É surpreendente que um Tratado de Medicina Ortomolecular, com um conteúdo completo e com uma organização didática tão bem feita, possa ter sido escrito por um único autor. A capacidade de um autor é consequência de sua trajetória científica e, principalmente na Medicina Ortomolecular, da sua trajetória de vida.

Dr. Miguel Curto Rodrigues Filho se graduou em Medicina pela Faculdade de Medicina da Universidade de São Paulo, Especialista em Otorrinolaringologia, Nutrologia e Medicina Ortomolecular pelas respectivas Sociedades de Especialidade. Palestrante convidado em cursos de formação e pós-graduação e em congressos e conferencista nas especialidades de Nutrologia, Medicina Bio-Ortomolecular e Otorrinolaringologia.

Conheci o Dr. Miguel nas reuniões científicas do Departamento de Otorrinolaringologia e Cirurgia de Cabeça e Pescoço da Escola Paulista de Medicina (Unifesp) há mais de 20 anos, e sua opinião a respeito dos diversos temas discutidos foi sempre de grande importância, enfocando os aspectos profilático e terapêutico da Medicina Ortomolecular na saúde humana.

Este livro ganha destaque especial não só pelo vasto conhecimento científico do Dr. Miguel, mas também pelas ponderação e inteligência com escreveu cada capítulo.

Neste livro, a Medicina Ortomolecular é apresentada como a área que avalia cada pessoa não só nos aspectos nutricionais e toxicológicos, mas também emocionais, visando à melhora da qualidade de vida.

Tenho certeza de que este livro acrescentará muito para os profissionais da saúde que valorizam a relação médico-paciente e a abordagem de investigação clínica e terapêutica de cada indivíduo.

Parabéns, Dr. Miguel, pela excelente obra!

Prof. Dr. Márcio Abrahão
Professor Titular do Departamento de Otorrinolaringologia
e Cirurgia de Cabeça e Pescoço da Escola Paulista
de Medicina (Unifesp).

Sumário

1 **O Que É Medicina Ortomolecular, Biomolecular, Bio-Ortomolecular,** 1

2 **A Origem da Prática Ortomolecular,** 3
  Meus Primeiros Passos na Área, 3

3 **Radicais Livres,** 5
  Conceito de Radical Livre, 5
  Como se Formam os Radicais Livres, 6
  Reação em Cadeia dos Radicais Livres, 7
  Fontes Fisiológicas de Radicais Livres, 8
  Sistemas Fisiológicos de Controle dos Radicais Livres, 9
  Fisiopatologia dos Radicais Livres, 10
  Os Radicais Livres e os Fenômenos Fisiopatológicos, 13
  Os Radicais Livres e as Suas Implicações nas Especialidades Médicas, 16

4 **Quelação,** 19
  EDTA, 19
  DMSO, 21
  MSM, 26
  DMSA, 35
  DMPS, 36
  D-Penicilamina, 36
  Desferrioxamina, 37
  Ácido Cítrico, 38
  L-Arginina, 38
  L-Cisteína, 38
  Glicina, 39
  Glutation, 39
  L-Lisina, 40
  Carnosina, 40

5 **Mineralograma Capilar,** 41
  Coleta do Material, 42
  Interpretação Clínica, 42

6 **Metais Tóxicos,** 67
  Alumínio, 67
  Antimônio, 68
  Arsênico, 69
  Bário, 69
  Berílio, 70
  Bismuto, 70
  Cádmio, 71
  Cobalto, 71
  Cobre, 72
  Chumbo, 72
  Estanho, 74
  Ferro, 74
  Manganês, 76
  Mercúrio, 76
  Níquel, 78
  Ouro, 79
  Platina, 80
  Prata, 80
  Tálio, 81
  Tório, 82
  Urânio, 82

7 **Pigmentos,** 83
  Pigmentos Orgânicos, 83
  Pigmentos Inorgânicos, 84
  Pigmentos Perigosos, 87

8 Nutrição, 89
Água, 91
Carboidratos, 91
Proteínas, 91
Lípides, 114
Vitaminas, 123
Minerais, 231
Outros Nutrientes, 350
Associações de Nutrientes, 441

9 Geologia Médica, 447
Exemplos Ilustrativos, 449
Substâncias Orgânicas na Geologia Médica, 450
Esferas de Domínio Geográficas, 451
Geologia Médica no Brasil, 455
Futuro da Geologia Médica, 456

Posfácio 459

Glossário de Substâncias Farmacologicamente Ativas e Orientações Terapêuticas para a Prescrição Magistral, 463

Bibliografia, 519

Índice Remissivo, 531

Capítulo 1

O Que É Medicina Ortomolecular, Biomolecular, Bio-Ortomolecular

Um dia, conversando com um amigo, percebi que, apesar de já não ser novidade no Brasil, muitas pessoas desconhecem a prática ortomolecular, ou sequer cogitam na existência da especialidade.

Este diálogo me deixou intrigado. Nós, já envolvidos no assunto, estamos acostumados a estes termos esdrúxulos como biomolecular, ortomolecular, oxidologia, mineralograma e outros palavrões técnicos que se incorporam em nosso dia a dia. Mas é óbvio que este linguajar ainda não alcançou a população, especialmente aqueles que não se interessam por assuntos médicos ou de saúde.

Na intenção de orientar, propus-me, então, a escrever algo sucinto sobre o assunto. Segue, então, o tema, um pouco mais árduo:

> Biomolecular, ou prática ortomolecular (*orto*, em grego, significa correto), ou bioquímica médica são termos que se superpõem, significam o estudo e a atuação sobre as funções celulares, em cada uma de suas organelas (mitocôndrias, retículo endoplasmático, núcleo, nucléolos *etc.*, lembram-se?). Assim, agindo nestas estruturas podemos manter a saúde e evitar doenças, em um nível anterior à sua manifestação nos tecidos e órgãos do corpo. Tratamos as enfermidades onde elas efetivamente se iniciam, nas organelas celulares (incluindo entre as organelas a própria membrana celular).

Explicando melhor, todas as agressões ao nosso organismo se iniciam por alterações celulares, sejam ferimentos em nossa pele ou nas mucosas, invasões virais e bacterianas, ou ainda intoxicações e deficiências nutricionais. Cuidando-se da higidez celular e do meio no qual as células estão imersas obteremos a saúde de cada célula, tecido, órgão, de cada sistema e de todo o organismo de um modo completo; holístico, se incluirmos aí os aspectos emocional e espiritual. Esta ação sobre as organelas se faz, primordialmente, através dos nutrientes e dos hábitos de higiene e comportamento.

Um colega, já há alguns anos, dizia-me que temos corpos da idade da pedra alimentando-se na era espacial, ou seja, fomos criados para alimentarmo-nos de modo natural, despendendo esforços para a coleta de nutrientes na natureza, seja ela pela coleta de frutos, verduras ou raízes, seja pela caça ou pela pesca.

Com a descoberta do fogo conhecemos novos sabores e passamos a consumir alimentos que anteriormente eram impróprios para a alimentação, com suas vantagens e desvantagens. Entre as desvantagens, a perda das propriedades nutricionais e nutracêuticas (ação farmacológica de determinados alimentos) dos alimentos e a adição de substâncias cancerígenas à alimentação (carvões e defumados).

Hoje já não usamos os nossos músculos de modo adequado (leia-se saudável), andamos de automóvel, temos água encanada, máquinas de lavar e de industrializar, não nos exercitamos mais na caça, na coleta ou na agricultura. Tudo obtemos no supermercado, temos a comida sempre à disposição na geladeira e a preparamos em minutos no microondas.

O cinturão verde está cada vez mais longe de nossas cidades e os alimentos consomem as suas propriedades nutricionais, para não se deteriorarem durante o transporte, o armazenamento e o beneficiamento, até chegarem, depauperados, à nossa mesa.

Consumimos, então, alimentos pobres nutricionalmente e, muitas vezes, acrescidos de conservantes e aditivos, nem sempre inócuos. Pior ainda, após a Segunda Guerra Mundial, temos o chumbo, um veneno metabólico, espalhado por todo o planeta, a ponto de o comermos, seja nos vegetais, na carne e mesmo no leite com que alimentamos as nossas crianças. O mercúrio é também outro flagelo, contaminando os nossos rios e mares, afetando a nossa saúde quando consumimos os frutos do mar. Isto sem mencionar outros metais tóxicos encontrados em nosso cotidiano, como o cádmio, o alumínio, o arsênico, o tálio *etc*.

Acrescente-se a tudo isso o estresse absurdo a que nos expomos na sociedade competitiva em que vivemos, obrigando-nos a abdicar dos momentos de lazer, de convívio familiar e de crescimento espiritual. O quadro negro que pintamos é absolutamente real, mas ainda temos uma alternativa para lidarmos com ele.

A prática ortomolecular ou, mais apropriadamente, a bioquímica médica, avalia a situação de cada pessoa, em seus aspectos nutricionais, tóxicos, físicos e emocionais, e prescreve uma estratégia individualizada e ecológica para cada um. Apesar de complexa na análise das necessidades de cada indivíduo, a sua prática é simples, consistindo na orientação nutricional mais adequada a cada pessoa, na suplementação com os nutrientes carentes na alimentação e com a prescrição de substâncias que compitam com os elementos tóxicos a que estão expostos os pacientes avaliados.

Consiste também no tratamento dos distúrbios da digestão e da absorção de nutrientes pelo trato digestivo, adoecido pelos aditivos alimentares, corantes e conservantes usados, largamente, em nossa alimentação moderna. Faz-se necessária, inclusive, a orientação quanto aos bons hábitos de higiene e educação física, evitando-se o sedentarismo e os vícios, como fumo, drogas (incluindo-se aqui o abuso de medicamentos) *etc*.

Todos os recursos disponíveis da medicina são usados para o restabelecimento e o equilíbrio da saúde, sejam clínicos, farmacológicos ou cirúrgicos. Este arsenal de conhecimentos presta-se não somente à *manutenção da saúde,* como à *prevenção de doenças* e enfermidades hereditárias (diabete, hipertensão, enfarte, derrame), mas também ao *tratamento de afecções* agudas (gripes, infecções bacterianas, ferimentos) e crônicas (artrites, dermatites, alergias, câncer), é claro, não dispensa o uso das diversas especialidades médicas, quando necessárias. Lembramos que hoje a prática ortomolecular é essencial e complementar a toda terapêutica médica.

Gratifica-nos, sobremodo, a melhora da qualidade de vida, da disposição e do rendimento físico e mental das pessoas que nos procuram e a nossa fidelidade aos dois principais aforismos de Hipócrates, que nos motivaram desde os primeiros dias da Faculdade de Medicina da Universidade de São Paulo:

Primum non nocere
(em primeiro lugar, não prejudicar)

Sedare dolore opus divinum est
(aliviar o sofrimento é obra divina)

Afixados nas paredes do nosso Centro Acadêmico, onde fomos, privilegiadamente, diretores do Departamento Científico.

Capítulo 2

A Origem da Prática Ortomolecular

Podemos remontar a origem da abordagem ortomolecular a 1956, quando Harman, D. propôs a teoria dos radicais livres e de que eles seriam continuamente produzidos no curso do metabolismo celular.

Em 1960, Linus Pauling introduziu o conceito de Medicina Ortomolecular nos Estados Unidos da América.

McCord, J. M. & Fridowich, I., em 1969, descreveram a existência e a função biológica da enzima superóxido dismutase.

Já em 1978, Nohl, H. & Hegner, D. demonstraram um aumento da liberação do radical livre superóxido e do peróxido de hidrogênio na respiração mitocondrial, relacionado com a idade.

Tuffik Mattar & Efrain Olszewer, em 1983, introduziram, pioneiramente, no Brasil os princípios da Medicina Ortomolecular e da Quelação.

Em 1985, foram criadas a SOBRAMO – Sociedade Brasileira de Medicina Ortomolecular e a ABTO – Associação Brasileira de Terapia Ortomolecular, posteriormente denominada AMBO – Associação Médica Brasileira de Oxidologia.

MEUS PRIMEIROS PASSOS NA ÁREA

Conheci o Prof. Tuffik Mattar como paciente em meu consultório no hospital da Beneficência Portuguesa de São Paulo, quando ele me convidou para conhecer a nova, na época, especialidade. Jovem e lutando para sobreviver não me interessei, um dos meus pecados.

Em 1988, passei a frequentar as reuniões no ambulatório da Associação Paulista de Homeopatia com o Prof Yuji Eguchi, o Prof. Alfredo de Castro e o Prof. Nelson de Luca Filho, entre outros, onde fiquei conhecendo o Dr. Sílvio Laganá de Andrade, pioneiro, no Brasil, na interpretação do Mineralograma Capilar, quem, tomando-me pela mão nos anos 1990, ensinou-me os primeiros passos da ortomolecular. Assim, até meio sem querer, acabei me vendo praticando esta nova abordagem; ainda assim só fui obter o título de habilitação em Oxidologia e Medicina Ortomolecular em 1997, também sob o estímulo do Dr. Sílvio Laganá.

Capítulo 3

Radicais Livres

Não se pode falar de Ortomolecular sem discorrer sobre os *radicais livres* e sua implicação nos processos fisiológicos e fisiopatológicos do organismo humano.

CONCEITO DE RADICAL LIVRE

Radicais livres são espécies químicas, neutras ou ionizadas, que apresentam um elétron não pareado a outro elétron, com rotação inversa em sua órbita externa.

Como sabemos o movimento do elétron gera um campo eletromagnético ao redor do sentido do seu movimento, caso o elétron se mova na direção do observador o campo eletromagnético gerado será no sentido anti-horário, se na direção contrária ao observador será no sentido horário. (Lembram-se do exemplo da mão direita, no colegial?).

O número total dos elétrons de um *radical livre* é, portanto, ímpar.

Observem na Figura 3.1 as representações esquemáticas da água, do radical livre hidroxila e do anion hidroxila e percebam as diferenças:

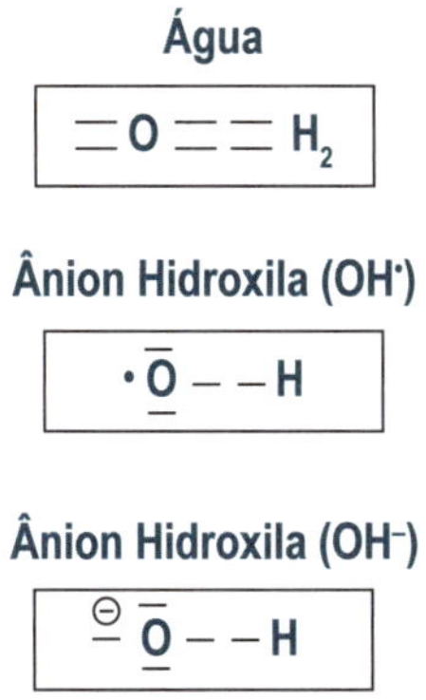

- Na ilustração representando a molécula da água os traços, representando os elétrons, estão pareados.
- No radical hidroxila, o ponto representa um elétron não pareado, caracterizando-o como um radical livre.
- No modelo do ânion hidroxila o traço dentro do círculo representa o elétron ionizante e verifique que os elétrons estão pareados, ou seja, o ânion não é um radical livre.

É o elétron solitário do radical livre que lhe confere a instabilidade e a consequente alta reatividade. Os elétrons pareados anulam, mutuamente, os seus campos eletromagnéticos.

Na busca da estabilidade o radical livre pode oxidar-se, perdendo um elétron, ou reduzir-se, ganhando um elétron. Observe, nesta frase, o conceito de oxidorredução.

As reações químicas envolvendo os radicais livres são muito rápidas, favorecidas pela diminuição da repulsão entre as órbitas externas, conferida pelos elétrons solitários.

Na Figura 3.2 temos alguns exemplos de reações envolvendo os radicais livres.

Água

$$= O == H_2$$

Ânion Hidroxila (OH·)

$$\cdot \overline{O} -- H$$

Ânion Hidroxila (OH⁻)

$$\overset{\ominus}{\overline{O}} -- H$$

Figura 3.1 – *Exemplos da molécula de água, do radical livre hidroxila e do ânion hidroxila; em que o traço representa um elétron, o ponto, um elétron não pareado e o traço dentro do círculo, o elétron ionizante – memorizem esta representação para as ilustrações seguintes.*

Exemplos

❏ Ânion superóxido reduzindo íon cúprico

$$O_2^- + Cu^{++} \longrightarrow Cu^+ + O_2$$

❏ Ânion superóxido oxidando íon ferroso

$$O_2^- + Fe^{++} \xrightarrow{2H^+} H_2O_2 + Fe^{+++}$$

❏ Ânions superóxidos reduzindo-se e oxidando-se mutuamente (Dismutação)

$$O_2^- + O_2^- \xrightarrow{2H^+} H_2O_2 + O_2$$

Figura 3.2 – *Exemplos de reações envolvendo os radicais livres.*

A primeira reação caracteriza uma reação de redução pelo radical livre, onde um elétron do radical livre superóxido doa o seu elétron livre para o íon cúprico, reduzindo-o ao íon cuproso, ao mesmo tempo em que o superóxido oxida-se ao oxigênio molecular.

O segundo modelo ilustra uma reação de oxidação pelo mesmo radical livre, onde um elétron é arrancado do íon ferroso oxidando-o ao íon férrico. Concomitantemente dois prótons de hidrogênio são arrancados do meio para formar, com o superóxido, o peróxido de hidrogênio.

O terceiro exemplo caracteriza a reação de dismutação, conceituada pela transferência de elétrons entre dois radicais livres. Observem que um radical livre superóxido oxida-se à uma molécula de oxigênio e o outro, ainda mais reduzido, rouba dois prótons do meio para formar a água oxigenada.

COMO SE FORMAM OS RADICAIS LIVRES

A produção de *radicais livres* é permanente na matéria viva e está relacionada com o metabolismo celular do oxigênio e as reações de oxidorredução. É, portanto, indispensável à vida, como mecanismo de transferência de elétrons, e torna-se nociva, como veremos, quando falham os sistemas de controle.

O oxigênio em excesso é considerado tóxico devido a sua alta afinidade pelos radicais livres. Os médicos que lerão este livro lembrar-se-ão dos plantões de pronto-socorro, na faculdade, quando foram orientados a não fornecerem oxigênio puro aos pacientes, a não ser em patologias específicas, porque lhes lesava os pulmões.

A gênese do radical livre superóxido é fruto da redução monovalente do oxigênio, como mostra a Figura 3.3.

Gênese do Radical Livre Superóxido

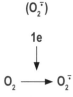

Figura 3.3 – *O oxigênio molecular recebendo um elétron que o transformará em um radical livre superóxido.*

O *peróxido de hidrogênio* também é considerado um *radical livre* por ser um oxidante forte extremamente reativo. Ele é formado pela redução bivalente do oxigênio, na presença de prótons de hidrogênio, com a *dismutação* do superóxido para oxigênio molecular e água oxigenada.

Na presença do *peróxido de hidrogênio* o superóxido pode originar o *radical livre hidroxila*. Esta reação, denominada reação de Fenton, necessita de um catalisador, que se supõe que sejam os íons férricos (Figura 3.4).

Gênese do Radical Livre Peróxido de Hidrogênio (H_2O_2)

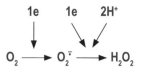

Figura 3.4 – *Origem do "radical livre" peróxido de hidrogênio a partir do oxigênio molecular.*

Na reação de Fenton o íon férrico reage com o radical livre superóxido liberando o íon ferroso e o oxigênio molecular.

Na mesma reação de Fenton o íon ferroso reage com o peróxido de hidrogênio restaurando o cátion férrico e liberando o ânion hidroxila e o radical livre hidroxila, o mais reativo dos três (Figura 3.5).

Gênese do Radical Livre Hidroxila (OH·)

Reação de Fenton:

$$Fe^{+++} + O_2^{\overline{\cdot}} \longrightarrow Fe^{++} + O_2$$

$$Fe^{++} + H_2O_2 \longrightarrow Fe^{+++} + OH^- + OH^{\cdot}$$

Figura 3.5 – *Reação de Fenton.*

O *radical livre hidroxila* é altamente reativo nos meios biológicos, sendo capaz de reagir com as estruturas orgânicas mais estáveis, produzindo um *radical livre secundário* por arrancamento de um átomo de hidrogênio ou por transferência do elétron solitário. É, portanto, um *radical livre redutor*.

A reação que dá origem a estes radicais livres ocorre de maneira controlada nas organelas celulares e é chamada de reação de Haber & Weiss, ela inclui a reação de Fenton para a gênese do radical livre hidroxila.

Na reação de Haber & Weiss o oxigênio molecular é reduzido quatro vezes até a água.

Na primeira redução a molécula de oxigênio é reduzida ao radical livre superóxido.

A segunda redução arranca dois prótons de hidrogênio do meio para formar o peróxido de hidrogênio, a partir do radical livre superóxido.

A terceira redução sobre a água oxigenada dá origem ao radical livre hidroxila.

Por último, a quarta redução transformará o radical livre hidroxila em água e oxigênio molecular.

No total, esta reação transfere quatro elétrons e veremos a importância da reação de Haber & Weiss no decorrer do estudo deste livro (Figura 3.6).

Reação de Haber & Weiss

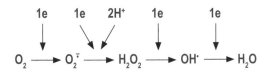

Figura 3.6 – *Reação de Haber & Weiss.*

Outra espécie tóxica proveniente do oxigênio é nomeada como oxigênio *singlet*, que eu, particularmente, gosto de aportuguesar para *oxigênio singular*. O oxigênio, apesar de possuir um par de elétrons na sua órbita externa, em algumas situações se comporta como um radical livre, ou, mais precisamente, como um birradical livre. O motivo é que o dirradical oxigênio aceita apenas a transferência de um elétron por vez, daí o nome oxigênio singular dado a esta espécie reativa do oxigênio. Espécie reativa do oxigênio, ERO, é outra denominação usada para o radical livre, em inglês a sigla usada é ROS – *reactive oxigen specie*.

O oxigênio singular é formado quando uma molécula de oxigênio é energizada por um fóton de luz ou radiação e tem os elétrons das órbitas externas dos seus átomos acelerados, passando a ocupar uma mesma orbital, e a outra ficando vazia. Esta nova ERO energizada é extremamente reativa e tem um tempo de vida muito curto, reagindo imediatamente com outra substância ou emitindo luz para retornar ao equilíbrio energético. Esta emissão luminosa é aproveitada em métodos laboratoriais que se utilizam da quimioluminescência. Também é responsável pela luminosidade dos pirilampos.

Os radicais livres alcoxila e peroxila são formados pela ação de um radical livre de oxigênio, superóxido ou hidroxila, sobre as cadeias de ácidos graxos poli-insaturados. Esses radicais livres são a origem da reação em cadeia que constitui o processo de lipoperoxidação das membranas celulares. Os radicais livres peroxila são menos reativos e mais seletivos que o radical livre hidroxila. A Figura 3.7 ilustra as representações químicas dos radicais livres alcoxila e peroxila, também conhecidos pelos cognomes alcoxil e peroxil.

Radical Livre Alcoxila: RO·

Radical Livre Peroxila: ROO·

R é uma cadeia carbônica qualquer

Figura 3.7 – *Representação gráfica dos radicais livres alcoxila e peroxila, onde R é uma cadeia carbônica qualquer e o O um átomo de oxigênio. O ponto representa um elétron não pareado.*

Para entendermos a gênese do *radical livre peroxinitrito*, teremos de fazer algumas observações sobre o *óxido nítrico*. Fisiologicamente, o óxido nítrico relaxa a musculatura lisa vascular; diminui a adesividade plaquetária; age na plasticidade do tecido nervoso, ou seja, na morfogênese neural e sináptica, e preenche as cavidades paranasais, com atividade antisséptica; entre outras funções.

Ele é sintetizado no organismo, a partir do aminoácido L-arginina sob a catálise da enzima óxido nítrico-sintetase constitucional – ONS_c (em inglês: *constitutional nitric-oxid-sintetase* – NOS_c), presente principalmente no endotélio e nas células nervosas.

Na presença de inflamação ou qualquer lesão celular, é ativada uma outra enzima, a óxido nítrico-sintetase induzida – ONS_i (em inglês: *induced nitric-oxid-sintetase* – NOS_i), desse modo aumentando grandemente a produção do óxido nítrico. A ONS_i está presente, inativada, em todos os tecidos do corpo.

Na presença do radical livre superóxido, produzido pela lesão celular, o óxido nítrico é convertido no radical livre peroxinitrito. A Figura 3.8 ilustra a formação do radical livre peroxinitrito.

Gênese do Óxido Nítrico (NO) e do Radical Livre Peroxinitrito (ONOO·):

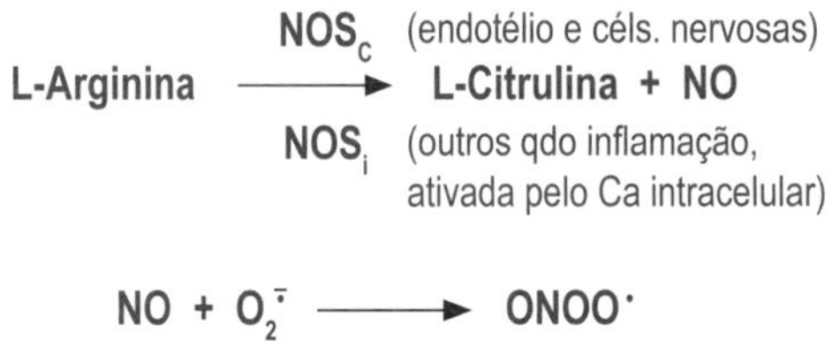

L-Arginina $\xrightarrow[NOS_i]{NOS_c}$ L-Citrulina + NO

(endotélio e céls. nervosas)
(outros qdo inflamação, ativada pelo Ca intracelular)

NO + O_2^- ⟶ ONOO·

Figura 3.8 – *Origem do radical livre peroxinitrito. NO = oxido nítrico. ONOO· = radical livre peroxinitrito. NOSc = óxido nítrico sintetase constitucional. NOSi = óxido nítrico sintetase induzida. $O2^-$ = radical livre superóxido.*

REAÇÃO EM CADEIA DOS RADICAIS LIVRES

Um radical livre, ao reagir com uma molécula vizinha, transforma-a em um outro radical livre, o qual, por sua vez, vai em busca de um elétron estabilizador, e assim por diante. Este é o início da famigerada reação em cadeia dos radicais livres. As substâncias tóxicas assim formadas podem se combinar com outros radicais livres, inativando-se mutuamente, ou tomar outro caminho, como veremos a seguir.

A inativação mútua entre dois radicais livres, um reduzindo o outro e o outro oxidando o primeiro, chama-se dismutação, como já vimos, de passagem, na Figura 3.2. O radical livre pode também atacar uma cadeia com carbonos insaturados (com duplas ligações), quando o seu elétron

Capítulo 3

solitário será desalojado, alcançando, assim, a estabilização por deslocamento. A presença do oxigênio é um fator importante para a continuidade da cascata das reações dos radicais livres.

O oxigênio é uma molécula estável e não reage espontaneamente com moléculas não radicais, porém tem grande afinidade pelos radicais livres. Esta simpatia do oxigênio pelos radicais livres leva-o a produzir radicais peroxila, impedindo a recombinação dos radicais livres entre si (dismutação). Desse modo, os radicais peroxila formados com o oxigênio perpetuam a cascata das reações.

FONTES FISIOLÓGICAS DE RADICAIS LIVRES

As fontes fisiológicas dos radicais livres de maior interesse clínico serão mencionadas a seguir, para melhor entendimento de suas funções biológicas.

Cadeia Respiratória Mitocondrial

A respiração celular é a principal fonte de energia (ATP – adenosina trifosfato) para as células que vivem em aerobiose, consiste na redução do oxigênio até chegar à água (revejam a reação de Haber & Weiss, na Figura 3.6). Nesta reação os elétrons são deslocados aos pares, porém 5% das moléculas de oxigênio são objeto de uma reação monovalente (um só elétron) com a produção do radical livre superóxido e a consequente dismutação deste em peróxido de hidrogênio.

Portanto, para sedimentar o conceito reafirmo que os radicais livres são produtos fisiológicos da respiração celular. Na Figura 3.9 uma microfotografia eletrônica de um condrossoma.

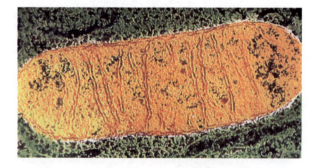

Figura 3.9 – *Mitocôndria.*

Fagocitose

A fagocitose é outra fonte fisiológica de radicais livres com grande importância clínica. Sabe-se que os neutrófilos em repouso consomem pouco oxigênio, porém durante a fagocitose há um grande aumento do seu consumo e este fenômeno é chamado de explosão respiratória.

Através do contato com o antígeno haverá um aumento do dispêndio de oxigênio e a ativação da NADPH-oxidase, a qual catalisará a redução do oxigênio para o radical livre superóxido. NADPH é a forma reduzida do NADP, nicotinamida-adenina-dinucleotídeo. A seguir, os radicais livres superóxido serão dismutados para peróxido de hidrogênio, um poderoso oxidante.

Outros radicais livres superóxido reagirão com outras moléculas de peróxido de hidrogênio para formarem o radical livre hidroxila e outras espécies químicas ativas. Sob a ação da mieloperoxidase, o peróxido de hidrogênio e o radical livre superóxido participarão, também, da geração de hipoclorito e cloraminas, que serão liberados nos fagossomas. A Figura 3.10 é uma microfotografia de um glóbulo branco exercitando a sua faculdade fagocitária.

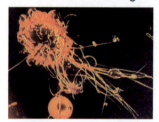

Figura 3.10 – *Fagocitose. $O_2^{\bar{\ }}$ = radical livre superóxido. OH• = radical livre hidroxila.*

Reações de Desintoxicação

Para a transformação das substâncias tóxicas em outras inertes e mais facilmente eliminadas, são necessárias transferências eletrônicas a partir dos radicais livres.

Entendendo melhor, espécies químicas estáveis necessitam de muita energia para serem transformadas, então nada melhor do que desestabilizá-las, mudando-as em radicais livres, mais suscetíveis à metamorfose química.

Exemplificando lembramos das oxidases dos peroxissomas, que produzem radicais livres superóxido e peróxido de hidrogênio, que agiriam sobre as substâncias nocivas, tornando-as suscetíveis à inativação.

Também os citocromos P450 são proteínas que funcionam como oxidases para transferências monoeletrônicas. Os citocromos P450 participam na desintoxicação de anestésicos, pesticidas, poluentes, entre outros.

Reações de Biossíntese

Do mesmo modo que na desintoxicação, também para a biossíntese há a necessidade de transferências eletrônicas, com a finalidade de desestabilizar as substâncias estáveis que ingerimos e torná-las predispostas à modificação bioquímica.

As *enzimas* são proteínas que cedem elétrons, transitoriamente, a fim de desestabilizar um substrato, tornando-o um radical livre, e assim permitir a reação química necessária para a síntese de uma nova substância. Algumas enzimas contêm metais em sua estrutura molecular, para facilitar a transferência eletrônica. São as metaloenzimas ou metaloproteínas.

Outras enzimas necessitam de coenzimas para ativá-las, induzindo o desemparelhamento dos elétrons. Muitos destes cofatores são os metais nutrientes: cobre, zinco, magnésio, manganês... Um exemplo é a óxido nitríco-sintetase induzida, que é ativada pelo cálcio intracelular. Também os citocromos P450 exercem o papel de oxidases na biossíntese de esteroides como o cortisol e a aldosterona, por exemplo.

Síntese de Prostaglandinas

As prostaglandinas são produtos com atividade pró-inflamatória, algumas com atividade anti-inflamatória, que, como a prostaciclina e o tromboxano A_2, originam-se da cadeia do ácido araquidônico. O ácido araquidônico, por sua vez, é liberado dos fosfolípides das membranas celulares por ação da fosfolipase A_2.

Os radicais livres hidroxila são produzidos na fase de transformação do ácido araquidônico em endoperóxidos, por ação da ciclo-oxigenase, como ilustraremos, simplificadamente, na Figura 3.11. Por sua vez, os radicais livres hidroxila inibem a ciclo-oxigenase, promovendo a via pró-agregante plaquetária do tromboxano A_2, em detrimento da via antiagregante e vasodilatadora da prostaciclina.

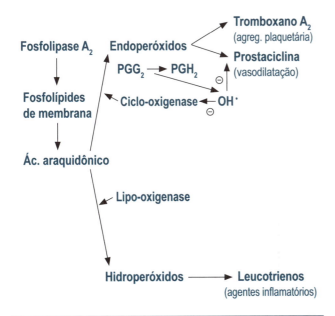

Figura 3.11 – *Síntese das prostaglandinas. PGG_2 = prostaglandina G_2. PGH_2 = prostaglandina H_2. OH^- = radical livre hidroxila. O traço dentro do círculo representa a transferência eletrônica.*

Radiações

As radiações ionizantes, como os raios X e os raios gama, pela radiólise da água dos tecidos na presença do oxigênio, levam à formação dos radicais livres superóxido e hidroxila.

Também quando uma molécula absorve um fóton de luz ultravioleta, que contém uma quantidade de energia inferior à da radiação ionizante, os elétrons excitam-se, acelerando-se em suas órbitas ao redor do núcleo atômico. Havendo exposição repetida à energia fotônica, haverá a ruptura de ligações e a produção de radicais livres.

Obviamente, devido à exposição direta e à intensidade do metabolismo, os tecidos mais suscetíveis às radiações são os da pele e dos olhos.

SISTEMAS FISIOLÓGICOS DE CONTROLE DOS RADICAIS LIVRES

Primeira Linha de Contenção

O primeiro esquadrão de controle da síntese de radicais livres é constituído por enzimas específicas que exemplificaremos a seguir. A primeira e a mais importante, também a mais famosa, é a superóxido dismutase, abreviada pela sigla SOD, a qual já tivemos a oportunidade de ver mencionada neste texto.

A superóxido dismutase acelera a dismutação do radical livre superóxido em peróxido de hidrogênio. Esta reação de dismutação catalisada pela superóxido dismutase estará, obrigatoriamente, acoplada às catalases e peroxidases para evitar o acúmulo de peróxido de hidrogênio.

Existem dois tipos de superóxido dismutase, a SOD citoplasmática e a SOD mitocondrial, como o nome já descreve a primeira está dispersa pelo citoplasma e a outra se encontra no condrossoma, outro nome para a mitocôndria.

A superóxido dismutase é uma metaloenzima, dependendo, portanto, de cofatores metálicos para ativá-la. A SOD citoplasmática é cobre e zinco-dependente e a SOD mitocondrial é manganês-dependente. Novamente podemos observar aqui a importância dos oligoelementos para a saúde.

A catalase, como o nome sugere, catalisa a transformação do peróxido de hidrogênio em água e oxigênio molecular.

A atividade desta enzima está limitada pela sua localização exclusiva nos peroxissomas.

Nossa terceira enzima a ser mencionada é a glutation-peroxidase. Ela degrada a maior parte do peróxido de hidrogênio, na presença do glutation reduzido, em água e glutation oxidado. Reduz também os hidroperóxidos, ROOH, instáveis, em ácidos graxos hidroxilados, ROH.

Outras enzimas que também merecem ser mencionadas são a glutation-redutase, a qual restaura o glutation oxidado a glutation reduzido para a transferência eletrônica catalisada pela peroxidase; e a glicose-6-fosfato-desidrogenase, que catalisa a transferência protônica.

A Figura 3.12 ilustra a reação de dismutação e a sua associação com as enzimas superóxido dismutase, catalases e peroxidases.

A dismutação dos radicais livres superóxidos arranca dois prótons de hidrogênio do meio para a formação do peróxido de hidrogênio e do oxigênio molecular.

Esta reação é favorecida pela superóxido dismutase (SOD) e acumula o oxidante peróxido de hidrogênio.

A água oxigenada assim formada, deverá ser desmembrada em água e oxigênio molecular pela ação das catalases e/ou peroxidases.

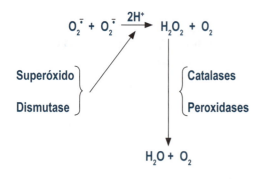

Figura 3.12 – *Primeira linha de contenção dos radicais livres. $O_2^{-\bullet}$ = radical livre superóxido. H^+ = próton de hidrogênio. H_2O_2 = peróxido de hidrogênio. O_2 =oxigênio molecular. H_2O = água.*

Segunda Linha de Contenção

A segunda linha de defesa contra o escape dos radicais livres é constituída pelos *captadores de radicais livres*, que entram em ação quando a primeira linha de contenção é saturada.

Estes captadores são capazes de reduzir quimicamente as reações de oxidação em cadeia, interrompendo, assim, a cascata de peroxidação. Este segundo sistema de contenção exerce a sua ação no citoplasma e nas membranas celulares.

No citossol, desempenham esta função as substâncias hidrossolúveis, como o glutation, a vitamina C e o ácido úrico, entre outras. Nas membranas celulares, na externa e nas das organelas, agem as espécies químicas lipossolúveis, como a vitamina A, o alfatocoferol, a ubiquinona-10, os licopenos, a luteína, a zeaxantina *etc*.

A característica comum de todas estas substâncias é a facilidade de oxidação. Este segundo esquadrão de controle também depende muito de uma alimentação equilibrada; vejamos:

- o glutation é um captador de radicais livres selênio-dependente, um oligoelemento essencial;
- o alfatocoferol, ou vitamina E, capta radicais livres do tipo peroxil no próprio local de sua formação, opondo-se à lipoperoxidação das membranas celulares;
- a vitamina A é um grande varredor do radical livre superóxido;
- a vitamina C, por sua característica de ser facilmente oxidada, é um importante varredor de diversos radicais livres.

Na Figura 3.13 exemplificamos como agem os captadores da segunda linha de contenção dos radicais livres.

$$\text{Vitamina E} + 2\ ROO^{\bullet} \rightarrow RO=OR + O_2 + \text{Vitamina E}^{\bullet}\ (\alpha\text{-tocoferoxil})$$

$$\text{Vitamina E}^{\bullet} + \text{Vitamina C} \rightarrow \text{Vitamina E} + \text{Vitamina C}^{\bullet}\ (\text{ascorbil})$$

$$\text{O ascorbil por sua vez é regenerado à Vitamina C pelo Ácido } \alpha\text{-lipoico.}$$

Figura 3.13 – *Segunda linha de contenção dos radicais livres. $ROO^{\bullet}$ = radical livre peroxil. $RO = OR$ = peróxido orgânico. O_2 = oxigênio molecular.*

A vitamina E, lipossolúvel, está sempre por perto dos lípides de membranas celulares, assim ao se deparar com o radical livre peroxil ela o transforma em um peróxido orgânico e libera oxigênio molecular.

A vitamina E, entretanto, transformar-se-á em um novo radical livre, menos agressivo do que o anterior e denominado alfa-tocoferoxil.

O peróxido orgânico será inativado por alguma das peroxidases.

O tocoferoxil será restaurado à vitamina E pela vitamina C (neste exemplo).

A vitamina C, por sua vez, transmutar-se-á a um radical livre denominado ascorbil.

O ascorbil será, então, regenerado à vitamina C, neste caso pelo ácido alfalipoico.

Assim uma cascata de reações segue até a dismutação e inativação dos radicais livres envolvidos.

A Figura 3.14 tenta ilustrar um médico que se propõe a controlar os radicais livres.

FISIOPATOLOGIA DOS RADICAIS LIVRES

Quando as enzimas específicas e os captadores dos radicais livres são insuficientes, passam a ocorrer alterações importantes nas membranas celulares, nos ácidos nucleicos e nas proteínas.

Esta insuficiência dos sistemas de contenção pode acontecer pela diminuição da atividade enzimática, por

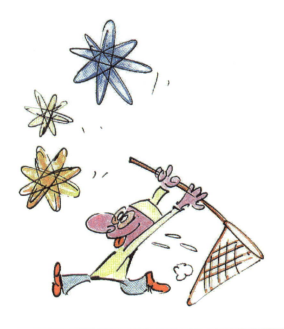

Figura 3.14 – *Um caçador de radicais livres.*

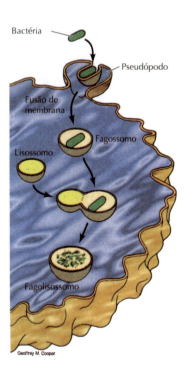

Figura 3.15 – *Atividade da membrana celular na fagocitose.*

alteração estrutural, pela deficiência nutricional dos cofatores e captadores, ou quando há uma produção exagerada de radicais livres.

Radicais Livres e Membranas Celulares

Quando nos referimos à membrana celular, incluímos todas as membranas: a membrana de revestimento externo que regula a troca com o meio extracelular e as membranas de todas as organelas: mitocôndrias, aparelho de Golgi, retículo endoplasmático, lisossomas, fagossomas, vesículas de secreção *etc*. A membrana celular é uma verdadeira "usina metabólica" da célula e praticamente todas as transformações bioquímicas com as suas trocas de elétrons e prótons nela acontecem. Ela é constituída por três elementos principais: fosfolípides, colesterol e proteínas.

Os fosfolípides estão dispostos em uma dupla camada, com os seus polos hidrófilos voltados para o exterior da membrana e os polos hidrófobos para o seu interior. Estas camadas estão unidas por inúmeras duplas ligações que lhes proporcionam coesão e elasticidade. Rica em ácidos graxos, a membrana celular é um alvo perfeito para os radicais livres e a sua agressão por eles é denominada lipoperoxidação da membrana.

É bom lembrar que, fisiologicamente, os radicais livres são usados na modificação e no reparo das membranas celulares, como por exemplo na fagocitose: quando o corpo estranho toca a membrana celular, as proteínas de adesão liberam radicais livres que, controlados por enzimas específicas, modificam a estrutura da membrana ao seu redor, formando o fagossomo e, pelo mesmo processo, são formadas as vesículas dos lisossomos. Observem o croqui da Figura 3.15.

O início da reação em cadeia na lipoperoxidação da membrana acontece quando um radical livre hidroxila capta um átomo de hidrogênio para a sua conversão em água. O ácido graxo insaturado assim agredido transforma-se em um outro radical livre, com súbita reorganização das suas duplas ligações – rememore-se a estabilização por deslocamento – e, na presença do oxigênio, forma um radical livre peroxil.

Atuando sobre a cadeia insaturada vizinha, pelo roubo de um próton de hidrogênio, o radical livre peroxil formará um hidroperóxido instável e um novo radical livre carbônico, que darão continuidade ao ciclo da lipoperoxidação. Na presença de íons ferrosos (Fe^{++}), os hidroperóxidos serão convertidos a radicais livres alcoxil, os quais reiniciarão novas cadeias de reação.

Os hidroperóxidos também serão degradados em alcanos e aldeídos. O acúmulo destes compostos (lipofucsina) é característico das células que sofreram peroxidação lipídica intensa e repetida. Um destes produtos degradados dos hidroperóxidos, o dialdeído-malônico, pode reagir com grupos tiol (SH) e amina (NH_2) das proteínas e formar compostos fluorescentes.

A dosagem bioquímica deste malon-di-aldeído (MDA), pela reação com o ácido tiobarbitúrico, pode ser usada para se quantificar a falência dos sistemas fisiológicos de controle dos radicais livres.

A membrana celular, vítima da lipoperoxidação, perde a sua flexibilidade e solidez, com a consequente falha das suas funções de barreira, transporte e informação.

Esta reação em cadeia é interrompida quando:

- dois radicais livres se encontram, formando duas pontes entre si (reação de dismutação);
- pela interação dos radicais livres com moléculas captadoras, como o alfatocoferol;
- por pontes que se estabelecem entre as proteínas e o dialdeído-malônico.

Acompanhe esquematicamente o processo da lipoperoxidação das membranas celulares nas Figuras 3.16 e 3.17:

- Tudo inicia-se com a reação de Haber & Weiss originando o radical livre hidroxila (OH·).
- Então o radical livre hidroxila agride uma lipoproteína da membrana celular formando um radical livre alcoxila (R·).
- O radical livre alcoxila reage com o oxigênio do ambiente aeróbio gerando o radical livre peroxila (ROO·). Isto pode ocorrer tantas vezes quanto os radicais livres alcoxila produzidos.
- Em uma reação em cadeia, o radical livre peroxila agride uma outra lipoproteína, gerando um hidroperóxido lipoproteico e um novo radical livre alcoxila (R·), que realimenta o ciclo.
- Os radicais livres e os hidroperóxidos lesam as lipoproteínas de membrana levando à formação de alcanos e aldeídos e modificando a bioquímica das organelas.
- Os depósitos de lipofucsina aparecem como consequência deste processo.
- Neste esquema a lipoperoxidação termina com a dismutação dos radicais livres peroxila.

❑ **Lipoperoxidação de Membranas - Início**

$$H_2O_2 + O_2^{\cdot -} \longrightarrow OH^- + O_2 + OH^\cdot$$
$$RH + OH^\cdot \longrightarrow H_2O + R^\cdot$$

❑ **Lipoperoxidação de Membranas - Reação em Cadeia**

(n vezes) $R^\cdot + O_2 \longrightarrow ROO^\cdot$
$ROO^\cdot + RH \longrightarrow R^\cdot + ROOH \longrightarrow$ Alcanos/Aldeídos $\longrightarrow$
$\longrightarrow$ Modif. Bioq. das Organelas $\longrightarrow$ Depósito de Lipofucsina

❑ **Lipoperoxidação de Membranas - Término**

$$ROO^\cdot + ROO^\cdot \longrightarrow RO = OR + O_2$$

Figura 3.16 – Reação em cadeia na lipoperoxidação das membranas celulares. H_2O_2 = peróxido de hidrogênio. $O_2^{\cdot -}$ = radical livre superóxido. OH^- = ânion hidroxila. O_2 = oxigênio molecular. OH• = radical livre hidroxila. RH = cadeia carbônica. H_2O = água. R• = radical livre alcoxila. ROO• = radical livre peroxila. ROOH = hidroperóxido orgânico. RO = OR = peróxido orgânico.

Radicais Livres e Proteínas

As proteínas que são preferencialmente atingidas pelos radicais livres são aquelas que contêm o grupo sulfidrila (SH). É o caso de numerosas enzimas e proteínas de transporte, que oxidadas e inativadas, causam graves danos ao metabolismo celular.

Também pela mesma razão, as microfibrilas de colágeno e o ácido hialurônico são sensíveis aos radicais livres, e esta é a causa da fibroesclerose do tecido de sustentação, com a perda do seu trofismo. A afinidade dos radicais livres pelos grupos sulfidrila é o motivo de usarmos, terapeuticamente, substâncias enxofradas como isca, exemplos são a cisteína, metionina, DMSO, entre muitas.

Radicais Livres e Ácidos Nucleicos

A ação dos radicais livres na molécula de DNA (sigla em inglês do ácido desoxirribonucleico) provoca a ruptura das pontes de hidrogênio entre as bases purínicas (adenina e guanina) e pirimidínicas (citosina e timina). A desnaturação do ácido desoxirribonucleico (ADN) provoca alterações na

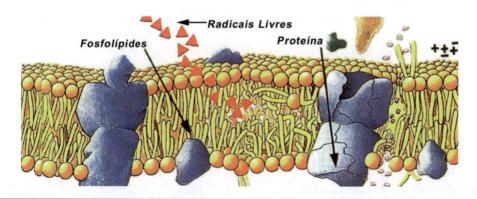

Figura 3.17 – Representação artística da reação em cadeia na lipoperoxidação de uma membrana celular. Em amarelo os fosfolípides da membrana. Em azul as proteínas da membrana. Os triângulos em ocre os radicais livres desorganizando os fosfolípides da membrana e afetando a sua flexibilidade, permeabilidade e solidez. Estes mesmos polígonos ocres craqueando as proteínas da membrana, afetando a sua função de transporte. Os sinais + e – representam a função de informação da membrana celular.

replicação e transmissão das mensagens genéticas, com as suas consequentes sequelas sobre a síntese proteica e a duplicação celular.

A ação dos radicais livres sobre o ácido ribonucleico (ARN) ocorre da mesma maneira, contudo no ARN a base pirimidínica timina está substituída pela pirimidina uracil. Na Figura 3.18 recordem a estrutura cromossomal.

OS RADICAIS LIVRES E OS FENÔMENOS FISIOPATOLÓGICOS

Faremos apenas uma resenha rápida, à guisa de exemplos, da ação dos radicais livres em alguns processos patológicos.

Envelhecimento

As seguintes observações justificariam a participação dos radicais livres no processo do envelhecimento:

- a atividade das enzimas responsáveis pelo controle dos radicais livres diminui com a idade;
- há uma correlação inversa entre a concentração da superóxido dismutase e a longevidade;
- relacionam-se, também, o envelhecimento e o surgimento de uma forma defeituosa de superóxido dismutase;
- o gene da superóxido dismutase está no cromossomo 21, o que explicaria o envelhecimento precoce dos pacientes com a trissomia 21, ou síndrome de Down.
- Na Figura 3.19 uma microfotografia histológica de uma mancha senil com os seus depósitos de lipofucsina.

Isquemia e Reperfusão

Em aerobiose uma molécula de glicose gera 36 moléculas de ATP (adenosina-trifosfato). Recordem nas Figuras 3.20 e 3.21. Durante a anaerobiose apenas duas moléculas

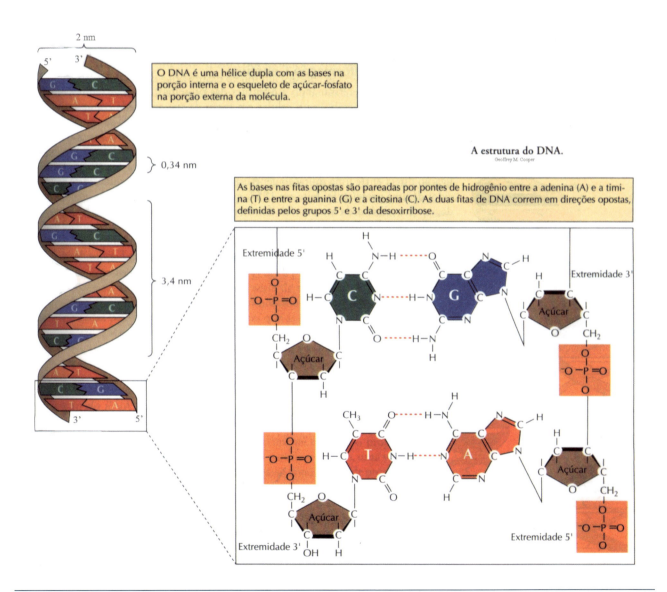

Figura 3.18 – *Estrutura helicoidal de um cromossomo.*

Capítulo 3

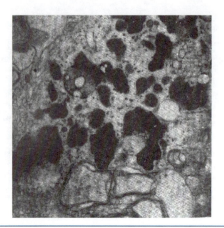

Figura 3.19 – *Depósitos de lipofucsina em idoso.*

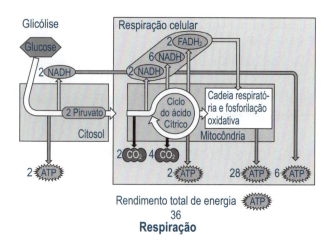

Figura 3.21 – *Esquema do ciclo do ácido pirúvico, ou ciclo do ácido cítrico ou, ainda ciclo de Krebs mitocondrial gerando 36 moléculas de ATP (adenosina trifosfato). Anote as siglas NADH e FADH, voltaremos a elas no decorrer do estudo deste livro.*

de ATP são produzidas a partir de uma molécula de glicose. Conforme a Figura 3.22.

Portanto a hipóxia causa uma crise energética na bomba de sódio e potássio (Na-K-ATPase) da membrana plasmática, com a entrada de sódio e cálcio na célula levando ao edema intracelular. O cálcio intracelular, por sua vez, ativa a fosfolipase A_2, que converte a xantina-desidrogenase em xantina-oxidase. Esta xantina-oxidase é fonte de radicais livres superóxido.

Paralelamente, ocorre o metabolismo do ATP, em anaerobiose, até a síntese de AMP (adenosina-monofosfato), adenosina, inosina e hipoxantina.

Todas estas alterações metabólicas são reversíveis, porém no momento da reperfusão estas células serão submetidas a um estresse oxidativo tão intenso que as poderá destruir. Isto ocorre porque durante a reperfusão a produção de radicais livres, na zona isquemiada, é intensificada pela reintrodução do oxigênio molecular.

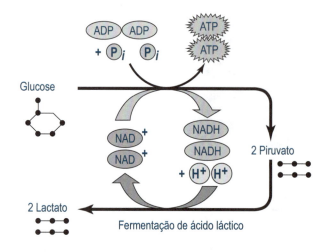

Figura 3.22 – *Síntese do ATP (adenosina trifosfato) em anaerobiose, ou fermentação láctica.*

Também os sistemas de proteção estarão deprimidos por terem sido consumidos durante a isquemia. Estarão então diminuídas a superóxido dismutase, a catalase e a glutation peroxidase, entre outras.

Concluindo, a superprodução dos radicais livres na reperfusão ocorre por quatro vias:

- pela redução monovalente do oxigênio recentemente disponível na mitocôndria;
- pela ativação dos neutrófilos acumulados na zona isquemiada, aumentando o consumo de oxigênio, ativando a NADPH oxidase da membrana e aumentando a produção e a difusão extracelular dos radicais livres. Está se lembrando da explosão respiratória?

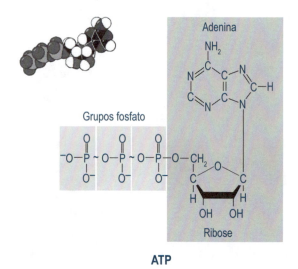

Figura 3.20 – *Fórmula estrutural do trifosfato de adenosina (ATP). Observe os três radicais fosfato e o radical aromático adenosina.*

Capítulo 3

- pela reação dos produtos do metabolismo anaeróbico, hipoxantina e xantina-oxidase, que, na presença do oxigênio molecular, originam a xantina e o radical livre superóxido.
- pela transformação do ácido araquidônico, acumulado durante a isquemia, em endoperóxidos e a consequente liberação de radicais livres hidroxila.

Os radicais livres serão também agentes quimiotáticos para as plaquetas e os neutrófilos, reforçando ainda mais o ciclo de reações e a agregação plaquetária.

Vasospasmo Cerebral

O vasospasmo cerebral é a pior complicação da hemorragia subaracnoide, que se inicia com a reação de Fenton (ver Figura 3.5), pela presença do ferro da hemoglobina. Os radicais livres resultantes levam à lipoperoxidação das membranas, com aumento dos 5-HETE (5-hidroxi-eicosa-tetra-enoicos), que são ácidos graxos precursores dos leucotrienos no liquor.

Há a queda dos níveis de glutation-peroxidase e de alfa-tocoferol no liquor, por consumo, e a resultante ativação plaquetária, que liberará substâncias vasoconstritoras, as quais, por sua vez, provocarão o espasmo arterial persistente.

Costuma-se dizer que o tecido nervoso é carente no sistema de controle dos radicais livres, mas isto não é verdade. Ocorre é que, pela morfologia dos axônios, dendritos e da bainha de mielina, a superfície total de membrana plasmática e a quantidade de ácidos graxos é muito maior em relação ao citoplasma, quando comparada às células de outros tecidos. A carência das substâncias antioxidantes é, portanto, relativa.

Inflamação

A difusão dos radicais livres no meio extracelular, desencadeada pela ativação dos neutrófilos, provoca a liberação de mediadores químicos da inflamação, como imunocomplexos, fração C_{5a} do complemento, leucotrienos B_4 etc.

Estes mediadores promovem a migração e a ativação de outros leucócitos que aderem ao endotélio e transferem-se para os tecidos por diapedese. Os leucócitos envolvidos neste processo, ao aumentar o seu consumo de oxigênio (explosão respiratória), ativam a NADPH oxidase da membrana plasmática e aumentam ainda mais a liberação de radicais livres.

Contidos nos fagossomas, os radicais livres e as proteases são utilizados para a lise bacteriana. Liberados no meio extracelular eles iniciam, mantêm e amplificam a reação inflamatória.

Além da ativação da NADPH oxidase de membrana, o leucócito ativado desperta a produção do PAF, fator ativador de plaquetas, e de leucotrienos que são derivados do ácido araquidônico pela via da lipo-oxigenase (reveja a Figura 3.11).

Resumindo, estas são as consequências da resposta inflamatória:

- lesão do endotélio vascular;
- aumento da permeabilidade capilar;
- edema intersticial;
- hiperagregação plaquetária;
- degradação do colágeno;
- destruição de proteínas estruturais.

A Figura 3.23 ilustra o mecanismo das reações inflamatórias:

- O neutrófilo ativado passa por uma explosão respiratória com liberação de radicais livres, proteases, fatores quimiotáticos de leucócitos e outros mediadores inflamatórios como o fator ativador das plaquetas e leucotrienos.
- Estas substâncias atraem mais leucócitos (entre eles mais neutrófilos), realimentando o ciclo.
- Os radicais livres e as proteases liberadas na luz vascular vão lesar o endotélio e facilitar a diapedese dos neutrófilos polinucleares, monócitos e plaquetas para o espaço intersticial, disseminando o processo inflamatório.
- Por sua vez as plaquetas em contato com o endotélio agregam-se na reparação da lesão endotelial, podendo formar um eventual trombo branco.

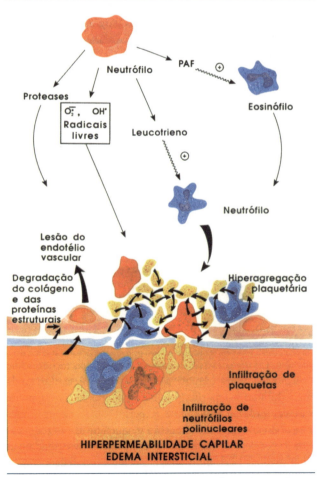

Figura 3.23 – *Representação arteira da inflamação, onde PAF = Fator Ativador de Plaquetas, $O_2^{\bullet-}$ = radical livre superóxido, (+) = ativação.*

Intoxicação

Os radicais livres formados no catabolismo de algumas substâncias químicas é que são os responsáveis diretos pela sua toxicidade. Para maior clareza e brevidade, aqui vão alguns exemplos:

O tetracloreto de carbono (CCl_4) é um solvente para lavagem a vapor seco. A sua absorção pela pele é muito perigosa porque, na mitocôndria hepática, ele é oxidado pelo citocromo P450 no radical livre triclorometila ($CCl_3°$), que reage com o oxigênio molecular para formar o radical livre triclorometilperoxila ($CCl_3O_2°$), o qual, por sua vez, produz uma lipoperoxidação hepática intensa.

Por sua vez o paraquat, que é um herbicida, se inalado ou ingerido, concentra-se nos pulmões, fígado e rins. A óxidorredução do cátion paraquat-piridinil libera radicais livres que desencadearão lipoperoxidação, congestão, edema pulmonar, fibrose e a fatal insuficiência respiratória.

A base do efeito terapêutico de certas drogas antineoplásicas é a sua ativação enzimática para a produção de radicais livres, porém é este mesmo processo metabólico o responsável pelos seus efeitos colaterais. Também a hepatotoxicidade de alguns medicamentos, como o halotano ou a isoniazida, por exemplo, é consequência da lipoperoxidação dos hepatócitos pelos radicais livres liberados durante o seu metabolismo. Do mesmo modo a cardiotoxicidade da adriamicina (doxorubicina) é resultado da liberação de radicais livres durante a sua oxidorredução nas mitocôndrias miocárdicas.

Como último modelo, o ozônio (O_3), inalado do ar poluído das grandes cidades, reage com os ácidos graxos poli-insaturados da árvore pulmonar, liberando trióxidos que, por sua vez, reagem com a água tecidual formando peróxido de hidrogênio que, na presença do ferro hemático, gera radicais livres hidroxila. Além da sequência congestão, edema, fibrose e insuficiência respiratória, o radical livre hidroxila pode causar, também, alterações no ácido desoxirribonucleico (ADN), de onde adviriam as neoplasias pulmonares.

OS RADICAIS LIVRES E AS SUAS IMPLICAÇÕES NAS ESPECIALIDADES MÉDICAS

Encerrando este capítulo, gostaríamos de mostrar a importância da abordagem ortomolecular no controle dos radicais livres nas diversas áreas da medicina.

Na *Cardiologia* ressaltamos a importância do controle dos radicais livres durante a isquemia do miocárdio, ainda mais durante a reperfusão por uma angioplastia ou ponte vascular (Tópico Isquemia e Reperfusão). Também a relevância do aumento da agregação plaquetária, da aterogênese e da aterosclerose, lembrando que os radicais livres oxidam as lipoproteínas LDL infiltradas nas células endoteliais.

Na *Geriatria* chamamos a atenção para o declínio das funções enzimáticas e a diminuição da síntese proteica com o decorrer da idade; as anomalias do ácido desoxirribonucleico (ADN) que se acumulam pela ação dos radicais livres; o acúmulo de pigmentos, como a lipofucsina; o depósito de substância amiloide, como ocorre na doença de Alzheimer; e o declínio da síntese de dopamina na doença de Parkinson.

Observe na microfotografia da Figura 3.24 o depósito de substância amiloide no tecido cerebral na doença de Alzheimer.

Na *Oftalmologia* observamos que o olho é uma das estruturas mais sensíveis aos radicais livres. O metabolismo ocular é muito ativo, com grande consumo de oxigênio, envolvendo, portanto, enorme transferência de elétrons. As membranas plasmáticas e endocelulares das células sensoriais da retina,

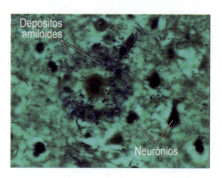

Figura 3.24 – *Depósito de substância amiloide na doença de Alzheimer.*

cones e bastonetes, são um acepipe inigualável para a lipoperoxidação. Além das fontes intrínsecas de radicais livres, soma-se, ainda, a aquisição de energia através das radiações da luz visível, luz ultravioleta e outras.

Demonstrando a ocorrência da lipoperoxidação retiniana observa-se o depósito de lipofucsina e outros pigmentos no exame de fundo de olho dos pacientes acometidos. Exemplos clínicos da ação dos radicais livres nesta especialidade são a retinopatia diabética, a degeneração macular senil, a catarata, as queratites, as uveítes, a uveorretinite autoimune e a fibroplasia retrolental do prematuro, esta última por imaturidade do sistema antioxidante retiniano e/ou pela exposição a altas concentrações de oxigênio.

Na *Otorrinolaringologia* destacamos a importância dos radicais livres na origem do acúfeno, da hipoacusia e da vertigem, por estarem principalmente relacionados com o metabolismo das células ciliadas vestíbulo-cocleares; quando não, estão implicadas as vias nervosas, também alvos dos radicais livres. Observamos também um grande benefício na abordagem ortomolecular na prevenção e no tratamento das rinites, sinusites, estomatites, aftas, faringites, amigdalites, laringites e alergias, muitas vezes dispensando outras modalidades terapêuticas.

Na *Endocrinologia* distinguimos a diabete como exemplo da degeneração de órgãos e tecidos relacionada a um aumento da lipoperoxidação. Na diabete há uma diminuição das atividades enzimáticas da superóxido dismutase, da catalase e da peroxidase. Os diabéticos portadores de microangiopatia mostram os lipoperoxidantes mais elevados do que aqueles que não apresentam esta complicação. A microangiopatia diabética está associada a uma fluorescência de proteínas característica da oxidação de determinados aminoácidos, porfirinas, por exemplo.

Na *Dermatologia* citamos a implicação dos radicais livres nas dermatites, alergias, urticárias, queimaduras e no eritema solar, no envelhecimento precoce, nas neoplasias, úlceras cutâneas, manchas pigmentares, dermatoses autoimunes *etc*.

Na *Reumatologia* a presença de autoanticorpos e a reação antígeno-anticorpo desencadeiam uma grande ativação leucocitária com a consequente explosão respiratória e a liberação maciça de radicais livres. Na artrite reumatoide o líquido sinovial apresenta baixa viscosidade, pela despolimerização do ácido hialurônico agredido pelos radicais livres; apresenta também riqueza de polimorfonucleares e ferro, este por pequenas hemorragias intra-articulares, favorecendo a reação de Haber & Weiss e, além disso, diminuição das atividades enzimáticas da superóxido dismutase e da catalase.

Na *Gastroenterologia* sobressai a abordagem ortomolecular das esofagites, gastrites, duodenites, da síndrome da má absorção, da retocolite ulcerativa e da doença de Crohn.

Na *Oncologia* o controle dos radicais livres é de extrema importância pois, além de implicados na oncogênese, eles estão também envolvidos no tratamento oncológico. O radical livre hidroxila é tido como o menor (em tamanho) dos carcinógenos, devido ao seu poder oxidante sobre as proteínas, levando a disfunções enzimáticas e estruturais, e ao seu poder mutagênico sobre o ácido desoxirribonucleico (ADN).

Também alguns dos produtos da ação dos radicais livres sobre os ácidos graxos poli-insaturados têm ação oncogênica direta. O efeito carcinogenético dos radicais livres, liberados pela ativação leucocitária, explica o aparecimento do câncer nos tecidos acometidos por inflamação crônica. As células indiferenciadas apresentam níveis baixos de superóxido dismutase, assim, as células tumorais produzem, por elas mesmas, mais radicais livres.

Os antibióticos antineoplásicos, como a adriamicina, bleomicina, mitomicina C *etc.*, produzem radicais livres nos ciclos de oxidorredução do retículo endoplasmático, das mitocôndrias e do núcleo. A prescrição destas drogas está fundamentada nesta produção de radicais livres e na suscetibilidade preferencial das células neoplásicas, devido à deficiência da superóxido dismutase.

Baseadas no mesmo princípio estão as indicações da radioterapia, provocando a radiólise da água com a liberação do radical livre superóxido; da câmara hiperbárica durante as irradiações, favorecendo a produção controlada dos radicais livres pelo aporte do oxigênio sob pressão; e da hipertermia, favorencendo o acúmulo de energia para a excitação dos elétrons, até a ruptura das ligações e formação de radicais livres.

Capítulo 4

Quelação

Outro conceito básico da abordagem ortomolecular é o da quelação, esta palavra é de origem grega, onde "chele" significa garra, como em quelícera, a garra-pinça do caranguejo. A introdução do termo na química e a sua definição ocorreu em 1920, por Morgan & Drew. Quimicamente é o sequestro de um íon metálico em uma estrutura orgânica.

Uma das mais importantes funções químicas nos seres vivos é a quelação, que permite a utilização de metais nos processos metabólicos. Alguns exemplos de quelantes biológicos são: a hemoglobina, o citocromo C, a catalase e a peroxidase que são quelantes do ferro; a clorofila, um importante quelante do magnésio e diversas metaloenzimas envolvidas em outros tantos processos metabólicos.

A quelação é usada terapeuticamente para a remoção de metais pesados do organismo, para a mobilização de depósitos biológicos de cálcio e como antioxidantes. As principais indicações da quelação são as doenças degenerativas crônicas, tais como as doenças reumáticas, as patologias cardiovasculares, arteriosclerose, demência senil, esclerodermia, tromboses, microangiopatia diabética, doença de Raynaud, artrites, entre outras.

Não se deve esperar milagres da quelação, por exemplo, lesões de válvulas cardíacas não se curam pela quelação, necessitam de cirurgia quando mais graves; doenças desmielinizantes como a esclerose múltipla e a esclerose lateral amiotrófica também não se mostraram suscetíveis a este tratamento. Por outro lado, a "sintomatologia geriátrica geral", como indisposição, fraqueza, astenia, adinamia, alteração da memória imediata, dores sem causa aparente, pode-se beneficiar muito com a terapia da quelação, principalmente quando suspeitamos da existência de um componente vasculocirculatório.

Como observação importante, nunca devemos afirmar que a terapia por quelação cura as enfermidades degenerativas; devemos, sim, afirmar que a quelação proporciona aos tecidos as condições necessárias para uma autorregeneração e uma recuperação funcional harmoniosa com o resto do corpo.

EDTA

EDTA é a sigla do ácido-etileno-diamino-tetracético, foi patenteado pela primeira vez na Alemanha, em 1935, com a finalidade de substituir o ácido cítrico como quelante de cálcio. O cálcio presente na água dura utilizada pela indústria têxtil reage com certos corantes e provoca o aparecimento de manchas nos tecidos.

O primeiro uso do EDTA como quelante ocorreu em 1947, na Universidade de Georgetown, por Charles Geschickter, quando estudava os efeitos dos sais de níquel no tratamento do câncer. Simultaneamente era usado no Hospital Walter Reed Army com a finalidade de dissolver cálculos renais e biliares.

Em 1948 era utilizado, em Michigan, no tratamento de pacientes intoxicados pelo chumbo, em que se observaram não só a remoção do chumbo como também a melhora dos sintomas relacionados com a arteriosclerose. Foi no *American Journal of Medical Sciences* que, em 1955, Clark e cols. publicaram os primeiros trabalhos sobre a utilização do EDTA na arteriosclerose. Norman Clark é considerado o verdadeiro precursor da terapia de quelação.

Carlos Lamar e cols., em 1964, ampliaram as indicações da quelação e apresentaram diversos trabalhos sobre o uso da terapia por quelação em patologia vascular periférica no *American College og Angiology,* em 1968.

A patente do Laboratório Abbot sobre o EDTA expirou em 1969 e perdeu-se, então, o interesse pela continuidade dos estudos da eficácia do EDTA, até 1980, quando foi criado o Conselho Médico Americano da Terapia por Quelação que passou a titular especialistas em quelação.

O EDTA – $C_{10}H_{16}N_2O_8$ - é um ácido tetrabásico fraco, ligeiramente solúvel em água, de peso molecular 292,1 g/mol e tem capacidade para seis ligações a íons metálicos. Também chamado verseno, edatamil ou edetato, o EDTA na sua forma dissódica – Na_2EDTA – não é utilizado clinicamente devido à tetania hipocalcêmica que pode provocar; este sal é mais usado como preservativo de alimentos.

A natureza praticamente atóxica do edetado dissódico de cálcio – CaNa$_2$EDTA – tornou esta forma química a mais utilizada em medicina e, atualmente, a recomendada preferencialmente é a forma magnésica – MgNa$_2$EDTA.

A ligação do cálcio ou do magnésio nesta estrutura é parcialmente iônica e parcialmente covalente, conferindo sempre a este complexo a função química de doador de elétron, sendo, portanto, uma substância redutora.

A concentração hidrogeniônica – pH – influencia a estabilidade do complexo metal-EDTA.

O pH básico estabiliza o complexo e, por outro lado, o pH ácido libera o metal do EDTA pela competição com os íons de hidrogênio. Nos sistemas biológicos esta influência não é importante, porque o EDTA tem afinidade suficiente pelos metais na faixa de pH fisiológica.

As constantes de estabilidade e os radicais de ligação competitivos também determinam o gradiente de afinidade do EDTA pelos metais. Os metais pesados, como o chumbo, o ferro e o cobre têm uma afinidade maior do que os metais alcalinos-terrosos, como o cálcio e o magnésio, que por sua vez têm afinidade mais acentuada do que os metais alcalinos, como o sódio e o potássio.

Sabendo disso, considera-se o seguinte gradiente decrescente de afinidade para o EDTA:

$Fe^{+++} - Hg^{++} - Cu^{++} - Al^{+++} - Ni^{++} - Pb^{++} - Co^{++} - Zn^{++} - Fe^{++} - Cd^{++} - Mn^{++} - Mg^{++} - Ca^{++} - Li^+ - Na^+ - K^+$,

isto significa que, caso hajam diferentes íons metálicos, o EDTA ligar-se-á primeiro ao Fe^{+++} e, quando todo ele estiver estiver quelado, passará a reagir com o Hg e assim por diante, enquanto houver EDTA para quelar.

Usa-se o EDTA cálcico ou magnésico porque no pH do sangue, 7,35 a 7,45, ele é um complexo instável, cedendo o cálcio ou o magnésio em troca de metais como o chumbo, o cádmio ou o mercúrio, que deprimem funções enzimáticas celulares.

Caso se utilize o EDTA dissódico, sabe-se que cada 3 gramas deste sal removem cerca de 411 miliequivalentes de cálcio, o que equivale a 324 mg, conforme o trabalho de Wung, em 1985, e citado por Olszewer.

A principal função do EDTA está no controle dos radicais livres produzidos pela presença de metais pesados como cofatores na sua formação. Desta maneira, impediria a lipoperoxidação das membranas celulares, a lise e, evidentemente, até a morte celular e, pelo mesmo processo, a oxidação dos ácidos graxos, principalmente o colesterol, a formação das placas ateromatosas e a isquemia.

A interação do EDTA com o cálcio é de extrema importância porque, no sarcômero, este elemento faz a actina interagir com a miosina, promovendo a contração do músculo liso vascular e do músculo estriado cardíaco. Na proporção em que podemos reduzir a entrada do cálcio no sarcômero, conseguimos promover uma vasodilatação, melhorando o fluxo sanguíneo, e reduzir o trabalho cardíaco por diminuição da pós-carga. Este efeito permanece enquanto persistir a leve hipocalcemia produzida pelo EDTA.

Sabemos atualmente que o EDTA não remove o cálcio das placas ateromatosas "maduras". Por outro lado, apenas 5% das placas ateromatosas são completamente calcificadas. Os outros 95%, são as placas que representariam o grande risco de fibrose, necrose e ulceração, determinando a formação de trombose e embolias, as quais por sua vez, provocarão isquemias e necroses à distância. Essas são passíveis de tratamento pelo EDTA.

Pela ação protetora das membranas das organelas celulares, o EDTA melhora as funções enzimáticas, a respiração celular e os processos de fosforilação oxidativa, com a produção de energia a partir do ADP (adenosina difosfato) transformado em ATP (adenosina trifosfato).

O EDTA diminui a adesividade plaquetária, provavelmente por agir no metabolismo do cálcio, e também por estabilizar as suas membranas celulares. O EDTA remove o cálcio de uma artéria normal e, assim, altera a concentração hidrogeniônica, mas não altera a concentração de magnésio na parede arterial.

Todas estas ações, anteriormente mencionadas, vão determinar uma melhora do fluxo hemodinâmico. Uma parcela da diminuição da resistência vascular ocorre pelo aumento do diâmetro vascular, seja pela diminuição das paredes vasculares, pelo relaxamento da camada média, seja pela diminuição dos processos ateromatosos. Outra parcela, pela melhora das qualidades hemorreológicas como a viscosidade e a plasticidade das hemácias. E, na terceira parte, pela melhora da elasticidade da parede arterial.

Pela Lei de Poiseuille, a qual afirma que todo sistema elástico tem o seu fluxo dobrado quando o seu diâmetro é aumentado em 10%, e por diversos outros trabalhos, estima-se que o uso do EDTA no organismo humano pode dobrar o fluxo através das artérias.

Sendo um aminoácido não essencial, o EDTA não é metabolizado pelo corpo humano. A sua vida média biológica é de aproximadamente 1 hora, cerca de 1 a 2% permanecem no organismo por mais de 24 horas e apenas 0,5% mais do que 48 horas. Cerca de 95% do EDTA são eliminados pela urina nas primeiras 24 horas, o resto será eliminado principalmente pelas fezes. O EDTA não é nefrotóxico nas doses terapêuticas.

Em ratos submetidos a doses extremamente altas, 200 mg/kg, foi encontrada vacuolização dos túbulos renais com edema celular e estreitamento da sua luz e cilindros hialinos. A maior parte destas lesões era reversível com a interrupção do EDTA e não havia elevação significativa da ureia ou creatinina. De qualquer modo, para se evitar alterações renais, não se recomendam aplicações diárias. Há que se lembrar que os pacientes portadores de insuficiência renal submetidos à quelação pelo EDTA terão os seus rins mais exigidos pela sobrecarga de metais pesados.

A hipocalcemia ocorria quando se utilizavam doses mais altas do que as atuais do EDTA na sua forma dissódica – Na$_2$EDTA. O uso de EDTA não acarreta osteoporose, pois

Capítulo 4

ele só passa a quelar o cálcio depois de quelar outros metais pesados como o mercúrio, o alumínio, o chumbo, o cádmio *etc*. Além disso, 3 g de EDTA quelam 324 mg de cálcio, facilmente repostos pelo estímulo da paratiroide ou pela suplementação, assim não se deve encontrar desvios da calcemia pré, durante ou pós-EDTA. Nos raros casos isolados em que a osteoporose pode ocorrer, por inatividade do paratormônio, outras medidas deverão ser tomadas. Tromboflebite no local da aplicação pode ocorrer se a infusão for muito rápida ou se houver extravasamento.

Para se comprovar a baixa toxicidade do EDTA, compararemos, na Tabela 4.1, a LD50 do EDTA com algumas substâncias de uso comum em ratos. LD50 (LD do inglês *letal dose*) é a dose de uma substância que vai matar 50% dos animais de um grupo experimental.

Tabela 4.1
Comparativo entre as LD50 do EDTA e Outras Substâncias de Uso Experimental em Ratos

Substância	LD50 (Rato)
Nicotina	70 mg/kg por via oral
Digitoxina	100 mg/kg por via oral 3.700 mg/kg por via intraperitoneal
Tetraciclina	360 mg/kg por via oral 320 mg/kg por via intraperitoneal
Aspirina	558 mg/kg por via oral 420 mg/kg por via intraperitoneal
Álcool etílico	1.360 mg/kg por via oral 1.225 mg/kg por via intraperitoneal
EDTA	8.100 mg/kg por via oral 1.900 mg/kg por via intraperitoneal

Os exames rotineiramente usados são cálcio, magnésio, sódio, potássio, hemograma, ureia, creatinina e urina tipo 1, os quais, muito provavelmente, já foram requisitados quando da avaliação geral do paciente.

A duração do tratamento, em geral, é de 3 a 6 meses, com uma ou duas aplicações por semana. Normalmente, após 5 semanas, já esperamos uma resposta terapêutica, principalmente nos testes de esforços dos pacientes cardiovasculares, anginosos ou com claudicação intermitente. Atingidos os objetivos terapêuticos, deve-se manter a aplicação mensal, ou bimensal, de modo a se conservarem os resultados obtidos. Ocasionalmente, há recidiva da sintomatologia, então, reinicia-se o tratamento agudo e reprograma-se a fase de manutenção.

Concomitantemente ao tratamento pela quelação, pode-se usar outros antioxidantes por via oral. O EDTA não deve ser usado por via oral porque é muito pouco absorvido pelo trato gastrointestinal, apenas de 2 a 18%, e, como já anotamos, o pH gástrico desestabiliza o complexo quelado, trocando o metal por hidrogênio.

Muito importante ressaltar é a necessidade de se suplementar os pacientes submetidos à quelação com outros elementos nutrientes, os quais também podem ser removidos pelo EDTA. O mais importante deles é o zinco, seguido pelo cálcio e o magnésio. Esta reposição evitará os sintomas de cansaço e fadiga que podem acometer estes pacientes e prevenirá a hipoglicemia, já que o zinco regula a secreção pancreática de insulina e aumenta a reabsorção tubular de glicose.

Considerando-se a meia-vida plasmática do EDTA de 1 hora, esta suplementação deve ser fornecida pelo menos 2 horas após a sua administração. O cerimonial da infusão endovenosa que aprendemos com o Dr. Artur Henrique Lemos em priscas eras ainda se faz presente e atual. Consiste na administração de 1.500 a 3.000 mg do EDTA, diluídos em 250 mL de soro fisiológico associado a 500 mg de vitamina C, a uma ampola de complexo B e a 750 mg de sulfato de magnésio, para converter o $EDTACaNa_2$ em $EDTAMgNa_2$, veja a Figura 4.1 e o texto relacionado.

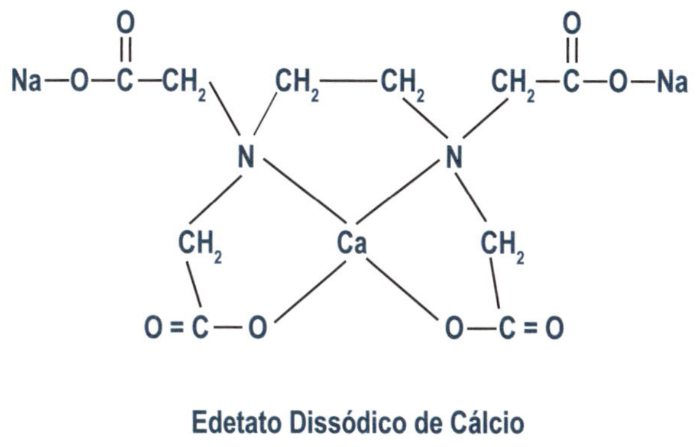

Edetato Dissódico de Cálcio

Figura 4.1 – *Fórmula estrutural do EDTA dissódico de cálcio.*

DMSO

O dimetilsulfóxido, ou DMSO, é uma substância simples, de molécula pequena, de fácil absorção por via oral, parenteral ou tópica, excelente inibidora da atividade dos radicais livres e praticamente não tem efeitos colaterais. Foi sintetizado pela primeira vez na Rússia, em 1866, por Alexander Stayzeff, que publicou suas observações em um obscuro jornal médico na Alemanha em 1867, *apud* Olszewer. Stayzeff descreveu o DMSO como uma substância de aspecto semelhante a um óleo mineral com o odor do alho. Pessoalmente acho que cheira a milho verde e ressalta o meu odor natural de pamonha.

No período de 1948 a 1959, após a Segunda Guerra Mundial, surgiram diversos trabalhos destacando o efeito protetor do DMSO sobre eritrócitos e tecidos submetidos ao congelamento. Na mesma época H. Szmant, chefe da Faculdade de Química da Universidade de Detroit, descreveu a importante característica do DMSO de penetrar nos tecidos vivos sem causar lesão significativa, capacidade esta atribuída à sua estrutura pequena e redutora.

Jacobs & Herscheler, em 1962, demonstraram que o DMSO não só atravessa a pele e outras membranas, como também serve de meio de transporte para numerosas outras substâncias de uso tópico, na época, penicilina e anestésicos. Ressaltei o termo "na época" porque atualmente não se usa a penicilina tópica, devido ao seu alto potencial alergênico nesta apresentação. Nestes primeiros estudos foram definidas as seguintes propriedades do DMSO:

- analgésica;
- anti-inflamatória;
- bacteriostática;
- hemorreológica (melhora o fluxo sanguíneo);
- amaciante do tecido cicatricial;
- favorecer a ação de outros agentes farmacológicos;
- diurética;
- relaxante muscular.

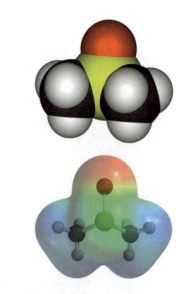

Figura 4.2 – DMSO – Fórmula espacial.

Em 1966 foi realizado o Segundo Simpósio Internacional sobre as Aplicações Práticas do DMSO em Medicina, sob os auspícios da Academia de Ciências de Nova Iorque, simpósio este atualizado em 1974 e 1982.

Em 1968, a FDA (do inglês: *Food and Drug Administration*) publicou uma revisão permitindo a aplicação tópica do DMSO, em afecções osteomusculares, sem efeitos tóxicos. Na década de 1980 a FDA aprovou o uso do DMSO para o tratamento da cistite intersticial, ampliando as suas indicações terapêuticas.

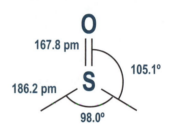

Figura 4.3 – DMSO – Dimensão angular.

Química do DMSO

O dimetilsulfóxido, C_2H_6OS, é uma molécula simples, de formato tetraédrico, constituída por um átomo de enxofre no centro, ligado a dois grupos metila, uma dupla ligação a um átomo de oxigênio, e um elétron livre na ponta do tetraedro.

Observe a representação gráfica estrutural do DMSO na Figura 4.2.

Na Figura 4.3 as dimensões angulares da sua molécula.

O seu peso molecular é 78,13 g/mol e quando misturado à água libera 60 cal/g numa reação exotérmica. O ponto de fusão a 760 mmHg é 18,5ºC e o ponto de ebulição, 189ºC.

O DMSO pode ser concentrado até 99,5%, sendo esta a sua mais pura apresentação farmacológica. Um modo prático e grosseiro de se verificar a concentração do DMSO é colocá-lo no congelador, somente numa diluição maior que 50% não se congelará.

A estrutura cristalina do DMSO tem uma ligação fraca de hidrogênio, porém, no estado líquido apresenta um dipolo enxofre-oxigênio que faz a sua interação com outras substâncias depender da polaridade destas mesmas substâncias. O DMSO tem forte afinidade pelo radical livre hidroxila, que é o principal responsável pela destruição sinovial nos processos reumáticos. A sua reação com o radical livre hidroxila forma uma dimetilsulfona que será excretada pela urina e pela respiração.

Efeitos Terapêuticos do DMSO

• Protetor contra o Congelamento e a Radiação

Já citamos o fato da descoberta, após a Segunda Guerra Mundial, de que o DMSO protege os tecidos vivos do congelamento. Em 1961 foi relatada, também, a proteção do DMSO contra os efeitos mutagênicos e letais da radição X, não só em tecidos de cultura como em animais íntegros. O DMSO, como o glicerol, ao alcançarem o ambiente intracelular, protegem a célula contra as lesões que seriam preoduzidas pelo congelamento e pela radiação.

Foi publicado em 1985, na Rússia, um trabalho baseado na aplicação local do DMSO, como agente radioprotetor, na bexiga e no reto, antes da radioterapia em pacientes com câncer de útero, com a finalidade de se evitar a cistite intersticial e a retite actínica. O grupo de 22 pacientes protegidos pelo DMSO não apresentou queimaduras por radiação e muito menos efeitos colaterais, imediatos ou tardios, quando comparado ao grupo-controle de 59 pacientes.

• Antifúngico, Antibacteriano e Antivirótico

Além de facilitar a penetração tópica de agentes antibióticos o DMSO, por si só, inibe a propagação de fungos e tem efeito bacteriostático. Pode ser combinado com outros agentes antifúngicos como a nistatina ou a griseofulvina. Com o iodo, para o tratamento de micoses, deve ser usado na concentração de 90%. Na pitiríase versicolor o índice de cura é de quase 100% com o uso do DMSO tópico.

Nas concentrações menores, 30 a 40%, o DMSO tem efeito bacteriostático contra a *Escherichia coli*, o *Staphylococcus aureus* e *Pseudomonas*. Nas concentrações de 12,55 a 25% inibe o crescimento de bactérias pleomórficas, que são comumente encontradas em tumores e no soro de pacientes leucêmicos. Em 1986, quatro cientistas russos publicaram sobre a ação sinérgica do DMSO no tratamento de diversas infecções bacterianas, principalmente pulmonares.

No herpes-zóster, o alívio da dor é o efeito mais importante e o único efeito colateral é o eritema, que persiste por cerca de 96 horas quando se utiliza DMSO topicamente a 90%. Na revista *Zealand Medical Journal* – Jornal Médico Zelandês – foi publicado um trabalho, em 1981, com 46 pacientes de herpes-zóster distribuídos em três grupos: um tratado com DMSO, outro com DMSO e idoxuridina e o terceiro apenas com idoxuridina. O grupo tratado com DMSO e idoxuridina obteve a melhora da dor em um período de tempo muito menor do que o grupo que utilizava apenas o DMSO e, este último, em um período menor do que aquele que se utilizava apenas da idoxuridina.

• No Tratamento de Queimaduras, Cicatrizes e Queloides

O DMSO controla a formação de tecido cicatricial, podendo reduzir e mesmo dissolver as cicatrizes. Nas queimaduras o DMSO evita a contratura do tecido cicatricial, que levaria à limitação do movimento e à deformidade.

O DMSO, administrado localmente em faixas comparativas com nitrofurazona, trimecaína e neomicina, mostrou-se extremamente superior no tratamento de queimaduras em adolescentes, conforme especialistas russos constataram, em 1985. Administrado na cavidade abdominal durante a cirurgia, o DMSO, em solução diluída, evitaria a ocorrência de aderências cicatriciais secundárias, mas outras pesquisas são necessárias para estabelecer este potencial terapêutico. Também no soro pré-anestésico, evitaria a hepatotoxicidade dos anestésicos fluorados.

Aplicações de pomada de DMSO a 80%, várias vezes por dia, diminuiram os queloides de dez pacientes submetidos a este tratamento, com redução da quantidade do colágeno que circundava as alterações fibrosas.

• Em Lesões Osteomusculares

Talvez seja este o maior potencial terapêutico do DMSO. O início desta aplicação se reporta a Jacobs, na Universidade de Medicina de Oregon, que vem utilizando o DMSO no tratamento de lesões traumáticas de jogadores profissionais de beisebol e futebol americano. Uma revisão clínica deste trabalho foi realizada em 1988 e publicada na revista *Clinical Orthopedics and Related Research*.

Um risco a ser considerado nestes atletas, e mesmo em qualquer paciente com lesões agudas osteomusculares, é o retorno às atividades normais antes que os tecidos se tenham recuperado integralmente, cronificando a lesão inicial. O DMSO é usado no tratamento de artrite reumatoide, osteoartrose e espondilite anquilosante com resultado positivo de 75% e, 22% daqueles 25% que não respondem ao DMSO passam a fazê-lo quando se trata, concomitantemente, o processo autoimune que os acompanha.

Iniciado o tratamento com o DMSO, é muito importante que se frise, as drogas imunossupressoras usadas nestes casos, inclusive os corticosteroides, serão progressivamente reduzidas até a sua exclusão definitiva em 85% a 98% dos pacientes. Também o tratamento articular por ultrassom é otimizado pelo uso do gel com DMSO a 50%.

O efeito antioxidante e varredor dos radicais livres é o responsável pela ação anti-inflamatória do DMSO, tanto sistêmica quanto local. Além da ação antiflogística, o DMSO apresenta ainda um efeito analgésico, ativando as fibras nervosas mielinizadas de pressão tipo A e inibindo a condução nervosa pelas fibras tipo C não mielinizadas.

• Protetor do Tecido Nervoso

As equipes de neurocirurgia e de psiquiatria da Universidade de Miami, em 1992, confirmaram os estudos prévios do mesmo grupo apresentado em 1980 à Sociedade Médica da Flórida em Sarasota. Nestes trabalhos, em macacos, eles ocluíam a artéria cerebral média, responsável pela irrigação da área motora cerebral, e verificaram a proteção do DMSO, prevenindo as sequelas paralíticas secundárias ao acidente vascular cerebral isquêmico (AVCI) provocado. No grupo-controle os macacos eram tratados com corticosteroides, como é convencional.

O acidente vascular cerebral é a segunda causa de morte nas doenças cardiovasculares nos Estados Unidos da América. Muitos fatores estão envolvidos em sua fisiopatologia, entre eles, obviamente, a isquemia, com a diminuição do fluxo sanguíneo e da saturação de oxigênio, da liberação de citocinas e de outras enzimas. Para todos estes passos o DMSO apresenta-se muito bem equipado com a sua atividade antioxidante.

Nestes estudos, o DMSO administrado nas primeiras 4 horas após o AVC foi altamente eficaz, porém os melhores resultados foram obtidos quando a aplicação se deu nos primeiros 90 minutos.

Em outro estudo, realizado pelo Dr. Jacobs na Escola de Medicina de Oregon, em pacientes com trauma cranioencefálico, um grupo-controle recebeu o tratamento convencional, com barbitúrico e manitol, e a pressão craniana permaneceu elevada. Quando uma solução de DMSO a 40% foi infundida, na dose de 1 g/kg, a pressão intracraniana retornou ao normal em 3 a 5 minutos.

Como o tecido nervoso é muito sensível aos radicais livres, produzidos nos traumatismos cranioencefálicos e acidentes vasculares, o DMSO deve ser administrado o mais precocemente possível. Esta sensibilidade maior é atribuída à carência relativa das substâncias captadoras dos radicais livres; conforme já estudamos.

Apesar de o DMSO poder prolongar o tempo de sangramento, ainda assim ele pode ser utilizado no tratamento do AVC hemorrágico, onde as sequelas são maiores, provocadas pela presença do ferro da hemoglobina que aumenta o estresse oxidativo (reação de Fenton).

Pesquisadores chilenos têm utilizado o DMSO no tratamento de crianças portadoras de deficiência mental e síndrome de Down, principalmente porque o DMSO auxilia outras drogas e nutrientes a atravessarem a barreira hematoencefálica, facilitando a abordagem terapêutica.

O DMSO age também como tranquilizante, inibindo a liberação de colinesterase e, consequentemente, permitindo uma maior ação da acetilcolina nas sinapses nervosas. Este efeito é ainda maior quando associado a massagem terapêutica com DMSO tópico.

Na experiência de Olszewer, o uso do DMSO em patologia de hérnia de disco vertebral é extremamente gratificante, principalmente se associado a outras armas terapêuticas.

Também na ciatalgia, diferentes trabalhos europeus têm recomendado o uso de 20 a 50 mL de DMSO a 20%, combinado com anestésico, injetados intramuscularmente pela região afetada, diariamente, numa série de 3 a 5 dias.

• Na Bronquite Asmática

Em um trabalho com 84 homens e 69 mulheres, apresentado no Congresso Latino-Americano de Asma e Alergia, em 1969, no Chile, foi utilizado o DMSO como solvente para três drogas administradas por via intramuscular: um corticosteroide, um anti-histamínico e um broncodilatador forte; contra um grupo-controle sem o DMSO. Nos 43 pacientes do grupo DMSO as crises subsequentes foram menos frequentes, nos 110 pacientes do grupo-controle as crises seguintes foram mais intensas e mais frequentes, com intervalos curtos ou mesmo inexistentes.

• Na Diabete

O uso do DMSO na diabete previne, e trata, a incidência das neuropatias e microangeítes diabéticas, comuns nestes doentes. Segundo Jacobs, em uma conferência no *American College of Advancement Medicine* – ACAM – o DMSO melhora o aporte sanguíneo na microcirculação, principalmente nos membros superiores.

Naqueles casos em que a amputação de um membro estaria indicada, o cirurgião poderia usar o DMSO para melhorar o fluxo sanguíneo, na tentativa de salvar a perna ou preservar a viabilidade do coto.

Em um trabalho, realizado com 1.371 pacientes na Faculdade de Medicina da Universidade do Chile, apresentado em 1985 na Academia de Ciência de Nova Iorque, é relatado o uso do DMSO tópico no tratamento de úlceras varicosas, úlceras arteriais e queimaduras de segundo e terceiro graus, infectadas e não infectadas. Este tratamento foi aplicado, após limpeza das lesões com água destilada estéril, três vezes por semana. A dor e o desconforto destas lesões desapareceram após as primeiras aplicações, não houve efeitos colaterais e 95,04%, destes 1.371 pacientes, recuperaram-se completamente, reassumindo as suas atividades normais.

Também em janeiro de 1985 foi publicado, no Jornal da Sociedade Americana de Geriatria, um trabalho em que 20 pacientes com úlceras plantares perfurantes, severas, crônicas e resistentes aos tratamentos convencionais, foram tratadas com DMSO. Um grupo-controle com as mesmas características e igual número de pacientes foi tratado convencionalmente. Quatorze pacientes do grupo DMSO obtiveram a completa cicatrização da úlcera após 4 a 15 semanas de tratamento. Quatro pacientes tiveram melhora parcial de suas lesões e somente em dois não houve efeito algum. No grupo-controle apenas em dois pacientes houve resolução completa das úlceras.

O DMSO melhora a oxigenação tecidual através da vasodilatação local e diminuição da agregação plaquetária. Na neuropatia diabética se obtém melhor resultado quando o DMSO é aplicado diretamente no músculo espástico ou nos pontos dolorosos, porém não é definitivamente eficaz em todos os casos. Foi mais efetivo nas dores das sinusites e cefaleias recorrentes. Excetuando-se a dor em queimação no local da aplicação e o forte cheiro característico, não houve efeitos colaterais que obrigassem a interrupção do tratamento.

• Na Oftalmologia

No simpósio da ACAM, em 1980, foi apresentado o trabalho de um grupo de oftalmologistas que obteve grandes resultados com o uso do DMSO no tratamento da catarata e de outras patologias oculares. Este estudo incluía 200 pacientes, portadores de degeneração macular, de edema macular e de uveíte traumática, nos quais foi aplicada uma solução salina a 1% de DMSO na região retrobulbar do olho afetado. Naqueles pacientes acometidos pela catarata, a mesma solução era instilada diretamente no olho.

Outros estudos mostraram que, em glaucoma, os melhores resultados são obtidos com uma associação de DMSO e SOD – superóxido dismutase – 1:2, em gotas tópicas, duas vezes por dia. Foi acidentalmente que o efeito terapêutico do DMSO sobre as alterações degenerativas da retina foi descoberto na Universidade de Oregon. Alguns doentes com retinite pigmentar, em tratamento com DMSO para enfermidades músculo-esqueléticas, relataram melhora na sua visão no intercurso desta terapêutica. A investigação iniciou-se quando um paciente de retinite pigmentar mostrou uma melhora espetacular de sua visão após o uso do DMSO. Este caso foi apresentado no Centro de Pesquisa de Autores Cientistas para a Prevenção da Cegueira, realizado em Los Angeles, em fevereiro de 1973. O paciente em questão apresentava uma visão de 20/200 no seu olho esquerdo, e 5 dias após o início do seu tratamento com DMSO, alcançava a visão de 20/70+1 no mesmo olho e podia contar os seus dedos com o outro olho.

• No Câncer

O DMSO potencializa os efeitos antiblásticos dos quimioterápicos, sendo portanto um complemento terapêutico adjuvante muito importante.

Segundo os estudos de Jacobs, na Universidade de Oregon, até 1992 existem 12 tipos de tumores que, quando mantidos em um meio de cultura com DMSO, crescem com modificações, em forma e aspecto, muito mais próximas ao tecido definido como normal do que quando mantidos em meio de cultura convencional.

Um grupo formado pelo Departamento de Oncologia do Hospital Militar Lopez Perez, do Chile, e por parte do Departamento de Radioterapia da Universidade do Chile usou o DMSO, associado a quimioterápicos, em 65 pacientes com câncer incurável, de diversas localizações, previamente tratados de modo convencional.

A combinação do tratamento quimioterápico com o DMSO aumentou a atividade antiblástica através da maior penetração da droga no tecido tumoral, proporcionada pelo DMSO, e reduziu drasticamente os efeitos colaterais dos agentes terapêuticos, especialmente da ciclofosfamida, utilizada nos tratamentos prolongados.

Estes casos foram estudados em três grupos: linfomas, câncer de mama e outros tumores. Os melhores resultados foram obtidos no grupo dos linfomas, em que a melhora da anemia foi significativa e os pacientes tornaram-se mais lúcidos e dispostos a reassumir as suas atividades habituais, pouco tempo depois de iniciado o tratamento.

Houve um evidente sinergismo entre a ciclofosfamida e o DMSO, principalmente quando associados a aminoácidos, o que permitiu usar doses diárias e doses totais menores de ciclofosfamida, sem prejuízo da sua atividade terapêutica.

Pacientes que normalmente não tolerariam a ciclofosfamida em soluções salinas toleram-na quando diluída com DMSO.

Pesquisadores do Hospital Monte Sinai, da Universidade de Nova Iorque, usaram DMSO em células leucêmicas de ratos e ficaram surpresos ao descobrir que estas células passaram a comportar-se como células normais.

O trabalho de um grupo da Universidade de Forte Lauderdale, apresentado na Academia de Ciências de Nova Iorque, conclui que o tratamento do câncer humano realizado com a associação do DMSO a outros agentes antitumorais é possível de ser realizado e parece ser extremamente atrativo, pelos problemas tóxicos que pode evitar.

Baseados nos trabalhos de Douglas, do Hospital Monte Sinai, que parte da premissa de que os canceres são sinais de disfunções metabólicas crônicas, estes centros de tratamento mencionados, após os testes da química sanguínea, o mineralograma, a análise da dieta e determinado o estado imunológico do paciente, instituem o tratamento ortomolecular com o uso do DMSO.

A abordagem ortomolecular do câncer é uma aproximação não tóxica que combina as injeções endovenosas de DMSO com a otimização nutricional e alterações no estilo de vida.

• Em Outras Possibilidades Terapêuticas

Existem inúmeras possibilidades terapêuticas com o uso do DMSO, entre elas destacamos a da infertilidade por obstrução tubária. Em um trabalho, realizado em Valparaíso, no Chile, foram realizadas hidrotubações a cada 3 dias, numa série de seis hidrotubações ascendentes, em 47 mulheres estéreis. As soluções continham DMSO, cloranfenicol, dexametasona e clorfeniramina. Das 47 mulheres, 27 engravidaram, em um sucesso terapêutico de 57,4%; 12 levaram a gestação a termo, dando à luz crianças definitivamente sadias, 25% do total; três abortaram espontaneamente; quatro provocaram o aborto por razões particulares, e sete estavam grávidas durante a apresentação deste trabalho na Academia de Ciências de Nova Iorque, em 1974.

Muitas outras indicações terapêuticas podem ser mencionadas, como na angina do peito ou no enfarte agudo do miocárdio, mas outros estudos sérios, longos e randomizados devem ser elaborados. Porém, pelo fato de ter caducado a patente do DMSO, é improvável que grupos com altos recursos financeiros venham a participar de pesquisas com uma droga que não lhes permitirá auferir benefício direto. Daí a importância da participação da iniciativa pública dos centros universitários sem interesse financeiro.

Efeitos Colaterais do DMSO

Não há contraindicações conhecidas ao DMSO.

Não tenho a LD 50% do DMSO, ratos toleraram até 50.000 mg/kg quando aplicado à pele; estes ratos sobreviveram mesmo completamente banhados em uma solução de DMSO a 60%.

Outros ratos sobreviveram banhados em DMSO a 80% e a banhos repetidos três vezes por semana, durante 26 semanas, em DMSO a 60%. Normalmente, nestas concentrações o DMSO provoca algum eritema, que desaparece com as repetidas aplicações. Cerca de 35% dos pacientes referem sensação de prurido ou queimação na região da aplicação.

Uma pequena parcela dos pacientes pode referir uma sensação de endurecimento da pele, que também desaparece com o repetir das aplicações. Também não há toxicidade pelo DMSO inalado, pois a sua evaporação é muito lenta, já que a sua pressão de vapor é de 0,6 mmHg, porém caso ele seja aquecido ou administrado na forma de aerossol, a inalação deve ser evitada, pois ele facilita a absorção de outras substâncias e solventes orgânicos.

Por qualquer via de administração o DMSO é prontamente absorvido, alcançando a rede capilar e distribuindo-se por todo o organismo. Em ratos e coelhos, 85% do DMSO são excretados pela urina, uma parte é oxidada a dimetilsulfona e 3% são excretados pelos pulmões como dimetilsulfide, e é este composto químico que dá à respiração o seu cheiro característico de milho verde. Estes metabólitos também são atóxicos e o dimetilsulfide também é produto do metabolismo de alimentos como o leite, o milho, o tomate, chá, café, aspargos e caranguejos.

Em uma instituição estadual da Califórnia, 65 prisioneiros sadios foram voluntários para a aplicação, na pele, de um gel de DMSO a 80%, na dose de 1 g/kg/dia, durante 14 dias e não foram encontrados efeitos tóxicos. Posteriormente, por mais 3 meses, um segundo grupo de 40 prisioneiros sadios permitiu que fossem cobertos por DMSO e também não foram encontrados efeitos tóxicos.

Estes prisioneiros foram submetidos a exame físico minucioso, a estudos da função pulmonar, exames neurológicos, eletrocardiogramas e exames oftalmológicos que incluíam oftalmoscopia, tonometria, refração ocular e avaliações dos campos visuais. Também se submeteram a exames bioquímicos de sangue, urina, função hepática, função renal *etc*.

A conclusão destes estudos é a de que um estudo toxicológico extensivo realizado com o DMSO, em doses de três a 30 vezes maiores do que as usuais, por 3 meses, demonstrou que o DMSO é exatamente seguro para a administração a humanos e que não acontecem alterações do cristalino como eventualmente se propôs.

Na Universidade de Miami, De La Torre e cols., do Departamento de Neurocirurgia, administraram a macacos 3 g/kg de DMSO a 40%, por infusão endovenosa, em um período de 9 dias.

Exames de rotina como peso, cardiológico, frequência respiratória, temperatura, fundo de olho e alguns outros exames foram diários, antes e após o uso da droga. Eles foram monitorados, antes e após a infusão, por um período de 120 dias e não apresentaram qualquer desvio fisiológico do normal, tanto nas avaliações renais, sanguíneas, cardiovasculares e neurológicas. Após estes 4 meses de acompanhamento, estes animais foram sacrificados e submetidos a exame por patologistas da própria universidade. Não foram encontradas alterações patológicas. As avaliações oftalmológicas e patológicas foram realizadas no sistema duplo-cego, os outros testes foram avaliações simples.

Este estudo toxicológico foi publicado no Jornal de Saúde e Toxicologia Ambiental (*Journal of Toxicology and Environmental Health*), em 7 de março de 1981 e o Dr. De La Torre coloca-se à disposição dos interessados no Departamento de Neurocirurgia da Universidade de Miami, Escola de Medicina, P.O. Box 076960, Miami, Flórida, 33101.

A dificuldade na realização de estudos duplo-cegos com o DMSO está relacionada com o cheiro característico exalado na respiração, apesar de alguns trabalhos sugerirem que o leite, ingerido antes da aplicação, seja por via oral, local ou endovenosa, teria a capacidade de reduzir esta halitose singular. Também há a dificuldade em se encontrar substâncias que possam mimetizar o cheiro e a irritação da pele próprios do DMSO.

Como Eu Uso o DMSO

Como o DMSO é facilmente absorvível pelos tecidos, eu o uso, preferencialmente, por via oral, diluído em água, na concentração de 99,5%. O paciente sente o DMSO sendo absorvido pela boca com uma sensação parestésica, que a maioria deles refere como "pinicar"; caso esta sensação seja muito desagradável, reduzo a concentração para 50%, ou mesmo a 30%, conforme a necessidade.

Geralmente adoto a posologia de 1 a 3 mL por dia, dividida em três tomadas, dissolvidas em um copo de água. Nos casos mais graves chego a usar 7 mL diários. Caso os familiares reclamem da halitose (os pacientes não a percebem), mudo para um esquema semanal, na dose de 4 a 20 mL por semana, também fracionados e diluídos em água, conforme a tolerância, naquele dia em que o paciente fica sozinho.

Topicamente, a 99,5%, é excelente para o alívio de dores, agudas ou crônicas, e apresenta também efeito sistêmico.

O protocolo mais usado, entretanto, é o endovenoso, sob a forma de infusões com soro fisiológico por 90 a 120 minutos. Estas infusões são aplicadas duas vezes por semana, acrescidas de 500 mg de vitamina C, uma ampola de complexo B e 500 mg de sulfato de magnésio.

As doses então preconizadas variam de 4 a 20 mL da solução a 99,5%, dependendo da gravidade dos sintomas. Habitualmente, para osteoartroses usamos de 4 a 8 mL, para as colagenoses, incluindo a artrite reumatoide, de 10 a 16 mL e, para a espondilite anquilosante de 7 a 20 mL, conforme a orientação do Dr. Efrain Olszewer.

O tratamento na fase aguda é mantido por 20 a 40 dias e depois reduzido a aplicações de manutenção, semanais, quinzenais, mensais ou bimensais, conforme a necessidade do paciente.

MSM

O MSM, ou metil-sulfonil-metano, ou dimetilsulfona, ou DMSO$_2$, ou metilsulfona, ou sulfonilbismetano, seus outros nomes químicos, é uma forma natural de enxofre orgânico presente em todos os organismos vivos. Este enxofre orgânico, biologicamente ativo, possui uma incrível propriedade terapêutica e preventiva e, segundo Paul Klein Breteler, é a descoberta mais importante da ortomolecular na segunda metade do século 20.

O metil-sulfonil-metano (MSM) é obtido pela oxidação do DMSO – dimetilsulfóxido – com peróxido de hidrogênio, e posteriormente destilado a 238ºC. O MSM é um pó inodoro, branco e cristalino, altamente solúvel em água quente e em uma ampla variedade de solventes orgânicos. Tem a fórmula molecular $C_2H_6O_2S$, peso molar de 94,13 g/mol, pontos de fusão de 109ºC e de ebulição de 238ºC. As suas fórmulas estrutural e tridimensional estão representadas nas Figuras 4.4 e 4.5.

A descoberta do MSM ocorreu na década de 1960, quando Stanley Jacob e Robert Herschler observaram a formação do DMSO pela oxidação da lignina e a sua extraordinária potencialidade terapêutica, como descrita anteriormente neste livro. Procurando uma alternativa ao gosto amargo, à halitose característica e à irritação dérmica do DMSO, chegaram ao seu derivado MSM, com as mesmas propriedades medicinais e sem os efeitos da halitose e do eritema.

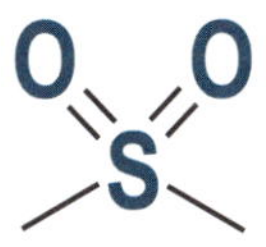

O MSM também ocorre, naturalmente, no ciclo terrestre do enxofre (acompanhe na Figura 4.6). Neste ciclo as algas e várias formas de plâncton absorvem grandes quantidades de enxofre inorgânico da água dos oceanos e o transformam em uma forma orgânica simples. Quando estas algas e plânctons morrem, estes compostos orgânicos sulfurados são degradados a dimetilsulfide – DMS, este produto é pobremente solúvel em água e muito volátil, assim ele se acumula na estratosfera, onde é oxidado pelos raios ultravioleta em DMSO – dimetilsulfóxido – e posteriormente convertido em MSM. O DMSO e o MSM são altamente solúveis em água e concentram-se facilmente no vapor de água da atmosfera, retornando à terra com a chuva. Os vegetais rapidamente coletam, através de suas raízes, e concentram estas fontes de enxofre. Pesquisa revelou que uma mistura de DMSO e MSM marcados radioativamente, numa concentração de uma parte por milhão, é centuplicada em poucas horas nas raízes dos vegetais.

Isto implica em que a água da chuva, em particular, contenha MSM em abundância. Também as frutas e as hortaliças frescas apresentam uma grande quantidade de MSM, normalmente variando de 1 a 4 mg/kg. O leite fresco, não pasteurizado, de vacas que vão ao pasto, ou seja, de gado não confinado, contém cerca de 2 a 5 mg/kg de MSM. Devido a sua natureza volátil, o MSM é rapidamente perdido durante a cocção dos alimentos. Também os vegetais perdem o seu MSM se não forem consumidos frescos, mesmo se forem conservados sem aquecimento.

O leite pasteurizado contém menos de 0,25 mg/kg de MSM, ou seja, a mesma quantidade encontrada no leite de vacas alimentadas com ração ou forragem seca.

Com base nestes fatos, podemos afirmar que, com os hábitos alimentares atuais, é esperado que o homem moderno apresente carência crônica de MSM. A quantidade de MSM no sangue de um homem adulto normal é de cerca de 0,2 mg/kg e ele excreta pela urina de 4 a 11 mg de MSM por dia. Diversos estudos sugerem que a concentração sistêmica do MSM, em mamíferos, diminui com a idade, talvez por alteração do metabolismo ou pela mudança dos hábitos alimentares.

Segundo algumas outras pesquisas, existe uma concentração sanguínea mínima de MSM necessária para a manutenção da função vital e da defesa dos tecidos orgânicos. Baixas concentrações de MSM no corpo estão associadas a um estado de fadiga inespecífico, a depressão, a uma elevada sensibilidade ao estresse físico e psíquico e a numerosas doenças degenerativas.

Figura 4.4 – *Fórmula estrutural do MSM.*

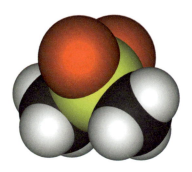

Figura 4.5 – *Representação gráfica tridimensional do MSM.*

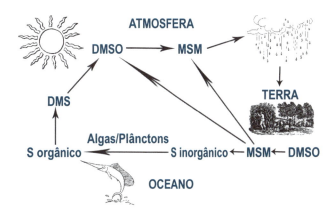

Figura 4.6 – *Ciclo natural do enxofre.*

Capítulo 4

Segundo Breteler, o MSM é uma importante fonte nutricional de enxofre e, também, devido a sua estrutura química particular e sua atividade biológica, apresenta propriedades preventivas e terapêuticas únicas que, para serem melhor compreendidas, devem ser distinguidas entre necessidade biológica de enxofre e necessidade biológica de MSM.

Necessidade Biológica de Enxofre

Em seguida ao cálcio e ao fósforo, o enxofre é, em quantidade, o terceiro mineral presente no corpo humano. Aproximadamente 140 g de enxofre estão presentes em um homem adulto, quase a metade apenas no tecido muscular, na pele e nos ossos. O enxofre é indispensável para a estrutura das proteínas.

Quando os vegetais absorvem o MSM da chuva, transformam-no em aminoácidos sulfurados, como a metionina e a cisteína. A taurina e a cistina, os outros dois aminoácidos enxofrados, são sintetizados a partir da cisteína.

O corpo humano produz cerca de 80% dos amioácidos de que necessita, estes são chamados de aminoácidos não essenciais. Os restantes 20% são os aminoácidos essenciais, os quais devem ser obtidos da alimentação, e, entre eles, estão a metionina e a cisteína.

São conhecidos aproximadamente 28 aminoácidos e todo tipo de proteína é constituído por uma série única de aminoácidos, combinados e dispostos de um modo específico. Duas moléculas de cisteína, de uma mesma proteína, podem-se oxidar e unirem-se através de ligações de dissulfeto (-S-S-). Estas pontes de enxofre são os elementos-chave na estrutura espacial da proteína, determinando a sua forma, propriedade e atividade biológica.

Fâneros e tecido conjuntivo também têm o enxofre como elemento indispensável às suas estruturas. A queratina, a principal constituinte estrutural da pele, do cabelo e das unhas, é uma proteína muito resistente e de alto conteúdo de enxofre.

Os tecidos flexíveis, como o tecido conetivo e cartilaginoso, são formados por proteínas ligadas por inúmeras pontes de dissulfeto. A proteína que se encontra em maior quantidade no corpo humano é o colágeno, que é o principal componente de todo o tecido conetivo, é ele quem dá elasticidade à pele, interagindo com as fibras de outra proteína também rica em pontes de enxofre, chamada elastina.

No tecido cartilaginoso, a glicosamina, o condroitin e os proteoglicanos, todos eles proteínas sulfuradas, formam, juntamente com o colágeno, uma substância fibrosa que dá à cartilagem a sua forma e flexibilidade.

A importância do tecido conetivo no corpo vai muito além de, simplesmente, manter as células unidas. O primeiro modelo de controle biofísico foi desenvolvido pelo Prof. Pischinger, que o denominou "Sistema da Regulação de Base". Esta teoria foi posteriormente enriquecida pelo Prof. Heine, que descreveu os proteoglicanos e a glicosamina, e pelo Dr. Popp, um biofísico, que demonstrou a importância do campo eletromagnético na transmissão da informação genética.

As pesquisas destes especialistas mostraram que o tecido conetivo laxo, a matriz extracelular que circunda as células, tem outras funções além da estrutural e conjuntiva e é, de fato, muito importante para o transporte dos nutrientes, dos catabólitos, dos eletrólitos, das substâncias sinalizantes e das partículas atômicas e subatômicas. Em resumo, o tecido conetivo laxo constitui, no interior do corpo, uma rede comunicante essencial nas funções de nutrição, limpeza e desintoxicação e na preciosa função de transmissão de informações.

Todos nós percebemos que, no decorrer dos anos, os tecidos perdem a flexibilidade e a elasticidade e isto ocorre devido a carência de enxofre, que leva ao enrijecimento dos músculos e ligamentos, ao enrugamento da pele, à perda da elasticidade pulmonar e dos vasos sanguíneos *etc*. Além disso, é típico nas doenças da senilidade o dano na transferência, através do conetivo laxo, de bioinformações entre as células e os tecidos.

Na permeabilidade das membranas celulares, que revestem todas as células e suas organelas, as pontes sulfuradas também desempenham o seu papel de dar-lhes forma e flexibilidade.

Toda a dupla camada de fosfolípides, proteínas e colesterol que forma as membranas celulares possui pontes de dissulfeto unindo os seus aminoácidos, de modo a mantê-las firmes e coesas, garantindo as suas funções de individuação, proteção, transporte de nutrientes e excretas e de bioinformação. Estas pontes sulfúricas flexíveis unem também as células ao tecido conjuntivo adjacente, garantindo a elasticidade do sistema.

Quando há carência do enxofre este sistema se enrijece, as proteínas de transporte ficam bloqueadas pela perda da elasticidade e perdem a função. Tudo isso acarreta uma redução no aporte de oxigênio e nutrientes ao tecido e o acúmulo tóxico dos refugos metabólicos celulares. O resultado será a redução da vitalidade e o consequente surgimento de uma doença degenerativa.

O estudo da fisiopatologia dos radicais livres tem revelado que os grupos tióis (-SH) dos aminoácidos sulfurados protegem a cadeia proteica das membranas celulares da oxidação. Além disso, outros estudos conduzidos pela Dra. Johanna Budwig demonstraram que os aminoácidos sulfurados na membrana celular ressoam com as duplas ligações dos ácidos graxos e auxiliam na liberação de elétrons, formando, assim, uma nuvem eletrônica que se pode mover ao longo da cadeia de ácidos graxos. É deste modo que se desenvolve o início de toda a corrente elétrica produzida no organismo, esta energia pode ser medida sob a forma de batimentos cardíacos, estímulos nervosos, contrações musculares e, brevemente, através de qualquer reação química e física que torne a vida possível.

No metabolismo, as enzimas são as proteínas que controlam todas as funções vitais fundamentais e as pontes de enxofre são responsáveis pelas suas estruturas espaciais. Sem estas pontes as enzimas terão as suas formas desviadas e perderão a atividade biológica. Assim, a carência de enxofre é causa da produção reduzida de enzimas biologicamente ativas e da consequente inibição de diversos processos metabólicos, inclusive da metabolização da glicose para a obtenção de energia.

Como já vimos, o enxofre contribui para o transporte de elétrons, fator ainda mais importante, considerando-se que ele também entra na composição das proteínas ferro/sulfurosas da mitocôndria, a usina energética das células.

Inclusive na síntese da tiamina, a vitamina B_1 e da biotina, o enxofre tem participação, e estas vitaminas são essenciais, na mitocôndria, para a combustão da glicose em ATP (energia). A insulina secretada pelo pâncreas é um hormônio que tem a principal função de regular o nível de açúcar no sangue, o que é fundamental para o aporte da glicose à célula e à mitocôndria, para a geração de energia. Uma molécula de insulina é constituída por duas cadeias proteicas coligadas por pontes de dissulfeto, muito importantes para manter a sua forma espacial, como podemos verificar na Figura 4.7, e sem estas ligações sulfurosas ela perde a sua atividade biológica.

Necessidade Biológica de MSM

A necessidade biológica do MSM, primária e mais importante, é como fonte alimentar de enxofre. Pode causar estranheza, mas observemos os fatos seguintes.

A teoria mais difundida afirma que os aminoácidos sulfurados metionina e cisteína são as principais fontes de enxofre para os seres humanos, entretanto, desde a descoberta do ciclo terrestre do enxofre (ver Figura 4.6), esta teoria está sempre na mesa de discussão.

Há muitos milhões de anos as algas, nos oceanos, começaram a produzir compostos orgânicos sulfurados simples que chegaram ao MSM. Como já descrevemos, esta substância sulfurada biologicamente ativa transformou-se, então, na principal fonte de enxofre para todas as formas de vida que evoluíram desde aquela época. Este fato embasa a teoria de que os organismos vivos mais evoluídos são geneticamente programados para se utilizarem do MSM como fonte primária de enxofre.

Esta opinião foi posteriormente reforçada pela descoberta de que o MSM pode ser ingerido, por todos os organismos vivos até agora estudados, em quantidade praticamente ilimitada e sem nenhum efeito tóxico. Contrariamente, o mesmo não pode ser afirmado sobre os aminoácidos sulfurados, metionina e cisteína, que podem ser consumidos em

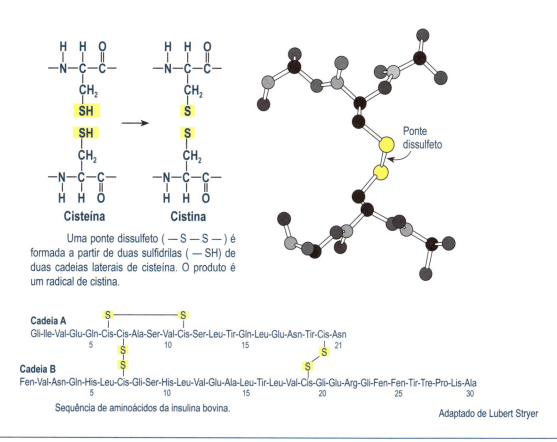

Figura 4.7 – *Representação estrutural das pontes de dissulfeto da insulina. Observe, também, a sequência de aminoácidos da insulina bovina.*

Capítulo 4

doses baixas mas podem apresentar efeitos tóxicos se ingeridos em doses maiores.

Experimentos com MSM marcado com enxofre radioativo (S_{35}) têm demonstrado que, depois de ingerido, ele libera o enxofre para formar, não somente o colágeno e a queratina, fundamentais para a pele e os fâneros, como também para a síntese de seroproteínas e dos aminoácidos essenciais metionina e cisteína.

O MSM marcado também chega às mucosas e liga-se a locais receptores específicos nas superfícies mucosas dos tratos digestório, urogenital e respiratório, constituindo, assim, uma interface protetora entre o organismo e o ambiente externo. Esta interação natural apresenta diversas implicações úteis à nossa saúde, entre elas: os alérgenos e os parasitas não conseguem fixar-se na mucosa, as toxinas são oxidadas e os radicais livres são eliminados.

A importância do MSM para a saúde e a sua carência em nossa alimentação são amplamente subestimadas, e o motivo desta privação pode ser facilmente explicado, em nossa civilização ocidental, pelo processamento a que os alimentos são submetidos e que provocam a perda da maior parte do conteúdo natural de MSM. Aqui está a razão da afirmativa de que o MSM é "O Nutriente Esquecido".

Indicações do MSM

O indivíduo carente de enxofre apresenta um déficit funcional de cada célula, tecido e órgão do corpo; o enxofre inorgânico é dificilmente assimilável, então, o enxofre orgânico torna-se extremamente importante para a saúde de todo ser vivo, e o MSM é a fonte natural deste tipo de enxofre biologicamente ativo.

A seguir, descrevemos alguns dos benefícios do MSM em algumas patologias.

• Na Dor Crônica

A descoberta mais relevante atribuída ao MSM é, talvez, a sua grande eficácia no alívio de diversos tipos de dor crônica. Sobre este assunto foi publicado, em março de 1999, um livro muito importante, baseado na experiência de dois médicos que vinham trabalhando com o MSM. Este livro chama-se *The Miracle of MSM – The Natural Solution for Pain*, em português, "O Milagre do MSM – A Solução Natural para a Dor" e seus dois autores são Dr. Stanley W. Jacob, chefe da *DMSO Pain Clinic of Portland* (DMSO – Clínica de Dor de Portland, no Óregon) e professor da *Oregon Health Sciences University* (Universidade de Ciências da Saúde do Óregon); e o Prof. Ronald M. Lawrence, fundador da *International Association for the Study of Pain* (Associação Internacional para o Estudo da Dor).

Neste livro, descrevem a sua longa experiência com o MSM para o tratamento da dor. De fato, juntos, eles possuem mais de 20 anos de prática no uso do MSM, e concluem que cerca de 70% dos mais de 18.000 pacientes afetados pela dor crônica, tratados com o MSM, obtiveram a atenuação do quadro doloroso ou mesmo o alívio completo da dor.

Os tipos de lesões dolorosas tratados com sucesso pela utilização do MSM são:

- lesões devidas a acidentes, traumas e queimaduras;
- osteoartrite e artrite reumatoide;
- fibromialgia;
- lombalgia;
- cefaleias, enxaqueca;
- dores musculares;
- bursite;
- cotovelo de tenista e outras lesões traumáticas atribuídas à atividade esportiva;
- síndrome do túnel do carpo;
- esclerose;
- traumatismos cervicais, síndrome de *whiplash* (chicote);
- lesão por esforço repetitivo, ou LER, tendinites;
- cicatrizes secundárias a queimaduras, cirurgias ou acidentes *etc*.

O modo pelo qual o MSM age no alívio da dor é explicado, atualmente, pelo seguinte mecanismo:

- é um analgésico natural que bloqueia a transmissão do impulso nervoso doloroso através das fibras nervosas do tipo C;
- bloqueia o processo inflamatório e intensifica a atividade do cortisol, o hormônio anti-inflamatório natural produzido pelo organismo;
- estabiliza a permeabilidade da membrana celular, levando a uma melhora no aporte de nutrientes e vitaminas e aumentando a eficiência dos processos de eliminação dos catabólitos e do excesso de água na célula (edema celular);
- dilata os vasos sanguíneos, melhorando a circulação, e assim contribui para a drenagem dos rejeitos do corpo e acelera o processo de cura;
- é um excelente miorrelaxante, um benefício muito importante mas amiúde subvalorizado e, de fato, muitas formas de dor crônica são agravadas pela constante tensão muscular;
- ajuda no mecanismo de defesa natural do organismo, regulando o metabolismo das prostaglandinas e a produção de anticorpos e imunocomplexos;
- diminui e reprime a formação de ligações cruzadas no colágeno, um fenômeno natural na cicatrização que provoca a formação de sinéquias duras, espessas e dolorosas. Estas sinéquias dolorosas ocorrem, sobretudo, em cicatrizes de queimaduras que afetaram uma grande área do corpo. O MSM permite a recuperação do tecido cicatricial, reestabelecendo a pele mais afetada e doente. Exemplo dramático é o de pessoas queimadas, que

tiveram as suas cicatrizes quase desaparecidas e as dores, concomitantemente, aliviadas pelo uso de unguento à base de MSM.

• Como Agente Sinérgico

O MSM é considerado um elemento que age sinergicamente com a maioria das vitaminas e outros nutrientes, tais como: a vitamina C, a coenzima Q-X, todas as vitaminas do complexo B, as vitaminas lipossolúveis A, D e E, os aminoácidos, o selênio, o cálcio, o magnésio e muitos outros.

O MSM melhora a absorção destes nutrientes pela célula, prolongando a sua vida e, deste modo, o nosso organismo, utilizando melhor estes nutrientes, beneficia-se de uma maior eficácia alimentar e pode reduzir a suplementação alimentar ao mínimo essencial.

• Como Antioxidante

O MSM é um potente antioxidante, capaz de impedir a ação dos radicais livres, inativando-os.

Sendo a principal fonte nutricional de enxofre, ele é essencial para o funcionamento correto do mecanismo antioxidante natural de nosso organismo, desde que uma ampla variedade de enzimas antioxidantes deve sua estrutura e atividade biológica às pontes de dissulfeto, proporcionadas pelos seus aminoácidos sulfurados constituintes. Devemos lembrar, além disso, que o MSM também fornece o enxofre para a síntese destes aminoácidos sulfurados, metionina, cisteína e taurina, estes mesmos considerados potentes antioxidantes, pois quando os grupos tióis destes aminoácidos são cindidos, eles neutralizam radicais livres, por doação de um próton de hidrogênio. Ademais, o enxofre é essencial para a síntese daquele que é considerado o mais potente antioxidante entre todos os nutrientes, o glutation.

O MSM também potencializa o efeito varredor de radicais livres de outros nutrientes, como a vitamina C, a vitamina E, a coenzima Q-X, o selênio *etc.*, além de ele mesmo apresentar atividade antioxidante. As mucosas contêm uma enzima, denominada C-S-liase, capaz de cindir as ligações carbono-enxofre, e alguns estudos sugerem que, ao chegar às mucosas, o MSM pode ser clivado em um grupo metil e um grupo ao qual falta um elétron, o CH_3SO_2, que neutralizaria um radical livre.

• Como Desintoxicante

Sabe-se que o MSM se transforma em diversos compostos, orgânicos e inorgânicos; um destes derivados, formado nas mucosas, é o grupo iônico CH_3SO_2, o qual reage com as toxinas, inativando-as e acelerando a sua eliminação. Além disso, estabilizando as membranas celulares, favorece o aporte de nutrientes e a eliminação dos dejetos celulares, entre eles os tóxicos.

Muitos afirmam que o MSM é, decididamente, o nutracêutico de maior potência desintoxicante que se pode utilizar. Um exemplo ilustrativo interessante da ação desintoxicante desta substância é o caso de um jovem artista que apresentava diversos distúrbios psiquiátricos graves e foi internado em um instituto psiquiátrico. Os medicamentos antidepressivos pioraram tanto o quadro que os familiares resolveram buscar a ajuda na medicina complementar, a qual demonstrou que o paciente apresentava envenenamento por metais pesados, provocado pelos pigmentos que o artista usava em seu trabalho.

Após 1 ano e meio de tratamento com a homeopatia, com terapia por biorressonância e a abordagem ortomolecular e apenas uma leve melhora do quadro, optou-se pelo uso do MSM em megadoses (15 g/d) e banhos desintoxicantes da medicina ayurvédica. Em 2 meses o próprio paciente afirmava que, pela primeira vez, desde que vinha se tratando, sentia uma notável melhora na sua situação clínica.

• Nas Doenças Neurológicas

O tecido nervoso cerebral é extremamente sensível aos efeitos de substâncias tóxicas, sejam metais pesados ou compostos orgânicos, muitas delas tendem a se acumular nas células nervosas, onde provocam sérios danos oxidativos e as suas consequentes doenças neurológicas, entre elas o mal de Alzheimer e o mal de Parkinson.

O MSM é uma das poucas substâncias antioxidantes que conseguem, facilmente, atravessar a barreira hematoencefálica e prevenir e reparar o dano oxidativo, restabelecendo a elasticidade e a permeabilidade da membrana celular, permitindo à célula iniciar o processo de eliminação dos dejetos nocivos e recuperando a capacidade de transmissão de informação da membrana celular do tecido nervoso. De fato, a ressonância nuclear magnética demonstrou que o MSM marcado atravessa a barreira meníngea e aparece no fluido cerebroespinal.

• Na Alergia

Numerosos sintomas da alergia são aliviados pelo MSM, entre eles os da alergia alimentar, da alergia de contato, como prurido e urticária, e da alergia inalatória, exemplificados por coriza, obstrução nasal, espirros, tosse e asma, entre outros.

A principal propriedade antialérgica do MSM é devida a sua capacidade de ligar-se às mucosas do trato respiratório e digestório, construindo uma interface protetora entre o hospedeiro e o alérgeno, impedindo, assim, a adesão das substâncias estranhas ao organismo.

As propriedades antialérgicas secundárias do MSM são o mecanismo de desintoxicação do organismo, o efeito varredor de radicais livres e a ação de estabilizar a membrana celular, restaurando a sua permeabilidade seletiva e evitando a desgranulação dos mastócitos, com a liberação de histaminas e das outras cininas vasoativas.

Foi estabelecida uma relação diretamente proporcional entre a dose de MSM utilizada e a resistência aos alérgenos. Como um inibidor da histamina, diversos autores notaram, de fato, que o MSM tem ação semelhante aos anti-histamínicos tradicionais, apenas sem os seus efeitos colaterais.

• Nas Doenças Autoimunes

Nos processos inflamatórios devidos às reações autoimunes, nas quais o sistema imunológico do organismo se volta contra ele próprio, o MSM é muito eficaz. Pacientes afetados pela artrite, por exemplo, com frequência apresentam um grande rejuvenescimento com o uso do MSM.

Muitos estudos demonstraram que o uso do MSM reduz drasticamente as alterações degenerativas e a inflamação das articulações atacadas pela artrite. Em um destes trabalhos, 24 pacientes com osteoartrite sintomática foram tratados em dois grupos, o primeiro grupo com um anti-inflamatório não esteroide tradicional (AINE) e o segundo com 3 g de MSM por dia. Depois de 1 mês, ambos os grupos mostraram a mesma melhora, tanto em relação à dor quanto à rigidez da articulação.

Em outro experimento uma cepa especial de ratos, com tendência a desenvolver lesões articulares semelhantes às da artrite reumatoide, foi estudada. Os pesquisadores revelaram que os ratos aos quais foi administrada água contendo uma solução de 3% de MSM, por 3 meses a partir do segundo mês de vida, não desenvolveram nenhuma alteração degenerativa das cartilagens articulares. No grupo-controle, composto de ratos que receberam apenas água de torneira, ao contrário, 50% apresentavam degenerações focais nas cartilagens articulares.

Em 95% dos espécimes do grupo-controle ocorreram reações inflamatórias nos tecidos sinoviais, enquanto no grupo MSM apenas 50% dos animais apresentavam algum processo inflamatório de menor gravidade.

O efeito benéfico do MSM é, em parte, devido à sua capacidade de modular a permeabilidade celular, permitindo a fuga das substâncias nocivas, como o ácido lático e as toxinas, e, ao mesmo tempo, de incrementar o aporte de nutrientes. Tudo isso impede o aumento da pressão interna da célula, o edema intracelular, a causa primeira da inflamação articular.

Foram estudados ainda outros ratos, estes com tendência a desenvolverem a síndrome linfoproliferativa autoimune. Também estes foram divididos em um grupo tratado com uma solução de 3% de MSM na água, a partir de 1 mês de vida, e um grupo-controle sem o uso do MSM. A vida média dos ratos no grupo-controle chegou a 5 meses e meio, ao passo que no grupo tratado com MSM a vida média alcançou 10 meses. O grupo MSM apresentava uma menor reação do anticorpo antinuclear e um decréscimo significativo quanto aos índices de linfadenopatia, esplenomegalia e anemia, comparativamente ao grupo-controle. Estes dados sugerem que o MSM proporciona uma importante proteção contra o desenvolvimento da síndrome linfoproliferativa autoimune nesta cepa de ratos.

Posteriormente, foram investigadas linhagens de ratos com propensão ao lúpus eritematoso sistêmico. Estas pesquisas demonstraram que o MSM proporciona proteção eficaz contra as manifestações desta doença, seja administrado antes ou depois do início dos sintomas. Os ratos aos quais foi administrado o MSM a 3% na água de beber, desde o primeiro mês de vida, de fato apresentaram uma taxa de mortalidade e de aparecimento de lesões hepáticas inferior à dos ratos que ingeriram água normal.

Após 7 meses, 30% do grupo-controle estavam mortos, enquanto todos os ratos aos quais foi administrado o MSM estavam, ainda, vivos. Além disso, aqueles ratos que, aos 7 meses de vida, apresentavam sinais de lúpus em estágio avançado e eram alimentados com a dieta com MSM tinham 62% de chance de alcançarem a idade de 9 meses, contra 14% daqueles do grupo-controle.

• Como Antiparasitário

Meritória e surpreendente foi a descoberta da ação antiparasitária do MSM contra protozoários, como a *Giardia lamblia* e a *Trichomonas vaginalis*, e vermes, como *Ascaris lumbricoides*, *Ancylostoma duodenale*, *Necator americanus*, *Enterobius vermicularis*, *Wuchereria bancrofti*, e outros parasitas. Foram estudados animais, incluindo ratos de laboratório, contaminados por oxiúros (*Enterobius vermicularis*) e com confirmação proctoparasitológica. Estes animais foram alimentados com ração comercial e água potável contendo 2% de MSM. Após 17 dias de tratamento estes animais estavam livres da infestação, fato comprovado pelos exames das fezes, livres dos vermes e dos seus ovos. Em uma das espécies estudada, a concentração sanguínea do MSM superou a 30 ppm (mg/kg).

Em seres humanos infestados por *Giardia lamblia*, através da água contaminada de uma região subdesenvolvida, aos quais foi administrado o MSM na dose de 500 mg três vezes por dia, por 14 dias, foi observado que no 8º dia do tratamento já não apresentavam os sintomas da parasitose e os exames de campo de fezes, realizados no 14º dia, mostraram-se completamente livres dos protozoários.

No tratamento da tricomoníase vaginal, outro estudo demonstrou o sucesso terapêutico de 1 g de MSM por via oral mais uma aplicação tópica de gel de MSM a 5%, diariamente, por 1 semana. A explicação desta ação antiparasitária é a mesma da interface protetora que já mencionamos anteriormente, é como se o MSM cobrisse a mucosa com um revestimento impenetrável ao parasita, que, não podendo fixar-se, será simplesmente varrido do organismo.

Experiências *in vitro* têm evidenciado a ação antiparasitária, antimicótica e antibacteriana do MSM.

De fato, o MSM aplicado a uma cultura de *Giardia lamblia*, numa concentração menor ou igual a 1 mg/mL, não mostra nenhum efeito inibidor sobre o seu crescimento, porém, em uma concentração de 20 mg/mL, apresenta uma forte ação inibidora do crescimento e, em 40 mg/mL mata rapidamente o protozoário.

Conforme o Dr. Herschler, podemos administrar, cotidianamente, ao homem, 1 a 2 g de MSM por kg de peso corpóreo sem nenhum efeito colateral; desse modo alcançamos uma taxa sanguínea de 4.000 ppm (mg/kg), nível este altamente tóxico para muitos organismos infectantes, e inócuo para o hospedeiro.

Um número cada vez maior de especialistas tem se preocupado com as infestações parasitárias e com a evidente potencialidade de serem uma fonte contínua de intoxicação, que pode se espalhar por todo o corpo e afetar o sistema imunológico. É fascinante o fato de que o MSM possa ser um meio único e natural de nos protegermos destes patógenos.

• Na Diabete

A glicoquinase, a enzima envolvida no processo da utilização da glicose como fonte de energia celular, depende, fundamentalmente, como coenzima, da biotina, uma vitamina sulfurada do complexo B, também denominada vitamina B_7 ou vitamina H. Do mesmo modo, a insulina tem o enxofre como componente essencial ao seu funcionamento, como já verificamos na Figura 4.7. Assim, sabemos que a carência de enxofre na alimentação pode reduzir a produção de insulina biologicamente ativa e que vários estudos indicam que o MSM eleva o aporte de glicose à célula, melhorando a permeabilidade celular e a resistência à insulina, com a consequente redução da glicemia, e pode restabelecer a função pancreática normal.

• Nas Cãibras e Dores Musculares

Está plenamente demonstrado que o MSM, principalmente em associação à vitamina C, é capaz de reduzir e de eliminar completamente a ocorrência de dores musculares e de cãibras nas pernas ou nas costas. Ele é particularmente eficaz naqueles pacientes idosos que apresentam cãibras no decorrer da noite ou após um longo período de inatividade.

Muitos pacientes com fraqueza muscular e rigidez articular apresentam uma grande melhora com o uso do MSM por algum tempo. Também a síndrome do túnel do carpo de indicação cirúrgica é passível de melhora com o tratamento com MSM, a ponto de não necessitar mais da cirurgia.

Os atletas de competição deveriam ser tratados como os médicos veterinários cuidam dos cavalos de corrida de milhões de dólares. Há muitos anos eles vêm administrando, com sucesso, o MSM aos seus cavalos antes de uma corrida, prevenindo a ocorrência de dores musculares, e depois do páreo, para diminuir o risco de cãibras musculares e melhorar a recuperação física dos animais.

A síndrome da fadiga física, que acomete o atleta após uma atividade competitiva intensa e que, normalmente, dura de 8 a 10 dias, pode ser superada em 2 ou 3 dias caso o esportista venha ingerindo o MSM nos 6 meses precedentes à competição, na dose de 1 a 2 g por dia.

• Nos Distúrbios do Aparelho Digestório

Pelo menos 75% dos pacientes que usam antiácidos, inibidores da bomba de prótons e anti-histamínicos H2, como tratamento para a hiperacidez estomacal, podem reduzir drasticamente, ou mesmo eliminar, o uso destas drogas após 1 semana na utilização do MSM como nutriente dietético.

Um estudo com 21 enfermos que padeciam de obstipação intestinal crônica e foram tratados com 500 mg por dia de MSM, acrescidos de 1 g de ácido ascórbico, mostrou que todos os pacientes retornaram à função intestinal normal, enquanto eles continuavam ingerindo a formulação.

Muitos estudos indicam que o MSM melhora a hiperacidez estomacal e a constipação intestinal muito mais frequentemente do que as drogas tradicionalmente prescritas e, de fato, a maioria dos pacientes refere que um dos benefícios mais evidentes e surpreendentes no uso do MSM é o rápido e duradouro alívio da azia e da prisão de ventre.

• Nas Pneumopatias

A melhora da oxigenação pulmonar pelo MSM ocorre, principalmente, por dois motivos. O primeiro é pelo incremento da elasticidade do tecido pulmonar e pela melhora da permeabilidade da membrana celular pulmonar, permitindo, assim, que os pulmões absorvam mais ar e aumentem a oxigenação do sangue que atravessa os seus capilares. A segunda razão é que o MSM evita o empilhamento das hemácias e restaura a propriedade do eritrócito de se deformar ao passar pelos capilares estreitos, melhorando, através desta atividade hemorreológica, a microcirculação pulmonar e otimizando a saturação da hemoglobina pelo oxigênio.

Além desta ação pulmonar, este mesmo mecanismo ocorre em todo o corpo, permitindo aos tecidos absorverem mais oxigênio do sangue e produzirem mais energia. Pacientes afetados por diversos distúrbios pulmonares podem ter mitigado enormemente os seus sofrimentos com o uso do MSM, como mostra o estudo de sete doentes com insuficiência respiratória medicados com MSM na dose de 250 a 1.500 mg por dia, cinco deles com enfisema pulmonar e dois com câncer de pulmão e derrame pleural. Os dois pacientes oncológicos, antes de receberem o MSM, haviam sido submetidos à quimioterapia e não apresentaram nenhuma melhora aparente. Os enfisematosos foram submetidos, antes e durante o experimento, a testes de esforço compatíveis às suas capacidades físicas. Após 4 semanas de tratamento com o MSM, todos os pacientes enfisematosos foram capazes de dobrar, tranquilamente, a distância percorrida em seu teste de esforço preliminar. Quanto aos pacientes com câncer, que requeriam atenção constante, obtiveram uma melhora na disposição geral e no estado de ânimo, conforme os enfermeiros e médicos que os assistiam; entretanto, o mais surpreendente foi o total desaparecimento do líquido pleural durante os 5 meses de duração do experimento.

• No Estresse

Inúmeros pacientes que usam o MSM afirmam que se sentem mais bem dispostos, mais fortes e mais resistentes; comprovando um estudo no qual, das 14 pessoas às quais foi administrado o MSM por 7 a 12 meses, nenhuma apresentou qualquer enfermidade durante este período.

Outra pesquisa foi realizada com peixinhos dourados, dois grupos de 25 peixes foram transferidos de um aquário grande para dois aquários pequenos, ou seja, ambos os grupos foram transferidos de um ambiente ideal para outro, estressante, onde eram submetidos à limitação dos movimentos, às alterações da temperatura e à parca oxigenação. O primeiro grupo foi alimentado com ração comercial para peixinhos dourados e o segundo grupo com a mesma ração acrescida de 2% de MSM. Após 5 dias, apenas um peixe morreu no grupo MSM, enquanto no grupo-controle morreram 11 peixes, ou seja 44% deles.

Na criação intensiva dos rebanhos é prática comum a adição de antibióticos à ração animal, com a finalidade de se acelerar o crescimento e prevenir a ocorrência de doenças provocadas pelo estresse do manejo. Desde modo os produtos animais, como a carne, o leite e os ovos, contêm resíduos de antibióticos que infalivelmente ingerimos. O uso indiscriminado destes antibióticos é uma das principais causas do aparecimento de cepas bacterianas resistentes, exemplos notórios são as "bactérias hospitalares", como o *Staphylococcus aureus* resistente à meticilina e os enterococos resistentes à vancomicina.

A crescente resistência bacteriana é considerada, hoje, uma das principais ameaças à saúde dos seres humanos e, entretanto, é fascinante a possibilidade de o MSM, adicionado à ração animal, poder reduzir o estresse destes animais e melhorar a saúde dos rebanhos, a ponto de proporcionar uma grande redução na quantidade dos antibióticos utilizados.

• Na Pele

O "mineral da beleza natural" é como o enxofre vem sendo chamado e, de fato, ele mantém a pele lisa e jovem e os cabelos brilhantes. Como já mencionamos, o enxofre é um elemento indispensável para a síntese do colágeno e da queratina, as proteínas necessárias à saúde e à defesa da pele, dos cabelos e das unhas. Muitos estudos demonstraram que todos os tipos de afecções dermatológicas, frequentemente ligadas à alergia, respondem positivamente ao tratamento dietético integrado com o uso do MSM. Demonstrou-se que a administração via oral do MSM é eficaz na acne, na acne rosácea e na pele seca, escamosa e irritada.

A aplicação tópica do MSM, sob a forma de gel ou loção, é utilizada no tratamento de diversas afecções da pele, como a acne, a psoríase, o eczema, a seborreia do couro cabeludo, a escabiose, o eritema das fraldas, as micoses e diversas outras dermatites.

As cicatrizes cirúrgicas e as queimaduras também melhoram com a aplicação tópica do MSM: as cicatrizes recentes podem curar-se de modo tão perfeito a ponto de resultarem praticamente invisíveis, e aquelas cicatrizes antigas podem melhorar notavelmente.

Emprego e Posologia

O MSM é prescrito a todas as pessoas que reconhecem o valor da própria saúde, pretendem preservá-la pelo maior tempo possível e procuram a abordagem ortomolecular. Pode ser usado em atletas e fisiculturistas para melhorar o desempenho e acelerar o processo da recuperação física.

Os pacientes portadores de doenças degenerativas também poderão utilizar o MSM, prescrito pelo médico ortomolecular, o qual saberá melhorar sensivelmente as suas condições de saúde.

Ressaltamos a importância da abordagem por um médico ortomolecular, que domina a bioquímica médica, porque o MSM não é uma panaceia que resolve qualquer problema de saúde.

O MSM seria um integrante da dieta que, antigamente, todo o ser humano ingeria, naturalmente e em quantidade suficiente, o que não ocorre nos dias de hoje. O MSM administrado medicinalmente ajuda o organismo a se curar mais rapidamente e a manter a sua vitalidade prístina. Ele não pode fazer tudo isso sozinho, e a base das suas benesses é uma condição de vida saudável e feliz, que compreende:

- uma alimentação saudável, integral se possível, suplementada com o MSM, com a vitamina C, com os oligoelementos e com todas as outras substâncias nutritivas que praticamente ninguém, atualmente, consegue ingerir em quantidade suficiente através da alimentação;
- o amor;
- sono suficiente;
- vida ao ar livre, com luz solar e ar fresco suficientes;
- fugir de ambientes poluídos e substâncias nocivas;
- meditação constante e oração frequente;
- objetivos de vida atingíveis e adequados à sua própria pessoa.

A posologia ótima depende da necessidade, da natureza do paciente e da intensidade do distúrbio que se vai tratar. Geralmente se inicia o tratamento com 2.000 mg por dia, e para crianças menores de 10 anos, 1.000 mg por dia. Depois de alguns meses se reduz a dosagem conforme a necessidade.

Pacientes graves podem necessitar de dosagens maiores, como 6 g por dia. Esta dose é recomendada para infestações parasitárias. Posologias maiores não são recomendadas em pacientes não responsivos, porque os estudos não constataram melhora evidente até a dose de 30 g por dia, apesar de não terem sido encontrados efeitos colaterais.

É recomendável que o aumento da dose seja gradual, a partir de 2 g por dia, e que não se a aumente caso apareçam sintomas desencadeados pela mobilização das substâncias tóxicas eventualmente presentes. Apesar de pouco frequentes, estes sintomas, mais amiúde, são as náuseas e a cefaleia.

O MSM pode ser ingerido, com água, meia hora antes das refeições e deve-se evitar tomá-lo antes de deitar, porque pode agir como estimulante, prejudicando o sono do paciente. Também pode ser administrado por via retal, por via endovenosa em infusões com soro fisiológico e por via subcutânea, neste caso associado a um anestésico local, como a lidocaína.

E, como já mencionamos, a eficácia do MSM aumenta quando se o associa com a terapêutica ortomolecular.

Efeitos Colaterais

O MSM apresenta toxicidade semelhante à da água. Em ratos não foram observados efeitos adversos após uma dose diária de 2 g por dia por 90 dias. Outro estudo acompanhou, também por 90 dias, ratos recebendo MSM numa dose diária de 1,5 g/kg, e não evidenciou nenhum sintoma, nenhuma alteração bioquímica do sangue e nenhuma alteração patológica nestes animais. A dose letal de 50% (LD50) do MSM nos ratos é maior do que 20 g por kg de peso corpóreo.

Em seres humanos voluntários, o MSM foi administrado, na dose de 1 g por kg de peso corpóreo por dia, durante 30 dias, e não se conseguiu evidenciar nenhum efeito tóxico. Mesmo a injeção endovenosa diária de 500 mg/kg, nestes mesmos voluntários, por 5 a 7 dias, não produziu nenhum efeito adverso.

Como suplemento alimentar, o MSM foi amplamente experimentado sem que se encontrasse nenhuma reação alérgica. Na Universidade de Ciências da Saúde do Óregon foi conduzido um estudo sobre a toxicidade do MSM a longo prazo, por 6 meses, e também não foi encontrada nenhuma ação adversa. Nesta mesma universidade, mais de 12 mil pacientes foram tratados, com mais de 2 g por dia de MSM, sem a ocorrência de qualquer efeito colateral.

Porém, apesar de a grande maioria dos pacientes que se utilizam do MSM não apresentar sintomas colaterais, alguns poucos podem apresentar sintomas leves de desintoxicação. Estes sintomas podem se apresentar como leve disenteria, eritema, cefaleia, fadiga, e desaparecem, geralmente, dentro de 1 semana. Menos de 20% apresentam um ligeiro mal-estar no primeiro dia de uso do MSM.

É preciso que se saiba que, quanto maiores forem estes sintomas de desintoxicação, tanto maiores são os níveis de substâncias tóxicas acumuladas no organismo e tanto maiores serão as doses necessárias de MSM para a quelação. Também, devo advertir, caso estes sintomas de desintoxicação sejam muito incômodos, é aconselhável que se reduza a dose do MSM, para posteriormente, quando estes sintomas desaparecerem, aumentá-la de forma gradual.

DMSA

O ácido di-mercaptossuccínico, ou ácido 2,3-bis-sulfonilbutanodioico, ou Succimer, ou DMSA, é um composto químico incolor que apresenta dois radicais ácidos carboxílicos e dois grupos tióis, são estes dois grupos sulfurados que lhe dão o cheiro peculiar desagradável. Ele ocorre em duas formas diasteroméricas, a mesomérica e a forma quiral DL. O isômero mesomérico, o ácido meso-2,3-dimercaptossuccínico, é usado como agente quelante de metais pesados como o mercúrio e o chumbo. A sua fórmula química é $C_4H_6O_4S_2$, o seu peso molecular é 182,22 g/mol e as suas fórmulas estrutural e tridimensional podem ser vistas nas Figuras 4.8 e 4.9.

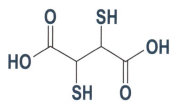

Figura 4.8 – *DMSA – fórmula estrutural.*

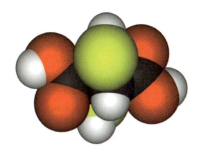

Figura 4.9 – *DMSA – fórmula tridimensional.*

O DMSA foi aprovado pela FDA americana, em 1991, para o tratamento do envenenamento por chumbo, considerado quando a concentração do chumbo no sangue total excede a 45 mcg/dL. O DMSA é administrado por via oral e 50% apenas são absorvidos pelo trato gastrointestinal, sendo o restante eliminado pelas fezes. A metade absorvida será excretada pela urina e pela bile em 24 a 48 horas. Ele é capaz de atravessar a barreira hematoencefálica, e assim remover os metais pesados do sistema nervoso central. O DMSA quela os metais pesados através dos grupos tióis e é capaz de remover diversos metais além do chumbo, como o cádmio, o mercúrio, a prata, o arsênico, o molibdênio, o cobre, o zinco, o manganês, o ferro, o estanho, lembrando que alguns destes são elementos nutricionais e devem, também, ser monitorados. Na Figura 4.10 a ilustração de um átomo de mercúrio pinçado pelo DMSA.

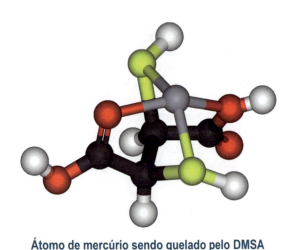

Átomo de mercúrio sendo quelado pelo DMSA

Figura 4.10 – *Átomo de mercúrio sendo quelado pelo DMSA.*

O DMSA é usado em cápsulas de uso oral, na dose de 10 a 20 mg/kg, durante um período de 14 dias, repetindo a série, se necessário. Contudo, devem ser observadas as seguintes contraindicações: insuficiência renal, gravidez, lactação, carências de cisteína e de cistina, alergia ao DMSA, deficiências de zinco, cobre, molibdênio, manganês e ferro.

DMPS

O ácido 2,3-di-mercapto-1-propano-sulfônico, abreviado e conhecido como DMPS, é um agente quelante que forma complexos com vários metais pesados, tem como sua fórmula química $C_3H_8O_3S_3$, massa molar 188,289 g/mol e sua fórmula estrutural é representada na Figura 4.11.

A primeira notícia sobre a síntese do DMPS ocorreu em 1956, por cientistas da União Soviética, na época, e nos anos seguintes foram investigadas as suas propriedades quelantes de metais pesados, incluindo o polônio[210]. Ele foi desenvolvido, no início da Segunda Guerra Mundial, a partir do dimercaprol, o famoso BAL (*british anti-lewisite*), antagonista da levisita, um gás arsenical usado na guerra química.

O DMPS é comercializado na forma de um sal sódico, denominado, também, unithiol ou, ainda, dimaval. No rol dos metais pesados passíveis de serem quelados pelo DMPS estão o mercúrio, o chumbo, a prata, o cádmio, o níquel, o arsênico, o antimônio, o bismuto, o cromo, o cobalto, o molibdênio, o cobre, o zinco, o manganês e o ouro.

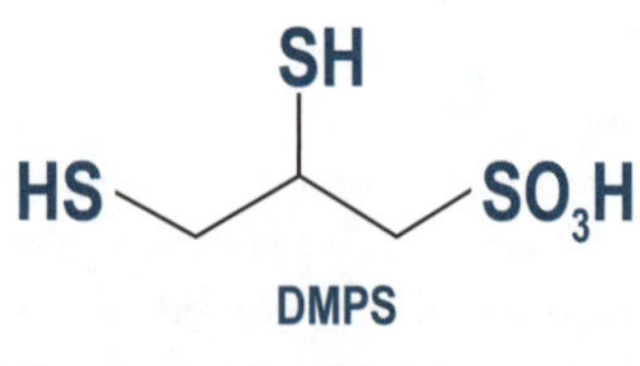

A administração deve ser por via intramuscular; todavia, nos casos mais graves, pode ser usada a via endovenosa em infusão lenta. As doses preconizadas vão de 3 a 5 mg/kg, dependendo da gravidade do quadro clínico, administradas de 4 em 4 horas nos primeiros 2 dias, com intervalos de 6 horas no terceiro dia e a cada 12 horas a partir do quarto dia. O tratamento deverá se prolongar por 10 dias, ou até a recuperação do paciente.

Os pacientes deverão estar hospitalizados, no início das aplicações, mas poderão ser liberados no segundo ou terceiro dia se não houver intercorrências. A observação deverá ser estrita e compreender o controle da pressão arterial, do pulso e da frequência respiratória, já que o DMPS pode deprimir a respiração e causar bradicardia e hipotensão, pela inibição da carboxipeptidase, a qual degrada a bradicinina. Deverão ser também controladas as transaminases, os hormônios tiroidianos e a glicemia, porque o DMPS igualmente pode inativar a insulina.

São contraindicações para o uso do DMPS a insuficiência renal, a gravidez e a lactação, a diabete, a deficiência de cisteína e/ou de cistina, a alergia ao DMPS e a carência de oligoelementos. É extremamente importante observar que estes dimercaptos apresentam efeitos colaterais muito importantes e só devem ser administrados por médicos com conhecimento suficiente da sua farmacodinâmica.

D-PENICILAMINA

A D-penicilamina é uma substância obtida pela hidrólise da penicilina, também denominada beta-di-metil-cisteína e cognominada DMC. A penicilamina é um pó cristalino, branco e solúvel em água. Na solução aquosa é relativamente estável em pH de 2 a 4, podendo, portanto, ser administrada por via oral.

A sua fórmula estrutural está representada na Figura 4.12 e é a proximidade dos grupos sulfidrila (SH) e amina (NH_2) que a torna um bom agente quelante de metais pesados, especialmente o cobre.

Por ordem de afinidade ela se presta à quelação dos seguintes metais pesados: o cobre, a prata, o níquel, o cádmio, o mercúrio, o zinco, o chumbo, o arsênico, o manganês, o cobalto, o estanho, o ferro e o molibdênio. É digno de nota a presença de alguns oligoelementos nutrientes nesta escala de afinidade.

Além da propriedade quelante, a penicilamina apresenta a capacidade de inibir a síntese de derivados do piridoxal, como a transaminase, a cisteína, a dessulfidrase e o ácido D-aminolevulínico. O isômero levo-penicilamina é o inibidor mais potente e, é por este motivo que se usa clinicamente a dextro-penicilamina. Experimentalmente, em ratos, os efeitos tóxicos da penicilamina são semelhantes aos sintomas

Figura 4.11 – *DMPS.*

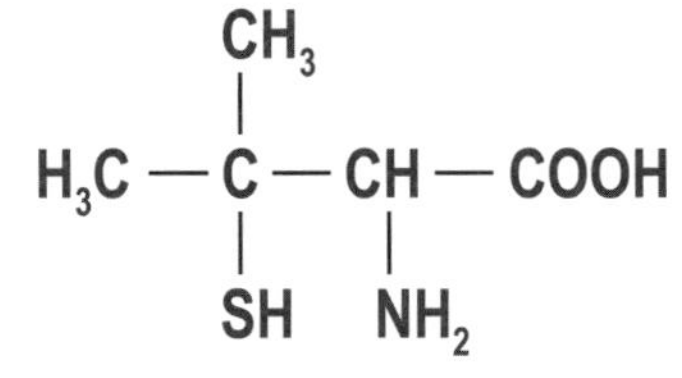

```
        CH₃
        |
H₃C — C — CH — COOH
        |    |
        SH   NH₂
        Penicilamina
```

Figura 4.12 – *Penicilamina*.

da carência de piridoxina, e podem ser revertidos pela administração da vitamina B$_6$. Ela é metabolizada pelo fígado e eliminada por via renal e fecal.

A D-penicilamina é classicamente utilizada no tratamento da artrite reumatoide, como imunossupressora na cistinúria aguda, na doença de Wilson e nas intoxicações por chumbo e mercúrio. Não se conhece o mecanismo de ação na artrite reumatoide, acredita-se que a D-penicilamina melhore a função linfocitária. Ela reduz os complexos imunes no soro e no líquido sinovial, diminui o fator reumatoide IgM mas não baixa as concentrações séricas das imunoglobulinas.

Como antiurolitiásico, combina-se com a cistina, formando a penicilaminacisteína, hidrossolúvel e que se excreta pela urina. Desta maneira evita a formação de cálculos de cistina e o seu uso prolongado pode dissolver estes urolitos.

A degeneração hepatolenticular, ou doença de Wilson, é caracterizada pelo depósito de quantidades tóxicas de cobre em diversos tecidos do organismo e está associada à deficiência de ceruloplasmina, a proteína plasmática carreadora de cobre. A melhora clínica destes pacientes é evidente com a eliminação do cobre e a redução da sua ingestão.

No saturnismo, a intoxicação pelo chumbo, o tratamento oral com a D-penicilamina proporciona concentrações urinárias do chumbo eliminado tão altas quanto as observadas na terapêutica endovenosa pelo EDTA. Como a desintoxicação saturnina frequentemente se prolonga por longos períodos, a grande vantagem da D-penicilamina é a prescrição via oral, porém a grande desvantagem é a possibilidade de ocorrer uma síndrome nefrótica, pelo seu uso prolongado, obrigando a pesquisa periódica da albuminúria.

A dose preconizada varia de 1 a 4 g por dia, devendo ser ingerida fracionadamente e com o estômago vazio, para que se evite a quelação dos metais da dieta, já que a penicilamina forma quelatos metálicos firmemente ligados. Como antirreumático se indicam 125 mg a 250 mg por dia, em dose única, dobrando-se a cada 2 ou 3 meses, conforme a necessidade, até um máximo de 1.500 mg por dia, agora fracionados. Como antiurolitiásico, 500 mg quatro vezes ao dia.

A dose geriátrica deve se iniciar com 125 mg por dia, até um máximo de 750 mg diários. A dose pediátrica, para maiores de 6 meses até 12 anos, é de 250 mg em dose única. A penicilamina tem, relativamente, baixa toxicidade, especialmente quando comparada aos dimercapróis. Todavia pode manifestar reações de sensibilidade aguda, como febre, erupções exantemáticas ou urticariformes, leucopenia e trombocitopenia, requerendo interrupção imediata do tratamento e, ocasionalmente, o uso de corticosteroides. Outras vezes pode provocar anorexia, náusea e vômito, artralgias, cansaço e fadiga, mialgia, hemoptise, dispneia, disartria, disfagia, colúria, hematúria, aumento de peso, escotomas.

Vários casos de síndrome nefrótica foram relatados, presumivelmente devidos à reação de hipersensibilidade; também foi relatada a ocorrência de neurite óptica que regrediu com a administração de piridoxina. O uso prolongado pode provocar o aparecimento de alterações na pele, nos pontos de pressão, como os cotovelos, os joelhos e artelhos, com pigmentação e friabilidade. Pode produzir, também, alteração do paladar. Os pacientes idosos são mais propensos às reações tóxicas.

A leucopenia e a trombocitopenia aumentam a incidência de infecções e retardam a cicatrização, podem produzir ulcerações orais, glossite, estomatogengivite e hemorragia gengival. A D-penicilamina também pode apresentar interação medicamentosa com depressores da medula óssea como os sais de ouro e imunossupressores não esteroides. E os suplementos de ferro podem diminuir a ação da penicilamina.

A D-penicilamina está contraindicada nos casos de insuficiência renal, agranulocitose, anemia aplástica, gravidez, lactação, carência de vitamina B$_6$, deficiência de cisteína e/ou cistina, alergia e carência de cobre, zinco, manganês, cobalto, ferro, cromo e molibdênio.

DESFERRIOXAMINA

A ferrioxamina é um quelato de ferro isolado do *Streptomyces pilosus*; ele é tratado quimicamente para se remover o ferro trivalente e obter-se, assim, a desferrioxamina. A sua fórmula estrutural está representada na Figura 4.13,

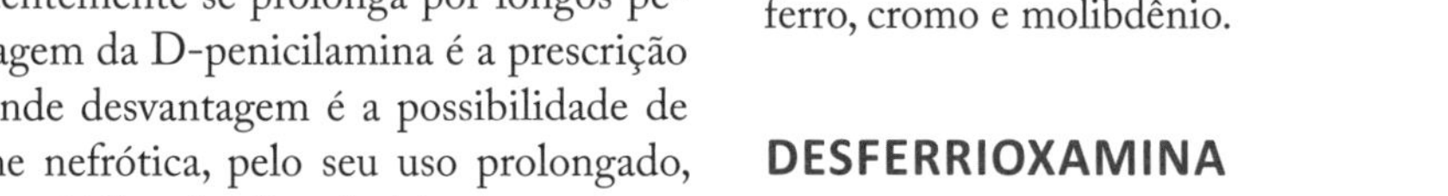

```
H₂N - (CH₂)5 - N - C - (CH₂)2 - C - N - (CH₂)5 - N - C - (CH₂)2 - C - N - (CH₂)5 - N - C - CH₃
               |   ||           ||  |            |   ||           ||  |            |   ||
               HO  O            O   H            HO  O            O   H            HO  O
```
Desferrioxamina

Figura 4.13 – *Fórmula estrutural da desferrioxamina*.

Capítulo 4

é solúvel em água e, teoricamente, é capaz de quelar o ferro trivalente em 9,3% do seu peso. Na prática, cada grama de desferrioxamina, administrada parenteralmente, elimina de 8 a 33 mg de ferro.

A desferrioxamina tem pronunciada especificidade para a transferrina, a hemossiderina e a ferritina, e a eliminação do ferro tende a ser máxima no início do tratamento, sugerindo que apenas o ferro mais acessível seja quelado. Esta substância também pode ser útil no tratamento da ingestão acidental de sulfato ferroso pelas crianças. A presença da desferrioxamina no trato digestório também reduz a absorção entérica do ferro. Além da siderose, a desferrioxamina está indicada nos pacientes coronariopatas, ou com outras vasculopatias, com ferro e ferritina aumentados.

Em comunicação pessoal o nosso irmão goiano Henry Okigami sugere que a desferrioxamina poderia ser empregada para se quelar o alumínio circulante em pacientes com doença de Alzheimer e a explicação é muito simples, do mesmo modo que ela é ávida pelo ferro trivalente, também o é por outros metais trivalentes, como o alumínio. Os efeitos colaterais da desferrioxamina são a síndrome do *distress* respiratório, a hipotensão e a tosse. A tosse é originada pelo aumento da produção de óxido nítrico no epitélio pulmonar, provocando uma microinflamação, do mesmo modo como os inibidores da enzima de conversão da angiotensina o fazem.

A hipotensão também acontece pelo aumento da ação do óxido nítrico no organismo, favorecida pela eliminação do ferro circulante, diminuindo a produção de radicais livres superóxidos na reação de Fenton e pela conservação do óxido nítrico vascular, reveja as Figuras 3.3, 3.5 e 3.8. A desferrioxamina deve ser prescrita com vitamina C, a qual irá desacoplar o ferro da ferritina, liberando-o no soro para a ação da desferrioxamina. Devo lembrar que o ácido ascórbico reage também com o radical livre superóxido, protegendo o óxido nítrico.

É aconselhavel, também, associar-se a N-acetil-L-cisteína para a recuperação da vitamina C, reduzida nesta cascata terapêutica. E, para aumentar-se a ação do óxido nítrico nos vasculopatas, pode-se introduzir, conjuntamente, a arginina, a citrulina e o magnésio.

Quando o ferro sérico ultrapassar a 500 mg/dL o Dr. Artur Henrique Lemos recomenda, para crianças de 4 a 7 anos, 1 g; de 8 a 12 anos, 1,5 g; maiores de 12 anos, 2 g, e para adultos, 90 mg/kg de peso em infusões endovenosas na velocidade de 15 mg/kg/hora.

Na doença cardíaca pode-se juntar 1.000 mg de ácido ascórbico e 600 mg de N-acetil-L-cisteína para cada 500 mg de desferrioxamina. No mal de Alzheimer não se deve juntar a vitamina C, porque ela vai liberar o ferro, que competirá com o alumínio, o qual se deseja eliminar.

ÁCIDO CÍTRICO

O ácido cítrico é uma substância intermediária no metabolismo dos hidratos de carbono, no ciclo do ácido tricarboxílico, ou ciclo de Krebs. O seu sal sódico é um excelente alcalinizante na terapêutica da acidose metabólica secundária à insuficiência renal e à acidose renal tubular.

O seu íon, citrato, forma, com o cálcio, um complexo solúvel e fracamente dissolúvel que é a base do seu uso como anticoagulante do sangue.

Somente com o cobre o ácido cítrico faz uma ligação iônica forte, mas é também um verdadeiro agente quelante para ferro, alumínio, chumbo, cádmio, magnésio, bário e estrôncio, além dos já mencionados cobre e cálcio. Como agente quelante é utilizado na dose de 2 a 4 g por dia, conjuntamente com um sal do ácido cítrico, que pode ser o citrato de sódio ou o potássio – 1,3 a 2,6 g.

L-ARGININA

O aminoácido L-arginina tem a propriedade de quelar o cobre, o níquel, o zinco e também se liga fracamente ao ferro. Este aminoácido pode ser utilizado em associação a outros agentes quelantes, como os dimercaptos e a penicilamina. Na intoxicação por níquel, por exemplo, pode ser usado durante as 24 horas que antecedem o uso dos outros quelantes.

A L-arginina, além de ser matéria-prima para a síntese de proteínas, no ciclo da ureia, apresenta outras funções vitais. Entre elas é precursora do óxido nítrico, como já mencionamos; é precursora direta da ureia e da ornitina; juntamente com a glicina forma a creatina, a qual, por sua vez, transforma-se em creatinina na célula muscular; estimula o pâncreas a liberar insulina e a hipófise a secretar o hormônio do crescimento; como componente da vasopressina, tem efeito no controle da pressão arterial e da diurese. Além destas atividades fisiológicas, quando é administrada em doses nutracêuticas tem efeito imunoestimulantes, aumentando a atividade das células *natural killers*. As dosagens como agente quelante variam de 10 a 30 mg por kg de peso.

L-CISTEÍNA

A L-cisteína é um aminoácido enxofrado e como tal apresenta efeito antirradical livre, é também precursor do glutation, um importante antioxidante. É sintetizada nos tecidos pela via da metionina e da taurina ingeridas na alimentação e é altamente reativa com os tecidos humanos, formando pontes de enxofre.

Experiências em ratos e cobaias que receberam a L-cisteína demonstraram que estes animais sobreviviam por mais tempo que os do grupo-controle. Outro estudo submeteu ratos a grandes doses de acetaldeídos derivados do álcool, uma parcela destes ratos recebeu L-cisteína mais vitaminas C e B_1, outro grupo apenas placebo. Do grupo sem tratamento morreram 90% dos ratos, enquanto do grupo tratado nenhum morreu.

Pesquisas britânicas sugerem que a L-cisteína, associada ao ácido pantotênico, tem efeito positivo no tratamento da osteoartrite e da artrite reumatoide. A L-cisteína quela o mercúrio melhor do que qualquer outro agente conhecido, reage também com o cádmio e o níquel, parte dos metais serão eliminados do organismo, porém outra parte será alocada em outros tecidos.

Observamos que a L-cisteína favorece o crescimento da *Candida albicans* em meios de cultura, fator que deve ser considerado no tratamento de pacientes com síndrome da fadiga crônica portadores de candidíase. As doses preconizadas variam de 500 mg a 1 g por dia, fracionadas em duas ou três tomadas.

GLICINA

A glicina é um aminoácido ubíquo em praticamente todas as proteínas que nos servem de alimento e é sintetizado nos tecidos a partir da L-serina e da L-treonina. Ela constitui um bloco fundamental das porfirinas, que se convertem em protoporfirinas e, posteriormente, com a incorporação do ferro, no grupo heme. A glicina também conjuga o colesterol para formar o ácido glicólico, constituinte da bile. A glicina pode ser usada como quelante para o mercúrio, o alumínio e o níquel, associada ou não a outros agentes quelantes, como a penicilamina e os dimercaptos.

GLUTATION

O glutation é um tripeptídeo que contém uma sulfidrila e apresenta diversas funções muito importantes, entre elas, proteger as hemácias contra os danos oxidativos. Ele está presente em altos níveis nas células animais e serve como tampão de sulfidrilas. Este tamponamento ocorre por uma alternância entre a sua forma reduzida, G–SH (tiol) e a sua forma oxidada G–S–S–G (na qual os dois tripeptídeos estão ligados por uma ponte dissulfeto). Observe na Figura 4.14 duas moléculas de glutation unidas pelos radicais sulfidrila, formando uma ponte dissulfeto.

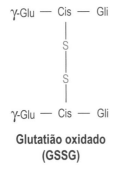

Figura 4.14 – *Glutation oxidado e sua ponte dissulfeto.*

O GSSG é reduzido a GSH pela enzima glutation redutase, uma flavoproteína que usa o NADPH como doador de elétrons. A relação entre GSH e GSSG na maioria das células animais é maior do que 500, o que significa que o organismo consome uma grande quantidade de energia para manter 99,8% do glutation na sua forma reduzida. O glutation exerce o seu importante papel antioxidante ao reagir com o peróxido de hidrogênio e com os peróxidos orgânicos:

$$2\ GSH + ROOH \rightarrow GSSH + H_2O + ROH$$

A enzima que catalisa esta reação é a glutation peroxidase, que contém um átomo de selênio ligado por covalência ao seu centro ativo, análogo da cisteína, no qual o selênio substitui o enxofre. A forma selenolato (Ez-Se$^-$) desta enzima reduz o substrato peróxido (ROOH) a um álcool (ROH), oxidando-se ao ácido selenênico (Ez-SeOH).

O glutation entra agora em ação, transformando o ácido selenênico em aduto selenossulfeto (Ez-SeSG) e liberando água. Uma segunda molécula de glutation regenera a forma ativa da enzima ao reagir com o selenossulfeto, formando o glutation oxidado, veja a Figura 4.15.

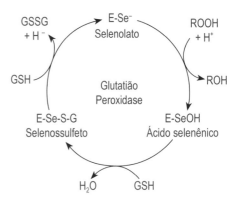

Figura 4.15 – *Ciclo do Glutation.*

O glutation participa no metabolismo da tirosina para formar cisteinildopa, melaninas e feomelaninas e no catabolismo oxidativo da tirosina via ácido homogentísico. A clivagem do glutation pela enzima gama-glutamiltransferase é considerada um mecanismo de transporte de aminoácidos através das membranas celulares. O glutation ajuda a quelar metais pesados como o mercúrio, o arsênico em suas diversas formas iônicas, a prata, o chumbo, o níquel, o cobalto, o cobre, o zinco, o manganês e o cádmio. A posologia por via oral é de 5 a 25 mg por kg de peso por dia, divididos em duas ou três tomadas.

Utilizando-se o glutation reduzido, cerca de 80% da dose é absorvida intacta pelo trato gastrointestinal e 20% é desdobrada em aminoácidos. Estima-se que, aproximadamente, de 5 a 10% de cisteína livre seja liberada do glutation ingerido. O glutation não deve ser prescrito nos casos de candidíase severa e na cistinúria.

L-LISINA

A L-lisina inibe, de forma competitiva, a enzima arginase, a qual forma ureia, e L-ornitina, a partir da L-arginina, e pode ser altamente lesiva ao organismo quando ocorre a hiperamonemia. Além disso, a L-lisina não quela melhor os metais pesados do que a arginina ou a glicina, portanto é melhor indicada na profilaxia do herpes do que como desintoxicante de metais pesados.

CARNOSINA

Alguns colegas têm me perguntado sobre a carnosina e aproveito, aqui, para transmitir o que aprendi. A carnosina, ou L-carnosina, não é uma novidade, como se apregoa. Também não é um aminoácido e nem deve ser confundida com a L-carnitina. É um dipeptídio formado pela união de dois aminoácidos, a L-alanina e a L-histidina, descoberto há mais de 100 anos por W. S. Gulewich e usado por muitos anos, na Rússia, como agente antienvelhecimento.

Está naturalmente presente nos tecidos orgânicos, especialmente nos músculos, cérebro, fígado e rins, porém, a sua concentração tecidual decresce com o avançar da idade e alguns estudos escandinavos informam um rejuvenescimento da pele e um aumento na vitalidade e energia após 2 meses de uso. No músculo, a concentração de carnosina chega a 20 μmol por g.

Nos Estados Unidos e na Grã-Bretanha médicos especialistas em medicina antienvelhecimento a têm usado como suplemento nutricional. Em laboratório, tem-se observado que a carnosina rejuvenesce células próximas à apoptose, restabelecendo o seu aspecto normal e prolongando o seu tempo de vida celular.

S. E. Severin, outro cientista russo, em 1953, demonstrou que, quando atletas exaustos ingeriam a carnosina, os músculos recuperavam-se quase imediatamente, eliminando o ácido lático acumulado. Esse fato passou a ser denominado fenômeno de Severin.

Mais recentemente, em 2002, nos Estados Unidos, o Dr. Michaek Chez'z e cols. chamavam a atenção para os efeitos da carnosina sobre as crianças autistas. Fisiologicamente, a carnosina age em sinergia com outros antioxidantes biológicos, como as vitaminas A, C e E, a superóxido dismutase, as catalases e peroxidases. A deficiência destas vitaminas ou dos minerais cobre, zinco, manganês e selênio, cofatores para a atividade daquelas enzimas, aumenta o consumo da carnosina.

No homem, a carnosina é sintetizada, a partir da L-alanina e da L-histidina, no fígado, nos músculos e no cérebro, e é inativada, nos outros tecidos, por um grupo de enzimas denominadas dipeptiasídeos ou carnosinases. Obviamente a carne é a principal fonte dietética natural da carnosina. A sua absorção ocorre no intestino delgado e varia de 30 a 70%, dependendo da ação das carnosinases intestinais.

A partir do sangue a carnosina seria distribuída aos músculos e ao cérebro, porém as carnosinases também aí estão presentes e a inativam e a carnosina não é detectada no plasma sanguíneo. Tudo isto faz pensar que os seus efeitos, no organismo humano, são devidos a sua ressíntese nos órgãos-alvos.

Na Medicina Veterinária, entretanto, a carnosina ocorre no plasma de equinos a uma concentração de cerca de 100 μmol por L e, quando em concentrações maiores, serve como marcadora de lesões musculares em cavalos de corrida. Em 1935, já era usada no tratamento da artrite e, em 2002, Odashima e cols. a indicavam, em associação ao zinco, como substância protetora da mucosa gástrica em casos de úlcera, apesar de ser um dipeptídeo, teoricamente estimulante da secreção gástrica. A agregação plaquetária também é diminuída pela carnosina. Sob a apresentação de colírio, mostrou-se eficaz no tratamento da catarata senil.

A carnosina tem sido indicada como suplemento dietético para atletas e como antioxidante, diminuindo os níveis do malondialdeído (MDA); na diabete, impedindo a glicação de proteínas; e na aterosclerose, no autismo, na epilepsia, na dislexia, na doença de Alzheimer, no mal de Parkinson e na esquizofrenia.

As doses recomendadas são altas, capazes de saturarem as carnosinases, e variam de 500 a 5.000 mg/dia. O limite seria o aparecimento de contrações musculares, que podem ocorrer com doses maiores de 1.000 mg/dia. A LD50 para ratos é maior do que 5.000 mg/kg.

Capítulo 5

Mineralograma Capilar

Há cerca de 30 anos anos, em nosso consultório, na Beneficência Portuguesa de São Paulo, atendi um médico veterinário do Jóquei Clube de São Paulo e fiquei sabendo que eles usavam a análise da crina dos cavalos para o balanceamento nutricional da ração a ser administrada a cada animal.

A ração era prescrita conforme o estado de saúde nutricional de cada equino, avaliada pelo mineralograma, individualmente, a fim de se obter o melhor rendimento físico daquele animal nas corridas e na reprodução de campeões.

Na época, fiquei admirado e lembro-me que pensei: – Realmente estes animais são muito valiosos, há milhares de dólares investidos em cada cavalo, na infraestrutura e "hotelaria" do hipódromo e dos criadores, afinal, "estes bichos valem mais do que gente" –, mas, ocupado com outros assuntos, não cogitei usar o mesmo exame para seres humanos.

Conto esta historiazinha para ilustrar que talvez a abordagem ortomolecular se tenha iniciado na medicina veterinária, já que o homem, historicamente, costuma valorizar mais o bolso do que a própria saúde, e o resultado financeiro de seu plantel, seja ele, equino, bovino, caprino, ovino ou aviário será refletido em sua situação financeira. Graças a Deus esta mentalidade está mudando. As pessoas estão dando mais atenção ao seu próprio bem-estar, talvez até por descobrirem que, desfrutando de melhor saúde, produzam mais. Também os exames e o tratamento estão cada vez mais baratos e acessíveis.

O mineralograma é um exame complementar como outro qualquer. Isoladamente de uma história clínica e de um exame físico bem feitos, não tem valor absoluto. Como na interpretação de um hemograma, precisamos conhecer as células envolvidas, as suas relações entre si e com as diversas fisiopatologias; também na análise do mineralograma necessitamos conhecer cada mineral, a sua bioquímica e as suas interdependências, para investigarmos os processos metabólicos envolvidos e chegarmos a um diagnóstico e terapêutica adequados.

O mineralograma, do mesmo modo, não dispensa o uso de outros meios semiológicos de investigação clínica, mas pode nos auxiliar, e muito, na condução da nossa abordagem holística ortomolecular.

Estes termos estão se popularizando e sendo relacionados com a saúde celular, sob uma perspectiva ecológica clínica, isto é, resgatando a saúde minada pela poluição ambiental em que vivemos e da qual não conseguimos escapar, seja ela alimentar, infecciosa ou outra qualquer. O organismo humano é formado por células vivas; se estas células estão sadias o corpo está são, se elas estão doentes o corpo está enfermo. A nossa saúde tecidual depende dos nutrientes e das agressões tóxicas ou físicas que cada célula recebe do meio ambiente. Assim, o excesso ou a deficiência de elementos nutrientes, ou o excesso de elementos tóxicos, estão intimamente relacionados com muitas doenças, e mesmo com a morte. Como exemplos: a deficiência de cromo está relacionada com diabete; baixos níveis de magnésio, com doenças do coração; a carência de selênio, com câncer; o excesso de chumbo e mercúrio, com fadiga, desânimo e dores de cabeça.

Uma pergunta frequente, no consultório e nas aulas de pós-graduação, é: – Podemos utilizar outros materiais para as dosagens dos minerais?, a resposta é sempre: – Sim, podemos. Podemos usar dentes, ossos, um fragmento de biópsia hepática ou cerebral, podemos arrancar uma unha, mas creio que o paciente preferirá que se corte o seu cabelo para o exame. O exame do cabelo é um método sensível e prático para se avaliar a saúde celular, indicando-nos as condições do meio nutricional e/ou tóxico em que as células efetivamente vivem. Exemplificando: em indivíduos com osteoporose os níveis sanguíneos de cálcio são, em geral, normais, mas o cabelo revela a real deficiência deste mineral.

O exame de sangue mostra-nos o que foi absorvido da alimentação e o que está na circulação sanguínea, antes de ser aproveitado ou eliminado; as alterações costumam ser tardias quando a homeostase não consegue manter o padrão sanguíneo; o exame de urina mostra o que foi eliminado, mas o exame do cabelo, o que está na célula. Assim, a análise capilar auxilia o médico a verificar e tratar a causa do estado de saúde do paciente, mais do que tratar os sintomas. Isto é especialmente útil quando tratamos as doenças relativas à digestão, ao coração, à fadiga, às dores de cabeça ou às doenças crônicas.

Através da análise capilar podemos também verificar as causas de muitas alterações comportamentais. Mais da metade dos assassinos seriais do mundo foram submetidos à análise capilar e os resultados revelaram um padrão específico para este tipo de violência, como veremos adiante. O mineralograma capilar é o único exame que revela estes diferentes padrões de comportamento, auxiliando o médico no tratamento de agressividade, falta de concentração, dificuldades no aprendizado, labilidade emocional, distúrbios psiquiátricos, *etc*. O mineralograma capilar pode também indicar erros metabólicos que requerem tratamentos específicos.

Em suma, o mineralograma capilar tem lugar neste mundo de ar poluído; de águas contaminadas e tornadas "potáveis" por métodos químicos que podem deixar resíduos tóxicos; de alimentos cultivados em terras carentes de micronutrientes e contaminados por agrotóxicos; de alimentos processados, expoliados de vitaminas e minerais, acrescidos de conservantes, estabilizantes, corantes, espessantes, flavorizantes, não mencionando as possíveis contaminações das suas embalagens ou pelas próprias embalagens. São necessários cuidados especiais para a prevenção das enfermidades causadas por este ambiente hostil, para tratá-las e minimizar suas sequelas.

COLETA DO MATERIAL

A colheita do material capilar deve ser realizada, preferencialmente, com tesoura cirúrgica, de aço inoxidável, para se evitar a contaminação da amostra por outros metais. Atualmente bastam 100 mg de pelo para a análise por ICP-MS (*Inductively Coupled Mass Spectroscopy*), sigla inglesa de espectroscopia de massa por indução acoplada, porém os laboratórios costumam pedir que lhes enviem 250 mg, para possibilitar a repetição do teste, quando necessária.

A análise por ICP-MS é realizada quando a amostra é carreada pelo gás argônio e nebulizada no centro da tocha do ICP, onde, a uma temperatura de 8.000 graus Kelvin, é vaporizada e ionizada, emitindo radiações que são captadas pelo espectrômetro, analisadas e comparadas com as curvas-padrões características de cada elemento. É um método análogo àquele utilizado para a identificação da composição das estrelas. O material capilar deve ser retirado, preferencialmente, da região occipital, por ser a melhor irrigada do couro cabeludo e que apresenta um crescimento mais uniforme de 1 a 1,5 cm por mês.

Podem ser usados pelos de outras regiões, púbicos, da barba ou mesmo axilares, mas o ritmo de crescimento é diferente para estas regiões e deve ser considerado. Também o número de pelos em repouso de crescimento varia nestas diferentes áreas. Considera-se que o pelo púbico cresça a um terço da velocidade do escalpo. Este crescimento mais lento torna estas regiões mais sensíveis para o diagnóstico das intoxicações por metais pesados, eles têm mais tempo para se depositarem.

Costuma-se colher 3 cm de cabelo, rente ao couro cabeludo, desprezando-se as pontas, o que representa um "filme" dos últimos 3 meses. Podemos, também, examinar um "filme" mais longo ou mais curto do paciente, colhendo diferentes comprimentos de cabelo, ou avaliar períodos de tempo diversos, por exemplo, analisando o primeiro centímetro rente ao couro cabeludo, desprezando-se os 3 cm seguintes e analisando o quinto centímetro, estaremos avaliando o "filme" do mês passado e o de 5 meses atrás. Para exemplificar melhor, vamos fantasiar o resultado de três amostras de cabelo de um pseudopaciente: a primeira amostra, do primeiro centímetro rente ao couro cabeludo, mostrou o mercúrio e o selênio aumentados; a segunda amostra, do segundo centímetro, mostrou o mercúrio aumentado e o selênio diminuído; e a terceira amostra, a do terceiro centímetro, mostrou o mercúrio ausente e o selênio normal.

Como explicar as aparentes discrepâncias? – Analisando a anamnese do pseudopaciente, descobrimos que ele, há 3 meses, quando o cabelo cresceu o terceiro centímetro, estava em São Paulo com a sua dieta tradicional; há 2 meses, enquanto o cabelo crescia o seu segundo centímetro, estava em férias na praia, alimentando-se de peixes contaminados por mercúrio, o qual, por sua vez, competiu com o selênio da dieta; e no último mês esteve em viagem a Belém do Pará, comendo pirarucú, mas também ingerindo muitas castanhas do Pará, ricas em selênio. Este é apenas um caso fictício para raciocínio; na realidade, o paulistano geralmente apresenta o selênio baixo e, para aumentar o selênio, comendo o pirarucú contaminado por mercúrio, seriam necessárias muitas castanhas, o nosso amigo imaginário deve ter voltado bastante gordinho para São Paulo.

É sempre importante ressaltar que devemos evitar a coleta de material contaminado por pigmentos de tinturas de cabelo, descolorido, tratado por permanente ou alisamento e mesmo por alguns tipos de xampu anticaspa, nestes casos perdemos muitas informações por viés de confusão.

INTERPRETAÇÃO CLÍNICA

Antes de iniciarmos este tópico, quero deixar bem claro que o mineralograma capilar faz o diagnóstico de intoxicação por metais pesados, simplesmente porque ele detecta o metal onde ele não deveria estar, porém, não faz diagnósticos de doenças, como muita gente acredita. Ele ajuda, e muito, na investigação da etiologia de doenças crônicas e revela desequilíbrios bioquímicos muito antes dos sintomas aparecerem. Não é, portanto, diagnóstico isoladamente.

Como já observamos, a análise capilar é influenciada pela contaminação externa da amostra. E aqui quero conceituar as diferenças entre os termos contaminação, intoxicação e envenenamento, pois venho observando muita confusão no emprego destas palavras.

Consideraremos *contaminação* da amostra, neste livro, a madeixa conspurcada por impurezas que a macularam do meio exterior, exógeno, como tinturas, permanentes, algicidas *etc.*; *intoxicação*, os elementos que aparecem na análise oriundos do meio interno, endógeno ao organismo, causando sintomas menores, como indisposição, dificuldade de raciocínio, nervosismo, entre outros; e *envenenamento*, quando os metais são também de origem endógena, porém em quantidade maior, causando sintomas maiores, clássicos dos quadros de envenenamento.

Devemos levar em conta, ainda, que os estresses cirúrgico e anestésico afetam também o resultado do mineralograma, porque interrompem o crescimento capilar, aumentando os níveis dos elementos. Acrescente-se a isso o grau de lesão celular, dependendo do porte da cirurgia. Habitualmente o resultado de um mineralograma capilar, hoje em dia denominado *análise de elementos minerais do cabelo,* é apresentado em uma tabela representando a curva de Gauss com os seus dois desvios-padrões. A área sob a curva do primeiro desvio-padrão representa 68% da população normal, a área sob a curva até o segundo desvio-padrão representa 95% da população normal, e as áreas acima e abaixo do segundo desvio-padrão ainda refletem 5% da população normal.

Os valores normatizados e os medidos são expressos em microgramas por grama ($\mu g/g$), ou partes por milhão. Na Figura 5.1 podemos ver a apresentação de um mineralograma capilar perfeitamente normal, como o Dr. Robert L. Smith gostava de dizer, um resultado no qual gostaríamos de ver o nosso nome no cabeçalho.

Ao tomarmos uma análise mineral em mãos, devemos, em primeiro lugar, observar a natureza da amostra, se é de cabelo, de pelo púbico, os mais usados, ou de outra natureza. Em segundo lugar, iremos verificar o nível de cada elemento dentro da curva de Gauss. Alguns elementos, como o cálcio, o magnésio, o cobre, o zinco, o manganês, o cromo, o selênio e o enxofre, devem ser considerados mesmo quando desviados por apenas um desvio-padrão. Em terceiro lugar, devemos identificar se os níveis medidos, de cada elemento, não representam contaminação da amostra. Em quarto lugar, iremos comparar os resultados com os diversos padrões relacionados, estatisticamente, aos diversos quadros clínicos, como estudaremos a seguir. No quinto lugar, deveremos confirmar estes resultados com a história clínica do paciente e com outros exames subsidiários, quando necessários.

Observamos que o mineralograma é um teste muito sensível da bioquímica do organismo e, frequentemente, mostra desvios muito antes de aparecerem os sinais e sintomas clínicos. Ressaltamos, ainda, que os níveis dos elementos ferro, sódio, potássio e fósforo geralmente não refletem os níveis teciduais, embora façam parte de diversos padrões de alteração da saúde. E é apenas no sexto e último passo que o médico tomará a iniciativa de prescrever uma estratégia de tratamento, otimizando a saúde do paciente e tentando levar os níveis destes elementos o mais próximo possível do ideal.

A seguir apresento alguns padrões para a interpretação do mineralograma capilar, estes modelos servem apenas para estudo e não refletem o diagnóstico, o qual, como já frisamos, deve abranger toda a anamnese do paciente o seu exame físico e outros exames complementares, quando necessários.

Padrão da Normalidade

A Figura 5.1 mostra um exemplo hipotético da normalidade. Pessoalmente, nunca vi um exame assim, o exame mais próximo deste padrão que tive em mãos foi o de um adolescente, lavrador do interior da Bahia, e que vivia e comia do que criava e plantava, em um regime de autosuficiência. Os níveis de metais tóxicos estão muito baixos ou ausentes, e os elementos nutrientes estão no centro da curva de Gauss. O enxofre ligeiramente baixo pode refletir uma dieta estritamente vegetariana.

A ausência dos tóxicos sugere que o indivíduo ingere cerca de 2 g de vitamina C por dia e vive em um ambiente paradisíaco, primitivo, natural e incorrupto. Diria, parodiando o Dr. Bob Smith, que este é um sujeito saudável, firme, forte, contente e feliz.

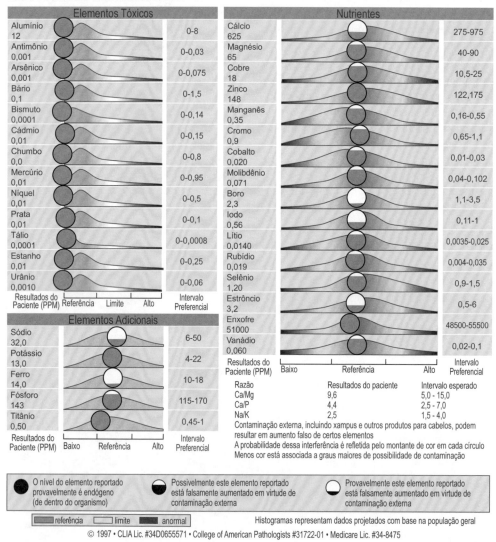

Figura 5.1 – *Mineralograma de uma pessoa saudável, "firme, forte, contente e feliz".*

Padrão de Contaminação da Amostra por Alumínio

Quando existe a contaminação da amostra por um metal, no caso o alumínio, além do nível aumentado deste elemento, outros elementos marcadores da contaminação também se elevam, e aqueles associados ao alumínio não se alteram como o esperado.

No caso representado na Figura 5.2, além do alumínio estão elevados os níveis de cádmio, chumbo, níquel, prata e titânio, ora, estes elementos são comumente usados como pigmentos em tinturas de cabelo, então podemos suspeitar que o alumínio também o seja. Além disso, os elementos cálcio, fósforo, magnésio e ferro não estão se comportando do modo esperado como em um caso de intoxicação por alumínio, como estudaremos a seguir. Com todos estes dados, podemos concluir que o alumínio presente nesta amostra constitui uma contaminação, e não uma intoxicação.

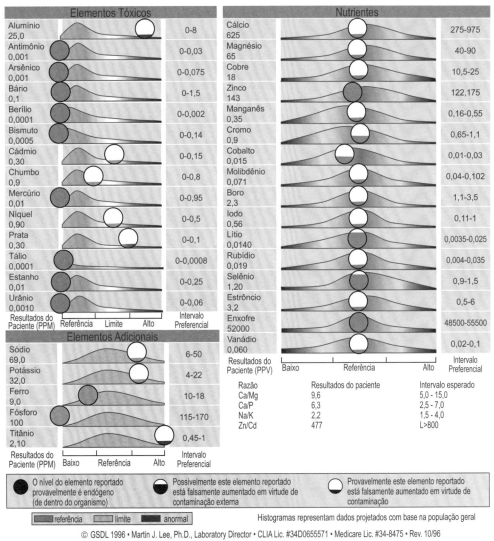

Figura 5.2 – *Padrão da amostra capilar contaminada pelo alumínio.*

Capítulo 5

Padrão de Intoxicação por Alumínio

Na intoxicação pelo alumínio encontramos, obviamente, além do nível deste metal elevado, o ferro aumentado e um desbalanço entre cálcio, fósforo e magnésio, mostrando as relações cálcio/magnésio e cálcio/fósforo aumentadas (Ca/Mg > 15 e Ca/P > 10), como só ia acontecer nas intoxicações pelo alumínio.

A ausência, ou índices baixos, dos indicadores de contaminação, como o níquel, a prata e o titânio, reforça este padrão. Confira na Figura 5.3.

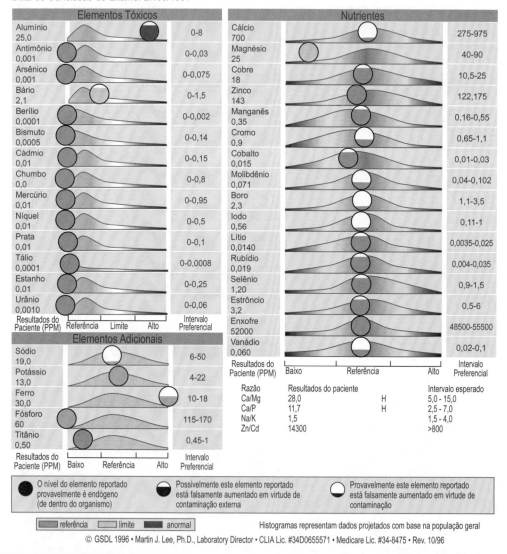

Figura 5.3 – *Padrão da intoxicação pelo alumínio.*

Padrão da Má Absorção

A má absorção gastrointestinal é representada por índices baixos de cálcio, magnésio, cobre, manganês, cromo, cobalto e molibdênio, e o nível do zinco aumentado ou diminuído. Faço observar que o nível de zinco elevado, na realidade, significa uma deficiência endógena muito grande e prolongada deste metal. Os níveis baixos de cobre, cobalto, molibdênio e vanádio também podem representar hipocloridria estomacal.

O antimônio moderadamente aumentado no exemplo da Figura 5.4 não faz parte do padrão da má absorção, mas pode aparecer nos mineralogramas de crianças com este modelo e que apresentam distúrbio do aprendizado ou autismo. O antimônio é tão tóxico quanto o arsênico e é encontrado nos pigmentos de tintas e vernizes, além de, principalmente, ser usado como material retardante de incêndio, inclusive de colchões e travesseiros.

Faço estas observações, alheias ao tópico, para aproveitar as informações e facilitar o aprendizado.

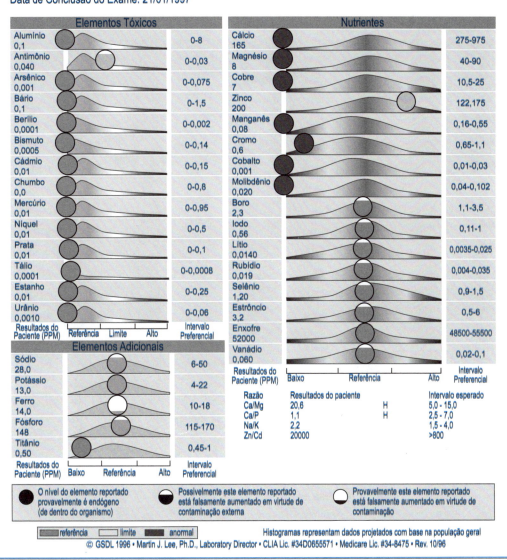

Figura 5.4 – *Padrão da má absorção gastrointestinal.*

Capítulo 5

Padrão do Pelo Púbico

O pelo púbico não deve ser usado rotineiramente para o mineralograma capilar, porque o seu ritmo de crescimento é diferente e apresenta uma taxa de repouso maior que a do cabelo. Porém, devido ao uso rotineiro de tinturas de cabelo, não poucas vezes temos que nos utilizar deste material.

O pelo púbico cresce a cerca de 1/3 da velocidade do cabelo e 40% dele apresentam-se em repouso, contra os 10% do escalpo. Isto deve ser considerado na interpretação do mineralograma púbico. Por outro lado, o material pubiano presta-se muito bem para se avaliar os metais tóxicos, pois o seu crescimento mais vagaroso sensibiliza o método, permitindo mais tempo para o depósito destes metais. Este material também mostrou alta sensibilidade na correlação clínica entre os sintomas e a suplementação de zinco e cromo nas mulheres grávidas.

O modelo do teste com pelo púbico, como pode ser visto na Figura 5.5, mostra, em relação ao escalpo, um aumento moderado do alumínio, do sódio e do potássio, um grande aumento do fósforo e uma diminuição de moderada a grande do enxofre.

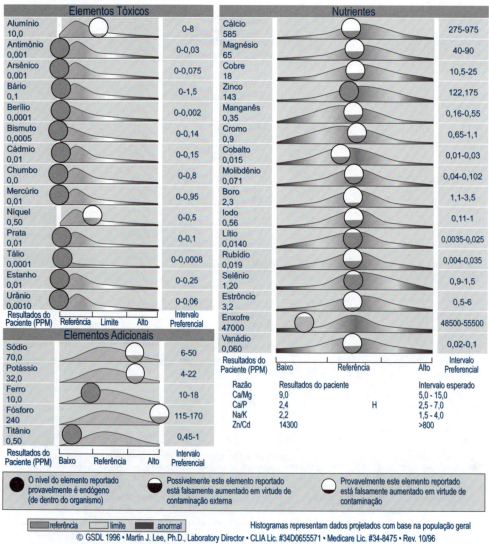

Figura 5.5 – *Padrão para o pelo púbico.*

Padrão da Intoxicação por Mercúrio

Talvez a interpretação mais fácil seja a deste modelo. O nível de mercúrio está elevado e o do seu antagonista, o selênio, geralmente está baixo. É interessante observar que a presença do amálgama dentário foi relacionada com um nível de mercúrio em torno de 0,4 a 0,6 µg/g. Quando a restauração ocorreu recentemente ou quando o amálgama foi mobilizado, na troca da restauração, este nível aumenta para mais de 1 µg/g. Grandes comedores de peixes podem apresentar níveis maiores do que 22 µg/g de mercúrio no cabelo. Japoneses que, além de peixes, alimentam-se de algas, são os que, na minha experiência, apresentam os maiores níveis de mercúrio. Confira na figura 5.6.

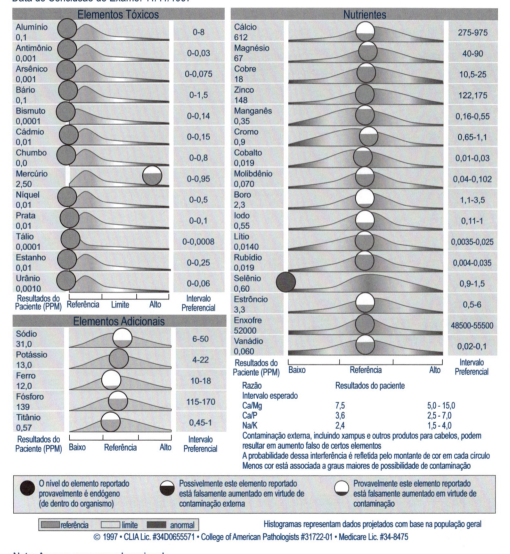

Figura 5.6 – *Padrão da intoxicação pelo mercúrio.*

Capítulo 5

Padrão da Intoxicação

O modelo da intoxicação é caracterizado pelo desvio pareado do cálcio e do magnésio para um lado da curva de Gauss, pelo desvio pareado do sódio e do potássio para o lado oposto, pelo aumento ou pela diminuição do nível do zinco, pela elevação do índice do boro e pela presença do metal tóxico. Acho mais fácil resumir assim:

$$Ca \text{ e } Mg \leftrightarrow Na \text{ e } K + \uparrow\downarrow Zn + \uparrow B + \text{metal tóxico.}$$

Também chamo este padrão de *estresse tóxico*, logo perceberá o porquê.

Na Figura 5.7, note que o estrôncio acompanha o cálcio, fique curioso e aguarde, que discorrerei sobre isso adiante.

Como as informações são muitas, aproveito o exemplo do cádmio da Figura 5.7 para adiantar que aumentos moderados do nível deste elemento (0,2 a 2 µg/g) estão relacionados com a hipertensão, e grandes aumentos (> 3 µg/g) estão associados à hipotensão.

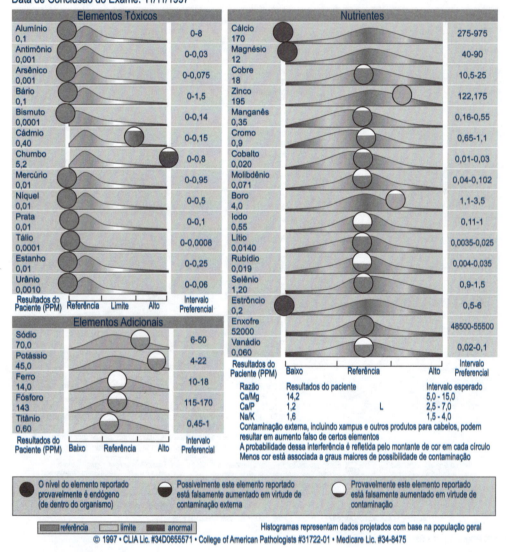

Figura 5.7 – *Padrão do estresse tóxico.*

Padrão da Contaminação por Cosméticos

As tinturas, permanentes, alisantes, xampus e descolorantes são os agentes mais frequentes da contaminação da amostra capilar. A maioria destes cosméticos apresenta o níquel e o titânio em sua composição, e estes serão os primeiros marcadores que iremos procurar para verificar a possibilidade de contaminação da amostra. O nível de níquel maior ou igual a 0,4 µg/g já indica esta possibilidade. Os índices de titânio, manganês e alumínio são muito frequentemente afetados por cosméticos, xampus ou tinturas, habitualmente pelos últimos. Os de sódio e potássio, mais pelos xampus e sabonetes.

Outros elementos comumente usados como pigmentos em tinturas são cálcio, magnésio, cobalto, iodo, cobre, cromo, prata, estrôncio e cádmio. As permanentes e alguns condicionadores aumentam o nível do enxofre. Os xampus que contêm EDTA reduzem os níveis de zinco e manganês do cabelo. Os xampus anticaspa podem elevar os níveis de zinco e selênio. Observe na Figura 5.8.

O mineralograma realizado em um material contaminado por tintura é o mais difícil de ser interpretado. Perdemos muitas informações, pois só poderemos considerar os valores baixos e, mesmo assim, não em valores absolutos. Não poderemos afirmar que sejam reais os índices que se apresentarem no espectro normal ou elevado, porque podem estar acrescidos dos pigmentos da tintura de cabelo.

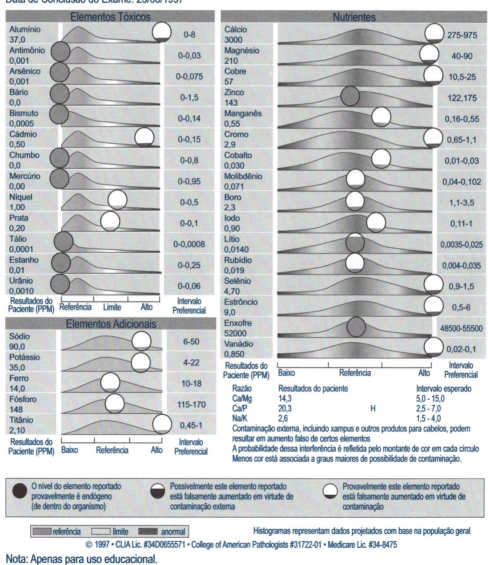

Figura 5.8 – *Padrão da contaminação por cosméticos capilares.*

Capítulo 5

Padrão da Alergia

Costumo, também, chamar, didaticamente, este modelo de *estresse alérgico*. Ele é caracterizado pelo desvio pareado do cálcio e do magnésio para um lado da curva de Gauss, pelo desvio pareado do sódio e do potássio para o lado oposto, pelo aumento ou pela diminução do nível do zinco, e pela diminuição do índice do manganês.

Resumindo: Ca e Mg ↔ Na e K + ↓↑ Zn e ↓ Mn.

Quando a alergia se manifesta clinicamente, a relação sódio/potássio estará baixa (< 1,5) e o manganês apresentar-se-á muito baixo. Caso o manganês esteja muito diminuído e a relação Na/K esteja normal, dois eventos podem estar ocorrendo, ou a alergia está sendo controlada, ou a amostra foi contaminada, provavelmente por xampu. O selênio também pode estar diminuído na alergia, mostrando a alteração da imunidade e, quando está extremamente baixo, como no exemplo da Figura 5.9, é consistente com o risco de câncer.

Na Figura 5.9, exemplificando o padrão da alergia, podemos observar que os níveis de bário e estrôncio estão aumentados e, satisfazendo a sua curiosidade, conto o segredo. O bário e o estrôncio acompanham o cálcio, sobem com ele e diminuem com ele. Se apenas um destes elementos sinérgicos estiver elevado será, provavelmente, por contaminação da amostra.

Ainda me referindo à Figura 5.9, esqueceram-se de representar o rubídio baixo, que, de forma análoga, dança sinergicamente com o potássio. Se fosse o caso de um exame real, consideraríamos uma contaminação da amostra pelo rubídio.

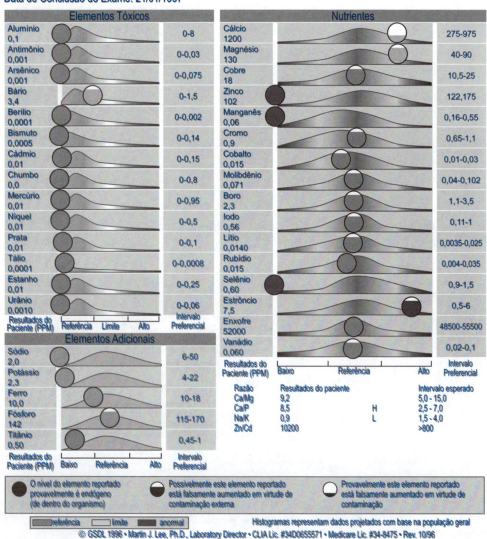

Figura 5.9 – *Padrão da alergia.*

Padrão do Risco Cardíaco

O modelo associado ao risco cardíaco está representado na Figura 5.10. O nível de cálcio diminuído está relacionado com a arteriosclerose, enquanto o índice diminuído do magnésio está ligado ao risco cardíaco propriamente dito. Quando o magnésio está muito baixo (< 10 µg/g), podem ocorrer depressão e hipertensão. Cardiopatas costumam apresentar níveis baixos de cobre, cromo e cobalto.

O selênio baixo também está associado ao risco de cardiopatia, principalmente quando há intoxicação pelo mercúrio. Aliás, o mercúrio é considerado, isoladamente, um fator de risco de enfarte agudo do miocárdio. A carência de estrôncio e enxofre, do mesmo modo, foi associada à saúde cardíaca. O cádmio e o chumbo também podem agravar o risco cardíaco e estão associados à hipertensão. O boro pode estar aumentado e o zinco, desviado, como ocorre no padrão tóxico, como já vimos.

Resumindo: Risco cardíaco = ↓ Ca Mg Cu Cr Co Se Sr S.

Aproveitando a ilustração da Figura 5.10, destacamos que a relação cálcio/magnésio está aumentada, como consequência das alterações já descritas, mas também representa, em um único olhar, risco de arteriosclerose. Também a associação da relação Ca/Mg aumentada com o nível diminuído do enxofre sugere a deficiência de taurina.

Como observação final neste tópico, quero ressaltar que o cromo elevado no cabelo sugere risco de trombose e hemorragia cerebral, fato que já observei na clínica em alguns pacientes vítimas de acidente vascular cerebral.

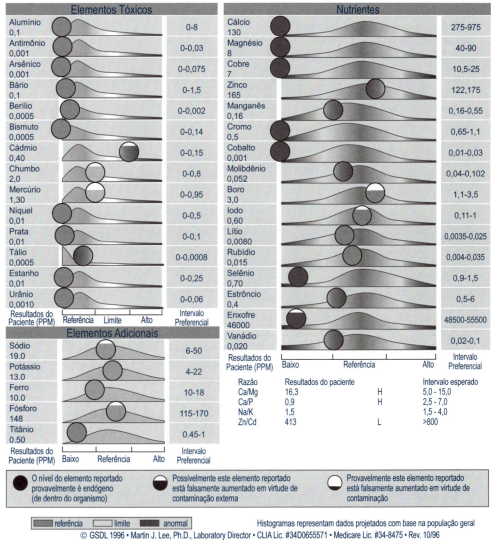

Figura 5.10 – *Padrão do risco cardíaco.*

Capítulo 5

Padrão de Contaminação da Amostra

Muitos elementos tóxicos podem contaminar o cabelo e não podem ser removidos isoladamente dos outros elementos capilares. A maioria das contaminações ocorre pelo uso de cosméticos capilares, mas podem acontecer, igualmente, pela exposição ambiental, na indústria metalúrgica, eletrônica, de tintas e vernizes, na mineração, a água de poço ou de minas *etc*.

A maioria das tinturas e muitos xampus contêm alumínio, níquel, prata e titânio, que se incorporam ao cabelo e podem servir de marcadores do uso destes produtos. Além destes elementos, outros também poderão estar presentes como pigmentos, tais como o bário, o bismuto, o cádmio e o chumbo, elevando falsamente os níveis no mineralograma.

Diversos fatores influenciam a intensidade da contaminação, como o tempo de exposição química, a duração do tratamento cosmético; a temperatura durante a exposição; o modo de aplicação, se úmida ou seca; a permeabilidade do cabelo; entre outras variáveis, inclusive a possível presença prévia destes elementos no cabelo. Acompanhe na Figura 5.11.

O chumbo é antagonista do zinco, do cálcio, do magnésio, entre outros; se o chumbo presente no cabelo for de origem endógena, isto é, por intoxicação, estes elementos estarão desviados. Ora, na presente ilustração nenhum destes elementos está afetado. Quando o chumbo advém de contaminação, é bastante comum que outros elementos de contaminação estejam envolvidos; no presente exemplo estão envolvidos com o chumbo, o cádmio, a prata, o níquel e o titânio, que também se mostram elevados.

Na Figura 5.11 o urânio também está elevado. Na literatura, a contaminação por urânio é atribuída a alguns tipos de xampu ou ao uso de água de poço para se lavar os cabelos, logicamente poços em terrenos que contenham o mineral. Quando ocorre a intoxicação pelo urânio ele está, geralmente, associado à elevação da relação cálcio/magnésio (> 15); na presente figura esta relação está normal. Aproveito para citar que tenho encontrado urânio endógeno, na cidade de São Paulo, em famílias que consomem apenas água mineral para beber e cozer. O ferro, como também o manganês, costumam contaminar os cabelos lavados com água de poço.

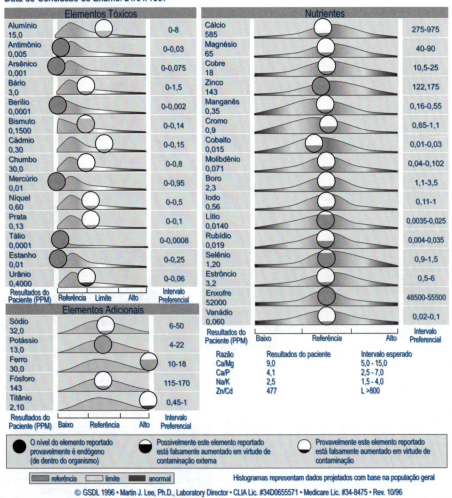

Figura 5.11 – *Padrão de contaminação da amostra capilar.*

Padrão do Estresse

Este padrão ocorre frequentemente em pacientes estressados de qualquer tipo. O estresse pode ser físico, tóxico, alérgico, cirúrgico, traumático, ou psíquico, emocional. Caracteriza-se pelo desvio pareado do cálcio e do magnésio, antagonicamente ao sódio e ao potássio, e pelo desvio do zinco, para mais ou para menos. Lembra-se quando me referi ao estresse tóxico e ao estresse alérgico?

Resumindo: Ca e Mg $\leftrightarrow$ Na e K + $\downarrow\uparrow$ Zn.

Existem diversas explicações para a ocorrência deste modelo, mas nenhuma conclusiva; entretanto, quando o fator estressante é removido, observa-se que este padrão também se desfaz. Uma das teorias atribui este comportamento à disfunção da atividade adrenal, a qual pode ser investigada.

No exemplo da Figura 5.12 podemos observar que o bário e o estrôncio estão elevados e volto a lembrar, para ajudar a fixação na memória, que estes dois elementos acompanham o cálcio. O ilustrador desta figura esqueceu-se de representar o rubídio diminuído, o qual, analogamente, dança com o potássio, desviado para menos neste exemplo.

À guisa de revisão, observe que este padrão, acrescido do nível diminuído do manganês, torna-se o modelo do estresse alérgico. Por outro lado, este mesmo modelo, acrescido do índice de boro elevado, transforma-se no padrão do estresse tóxico.

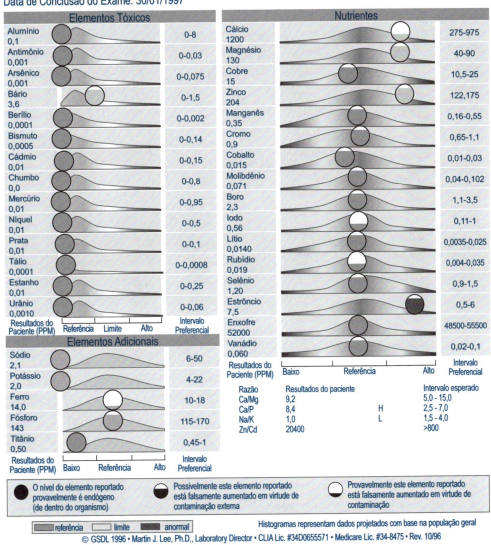

Figura 5.12 – *Padrão do estresse.*

Capítulo 5

Padrão da Artrite e Periodontite

Habitualmente, o diagrama dos relatórios dos mineralogramas de diversos laboratórios mostra três relações proporcionais diretas que nos ajudam na leitura. Estas relações são as entre o cálcio e o magnésio, entre o cálcio e o fósforo e entre o sódio e o potássio. Os espectros da normalidade podem variar conforme o laboratório, porém eu, particularmente, gosto deste que vou apresentar a seguir e que, acredito, sensibiliza o diagnóstico.

Para a relação cálcio/magnésio considero como referência da normalidade os valores entre 5,0 a 15,0; para a proporção cálcio/fósforo, entre 2,5 a 10,0; e para o equilíbrio sódio/potássio, entre 1,5 a 10,0. Como informação adicional ressalto que, entre diversos laboratórios, estes padrões de referência variam, respectivamente, entre 4,0 a 30,0; 1,0 a 12,0; e 0,5 a 10,0.

Resumindo: Ca/Mg – 5,0 a 15,0

Ca/P – 2,5 a 10,0

Na/K – 1,5 a 10,0

Voltando ao nosso modelo.

Quando a proporção cálcio/magnésio está aumentada, associamos este padrão ao risco de artrites, litíases e arteriosclerose.

As litíases, tenho observado, podem ser renais, biliares ou mesmo salivares. Também tenho associado este quadro à osteopenia e mesmo à osteoporose, atribuindo à má distribuição do cálcio nestes pacientes. Os valores diminuídos na relação cálcio/fósforo estão frequentemente associados à doença periodontal. E o balanço sódio/potássio diminuído, como já tivemos a oportunidade de observar, está relacionado com a alergia.

No exemplo da Figura 5.13 ilustramos o caso fictício de um paciente do sexo feminino, de 41 anos, apresentando estes desvios mencionados, de cálcio, fósforo e magnésio.

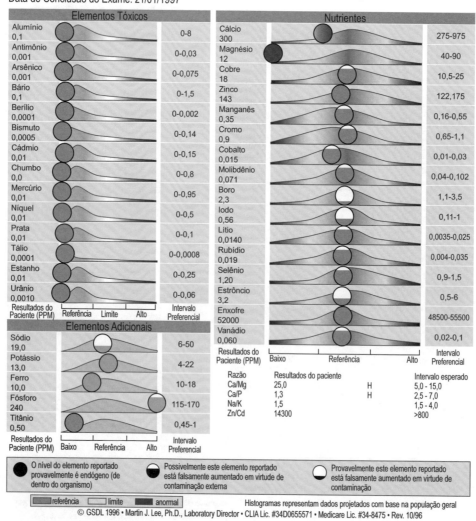

Figura 5.13 – *Padrão da artrite e periodontite.*

Padrão Funcional ou Endócrino-Metabólico

Gosto mais da denominação endócrino-metabólico, que reflete melhor o cerne do modelo, porém se encontram, na literatura, outros nomes, como *padrão funcional, padrão glicose-B_{12}-iodo ou padrão diabete-B_{12}-hipotiroidismo*, representando a mesma interpretação.

O cromo diminuído, por si só, já sugere um dismetabolismo dos hidratos de carbono. O cromo rebaixado com o cálcio aumentado está relacionado com intolerância à glicose, e esta relação é ainda mais significativa quando o magnésio também está elevado.

Outro mineral relacionado com o metabolismo da glicose, com o mesmo significado do cromo, quando diminuído, é o vanádio. Na Figura 5.14 o vanádio está representado no limite da normalidade, talvez porque o ilustrador tenha se olvidado dele. A dosagem de cobalto no cabelo reflete o nível de cobalto elementar ou da cobalamina no organismo. Deste modo, o índice baixo de cobalto capilar significa deficiência de vitamina B_{12} e está, consistentemente, relacionado com o aumento do risco cardíaco. Por estar correlacionado à vitamina B_{12} e esta vitamina não ser produzida pelo corpo humano, o nível normal ou aumentado de cobalto no cabelo pode ser interpretado de várias maneiras: deficiência de vitamina B_{12} e exposição a sais de cobalto, nível normal da cobalamina, excesso de B_{12} e ingestão de materiais que contêm grandes quantidades de cobalto, como ocorre nos grandes bebedores de cerveja. Eis aí um marcador interessante!

O índice baixo de iodo, como ilustrado na Figura 5.14, está relacionado ao hipotiroidismo, ao uso de medicação antitiroidiana, como o tiamazol, ou à exposição a um tóxico orgânico.

O iodo em nível alto, acima de 10 μg/g, leva alguns autores a suspeitarem de neoplasia da tiroide. Caso o lítio esteja elevado, isto aumenta a suspeita de hipotiroidismo, pois o lítio compete com o iodo na tiroide. Na Figura 5.14 notamos também que o ilustrador não colocou o estrôncio acompanhando o nível do cálcio, a crítica é apenas para chamar a atenção, didaticamente, ao fato de que o estrôncio e o bário "dançam" com o cálcio. Caso contrário, suporíamos se tratar de contaminação da amostra pelo cálcio.

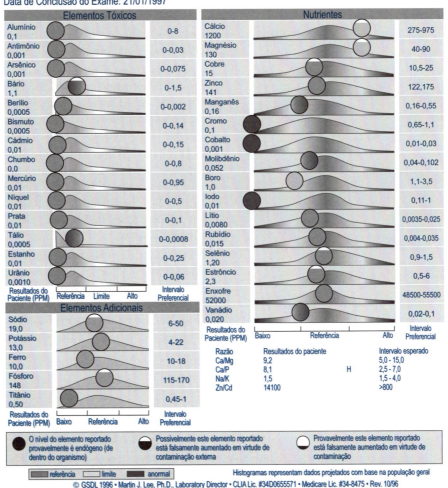

Figura 5.14 – *Padrão funcional ou endócrino-metabólico.*

Capítulo 5

Padrões Comportamentais

Estes padrões comportamentais foram estabelecidos pelo Dr. William Walsh, PhD do Centro Terapêutico Pfeiffer, de Illinois. O Dr. Walsh tem mais de 10.000 casos estudados, e documentados, relacionando desordens nutricionais com distúrbios comportamentais. Ele analisa amostras de cabelo, sangue e urina, analisa os aspectos nutricionais dos pacientes e relaciona, de forma causal, com distúrbios do comportamento, tais como raiva, depressão, déficit de atenção, além de outras alterações médicas.

Em um dos seus trabalhos, o Dr. Walsh colheu amostras de assassinos contumazes (*serial killers*), entre eles o famigerado Charles Manson, e encontrou certos padrões muito consistentes. Em estudos posteriores, com outros prisioneiros, ele, sem nunca ter visto o criminoso ou o seu prontuário, seria capaz de afirmar o tipo de crime cometido por cada um, se foi um crime sexual, do colarinho-branco ou assassinato, entre outros, com 90% de acurácia.

O Dr. Walsh também trabalhou com crianças de comportamento antissocial, ou mesmo criminoso, tratando-as nutricionalmente e obtendo extraordinários resultados, reintegrando-as à família e à sociedade. A seguir, apresento estes quatro padrões.

• Padrão de Agressividade do Tipo A

Neste modelo de personalidade, que o Dr. Walsh chamou de *padrão tipo A*:

- os pacientes são habitualmente desatentos;
- apresentam dificuldade de aprendizado;
- tornam-se, profissional e socialmente, malsucedidos;
- frustrados;
- têm comportamento explosivo, do tipo Jekyll & Hyde, mas não chegam ao assassinato;
- remoem-se pela culpa e imploram o perdão;
- somaticamente são alérgicos ou apresentam um terreno alérgico, e são suscetíveis a queimaduras solares;
- frequentemente a suplementação alimentar com cobre, ácido fólico, ácido pantotênico e niacina agrava o comportamento.

Neste padrão o cálcio e o magnésio, pareados, estão elevados ou diminuídos; o sódio e o potássio, também pareados, estão diminuídos; o zinco, elevado ou baixo; o boro, aumentado; os metais tóxicos estão aumentados, assim como o manganês, e o cromo, o cobalto e o lítio estão diminuídos. Acompanhe na Figura 5.15.

Resumindo: Ca Mg ↑↓ + Na K ↓ + Zn ↑↓ + B ↑ + metais tóxicos + Mn ↑ + Cr ↓ + Co ↓ + Li ↓.

À guiza de exercício de interpretação da Figura 5.15, pode-se observar que o cobre também está elevado, ele pode ser um dos metais que, em excesso, passa a ter efeito tóxico e não nutricional. O zinco baixo fala a favor do cobre aumentado, pois eles são antagônicos e "não dançam juntos". Quando o zinco está baixo, o cobre estará elevado e vice-versa, esta regrinha ajuda a discernir os casos de contaminação da amostra, porém, lembre-se, o zinco muito elevado, em geral, significa zinco intracelular muito baixo.

Outra dica para verificar contaminação da amostra pelo cobre é verificar o nível do molibdênio. Quando o molibdênio estiver baixo o cobre estará aumentado e vice-versa. No nosso exemplo, o molibdênio está elevado, o que significa que o cobre pode representar uma contaminação, talvez por água de piscina ou encanamentos de cobre.

No nosso modelo o rubídio está baixo, acompanhando o potássio diminuído; do mesmo modo como o estrôncio acompanha o cálcio, "dançando" juntos. O enxofre moderadamente diminuído pode refletir as alterações dos fâneros, que, eventualmente, acompanham este tipo de personalidade, e a deficiência de taurina. O vanádio tende a acompanhar o cromo, sugerindo intolerância à glicose.

O ferro está aumentado, assim como estão alteradas as relações cálcio/magnésio e cálcio/potássio, confirmando a intoxicação pelo alumínio. A razão sódio/potássio poderia estar diminuída, neste exemplo, refletindo a alergia, comum neste tipo de personalidade.

O cobalto e o lítio baixos sugerem mal-estar com fadiga, depressão, impressão acentuada pelo magnésio extremamente baixo, que também sugere hipertensão, deficiência de vitamina B_6 e, associados aos metais tóxicos, aumentam o risco cardíaco. O cádmio também eleva o risco de hipertensão, como já vimos.

A razão cálcio/magnésio aumentada mostra também o risco aumentado de artrites, litíase e arteriosclerose, bem como de osteoporose, é claro que se deve considerar a faixa etária, mas aqui estamos exercitando a interpretação dos desvios do mineralograma capilar. A relação cálcio/fósforo diminuída sugere a incidência de periodontite.

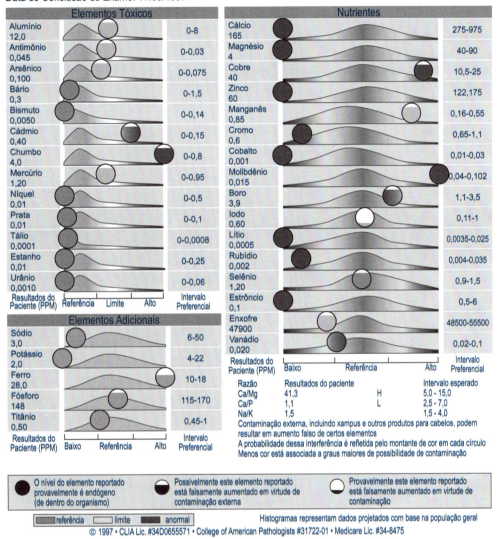

Figura 5.15 – *Padrão da agressividade do tipo A.*

• **Padrão de Agressividade do Tipo B**

No modelo de *personalidade violenta do tipo B* o Dr. Walsh descreve pacientes:

- insones;
- com alto limiar à dor;
- patologicamente mentirosos;
- que apresentam transtorno obsessivo-compulsivo;
- com grande apetite sexual;
- que têm fascinação pelo fogo;
- cruéis com os animais;
- extremamente agressivos;
- que não sentem remorso; e
- que apresentam tendência homicida.

O interessante, neste padrão de personalidade, é que a suplementação alimentar modifica radical e rapidamente o comportamento destes pacientes, melhorando o quadro de agressividade, muitas vezes, em apenas 1 semana. Na Figura 5.16 verificamos as características deste padrão que são o cálcio, o magnésio, o sódio e o potássio aumentados; a presença de metais tóxicos; o zinco desviado para mais ou para menos, e o lítio e o cobalto diminuídos. O zinco elevado ou diminuído

Capítulo 5

está sempre deficiente nestes casos. O nível de piridoxina costuma estar baixo nestes indivíduos e merece ser dosado.

Resumindo: Ca Mg Na K ↑ + metais tóxicos + Zn ↑↓ + Li ↓ + Co ↓ + B$_6$ ↓.

Aproveitando a Figura 5.16 para exercício de interpretação, notamos o estrôncio muito pouco aumentado, ele deveria acompanhar mais de perto o cálcio e o bário. O molibdênio está compatível com o cobre e, muito baixo, sugere hipouricemia. O cobalto baixo associa-se à fadiga. O lítio diminuído sugere ansiedade e/ou depressão. O cádmio indica o risco de hipertensão. O chumbo, o cádmio e o mercúrio insinuam a toxicidade sobre o sistema nervoso com possível alteração do humor e da cognição.

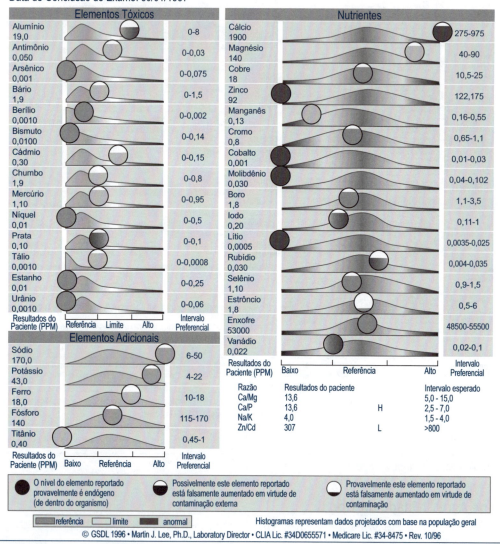

Figura 5.16 – *Padrão da violência do tipo B.*

• Padrão de Agressividade do Tipo C

A *personalidade do tipo C* se caracteriza por indivíduos:

- delinquentes;
- moderadamente agressivos;
- malsucedidos profissional e socialmente;
- argumentadores;
- impulsivos; e
- magros, por apresentarem má absorção gastrointestinal dos nutrientes.

Este padrão é muito semelhante ao do tipo A, do qual se destaca por apresentar o cálcio e o magnésio baixos; o sódio e o potássio normais; o manganês diminuído; e o cobre também diminuído.

O zinco permanece desviado, para mais ou para menos; o boro, aumentado; o cromo, o cobalto e o lítio, diminuídos; além dos metais tóxicos, que se mostram elevados.

Resumindo: Ca Mg ↓ + Na K nls + Zn ↑↓ + Cu ↓ + Mn ↓ + B ↑ + metais tóxicos + Cr ↓ + Co ↓ + Li ↓ .

Aproveitando o modelo de agressividade do tipo C, representado na Figura 5.17, façamos um exercício de interpretação. O alumínio está verdadeiramente aumentado porque o ferro elevado o acompanha e o cálcio mais o magnésio estão alterados.

Personalidade Tipo C
(moderadamente agressivo, magro, impulsivo, argumentador)

Elementos Considerados Tóxicos

Elemento	Paciente*	Um desvio padrão →	2 desvios padrões →	> 2 desvios padrões
Alumínio	17		9	
Antimônio	0,300		0,15	
Arsênico	0,050		0,15	
Berílio	0,010		0,03	
Bismuto	0,020		0,3	
Cádmio	0,310		0,25	
Chumbo	2,0		4,5	
Mercúrio	1,20		1,5	
Níquel	0,2		0,7	
Platina	< dl 0,001		0,02	
Prata	0,09		0,4	
Tálio	0,007		0,05	
Tório	0,002		0.01	
Estanho	0,218		0,8	
Urânio	0,033		0,2	
Somatória Tóxica Total				

Relações

	Paciente	Normal
Ca/Mg	10,0	5 a 15
Ca/P	1,1	2,5 a 6,5
Mg/K	0,8	1,5 a 6
Na/K	2,2	1,5 a 4
Zn?Cu	20,0	5 a 11
Zn/Cd	645	> 800

Elementos Considerados Nutrientes

Elemento	Paciente*	< 2 dp	2 dp ← abaixo	1 dp ← abaixo	0	1 dp acima	2 dp acima →	> 2 dp	Normal
Cálcio	200								350 a 860
Magnésio	20								40 a 110
Sódio	55								18 a 87
Potássio	25								8 a 38
Cobre	10								13 a 35
Zincoco	200								125 a 155
Ferro	20								6 a 15
Manganês	0,10								0,30 a 0,75
Cromo	0,15								0,35 a 0,80
Cobalto	0,003								0,020 a 0,045
Vanádio	0,021								0,009 a 0,080
Molibdênio	0,070								0,030 a 0,080
Boro	5,6								0,80 a 2,80
Iodo	0,75								0,3 a 1,2
Lítio	0,006								0,010 a 0,040
Fósforo	180								144 a 216
Selênio	1,325								0,950 a 1,700
Estrôncio	0,23								1,00 a 7,60
Enxofre	50250								48000 a 52500

Outros Elementos

Elemento	Paciente*	Normal	1 desvio padrão acima →	2 desvios padrões acima →
Bário	0,50	0,40 a 2,50		
Germânio	0,012	0,003 a 0,028		
Rubídio	0,030	0,020 a 0,150		
Titânio	0,120	0,100 a 0,700		
Zircônio	0,040	0,020 a 0,500		

* partes por milhão   dl = limiar de detectabilidade

Figura 5.17 – *Padrão da agressividade do tipo C.*

Capítulo 5

Obs.: desculpem-me a ilustração diferente, mas, como não consegui uma figura deste tipo com o laboratório resolvi criá-la eu mesmo.

O antimônio em nível alto sugere o uso de arma de fogo, quando associado ao níquel e ao chumbo elevados, estes metais são inalados dos gases da explosão no momento do disparo.

O cádmio elevado sugere hipertensão arterial, caso estivesse muito aumentado (maior do que 3 μg/g) nos levaria a pensar em hipotensão. O magnésio baixo também nos insinua a hipertensão. O cálcio, o magnésio e o cobre baixos sugerem-nos depressão e dores musculares, tais como cãibras. O cobre baixo pode indicar hipercolesterolemia e patologia biliar. O zinco elevado lembra-nos de uma grande deficiência de zinco. O ferro aumentado serve como marcador mas não faz diagnóstico de hiperferremia. Deve ser confirmado pela dosagem do ferro sérico e da ferritinemia.

Um comentário importante, à parte, é que, pelo fato de o ferro ser pró-oxidante, a abordagem ortomolecular aprecia-o nos seus valores mínimos, ou seja, o suficiente para funcionar no transporte do oxigênio e em suas funções enzimáticas. A alergia é comumente observada em pacientes com o manganês baixo. O cromo diminuído sugere o dismetabolismo dos hidratos de carbono. Cobalto baixo está associado a fadiga crônica e deficiência de vitamina B_{12}. Boro aumentado indica a toxicidade dos metais pesados deste exame. O lítio diminuído indica tendência à ansiedade e/ou depressão. O estrôncio baixo acompanha o cálcio, como deve acontecer. A razão cálcio/fósforo diminuída está relacionada com afecções periodontais.

• Padrão de Agressividade do Tipo D

O indivíduo com o *modelo comportamental do tipo D* é:

- moderadamente agressivo;
- costuma estar sonolento após as refeições;
- torna-se irritável após a ingestão de doces;
- é reativo ao açúcar;
- hipoglicêmico; e
- não é magro.

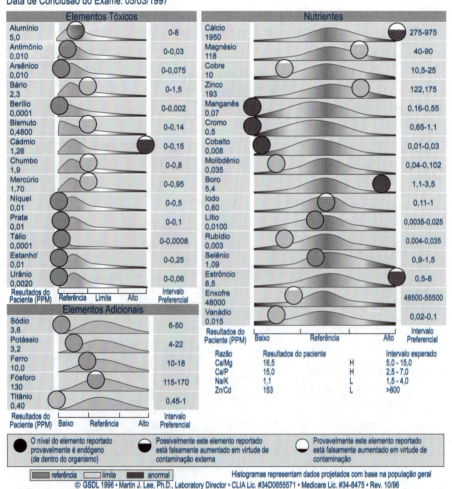

Figura 5.18 – *Padrão da agressividade do tipo D.*

Caracteriza este modelo o padrão de intoxicação por metal pesado acrescido de manganês e cobalto baixos. Como já estudamos, a característica da intoxicação por metal pesado é, obviamente, a presença do metal tóxico; o desvio pareado do cálcio e do magnésio para um lado da curva de Gauss associado ao desvio do sódio e do potássio, também pareados, para o lado oposto; o aumento ou a diminuição do nível do zinco e o boro aumentado.

**Resumindo: Ca Mg ↔ Na K + Zn ↑↓ + B ↑ +
metais tóxicos + Mn ↓ + Co ↓ .**

Vamos aproveitar a Figura 5.18, ilustrativa deste padrão, para outro exercício de leitura do mineralograma capilar.

Estabelecidos o *padrão de intoxicação e de agressividade do tipo D*, notamos o bismuto, o chumbo e o mercúrio moderadamente elevados, o cádmio muito elevado, mas ainda não alcançando o nível de descompensação para a hipotensão (3 µg/g).

Atualmente relacionamos o bismuto com o uso de alguns antidiarreicos, antiácidos e antimicrobianos, especialmente contra o *Helicobacter pylori*; ou com a indústria mecânica ou metalúrgica.

O mercúrio isoladamente já aumenta o risco cardíaco, especialmente se estivesse associado ao consumo do selênio, o qual se mostraria diminuído, a não ser que o paciente esteja usando xampu anticaspa. O mesmo mercúrio tem ação sinérgica com o cádmio e o chumbo, elevando o risco de hipertensão e déficit da memória, do aprendizado e da cognição. O bário aumentado, assim como o estrôncio, acompanham o cálcio elevado.

Não é possível relacionar o rebaixamento do cobre com uma fisiopatologia específica, pois este metal está relacionado com inúmeras metaloenzimas, envolvidas em diversos processos metabólicos. O manganês baixo fala a favor da presença de um fundo alérgico, associado ao padrão do estresse presente neste exemplo, reforça a suspeita, e a razão sódio/potássio diminuída infere a possibilidade de existirem sintomas clínicos da alergia.

O cromo e o vanádio baixos são sinais do dismetabolismo dos hidratos de carbono. Relacionado com a fadiga crônica está o cobalto baixo, refletindo também a deficiência da vitamina B_{12}. A diminuição do nível do molibdênio pode estar relacionada com a hipouricemia. Também pode estar presente a síndrome da má absorção gastrointestinal, representada pela diminuição dos metais cobre, zinco (lembra-se que o zinco elevado significa uma grande carência?), manganês, cromo, cobalto e molibdênio; metais estes que dependem do pH do sistema digestório para serem absorvidos.

O boro elevado é o esperado na presença de metais tóxicos, especialmente do cádmio. O nível baixo do rubídio acompanha o índice diminuído do potássio. O enxofre diminuído nos faz pensar em deficiência de taurina e comprometimento dos fâneros.

As relações alteradas cálcio/magnésio e cálcio/fósforo lembram-nos de pesquisar artrites, litíases, arterioesclerose, osteoporose (também sugerida pelo cobre e o manganês baixos) e buscar sinais de doenças odontológicas periapicais.

Algumas Observações

As apresentações diagramáticas dos mineralogramas variam de laboratório para laboratório, nos exemplos mostrados não mencionamos os significados dos círculos, propositalmente, pois a maioria dos mineralogramas não os exibem e, para o aprendizado, foi melhor ignorá-los.

Nestes modelos o círculo cheio significa que o elemento representado é de origem interna do organismo (endógeno); o círculo parcialmente cheio mostra a possibilidade de o elemento estar falsamente representado, e o círculo vazio exprime a probabilidade de o elemento ser fruto de contaminação da amostra (exógeno). Na Figura 5.19 ilustro a apresentação destes exames por outros laboratórios.

Outra consideração importante é sobre a relevância da contaminação da amostra. Como já sabemos, tinturas, permanentes, clareamentos, alisamentos e alguns xampus podem contaminar o cabelo. Os laboratórios, de modo geral, lavam, previamente, a amostra com diversas substâncias, de modo a remover os pigmentos contaminantes mais superficiais. Quando não sabemos como procede o laboratório que iremos utilizar, podemos nos antecipar com um procedimento muito simples, que é utilizar o xampu ácido, destes infantis, que não ardem nos olhos.

Na sequência comparamos dois mineralogramas, o primeiro realizado com uma amostra contaminada e o segundo após 1 mês de uso de xampu ácido. Notem a diferença, os círculos quase vazios no primeiro exame, denotando a contaminação e, na segunda análise, o resultado mais compatível com os sintomas apresentados pelo paciente e indicando as possíveis causas dos seus problemas.

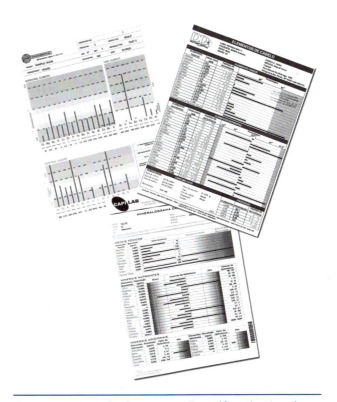

Figura 5.19 – *Exemplos de apresentações gráficas do mineralograma capilar por alguns outros laboratórios.*

Capítulo 5

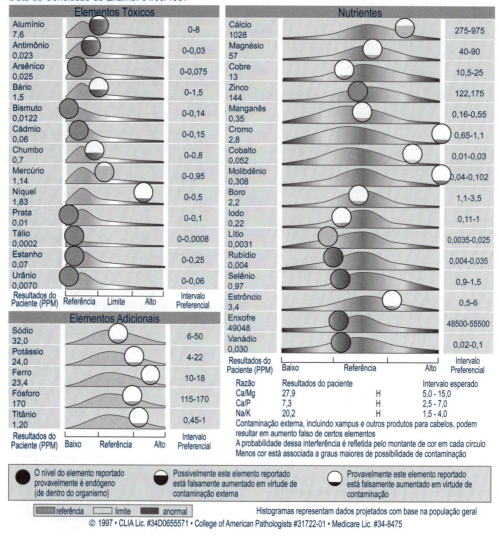

Figura 5.20A – *Mineralogramas de um mesmo paciente, antes (A) e após um mês (B) de uso de xampu ácido.*

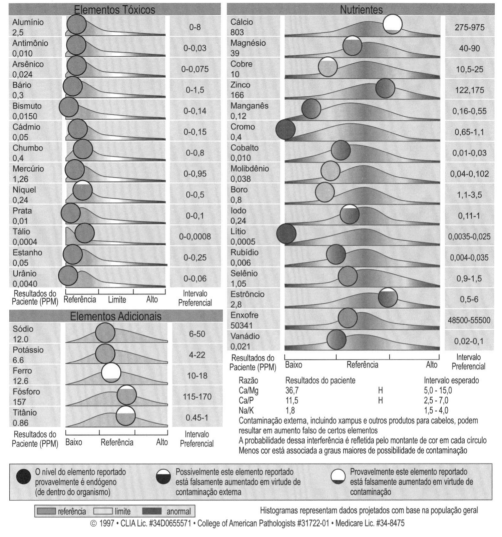

Figura 5.20B – *Mineralogramas de um mesmo paciente, antes (A) e após um mês (B) de uso de xampu ácido.*

Capítulo 6

Metais Tóxicos

A intoxicação por metais pesados vem-se tornando um problema para o homem desde o início da civilização, piorou com a mecanização e agravou-se, sobremaneira, após a Segunda Guerra Mundial, especialmente pela contaminação do mundo pelo chumbo, que, hoje, polui até as calotas polares.

Esta alteração ecológica afeta a todos os seres vivos, aliás, a palavra ecologia, do grego *oikos*, significa "o lugar onde se reside" e refere-se à relação dos seres vivos com o meio que os rodeia, tanto em relação ao mundo mineral quanto com relação a outras formas de vida.

A ideia ecológica fundamenta a teoria da seleção natural de Charles Darwin já em 1859. Anteriormente a esta época, o especialista em economia política Malthus (1766-1834) já estudava a relação entre a produção de alimentos e o crescimento populacional e postulava que, enquanto a produção de alimentos crescia linearmente, a população expandia-se de modo geométrico.

O gênero humano ocupa um lugar especialíssimo neste sistema ecológico porque aprendeu a cultivar o seu próprio alimento, a melhorar a produtividade da terra com o uso de fertilizantes, com a irrigação e com a mecanização. Na era industrial esta situação tornou-se ainda mais crítica, com os resíduos industriais lançados ao ar, à água e à terra, acrescente-se a isso os produtos de descarga dos veículos, a produção de lixo *etc*. Neste capítulo vamos nos ocupar da intoxicação pelos metais pesados analisados no mineralograma, que são os mais comuns, e chamando a atenção, apenas, à intoxicação crônica, em geral subclínica e de difícil diagnóstico, caso não se pense nela.

Os mecanismos de ação dos metais tóxicos são diversos, inibindo muitas enzimas de numerosos processos metabólicos, substituindo outros metais que funcionariam como cofatores enzimáticos; alterando estruturas celulares e funções de membrana; podendo agir como imunossupressores e, ainda, podendo provocar alterações do ácido ribonucleico (ARN) e do ácido desoxirribonucleico (ADN). O condrossoma, ou a mitocôndria, é, talvez, o alvo mais importante dos metais tóxicos, devido à sua normalmente intensa atividade metabólica, com grande transferência de elétrons. Também os lisossomos e o complexo de Golgi são suscetíveis aos metais tóxicos.

Corpos de inclusão intracelulares de metais tóxicos também ocorrem, provocando alterações estruturais e funcionais nos tecidos. Calcula-se que os corpos de inclusão de chumbo, em roedores, sejam responsáveis por 40 a 50% da incidência dos adenocarcinomas renais nestes animais. Além do efeito cumulativo dos metais tóxicos, deve-se considerar o efeito sinérgico entre eles e a influência competitiva, antagônica, com os metais nutricionais.

ALUMÍNIO

O alumínio, presente universalmente nos utensílios de cozinha, em papéis aluminizados, nos antiácidos estomacais, nos cremes para a pele, no fermento químico em pó para a indústria da confeitaria, nas bebidas gaseificadas, nos desodorantes antiperspirantes, nos xampus, nas permanentes e inclusive em alguns produtos utilizados na diálise renal, pode provocar diversos sintomas de intoxicação, difíceis de serem considerados caso não se pense neste assunto. O alumínio é também utilizado como agente decantador, no tratamento da água potável, nas embalagens de alumínio e em outras embalagens por ele revestidas. Calcula-se que a quantidade de alumínio ingerido, diariamente, na água e nos alimentos, alcance a cifra de 3 a 10 mg.

No organismo humano, o alumínio afeta o metabolismo do fosfato, a síntese de ATP (adenosina trifosfato) e a formação óssea, por competição com o cálcio. Provoca ressecamento, às vezes intenso, da pele e das mucosas, altera o humor, tornando o paciente triste, aflito, inquieto, ansioso, poliqueixoso, insatisfeito, com dificuldade de concentração e/ou de adotar uma decisão. O indivíduo intoxicado pelo alumínio pode tornar-se muito impressionável, tornando-se sensível à visão de sangue, facas ou agulhas, o que antes não o incomodava. O sono pode ser afetado, com despertares frequentes, pesadelos e dissonias.

Com o acúmulo do alumínio aparecem a fadiga, debilidade intensa, parestesias, cefaleia, diplopia, estrabismo, edema palpebral, conjuntivite granulosa, dorsalgia, lombalgia, dores nos pés, entorpecimento muscular, inapetência ou perversão do apetite, constipação, impotência, hipertrofia prostática, dismenorreia. Além destes sinais, os sintomas clássicos comumente atribuídos à intoxicação pelo alumínio são a demência pré-senil, o mal de Alzheimer, convulsões, cólicas e irritação gastrintestinal. Necropsias de doentes de Alzheimer têm demonstrado o depósito de alumínio nas células nervosas em quantidades quatro vezes maiores do que o habitual.

O paratormônio pode-se encontrar aumentado nestes casos de intoxicação pelo alumínio, o que não exime o médico de investigar as outras etiologias para esta anormalidade. O tratamento se faz pela adminstração dos seus competidores naturais, o cálcio e o magnésio, auxiliados pelas vitaminas B_6, C e a niacina. Os aminoácidos sulfurados são úteis na desintoxicação, assim como os alimentos ricos em enxofre, como o alho, o ovo e o feijão. O alumínio dinamizado também é efetivo na mobilização do metal e no alívio dos seus sintomas. O agente quelante de escolha tem sido a desferroxamina.

ANTIMÔNIO

O antimônio, durante muito tempo, foi utilizado em medicina como emético, especialmente o seu sal tartarato de potássio e antimônio. Outros compostos orgânicos do antimônio foram usados como antifúngicos e parasiticidas, especialmente no tratamento da esquistossomose e da filaríase. Ainda em nossos dias se usa o antimoniato de meglumina, o Glucantime®, no tratamento da leishmaniose. A intoxicação por antimônio advém da contaminação dos alimentos, do tabagismo, de vestir material têxtil com tratamento antichama junto ao corpo, do uso de armas de fogo, e, inclusive, de colchões impregnados de antimônio, usado como antiácaro e antichama, muito comuns hoje em dia.

Na indústria e nas artes temos tintas, vernizes e pigmentos à base de sais de antimônio, especialmente na indústria de cerâmicas; este metal também está presente na fabricação de componentes eletrônicos, sobretudo nas soldas; na mineração, na fundição de metais, na metalurgia em geral e na indústria da borracha. Outras fontes antimoniais são os carpetes com tratamento antichama, que são os habituais, fogos de artifício, encanamentos e bijouterias.

Os sais inorgânicos do antimônio são mais tóxicos que os seus compostos orgânicos, em especial o antimônio trivalente, que se combina com os grupos sulfidrilas (-SH) das enzimas, lesando, principalmente, as enzimas hepáticas e interferindo com o metabolismo dos sulfatos. Também afeta a fosfofrutoquinase (PFK), alterando o metabolismo das purinas, aumentando a hipoxantina, o ácido úrico e a amônia. O antimônio pentavalente deposita-se nos ossos, nos rins e no sistema endócrino.

A intoxicação pelo *stibium* é similar à do arsênico e os sintomas permanecem por longo tempo, prolongando-se até por 1 ano após a exposição. O sintomas variam muito e, como frequentemente acontece, são muitas vezes inespecíficos, daí a importância de se cogitar a intoxicação e de realizar o mineralograma. Os mais comuns são tristeza; cansaço; fadiga; depressão; irritabilidade, especialmente em crianças que não suportam serem tocadas e, até mesmo, olhadas. As meninas e mulheres jovens podem-se apresentar tristes e sentimentais, melancólicas, com tendência a crises histéricas ou depressivas. Os idosos se tornam sonolentos e com distúrbios digestórios. A aversão ao banho pode ocorrer, assim como uma maior sensibilidade às variações térmicas, inclusive com dores do tipo reumatismal. Cefaleia pode ocorrer após banhos frios, assim como a interrupção da menstruação com o choque térmico.

Comuns são os enjôos, as náuseas e os vômitos e, interessante, quando estes aparecem, de imediato desaparecem os outros sintomas, não necessariamente devido a sua intensidade, mas como uma característica patogenética do antimônio. A língua pode-se mostrar saburrosa, esbranquiçada, fissurada; podem aparecer comissurites labiais. Ocorrem alterações do apetite, perversões do paladar, sede intensa, sensação de fastio pós-prandial e, apesar disso, tendência à obesidade.

Outras afecções que podem ser relacionadas com a intoxicação pelo antimônio são a miopia; cardiopatias, como a angina e a hipotensão; diversos distúrbios gastrintestinais e respiratórios; epistaxes; vertigens; alterações imunológicas; dermatites, sendo as mais comuns as erupções vesicossupurativas, especialmente sobre as bochechas e o mento, que podem evoluir com crostas amarelas e verrugas dolorosas. A associação da aplicação da vacina tríplice e da intoxicação pelo antimônio foi relacionada com a maior incidência de autismo em crianças. Também se suspeita da relação deste metal com a morte súbita de bebês que dormem em colchões tratados com antimônio. Nos casos mais graves, a tosse pode ser tão intensa e produtiva que se torna sufocante e, associada a nauseas e vômitos, debilita muito o paciente.

A exposição ao pó de antimônio, na mineração e nas fundições, pode provocar conjuntivites e dermatites e, como a estibina (SbH_3), mais volátil, pode ser aspirada, provoca broncopneumopatias. O antimônio por via inalatória é melhor absorvido e pode levar ao envenenamento do sistema nervoso central e à hemólise aguda. Considera-se letal a concentração do antimônio no ar de 0,01%.

Como exames complementares, além do mineralograma, especialmente como controle terapêutico, indica-se a dosagem do antimônio na urina, do ácido úrico, e da hipoxantina no plasma ou na urina.

O tratamento se faz com o *stibium* dinamizado a 30CH, auxiliado pelo ácido fólico e pela vitamina B_{12}. O agente quelante de eleição é o dimercaprol (BAL).

ARSÊNICO

O arsênico é utilizado na agricultura como defensivo contra insetos, especialmente na forma de sais de óxido arsenioso; acetoarsenito de cobre, este também utilizado como um pigmento denominado de verde Paris; arseniato de chumbo; e o arseniato de cálcio. As frutas pulverizadas com inseticidas arseniosos podem conter este metal em quantidade suficiente para provocarem intoxicação. Os casos mais frequentes de intoxicação pelo arsênico ocorrem em trabalhadores agrícolas que usam estes produtos sem a devida cautela. Em seguida vem a ingestão acidental de substâncias arseniosas, especialmente pelas crianças. A intoxicação industrial pelo arsênico costuma ser mais rara.

Em medicina, os sais arseniosos já foram utilizados para o tratamento da sífilis, da tripanossomíase, da amebíase, da tricomoníase e outras parasitoses. Em alguns lugares do mundo ainda se usam os arsenicais cacodilato de sódio, as arsfenaminas e a solução de Fowler. A solução de Fowler é usada para o tratamento da asma e a arsfenamina, como espiroqueticida, o famoso 606 ou Salvarsan®.

O pigmento branco de arsênico, ou trióxido de arsênico (As_2O_3), já foi muito usado com finalidade homicida, e não creio que ainda seja comercializado. Uma outra informação interessante é que o uísque de contrabando muitas vezes está contaminado com arsenicais.

Outra fonte comum da intoxicação arsenical, e frequentemente esquecida, são os frutos do mar, especialmente ostras, mariscos e peixes. Na agricultura, além dos inseticidas, deve-se considerar o uso de pesticidas, herbicidas e desfolhantes como possível veículo de intoxicação arseniosa. Agentes arsenicais também são usados na indústria de vidros e espelhos, na fundição de metais (a queima de carvão libera gases arsenicais), na eletrometalização, na manufatura de componentes eletrônicos e no tratamento para a conservação de madeiras.

O arsênico liga-se aos grupos sulfidrilas, comprometendo as funções enzimáticas vitais, do mesmo modo como o antimônio e o mercúrio. É um antagonista biológico do selênio e afeta o metabolismo enzimático, principalmente mitocondrial, relacionado com a atividade do cofator do ácido alfalipoico. Acumula-se no fígado, no sistema nervoso, no cabelo, nas unhas e em diversas outras vísceras e pode ser detectado por biópsia, mesmo após haver cessado a sua excreção renal. Uma única dose demora de 10 a 70 dias para ser eliminada, daí a possibilidade de acúmulo a partir de doses diárias diminutas.

A dose letal mínima considerada para o trióxido de arsênico é de 60 a 180 mg, apesar de haver uma gama muito larga de tolerância. A dose letal para a arsina, AsH_3, um gás venenoso comum nas intoxicações industriais, é menor. O limite de segurança considerado para as partículas de arsênico na atmosfera é de 0,5 mg por metro cúbico de ar. Para a arsina, o limite é de 0,05 parte de vapor por milhão de partes de ar.

O envenenamento agudo pelo arsênico pode levar ao choque e à morte entre 20 minutos e 48 horas. O envenenamento em pequenas doses causa vômitos, diarreia (sem lesões mucosas), dores abdominais e cãibras musculares. Caso a vítima sobreviva ao envenenamento agudo pode restabelecer-se sem sequelas ou apresentar os sintomas de intoxicação crônica.

Os sintomas mais evidentes da intoxicação crônica são: anorexia, perda de peso, náusea, diarreia, cólica, manchas e descamação da pele, neuropatia periférica, perda da sensação dolorosa, parestesias, cefaleia, confusão, sonolência, anemia, hemólise, hiperqueratose palmoplantar, linhas de Mee, que são faixas brancas e transversais, de 1 a 2 mm, que aparecem em todas as unhas e na mesma localização. A hiperqueratose pode-se degenerar em carcinomas basocelulares e é frequente a perfuração do septo cartilaginoso nasal.

Sinais menores podem passar despercebidos, como fadiga crônica, baixa vitalidade, esquecimentos, queda de cabelos, hiper ou hipopigmentação na pele, sialorreia, gastroenterite, anemia, obesidade, ansiedade, medo da morte, agitação física e mental, lacrimejamento com edema das pálpebras, fotofobia, boca seca, lábios gretados, aftas, halitose, ardor perianal, coriza, hipersensibilidade ao frio, asma na madrugada sem características alérgicas, taquicardias matutinas, dismenorreia, leucorreia ácida e pútrida.

Como se pode verificar, é muito difícil o diagnóstico clínico de uma intoxicação crônica por metal pesado; no caso do arsênico, chama a atenção a tríade sintomática clássica: ansiedade com agitação e temor da morte, ardores que melhoram com o calor e odor pútrido das secreções e excreções. Além da sua presença no mineralograma, o exame hematológico pode mostrar anemia, leucopenia e trombocitopenia. Na intoxicação aguda, o arsênico pode aparecer na urina de 24 horas; na intoxicação crônica pode-se pesquisá-lo na urina após o tratamento com o BAL (dimercaprol). Além do agente quelante ácido 2,3-di-mercapto-1-propano-sulfônico (DMPS-BAL) a abordagem ortomolecular inclui a administração dos antagonistas iodo, selênio, cálcio e zinco; das vitaminas A, C e E; dos aminoácidos sulfurados; a ingestão de alho, ovos e feijões, que também são alimentos enxofrados; e o uso do arsênico dinamizado.

BÁRIO

O bário é um elemento que habitualmente acompanha o cálcio e o ingerimos normalmente com o leite, a farinha de trigo, com as batatas e com alguns tipos de nozes, peixes e algas. Como origem de intoxicação, o bário ocorre nas olarias, na mineração, nas escavações, na indústria de vidros, na manufatura de produtos de borracha e como raticida. Na medicina, é usado o sulfato de bário ($BaSO_4$), como contraste radiológico. Na indústria, os sais de bário, como nitratos, sulfitos e cloritos, são tóxicos.

O bário é um antagonista do potássio e pode interferir com o metabolismo do cálcio. Estimula a liberação de catecolaminas pela adrenal e provoca irritabilidade muscular e miocárdica, pela retenção do potássio. Os sintomas mais evidentes da intoxicação pelo bário são náuseas, vômitos, diarreia, dificuldade respiratória, cãibras, calafrios, formigamento das extremidades, convulsões; podendo ocorrer diminuição ou perda dos reflexos tendinosos e danos hepáticos, renais e esplênicos.

Os sinais menores são a lentidão, tanto para a compreensão e o aprendizado como no mover-se; o medo de tudo e de todos; a falta de confiança; perda da memória, as crianças tornam-se desatentas e os adultos perdem-se no bairro onde moram; hipersensibilidade ao frio, tudo está gelado; coriza e edema de Quincke; perversão do olfato; impotência ou diminuição da libido, chulé.

O diagnóstico é firmado pelo mineralograma e complementam, como exames adicionais, a dosagem sérica do potássio e o eletrocardiograma. A terapêutica é efetuada pelo bário dinamizado a 30CH e o agente quelante, quando necessário, será o EDTA. No envenenamento agudo deve-se administrar o sulfato sódico ou de magnésio, na tentativa de se precipitar o bário sob a forma de sulfato.

BERÍLIO

A intoxicação pelo berílio é sempre crônica e insidiosa, e geralmente industrial. As fontes mais comuns são a manufatura de tintas, corantes e cosméticos, o processamento industrial do cobre, a mineração de metais, a queima de carvão da hulha em usinas e fundições, a indústria bélica e nuclear, a manufatura de componentes eletrônicos, a indústria de cerâmicas e de abrasivos. Aliás, o carvão mineral e as suas cinzas são ricos em berílio e, ambos, podem contaminar o solo e o lençol freático. O hábito de fumar também acarreta a beriliose, pela facilidade com que a fumaça do cigarro apresenta o berílio aos tecidos pulmonares.

Propositalmente, deixei para citar em último lugar o fator mais conhecido como contaminante por berílio, que é a fabricação de lâmpadas fluorescentes. De fato, na década de 1940, houve uma verdadeira epidemia de pneumoconiose pelo berílio, na indústria de lâmpadas fluoroescentes. A partir de 1949, quando os Estados Unidos da América proibiram o uso deste metal na fabricação de lâmpadas, a incidência da doença pulmonar crônica pelo berílio quase se extinguiu, porém, casos novos ainda ocorrem na indústria militar.

O berílio é pouco absorvido pelo trato gastrintestinal, porém, é facilmente permeável à pele e aos pulmões. Tem o metabolismo semelhante ao do cálcio, podendo deslocá-lo dos ossos, onde se deposita, e é antagonista biológico do magnésio. O berílio é inibidor de diversas enzimas, entre elas as fosfatases, afetando a síntese de ATP (adenosina trifosfato), do ácido desoxirribonucleico (ADN), e inibindo diversas enzimas hepáticas. Afeta principalmente os pulmões, a pele, o fígado e os rins, mas provoca a morte celular em todos os tecidos.

A doença pulmonar crônica pelo berílio é uma pneumoconiose semelhante à asbestose, evolui como uma pneumonia intersticial, muitas vezes com característica granulomatosa, indistinguível, histologicamente, da sarcoidose, e leva à fibrose pulmonar e à insuficiência cardíaca direita.

O raquitismo e a osteoporose também podem ocorrer na intoxicação crônica pelo berílio. Outros sinais que soem aparecer nestes casos são as aftas recorrentes, obviamente a dispneia e a tosse, a anorexia e perda de peso, fadiga, fraqueza e dores no peito.

Os exames complementares que nos poderiam ajudar seriam o mineralograma e a dosagem do berílio na urina de 24 horas, apenas na exposição recente, e não servindo como critério de intoxicação; as dosagens das proteínas séricas; as imunoglobulinas IgG e IgA, que podem estar aumentadas e a IgM diminuída; as sulfidrilas séricas (-SH) diminuídas; a aminoacidúria; a inibição da pirofosfatase nas hemácias; o magnésio sérico diminuído; o ácido úrico plasmático aumentado e a diminuição do *clearance* renal do ácido úrico.

A abordagem ortomolecular inclui a administração do magnésio; das vitaminas antioxidantes A, C e E; de aminoácidos sulfurados como a metionina, a cisteína e a taurina; e o uso de berílio dinamizado.

BISMUTO

A intoxicação pelo bismuto ocorre principalmente na indústria. Ocorria, em priscas eras, no tratamento da sífilis. Atualmente o bismuto ainda é usado em medicina, como antiácido estomacal, através dos sais carbonato, salicilato e subcitrato de bismuto; como antibiótico tópico, pelo loretinato de bismuto; como anti-hemorroidário, por meio do resorcinato de bismuto; e, sendo otorrinolaringologista, não posso deixar de citar o famoso "popatapataio", usado como anti-hemorrágico nas cirurgias das amígdalas, o subgalato de bismuto.

O bismuto pertence ao mesmo grupo da tabela periódica do arsênico e do antimônio, entretanto, o bismuto tem muito mais propriedades de metal do que estes outros. Embora tenha sido o último dos metais do grupo V da tabela periódica a ser introduzido no arsenal terapêutico, deverá ser o primeiro a ser abandonado, já que há poucas razões para a sua permanência no arsenal terapêutico moderno e causa espanto o fato de existirem mais preparações comerciais oficinais do bismuto que do arsênico e do antimônio.

Somente os compostos trivalentes do bismuto são usados em medicina, os compostos pentavalentes são oxidantes muito potentes para serem tolerados pelos tecidos orgânicos. Na indústria, o bismuto está presente na metalurgia, nas soldas, nas graxas e nos lubrificantes. O bismuto liga-se aos radicais sulfidrilas das proteínas, formando compostos tiobismúticos.

O sinal característico da intoxicação pelo bismuto é a linha bismútica, um descoramento azulado nas bordas gengivais, mas que pode ocorrer em toda a mucosa oral, devido a deposição do sulfureto de bismuto no tecido conetivo. A mesma pigmentação pode ocorrer na mucosa vaginal, na bexiga urinária e no cólon.

Podem ocorrer distúrbios gastrintestinais; dermatites, com descoramento generalizado e permanente da pele (bismutia); nefrose, proteinúria; hepatite, icterícia e esteatose; encefalopatia, tremores, incoordenação motora, disartria, confusão mental. E os sinais menores são angústia; ansiedade; inquietude; mal-estar; cefaleia; dores ósseas e articulares; dores de dentes que, paradoxalmente, melhoram com água fria; eructações frequentes; dores sob as unhas; e ressecamento palmoplantar. A proteinúria pode ser detetada pelo exame de urina e a abordagem ortomolecular inclui as vitaminas antioxidantes A, C e E; os aminoácidos enxofrados metionina, cisteína e taurina; o bismuto dinamizado e o agente quelante, que é o dimercaprol.

CÁDMIO

O cádmio está associado a diversos minerais, como o zinco, o cálcio e o chumbo, pode ocorrer na dolomita e é muito usado na indústria de revestimentos metálicos e nas indústrias químicas. O cádmio é utilizado também na manufatura de lâmpadas de vapor e de baterias elétricas, em produtos para lustre e polimento, em materiais de solda, na metalurgia do zinco, na indústria do vidro, na fabricação de plásticos, na indústria de tintas e pigmentos *etc*.

Na vida dos comuns mortais o cádmio é encontrado nos efluentes gasosos das indústrias dos produtos já mencionados; em fertilizantes, fungicidas e pesticidas utilizados na agricultura, no solo e em alimentos como o arroz, as frutas, o café, chás, refrigerantes e mesmo na água potável. O cádmio também está presente na fumaça do cigarro, afetando tanto os fumantes quanto os tabagistas passivos.

Outras fontes de cádmio são as ostras, os mariscos e anchovas; os barris e embalagens galvanizados; e os carboidratos refinados, os quais, com o beneficiamento, perdem os nutrientes que competiriam com este metal, como o zinco, o cálcio e o selênio. Um dado interessante é que o cádmio é utilizado na falsificação de diversos produtos, e inclusive é relatado que cubos de gelo, gerados em recipientes revestidos pelo cádmio, podem provocar envenenamento por este metal. Aliás, o cádmio é solúvel em ácido, e alimentos e bebidas ácidos colocados nestes recipientes o podem liberar do seu revestimento.

A inalação dos fumos de cádmio, na indústria do vidro, produz edema pulmonar em 2 ou 3 dias e leva a uma pneumonia intersticial proliferativa, com lesão permanente e fibrose pulmonar. Pode-se inalar o cádmio em concentrações mortais sem que o operário se aperceba. A inalação do fumo de cádmio produz secura na garganta, tosse, cefaleia, vômitos, angor torácico, dispneia e prostração.

A ingestão de cádmio não costuma causar envenenamento fatal, geralmente provoca sintomas gastrintestinais violentos, de início súbito, após 20 a 30 minutos da ingestão, característicos de intoxicação aguda, senso lato. O cádmio é um metal pesado tóxico para diversos sistemas enzimáticos do organismo. Ele inibe, principalmente, enzimas que utilizam o selênio, o zinco e o cobre como cofatores, e, aí, já nos lembramos, imediatamente, da superóxido dismutase e da glutation peroxidase. O cádmio também inibe a neoglicogênese e a fosforilação.

A exposição crônica ao cádmio é nefrotóxica e provoca nefrite intersticial, lesão do túbulo proximal, proteinúria e hipertensão. Quando a intoxicação é intensa e acomete a camada média, muscular, das arteríolas, ocorre hipotensão. Este metal também pode provocar paralisia facial, lesões nos núcleos centrais do apetite e do olfato, polipose e ozena, lesões testiculares, cataratas, enfisema pulmonar, gengivites, dores osteoarticulares, queda de cabelo, dermatites e retardo mental, tudo como consequência do estresse oxidativo provocado pela inibição enzimática. Faço lembrar que crianças intoxicadas pelo cádmio costumam ser hiperativas e apresentam dificuldade de aprendizado, habitualmente estes infantes alimentam-se mal, ingerindo quase exclusivamente hidratos de carbono refinados, como bolos, bolachas, biscoitos, doces e "porcariitos".

Os exames laboratoriais que podem ajudar são o mineralograma e a pesquisa da proteinúria, da aminoacidúria e da beta$_2$-microglobinúria. A busca do cádmio na urina de 24 horas após o uso do EDTA ou do DMSA também pode auxiliar. A abordagem ortomolecular inclui a utilização dos antagonistas zinco, cálcio e selênio; as vitaminas antioxidantes A, C e E; o uso dos aminoácidos e alimentos sulfurados, como a taurina, a cisteína, as brássicas, o alho, as leguminosas e o ovo. Os agentes quelantes podem ser o EDTA, o ácido dimercaptossuccínico e o ácido alfalipoico. Também se usa o cádmio dinamizado.

COBALTO

O cobalto é um elemento nutriente e só em circunstâncias especiais apresenta toxicidade. Excepcionalmente o incluímos neste capítulo. Nas décadas de 1950 e 1960 o cobalto passou a ser adicionado à cerveja e a ingestão de grandes volumes de cerveja passou a provocar miocardiopatia, até que, em 1967, eliminou-se o cobalto como aditivo da cerveja. Faço lembrar que a cerveja continua portadora do cobalto oriundo das leveduras utilizadas em sua fabricação.

O cobalto estimula a produção da eritropoetina renal e, em animais, induz à policitemia. Por outro lado, o excesso de cobalto bloqueia algumas enzimas carreadoras de ferro e pode deprimir a produção de eritrócitos. A ingestão acidental de cloreto de cobalto por crianças pode levar a cianose, coma e morte. Outros efeitos da intoxicação pelo cobalto incluem eritema, dor retroesternal, dermatites, acúfenos, hipoacusia, náuseas e vômitos, bócio, mixedema e insuficiência cardíaca congestiva. É também interessante lembrar outros sinais menores sugestivos do excesso de cobalto, como a polução noturna, a impotência e a hemicrania.

Podem ajudar no diagnóstico o mineralograma, a dosagem das alfaglobulinas, que estarão aumentadas, e a captação do iodo, que estará diminuída. O excesso de cobalto no mineralograma não exclui uma possível carência da vitamina B12, a cianocobalamina. A abordagem ortomolecular inclui a vitamina C no tratamento.

COBRE

O cobre também é um metal nutriente e raras vezes apresenta toxicidade. O cobre iônico, livre, é oxidante e, como tal, pode lesar os tecidos orgânicos. A etiologia da intoxicação pelo cobre geralmente é a deficiência de zinco e molibdênio, e a origem do cobre encontra-se nos encanamentos para água potável e em fontes e poços de água localizados em solos nos quais o metal está presente.

Outra causa de intoxicação pelo cobre é a doença de Wilson, ou degeneração hepatolenticular, um distúrbio metabólico raro, hereditário, autossômico-recessivo. É frequente a consanguinidade entre os pais destes doentes e a frequência de portadores heterozigotos sãos é calculada em 1 para 500. Caracteriza-se a doença de Wilson por alterações degenerativas cerebrais, especialmente nos núcleos da base, a cirrose hepática e o anel de Kayser-Fleischer, um círculo pardacento ao redor da córnea e patognomônico desta enfermidade.

Os sintomas de náuseas, vômitos e desidratação frequentemente ocorrem quando se usa o sulfato de cobre como suplemento alimentar, e podem ser devidos à irritação gastrintestinal pelo íon sulfato; porém, também podem ser atribuídos à intoxicação pelo cobre. O estresse oxidativo provocado pelo excesso de cobre atinge todos os órgãos e pode ocasionar anemia hemolítica; sulfa-hemoglobina; hipotensão; consumo de vitamina A, detectada pela dosagem no sangue; necrose hepática, icterícia, mal de Parkinson; doença de Alzheimer; esquizofrenia; nefropatia, com degeneração e necrose tubular, especialmente na alça ascendente e no túbulo contorcido distal.

Na doença de Wilson, os sintomas são insidiosos e podem aparecer em qualquer idade, em geral entre os 4 e os 40 anos de idade, inicia-se com tremor e incoordenação motora e evolui para rigidez, disartria e disfagia, como no mal de Parkinson. A cirrose pode evoluir com hipertensão portal e podem ocorrer transtornos da personalidade, hemiparesia, além da esquizofrenia e da anemia hemolítica já mencionadas.

Os exames subsidiários que podem ajudar são as dosagens do cobre sérico ou eritrocitário; do cobre na urina de 24 horas, após o uso de D-penicilamina ou dimercaprol; da ceruloplasmina, diminuída na doença de Wilson; o hemograma; o mineralograma, as enzimas hepáticas e as bilirrubinas; o exame de urina; os níveis de ureia e creatinia; além de biópsias hepática e renal.

O tratamento se faz com a suplementação alimentar com zinco e molibdênio; com as vitaminas A, B_6, C e E; com os aminoácidos sulfurados metionina, cisteína e taurina; com os alimentos enxofrados; e com os agentes quelantes D-penicilamina e o DMPS (BAL).

CHUMBO

Já Hipócrates, no quinto século antes de Cristo, reconheceu a toxicidade do chumbo em um mineiro que padecia de cólicas intensas. No segundo século antes de Cristo, Nicander relacionou constipação, cólicas e palidez com este metal. No primeiro século antes de Cristo, Dioscórides descreveu completamente a síndrome do saturnismo.

Estas descrições da antiguidade referem-se, obviamente, a pacientes expostos a grandes quantidades de chumbo, mas foi somente no século XVII, *ano domini*, que os sintomas das intoxicações mais sutis pelo chumbo foram descritos. O primeiro registro de investigações experimentais sobre o chumbo ocorreu em um tratado de toxicologia, de Orfila, em 1814.

A contaminação pelo chumbo, atualmente, é universal, todos nós ingerimos chumbo na nossa alimentação, devido à contaminação do solo desde a Segunda Guerra Mundial. Uma das origens mais comuns de exposição ao chumbo é a própria residência, especialmente as casas mais antigas, ou mais pobres, que são pintadas com tintas à base de chumbo, como o alvaiade, por exemplo. A ingestão do raspado destas paredes por crianças, a famosa pica (perversão do paladar), ou a inalação do pó proveniente destas pinturas são as principais causas de intoxicação pelo chumbo no lar, ainda hoje.

Outro fator de contaminação pelo chumbo nas casas é o uso de soldas de chumbo nos encanamentos de água potável, já que os canos de chumbo foram proibidos. O chumbo contido nas soldas de latas de alimentos também pode contaminá-los, especialmente se as latas estiverem amassadas e rompido o verniz interno, que isolaria a comida da solda; lembro, também, que muitos vernizes levam o chumbo em sua composição. As bisnagas de dentifrício, até há alguns anos, eram constituídas de uma liga de estanho e chumbo, até serem substituídas por um material plástico. Uma outra fonte comum de poluição pelo chumbo é o uso de caixas de baterias como combustível doméstico pela população mais pobre.

Não podemos deixar de observar que o uso de tinturas de cabelo, contendo o pigmento acetato de chumbo, podem servir como fonte de contaminação, especialmente se existirem pequenos traumatismos do couro cabeludo, como geralmente acontece nos tratamentos cosméticos capilares. A contaminação pelo chumbo também ocorre em alambiques clandestinos, que utilizam radiadores de automóveis como serpentina para a destilação de bebidas alcoólicas.

Inúmeras pequenas indústrias, que trabalham com sucata de metais, sem os devidos equipamentos de proteção, soem contaminar o meio ambiente pelo uso do maçarico de acetileno sobre metais que contêm chumbo. O chumbo é usado, regularmente, por inúmeras indústrias. Nos Estados Unidos da América estima-se que se use, pelo menos, cerca de 1.110.000 toneladas de chumbo por ano.

As fábricas que mais utilizam este metal são as de produtos petrolíferos, apesar de o chumbo tetraetila não ser mais adicionado à gasolina; de mineração; as fundições; as de acumuladores elétricos; as imprensas; as de tintas e pigmentos; as de cerâmica e de vidros; as de construção civil; as de munições; e as de reciclagem de materiais que podem volatizar o chumbo.

Outras fontes de chumbo que devem ser consideradas são a manufatura e o uso de pesticidas e fertilizantes, como o calcáreo dolomítico; a indústria da olaria; os lápis de cor; a indústria da peleteria; o tabagismo e o uso de armas de fogo. Tenho observado, também, que muitas caixas de água potável são impermeabilizadas com materiais que apresentam chumbo em sua composição, mesmo em condomínios de luxo na grande São Paulo.

É curioso observar que o leite que ingerimos também contém o chumbo que o gado ingere no pasto, e não temos como escapar disto, a não ser nos abstendo do leite e da carne. Além disso, praticamente todos os alimentos estão contaminados por este metal. Do mesmo modo, é interessante saber que os ossos destes mesmos animais estão acumulando o chumbo dos pastos e, muitas vezes, utilizamos o pó destes ossos na alimentação. Também a dolomita, prescrita como suplemento de cálcio, dependendo da procedência, pode estar contaminada pelo chumbo.

A absorção do chumbo é lenta mas constante o suficiente para ocasionar a intoxicação progressiva. O chumbo elementar é mal absorvido pela pele, a não ser que haja solução de continuidade na integridade da pele, como ferimentos ou abrasões, físicas ou químicas. Os seus compostos orgânicos, por outro lado, podem penetrar rapidamente na pele intacta. Existem muitos relatos de intoxicação oriunda de projéteis de armas de fogo. A bala de chumbo, pela sua característica de deformação e estilhaços, aumenta grandemente a superfície de absorção e, em menos de 1 mês, já pode desencadear evidências de intoxicação.

A maioria dos casos de intoxicação doméstica pelo chumbo ocorre por via oral. Como já vimos, mesmo a dieta normal contém apreciáveis quantidades deste elemento que é absorvido, principalmente, no intestino delgado e, em menor quantidade, no cólon; ele não é absorvido no estômago.

Nenhum material terapêutico se mostrou realmente eficaz na inibição da absorção deste metal; o único fator que se notou influenciar, significativamente, a sua absorção intestinal foi a frequência das evacuações, aumentando-se o número das evacuações diminui-se a absorção do chumbo.

Por outro lado, a maioria das intoxicações industriais ocorre pela inalação do pó ou da fumaça plúmbea. Desde 1920 sabe-se que o chumbo pode ser absorvido por todo o trato respiratório, desde as narinas até os alvéolos pulmonares, de forma rápida e completa.

Após a absorção o chumbo é distribuído por todos os tecidos, concentrando-se, especialmente, no fígado e nos rins para, depois, depositar-se nos ossos e dentes como fosfato terciário de chumbo.

Na fase inicial da deposição óssea, o chumbo concentra-se nas epífises dos ossos longos e pode ser detectado, aos raios X, em crianças, nas cartilagens de crescimento, como anéis de densidade aumentada nos centros de calcificação cartilaginosos e como uma série de linhas transversas nas diáfises.

O chumbo afeta a função de transporte das membranas celulares, as funções enzimáticas e a capacidade do organismo de utilizar o cálcio, o magnésio e o zinco, além de outros minerais. É a ligação do chumbo com os receptores sulfidrila que leva à alteração proteica e enzimática, comprometendo a síntese da heme, a inibição da Na-K-ATPase e outras proteínas de transporte das membranas celulares. Pelo mesmo mecanismo, o chumbo causa a diminuição do glutation eritrocitário, altera a síntese do ácido ribonucleico (ARN), do ácido desoxirribonucleico (ADN) e o metabolismo da vitamina D.

A maioria dos pacientes expostos à intoxicação crônica pelo chumbo apresenta anemia, com consequente fraqueza e palidez; insônia; cefaleia; irritabilidade e vertigens. Em pacientes com má higiene bucal o chumbo deposita-se nos bordos gengivais como uma linha negra-azulada característica. Na retina descreve-se um ponteado, nas proximidades da fóvea, considerado como um sinal precoce da intoxicação saturnina.

A exposição crônica leva à insuficiência renal progressiva, caracterizada por uma síndrome tubular com glicosúria, aminoacidúria, albuminúria, cilindrúria e aumento da secreção renal de chumbo, ácido delta-aminolevulínico, coproporfirina, urobilinogênio, urobilina e pigmentos biliares. A "cólica dos pintores" é um espasmo intestinal intermitente que ocorre nestas vítimas e pode-se manifestar como náuseas, vômitos e perda de peso.

Dores articulares e musculares, com rigidez ou hipertonia podem ocorrer, especialmente nos músculos flexores dos punhos, e podem preceder a paralisia e atrofia de um grupo muscular. A "gota saturnina" é particularmente comum em consumidores de uísque clandestino. A hiperuricemia pode ocorrer, assim como a hiperglicemia.

A forma encefalopática é mais evidente em crianças com dificuldade de aprendizado e diminuição do quociente de inteligência, hiperatividade, incoordenação motora e distúrbios do comportamento; no adulto afeta a memória de longo prazo, a cognição, provoca depressão, irritabilidade, nervosismo, cefaleia, insônia, alucinações, confusão e até esclerose em placas.

Gestantes com níveis elevados de chumbo dão à luz bebês com índices igualmente elevados deste metal Verificou-se, também, que crianças falecidas com a síndrome da morte infantil súbita apresentavam níveis de chumbo significativamente mais elevados do que crianças mortas por outras causas.

Outros sinais do saturnismo são a infertilidade, a impotência, a palidez dos lábios, uma cor cinzenta nas faces, uma postura curvada com o tônus muscular enfraquecido e emaciação, enfim, um envelhecimento precoce. Os sinais e sintomas menores são a depressão, a ansiedade, o medo de ser morto, o entorpecimento mental com percepção atrasada ("demora para cair a ficha"), a dificuldade para encontrar palavras, constipação, tenesmo, halitose fétida e açucarada, dismenorreia, vaginismo, cãibras.

Exames complementares que podem ajudar são a análise dos pêlos pubianos; a dosagem do ácido delta-

Capítulo 6

aminolevulínico urinário (DALA); o hemograma, procurando a anemia microcítica normocrômica e um pontilhado basófilo nos eritrócitos; e as dosagens dos reticulócitos, do ácido úrico e da glicemia.

A abordagem ortomolecular inclui o uso dos antagonistas do chumbo, o cálcio, o magnésio, o zinco e o ferro; as vitaminas B_6, B_{12}, C e E, o ácido fólico e o ácido nicotínico; os aminoácidos sulfurados; os alimentos enxofrados, como o alho, o ovo, os feijões e as brássicas; e o chumbo dinamizado. O agente quelante de eleição é o EDTA, podendo ser usados a D-penicilamina, o dimercaprol e o ácido alfalipoico.

ESTANHO

A fonte doméstica de estanho está, principalmente, nas latas de alimentos, juntamente com o chumbo de sua solda, e pode alcançar a comida quando o revestimento da embalagem é avariado, em geral por amassaduras. As embalagens de dentifrício, a bisnaga de uma liga metálica flexível, também contêm estanho, estas embalagens, atualmente, estão substituídas por material plástico. Alguns cremes dentais fluorados também usam o fluorito de estanho como sal fluorado. As outras contaminações ocorrem por resíduos industriais variados.

A intoxicação pelo estanho costuma ocasionar um esgotamento mental e físico intenso, o paciente tem medo de fazer esforço, torna-se triste, desencorajado e ansioso. A debilidade muscular é intensa e piora ao menor movimento, as pernas cedem bruscamente, ao sentar-se. Esta debilidade costuma piorar, nas mulheres, no período perimenstrual, e chega a impedir as pacientes de falarem, o que alguns maridos agradecem. O sono costuma ser agitado e com sonhos ansiosos.

O enfermo apresenta dores paroxísticas, que aumentam e diminuem paulatinamente, constritivas e pulsáteis e que melhoram com uma compressão forte. Quando há cefaleia, sente-se como se a cabeça fosse apertada por uma faixa, que piora pela manhã e agrava-se com qualquer sacudida da cabeça. As dores nos braços são vívidas e com movimentos espasmódicos nos antebraços e nas mãos. Dor facial com lacrimejamento também pode ocorrer, concomitantemente com palidez da face (neuralgia trigêmino-facial) também paroxística, que aumenta de forma gradual desde as 10 horas da manhã até o meio-dia, para depois diminuir lentamente, até desaparecer por volta das 4 horas da tarde. É intrigante também o fato de estes indivíduos dormirem com uma perna estendida e a outra dobrada, e terem medo de escadas.

Os pacientes podem apresentar pigarro pela manhã e ao anoitecer, com náuseas e sensação de garganta seca. O pigarro pode eliminar uma secreção mucosa amarelada. Apresentam uma sensação de fome pela manhã, mas não conseguem comer porque o cheiro dos alimentos lhes provoca náuseas e vômitos. O gosto amargo na boca é persistente e as eructações também são amargas. Sentem cólicas periumbilicais paroxísticas e que melhoram com uma compressão forte sobre o abdome. A obstipação intestinal é habitual, as fezes apresentam-se duras, em cíbalas, esverdeadas e com esvaziamento insuficiente do reto.

Podem apresentar disfonia, ou mesmo afonia, com sensação de corpo estranho na garganta, gosto metálico na boca e hiposmia com alteração do paladar. A tosse costuma ser suave pela manhã e seca à tarde, agrava-se ao falar, rir ou cantar. A tosse pode ser profunda, cavernosa, sufocante, em crises, até causar dores epigástricas e cianose. Pode ocorrer expectoração espessa, amarelada e de sabor adocicado.

A mulher pode apresentar adiantamento menstrual com hipermenorreia, torna-se triste e ansiosa no período pré-menstrual e, durante as regras, as dores pioram, inclusive com a sensação de que o útero vai sair pela vagina. Leucorreia amarelada também pode ocorrer. Além da lesão ovariana, na mulher, pode ocorrer, no homem, acometimento testicular. E nas crianças pode haver atraso do crescimento.

O fígado pode ser lesado, com inibição do citocromo P.450, e pode ocorrer colecistopatia, assim como os rins podem ser comprometidos, especialmente por compostos orgânicos do estanho. Também podem ocorrer anemia por hemólise e anormalidades linfocitárias com imunodisfunção. Nos casos mais graves pode ocorrer febre e calafrios, com sudorese noturna, neurites, ataxia, vertigem e convulsões.

A abordagem ortomolecular inclui as vitaminas A, C e E; o estanho dinamizado e os agentes quelantes podem ser o DMSA e a D-penicilamina.

FERRO

O ferro é um elemento nutriente essencial, mas quando ingerido em excesso pode apresentar-se tóxico. É um nutriente essencial pela sua propriedade pró-oxidante, esta mesma característica, como já estudamos, provoca lesão tecidual quando este metal se apresenta em excesso.

O envenenamento pelo ferro é muito raro e improvável em adultos, já o envenenamento agudo em crianças é mais comum e costuma ser sério. Nos Estados Unidos da América ocorre, pelo menos, uma morte por mês de lactentes e crianças pela ingestão de doses maiores de 2 g de sulfato ferroso. Atribui-se a causa desta incidência ao aspecto de guloseima das apresentações destes medicamentos ferrosos, além, é claro, do desleixo dos pais. O ferro administrado em excesso, cronicamente, a lactentes, interfere tanto com a assimilação do fósforo que pode provocar raquitismo severo nestas crianças. Considera-se tóxica, para crianças, a dose de 1 g de sulfato ferroso.

Já a intoxicação crônica pelo ferro é mais comum e ocorre, principalmente, pela ingestão de alimentos cultivados em solo rico em ferro, como é o caso do Estado de São Paulo e Paraná, onde a terra é vermelha; da água de poço destas mesmas regiões; pelo consumo abusivo de carnes e vísceras, também um costume do brasileiro; além, é claro, do abuso na suplementação e transfusões de sangue. Um aspecto especial da intoxicação crônica, mais evidente, é a hemossiderose ou hemocromatose, em que acontece o depósito de ferro nos tecidos, levando a lesão tissular, fibrose e insuficiência dos órgãos afetados. Todos os tecidos são afetados, porém, os órgãos mais suscetíveis são o fígado, o pâncreas, as glândulas endócrinas, o miocárdio e a pele.

Na hemocromatose idiopática parece haver um defeito genético primário no mecanismo de absorção do ferro, mas qualquer que seja a causa, costuma haver um acúmulo de 2 a 4 mg de ferro por dia, demorando anos para que o paciente note os sintomas.

Geralmente os homens percebem a hemocromatose idiopática ao redor dos 40 anos, e as mulheres por perto dos 60 anos, devido à proteção das regras menstruais. O efeito nocivo do ferro é aditivo a outros agentes tóxicos, como o alcoolismo ou outros metais pesados.

Os sinais e sintomas mais evidentes são a pigmentação cutânea, de tom gris ou plúmbeo, geralmente perigenital, na face, nos braços e nas pregas da pele; hiperglicemia; disfunções hepáticas, hepatomegalia; esplenomegalia; insuficiência renal crônica; fibrose intestinal; distúrbios endócrinos e transtornos cardíacos. O câncer hepático pode ocorrer com o avançar da idade e a cirrose pode provocar varizes esofágicas. A ascite costuma ser um sintoma terminal. Pode ocorrer também atrofia testicular e impotência, ginecomastia, condrocalcinose com depósitos de ferro nas articulações.

A concentração de hemoglobina costuma ser maior do que o padrão da normalidade, porém anemia macrocítica pode ocorrer nos casos mais graves. No envenenamento, os sintomas são mais graves e agudos, geralmente com gastroenterite aguda, choque, necrose hepática e, frequentemente, morte.

Os sintomas menores que podem levantar suspeita são uma palidez facial extrema, mas que enrubesce facilmente; mucosas pálidas; depressão com crises de ansiedade; irritabilidade, com acessos de ira à menor contrariedade; fonofobia, mesmo ao farfalhar de um papel; vertigens por estímulos optocinéticos, ao ver passar o trem ou o rio. Observe que estes sintomas são inespecíficos e lembram aqueles estudados pelo Dr. Walsh, no capítulo sobre o mineralograma.

Ainda faz pensar no ferro uma cefaleia pulsátil, como um martelo, obrigando o paciente a deitar-se com desejo de apertar fortemente a cabeça com as mãos, e que piora ao menor movimento. Opalgia com congestão ocular e lacrimejamento também pode ocorrer e, quando associada à cefaleia, pode passar por uma crise de enxaqueca. Ondas de calor, com alternância brusca entre a palidez com o rosto frio, quando em repouso, e o enrubescimento e calor ao menor movimento. Fome voraz que se alterna com anorexia absoluta, o paciente come somente pão com manteiga e não tolera ovos. Dor de dentes que melhora com água gelada.

Também, entre estes sintomas esquisitos, apresentam-se regurgitações sem náuseas; vômitos após as refeições, principalmente após a meia-noite; dores abdominais; constipação com desejos frequentes de evacuar, mas ineficazes ou com as fezes em cíbalas. A diarreia pode ocorrer, geralmente à noite, nunca dolorosa, após haver comido ou bebido, com evacuações aquosas de alimentos não digeridos. Pode ocorrer epistaxe pela manhã, ao agachar-se, melhorando a cefaleia. A tosse seca é rara mas pode apresentar hemoptise leve, com sangue vivo, pela manhã. Dor entre as omoplatas, como se o peito estivesse comprimido por uma mão, que piora à meia-noite e com o repouso, mas melhora com o andar lento.

Pode ocorrer incontinência urinária. As regras podem-se adiantar, ser abundantes e prolongadas, desaparecer por 1 ou 2 dias para depois retornarem, são acompanhadas de fadiga intensa, palidez, cefaleia, ondas de calor e prurido intenso que melhora com água fria. Amenorreia também pode ocorrer, suplementada por alguma outra hemorragia, tal como epistaxe ou hemoptise. Leucorreia branca, filamentosa e corrosiva também sói ocorrer.

Os médicos especialistas no exame do pulso descrevem um pulso cheio, suave, muito depressível (cheio e em saltos) ou um pulso pequeno, débil e intermitente. O primeiro sinal cardíaco costuma ser um coração de batidas lentas mas que taquicardizam ao menor movimento.

Como se pôde observar, o diagnóstico clínico de uma intoxicação crônica apresenta pouca dificuldade caso esteja presente a tétrade clássica de pigmentação cutânea, hepatopatia, diabete e insuficiência cardíaca. Porém, se a intoxicação for de pequena monta, a suspeição torna-se difícil e são necessários exames complementares, como o mineralograma, que não dá o diagnóstico definitivo, pois serve de marcador para outras suspeições, como já estudamos; a dosagem do ferro plasmático; a capacidade total de ligação do ferro; e a saturação da transferrina.

O tratamento ortomolecular faz-se com o controle da ingestão do ferro; a suplementação alimentar com zinco, cobre e manganês, que são os antagonistas do ferro; o uso de vitamina E, pois o ferro, sendo um poderoso oxidante, consome grandes quantidades desta vitamina; e, nos casos mais graves, podemos recorrer à sangria. As vitaminas A e C também devem ser usadas para auxiliar na recuperação da vitamina E oxidada. A flebotomia para a sangria de 500 mL suprime cerca de 200 a 250 mg de ferro, que é substituído pelo ferro removido dos tecidos.

Pode-se realizar sangrias de até 500 mL por semana, com o cuidado de se observar o aparecimento de anemia. Na hemossiderose, este tipo de tratamento costuma se prolongar por 2 a 3 anos, com o controle do nível plasmático do ferro e do hematócrito. Quando a flebotomia não é possível, pode-se eliminar o ferro num ritmo de cerca de 15 mg por dia usando-se a desferrioxamina por via intramuscular. O EDTA também pode ser usado como um quelante do ferro, mais barato, porém, os dimecapróis (BAL) não devem ser empregados, porque formam um complexo tóxico com o ferro.

MANGANÊS

O manganês é um elemento nutricional essencial que, também, em excesso pode provocar intoxicação. Este metal é necessário em diversos processos bioquímicos do organismo, entre eles a síntese de proteínas e o metabolismo das gorduras e dos açúcares; na transmissão dos impulsos nervosos; na função do sistema imunológico; na produção de energia; na promoção do crescimento e da reprodução; e é ainda essencial na hematopoese; além de outras funções, entre elas, a já mencionada enzima antioxidante Mn-superóxido-dismutase mitocondrial.

A intoxicação pelo manganês ocorre, principalmente, na manipulação dos minerais deste metal na mineração e na metalurgia, especialmente nas minas e nas instalações com má ventilação. Outras fontes de contaminação são a água de poço contendo o manganês, aditivos da gasolina, o tabagismo, alguns tipos de chás, cosméticos capilares *etc*.

Algumas situações mórbidas também favorecem a toxicidade pelo manganês, entre elas o alcoolismo, o tabagismo, as infecções crônicas, a doenças hepáticas e renais e a exposição à radioatividade. A única referência recente que obtive sobre a clínica do manganês foi que ele impregna e lesa os gânglios da base cerebral, comprometendo a síntese de dopamina e provocando sintomas do tipo parkinsoniano. Há, ainda, uma referência à "loucura do manganês", que ocorreria em mineiros do Chile. Leon Vannier cita uma ação profunda sobre o sistema nervoso, a pele e os ossos, acompanhada de uma anemia grave e debilitante.

Em continuidade, lanço mão da experiência de médicos antigos, da época em que não havia meios laboratoriais para avaliar as intoxicações e recorria-se, então, à experiência *in anima nobili*. Administrando o metal a voluntários, estes pesquisadores anotavam os sintomas que surgiam, que eu já chamei de esquisitos neste livro. Apesar de inespecíficos, os sintomas que aparecem na intoxicação pelo manganês são, a seguir, elencados. Há uma tristeza mal humorada e uma ansiedade, com desejo de descansar sem ser incomodado. O paciente permanece, obstinadamente, no leito, sentindo-se enfraquecido e deprimido. Ocorre uma fraqueza paralisante dos membros e uma diminuição da fala. A cefaleia é constante, com confusão mental, piorando em casa e com a mais leve pressão sobre o crânio ou sacudidela, um passo em falso, por exemplo. Há uma sensação de cabeça aumentada de volume e uma extrema sensibilidade do couro cabeludo. Dores oculares ao fixar objetos próximos e brilhantes ou ao realizar um trabalho minucioso. As pupilas ficam dilatadas.

Sintomas otorrinolaringológicos aparecem, como otalgias pungentes que surgem ao falar e irradiam-se para a garganta, para os olhos e para os dentes; pruridos auriculares; afonia constante que piora pela manhã e com o frio úmido e que melhora com o calor do cigarro; pigarro frequente com sensação de uma membrana cobrindo a garganta; tosse seca que também piora com o tempo frio e úmido, agrava-se ao falar e melhora ao deitar. Se houver rinorreia ou expectoração, sempre é seguida de bronquite e afonia.

Há uma falta absoluta de apetite; indigestões agravadas pelo tempo frio e úmido; cólicas cortantes periumbilicais; diarreia com adenopatia mesentérica; as fezes tornam-se irregulares e difíceis; flatulência; puxos e tenesmo que se agravam ao sentar.

O pulso é leve, apenas perceptível, irregular, alternando-se, rapidamente, de rápido a lento e vice-versa. Dores extremas de aspecto reumático, especialmente nas pequenas articulações, com edema e rubor arroxeado, podendo ocorrer periostite com supuração e necrose. As dores ósseas costumam ser profundas e pioram ao caminhar. Ao redor das articulações aparecem manchas pruriginosas, salientes, arroxeadas e muito dolorosas. O prurido, com ou sem erupções, pode ocorrer, especialmente nas faces flexoras dos membros superiores e inferiores.

Úlceras crônicas, profundas, com bordos azuis, lívidos ou púrpura, geralmente próximas a uma articulação, ocorrem com dores pungentes que pioram à noite e com o tempo frio e úmido. Em suma, todo o corpo está muito sensível e doloroso ao menor toque e o paciente não se sente bem em nenhuma posição. Nas mulheres, a regras adiantam-se, são hipomenorreicas por 2 dias e podem apresentar ondas de calor. Nas mulheres mais maduras e anêmicas as menstruações são como água e duram apenas 1 dia. Particularmente, na clínica diária, tenho notado que o excesso de manganês provoca sonhos vívidos ou pesadelos em alguns pacientes.

A abordagem ortomolecular inclui os antagonistas do manganês, como o cálcio e o fósforo (o ferro também, mas há que se precaver contra a sua atividade pró-oxidante), as vitaminas A, C, E e a tiamina. O manganês dinamizado acelera a sua mobilização do metal e alivia os seus sintomas clínicos. O agente quelante de escolha é o EDTA, mas pode ser usada a D-penicilamina.

MERCÚRIO

O mercúrio é um metal líquido e altamente volátil à temperatura ambiente. Todos os anos são usadas toneladas de mercúrio nos laboratórios de patologia e de análises clínicas; na manufatura de instrumentos científicos e de medição, como termômetros, barômetros; em sensores elétricos; em lâmpadas de vapor de mercúrio; em amálgamas de cobre, zinco, prata e ouro usadas em solda; na produção de compostos químicos orgânicos mercuriais *etc*.

Usam-se, também, pigmentos mercuriais na indústria da fotografia; do bronzeamento; na produção de determinadas cores de tintas, como o vermelho, por exemplo. Compostos mercuriais são usados como agentes antioxidantes nos cascos de navios e barcos. O perigo ao meio ambiente já se inicia na mineração do cinábrio (HgS) para a obtenção deste mineral, segue na sua purificação por destilação e continua na sua aplicação tão generalizada no mundo moderno.

Talvez a fonte mais conhecida da contaminação ambiental pelo mercúrio seja a mineração do ouro, na qual o mercúrio é usado para se amalgamar ao minério aurífero e torná-lo mais pesado, facilitando o bateamento. O mercúrio, volátil, é então separado do ouro por aquecimento, seus vapores, além de envenenar o garimpeiro, espalham-se pela atmosfera. Lavado e levado pela água, o mercúrio também contamina rios, mares e toda a cadeia alimentar do meio aquático, a ponto de atingir ao homem que se alimenta de peixes e frutos das águas.

Outras fontes de mercúrio para a contaminação humana, além do solo e da água contaminados, são os peixes, mariscos, algas, fungicidas, pesticidas, alguns detergentes industriais, cosméticos como tintura de cabelo, látex, conservantes de madeiras, solventes e derivados do petróleo, plásticos, agentes polidores. Na agricultura o metil-mercúrio é usado como conservante de sementes, mantendo a viabilidade dos grãos para o plantio. Alguns medicamentos mercuriais ainda são usados em algumas partes do mundo, como o calomelano (Hg_2Cl_2), usado como laxante e no tratamento da miíase; alguns diuréticos mercuriais e medicações hemorroidais; clareadores de pele e desinfetantes. Na odontologia o mercúrio é usado em amálgama com a prata para a obturação de cáries, e o seu uso no consultório dentário representa um risco para a saúde do profissional, devido à volatilidade e toxicidade deste metal líquido. O mercúrio é considerado o mais tóxico dos metais relacionados no mineralograma.

Situado com o zinco e o cádmio no grupo II-B da tabela periódica, é o mais pesado dos elementos intermediários e, diferentemente destes seus dois colegas de grupo, o mercúrio apresenta duas valências, monovalente (+) e divalente (++). Nas séries eletromotrizes, o mercúrio fica abaixo do hidrogênio, o que constitui um fato significativo para a toxicologia do metal. O mercúrio metálico é estável e apresenta uma reatividade química baixa, porém os seus íons formam, prontamente, ligações covalentes com o enxofre, e é esta peculiaridade a responsável pelo comportamento biológico deste metal. Quando o mercúrio divalente atinge os radicais sulfidrilas das proteínas, ele substitui o átomo de hidrogênio, formando mercaptides: X-Hg-S-R e R-S-Hg-S-R, onde X é um radical eletronegativo e R é uma proteína. Aliás, como curiosidade, há muito tempo os compostos sulfidrilados são denominados de mercaptans, ou seja, captadores de mercúrio, justamente por esta capacidade de capturar este metal.

Além da sua afinidade pelos grupos tióis, o mercúrio combina-se, também, com outros radicais de grande importância fisiológica, como os grupos fosforila, carboxila, amida e amina. A simpatia do mercúrio por esta diversidade de radicais químicos é responsável pelos seus efeitos corrosivo, inibidor de enzimas e precipitante de proteínas, o que explica a sua fama de veneno metabólico. Um dos exemplos da sua ação sobre as proteínas é o bloqueio do transporte de glicose e potássio pela membrana celular.

Considera-se que o mercúrio metálico, puro, ingerido, não é absorvido pelo trato gastrintestinal, e que a intoxicação resultante da ingestão deste mineral seja devida à ação da flora intestinal sobre as gotículas de mercúrio, metilando, oxidando e sulfurando o metal. A água clorada também facilita a oxidação do mercúrio.

O vapor de mercúrio, puro, inalado, é mais rapidamente absorvido do que por via oral e, gradualmente, deposita-se no tecido nervoso, devido à sua lipossolubilidade. Também a absorção do mercúrio puro pela pele é devida à sua afinidade pelos lípides. Assim que o mercúrio alcança a corrente sanguínea, liga-se firmemente às proteínas plasmáticas e aos eritrócitos e, em poucas horas, encontra-se distribuído por todos os tecidos do corpo na seguinte ordem, aproximada, de concentração decrescente: rim, fígado, sangue, medula óssea, baço, vias aéreas superiores e mucosa oral, cólon, intestino, pele, glândulas salivares, coração, músculos esqueléticos, cérebro, pulmões e ossos.

A eliminação do mercúrio inicia-se prontamente, sobretudo através dos rins e do cólon e, em menor proporção, pela bile e saliva. As concentrações teciduais decrescem em proporções variáveis e a distribuição, anteriormente mencionada, é alterada no decorrer do tempo. No cérebro, em especial, o teor de mercúrio cai de forma muito lenta, durante meses.

O envenenamento pelo mercúrio geralmente ocorre pela ingestão, acidental ou intencional, de compostos mercuriais altamente dissociados, como cloreto de mercúrio ou o cianeto mercúrico, mas pode ocorrer, também, pela inalação de vapores do mercúrio metálico ou de mercuriais orgânicos, como o etil-mercúrio, o fenil-mercúrio ou o metil-mercúrio.

Por outro lado, a intoxicação crônica pelo mercúrio, de modo geral, ocorre pela exposição industrial e na agricultura, ou pelo uso medicinal deste metal.

Os compostos mercuriais mais comumente implicados na intoxicação são os etilmercúricos, a diciandiamida de metilmercúrio e o acetato de fenilmercúrio, usados como fungicidas. Estes compostos estão proibidos de serem usados no Brasil, porém rumores correm que, em algumas culturas muito sensíveis aos fungos, são usados fungicidas mercuriais obtidos por contrabando. Pela ação fungicida estas substâncias também são usadas em algumas tintas, à base de água, com atividade antimofo.

Uma informação interessante é que o cloreto de mercúrio é produzido na forma de comprimidos na cor azul, em forma de esquife e rotulado como veneno. Nos casos de envenenamento agudo pelo mercúrio, o primeiro sinal a aparecer é um aspecto cinza-escuro, muito doloroso, da orofaringe, resultante da precipitação do protoplasma da mucosa. Em seguida a mucosa estomacal também é afetada, provocando epigastralgia e vômitos.

O vômito é, frequentemente, um fator determinante para a evolução do quadro tóxico e, se o estômago for rápida e eficientemente lavado, a probabilidade do paciente sobreviver é muito maior. Assim, é importante ao médico saber a quantidade do veneno ingerido, o tempo decorrido entre a ingestão e o início dos vômitos, a quantidade regurgitada estimada e o quanto do mercúrio foi recuperado pelas lavagens gástricas. O veneno alcançando o intestino delgado provocará uma diarreia grave, profusa e sanguinolenta. Fragmentos da mucosa intestinal podem ser identificados nas fezes. A lesão intestinal pode ser grave o suficiente para provocar choque e morte em poucas horas.

Caso o envenenamento ocorra por inalação de vapores do mercúrio metálico ou de mercuriais orgânicos, a síndrome tóxica caracteriza-se por pneumonite, letargia ou inquietação, febre, taquipneia, tosse, dor torácica, cianose, diarreia e vômitos, seguindo-se a atelectasia, o enfisema, a hemoptise e o pneumotórax. O paciente, sobrevivendo a estas primeiras horas, passa à fase do envenenamento sistêmico, que é caracterizada pela ação difusa do íon mercúrio sobre as paredes capilares, especialmente nos órgãos excretores como os rins, o cólon e as glândulas salivares. A saliva adquire um gosto metálico e em 24 a 36 horas aparece uma gengivoestomatite fétida. Mais tardiamente aparecem uma pigmentação na borda gengival, à semelhança da linha do chumbo e do bismuto; infecção secundária; amolecimento dos dentes e necrose alveolar.

Os sintomas gerais estão relacionados com o sistema nervoso central e as lesões renais, que são a habitual causa da morte. A intoxicação crônica, a qual é o nosso maior interesse, provém da exposição prolongada a pequenas quantidades do mercúrio e os sinais e sintomas mais evidentes são gengivite, estomatite, amolecimento dos dentes, sialorreia, sabor metálico na boca, colite, anorexia, anemia, nefropatia progressiva, hipertensão, neurite periférica. O sistema nervoso central é especialmente afetado, com alterações comportamentais, depressão, irritabilidade, dissonias, insônia, tremores intencionais, agitação, fadiga, sonolência diurna, alucinações, ataxia, disartria, redução do campo visual, psicose e muitas vezes simulam a esclerose lateral amiotrófica.

Os sinais mais discretos e difíceis de se observar são a lentidão para se responder às perguntas ou aos estímulos intelectuais; dificuldade de memória, para nomes, ruas, tabuada; sonolência incontida; fraqueza e tremores ao menor esforço, pior à tarde e após defecar; cefaleia em faixa, pior à noite e ao despertar; edemas palpebrais pela manhã com remelas mucopurulentas; fotofobia; otorreia fétida; halitose; sensação de "dentes inchados"; língua inchada e saburrosa com impressão dos dentes, provocada pela tensão; aftas múltiplas; má-digestão; náuseas; gastrite; dores abdominais; icterícia; obstipação com necessidade ineficaz de evacuar; tenesmo; vestibulites nasais; cacosmia, semelhante a queijo velho; ozena; epistaxe; tosse espasmódica; poliúria, frequentemente com albuminúria (espumosa) e com cheiro de "urina de rato"; ulcerações penianas; secreção uretral esverdeada; tenesmo vesical; espermatorreia; dismenorreia abundante, com coágulos negros e fétidos; ondas de calor pré-menstruais; prurido e corrimento vaginal; mastalgia com edema e endurações durante as menstruações; fraqueza nos membros e articulações; dores noturnas "nos ossos"; sudorese profusa, fétida, pior à noite; adenopatias.

Como se pode ver estes sintomas menores são muito comuns e incaracterísticos, mas podem nos servir de baliza para o tratamento, já que, atualmente, podemos contar com o mineralograma para o diagnóstico da exposição aos metais tóxicos.

Dado a importância da exposição ao mercúrio nos dias atuais, quero mencionar também as reações de hipersensibilidade que podem ocorrer com os sais mercuriais, orgânicos e inorgânicos, representadas especialmente por reações asmáticas, urticária, dermatites exfoliativas, pápulas, vesículas, febre, leucopenia, eosinofilia, esplenomegalia e adenopatia.

Menciono, também, a acrodinia, ou enfermidade rósea, que acomete lactentes e crianças pequenas expostas aos mercuriais e que Warkany e Hubbard, em 1948, atribuíram à hipersensibilidade ao mercúrio. Esta exposição foi atribuída ao fenilpropionato de mercúrio, utilizado como antimofo na pintura das casas destas crianças. Alguns oftalmologistas consideram, como um sinal precoce da intoxicação mercurial nestas crianças, o aparecimento de um reflexo pardo na cápsula anterior do cristalino ao exame com a lâmpada de fenda.

É muito importante salientar que a presença do mercúrio, por si só, representa um fator de risco para o enfarte agudo do miocárdio. Alguns exames complementares podem ajudar a firmar o diagnóstico, principalmente os testes de funções enzimáticas, a pesquisa da proteinúria, a dosagem do mercúrio na urina após o uso de um agente mobilizador. O nível sanguíneo do metal não se correlaciona com a clínica e é útil apenas na exposição recente. Testes psicocomportamentais também podem ser úteis.

Para o tratamento a abordagem ortomolecular inclui o uso do antagonista natural do mercúrio, ou seja, o selênio; das vitaminas C, E e A; dos aminoácidos sulfurados; da pectina; do mercúrio dinamizado e os agentes quelantes serão o EDTA, o dimercaprol, a D-penicilamina e o ácido alfalipoico. Deve-se, também, aumentar a ingestão de alho, ovos, feijões, couve, repolho, couve de bruxelas e as brássicas de modo geral.

Se for apresentado um caso de envenenamento recente pelo mercúrio, providencie a ingestão de uma proteína, como o leite ou ovos crus, que servirá como substrato alternativo para a ação do mercúrio, e provoque o vômito, enquanto se providencia a lavagem gástrica, copiosa, com os antídotos específicos.

NÍQUEL

O níquel é conhecido pela sua capacidade alergogênica, mas pode, também, promover a carcinogênese. Paradoxalmente, em quantidades mínimas, ele pode ser usado para promover a estabilidade das moléculas de ácido desoxirribonucleico (ADN) e ácido ribonucleico (ARN). O níquel também serve como coenzima metálica para a arginase, a carboxilase e a tripsina. O metabolismo do ferro e do zinco é afetado pela carência do níquel, assim, de metal tóxico ele se torna um oligoelemento essencial, em doses vestigiais.

A presença do níquel ocorre em inúmeros artefatos metálicos, não só como metal de revestimento, mas também nas ligas metálicas, inclusive no aço de utensílios de cozinha, como panelas. Está presente, também, em alimentos processados em maquinários de aço-níquel, podendo contaminar óleos e gorduras hidrogenados, alimentos refinados, pratos prontos *etc*. Ao se adquirir panelas de aço para o uso doméstico devemos observar a liga de aço utilizada, preferindo as de aço-cobalto às de níquel. Aparelhos ortodônticos também costumam apresentar o níquel como impureza, especialmente nas suas junções de solda, e já há alguma orientação no sentido de banir o seu uso destes artefatos.

Outras fontes de contaminação pelo níquel são fertilizantes, inseticidas e fungicidas, que podem contaminar verduras e legumes; as tinturas e descolorantes capilares, assim como produtos para permanente; o tabagismo; o uso de arma de fogo, pela sua presença nos gases da explosão; a indústria eletrônica, especialmente nas soldas e nas baterias de níquel-cádmio; tintas e mordentes; a indústria de chapeamento e galvanização; a joalheria; olarias; a fabricação de moedas e medalhas *etc*.

O níquel é absorvido e excretado muito rapidamente, e é melhor absorvido pela via respiratória do que pelo trato gastrintestinal. Já no organismo, liga-se à albumina, às globulinas e aos aminoácidos; deposita-se nos leucócitos; desloca o zinco e o cobre, inativando a superóxido dismutase; afeta a glutamato-desidrogenase hepática; inibe enzimas do ciclo de Krebs; e, fixando-se ao ácido desoxirribonucleico (ADN), pode provocar mutações.

Clinicamente, pode determinar alergias, como dermatites, rinite, asma, ou mesmo uma alergia universal; vertigens; náuseas; fadiga; fraqueza; cefaleia; sede; tensão e irritabilidade; tosse; constipação; dismenorreia; pneumonite pela inalação do pó ou da fumaça de níquel; hepatite e até necrose hepática; nefrotoxicidade; carcinoma de fígado e pulmão *etc*.

O níquel pode ser detetado na urina, antes e após a administração dos agentes quelantes. Os níveis sanguíneos e urinários variam grandemente, em horas, refletindo a absorção e a excreção rápidas. As dosagens das transaminases, alanino-aminotransferase e aspartato-aminotransferase, ajudam a monitorar a lesão hepática.

O tratamento baseia-se na administração de seu antagonista, o selênio; das vitaminas C e E; dos aminoácidos sulfurados; da pectina e do níquel dinamizado. Os agentes quelantes que podem ser usados são o EDTA, o dimercaprol, o dietilditiocarbamato e a D-penicilamina. O aumento do consumo de alho, ovo, feijões e brássicas também é recomendável.

OURO

A toxicidade do ouro deriva, quase exclusivamente, do seu uso medicamentoso e eu não o incluiria neste tema não fosse a moda de se ingerir o ouro metálico em iguarias gastronômicas, como doces, sorvetes e licores, costume que, consolidando-se, demandará a nossa observação. Durante séculos o ouro foi usado como antipruriginoso até que, em 1890, Robert Koch observou que o bacilo da tuberculose é afetado desfavoravelmente por baixas concentrações de sais de ouro. Posteriormente, aplicou-se o ouro no tratamento da sífilis, da artrite reumatoide e do lúpus eritematoso, pois se acreditava que estas duas últimas patologias fossem manifestações diferentes da tuberculose.

Desde 1929, quando J. Forestier descreveu os efeitos benéficos dos sais de ouro no tratamento da artrite, este metal tem sido empregado no tratamento da artrite reumatoide, do lúpus eritematoso e da uveíte. Em camundongos, foram observados efeitos favoráveis sobre infecções por estafilococos, estreptococos hemolíticos, pneumococos e leptospira, porém as doses de ouro foram altamente tóxicas. Em humanos, foi relatado o efeito bacteriostático do plasma de pacientes artríticos, sob auroterapia, sobre algumas espécies de estreptococos hemolíticos. Preparações radioativas de ouro também são empregadas terapeuticamente.

O ouro é o mais pesado dos elementos intermediários do grupo periódico Ib, juntamente com o cobre e a prata e, como estes dois, existe nas formas monovalente e trivalente. Ambas as valências formam, avidamente, complexos com radicais de ligação, e quase todos os compostos terapêuticos são sais aurosos em que o ouro está ligado ao enxofre. Existe uma afinidade relativamente forte entre o ouro monovalente e o enxofre; com o carbono e o nitrogênio esta afinidade é fraca, e com o oxigênio não há praticamente nenhuma afinidade, exceto em quelatos. A forte afinidade do ouro pelo enxofre e o seu efeito inibidor sobre a desidrogenase pirúvica sugerem que os seus efeitos derivam da inibição dos sistemas sulfidrilados.

Os compostos de ouro tendem a se decompor à sua forma elementar, em virtude da fraca reatividade química, "nobreza" do ouro e, por este mesmo motivo, os tiocompostos, por serem mais estáveis, são os mais usados terapeuticamente. Todos os compostos aurosos hidrossolúveis apresentam radicais hidrofílicos em adição ao grupo aurotio.

Em ratos, observou-se que o tiomalato de ouro inibe a transaminase e a formação da glucosamina-6-fosfato, no tecido conjuntivo, e aumenta a eliminação urinária de glicocorticoides. Também em ratos, observou-se que a aurotioglicose induz à hiperfagia e obesidade, depositando-se no cérebro, particularmente no diencéfalo, na área ventromedial do hipotálamo. O tiomalato, que não provoca a obesidade, não é encontrado no hipotálamo.

Os sais de ouro são rapidamente absorvidos após a injeção intramuscular e ligam-se extensamente às proteínas do plasma. O ouro é escassamente absorvido por via oral. A distribuição do ouro pelos tecidos concentra-se, principalmente, nos rins, no fígado, no baço e nas articulações. As articulações inflamadas concentram duas vezes mais ouro do que as articulações sadias. A eliminação do ouro se dá principalmente pela urina, mas ocorre também pelas fezes, e pode-se prolongar por até 12 meses, dependendo da dose total administrada. Nos tecidos intersticiais, o ouro pode ser encontrado nos macrófagos até 28 anos após a última injeção.

A aurotoxicidade está diretamente relacionada com a idade do paciente e o teor total do ouro no organismo e, é interessante observar, pacientes que não respondem à auroterapia não apresentam toxicidade. Os efeitos tóxicos mais comuns são as manifestações cutâneas, como eritema, prurido, urticária, púrpura, dermatite maculopapulosa ou esfoliativa. As lesões mucosas, entre a quais a glossite é a mais comum, costumam ser representadas por estomatite, faringite, traqueíte, úlceras nasais, otite, gastrite, colite e vaginite, podendo ocorrer cacosmia e halitose. Também os órgãos hematopoéticos podem ser afetados, provocando discrasias sanguíneas graves, entre elas a trombocitopenia, a leucopenia, a agranulocitose e a anemia aplástica. Eosinofilia ocorre algumas vezes.

O ouro é tóxico para os rins e 50% dos pacientes submetidos à auroterapia apresentam traços de albumina na urina. Algumas vezes ocorre albuminúria maciça e hematúria microscópica. A auronefrotoxicidade, em ratos, pode ser evitada pelo cortisol, mas não pela desoxicorticosterona. As reações tóxicas graves são raras, mas podem incluir encefalite, polineurites periféricas, hepatite e crise nitritoide. Hipoacusia, especialmente acúfenos, pode ocorrer, inclusive vertigem por ototoxicose. Os olhos também podem ser afetados com dores nas órbitas, muito sensíveis à pressão, diplopia e hemianopsia.

Entre os sintomas menores estão a melancolia; o humor instável e irritável; obsessão pelo suicídio, apesar do medo da morte; hipersensibilidade à dor e ao frio; fezes amareladas; irregularidades menstruais; dores nos testículos, os quais podem apresentar-se inflamados; palpitações; e edema nos membros inferiores.

O tratamento ortomolecular inclui, além dos alimentos enxofrados como o alho, o ovo, as leguminosas e as brássicas; os aminoácidos sulfurados, como a metionina, a cisteína e a taurina; as vitaminas antioxidantes A, C e E, o ouro dinamizado e, como agentes quelantes, podemos usar o dimercaprol e a D-penicilamina. É importante salientar que os corticosteroides, eventualmente usados no tratamento das manifestações cutaneomucosas, aumentam a toxicidade dos sais de ouro. Também deixo anotado que alguns pacientes submetidos à auroterapia desenvolvem, tardiamente, lúpus eritematoso sistêmico.

PLATINA

A exposição à platina ocorre, principalmente, no meio industrial e na ourivesaria, porém o seu uso como catalisador, em conversores de escapamento de automóveis, aumentou muito os seus níveis ambientais. A platina é um metal de baixa toxicidade e de pouca absorção por via gastrintestinal, todavia, por via inalatória é amplamente absorvido. Inalado e absorvido, este elemento pode provocar dermatites, mucosites, pneumopatias, alergias, nefrite e levar à imunossupressão.

Os sintomas clínicos foram descritos em priscas eras por observação em *anima nobile* e os mais característicos são os distúrbios do comportamento. O paciente, antes dócil e respeitador, torna-se orgulhoso, arrogante, desdenhoso e altaneiro; impaciente, não tolera a mais leve contradição. Acha que todos os objetos e as pessoas são pequenos e insignificantes perante a sua pessoa. Cansado da vida, sente-se angustiado e temeroso da morte, que acredita estar próxima. Apresenta uma alternância bipolar entre a tristeza e a alegria, e, incongruentemente, ri de coisas sérias e tristes. Esta polaridade também se manifesta na alternância entre os sintomas físicos e mentais.

Pode apresentar cefaleia recorrente, paroxística, em aperto, especialmente frontal e temporal, que se inicia pela manhã e piora ao meio-dia. Dores faciais e cãibras orbitais podem ocorrer. Sensação de dor fria nos ouvidos que se irradia para as bochechas e os lábios. Fome voraz com eructações, flatulência e náuseas também podem ocorrer. Constipação com dores periumbilicais que se irradiam para as costas soem acontecer, as fezes ocorrem em cíbalas duras, de aspecto queimado e aderentes ao reto. Os órgãos genitais tornam-se hipersensíveis, com prurido voluptuoso e desejo sexual excessivo e constante.

Na mulher ocorrem dores ovarianas, prurido vulvar e vaginal, comportamento ninfomaníaco e vaginismo com sensação de desfalecimento durante o coito, que é doloroso e insuportável. As regras podem se adiantar e serem muito abundantes, com coágulos negros como alcatrão. Sensação de entumecimento do cóccix, como se estivesse machucado, e entorpecimento das pernas também costumam acontecer.

Um exame complementar que pode ajudar no tratamento é a dosagem da platina na urina de 24 horas. A abordagem ortomolecular inclui o uso da platina dinamizada.

PRATA

A prata é um metal de transição do mesmo grupo IB, ao qual pertencem o cobre e o ouro. Este metal é empregado, medicinalmente, há milhares de anos. Filipe Aureolo Teofrasto Bombast Von Hohenheim, que se denominava de Paracelso, no século XVI, recomendava o seu uso para as doenças do sistema nervoso, pois considerava existir uma relação entre a prata e a deusa Luna, que se acreditava influenciaria aos indivíduos nervosos, ou lunáticos. Ainda no final do século XIX o cáustico lunar, ou nitrato de prata, era utilizado no tratamento da epilepsia. Atualmente os compostos argentinos são utilizados apenas por sua ação tópica, como antissépticos e germicidas, e o nitrato de prata, como agente cáustico e cauterizante.

As fontes de prata, na prática ortomolecular moderna, estão nos alimentos de origem marinha, nos xampus, no amálgama utilizado para as obturações dentárias, nos talheres e utensílios de uso doméstico, em soluções antissépticas de uso nasal e ocular, nas indústrias de processamento químico, na metalurgia, nos laboratórios fotográficos, na joalheria, na solda à base de prata e nas indústrias que se utilizam do carvão.

É absorvida pela pele e pelo trato gastrintestinal, tem baixa toxicidade, mas inativa proteínas e enzimas sulfuradas, como a glutation peroxidase. Os sais de prata inativam as enzimas enxofradas ao reagirem com os radicais sulfidrilas, formando sulfuretos de hemiprata. O íon prata também se combina com diversas outras frações biologicamente ativas, tão importantes quanto os radicais amino, carboxil, fosfato e imidazol. A ação da prata sobre a proteína altera a sua conformação estrutural, desnaturando-a e precipitando-a. Quando a concentração argentina é baixa, esta precipitação ocorre no espaço intersticial e caracteriza a ação adstringente do metal. Quando a concentração é elevada, as membranas celulares e as estruturas intracelulares são afetadas, determinando o efeito cáustico ou corrosivo do íon prata.

O fato de estes íons unirem-se tão rapidamente aos radicais ativos das proteínas impede que eles se difundam pelos tecidos. Assim, os efeitos da prata são locais e autolimitados, a não ser que a dose da prata sobrepuje a capacidade dos tecidos de a fixarem. Esta é, também, a base para o efeito antisséptico da prata sobre os vírus, fungos e bactérias.

A morte pelo envenenamento por sais de prata geralmente ocorre pela ingestão de uma concentração suficiente para provocar a corrosão da mucosa do trato digestório, gastrenterite hemorrágica e choque. Considera-se que a dose oral de cerca de duas colheres de chá, 10 g, de nitrato de prata seja fatal.

Em animais de experimentação foram injetados sais de prata e observou-se, inicialmente, um estímulo nas estruturas do tálamo cerebral, seguido de uma posterior depressão destas mesmas estruturas. Há, também, um estímulo central vasomotor que provoca a elevação da pressão arterial e, ao mesmo tempo, ocorre uma bradicardia por estímulo vagal central. A morte eventualmente ocorre por depressão do centro repiratório central.

No cotidiano, quantidades mínimas de prata são ingeridas, absorvidas e acumulam-se no corpo no decorrer dos anos de vida. Quando em excesso, a prata absorvida é amplamente distribuída pelo organismo, especialmente nas camadas subepiteliais da pele e, em grandes quantidades, confere à pele uma pigmentação azulada característica. Como na emulsão fotográfica, a redução da prata é facilitada pela exposição à luz e acentua esta pigmentação.

Na argiria, biópsias demonstraram que a prata se deposita, principalmente, nas fibras elásticas da pele, mas é vista, também, na membrana própria das glândulas sudoríparas, nas bainhas de tecido conjuntivo ao redor de glândulas sebáceas e folículos pilosos, nos vasos sanguíneos cutâneos, nos músculos e nervos. O primeiro sinal de argiria pode ser uma linha cinza-azulada na gengiva inserida, à semelhança da linha bismútica já mencionada. A pele torna-se manchada, especialmente nas partes expostas à luz, de uma cor que varia do cinza a um tom de "cianose acentuada". Esta lesão cosmética permanece por toda a vida. Um fato curioso é que o homem azul, que se apresentava no circo Barnum & Bailey, apresentava argiria.

O olho, em particular, é propenso a manifestar uma pigmentação variando do cinza-azulado ao castanho-preto, especialmente na coroide e no corpo ciliar. Alguns grânulos aparecem na conjuntiva, córnea e esclerótica e nenhum ocorre na íris, retina ou cristalino. Úlcera de córnea pode ocorrer com a aplicação local de sais de prata e aumenta a possibilidade de pigmentação ocular.

Também nos rins a prata se deposita intersticialmente, provocando edema e degeneração tubular, especialmente em fotógrafos envolvidos no processo da revelação, antes do advento da fotografia digital. Foram descritas também necrose de medula óssea, perda do controle dos movimentos voluntários, tremores, fadiga severa, debilidade mental, ansiedade, agitação, papilite lingual, dores testiculares e ovarianas.

A abordagem ortomolecular inclui os antagonistas da prata, como o selênio e o cobre, as vitaminas antioxidantes, especialmente a vitamina E e a prata dinamizada. O tratamento da ingestão aguda de sais de prata consiste no uso de cloreto de sódio, na tentativa de precipitar a prata como metal. O tratamento da pigmentação argentina requer laboriosa injeção intradérmica de toda a área afetada com uma solução de tiossulfato de sódio a 6% e ferrocianeto de potássio a 1%. Os agentes quelantes não se mostraram eficazes.

TÁLIO

O tálio já foi muito usado como fungicida para o tratamento de micoses cutâneas infantis e em cremes depilatórios. Como raticida potente ainda é empregado na forma de sulfato de tálio. A dose letal do sulfato de tálio para o homem é de 0,2 a 1 g e tem causado inúmeros envenenamentos. Outras fontes menos evidentes do tálio são a água de poços ou cisternas contaminados pelo metal, depósitos de lixo, o tabagismo, plantas que crescem no cimento, algumas plantas odoríferas, entre outras.

As plantas que foram cultivadas em terreno onde se manipulou o tálio persitem contaminadas por anos a fio, mesmo após a limpeza do solo. O tálio é absorvido por via oral, inalatória, transdérmica e transplacentária, afeta a síntese proteica e compete com o potássio.

A intoxicação pelo tálio pode provocar vômitos, cólicas, diarreia ou constipação, nervosismo, inquietação, incapacidade de concentração, histeria, confusão mental, delírio com alucinações, psicose, dormência nos dedos, queimor nos pés, cãibras, distúrbios neuromusculares, coreia, ataxia, polineurites, paralisia facial, atrofia do nervo óptico, estrabismo, falência cardiorrespiratória, anormalidades na onda T do eletrocardiograma, aumento do intervalo Q-T no eletrocardiograma, insuficiência renal, albuminúria, hipertensão, queda de pelos, alterações do sono, coma superficial e, na gestação, morte fetal. O sinal mais importante e característico, e muitas vezes único, é a alopecia que aparece, em geral, 8 dias após a exposição e é reversível após a retirada do metal.

O exame anatomopatológico pode demonstrar as lesões renais e/ou a necrose lobular central do fígado. Este elemento provoca, também, um aumento da opacidade do fígado ao exame radiológico, especialmente no envenenamento pelo sulfato de tálio. A análise da urina indica apenas a exposição recente. Somente 15% da dose oral são excretados pelos rins em 132 horas (5,5 dias).

O tratamento ortomolecular inclui, obviamente além do afastamento à exposição ao metal, o uso de potássio, em altas doses; o selênio; o carvão ativado; o levedo de cerveja, que parecem prevenir a alopecia e a catarata; e o tálio dinamizado. Nas intoxicações mais graves, o ferrocianeto férrico (azul da Prússia) e a D-penicilamina estão indicados. Nos casos de envenenamento agudo, acidental ou tentativa de suicídio, além da lavagem gástrica e dos cuidados pertinentes acima referidos, usam-se agentes quelantes, tais como os dimercapróis, como o BAL, em altas doses, e, menos efetivamente, o EDTA, a tioacetamida e a beta-mercapto-etilamina.

TÓRIO

O tório foi descoberto em 1828 por Jôns Jacob Berzelius, sob a forma de óxido, e recebeu este nome em homenagem ao deus da guerra escandinavo Thor. Este metal não tinha nenhuma aplicação prática até a criação do lampião a gás, quando passou a ser utilizado nas suas mantas incandescentes. O tório é um metal naturalmente radioativo que ocorre no solo e é tão comum quanto o chumbo. A areia monazítica, comum no litoral brasileiro, especialmente no estado do Espírito Santo, contém cerca de 3 a 9% de óxido de tório e serve de matéria-prima para a confecção das camisas dos lampiões a gás. Existem diversos isótopos naturais do tório, todos eles radioativos e com meia-vida variável, desde alguns minutos até 10^{10} anos, como é o caso do Th^{232}.

Na indústria, o tório é usado como elemento de liga com o magnésio, para aumentar a sua resistência mecânica às altas temperaturas; no revestimento de fios de tungstênio de equipamentos eletrônicos e das lâmpadas incandescentes; em eletrodos para solda cerâmica; na fabricação de vidros e lentes com alto índice de refração; como combustível físsil na indústria nuclear *etc*.

Nos laboratórios, é empregado como catalisador na conversão de amônia em ácido nítrico, no craqueamento do petróleo, na produção do ácido sulfúrico e em equipamentos submetidos a altas temperaturas, como cadinhos, por exemplo. É, também, usado na datação arqueológica de fósseis. Em medicina era usado no radiodiagnóstico, com o nome de Thorotrast, porém, o seu uso foi abandonado devido a sua natureza carcinógena.

O tório é mal absorvido quando ingerido, mas é prontamente absorvido e depositado nos pulmões quando inalado. Pode provocar neoplasias nos pulmões, pâncreas e no sangue, o risco é maior em exposições maciças e prolongadas, descritas entre 11 a 37 anos.

Faltam-me mais informações sobre o tório.

Aos pacientes que apresentam níveis maiores de tório no mineralograma capilar tenho recomendado abster-se de água mineral radioativa.

O tório dinamizado também pode ser utilizado, mas o mais importante é tentar identificar a fonte da contaminação.

URÂNIO

O urânio, assim nomeado em homenagem ao planeta Urano, foi o primeiro elemento em que se descobriu a propriedade da radioatividade. Foi identificado pela primeira vez pelo físico alemão Martin Heinrich Klaproth, em 1789, e a sua meia-vida é de 4,5 bilhões de anos. É empregado na indústria bélica, nas bombas atômicas e como espoleta para as bombas de hidrogênio; e, como combustível, na geração de energia elétrica nas usinas nucleares.

O Brasil possui a sexta maior reserva de óxido de urânio, U_2O_8, do mundo e apenas um quarto de território nacional foi objeto de prospecção. As duas maiores reservas estão em Caetité e em Santa Quitéria, no Ceará. A mina de Caetité está a apenas 20 km do município, é uma mina a céu aberto de 80 km de comprimento por 30 a 50 km de largura e libera na atmosfera um pó mineral conhecido por *yellow cake*, ou, literalmente, bolo amarelo. Esta mina é capaz de suprir dez reatores do porte do Angra II por toda a sua vida útil com um teor médio de urânio de 3.000 ppm. Outras fontes de urânio estão na manufatura de vidros e cerâmicas, na indústria química, em alguns tipos de xampu, e na água e no ar de algumas regiões.

Particularmente, em nosso consultório, temos observado a ocorrência do urânio em famílias que consomem, exclusivamente, água mineral para beber e cozer. Talvez por utilizarem água mineral radioativa. Quiçá, também, pelo fato de não haver um controle adequado da água distribuída, pois temos observado, em estâncias hidrominerais, diversas marcas abastecendo os seus caminhões. Em 99% das intoxicações o radioisótopo envolvido é o U^{238}, raramente o urânio enriquecido, U^{235}, e o randon, um subproduto da decomposição do U^{238}, estão implicados.

Pouco absorvido pela pele, o urânio é melhor absorvido pelos pulmões e deposita-se nos rins, ossos, fígado e baço. Deposita-se mais na mulher do que no homem. Atinge também o sangue e os tecidos linfáticos. Forma complexos com as proteínas, afetando o metabolismo do lactato, do citrato, do piruvato, do carbonato e do fosfato. Além de deslocar o cálcio de suas ligações. O envenenamento pelo urânio costuma ser crônico, de baixa intensidade, provocando fadiga crônica, depressão, náuseas, cefaleia, vômito, diarreia, queimaduras, alterações neurológicas, insuficiência renal e alterações da hemopoese. Nos mineradores, são comuns os casos de câncer de pulmão. O urânio, por não ser reconhecido pelo organismo, não é eliminado e acumula-se paulatinamente nos tecidos, onde exerce o seu efeito oncogenético, principalmente nos ossos.

Como desfecho, observo que mais de dez mil soldados, americanos e britânicos, que lutaram contra a invasão do Kuwait pelo Iraque em 1991, padeceram de uma série de "doenças misteriosas", caracterizando a síndrome da Guerra do Golfo, atribuída ao uso do urânio empobrecido.

Os exames complementares ajudam quando o mineralograma aponta um teor maior do que 0,4 ou 0,6 partes por milhão. A aminoacidúria reflete a nefrotoxicidade e o hemograma, o efeito sobre o sangue e os órgãos hematopoéticos e linfáticos. A abordagem ortomolecular inclui o cálcio, principalmente, e o urânio dinamizado. O agente quelante usado é o EDTA. Também se usa o tiron, ou ácido gálico, ou ácido 4,5-di-hidroxi-1,3-benzenodissulfônico como um antioxidante quelante do urânio.

Pigmentos

Este capítulo é apenas um apêndice do anterior e está incluído neste livro apenas pela curiosidade que instiga, desde a palestra que proferimos no nosso grupo de estudos, em 1998. O assunto nasceu quando atendia a um paciente, artista plástico, que tentava resgatar a arte e o brilho dos pintores clássicos e fabricava a sua própria tinta, na tentativa de reproduzir as cores originais daquelas pinturas. Na mesma época, também atendia a uma jovem senhora que trabalhava com a restauração de objetos de arte e buscava matérias-primas semelhantes às dos originais. A presença de chumbo e mercúrio elevados nos seus mineralogramas capilares levou-me a considerar a possibilidade de estarem relacionados com a atividade profissional, e assim nasceu o interesse pelo tema em pauta.

A pesquisa foi árdua e infrutífera e, a não ser pelos dados de enciclopédia, clássicos, nada encontrei de interessante, até que, um dia, conversei com o sócio de uma pequena indústria de tintas. Ele me revelou, então, que eu não obteria as informações desejadas, porque ninguém do ramo forneceria dados que pudessem ser utilizados contra si próprio. Percebi, assim, que o seu receio pessoal era de que eu estivesse tratando de algum funcionário que o quisesse acionar na justiça do trabalho.

Foi então que me ocorreu a ideia de pedir informações sobre os produtos de indústrias concorrentes e, com os dados fornecidos sobre os pigmentos utilizados pelos adversários comerciais, montei a aula que aqui reproduzo. Outro fato interessante que ocorreu foi o interesse despertado em artistas plásticos, especialmente pintores, professores do ensino básico e industriais. Aliás, foi em uma reunião na Associação Paulista de Medicina, na qual compareceram alguns pintores e professores, onde eu, que sou da época dos lápis de cor, soube da atividade de pintura com os dedos. Se as crianças da minha infância já "comiam" lápis de cor, imagino, hoje, o que não fazem com a "geleia" colorida que têm nas mãos.

No consultório descobri, também entre adultos, alguns hábitos muito pouco higiênicos, como pintores que levam a mão manchada de tinta à boca, seguram os pincéis nos lábios e, alguns até, limpam ou afilam os pincéis com a saliva.

Colocado este preâmbulo, vamos aos conceitos e dados de interesse.

Pigmentos são substâncias químicas, geralmente cristalinas, finamente pulverizadas ou processadas, usadas para colorir, opacificar ou alterar o desenpenho de diversos materiais. Os mesmos pigmentos são chamados de corantes quando se apresentam na forma solubilizada. Podem ser orgânicos ou inorgânicos e, quanto à origem, sintéticos ou naturais.

A classificação toxicológica dos pigmentos é determinada pela dose letal para 50% dos animais de um grupo de experimentação, ou LD50. Assim, os pigmentos muito tóxicos são aqueles que apresentam a LD50 menor do que 25 mg/kg. Os pigmentos tóxicos apresentam a LD50 variando entre 25 e 200 mg/kg. Aqueles moderadamente tóxicos têm a LD50 situada entre 200 e 2.000 mg/kg. Os levemente tóxicos exibem uma LD50 entre 2.000 e 5.000 mg/kg.

E, finalmente, os pigmentos de baixa toxicidade mostram uma LD50 maior que 5.000 mg/kg.

PIGMENTOS ORGÂNICOS

Os pigmentos orgânicos são aqueles constituídos por uma cadeia orgânica, carbônica, como o próprio nome indica. São classificados, por sua vez, conforme o radical químico que os caracterizaria.

Grupo Monoazo

Constituído pelos pigmentos orgânicos que apresentam um único átomo de nitrogênio na sua cadeia carbônica (–N=). O sufixo azo refere-se ao azoto, o nome alquímico para o nitrogênio. Os compostos deste grupo são de baixa toxicidade crônica, a LD50 é maior que 5.000 mg/kg, e, por este motivo, alguns destes pigmentos são utilizados como corantes em cosméticos e alimentos.

Os exemplos mais comuns deste grupo são:

- Amarelo 74;
- Amarelo 100;
- Amarelo 104;
- Laranja 5;
- Marrom;
- Vermelho 3;
- Vermelho 4;
- Vermelho 23;
- Vermelho 49;
- Vermelho 53:1;
- Vermelho 57:1 ;
- Violeta.

Os números das cores referem-se ao CIP, do inglês *Colour Index Pigment*, um Código Internacional de Pigmentos, relacionado com a sua composição química.

Grupo Disazo

Neste grupo, os pigmentos apresentam dois átomos de nitrogênio em sua cadeia carbônica (–N=N–). São compostos químicos derivados do DCB, diclorobenzedina, um agente carcinogênico, mas, apesar disso, apresentam baixa toxicidade, com a LD50 maior do que 5.000 mg/kg. As cores mais expressivas deste grupo são:

- Amarelo 12;
- Amarelo 17;
- Amarelo 93;
- Laranja 13;
- Vermelho 38;
- Vermelho 144.

Grupo Ftalocianina

Os compostos carbônicos deste grupo apresentam um átomo de cobre em seu anel. Os exemplos naturais deste grupo são:

- hemoglobina, que também contém o ferro III;
- clorofila, com magnésio;
- porfirinas.

Alguns dos pigmentos sintéticos deste grupo são:

- Azul 15;
- Azul 16;
- Verde 7;
- Verde 35.

São substâncias de baixa toxicidade, LD50 maior do que 5.000 mg/kg, porém a toxicidade crônica ainda não foi demonstrada.

Grupo Triarilcarbono

Constituem este grupo pigmentos de toxicidade leve, LD50 variando entre 2.000 e 5.000 mg/kg. Alguns poucos compostos deste grupo podem causar irritação ocular. São substâncias que apresentam três anéis benzênicos em sua composição. Representam este grupo as cores:

- Azul 1;
- Azul 61;
- Vermelho 81;
- Violeta 3.

Grupo Quinacridona

Engloba pigmentos que compreendem o grupo quinolínico em suas moléculas. São compostos de leve a baixa toxicidade, LD50 maior que 2.000 mg/kg, e não apresentam indícios de toxicidade crônica. Análogo médico deste grupo é o iodo-cloro-hidroxiquina, ou viofórmio, um amebicida de cor amarelo-acastanhada. As cores representativas deste grupo são:

- Vermelho 122;
- Violeta 19;
- Vermelho 202.

Grupo de Outros Pigmentos Policíclicos

Como o subtítulo indica, é um grupo constituído por compostos químicos formados por anéis carbônicos policíclicos. São pigmentos de baixa toxicidade, LD50 maior do que 5.000 mg/kg, e sem indícios de toxicidade crônica. São representantes deste grupo:

- carbazol ou Violeta 23;
- indantrona ou Azul 60;
- isoindolina ou Amarelo 139;
- perinona ou Laranja 43;
- perilene ou Vermelho 149;
- pirrolopirrol ou Vermelho 254;
- quinoftalona ou Amarelo 138.

PIGMENTOS INORGÂNICOS

Os pigmentos inorgânicos são aqueles obtidos de minerais, sem a participação de cadeias ou anéis carbônicos, os quais caracterizariam os compostos orgânicos. À exceção do dióxido de titânio, do preto-carbono também conhecido como negro de fumo e dos pigmentos ultramarinos, todos os pigmentos inorgânicos contêm metais pesados. Metais pesados são aqueles, lembramos, que apresentam uma densidade maior do que 4,5 g por mL.

Os metais pesados mais frequentemente presentes nos pigmentos são o bário, o cromo, o manganês, o níquel, o zinco, o ferro, o cobre, o molibdênio, o cobalto, o vanádio, o arsênico, o selênio e o estanho. Uma consideração importante é a de que a valência do metal influi no grau de nocividade do pigmento. Assim, o cromo VI, hexavalente, é um forte oxidante e é 1.000 vezes mais tóxico que o cromo III, trivalente.

Por serem oxidantes potentes, os compostos de cromo VI, como o cromato de zinco (um pigmento anticorrosivo), o cromato de estrôncio e o cromato de chumbo são suspeitos de serem carcinogenéticos. Já os compostos de cromo III, como o óxido verde de cromo, o amarelo cromo-titânio e o azul-cobalto, são pouco tóxicos, em virtude da sua insolubilidade e parca absorção pelo trato gastrintestinal.

Dióxido de Titânio

O dióxido de titânio (TiO_2) é um pigmento inorgânico de baixa toxicidade, LD50 maior do que 5.000 mg/kg. Também não apresenta toxicidade crônica por via oral, porém, é um irritante quando em contato com a pele, com os olhos e com o trato respiratório.

Caso seja inalado, a LC50 do dióxido de titânio é maior que 6,82 mg/L por 4 horas. Analogamente à LD50, a LC50 é a sigla usada para a *concentração letal* para 50% dos animais, de um grupo de experimentação submetido a determinada substância.

O dióxido de titânio é usado como corante de alimentos, cosméticos e produtos farmacêuticos, e o seu Código Internacional de Pigmentos é Branco 6.

Óxido de Zinco

O óxido de zinco, ZnO, também é um pigmento de baixa toxicidade, com a LD50 maior que 5.000 mg/kg. Apesar disso, se for ingerida uma grande quantidade deste pigmento, poderão ocorrer, após algumas horas da ingestão, febre, náuseas e irritação do trato respiratório. Estes sintomas costumam desaparecer rapidamente sem quaisquer complicações.

A sua denominação no Código Internacional de Pigmentos é Branco 4.

Sulfito de Zinco

Apesar da baixa toxicidade, LD50 maior do que 5.000 mg/kg, o sulfito de zinco provoca irritação mecânica do trato respiratório, caso seja inalado. Do mesmo modo, em contato com a pele, o ZnS pode causar abrasão mecânica.

O sulfito de zinco, isoladamente, é o pigmento Branco 7 do Código Internacional de Pigmentos e, em associação ao sulfato de bário, sobre o qual discorreremos adiante, compõe o Branco 5.

Óxido de Ferro

Os óxidos de ferro, LD50 maior que 5.000 mg/kg, apresentam baixa toxicidade, todavia, em suspensão no ar, a uma concentração maior do que 6 mg/m³, podem causar irritação ocular. Os pigmentos representativos dete grupo são:

- Amarelo 42, ou óxido amarelo de ferro, um pigmento sintético de fórmula química FeOOH;
- Amarelo 43, também o óxido amarelo de ferro, FeOOH, porém um pigmento natural;
- Marrom 6, ou óxido marrom de ferro, uma mistura de pigmentos;
- Preto 11, ou óxido preto de ferro, de fórmula química Fe_3O_4;
- Vermelho 101, ou óxido vermelho de ferro, Fe_2O_3.

Óxido de Cromo

Também um pigmento seguro, à base de cromo trivalente, de baixa toxicidade, com LD50 maior do que 5.000 mg/kg. É importante salientar que, sob condições naturais, o cromo III não sofre oxidação para cromo VI. Também é importante considerar que, na manipulação dos pigmentos, a poeira do cromo trivalente, em concentrações maiores do que 6 mg/m³, pode provocar irritação dos olhos. Os exemplares deste grupo são:

- Verde 17, ou óxido verde de cromo, de fórmula química Cr_2O_3;
- Verde 18, ou óxido verde hidratado de cromo, de fórmula $Cr_2O_3H_2O$.

Pigmentos Inorgânicos Complexos

Os *pigmentos inorgânicos complexos* são produzidos por calcinação em temperaturas maiores do que 1.000ºC. Devido a este método de produção, são extremamente estáveis química e fisicamente, apresentam baixa toxicidade, LD50 maior do que 5.000 mg/kg, e mesmo possíveis alergias pelo níquel não foram observadas. Alguns exemplos dos pigmentos inorgânicos complexos são:

- Amarelo 53, ou amarelo níquel-titânio, de fórmula química $(TiNiSb)O_2$;
- Amarelo 119, ou marrom zinco-ferrito, de fórmula $ZnFe_2O_4$;
- Amarelo 164, ou marrom manganês-titânio, $(TiMnSb)O_2$;
- Azul 36, ou azul cobalto, $Co(AlCr)_2O_4$;
- Marrom 24, ou amarelo cromo-titânio, $(TiCrSb)O_2$;
- Marrom 29, ou marrom cromo-ferro, $(FeCr)_2O_3$;
- Preto 22, ou preto "spinel", $Cu(FeCr)_2O_4$;
- Verde 50, ou verde cobalto, $(CoNiZn)_2TiO_4$.

Cromato de Chumbo

Apesar de serem pigmentos de baixa toxicidade, LD50 maior do que 5.000 mg/kg, devemos tecer algumas considerações. Em primeiro lugar, estejamos cientes de que os pigmentos à base de cromato de chumbo são irritantes primários de pele e mucosas. Em segundo, relembramos que o cromo hexavalente destes compostos, assim como o chumbo, caso sejam ingeridos, podem ser absorvidos pelo trato gastrintestinal e provocar alterações da síntese da hemoglobina, embriotoxicose e o seu acúmulo nos ossos. Queremos também recordar que o cromo hexavalente apresenta, ainda, propriedades carcinogênicas.

Por fim, observamos que os níveis sanguíneos máximos de tolerância biológica para o chumbo, no homem, situam-se entre 70 e 80 µg/100 mL. Na mulher, até os 45 anos de idade, esta tolerância biológica cai para 30 µg de chumbo para cada 100 mL de sangue. Algumas cores compostas por estes pigmentos são:

- Amarelo 34, ou amarelo-cromo, $Pb(CrS)O_4$;
- Verde 15, que é a combinação do amarelo 34 com o azul de ferro;
- Verde 48, também uma combinação do amarelo 34 com o azul ftalocianina;
- Vermelho 104, ou laranja molibdato, ou vermelho molibdato, $Pb(CrSMo)O_4$.

Cádmio

A toxicidade dos pigmentos de cádmio comercializados é muitíssimo menor que a dos outros compostos de cádmio. Os pigmentos de cádmio apresentam baixa toxicidade, LD50 maior do que 5.000 mg/kg, e não apresentam efeitos tóxicos agudos por via oral ou inalatória. Sabemos, porém, que o suco gástrico torna os pigmentos de cádmio solúveis, assim, a ingestão contínua destes pigmentos pode provocar o depósito deste elemento no organismo, especialmente nos rins.

Uma pequena porção do pigmento de cádmio inalado também pode ser absorvida e, em ratos, foi demonstrado que a inalação crônica de sulfito de cádmio pode causar câncer de pulmão. Os níveis máximos de tolerância biológica para o cádmio são de 15 µg de cádmio por litro de urina e 1,5 µg por 100 mL de sangue. Alguns destes pigmentos são:

- Amarelo 35, que é o sulfito de zinco-cádmio;
- Laranja 20, o sulfosselenito de cádmio;
- Vermelho 108, outra tonalidade do mesmo sulfosselenito de cádmio.

Ultramarinos

São pigmentos de baixa toxicidade, LD50 maior que 5.000 µg/kg, usados como corantes alimentares, em cosméticos e brinquedos. Uma curiosidade maior é que são, tradicionalmente, empregados como branqueadores do açúcar. Estes compostos pigmentares são obtidos por calcinação a 800ºC, o que os torna muito estáveis e, consequentemente, de baixa toxicidade.

O azul ultramarino é o equivalente sintético do pigmento natural obtido da pedra semipreciosa lápis-lazuli. A sua cor azul, única, é devida aos radicais livres polissulfitos estabilizados – $Na_6Al_6Si_6O_{24}(NaS_n)$ – onde o n varia de 2 a 4. Outros exemplos de cores ultramarinas são:

- Azul 29, ou azul avermelhado;
- Vermelho 259, ou rosa ultramarino;
- Violeta 15, ou violeta ultramarino.

Manganês Violeta

Também um pigmento de baixa toxicidade, LD50 maior que 5.000 mg/kg, usado na fabricação de batons. É representado pelo Violeta 16, $NH_4MnP_2O_7$.

Azul de Ferro

Apresenta a LD50 maior do que 5.000 mg/kg, portanto um pigmento de baixa toxicidade. Pelo Código Internacional de Pigmentos, recebe o nome de Azul 27. Tem a fórmula química $M^IFe^{II}Fe^{III}(CN)_6\text{-}H_2O$, onde o M, de metal, pode ser o potássio, o sódio ou o radical NH_3, amônia.

As outras denominações deste pigmento são azul da Prússia, azul de Berlim e azul Milori.

Vanadato de Bismuto

LD50 maior que 5.000 mg/kg, um pigmento de baixa toxicidade, porém tóxico se inalado. Apresenta uma LC50, concentração letal para 50% dos animais testados, maior que 6,84 mg por litro. É representado pelo Amarelo 184, que é o próprio vanadato de bismuto ou uma mistura deste com o molibdato de bismuto, $BiVO_4 + Bi_2MoO_6$.

Preto Carbono

É o familiar negro de fumo, constituído por carbono elementar. De baixa toxicidade, LD50 maior do que 5.000 mg/kg, podendo, entretanto, levar à intoxicação crônica, por inalação, e provocar fibrose e neoplasias pulmonares.

Perolados

São pigmentos à base de mica, usados para se obter efeitos metálicos ou perolados. São empregados, geralmente, em misturas com óxidos metálicos.

São de baixa toxicidade, LD50 maior que 5.000 mg/kg. Inalados são irritantes locais sobre a mucosa do trato respiratório e, conforme diferentes estudos, apresentam uma LC50 variando de 4,6 a 14,9 mg/L.

Metálicos

Como o subtítulo indica, são pigmentos constituídos por pó de metais ou ligas metálicas. Não apresentam toxicidade aguda ou crônica. Os mais comuns são:

- Metal 1, à base de alumínio;
- Metal 2, à base de cobre ou ligas de cobre e zinco, dando as tonalidades dourada ou bronze.

Platina

A platina é um elemento de baixa toxicidade devido a sua pobre absorção pelo trato gastrintestinal, porém é bem absorvido por via inalatória. Os pigmentos mais representativos deste grupo são:

- cloreto de platina, precipitado pelo zinco, que recebe o nome de negro platina;
- cloroplatinato de amônio, obtido por calcinação, de cor amarela e denominado esponja de platina.

Prata

O pigmento de prata mais conhecido é o óxido de prata, de cor amarela e de baixa toxicidade.

PIGMENTOS PERIGOSOS

Até aqui mencionamos alguns pigmentos modernos, de baixa nocividade, agora alertaremos para alguns corantes perigosos, ainda presentes no nosso meio, principalmente na indústria, mas, eventualmente, também no âmbito doméstico.

Dada a dificuldade que encontrei em obter informações sobre estes compostos, não mencionarei as LD50 ou as LC50, por absoluta falta de dados.

Antimônio

Uma mistura de sulfeto e óxido de antimônio é usada como pigmento amarelo na indústria de vidros e porcelanas. A "manteiga de antimônio", de fórmula química $SbCl_3$, é usada para o bronzeamento do aço e, na indústria de tecidos, como mordente de tinturaria.

Quimicamente similar ao arsênico, o antimônio pode causar intoxicação com sinais e sintomas semelhantes.

Arsênico

O arsênico é usado em larga escala na manufatura de vidros. Ele é empregado para eliminar a cor verde provocada pelas impurezas de compostos de ferro. O dissulfito de arsênico, As_2S_2, de cor vermelha, também denominado rubi-arsênico, é usado como pigmento na fabricação de fogos de artifício e tintas. Outro pigmento arsenioso é o óxido branco de arsênico, ou verde de Schweinfurth, ou anidrido arsenioso, de fórmula química As_4O_6, também conhecido como fucsina, em homenagem ao botânico Leonard Fuchs.

O arsênico é um antagonista biológico do selênio e afeta o metabolismo celular por envenenamento enzimático. O arsênico é venenoso em doses maiores que 65 mg. O envenenamento pode ocorrer por uma única dose ou por doses menores repetidas, como, por exemplo, na inalação de pó ou gases de arsênico.

Por outro lado, alguns montanheses do sul da Áustria, conhecidos como "comedores de arsênico", acham que este metal possui um efeito tônico e desenvolveram uma tolerância a ele, de tal modo que podem ingerir, diariamente, uma dose que normalmente seria fatal ao ser humano. Esta tolerância, entretanto, não os protege contra a mesma dose administrada hipodermicamente.

Bário

Os sais de bário, especialmente os nitratos, sulfitos e cloritos, são tóxicos. O carbonato de bário, por exemplo, é usado como raticida. Os pigmentos de bário mais utilizados são:

- nitrato de bário, empregado na fabricação de fogos de artifício;
- sulfato de bário, na manufatura de borrachas, tintas, plásticos e cosméticos, inclusive em batons.

Berílio

O óxido de berílio, BeO, é utilizado na fabricação de cerâmicas, vidros especiais e lâmpadas fluorescentes, como pigmento e agente de transparência. Os pigmentos de berílio exibem as cores de seus cristais, ou sejam, rosa, amarelo heliodoro, azul-celeste, água marinha e verde-esmeralda. O berílio e seus compostos são extremamente tóxicos.

Pouco absorvido pelo trato gastrintestinal, o berílio é facilmente absorvido pela pele e pelos pulmões. A inalação das suas partículas ou dos seus vapores causa a beriliose pulmonar.

Bismuto

O pigmento de bismuto mais conhecido é o branco perolado, também denominado branco espanhol, trata-se do nitrato de bismuto, ou bismuto trinitrato, ou, ainda, bismutil nitrato. Tem a fórmula química: $Bi(NO_3)_3$. Este sal é usado como corante de cosméticos.

Existem, também, diferentes nitratos de bismuto, como, por exemplo, o nitrato penta-hidratado de bismuto, $Bi(NO_3)_3.5H_2O$, mas todos eles se decompõem no nitrato básico de bismuto.

Cádmio

Existem diversos pigmentos à base de cádmio, entre eles:

- selenito de cádmio, CdSe, variando do laranja ao vermelho;
- sulfato de cádmio, $3CdSO_4.8H_2O$, usado como adstringente ou mordente;
- sulfito de cádmio, CdS, conhecido como amarelo cádmio;
- sulfureto de cádmio, CdS_3, de cor amarela.

Os sais de cádmio são usados em fotografia, na manufatura de fogos de artifício, na indústria de artefatos de borracha e tintas fluorescentes e na confecção de vidros e porcelanas.

Capítulo 7

Os compostos de cádmio são altamente tóxicos e apresentam efeito cumulativo, semelhantemente ao mercúrio.

Chumbo

Talvez o pigmento de chumbo mais usado ainda seja o alvaiade, empregado na construção civil, no acabamento de pisos, paredes e azulejos. Lembro-me que, na minha infância, faz tempo, a professora de artes ensinou-nos a fazer as tintas guache, na época não se as vendia em papelarias de bairro e, entre os pigmentos utilizados, recordo-me de ter usado o alvaiade e o cinábrio. Estes materiais ficaram-me na memória porque, na mesma época, foram utilizados na reforma da casa onde morei.

Feita esta digressão ilustrativa, volto ao alvaiade, também conhecido como branco de Cerusa, que é o carbonato básico de chumbo, $(PbCO_3)_2.Pb(OH)_2$, empregado há mais de 2.000 anos como pigmento branco e, ainda hoje, na manufatura da cerâmica vitrificada. Outro pigmento de chumbo muito comum na atualidade é o óxido de chumbo, Pb_3O_4, ou vermelho chumbo, denominado também de mínio, que é usado como zarcão, ou base de pintura para materiais ferrosos. Existem, ainda, diversos outros pigmentos plúmbeos, entre eles:

- monóxido de chumbo, PbO, denominado litargírio e também conhecido como fezes do ouro;
- dióxido de chumbo, PbO_2, que é também um poderoso oxidante usado nas cabeças de fósforo;
- iodeto de chumbo, denominado amarelo-ouro;
- cromato de chumbo, $PbCrO_4$, utilizado como pigmento nas cores amarelo-cromo, vermelho-cromo, laranja-amarelo-cromo, limão-amarelo-cromo;
- acetato de chumbo, $Pb(C_2H_3O_2)_2.3H_2O$, conhecido também como açúcar de chumbo, devido ao seu sabor doce, e como sal de saturno; é utilizado em tinturas de cabelo, vernizes e como mordente.

O chumbo afeta a capacidade do organismo em utilizar, entre outros minerais, o cálcio, o magnésio e o zinco. Considera-se envenenamento pelo chumbo quando ele atinge a concentração de 20 partes por milhão nos tecidos.

Estanho

O pigmento estanhoso mais utilizado é o sulfureto estânico, denominado ouro mosaico, de fórmula química SnS_2, empregado no bronzeamento de objetos de gesso e madeira. Outro pigmento estânico é o cloreto estanhoso, de fórmula $SnCl_2$.

Mercúrio

Existem diversos pigmentos mercuriais, e talvez os mais conhecidos sejam os já mencionados cinábrio e o vermelhão, ainda utilizado para tingir os pisos de cimento. O cinábrio apresenta um vermelho intenso, é o sulfureto de mercúrio, HgS. Egípcios e chineses já empregavam o cinábrio séculos antes do nascimento de Cristo. Arqueologistas encontraram-no em tumbas egípcias datadas de 1500 a.C.

Outro pigmento ancestral é o sulfureto negro de mercúrio, ou metacinabarite, também conhecido como etíope mineral. Ocorrendo nas formas vermelha e preta está o sulfito mercurial, a forma vermelha deste sulfito é o nosso popular, e atual, vermelhão. O calomelano, do grego *kallos*, belo, e *melanos*, negro, é o cloreto de mercúrio, um veneno potente. Outros pigmentos hidrargíricos (prata líquida) são, ainda:

- selenato de mercúrio, ou tiermanite, de fórmula química $HgSe$;
- telureto de mercúrio, ou colarodoíte.

O mercúrio é um antagonista biológico do selênio e bloqueia o transporte de glicose e potássio na membrana celular.

Níquel

Os pigmentos à base de níquel são:

- cloreto de níquel, de fórmula química $NiCl_2$;
- sulfato de níquel, de fórmula $NiSO_4$;
- nitrato de níquel, $Ni(NO_3)_2$.

Estes pigmentos apresentam cores que variam do verde ao azul. Há, também, um pigmento especial de níquel usado na galvanoplastia, trata-se do amônio-sulfato de níquel, de fórmula química mais complexa: $NiSO_4.(NH_4)_2SO_4.6H_2O$. Estes compostos niquelados, quando adicionados a dimetilgloxima, um reagente orgânico, formam pigmentos vermelhos. São mais absorvidos pelos pulmões do que pelo trato gastrintestinal.

Urânio

Todos os compostos de urânio são radioativos. São empregados na manufatura de vidros e cerâmicas. Os uranatos apresentam uma cor amarela-esverdeada fluorescente.

Capítulo 8

Nutrição

A Nutrição constitui um capítulo muito extenso na abordagem ortomolecular, é um mundo a ser explorado. A base da prática ortomolecular é a orientação alimentar e a suplementação dietética.

Não nos ateremos, neste livro, à descrição dos diversos alimentos, seria uma nova enciclopédia, contentaremo-nos, apenas, em discorrer sobre os fundamentos da nutrição e em abordar os minerais, vitaminas, aminoácidos e ácidos graxos comumente utilizados na nossa especialidade.

PRINCÍPIOS GERAIS

A nutrição consiste no fornecimento dos produtos necessários para a manutenção, para o crescimento e para a reprodução de um ser vivo. Neste tríplice aspecto da nutrição está implícita a atividade do ser biológico, tanto para a busca dos alimentos quanto para a perpetuação da espécie.

A alimentação, obviamente, consiste na ingesta de alimentos, os quais, por sua vez, são compostos que carreiam os nutrientes, deste modo conceituamos e diferimos os dois termos. Assim, as funções nutricionais seriam:

- o fornecimento de energia para as funções orgânicas e para o movimento do corpo;
- a refrigeração do organismo, mantendo a temperatura ideal para as reações bioquímicas orgânicas;
- oferecer matéria-prima para a produção de enzimas;
- proporcionar matéria-prima para a constituição e o crescimento do corpo;
- prover materiais para a reparação dos danos eventualmente causados ao organismo.

Consideramos seis os tipos de nutrientes necessários para levar a cabo as funções mencionadas anteriormente: a água, os carboidratos, as proteínas, os lípides, as vitaminas e os minerais. Para uma nutrição adequada necessita-se, obviamente, além da ingestão dos alimentos necessários, da integridade estrutural e funcional do sistema digestório, e este é um dos pontos fundamentais na abordagem ortomolecular.

A boa digestão começa pela mastigação, que deve ser adequada para a mistura necessária e suficiente dos alimentos com a saliva, com a formação do bolo alimentar. Só para lembrar, observamos que o pH da saliva se apresenta próximo à neutralidade e a secreção salivar contém, além da ptialina, responsável pela digestão parcial do amido; imunoglobulina A, na forma de dímero IgA; mucina, com função lubrificante; lisozima, de ação bactericida; e um fator de crescimento epidérmico, um peptídeo que estimula a renovação de todo o epitélio de revestimento gastroentérico.

No estômago, o bolo alimentar mistura-se às enzimas pepsina e lipase gástrica, as quais agem em um pH ácido, entre 3 e 7, proporcionado pelo ácido clorídrico, também produzido pelas células parietais do estômago, digerindo, também parcialmente, as proteínas e os lípides da dieta. O ácido clorídrico, além da função bactericida, participa da lise das proteínas, ioniza os minerais e as vitaminas, preparando-os para a absorção intestinal.

A mistura semilíquida resultante da digestão estomacal é chamada de quimo e demora cerca de 1 hora para ser formada.

Além destas substâncias, o estômago também produz o muco, que protege a sua mucosa contra a ação do ácido clorídrico e das enzimas, produz uma série de hormônios, entre eles a gastrina, e o fator intrínseco, responsável pela absorção da vitamina B_{12}. A capacidade do estômago adulto é de cerca de 1.500 mL.

O quimo formado pelo estômago atravessa então o piloro e alcança o duodeno, já no intestino delgado, onde continuará sendo digerido por diversas enzimas, as quais, em todo o intestino, atuam em pH alcalino. Para neutralizar o quimo, de pH ácido, e alcalinizá-lo, o pâncreas secreta bicarbonato de sódio, preparando-o para a ação das enzimas pancreáticas.

As diástases produzidas pelo pâncreas são:

- amilase, para digerir os carboidratos;
- carboxipeptidase, para a digestão das proteínas;

- esterase de colesterol, que hidrolisa os ésteres de colesterol;
- fosfolipase, que remove os ácidos graxos dos fosfolípides;
- lipase, para quebrar os lípides até ácidos graxos e monoglicerídeos;
- quimotripsina, que também digere proteínas;
- tripsina, produzida em maior quantidade e principal responsável pela hidrólise das proteínas em aminoácidos e oligopeptídeos.

A bile, produzida pelo fígado e armazenada na vesícula biliar, também é liberada no duodeno e tem como principal função diminuir a tensão superficial dos lípides, de modo a facilitar a sua fragmentação em partículas menores, mais acessíveis à ação da lipase pancreática. Os ácidos biliares também auxiliam no transporte e na absorção dos ácidos graxos e monoglicerídeos pela mucosa intestinal ileal.

As células das microvilosidades intestinais também secretam enzimas digestivas, que agem em meio alcalino, para a formação do quilo, o produto final da digestão a ser absorvido.

As principais diástases intestinais são:

- amilase, para a digestão dos hidratos de carbono remanescentes;
- aminopeptidase, para digerir os peptídeos em aminoácidos;
- dipeptidase, para quebrar os dipeptídeos em aminoácidos;
- lactase, para lisar a lactose, um dissacarídeo, em galactose e glicose;
- lipase, para a digestão de gorduras neutras;
- maltase e isomaltase, para o desdobramento da maltose em glicose;
- sacarase, para a lise da sacarose em glicose e frutose.

O intestino delgado, do mesmo modo que o estômago, possui glândulas mucinosas que secretam um muco que irá proteger a sua mucosa da ação das enzimas digestivas. Estas glândulas são mais abundantes no duodeno, secretam um muco alcalino que protege a parede duodenal da ação do suco gástrico e recebem o nome de glândulas de Brunner.

O quilo seguirá, então, pelo jejuno e pelo íleo, as duas outras porções do intestino delgado, dando prosseguimento ao processo de digestão e absorção de nutrientes, o que ocorre em uma superfície de aproximadamente 250 metros quadrados.

O intestino fino absorve água e nutrientes, enquanto o intestino grosso, formado pelo ceco, apêndice cecal, cólon, sigmoide e reto, absorve predominantemente água e eletrólitos.

No duodeno são absorvidos os íons, como cloretos, sulfatos, cálcio, ferro, magnésio, zinco.

No jejuno absorvem-se os monossacarídeos, como glicose, galactose, frutose, maltose, desoxirribose, ribose; as vitaminas tiamina, riboflavina, piridoxina, ácido fólico, vitamina C; e os aminoácidos.

No íleo são absorvidas as vitaminas lipossolúveis A, D, E e K; a vitamina B_{12}; os ácidos graxos, monoglicerídeos e o colesterol; os sais biliares; e minerais, como ferro e cálcio.

No cólon são aproveitados a água, os eletrólitos como o sódio e o potássio, e a vitamina K, produzida pela flora bacteriana aí residente. E, finalmente, os resíduos da digestão são armazenados no sigmoide, constituindo o bolo fecal, que será eliminado do organismo através do reto e do ânus.

Quanto maior o tempo de permanência do alimento no cólon, maior será o ressecamento do bolo fecal no sigmoide, dos 500 a 1.000 mililitros de água presentes no quimo, apenas 50 a 200 mL são excretados nas fezes.

As fezes são habitualmente constituídas por 75% de água e 25% de resíduos sólidos; destes 25% de material sólido, cerca de 30% consistem em microrganismos mortos, 20 a 40% são materiais inorgânicos e gorduras, 2 a 3% são proteínas e o resto inclui as fibras não digeridas, as células epiteliais esfoliadas, os resíduos dos sucos digestivos e os pigmentos da bile, estes últimos os responsáveis por aquela coloração bonita das fezes. A frequência normal da evacuação fecal seria de três vezes por dia, ou a cada vez que se alimenta, determinada pelo reflexo gastrocólico.

Há quem se lembre das primeiras mamadeiras e das fraldas sujas logo a seguir, isto é o fisiológico, porém, as nossas necessidades sociais educaram-nos a reprimir este reflexo gastrocólico e, para o adulto, considera-se clinicamente normal defecar até uma vez a cada 3 dias, desde que as fezes sejam pastosas, eliminadas sem grande esforço e deixando uma sensação de esvaziamento completo do intestino terminal, eu diria "sensação de consciência limpa".

É de fundamental importância saber que o organismo não reconhece o alimento e considera-o como um agressor, aceitando somente o nutriente processado como natural e desejável. Daí a importância de um aparelho digestório competente e saudável. É interessante lembrar-nos, também, de que além da secreção enzimática, o trato gastrintestinal constitui-se numa verdadeira usina produtora de hormônios e neurotransmissores, entre eles a serotonina, com ação local e sistêmica; a grelina (um hormônio orexígeno); o peptídeo YY3-36 ileal (anorexígeno); o peptídeo semelhante ao glucagon-1 (GLP1); o peptídeo insulinotrópico glicose dependente (GIP); a oxintomodulina (OXM); além da colecistoquinina (CCK) sacietogênica.

Há quem ainda considere o aparato nervoso intestinal como um terceiro sistema nervoso, além do central e do periférico.

De interesse, sobremodo, é considerar o sistema linfático bursa-dependente que se estende por todo o tubo digestivo, desde o anel linfático de Waldeyer, constituído pelas tonsilas palatinas, faríngeas e tubárias, na faringe, e incluindo o apêndice cecal. Este sistema imunitário digestivo reage aos organismos e às substâncias estranhas que entram pela boca, inclusive aos alimentos mal digeridos.

ÁGUA

A água compõe 60 a 70% do corpo humano adulto, sendo assim considerada o nutriente mais importante. O teor hídrico no organismo humano decresce no decorrer da vida:

- em um embrião de 2 meses a porcentagem de água é de 97%;
- no feto a termo, 75%;
- no lactente, 72%;
- no homem adulto, 66%; e
- no idoso 59%.

Nas mulheres adultas, o teor de água no organismo é cerca de 10 a 15% menor do que no homem adulto. Assim como, também, os indivíduos obesos apresentam um percentual hídrico menor do que os magros.

Todas as células funcionam em um meio aquoso e não sobrevivem sem ele. É o solvente universal, funciona como um meio difusor para os nutrientes e os dejetos celulares e é, também, uma substância refrigerante, dissipando o calor gerado pelos processos metabólicos. Calcula-se que uma pessoa de 70 quilos, em um ambiente de conforto térmico, a 24ºC, ao ar livre e no nível do mar, consuma 2.600 mL de água em 24 horas. Deste volume, 1.300 mL seriam ingeridos na apresentação líquida, 1.000 mL procederiam dos alimentos sólidos e 300 mL teriam origem no metabolismo.

CARBOIDRATOS

Os carboidratos constituem a fonte primordial de energia em nossa dieta. Um grama de carboidrato fornece 4 quilocalorias de energia. Só para lembrar, caloria (abreviada cal ou c) é a quantidade de energia necessária para se elevar em 1º Celsius a temperatura de 1 g de água, analogamente 1 kcal é a quantidade de energia suficiente para se elevar a temperatura de 1 kg de água em 1° Celsius. No sistema métrico se usa a unidade joule (J), que equivale a 4,184 kcal, na prática clínica se considera 1 J = 4,2 kcal. Representam cerca de 50% da nossa ingesta alimentar diária.

Considera-se que a quantidade mínima de hidratos de carbono a ser ingerida diariamente, por um adulto de 70 kg, para se evitar a cetose, seja de 50 a 100 g por dia. A principal fonte de carboidratos na nossa dieta são os vegetais e a única fonte animal, considerável, de hidratos de carbono é a lactose do leite. Os carboidratos comumente presentes em nossa alimentação são:

- os monossacarídeos: glicose, maltose, frutose, galactose, ribose e desoxirribose;
- os dissacarídeos:
  - maltose, composto por duas moléculas de glicose;
  - lactose, composto por uma molécula de galactose e uma de glicose; e
  - sacarose, formado por uma molécula de glicose e uma de frutose.
- os polissacarídeos:
  - digeríveis, como o glicogênio e o amido; e os
  - não digeríveis, como celulose, pectina, agar, carágeno e lignina.

Os hidratos de carbono, uma vez digeridos e absorvidos, podem ser metabolizados para a produção imediata de energia, ou podem ser convertidos em glicogênio e/ou gordura para serem armazenados como reserva de energia. Os produtos finais do metabolismo dos carboidratos são, além da energia produzida, o dióxido de carbono e a água.

PROTEÍNAS

As proteínas perfazem cerca de 15% da nossa dieta e são necessárias para o crescimento e a reparação tecidual do organismo. São compostos orgânicos, de grande peso molecular, e que contêm nitrogênio, formam soluções coloidais que não atravessam facilmente as membranas orgânicas. Precisam ser digeridas a aminoácidos ou oligopeptídeos para serem absorvidas. Não são, primordialmente, fonte de energia, mas, excepcionalmente, podem fornecer energia na proporção de 4 kcal por grama de proteína.

Proteínas simples são aquelas que, hidrolisadas, darão origem apenas a aminoácidos ou seus derivados, exemplos típicos são a albumina e a globulina. Proteínas conjugadas são compostas por uma proteína simples e uma fração não proteica, são representadas pelas mucoproteínas e as lipoproteínas. Proteínas derivadas são produtos da decomposição de uma proteína, exemplificadas pelas proteoses e peptonas.

Proteínas de alto valor biológico, também classificadas como proteínas completas, são aquelas que contêm todos os aminoácidos essenciais, em quantidades suficientes para manter o balanço nitrogenado do organismo. São exemplos as existentes nas carnes de boi, galinha, peixe; no leite e nos ovos.

Proteínas de baixo valor biológico, ou proteínas incompletas, não apresentam os aminoácidos necessários e suficientes para satisfazer o balanço nitrogenado do corpo. São representadas pelas proteínas presentes nos cereais, nas leguminosas e nos vegetais em geral.

Aminoácidos

Os aminoácidos, como sabemos, são as unidades estruturais básicas das proteínas. São constituídos por uma cadeia carbônica (R) variável, um átomo de hidrogênio (H), um radical carboxila (CO_2H) ácido e um radical amina (NH_2), todos ligados a um átomo de carbono, denominado alfa por ser adjacente ao grupo carboxila (veja a Figura 8.1). A cadeia carbônica (R) também é chamada de cadeia lateral do aminoácido. É também o carbono alfa que faz com que alguns autores os denominem alfaaminoácidos.

Em solução de pH neutro os aminoácidos são predominantemente moléculas ionizadas bipolares, com o radical amina protonado (NH_3^+) e radical carboxila dissociado (CO_2^-). Em pH ácido o grupo amina está ionizado (NH_3^+) e o carboxila apresenta-se sem ionização (CO_2H). Em solução alcalina o radical amina não está ionizado (NH_2) e o grupo carboxila mostra-se dissociado (CO_2^-). Observe a estrutura e a ionização, conforme o pH, dos aminoácidos na Figura 8.1.

O arranjo dos quatro grupamentos químicos ao redor do carbono alfa confere aos aminoácidos a sua estrutura tetraédrica e a sua atividade óptica, determinada pelas duas formas especulares isoméricas espaciais. Os aminoácidos que desviam a luz polarizada para a esquerda são denominados levógiros (isômero L), aqueles que a desviam para a direita, dextrógiros (isômero D) (veja a Figura 8.2).

Apenas os aminoácidos levógiros (L) compõem as estruturas das proteínas. Os isômeros dextrógiros (D) dos aminoácidos são excepcionalmente utilizados, em ortomolecular, para se obter efeitos farmacológicos. As cadeias laterais (R) dos aminoácidos podem ser alifáticas, ou seja, não formam anéis carbônicos, ou aromáticas, apresentando anéis orgânicos.

Os diferentes tamanhos e formas destas cadeias laterais permitem que os aminoácidos se encaixem formando peptídeos e proteínas compactos e com poucos espaços vazios. São também dependentes da estrutura destas cadeias laterais as propriedades hidrofílicas ou hidrófobas dos diferentes aminoácidos. O grau de solubilidade em água dos diversos aminoácidos poderá influenciar a prescrição ortomolecular.

A principal e mais interessante classificação dos aminoácidos baseia-se na capacidade de síntese pelo organismo humano, assim são divididos em aminoácidos essenciais e aminoácidos não essenciais. *Aminoácido essencial* é aquele que o organismo não é capaz de sintetizar e deve estar presente na dieta, são eles: fenilalanina, histidina, isoleucina, leucina, lisina, metionina, treonina, triptofano e valina. *Aminoácido não essencial* pode ser sintetizado pelo corpo em quantidade necessária e suficiente para uma vida saudável, a partir de outros aminoácidos ingeridos na dieta, são sintetizados: alanina, arginina, asparagina, carnitina, cisteína, cistina, citrulina, glicina, glutamina, hidroxiglutamina, hidroxiprolina, norleucina, prolina, serina, taurina e tirosina.

Outros tipos de classificação são usados eventualmente e os citaremos conforme a necessidade, por exemplo: aminoácidos de cadeia lateral curta, como a leucina, a isoleucina e a valina; estes mesmos aminoácidos podem ser alocados no grupo dos aminoácidos de cadeia lateral ramificada.

A seguir, elencaremos os aminoácidos e as suas aplicações na prática ortomolecular; antes, porém, se fazem obrigatórias algumas observações. Já escrevemos que os aminoácidos ativos fisiologicamente são sempre levógiros, portanto, afora raras exceções, devem ser prescritos na forma L-"aminoácido". A sua administração deve ser sempre fora das refeições proteicas, para não haver competitividade com outros aminoácidos, já que a sua absorção é ativa. Deve-se, também, evitar o uso de doses maiores do que 500 mg por tempo prolongado, pois podem competir com outros aminoácidos, inclusive os essenciais. Quando são indicadas doses maiores, elas devem ser divididas em três ou quatro tomadas diárias.

Algumas associações de aminoácidos, como a da L-arginina com a L-lisina, ou a da L-tirosina com o

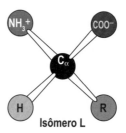

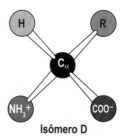

Configurações absolutas dos isômeros L e D de aminoácidos. R indica a cadeia lateral. Os isômeros L e D são imagens especulares um do outro.

Figura 8.2 – *Configurações isoméricas de um aminoácido.*

$$H-\underset{R}{\underset{|}{\overset{NH_3^+}{\overset{|}{C}}}}-COOH \;\rightleftharpoons\; H-\underset{R}{\underset{|}{\overset{NH_3^+}{\overset{|}{C}}}}-COO^- \;\rightleftharpoons\; H-\underset{R}{\underset{|}{\overset{NH_2}{\overset{|}{C}}}}-COO^-$$

Forma predominante em pH 1 ⇌ H⁺ Forma predominante em pH 7 ⇌ H⁺ Forma predominante em pH 11

Os estados de ionização de um aminoácido dependem do pH.

Figura 8.1 – *Estrutura e ionização de um aminoácido.*

L-triptofano, são classicamente contraindicadas, entretanto há situações que fogem a esta regra. É fundamental lembrar que o metabolismo dos aminoácidos é dependente do magnésio, da piridoxina e do ácido fólico. Podem haver efeitos colaterais em doses superiores a 6.000 mg, especialmente no caso da L-cisteína, L-glutamina, L-serina e L-triptofano, os quais, em grande quantidade, podem provocar sintomas neurológicos.

• L-Alanina

A L-alanina é um aminoácido não essencial, de cadeia lateral alifática, isto é, sem a formação de anéis aromáticos, e solúvel em água até 10 g/100 mL.

A sua fórmula estrutural é vista na Figura 8.3.

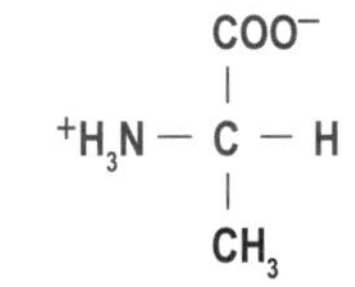

$$
\begin{array}{c}
COO^- \\
| \\
^+H_3N - C - H \\
| \\
CH_3
\end{array}
$$

L-Alanina (ALA, A)

Figura 8.3 – *L-Alanina. Em cinza, o radical aminoácido.*

Participa do metabolismo da glicose, e é utilizada pelo organismo para a produção de energia, especialmente durante crises de hipoglicemia. Atua no sistema imunológico, facilitando a multiplicação dos linfócitos. Conjuntamente com a vitamina B_6, está indicada nos casos de litíase renal. A L-alanina também está presente, na forma de beta-L-alanina, no ácido pantotênico e na coenzima A. As doses preconizadas variam de 500 a 3.000 mg por dia.

• L-Arginina

A L-arginina, ilustrada na Figura 8.4, é um aminoácido não essencial sintetizado no fígado, no ciclo da ureia, apresenta a cadeia lateral alifática básica e é solúvel em água até 10 g/100 mL.

Nos alimentos, está presente nos cereais integrais, no coco, no chocolate, no leite, na gelatina, na carne, na soja e nas frutas oleaginosas. No intestino, a L-arginina divide o sistema ativo de transporte com a L-lisina, a L-ornitina e a L-cistina.

É necessária para o metabolismo muscular e para a síntese de proteínas, participando do metabolismo do nitrogênio e do ciclo ácido cítrico. Precursora da L-ornitina, da L-citrulina, do óxido nítrico, da ureia e da creatina, nos rins dará origem à creatinina e à vasopressina. A creatina,

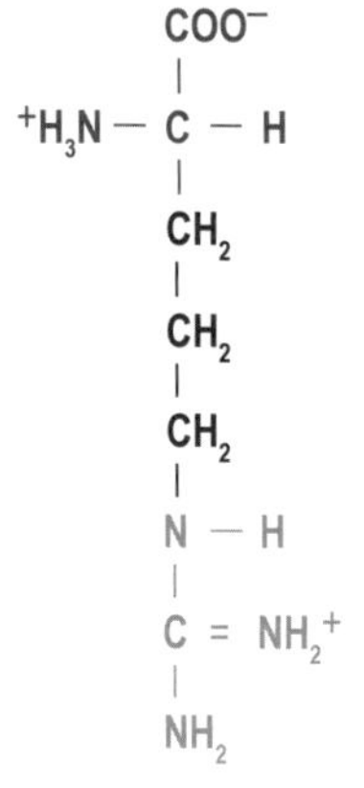

$$
\begin{array}{c}
COO^- \\
| \\
^+H_3N - C - H \\
| \\
CH_2 \\
| \\
CH_2 \\
| \\
CH_2 \\
| \\
N - H \\
| \\
C = NH_2^+ \\
| \\
NH_2
\end{array}
$$

L-Arginina (Arg, R)

Figura 8.4 – *L-Arginina. Em cinza-claro, o radical guanidina, formado por três átomos de nitrogênio ligados a um átomo de carbono.*

sob o estímulo da atividade física, favorece a multiplicação das mitocôndrias, desse modo, indiretamente, a L-arginina participa da geração da energia. Participa também da espermatogênese e estimula a liberação do hormônio do crescimento. Por facilitar a secreção do hormônio do crescimento, auxilia também no ganho de massa muscular de atletas, na queima da massa gorda e na cicatrização de queimaduras e outras lesões.

Estudos em humanos sugerem que a administração de 1.200 mg de L-arginina alternada com 1.200 mg de L-lisina, com intervalo de 60 minutos, para não competirem entre si nos sítios de absorção, aumentam a liberação do hormônio do crescimento. Participa de reações de desintoxicação no fígado e age como fator de proteção hepática.

É um estimulante imunológico dos linfócitos, tanto os da linhagem bursa quanto os da timo-dependente, podendo ser utilizada como coadjuvante em pacientes oncológicos. Nestes casos não se alternaria com as doses de lisina. Pesquisadores japoneses demonstraram, in vitro, que a L-arginina aumenta em três vezes a atividade das células natural killers. Todas as células utilizam a L-arginina para a síntese proteica, tanto no citoplasma quanto no núcleo.

Atualmente se considera a L-arginina um aminoácido "semiessencial", devido ao fato de que a sua biossíntese é insuficiente para o pleno desenvolvimento de animais jovens. Outros estudos demonstraram que a L-arginina é um aminoácido indispensável, também, para a sobrevivência de mamíferos adultos.

Sendo a L-arginina essencial à síntese do óxido nítrico, como já estudamos no capítulo sobre os radicais livres, tecerei algumas considerações adicionais sobre o assunto. O óxido nítrico é sintetizado a partir da L-arginina e sob catálise da óxido nítrico sintetase. São conhecidos três tipos de óxido nítrico sintetase, a ONS tipo I e a ONS tipo III, ditas constitucionais, presentes e ativas no endotélio e no tecido nervoso; e a ONS tipo II, denominada induzida, inoperante, presente em todos os tecidos, e que é ativada por citocinas inflamatórias.

O óxido nítrico é um vasodilatador de ação direta sobre a musculatura lisa vascular, reduz a endotelina-1, contribuindo ainda mais para o relaxamento vascular, estimula a guanilato ciclase e inibe a síntese de ADN (ácido desoxirribonucleico) e a atividade da aconitase. Participam da síntese do óxido nítrico a L-arginina, a L-citrulina, a piridoxina, o ácido pantotênico, o ácido fólico, a vitamina E, o magnésio e a nicotinamida-adenina-dinucleotídeo (NAD). O ácido ascórbico otimiza a ação do óxido nítrico, protegendo-o da ação do radical livre superóxido e recuperando-o através da oxidação do radical livre peroxinitrito, reveja a Figura 8.5.

Os betabloqueadores e algumas substâncias endógenas, como a acetilcolina e a bradicinina, estimulam a síntese do óxido nítrico no endotélio e provocam o relaxamento da musculatura lisa vascular, através da ativação da guanosina monofosfato cíclico (cGMP). Os nitratos orgânicos, como o nitroprussiato de sódio, reagem com os grupos tióis, geram o óxido nítrico e outros nitrosotióis, que por suas vezes, ativam a guanilato ciclase para formar a guanosina monofosfato cíclico, a qual favorecerá a vasodilatação. Este processo de vasodilatação envolve também o influxo de cálcio para o interior da célula muscular lisa, a sua concentração no retículo sarcoplasmático e a participação na cascata da desfosforilação da miosina. Acompanhe a ilustração destes três últimos parágrafos na Figura 8.5.

Inibem a formação do óxido nítrico o ferro, a hemoglobina e o radical livre superóxido, que facilitam a sua peroxidação; o hipoestrogenismo; os glicocorticoides, por inibição da óxido nítrico sintetase induzida; os análogos da L-arginina, inibindo todas as óxido nítrico sintetases; e o azul de metileno, que inativa a guanilato ciclase.

Além da ação vascular descrita, o óxido nítrico também apresenta os seguintes efeitos:

- inibe a agregação plaquetária;
- diminui a adesão leucocitária;
- diminui a viscosidade sanguínea;
- inibe o peptídeo quimiotático dos monócitos;
- inativa o radical livre superóxido;
- diminui a peroxidação lipídica;
- diminui a síntese do tromboxano B2;
- diminui a produção de fibrina e a formação das placas de fibrina;
- inibe a proliferação de células musculares lisas;
- diminui a liberação da endotelina-1;
- diminui a atividade da enzima conversora da angiotensina;
- diminui a expressão molecular da adesão celular;
- diminui a apoptose das células endoteliais;
- inibe a atividade da somatostatina;
- facilita a secreção da prolactina e do hormônio do crescimento;
- aumenta a liberação da insulina e do glucagon;

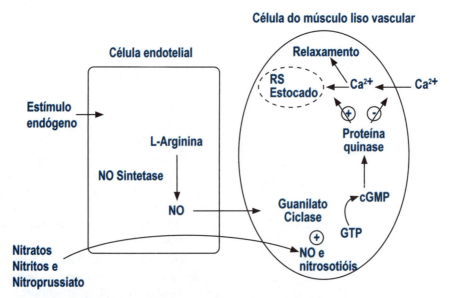

Figura 8.5 – *Síntese do óxido nítrico e a sua ação na célula muscular lisa vascular.*

- promove a proliferação das células endoteliais e a angiogênese;
- facilita a polarização da membrana celular endotelial;
- aumenta o pH intra e extracelular;
- estimula a síntese da ureia; da creatinina; da prolina e de poliaminas;
- estimula a produção de plasmina e a fibrinogenólise.

Com todas estas ações, a L-arginina pode ser indicada na hipertensão, na hipercolesterolemia e na ateromatose; na insuficiência coronariana preconizam-se 3 g por dia. A pele e o tecido conjuntivo apresentam altas concentrações de L-arginina, que participa na regeneração e na cicatrização tissular. Por fazer parte da estrutura do colágeno, também participa no crescimento e na formação dos ossos e tendões, podendo ser utilizada no tratamento das artrites e outras colagenoses.

Em 1976, Bachul, Rettura e Levenson iniciaram um estudo utilizando a L-arginina em ratos submetidos a lesões severas e sepse, e observaram que este aminoácido diminuiu a perda de peso destes animais e acelerou o processo de cura. No tratamento do câncer observou-se que a L-arginina retarda o crescimento tumoral por estímulo dos linfócitos timo-dependentes, provocando a blastogênese dos timócitos, observável por um aumento do volume do timo ou pela inibição da involução tímica, e pela blastogênese de linfócitos circulantes. Assim como o alopurinol e os ácidos graxos ômega-3, a L-arginina apresenta um efeito protetor renal no uso da ciclosporina. Nos processos infecciosos, a L-arginina, além do estímulo aos linfócitos, facilitaria a explosão respiratória dos polimorfonucleares, através da síntese do óxido nítrico. A L-ornitina apresenta o mesmo efeito imunoestimulante da L-arginina, porém a L-citrulina não mostra esta atividade.

No sistema nervoso, a L-arginina participa, também, da síntese do óxido nítrico, o qual, por sua vez, estimula novas conexões neuronais, participando de maneira importante na plasticidade do tecido nervoso, especialmente durante o aprendizado, nos primeiros anos de vida, e após acidentes cerebrais.

Nas sinusites e nas cistites, a L-arginina é útil, também em função do óxido nítrico, o qual se acumula nas cavidades e na urina, funcionando como substância bacteriostática. A L-arginina atua na produção de espermidina, encontrada no fluido seminal, e é muito útil no tratamento da infertilidade masculina. Inclusive a maturidade sexual pode estar retardada em pacientes com deficiência de L-arginina. Lembro, ainda, que o óxido nítrico é um dos agentes responsáveis pela ereção peniana. A L-arginina deve ser usada com cautela nos casos de esquizofrenia, pode agravar outros distúrbios mentais e estimular o crescimento do vírus *Herpes simplex*, nestes casos deve ser substituída pela L-ornitina.

Em altas doses pode provocar náuseas e diarreia. A dose indicada varia de 500 a 3.000 mg por dia. Doses maiores podem ser usadas em adultos não portadores de afecções hepáticas ou renais. Doses de até 30 g por dia foram administradas a voluntários saudáveis, durante 1 semana, e ao terceiro dia constatou-se um aumento drástico na atividade dos linfócitos.

• L-Asparagina

A L-asparagina, ou ácido L-aspártico, é um aminoácido não essencial, de cadeia lateral alifática ácida, que participa da síntese das glicoproteínas do colágeno, é utilizado no transporte de nutrientes e nas secreções das mucosas, e tem o seu papel na produção de imunoglobulinas e enzimas. Veja a fórmula estrutural da L-asparagina na Figura 8.6.

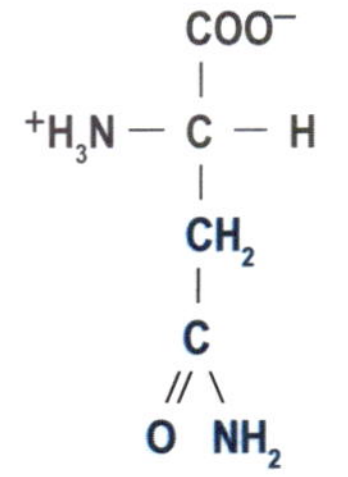

$$\begin{array}{c} COO^- \\ | \\ ^+H_3N - C - H \\ | \\ CH_2 \\ | \\ C \\ // \backslash \\ O \quad NH_2 \end{array}$$

L-Asparagina (Asn, N)

Figura 8.6 – *L-asparagina.*

As proteínas de origem vegetal são as fontes mais importantes deste aminoácido. A L-asparagina era indicada para o tratamento da fadiga crônica, com base em um trabalho duplo-cego *versus* placebo, no qual 145 pacientes receberam aspartato de potássio e magnésio por um período de 18 meses. Oitenta e cinco por cento destes pacientes apresentaram melhor rendimento físico e sentiam-se mais "energizados". Desde então, existem diversos produtos comerciais, indicados para o treinamento aeróbico, que incluem o ácido L-aspártico em sua fórmula.

Trabalhos mais recentes sugerem que a L-asparagina é mais efetiva no tratamento da dependência aos opiácios do que as drogas tranquilizantes. Além de melhorar o rendimento físico, a L-asparagina ajuda a remover o excesso de amônia na síndrome da fadiga crônica e tem um efeito hepatoprotetor, combinando-se com substâncias proteicas tóxicas. As doses recomendadas variam de 500 a 1.500 mg.

Fechando as informações sobre este aminoácido, faço uma observação que considero importante, que é o fato de a L-asparagina reagir com a glicose, originando a acrilamida, uma substância carcinogênica. Esta reação ocorre no aquecimento, a temperaturas maiores do que 120ºC, dos alimentos que contêm amido e L-asparagina, o que geralmente acontece durante as frituras e o cozimento na panela de pressão ou no micro-ondas. Dois alimentos particularmente ricos em L-asparagina são o aspargo e a raiz do alcaçuz. A indústria alimentícia já está alerta a este fato, e tem utilizado da enzima asparaginase para o tratamento dos alimentos amiláceos, com a finalidade de transformar a L-asparagina no ácido L-aspártico e, deste modo, evitar a síntese da acrilamida.

• L-Carnitina

O dipeptídeo formado pela união da L-metionina com a L-lisina é um falso aminoácido, não essencial, hidrossolúvel e denominado L-carnitina. Estude a fórmula estrutural da L-carnitina na Figura 8.7. Onde está o radical aminoácido? E o grupo amina?

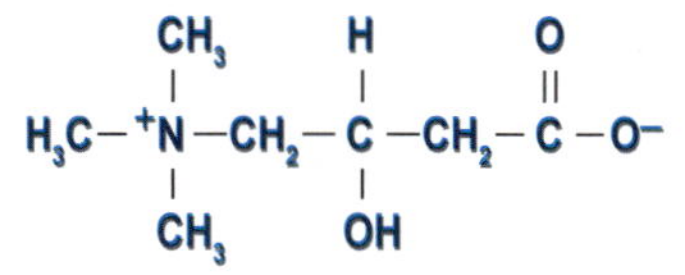

L-Carnitina

Figura 8.7 – *L-carnitina, o falso aminoácido.*

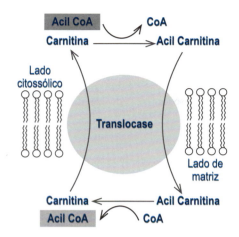

A entrada de acil carnitina na matriz mitocondrial é feita por uma translocase. A carnitina volta ao lado citossólico da membrana mitocondrial interna em troca por uma acil carnitina

Figura 8.8 – *L-carnitina e a acil-coenzima-A na membrana condrossomal interna.*

As principais fontes alimentares da L-carnitina são as carnes vermelhas e o leite, com os seus derivados. Dentre os vegetais, apenas o abacate e a soja apresentam alguma quantidade deste "aminoácido". No corpo humano, a L-carnitina é produzida no fígado e nos rins, necessitando, além da L-metionina e da L-lisina, do ferro e das vitaminas C, piridoxina e niacina. Ao contrário dos aminoácidos, a L-carnitina não participa da síntese proteica.

A principal função da L-carnitina é o transporte de ácidos graxos para o interior da mitocôndria, onde servirão de matéria-prima para o fornecimento de energia, especialmente no coração, nos músculos esqueléticos e na gordura marrom. Os ácidos graxos citoplasmáticos não atravessam a membrana mitocondrial, para tanto eles precisam ser ativados pela coenzima-A (CoA), transformando-se em acil-coenzima-A (acil-CoA).

A acil-CoA também não ultrapassa a barreira mitocondrial, entretanto, a acil-CoA reage com a L-carnitina, formando a acilcarnitina e, esta sim, é transportada para o interior da mitocôndria por uma proteína transportadora denominada translocase. Ao reagir com a L-carnitina a acil-CoA libera a coenzima-A no citoplasma, para catalisar a próxima reação. Já no interior do condrossoma, a acilcarnitina, sob a ação de uma outra molécula de coenzima-A, transforma-se em L-carnitina e acil-CoA.

A L-carnitina é, então, translocada novamente ao citoplasma, e a acil-CoA é desdobrada em acetil-coenzima-A, a qual, finalmente, entra no ciclo de Krebs, gerando 12 moléculas de ATP. Acompanhe esta descrição na Figura 8.8.

Já foram descritas diversas situações de insuficiência de L-carnitina, muitas delas de etiologia genética, e os principais sintomas desta deficiência são fraqueza muscular, confusão mental e insuficiência cardíaca. Outros fatores para a deficiência da L-carnitina são a insuficiência renal crônica e a insuficiência hepática. Gestantes, lactantes e vegetarianos radicais também podem apresentar necessidades adicionais de L-carnitina.

Pacientes portadores de insuficiência vascular coronariana benificiam-se muito com a suplementação de L-carnitina. Verificou-se que a dose de 50 mg de L-carnitina, por kg de peso corporal por dia, por via intravenosa ou oral, proporciona uma melhora significativa na tolerância aos exercícios físicos e na dor anginosa destes pacientes. A suplementação com a L-carnitina também aumenta a distância percorrida em pacientes com claudicação intermitente provocada por doença vascular periférica.

A administração de 900 mg de L-carnitina por dia diminui o nível de triglicérides nas dislipidemias, conforme um estudo japonês. Outro trabalho, preconizando a dose de 1 g por dia, referiu a elevação do HDL colesterol após 4 meses de tratamento. Algumas doenças musculares, geralmente genéticas, que evoluem com deficiência de L-carnitina, podem responder à suplementação com este aminoácido, porém, a alegação de que a L-carnitina aumenta a massa muscular em atletas não foi comprovada cabalmente.

Do mesmo modo, não há evidências de que a L-carnitina apresente um efeito hepatoprotetor, previna a diabete ou ofereça proteção contra doenças renais. Estes boatos nascerm da interpretação confusa dos fatos relatados nos parágrafos precedentes. Por outro lado, valeria a pena pesquisar a crença de que a L-carnitina seria capaz de aumentar a tolerância às dietas de baixa caloria, reduzindo a fome e a fraqueza delas decorrentes.

Uma observação extremamente importante a se salientar é prescrever, sempre, a L-carnitina, evitando-se a D-carnitina ou a mistura D-L-carnitina. A carnitina é uma amina quaternária, da mesma família química da colina, e que se apresenta sob duas formas estereoisoméricas, a levocarnitina e a dextrocarnitina. Como já mencionamos, somente a forma levógira é aproveitada pelo corpo humano, o isômero dextrógiro provoca uma fraqueza progressiva, semelhante à da miastenia, sem indícios de atrofia ou lesão musculares, a qual foi descrita em pacientes renais crônicos mantidos em hemodiálise com suplementação da D-L-carnitina. Estes mesmos doentes obtiveram o alívio desta fragilidade com a interrupção do uso da D-L-carnitina e, mais tarde, quando receberam a L-carnitina, não apresentaram os sintomas da miastenia.

A ingestão diária da L-carnitina na alimentação ocidental não está bem determinada; uma análise feita em pacientes hospitalizados no Estados Unidos mostrou uma variação entre 2 e 300 mg por dia. As doses terapêuticas preconizadas variam de 500 a 3.000 mg por dia e apresentam, como efeitos colaterais, desconforto abdominal, meteorismo e retardo da digestão.

• **L-Cisteína**

A L-cisteína é um aminoácido sulfurado, o que lhe confere a capacidade de neutralizar os radicais livres, não essencial, de cadeia lateral alifática e solúvel em água. Aprecie a sua fórmula estrutural na Figura 8.9. Suas principais fontes alimentares são os ovos, a carne, o leite e seus derivados e alguns cereais.

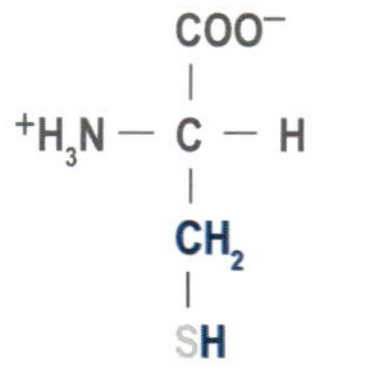

Figura 8.9 – *L-cisteína.*

A L-cisteína é precursora do glutation, um tripeptídeo de ação antioxidante, da L-cistina, da L-taurina e da coenzima-A; está presente na queratina dos cabelos, pele e unhas; entra na formação do colágeno e atua como antioxidante juntamente com a vitamina E e o selênio.

No organismo, a L-cisteína é sintetizada a partir da homocisteína e da serina e depende das vitaminas B_6, B_{12} e do ácido fólico. Na deficiência destas vitaminas pode ocorrer um acúmulo da homocisteína que, como sabemos, é um fator de risco para a doença cardiovascular. Acompanhe na Figura 8.10 a produção da L-cisteína, a partir da homocisteína até a síntese da L-taurina.

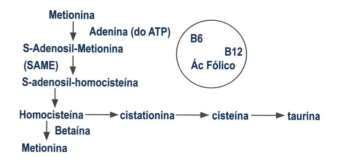

Figura 8.10 – *Síntese da L-cisteína.*

Devido à sua solubilidade em água, a L-cisteína é rapidamente difundida pelo corpo, manifestando as suas propriedades de varredora de radicais livres, mucolítica e estabilizadora das estruturas proteicas, pela formação de pontes dissulfeto. São exatamente estas propriedades que têm dado à L-cisteína a fama de substância antienvelhecimento, realmente prolongando a vida de porquinhos-da-índia e ratos de laboratório.

A sua capacidade desintoxicante é a base da sua indicação contra toxinas e poluentes. No tabagismo, ajuda também a sua ação fluidificante das secreções. Intoxicados por álcool morrem, em uma pesquisa, 90% dos ratos, enquanto no grupo-controle recebendo L-cisteína, tiamina e vitamina C, nenhum animal morre.

Para o tratamento da artrite reumatoide e da osteoartrite, preconiza-se a associação deste aminoácido com o ácido pantotênico. A dose usual preconizada varia de 500 a 1.500 mg por dia. Pode ser prescrita como L-cisteína ou na forma de N-acetil-L-cisteína, uma apresentação farmacêutica comercial utilizada como mucolítica e fluidificante há mais de 30 anos. Alguns efeitos colaterais podem ocorrer com o uso abusivo e prolongado, o mais comum é a monilíase intestinal.

Cálculos urinários de cistina podem aparecer e, para evitá-los, aconselha-se administrar a L-cisteína associada à vitamina C, na proporção de três partes para uma. Há indícios de que a L-cisteína diminuiria a atividade da insulina; devemos, portanto, estar atentos, especialmente em diabéticos.

Existe ainda um relato de que este aminoácido agravaria a "síndrome do restaurante chinês", um quadro de sensibilidade ao glutamato monossódico que inclui cefaleia, tonturas, desorientação, náuseas e parestesias.

• **L-Cistina**

A L-cistina é considerada um aminoácido não essencial, praticamente insolúvel na água, apresentando um grau de hidrossolubilidade de apenas 0,1 g por litro. Devido à sua insolubilidade, a L-cistina é pouco utilizada na suplementação ortomolecular, sendo substituída pela L-cisteína ou pela N-acetil-L-cisteína. A L-cistina é formada pela união de duas moléculas do aminoácido L-cisteína através de uma ponte dissulfeto, sendo, na realidade, um dipeptídeo e não um aminoácido verdadeiro. Observe este dipeptídeo e a sua síntese com a formação da sua ponte de dissulfeto nas Figuras 8.11 e 8.12.

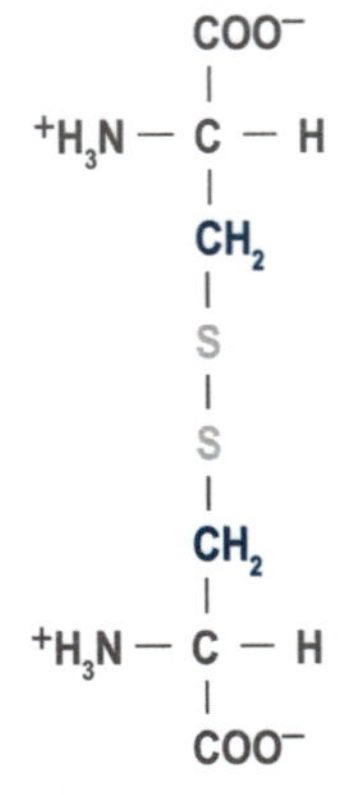

à síntese do ATP. No citoplasma, a trinca de ouro, formada pela L-citrulina, L-arginina e a L-ornitina, toma parte no ciclo da ureia, desintoxicando o organismo da amônia. Observe a fórmula estrutural da L-citrulina na Figura 8.13.

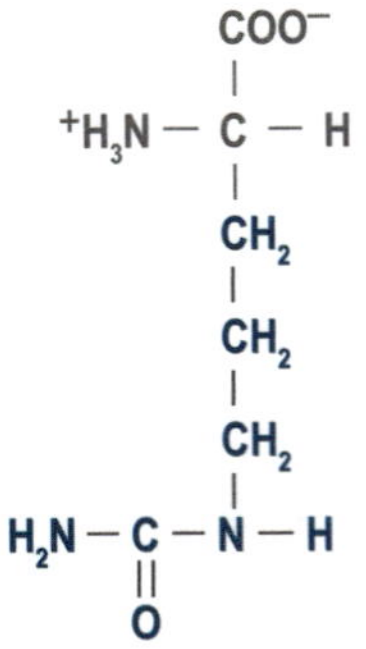

Figura 8.11 – *L-cistina.*

Figura 8.13 – *L-citrulina.*

Estude o ciclo da ureia, que ocorre na "usina" membranosa mitocondrial, na ilustração da Figura 8.14 e, dependendo do interesse, releia o tópico sobre a L-arginina.

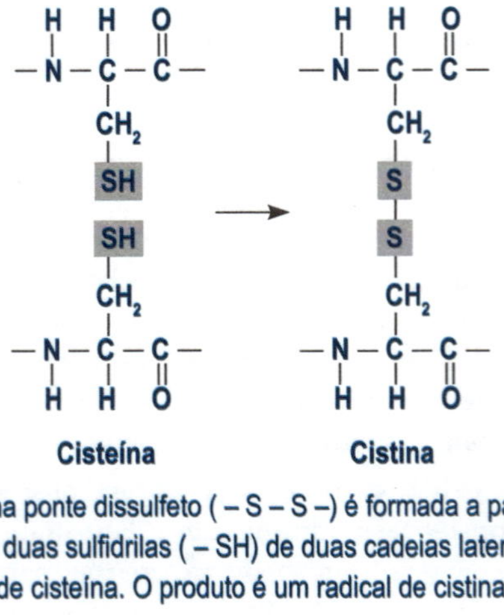

Figura 8.12 – *Síntese da L-cistina, a partir da L-cisteína.*

Uma observação interessante sobre as pontes de enxofre é a de que proteínas intracelulares geralmente não apresentam pontes sulfurosas, enquanto as extracelulares, como o colágeno, contêm várias. A dose recomendada para a suplementação ortomolecular está entre 500 e 1.500 mg por dia.

• **L-Citrulina**

A L-citrulina é um aminoácido não essencial, alifático, hidrossolúvel, sintetizado em todos os tecidos, especialmente nos hepatócitos, a partir da L-arginina e da L-ornitina. Participa, como já mencionamos, da síntese do óxido nítrico, juntamente com a L-arginina. Na mitocôndria, associa-se

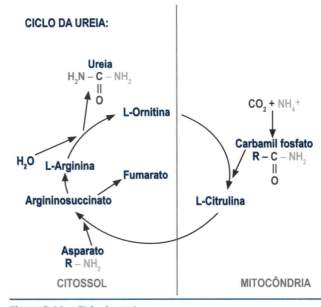

Figura 8.14 – *Ciclo da ureia.*

• **L-Fenilalanina**

O aminoácido essencial L-fenilalanina é pouco solúvel em água, a sua proporção de hidrossolubilidade é de 2 g por 100 mL, e apresenta um anel aromático na sua cadeia lateral, o que aumenta a sua hidrofobia mas, por outro lado, a riqueza de duplas ligações favorece a troca de elétrons. Este aminoácido participa da síntese metabólica de diversos neurotransmissores, entre eles a dopamina, a adrenalina e a noradrenalina. Observe a sua fórmula estrutural na Figura 8.15 e lembre que é o seu anel aromático, rico em duplas ligações, que o faz um bom intermediário de elétrons.

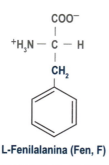

Figura 8.15 – *L-fenilalanina.*

A L-fenilalanina é um aminoácido precursor da L-tirosina, a qual, por sua vez, o é do hormônio tiroidiano e também participa da síntese das catecolaminas. Assim a L-fenilalanina pode ser utilizada como estimulante da atividade mental, no tratamento da depressão e como precursora da dopamina, empregada na terapêutica do mal de Parkinson e no controle do uso de substâncias que causam dependência, como o tabagismo, o alcoolismo e outros vícios.

No tratamento da obesidade, é usada pelo seu efeito sacietogênico, exercido pela dopamina, e pelo efeito termogênico, proporcionado pelas catecolaminas e pelo hormônio tiroidiano. A L-fenilalanina também favorece a liberação da colecistocinina, um estimulante do centro nervoso da saciedade.

Observem que tenho usado o termo tiroide, palavra que em grego significa escudo (devido à sua forma), e não tireoide, como muitos estão acostumados. A palavra "tireoide" é resquício de um erro de impressão na edição brasileira da *Nomina anatomica*. O Brasil é o único país no mundo que usa o termo "tireoide".

Argumenta-se que a L-fenilalanina pode aumentar o desejo sexual e o estímulo para a ejaculação e o orgasmo, através das catecolaminas, mas, seguramente, a dopamina torna este ato mais prazeroso, já que é ela que provoca o orgasmo. É interessante lembrar que as catecolaminas são catabolizadas sob a ação de duas enzimas, a monoamina oxidase e a catecol-O-metiltransferase, e liberam radicais livres que devem ser controlados. Associada à vitamina C, a L-fenilalanina participa da síntese do colágeno e regenera o tecido conetivo. A L-fenilalanina é precursora, também da melanina, melanotropina, somatostatina e angiotensina.

Alguns cuidados devem ser tomados ao se prescrever este aminoácido. A hipertensão pode ser uma contraindicação ao seu uso, tendo sido descritos casos de crises hipertensivas atribuídas à L-fenilalanina. O feocromocitoma deve ser lembrado como contraindicação. A associação da L-fenilalanina com antidepressivos inibidores da monoamina oxidase deve ser evitada, pelo risco de grave elevação da pressão arterial provocada pelo excesso de tiramina.

Alimentos que contenham tiramina, como queijos, vinhos, cerveja e chocolate devem ser evitados pelos pacientes que recebam L-fenilalanina em dose nutracêutica. O uso concomitante de doses altas de piridoxina, maiores do que 50 mg, pode anular o efeito antidepressivo da L-fenilalanina, pela ação sedativa da vitamina B_6.

Esquizofrênicos habitualmente apresentam um aumento da atividade dopaminérgica e, por este motivo, contituem um outro grupo de contraindicação ao uso da L-fenilalanina. O melanoma maligno pode ter o seu crescimento estimulado pela L-fenilalanina. A L-fenilalanina não induz ao melanoma, mas pode fomentar o crescimento dos melanomas preexistentes.

A contraindicação formal para o emprego da L-fenilalanina é a fenilcetonúria, uma condição genética, autossômica-recessiva, de ausência da enzima fenilalanina hidroxilase, caracterizada pela deficiência na metabolização da L-fenilalanina e que pode provocar retardo mental. O diagnóstico da fenilcetonúria é feito pela presença da L-fenilalanina na urina, a sua elevação no soro, pela triagem neonatal ampliada (teste do pezinho) e pela deficiência de vitamina B_6. Nestes casos, proscreve-se a L-fenilalanina da dieta destas crianças até os 5 anos de idade, com o objetivo de evitar a deterioração neurológica nestes pacientes; a partir daí parece haver uma adaptação metabólica a este defeito enzimático. O diagnóstico tardio, após os 3 anos de idade, já não afetará a evolução da doença. O organograma da Figura 8.16 ilustra o metabolismo da L-fenilalanina até os seus hormônios e a melanina.

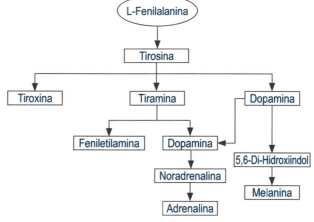

Figura 8.16 – *Metabolismo da L-fenilalanina.*

Aproveito este tópico para tecer algumas considerações sobre a D-fenilalanina, o isômero dextrógiro deste aminoácido. A D-fenilalanina não é um nutriente, mas apresenta propriedades analgésicas e anti-inflamatórias, e, por estas características, é utilizada na abordagem ortomolecular das artrites e fibromialgia. Supõe-se que o efeito analgésico da

D-fenilalanina ocorra por inibição da decomposição de substâncias opiáceas endógenas, como as endorfinas e encefalinas, propriedade esta que o isômero levógiro não apresenta.

A L-fenilalanina é preconizada em doses que variam de 500 a 4.000 mg por dia, conforme a necessidade individual do paciente. As doses da D-fenilalanina também se iniciam com 500 mg diários e elevam-se, conforme o quadro clínico do doente, até 4.000 mg.

A apresentação D-fenilalanina é mais cara e mais difícil de se obter, nestes casos pode-se optar pelo uso da D-L-fenilalanina, uma mistura equitativa dos dois estereoisômeros, considerando-se a adequação da dose para o efeito desejado. A L-fenilalanina e a D-fenilalanina requerem para o seu metabolismo as vitaminas C, B_3 e B_6 e os minerais cobre e ferro.

Quero ressaltar, por último, que o aspartame, tão largamente consumido, é composto pela combinação química da L-fenilalanina com o ácido L-aspártico, estando aí, talvez, a explicação dos sintomas neurológicos atribuídos ao abuso deste edulcorante.

• Glicina

A glicina é o menor e o mais simples dos aminoácidos; a sua "cadeia" carbônica alifática consiste de um único átomo de carbono unido aos radicais carboxila e amina, não é um aminoácido essencial e é solúvel em água até a concentração de 25 mg por 100 mL. A glicina é o único aminoácido sem atividade óptica. Encontra-se em alta concentração na pele e no tecido conetivo. Encante-se com a sua candidez na Figura 8.17.

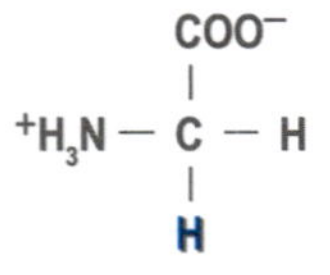

Figura 8.17 – *Glicina.*

Até recentemente, devido à simplicidade estrutural, supunha-se que este aminoácido fosse metabolicamente inerte, sendo utilizado apenas como fonte de nitrogênio. Atualmente sabe-se que a glicina apresenta inúmeras propriedades regulatórias metabólicas e imunológicas. Diversos estudos demonstraram um efeito citoprotetor da glicina na hipóxia, particularmente o estudo de Weinberg e cols., em 1987, que mostrou a proteção aos túbulos renais conferida pela glicina durante a hipóxia. Outros trabalhos confirmaram esta propriedade citoprotetora em hepatócitos. Em ratos submetidos ao transplante hepático verificou-se que a glicina, incluída na solução de enxágue do órgão, reduziu a lesão da reperfusão, melhorou a função do enxerto e aumentou a sobrevida do fígado transplantado. Supõe-se que o mecanismo fisiopatológico para a proteção hepática, conferida pela glicina, seja a inibição da afluência do cálcio iônico para o interior das células de Kupffer. Em contrapartida, a L-alanina, um aminoácido muito parecido estruturalmente com a glicina, com dois carbonos em sua cadeia orgânica, não apresenta este efeito citoprotetor.

Recentemente se tem demonstrado o efeito imunomodulador da glicina através de dietas enterais, suplementadas com 5% de glicina, administradas a ratos sensibilizados por lipopolissacarídeos. Estes estudos demonstraram uma redução dos níveis plasmáticos do fator de necrose tumoral-alfa (TNF-α) e uma diminuição da mortalidade destes ratos. O mecanismo fisiopatológico pelo qual a glicina diminui o fator de necrose tumoral-alfa, após a imunossensibilização pelos lipopolissacárides, é o bloqueio da entrada dos íons cálcio para o interior das células.

Este processo foi demonstrado, em cultura de hepatócitos isolados, por uma elevação do cálcio intracelular induzida pelos lipopolissacarídeos e um bloqueio quase completo deste afluxo iônico com a adição de 1 mM de glicina à cultura. Os autores deste estudo sugeriram que a glicina pode proporcionar um efeito benéfico no tratamento da sepse, da síndrome da isquemia-reperfusão, das doenças cardiovasculares e no transplante de órgãos.

Erich Roth e cols. investigaram o impacto da glicina na produção das interleucinas pelos monócitos humanos. Os seus resultados mostraram que a glicina reduz, de forma dose-dependente, a liberação do fator de necrose tumoral alfa e da interleucina-1 (IL-1), pró-inflamatórios, após a exposição aos lipopolissacarídeos, e antecipa a secreção da interleucina-10 (IL-10) anti-inflamatória.

O metabolismo dos linfócitos também foi influenciado pela adição da glicina, a qual inibiu a proliferação de linfócitos induzida pelo CD3, independentemente da interleucina-2 (IL-2), inibição esta de cerca de 40% em relação ao grupo-controle. Também um efeito antitumoral tem sido evidenciado pela glicina.

Sabe-se que as células de Kupffer são fontes importantes de citocinas mitogênicas estimuladas pelo fator de necrose tumoral alfa e por proliferadores de peroxissomas. Como a glicina previne a ativação das membranas celulares dos hepatócitos, Wheeler e cols. testaram uma dieta, contendo glicina, na prevenção do efeito mitogênico induzido por um proliferador de peroxissomas, denominado WY-14,643 e, realmente, ela se mostrou eficaz em evitar a multiplicação destes hepatócitos. Um segundo grupo de pesquisas, conduzido pelo Dr. Wheeler, testou a inibição do crescimento de implantes de melanoma B-16 em ratos alimentados com uma dieta contendo 5% de glicina.

Os tumores dos ratos alimentados com glicina por 24 dias pesaram 65% menos que os dos ratos alimentados com uma dieta sem glicina. Além disso, os tumores dos ratos alimentados com glicina apresentaram menor vascularização após 14 dias. Este efeito inibidor da angiogênese da glicina foi demonstrado, subsequentemente, em culturas de células endoteliais.

A glicina hiperpolariza neurônios motores ao abrir canais de cloreto, denominados *glycine-gated*, portal-glicina em português. Do mesmo modo é bem documentado que muitos dos receptores e transportadores de membrana, presentes nos neurônios, também estão expressos nas plaquetas.

Com base nas semelhanças entre plaquetas e neurônios, Maria Zellner investigou a influência da glicina na agregação plaquetária e concluiu que a glicina diminui a formação de trombos, *in vitro*, possivelmente inibindo a ligação do fibrinogênio às plaquetas. Em concordância com este conceito, ela também observou que infusões contendo glicina, em porcos, reduzem a necessidade de heparina em um modelo de cirurgia gastrintestinal.

Na nutrição parenteral de pacientes catabólicos são utilizados dois substratos para a infusão de L-glutamina, os dipeptídeos L-alanil-glutamina e L-glicil-glutamina. Ambos possuem aproximadamente a mesma meia-vida e características farmacológicas semelhantes, porém, o metabolismo celular e a resposta imune são diferentemente modulados, em conformidade com o segundo aminoácido associado à L-glutamina.

Erich Roth e cols., em publicação recente, demonstraram que a adição de L-glutamina em culturas de células mielomonocíticas, da linhagem U-937, aumenta o conteúdo intracelular de glutation. Após incubar as células com glicina e L-glutamina, a concentração de L-glutamina e de glutation se reduziu. Esta diminuição da L-glutamina intracelular pode ter ocorrido por uma competição na captação celular, já que a glicina e a L-glutamina utilizam o mesmo sistema de transporte, ou por um metabolismo aumentado da L-glutamina.

A infusão pré-operatória da L-glicil-glutamina, em contrapartida a L-alanil-glutamina, diminui o período de imunossupressão induzido pelo estresse cirúrgico, proporciona uma regeneração pós-operatória mais rápida e reduz a expressão HLA-DR (HLA do inglês *Human Leukocyte Antigen* – Antígeno Leucocitário Humano; DR refere-se aos *loci* genético) nos monócitos. Outra recente publicação, investigando a função intestinal após isquemia e reperfusão, em ratos, informou que a suplementação alimentar com L-alanina pode aumentar o dano intestinal, depletar energia (ATP – trifosfato de adenosina) e prejudicar a absorção intestinal, em contraposição aos efeitos da L-glutamina.

Juntamente com a L-arginina e a L-metionina, a glicina forma a creatinina e participa, também, da síntese das purinas e da hemoglobina. Deste modo, a glicina torna-se muito importante na função muscular e na construção dos ácidos nucleicos. Além de participar na síntese de outros aminoácidos não essenciais, também entra na formação dos ácidos biliares.

Até o presente, a glicina tem indicação terapêutica precípua nos casos de miopatias, com degeneração muscular, e nas doenças espásticas musculares. Há um estudo clássico, repetidamente referido, que mostrou uma melhora geral de 25% nos espasmos musculares dos membros inferiores, crônicos e severos, em dez pacientes tratados com 1.000 mg de glicina durante 6 a 12 meses. Sete destes pacientes tinham o diagnóstico de esclerose múltipla. Existem, também, referências à ação da glicina na hiperacidez gástrica, na hiperuricemia, na hiperlipidemia, na *miastenia gravis* e no transtorno bipolar. As doses habitualmente preconizadas variam de 500 a 1.300 mg.

• L-Glutamina

A L-glutamina, cuja estrutura química está desenhada na Figura 8.18, é um aminoácido não essencial, de cadeia lateral alifática ácida, hidrossolúvel, de extrema importância para a saúde e o crescimento celular. Desde 1955, quando H. Eagle publicou o seu clássico artigo na revista *Science*, numerosos trabalhos vêm confirmando a importância da L-glutamina em uma ampla e variada gama de processos metabólicos por todo o organismo.

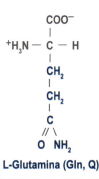

Figura 8.18 – *L-glutamina.*

O ciclo do ácido cítrico pode dar uma ideia do envolvimento da L-glutamina nos processos metabólicos e a sua inter-relação com outros aminoácidos. Acompanhe o texto na Figura 8.18. Pela via glutamato, a L-glutamina é rapidamente convertida em alfacetoglutarato, o qual participa diretamente do ciclo do ácido cítrico. Outros produtos metabólicos que derivam diretamente da L-glutamina são glicoproteínas e aminoglicanos; nucleotídeos; e aminoácidos, como a L-histidina e o L-triptofano, os quais, apesar de serem aminoácidos essenciais, são sintetizados em pequena quantidade no corpo humano. A L-glutamina, desaminada pela glutaminase, torna-se o glutamato, um precursor do ácido gama-aminobutírico (GABA), um inibidor da neurotransmissão de ação semelhante aos diazepínicos.

A transferência do nitrogênio da L-glutamina, pela amidatransferase, também está envolvida na biossíntese das bases purínicas e pirimidínicas dos ácidos nucleicos (veja a Figura 8.20) e na produção de hexosaminas, de vital importância na manutenção da integridade e função das superfícies mucosas (Figura 8.21).

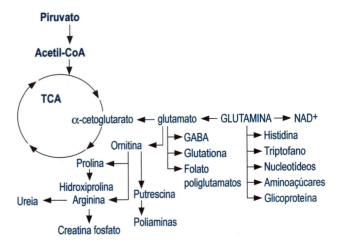

Figura 8.19 – *A grande versatilidade metabólica do L-glutamina.*

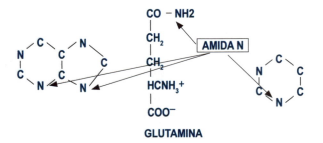

O nitrogênio da purina e da pirimidina deriva da amida nitrogenada da glutamina.

Figura 8.20 – *L-glutamina e a síntese das bases nucleicas.*

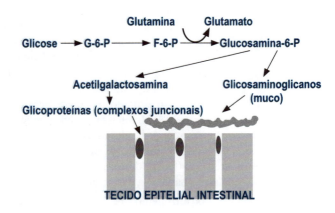

Hexosamina e metabólitos derivados da glutamina

Figura 8.21 – *L-glutamina e síntese das hexosaminas da mucosa intestinal.*

O glutamato também passa por um processo bioquímico que o transforma em uma molécula cíclica que dará origem, por sua vez, à L-prolina, outro importante aminoácido componente do colágeno e do tecido conetivo. Ligando-se à L-cisteína e à glicina, o glutamato comporá o glutation, o nosso já famoso varredor de radicais livres. Derivado também do glutamato é o ácido fólico poliglutamato, importante cofator enzimático em diversos processos metabólicos. Já no ciclo de Krebs, o alfacetoglutarato participará da produção de energia e da anaplerose, em português castiço, da reconstrução ou do reparo de estruturas danificadas.

A L-glutamina ainda fornece nitrogênio para a transformação da niacina em niacinamida e, durante o jejum, serve de fonte energética para o encéfalo, diminuindo a fome. Nos rins, participa do equilíbrio ácido-básico. As indicações terapêuticas da L-glutamina são inúmeras, desde como precursor do antioxidante glutation a precursor de neurotransmissores, como o ácido gama-aminobutírico.

Deste modo, é empregado para a otimização da síntese de ATP em atletas, já é o aminoácido livre mais abundante no tecido muscular, e, naqueles pacientes submetidos a regime alimentar, como fonte de energia cerebral, após atravessar a barreira hematoencefálica. Particularmente utilizo muito a L-glutamina como precursor do GABA em detrimento dos ansiolíticos e, nos epilépticos, para diminuir a dose dos anticonvulsivantes.

Postula-se também o emprego deste aminoácido no tratamento do alcoolismo e há quem diga que seria capaz de melhorar o rendimento intelectual de deficientes mentais.

Como antioxidante, é utilizado em artrites, fibrosites, úlceras pépticas, colites, disbiose, dermatite actínica, doenças do tecido conetivo e como agente antienvelhecimento. É utilizado também na alimentação, enteral ou parenteral, de pacientes graves e de neonatos prematuros de baixo peso, o seu emprego nestes casos diminui a incidência de infecções hospitalares. Também é descrita a baixa ocorrência de infecções pulmonares em politraumatizados suplementados com L-glutamina. As doses preconizadas variam de 200 a 1.500 mg.

• L-Histidina

A L-histidina é um aminoácido essencial de cadeia lateral básica e solúvel em água até a concentração de 4 g por 100 mL. Apresenta um anel imidazólico em sua cadeia lateral, sempre pronto para catalisar novas ligações químicas. Admire a sua formosura na Figura 8.22.

É um aminoácido indispensável para o crescimento e reparação dos tecidos, participa do sistema de transporte do cobre e é essencial para a produção de leucócitos e eritrócitos. A L-histidina parece estimular os linfócitos T-supressores em pacientes com atividade reumática. É precursora da histamina e, para tanto, necessita do aporte de piridoxina e niacina. A bainha de mielina também necessita da L-histidina para a sua integridade e função.

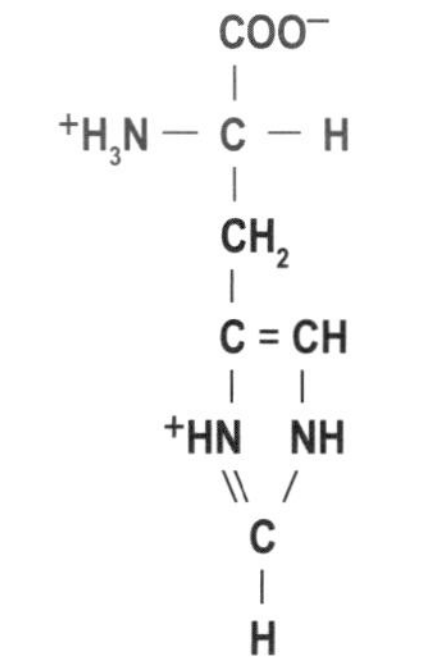

```
        COO⁻
         |
+H₃N ─ C ─ H
         |
        CH₂
         |
        C = CH
         |    |
       +HN   NH
         \\  /
          C
          |
          H
```
L-Histidina (His, H)

Figura 8.22 – *L-histidina.*

As suas indicações terapêuticas incluem os neonatos prematuros, os quais também apresentam deficiência de L-cisteína, pela imaturidade hepática em converter a L-metionina. É empregada no tratamento da alergia e da artrite reumatoide, melhora a hiperacidez gástrica e restaura o orgasmo deprimido pelas drogas antidepressivas. A L-histidina está contraindicada em esquizofrênicos do tipo histadélico e deve ser usada com precaução em pacientes alérgicos. As doses preconizadas variam de 500 a 6.000 mg. Doses altas, acima de 1.500 mg, podem precipitar a menstruação.

• **L-Isoleucina**

A L-isoleucina é um aminoácido essencial, alifático, também classificado como aminoácido de cadeia lateral curta ou de cadeia ramificada e que pode ser estudado na Figura 8.23. A sua solubilidade em água é possível até quatro gramas por 100 mL.

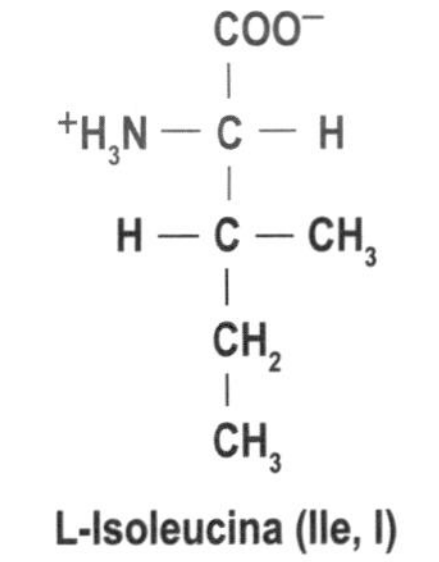

```
        COO⁻
         |
+H₃N ─ C ─ H
         |
  H ─ C ─ CH₃
         |
        CH₂
         |
        CH₃
```
L-Isoleucina (Ile, I)

Figura 8.23 – *L-isoleucina.*

É um aminoácido anabólico e participa da produção de energia, usado por atletas para desenvolver a massa magra e, na prática clínica, para restaurar a massa muscular em pacientes depauperados por doenças consuntivas e traumatismos graves. A L-isoleucina, como os outros aminoácidos de cadeia lateral curta, é empregada no tratamento de neuropatias, especialmente da encefalopatia hepática alcoólica.

A L-isoleucina, juntamente com a L-leucina, a L-valina, a cianocobalamina e o ácido alfalipoico regeneram a bainha de mielina.

Como os outros aminoácidos de cadeia lateral curta, a L-isoleucina é precursora do hormônio do crescimento, mecanismo pelo qual proporciona o aumento da síntese proteica, da hemoglobina e favorece a entrada da glicose na célula. As doses nutracêuticas empregadas são habitualmente elevadas e variam de 500 a 8.000 mg por dia, divididas em quatro tomadas entre as refeições.

• **L-Leucina**

Também é um aminoácido de cadeia lateral curta e ramificada, alifático e categorizado como essencial, cuja fórmula estrutural está desenhada na Figura 8.24. Pouco hidrossolúvel, pode ser diluído em água até a concentração de 2 g por 100 mL. É um aminoácido de características anabólicas e energizantes que favorece a cicatrização da pele, do músculo e dos ossos.

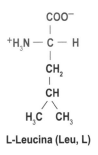

Figura 8.24 – *L-leucina.*

Como a L-isoleucina, a L-leucina é empregada no tratamento de pacientes graves e politraumatizados, das encefalopatias, do mal de Parkinson, da esclerose lateral amiotrófica, e serve como suplemento alimentar para atletas que desejam aumentar a sua massa muscular.

Ainda acompanhando a L-isoleucina, a L-leucina é precursora do hormônio do crescimento e ajuda a manter a integridade e a função da bainha de mielina. As doses preconizadas, também usualmente altas, variam de 500 a 12.000 mg por dia, divididas em várias tomadas por dia longe das refeições.

• **L-Lisina**

A L-lisina é um aminoácido essencial, alifático, altamente hidrofílico, de cadeia lateral longa e básica. A sua fórmula estrutural está ilustrada na Figura 8.25. Largamente encontrada na alimentação humana, especialmente no leite, nos laticínios, batata, levedo de cerveja. Participa da síntese de proteínas, entre elas os anticorpos. Para entrar na formação do colágeno, a L-lisina precisa ser hidroxilada a

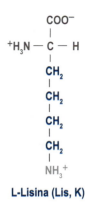

Figura 8.25 – *L-lisina.*

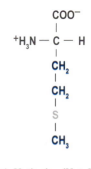

Figura 8.26 – *L-metionina.*

L-hidroxilisina. Favorece o crescimento e o desenvolvimento ósseo das crianças. Aumenta a absorção de cálcio. Mantém o balanço nitrogenado nos adultos.

Nas proteínas, a L-lisina serve de ponto de ancoragem para o piridoxal-5-fosfato, uma coenzima para a vitamina B_6. Mas, talvez, o efeito mais difundido da L-lisina seja diminuir as recidivas das lesões do herpes e da gripe.

Apesar de diversos estudos não comprovarem este benefício, alguns outros trabalhos, usando doses maiores, sugerem uma redução na taxa de recorrência do herpes simples, apesar de a L-lisina não influenciar a duração e a gravidade das lesões. Estudos em humanos sugerem que a administração de 1.200 mg de L-lisina alternada com 1.200 mg de L-arginina, com intervalo de 60 minutos, para não competirem entre si nos sítios de absorção, aumenta a liberação do hormônio do crescimento, favorecendo o desenvolvimento muscular.

As doses recomendadas variam de 500 a 10.000 mg por dia. Para a prevenção do herpes usam-se 2.000 mg por dia, associados às vitaminas C, E e bioflavonoides. Cuidados devem ser tomados com as doses muito elevadas da L-lisina, pois podem aumentar os níveis plasmáticos do colesterol e dos triglicérides. A L-lisina não deve ser administrada ao mesmo tempo que a L-arginina, pois competem pelo mesmo sistema de transporte ativo no intestino.

• L-Metionina

A Figura 8.26 mostra a estrutura química da L-metionina.

Um aminoácido sulfurado, essencial, de cadeia lateral alifática hidrófoba, a L-metionina apresenta uma importante atividade antioxidante. As principais fontes da L-metionina na nossa alimentação são os ovos, o leite e derivados, o fígado, os peixes, alho, cebola, lentilha, soja, entre outros.

Devido a sua característica hidrofóbica, a L-metionina apresenta um lipotrofismo que protege as substâncias lipídicas da oxidação, ajudando, deste modo, a prevenir o depósito de ácidos graxos no fígado e nos vasos sanguíneos. Além da sua propriedade antioxidante, a L-metionina age também como quelante de metais pesados.

A biodisponibilidade da L-metionina favorece a síntese da L-cisteína e da L-taurina. É precursora do glutation, das encefalinas e das endorfinas. A L-metionina é muito importante no tratamento da desnutrição proteica, da anorexia e da deficiência dos aminoácidos sulfurados L-metionina, L-cisteína, L-cistina e L-taurina. Também é empregada na terapêutica das miopatias, da fibromialgia e em outras condições dolorosas (pois eleva o limiar da dor), da depressão, da esquizofrenia e da doença de Parkinson.

A L-metionina não tem se mostrado eficaz no tratamento do mal de Alzheimer. Nas patologias hepáticas, colestáticas ou não, como as cirroses, alcoólica ou não alcoólica, como a intoxicação pelo acetaminofen a L-metionina tem-se mostrado efetiva, diminuindo os níveis das transaminases e das bilirrubinas.

Segundo R. M. Pascale e cols., a L-metionina parece prevenir a ocorrência do câncer hepático em modelos experimentais com ratos. A L-metionina diminui o pH urinário, é destruída pelo consumo de álcool e pode agir como pró-oxidante.

As doses podem variar de 500 a 3.000 mg por dia, conforme a necessidade clínica. Deve ser, sempre, administrada em conjunto com as vitaminas B_6, B_9 (ácido fólico) e B_{12}, a fim de se evitar o acúmulo de homocisteína, a qual eleva o risco de aterosclerose, trombose e cardiopatias. Acompanhe o metabolismo da L-metionina e da homocisteína na Figura 8.27:

(1) Metionina-adenosil transferase catalisa a síntese da S-adenosil-metionina, a partir da L-metionina, com consumo do ATP.

(2) Reações de transmetilação.

(3) S-adenosil-homocisteína hidrolase catalisa a hidrólise reversível da S-adenosil-homocisteína a homocisteína e adenosina.

(4) Cistationina-beta sintetase catalisa a formação da cistationina a partir da homocisteína e da L-serina.

(5) Gama cistationase catalisa a síntese da L-cisteína a partir da cistationina.

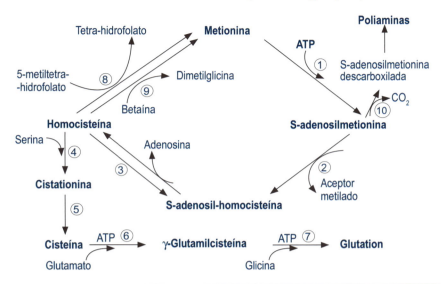

Figura 8.27 – *Metabolismo da L-metionina e da homocisteína.*

(6) Gamaglutamil-cisteína sintetase catalisa a formação da gamaglutamil-cisteína, a partir da L-cisteína e do glutamato, com consumo de ATP.

(7) Glutation sintetase catalisa a formação do glutation, a partir da gamaglutamil-cisteína e da L-glicina, com consumo de ATP.

(8) Metionina sintetase regenera a L-metionina da homocisteína, consumindo ácido fólico e vitamina B_{12}.

(9) Betaína-homocisteína-metil transferase regenera a L-metionina da homocisteína com a participação da betaína.

(10) S-adenosil-metionina descarboxilase catalisa a remoção do radical carboxila da S-adenosil-metionina, desviando o ciclo para a síntese de poliamina.

• L-Ornitina

Aminoácido de cadeia lateral alifática, não essencial, a L-ornitina pode ser solubilizada em água e apresenta uma fórmula estrutural que pode ser estudada na Figura 8.28.

A L-ornitina compartilha muitas das propriedades da L-arginina e da L-citrulina. No intestino, a L-ornitina divide o sistema ativo de transporte com a L-arginina, a L-cistina e a L-lisina. Quando administrada em consonância com a L-arginina, a L-carnitina e a L- lisina, a L-ornitina promove a liberação do hormônio do crescimento, é desintoxicante e regeneradora hepática.

A L-ornitina pode aumentar a atividade e o peso do timo, por ser estimulante da função dos linfócitos, sendo utilizada na terapêutica oncológica. Por facilitar a secreção do hormônio do crescimento, a L-ornitina auxilia no ganho de massa muscular em atletas, na queima da massa gorda e na cicatrização de queimaduras e outras lesões.

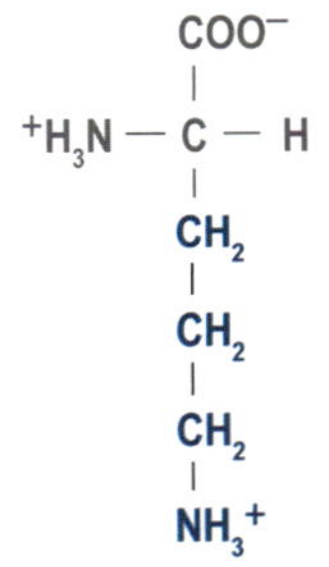

Figura 8.28 – *L-ornitina.*

No citoplasma, a trinca de ouro, formada com a L-citrulina e a L-arginina, toma parte no ciclo da ureia, desintoxicando o organismo da amônia. Reveja a Figura 8.14, no tópico sobre a L-citrulina.

Naqueles pacientes que padecem de herpes recidivantes, a L-ornitina deve substituir a indicação da L-arginina, a qual poderia favorecer a infecção herpética. Pode ser preconizada, habitualmente, em doses que variam de 500 a 1.500 mg, acompanhadas das vitaminas B_6, E, niacina, ácido pantotênico e ácido fólico. Doses maiores podem ser empregadas com critério médico. Releia, conforme o seu interesse, os tópicos relativos à L-arginina e à L-citrulina.

• L-Prolina

A L-prolina é um aminoácido não essencial, solúvel em água, e difere dos outros aminoácidos por apresentar a sua cadeia lateral, alifática, ligada tanto ao carbono alfa, quanto ao nitrogênio do seu radical amina. A estrutura cíclica resultante, que pode ser vista na Figura 8.29, influencia acentuadamente a arquitetura das proteínas.

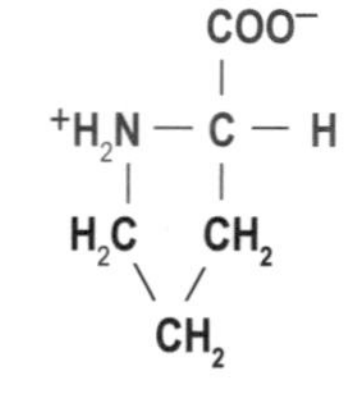

```
           COO⁻
            |
  ⁺H₂N  —  C  —  H
            |
         H₂C   CH₂
           \   /
            CH₂

        L-Prolina (Pro, P)
```

Figura 8.29 – *L-prolina.*

A L-prolina entra na formação do colágeno com a L-glicina e a L-lisina e também participa da síntese da substância P. A substância P é uma mediadora da inflamação com características de neurotransmissor, promove a vasodilatação, aumentando a permeabilidade vascular, favorece a liberação de histamina pelos mastócitos e aumenta a sensibilidade das terminações nervosas à dor. As endorfinas bloqueiam a liberação da substância P.

A L-prolina não é incorporada diretamente ao colágeno. Ela precisa ser hidroxilada ao aminoácido L-hidroxiprolina, pela enzima prolina hidroxilase, para esta inclusão. A L-hidroxiprolina, representada na Figura 8.30, é o aminoácido presente em grande quantidade no colágeno e é, também, o constituinte principal da matriz óssea.

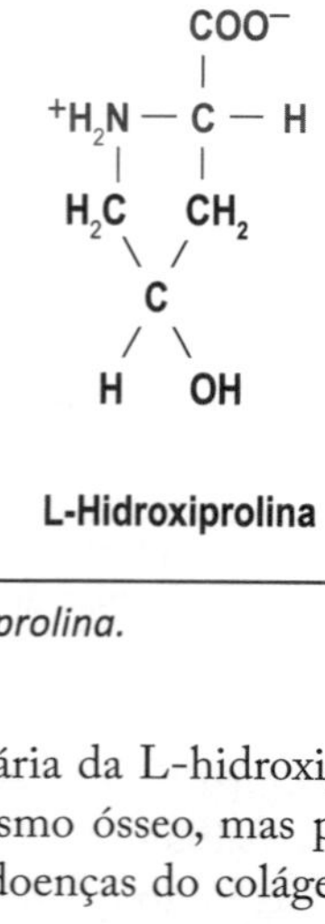

```
           COO⁻
            |
  ⁺H₂N  —  C  —  H
            |
         H₂C   CH₂
           \   /
            C
           / \
          H   OH

        L-Hidroxiprolina
```

Figura 8.30 – *L-hidroxiprolina.*

A excreção urinária da L-hidroxiprolina reflete, principalmente, o catabolismo ósseo, mas pode ser útil, também, para o controle das doenças do colágeno. A hidroxiprolinúria ocorre na osteoporose e em outras doenças ósseas, como o mal de Paget, e nas colagenoses, como a enfermidade de Marfan.

Grandes traumatismos, fraturas cominutivas, hiperparatiroidismo, hipertiroidismo, carcinomatose, osteomalacia, raquitismo e acromegalia também podem aumentar a excreção urinária da L-hidroxiprolina. A L-prolina e a L-hidroxiprolina são facilmente assimiláveis da alimentação.

Podem ser encontradas nas carnes, vísceras e gelatinas, como o mocotó. Quando há necessidade de suplementação, usa-se a L-prolina em doses de 500 a 1.000 mg por dia.

L-Serina

A L-serina é um aminoácido não essencial, de cadeia lateral alifática hidroxilada, solúvel em água até a concentração de 155 g por 100 mL, e cuja fórmula estrutural está representada na Figura 8.31.

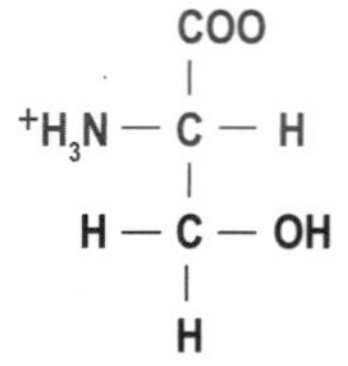

```
           COO
            |
  ⁺H₃N  —  C  —  H
            |
       H  — C  — OH
            |
            H

        L-Serina (Ser, S)
```

Figura 8.31 – *L-serina.*

Estruturalmente, é uma L-alanina hidroxilada, compare com a Figura 8.3. O nome serina vem do latim *sericus*, que significa sedoso. A L-serina foi descoberta em 1865, por Cramer, na sericina da seda, e sintetizada em 1902 por Erlenmeyer, a quem fomos apresentados no laboratório do colegial, através do seu famoso frasco.

A L-serina é produzida no organismo a partir da L-glicina e pode ser catabolizada, reversivelmente, à mesma L-glicina. É um dos aminoácidos mais comuns das proteínas, juntamente com a L-treonina e a L-tirosina.

Inúmeras enzimas contêm a L-serina nos seus centros ativos, entre elas a quimotripsina, a tripsina e a leucócito-elastase, esta última protease envolvida na fisiopatologia do enfisema pulmonar. Nestas enzimas ocorre, nos seus centros ativos, a tríade catalítica L-asparagina, L-histidina e L-serina.

Outras enzimas que dependem da L-serina são a 3-fosfoglicerato desidrogenase e a 3-fosfoserina fosfatase, envolvidas em diversas doenças neurometabólicas, como o mal de Alzheimer, por exemplo, e pelo menos dez proteases presentes nos grânulos azurófilos dos polimorfonucleares, envolvidas na lise de microrganismos. Dentre estas proteases leucocitárias com atividade antibiótica destacam-se a catepsina-G, a protease-3 e a elastase já mencionada.

Apresentando muitas semelhanças com as L-serina-proteases, e com atividade antimicrobiana, estão as serprocidinas, as quais, entretanto, não apresentam atividade proteolítica. Entre estas serprocidinas destaca-se a azurocidina, a qual, como o nome indica, está presente nos grânulos azurófilos que se abrirão nos fagossomos leucocitários. A azurocidina apresenta atividade antibiótica contra bactérias Gram-positivas e Gram-negativas, bem como ação fungicida.

A L-serina também está envolvida na síntese de proteínas, no desenvolvimento muscular, na produção da esfingomielina e da L-cistina. Do mesmo modo, participa do metabolismo da L-metionina e dos ácidos graxos, da síntese de glicoproteínas como o colágeno e de secreções mucosas, do transporte de nutrientes e da produção de imunoglobulinas. A biodisponibilidade da L-serina no cérebro parece diminuir o envelhecimento humano e melhorar a memória dos pacientes idosos.

Analogamente à D-fenilalanina, o emprego da D-serina atuaria na terapêutica da dor. A L-serina costuma ser adicionada aos alimentos, como suplemento, e como flavorizante, devido ao seu sabor adocicado e à sua hidrossolubilidade. Na nutrição clínica, é empregada nas infusões parenterais e nos preparados para alimentação oral e enteral. A dose recomendada varia de 300 a 3.000 mg e pode ser administrada na forma de fosfatidil-L-serina. A sua prescrição deve ser complementada com o uso das vitaminas B_1, B_6 e B_{12}. Por acréscimo curioso, anotamos que a L-serina é utilizada, também, em produtos cosméticos, como um veículo hidratante.

• L-Taurina

Trata-se de um falso aminoácido, como a L-carnitina, pois não preenche as condições bioquímicas para ser considerada como tal. Como pode ser verificado na Figura 8.32. Nutricionalmente, costuma ser referida como aminoácido sulfurado, não essencial, sintetizado no organismo e presente na maioria dos tecidos animais. É pouco solúvel em água, apresentando um coeficiente de hidrossolubilidade de 2 g/100 mL.

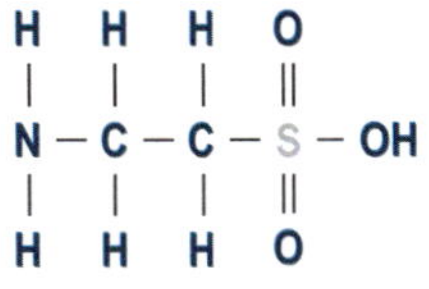

Figura 8.32 – *L-Taurina.*

A L-taurina é produzida a partir dos aminoácidos enxofrados L-metionina e L-cisteína, com a participação da coenzima 5-piridoxal-fosfato, derivada da vitamina B_6. O feto e o lactente não a sintetizam até alcançarem a maturidade enzimática pertinente. Seu nome provém do termo *bos taurus*, bile de boi, em grego, pois foi nesse material que esta substância foi isolada, pela primeira vez, há mais de 150 anos.

Diferentemente dos aminoácidos verdadeiros, a L-taurina não se incorpora às proteínas, mas permanece livre na maioria dos tecidos animais. Os alimentos com maior teor de L-taurina são os de origem animal, como carne de boi, peixes, frango e carnes de caça. Outra fonte dietética importante de L-taurina é o leite não processado. A concentração de L-taurina nos alimentos de origem vegetal é menor, mas ela pode ser encontrada nas sementes oleaginosas e leguminosas. Também as algas e o levedo de cerveja são fontes de L-taurina.

A L-taurina é um dos "aminoácidos" mais abundantes no coração e nos músculos em geral, nas plaquetas e no tecido nervoso em desenvolvimento.

Existe um sistema de transporte para a L-taurina que a transporta do plasma até os diferentes tecidos orgânicos. Este sistema carreador é compartilhado pela beta-L-alanina, pela glicina e pela hipotaurina, uma substância precursora da L-taurina. Este sistema de transporte é comprovado pela diferença de concentração existente entre os tecidos e o plasma, a qual alcança a cifra de 200 a 500 vezes, em determinados órgãos. No coração, por exemplo, o carreador de L-taurina está associado aos receptores beta-adrenérgicos e à bomba de sódio e potássio.

Há evidências que sugerem que a L-taurina funcione como um neurotransmissor no sistema nervoso e como osmorregulador celular. Talvez pelas suas propriedades estabilizadoras das membranas celulares, mantendo a fluidez, o potencial de membrana, a elasticidade, a capacidade de transporte e de troca iônica, a L-taurina mantenha o pH intracelular e a capacidade de transmissão de informações destas estruturas.

A L-taurina age como desintoxicante de substâncias químicas e está envolvida na produção e na ação da bile. Na criança em desenvolvimento, a L-taurina é um importante fator na formação morfológica e funcional da retina e do sistema nervoso central. Reduzindo o acúmulo do íon cálcio intracelular, a L-taurina protege a célula nervosa da ação tóxica do glutamato.

Em função destas evidências, entre outras, passou-se a suplementar as fórmulas alimentares infantis com a L-taurina, especialmente para aqueles pequenos pacientes que recebem alimentação parenteral total. O leite de vaca, ademais, contém uma concentração de L-taurina muito menor que o leite humano. Verificou-se, também, que, com o envelhecimento, os níveis sanguíneos da L-taurina vão diminuindo. Nos infantes, a L-taurina está presente em concentração quatro vezes maior que no adulto.

Em animais, observou-se que a L-taurina corresponde a mais de 50% dos aminoácidos livres presentes no coração, contribuindo para a manutenção da força contrátil cardíaca e prevenindo a incidência de miocardiopatias. Em humanos, demonstrou-se que 4 g de L-taurina, administrados a pacientes valvulopatas, melhorou a insuficiência cardíaca de 70% deles, apesar de não haverem respondido ao tratamento farmacológico prévio.

As explicações fornecidas foram a de que a L-taurina promove a natriurese e a diurese, possivelmente através da sua ação osmorreguladora renal, modulando a secreção do fator atrial natriurético e regulando a liberação da vasopressina.

Além disso, a L-taurina mediaria a troca iônica entre o sódio e o cálcio e atenuaria as ações da angiotensina II sobre o transporte do íon cálcico e a síntese proteica. Com relação ao sistema ocular, a L-taurina, encontrada em altas concentrações na retina, protege as células fotorreceptoras dos efeitos oxidantes da radiação ultravioleta. Observou-se que os diabéticos insulinodependentes apresentam níveis plasmáticos e plaquetários de L-taurina menores que os dos indivíduos sãos; estes achados sugerem uma deficiência de L-taurina e uma consequente hiperatividade plaquetária, responsável por algumas das complicações da diabete, especialmente a aterosclerose e o dano renal.

Juntamente com a glicina e a L-metionina, a L-taurina participa da formação da bile. A L-taurina mesclada aos sais biliares, especialmente associada ao ácido ursodesoxicólico, melhora a digestão das gorduras e inibe a formação de cálculos biliares. A este respeito detectou-se que as mulheres possuem uma habilidade menor de produzir L-taurina do que os homens.

Em um estudo contra placebo, oito pacientes com fibrose cística receberam L-taurina na dose de 30 mg por kg de peso por dia, em vez de enzimas pancreáticas, e mostraram uma significativa melhora na absorção de gorduras, muito provavelmente pela melhora da função biliar. Em diversos modelos animais, demonstrou-se que a L-taurina diminui a frequência das crises convulsivas epilépticas e mantém uma potente e eficaz atividade antiepiléptica de longa duração.

Há uma teoria que afirma que a propensão às convulsões epileptiformes é determinada pela quantidade anormal de ácido glutâmico no cérebro. Conforme esta hipótese, a L-taurina agiria normalizando o nível do ácido glutâmico cerebral. Alguns trabalhos demonstram que a privação da L-taurina, nas 2 primeiras semanas de vida, afeta permanentemente a concentração de alguns aminoácidos e aumenta o teor do ácido glutâmico no cérebro. Este fato tornaria o indivíduo mais propenso às crises convulsivas em situações de estresse, como estados febris, estímulos excessivos, traumatismos ou alterações dietéticas; ou, ainda, com a associação de qualquer uma destas circunstâncias a fatores genéticos ou lesão cerebral. Nos infantes, a L-taurina está presente em concentração quatro vezes maior que no adulto.

Existem também trabalhos indicando o uso da L-taurina nas síndromes de abstinência do álcool e da morfina. Em um destes estudos, administrou-se 1 g de L-taurina, três vezes por dia, durante 7 dias, a 22 pacientes internados para o tratamento da síndrome de abstinência por álcool. Dentre estes enfermos, apenas 14% apresentaram a síndrome de Korsakov (tremores, delírios e alucinações graves pela privação do álcool), contra 45% do grupo-controle.

A metanálise de 11 trabalhos envolvendo mais de 3.000 pacientes alcoólatras, utilizando doses similares de acamprosate, um análogo sintético da L-taurina, comprovou a sua eficiência na prevenção da reincidência alcoólica, em relação ao placebo. Esta eficácia foi ainda maior com o uso concomitante do dissulfiram.

Com relação ao efeito antioxidante, a L-taurina é capaz de neutralizar o hipoclorito que escapa dos neutrófilos e granulócitos durante a explosão respiratória. Como já mencionamos, o hipoclorito é um potente agente oxidante, capaz de comprometer a estrutura e a função de inúmeras substâncias biologicamente ativas. A taurocloramina formada nesta reação é uma substância estável, em contraposição aos aldeídos que se formariam pela ação do ácido hipoclorídrico na ausência da L-taurina.

Como varredor de radicais livres, a L-taurina é empregada, especificamente, na intoxicação hepática pelo tetracloreto de carbono, mas pode ser utilizada, ainda, como hepatoprotetor, nos casos de intoxicação por xenobióticos, drogas e álcool. Em hamsters verificou-se que a L-taurina protege as células bronquíolo-alveolares das lesões provocadas pelo óxido nitroso (NO_2), presente na poluição do ar pela combustão da gasolina e do cigarro. Estudos experimentais, em culturas de células linfoblásticas, descreveram o efeito protetor da L-taurina contra a ação tóxica do ácido retinoico, mantendo a isosmolaridade celular.

O estresse e o exercício intenso aumentam o consumo de L-taurina pelo organismo. Este fato foi demonstrado em trabalhos com ratos, que confirmaram a diminuição significativa do teor de L-taurina em todos os músculos submetidos ao exercício, independentemente da duração do esforço.

Neste animais, comprovou-se, sem dúvida, que a concentração de L-taurina caiu no músculo gastrocnêmio, após a corrida em esteira por 30, 60 e 100 minutos, enquanto no plasma o nível de L-taurina permaneceu inalterado. Um outro estudo, também em ratos, concluiu que as fibras musculares depletadas de L-taurina apresentam muito menos força contrátil do que as controles, mas não pôde afirmar que a L-taurina manteve a força muscular durante os exercícios prolongados. As fibras musculares de respostas rápidas, como as do músculo gastrocnêmio, são mais afetadas que as fibras musculares lentas. Ainda com relação aos exercícios físicos, observa-se que a excreção urinária de L-taurina se eleva imediatamente após uma competição, e este aumento poderia ser empregado como um indicador de lesão muscular durante o exercício intenso.

A L-taurina é um importante agente anticatabólico, do mesmo modo que a L-glutamina, e pode, como esta última, ser associada a um treinamento intenso para o desenvolvimento da massa muscular. Além de agir como um neurotransmissor, na placa neuromuscular, a L-taurina ainda participa na transmissão de um sinal elétrico entre as fibras musculares, influenciando o mecanismo excitação-contração dos músculos esqueléticos. Além de tudo isso, este aminoácido é ainda considerado um poupador de magnésio, um agente ansiolítico e essencial para o desenvolvimento da microbiota intestinal normal.

A dose diária recomendada de L-taurina varia de 100 a 3.000 mg. Não há efeitos colaterais importantes descritos com o uso de doses maiores. Mesmo doses de 18 g por dia, empregadas por 6 meses, em hepatopatas, para o alívio das cãibras dolorosas, não apresentaram efeitos colaterais. Em nossa clínica particular, entretanto, temos observado a ocorrência de flatulência, especialmente em crianças.

Também o nosso dileto amigo Efrain Olszewer, usando 2 g de L-taurina por dia, em pacientes com psoríase, notou intenso prurido no início do tratamento. Do mesmo modo, em alguns pacientes epilépticos, utilizando-se da dose de 1.500 mg por dia, o mesmo autor referiu a ocorrência de cefaleia, vertigem, náuseas e distúrbios da marcha. Há uma referência de que a L-taurina, administrada a pacientes com insuficiência adrenocortical descompensada, pode induzir a hipotermia e a hipercalemia.

Um adendo importante: – As bebidas energéticas, em moda hoje em dia, costumam conter cerca de 100 mg de L-taurina por cada 1/4 de litro da beberagem.

• L-Tirosina

A L-tirosina é sintetizada no organismo a partir da L-fenilalanina, portanto não é um aminoácido essencial. O seu coeficiente de hidrossolubilidade é de apenas 0,3 g por litro, sendo, portanto, praticamente insolúvel na água. Juntamente com a L-fenilalanina e o L-triptofano, a L-tirosina forma o trio dos aminoácidos que apresentam cadeias laterais aromáticas. O grupamento hidroxila (OH), presente no anel aromático da L-tirosina, é o que a torna um pouco menos hidrófoba e mais reativa (observe a Figura 8.33).

A riqueza de duplas ligações do anel aromático mantém uma "nuvem" de elétrons deslocados, denominada sistema pi (π), o que permite a transferência eletrônica entre outros sistemas pi. Assim como a L-fenilalanina, a L-tirosina é precursora do hormônio tiroidiano e dos neurotransmissores adrenalina, noradrenalina e dopamina. Sabe-se que animais submetidos ao estresse apresentam níveis cerebrais de noradrenalina diminuídos e que, quando alimentados previamente com uma dieta rica em L-tirosina, esta redução da noradrenalina é prevenida. A partir daí, passou-se a observar o efeito da L-tirosina nos seres humanos.

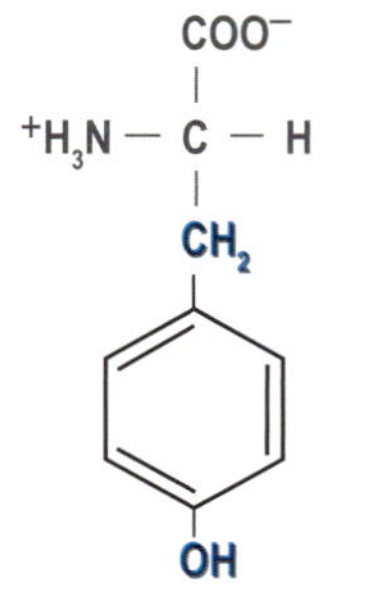

Em um desses experimentos, com militares, simularam-se as condições de uma marcha rápida, em subida a 5.000 metros, com roupas leves. Este tipo de exercício, em grandes altitudes, estressa sobremaneira a mente e o corpo dos soldados e diminui, significativamente, a oxigenação cerebral. Parte desta tropa fez uso de um suplemento alimentar de L-tirosina, previamente ao exercício de guerra, a outra metade não.

Aqueles que ingeriram a L-tirosina obtiveram um desempenho muito melhor que os do grupo-controle, foram mais eficientes, estiveram mais alertas e menos ansiosos e queixaram-se menos das agruras da subida íngreme, como as dores musculares, a cefaleia e o frio. Estes estudos sugerem que a L-tirosina seja uma alternativa nutracêutica às drogas ansiolíticas e antidepressivas da nossa farmacopeia.

Existem, também, inúmeras observações clínicas com o uso da L-tirosina no tratamento da síndrome da tensão pré-menstrual, reduzindo, principalmente, os sintomas de irritação, depressão e fadiga nestas pacientes. Algumas dissonias, como a síndrome das pernas inquietas, a hipnolalia, o sonambulismo e mesmo a insônia são passíveis da terapêutica com a L-tirosina. A L-tirosina tem sido empregada, ainda, no tratamento adjuvante de cocainômanos.

Em combinação com o L-triptofano e com a imipramina, a L-tirosina mostrou uma taxa de sucesso de 75 a 80% na terapêutica do uso crônico da cocaína. Considerou-se como sucesso a abstenção total ou a redução de pelo menos 50% no consumo da droga. Esta tripla associação bloqueia a ação da cocaína e evita a severa depressão que acompanha a síndrome da abstinência desta droga. Do mesmo modo que a L-fenilalanina, a L-tirosina aumenta o impulso sexual e o orgasmo.

Ainda semelhantemente à L-fenilalanina, algumas precauções devem ser tomadas na indicação da L-tirosina. Ambas podem elevar a pressão arterial e devem ser prescritas com cautela a pacientes hipertensos. Estão contraindicadas aos doentes portadores de feocromocitoma. Contraindica-se a L-tirosina na esquizofrenia, pois estes pacientes habitualmente apresentam uma atividade dopaminérgica elevada. A associação da L-tirosina com antidepressivos inibidores da monoamina oxidase pode provocar, também, a elevação acentuada da pressão arterial.

O uso de alimentos que contenham tiramina, como queijos, vinhos, cerveja e chocolate, combinados com a ingestão da L-tirosina também pode causar uma crise hipertensiva. A L-tirosina não provoca a enxaqueca, mas pode desencadear uma crise de hemicrania em pacientes predispostos. Não existe evidência de que a L-tirosina provoque o aparecimento de melanomas, mas, por ser um nutriente proteico, poderia alimentar o seu crescimento.

Figura 8.33 – *L-tirosina*.

As doses preconizadas da L-tirosina variam de 500 mg a 12 g por dia. Devem ser ingeridas com o estômago vazio, antes das refeições. Geralmente, para o combate ao estresse, inicia-se com 500 mg e eleva-se a dose, conforme a necessidade, até 1.500 mg, divididos em três tomadas diárias. No tratamento da síndrome da tensão pré-menstrual, da depressão e da fadiga, emprega-se, habitualmente, de 1.500 a 3.000 mg por dia, também divididos em três tomadas. Nos casos de depressão, se os resultados forem insuficientes, pode-se elevar a dose, gradativamente, até 12 g diários.

• **L-Treonina**

A L-treonina é um aminoácido estritamente essencial para o homem e foi o último aminoácido a ser conhecido. A sua estrutura química, representada na Figura 8.34, foi descoberta em 1935 por Rose e cols. e recebeu o nome de ácido alfaamino-alfahidroxibutírico. Apresenta a cadeia lateral ali-

Figura 8.34 – *L-treonina.*

fática, polar e neutra, com um radical hidroxila (OH) que o torna um aminoácido hidrossolúvel.

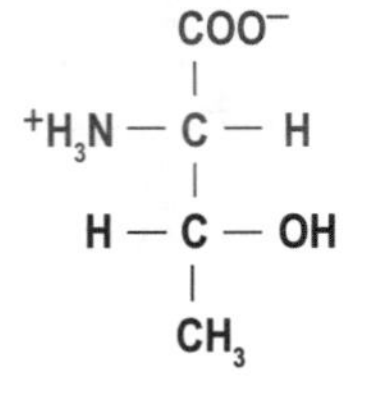

É um dos aminoácidos de menor peso molecular. Pode ser naturalmente obtido nas proteínas do ovo, do leite e derivados, e da carne e gelatina. Artificialmente produzido, é um pó branco, cristalino, inodoro, de sabor levemente adocicado, solúvel em ácido fórmico, além de hidrossolúvel, e insolúvel em etanol.

Como se pode perceber na Figura 8.35, a seguir, a sua estrutura apresenta dois átomos de carbono assimétricos e, consequentemente, quatro estereoisômeros ópticos são possíveis, a L-treonina, a D-treonina, a L-alotreonina e a D-alotreonina.

Na natureza só se encontra a forma isomérica L-treonina, e a administração da forma sintética D-treonina a animais não apresenta atividade metabólica, pois não existe uma isomerase capaz de transformar o estereoisômero D em L-treonina.

A síntese química da treonina produz uma mescla destes quatro isômeros, o que resulta em uma mistura de baixo valor nutritivo; consequentemente, a sua produção industrial se faz a partir de processos fermentativos, os quais geram somente a forma L-treonina. A L-treonina costuma ser referida como

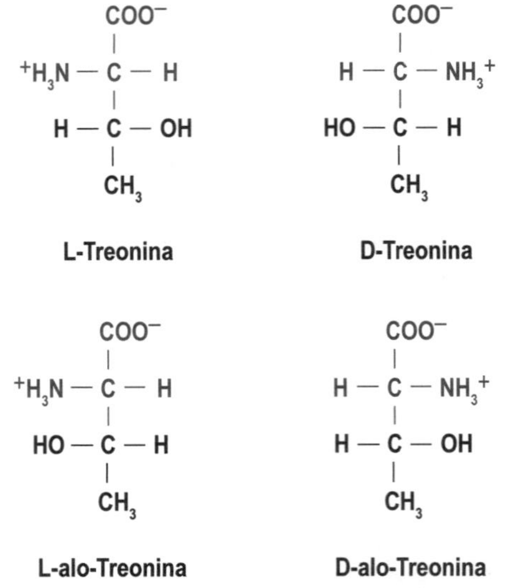

Figura 8.35 – *Estereoisomeria da L-treonina.*

o terceiro aminoácido essencial mais limitante, em seguida à L-lisina e à L-metionina. É, também, um dos aminoácidos de custo mais elevado, tanto quando ingerido sob a forma de alimento, nas carnes, quanto como suplemento cristalino, adicionado à dieta.

A hidrólise das proteínas para a liberação da L-treonina é lenta, devido à baixa especificidade das proteases e peptidases intestinais e, consequentemente, a sua absorção é lenta. Deste modo, a biodisponibilidade da L-treonina é menor que a média dos aminoácidos, e é similar à da L-lisina. A digestibilidade ileal aparente, em porcos, varia de 100%, para a L-treonina sintética, a 53% para a forragem de alfafa. Os valores intermediários aferidos foram, nestes mesmos animais, 77% para os concentrados de proteína de soja, de girassol e de farinha de carne; 70% para a cevada, o milho e o trigo; e 63% para os farelos de cereais. Cito estes dados apenas para se fazer uma ideia da variação na disponibilidade da L-treonina e dos outros aminoácidos, dependendo do tipo de proteína ingerida, lembrando que o mesmo ocorre no homem.

O metabolismo da L-treonina segue a via da aminoacetona, onde a ação da desidrogenase sobre a L-treonina produz um intermediário instável, o ácido alfaamino-beta-butírico, envolvendo a formação da aminoacetona por descarboxilação e subsequente catabolismo a ácido pirúvico. Outra via possível no metabolismo da L-treonina é a sua conversão ao ácido alfacetobutírico, pela ação das enzimas serina desidratase e treonina desidratase específica, e deste a succinil-coenzima-A.

Como precursora de aminoácidos não essenciais, forma a L-glicina, sob a ação da enzima treonina aldolase, e a L-serina, a partir da L-glicina. A L-treonina representa cerca de 4,5% dos aminoácidos presentes nas proteínas do organismo e é um dos principais constituintes das gamaglobulinas plasmáticas.

O colostro das marrãs, as fêmeas dos porcos, contém cerca de 6% deste aminoácido, o que tem sugerido que as necessidades da L-treonina para uma resposta imune ótima são maiores do que para o crescimento ideal. Em apoio a esta hipótese, Bhargava e cols. observaram, em frangos infectados com o vírus da doença de Newcastle, um aumento nos níveis dos anticorpos quando estes animais recebiam uma suplementação de L-treonina na dieta. Existem, ainda, evidências experimentais de que a L-treonina é essencial para a manutenção da imunidade específica da parede intestinal, não só na produção da imunoglobulina-G, mas também na síntese da imunoglobulina-A.

Além da sua ação no sistema imunológico, no balanço nitrogenado e na síntese do colágeno e da elastina, este aminoácido tem sido empregado como agente adjuvante no controle da epilepsia, do mal de Parkinson e da depressão. Calcula-se que a necessidade diária da L-treonina, para um adulto saudável do sexo masculino, é de 7 mg por kg de peso corporal.

Na prática ortomolecular, valemo-nos de doses que variam de 500 a 1.000 mg por dia.

Além do emprego na nutrição clínica, oral, enteral e parenteral, a L-treonina é utilizada também industrialmente, como flavorizante de bebidas e alimentos, e na síntese de produtos farmacêuticos e cosméticos. Dezenas de milhares de toneladas deste aminoácido são consumidas mundialmente para a produção de ração animal, todo ano, especialmente para porcos e aves.

• **L-Triptofano**

Aminoácido essencial, o L-triptofano apresenta, na sua cadeia lateral, um radical aromático indólico, constituído por dois anéis que proporcionam uma "nuvem" de elétrons, como já mencionamos ao estudarmos os aminoácidos L-fenilalanina e L-tirosina. Conheça o anel indólico na Figura 8.36.

O anel indólico, por sua vez, é formado pelos anéis benzeno e pirrol. O anel benzênico formado por seis átomos de carbono e com três duplas ligações (Figura 8.37).

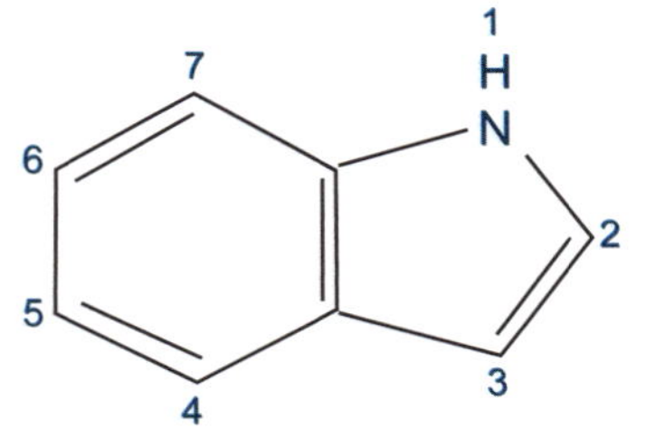

Figura 8.36 – *Anel Indólico.*

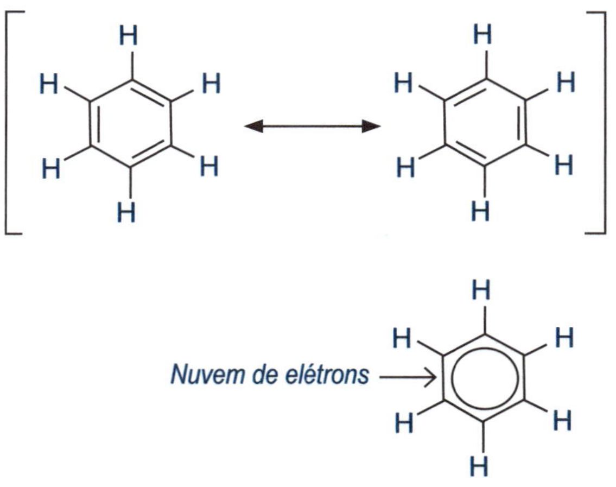

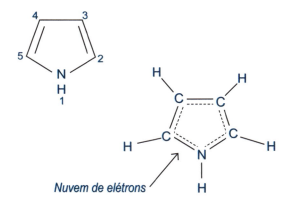

Figura 8.37 – *Nuvem de elétrons no anel benzênico.*

O anel pirrólico por quatro átomos de carbonos e um de nitrogênio, com duas duplas ligações (Figura 8.38). Estes anéis propiciam uma "nuvem" de elétrons que facilita a transferência eletrônica entre sistemas Pi. Os sistemas Pi (π) são caracterizados pela riqueza de duplas ligações dos anéis orgânicos, que mantém esta nuvem de elétrons.

Figura 8.38 – *Nuvem eletrônica no anel pirrólico.*

Outros exemplos de aminoácidos que apresentam esta nuvem eletrônica, constantemente deslocada, são a fenilalanina, a tirosina, a prolina e a histidina. Observo, ainda que o termo anel aromático refere-se a qualquer estrutura química orgânica anelar e não apenas ao anel benzênico, e esta nomenclatura não tem qualquer conotação olfatória.

O L-triptofano é um aminoácido pouco solúvel, com coeficiente de solubilidade de 1 g por 100 mL, característica essa devida à sua estrutura aromática hidrófoba. A fórmula estrutural completa do L-triptofano pode ser estudada na Figura 8.39.

Capítulo 8

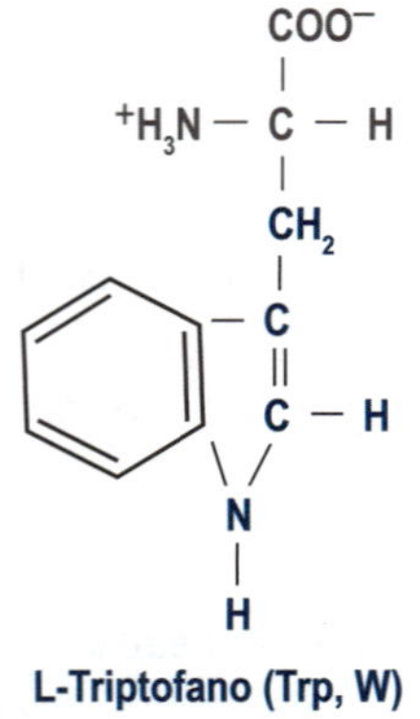

Figura 8.39 – *L-triptofano.*

O L-triptofano foi o primeiro aminoácido a ser comercializado, à época, como um "hipnótico natural". Na realidade, é matéria-prima para a biossíntese da melatonina.

Antes de dar origem à melatonina, o L-triptofano é hidroxilado a 5-hidroxi-L-triptofano, e é este composto que atravessa a barreira hematoencefálica, pois o L-triptofano necessita de transporte ativo para vencê-la, além de sofrer a competição de outros aminoácidos, especialmente a L-valina e a L-tirosina. Acompanhe na Figura 8.40.

Então, o 5-hidroxi-L-triptofano será transformado em 5-hidroxitriptamina, cujo codinome é serotonina, e esta, por sua vez, será metabolizada em dopamina e melatonina. Para que estas reações ocorram harmoniosamente, é necessária a participação do magnésio, da niacina e da piridoxina, caso contrário a reação é deslocada para a síntese da dimetil-triptamina, uma potente substância alucinógena.

Através deste caminho metabólico, o L-triptofano é empregado para o tratamento do estresse, da depressão, dos distúrbios do sono, da síndrome da hiperatividade e déficit de atenção infantil e das dores crônicas, por elevar o limiar de sensibilidade à dor.

Tem sido utilizado, do mesmo modo, para o tratamento do alcoolismo, da toxicomania e dos distúrbios da cognição e da memória. Em favor da ação do L-triptofano e da serotonina na terapêutica das alterações cognitivas e da memória estão o encontro de níveis diminuídos da serotonina em pacientes com a doença de Alzheimer, verificados por necropsia, e a melhora da memória e da capacidade de aprendizado nos pacientes depressivos medicados com inibidores da recaptação da serotonina. O triptofano age, também, como agente sacietogênico, tanto pela sua ação intestinal, quanto pela atuação central, serotoninérgica.

A capacidade de indução do sono do L-triptofano foi estudada pela Escola de Medicina de San Diego, da Universidade da Califórnia, em 51 fuzileiros navais norte-americanos, os quais haviam atravessado oito fusos horários e padeciam do *jet lag*, a alteração do biorritmo circadiano pro-

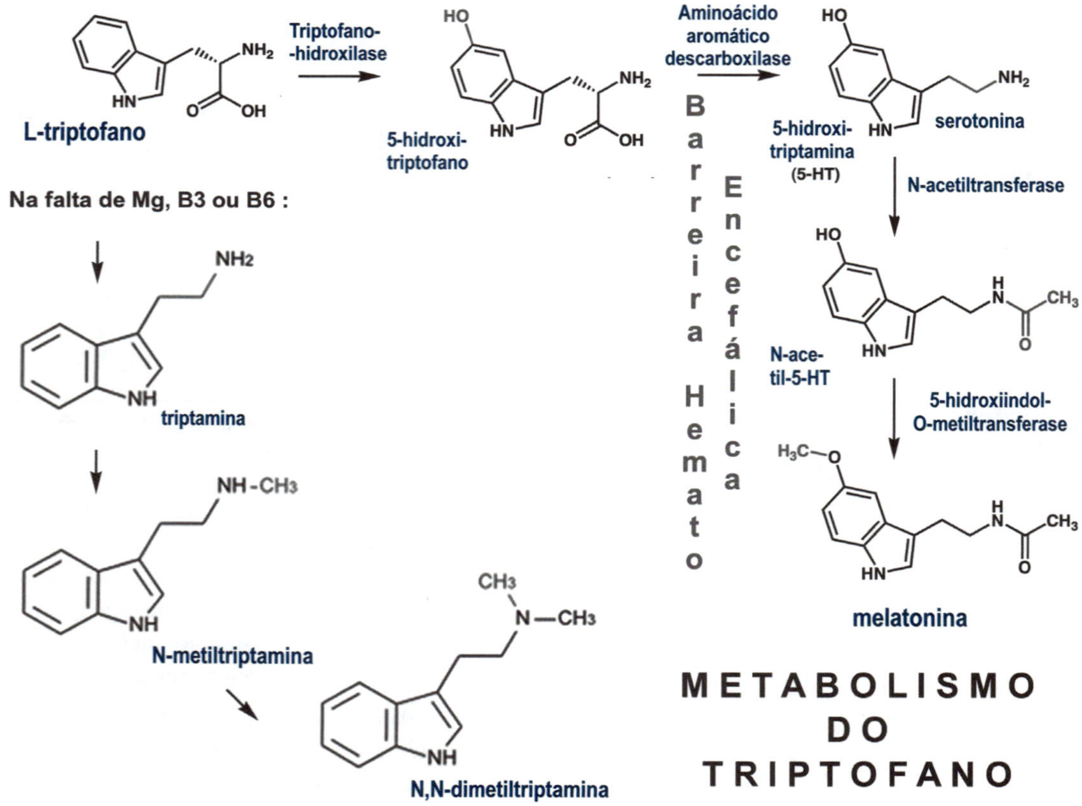

Figura 8.40 – *Metabolismo do L-triptofano.*

Capítulo 8

vocada pela mudança do fuso horário, comum após este tipo de viagem. Estes militares foram divididos em dois grupos equivalentes, um deles fez uso do L-triptofano e o outro grupo, de placebo, durante 3 dias. Aqueles soldados que usaram o aminoácido dormiram mais e melhor, não somente durante o voo, como também na primeira noite após a chegada ao seu destino e nas 3 noites subsequentes. Também nos testes de desempenho, como, por exemplo, o tempo de reação a estímulos, os fuzileiros tratados com L-triptofano saíram-se melhor que os do grupo-controle.

Alguns estudos sugerem que este aminoácido poderia ser empregado como ansiolítico e sedativo em indivíduos suscetíveis, que apresentem comportamento agressivo, sem os efeitos colaterais das drogas mais potentes. Existem também indícios de que o L-triptofano possa controlar, total ou parcialmente, a fase maníaca do transtorno bipolar, em pacientes escolhidos.

Há um trabalho interessante, realizado com ratos, nos quais foram implantados cateteres jugulares, através dos quais estes animais poderiam autoinjetar-se uma solução de D-anfetamina, pressionando pedais. Quando pré-tratados com o L-triptofano, estes roedores administravam-se muito menos droga. Estes animais não mostraram nenhuma alteração em sua habilidade motora, o que descartava a hipótese de o L-triptofano estar sedando os ratos, e a tese final foi a de que o L-triptofano atua sobre os mecanismos neurotransmissores cerebrais, modificando a percepção dos efeitos da D-anfetamina, tornando-a nem mais, nem menos recompensadora.

O L-triptofano, associado à vitamina B_6, tem-se mostrado eficiente em reduzir a ansiedade e a hiperventilação que acompanham os ataques de pânico, cada vez mais frequentes nas grandes cidades. O metabolismo do L-triptofano parece estar implicado, também, com as enfermidades autoimunes. Verificou-se, por exemplo, que pacientes portadores do lúpus eritematoso apresentam níveis diminuídos de serotonina, provavelmente por deficiência na conversão do L-triptofano em 5-hidroxi-triptamina; e os subprodutos deste metabolismo alterado podem aumentar a produção dos autoanticorpos. As doses normalmente utilizadas para este aminoácido variam de 500 a 5.000 mg por dia. Sempre associadas às vitaminas B_3 e B_6 e ao magnésio.

Pode-se empregar, em seu lugar, o 5-hidroxi-L-triptofano, mais caro, na dose de 50 a 3.000 mg por dia. Sempre associado à niacina e à piridoxina, com a finalidade de se evitar a produção da triptamina.

Como indutor do sono, preconiza-se 2 g de L-triptofano, tomados com leite, 30 minutos antes de deitar, por 3 dias consecutivos e interrompendo-se a ingestão por 4 dias. Repete-se o ciclo até a normalização do sono, o que ocorre, habitualmente, antes dos 3 meses de tratamento. Como sacietogênico, utilizam-se de 2 a 3 g de L-triptofano por dia, divididos em três tomadas, ingeridas 30 minutos antes das refeições principais. As cápsulas devem ser de liberação entérica para a sua ação no duodeno. Esta ação sobre a saciedade pode ser otimizada associando-se o L-triptofano à L-fenilalanina.

Para aumentar a síntese da serotonina, emprega-se o L-triptofano na dose de 300 mg por dia, mas conforme a necessidade esta posologia pode variar de 5 a 25 mg por kg. Sempre associado a 150 mg de magnésio, 60 mg de piridoxina e 30 a 60 mg de niacina. Os cuidados que se devem tomar com o uso do L-triptofano são a sua associação a antidepressivos inibidores da monoamino oxidase, a possibilidade da produção da dimetil-triptamina e o eventual agravamento das crises de asma, com eosinofilia, em pacientes suscetíveis.

Apesar de não terem sido relatados efeitos colaterais hepáticos em seres humanos utilizando-se de doses elevadas e por tempo prolongado, trabalhos com animais ingerindo doses equivalentes a 4 ou 5 g de L-triptofano por dia em humanos, mostraram indícios de depósito gorduroso no fígado destes bichinhos. Outros autores recomendam que não se empreguem altas doses deste aminoácido a gestantes, por um eventual risco de teratogênese.

Para finalizar observo que podem ser dosados alguns metabólitos do L-triptofano:

- no soro, a 5-hidroxi-triptamina (20 a 170 ng/mL);
- na urina de 24 horas, o ácido 5-hidroxi-indolacético (2 a 7 mg/24 h);
- no entanto estes exames são mais usados para o diagnóstico da síndrome carcinoide.

• L-Valina

Aminoácido essencial alifático, a L-valina é também classificada como um aminoácido de cadeia ramificada ou de cadeia lateral curta, juntamente com a L-leucina e a L-isoleucina (observe a graciosa "Val" na Figura 8.41). É um aminoácido hidrossolúvel, característico da sua cadeia lateral polar.

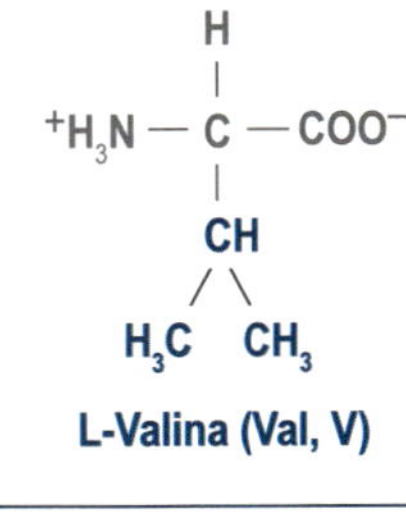

$$^+H_3N - \overset{\overset{H}{|}}{\underset{\underset{\underset{H_3C \quad CH_3}{\diagup \diagdown}}{CH}}{C}} - COO^-$$

L-Valina (Val, V)

Figura 8.41 – *L-valina.*

Atletas utilizam a L-valina como suplemento anabólico e favorecedor da síntese de energia, na prática ortomolecular a empregamos para restaurar a função neuronal, o metabolismo muscular e o balanço nitrogenado. A L-valina é recomendada para o tratamento de pacientes graves e depauperados, politraumatizados, encefalopatas e neuropatas.

Do mesmo modo que os outros aminoácidos de cadeia lateral curta, a L-valina regenera a bainha de mielina dos nervos e participa da síntese do hormônio do crescimento, favorecendo a plasticidade neuronal e a regeneração dos tecidos.

Um estudo duplo-cego, controlado por placebo, financiado pelo Instituto Nacional de Saúde dos Estados Unidos, verificou o efeito dos aminoácidos de cadeia lateral curta em pacientes portadores da esclerose lateral amiotrófica. Uma casuística de 18 casos, dos quais nove usaram o placebo e a outra metade recebeu, diariamente, 6.400 mg de L-valina, 12.000 mg de L-leucina e 8.000 mg de L-isoleucina, administradas em quatro tomadas isoladas das refeições. A L-valina foi acrescentada a este estudo porque as dosagens deste aminoácido, no sangue e no liquor destes pacientes, estavam severamente diminuídas. Este tratamento foi mantido por 1 ano e observou-se que oito, dos nove pacientes tratados, mantiveram a força muscular e a capacidade de andar, enquanto cinco enfermos, do grupo placebo, perderam a capacidade de deambular no decorrer desse ano. Neste trabalho não foram relatados efeitos colaterais significativos.

As doses de L-valina habitualmente empregadas variam de 500 a 6.400 mg por dia, divididas em várias tomadas diárias e afastadas das refeições.

LÍPIDES

Os lípides constituem os outros 35% da nossa dieta e formam um grupo heterogêneo de compostos que apresenta, como característica comum, a insolubilidade em água e a solubilidade em solventes orgânicos, como o éter e o clorofórmio, por exemplo. Além de serem elementos constitucionais essenciais à estrutura e função das membranas celulares, os lípides são matéria-prima para a síntese de diversos hormônios e substâncias orgânicas e, também, uma forma de armazenamento de energia, fornecendo 9 kcal por grama de lipídio.

É preferível utilizar-se o termo lípide em vez de gordura, porque, conceituando, gordura é o nome dado às substâncias lipídicas que se apresentam na forma sólida à temperatura ambiente, e óleo é a denominação de lipídios que se mostram na forma líquida a essa temperatura. Há, porém, uma corruptela destes termos, comumente empregada no meio médico: chama-se *gordura insaturada ao óleo*, líquido à temperatura ambiente, de origem vegetal; e *gordura saturada à gordura*, sólida à temperatura ambiente, geralmente de origem animal, ou sintética. Exceções à regra são o chocolate, o óleo de dendê e o óleo de coco, que contêm uma proporção maior de ácidos graxos saturados.

Ácido graxo saturado é aquele que contém o número máximo de átomos de hidrogênio que pode suportar. Os lípides também são classificados como *simples*, *compostos* e *derivados*.

Lípides simples são os ésteres de colesterol e os ácidos graxos. Éster é uma substância composta por álcool e por ácidos graxos com liberação de água. Por exemplo, o glicerol é um álcool formado por três carbonos e três grupos hidroxilas (OH) e cada um destes radicais pode-se combinar com um ácido graxo. Exemplos de lípides simples são os monoglicérides, os diglicérides e os triglicérides, os quais, como a própria denominação sugere, contêm, respectivamente, um, dois e três ácidos graxos. Os triglicérides, por sua vez, classificam-se em simples e mistos. Os triglicérides simples apresentam três ácidos graxos iguais e os triglicérides mistos apresentam, pelo menos, dois ácidos graxos diferentes.

Os triglicérides correspondem a 90% da gordura presente no corpo humano e 98% dos lípides contidos nos alimentos. *Lípides compostos* são formados por ésteres de glicerol, ácidos graxos e outras substâncias, como fosfatos, carboidratos ou aminoácidos. Exemplificam os lípides compostos os fosfolípides, os glicolípides e as lipoproteínas. *Lípides derivados* são substâncias derivadas dos lípides simples e compostos através da ação enzimática e incluem os ácidos graxos, o glicerol, os esteróis, os carotenoides, as vitaminas A, D, E e K, o colesterol, os hormônios esteroides e o ergosterol.

Ácidos graxos essenciais são aqueles que o organismo humano não consegue sintetizar e devem estar presentes na dieta, são eles o ácido linoleico e o ácido alfalinolênico. Os lípides, por sua insolubilidade na água, circulam no sangue na forma de lipoproteínas, e dois tipos de lipoproteínas têm mostrado importância clínica.

As *lipoproteínas de baixa densidade*, compostas de triglicérides, colesterol, fosfolípides e proteínas, estão relacionadas com a dieta e a idade e, quando em maior concentração no sangue, aumentam o risco de doença cardiovascular. As *lipoproteínas de alta densidade* contêm altas proporções de proteína, fosfolípide e colesterol, são menos afetadas pela dieta e pela idade e têm-se mostrado ser um fator protetor do sistema cardiovascular.

O glicerol das gorduras pode ser convertido em glicose, através da neoglicogênese, e todas as células do organismo podem oxidar os ácidos graxos para a produção de energia, à exceção dos neurônios e dos eritrócitos. As células nervosas, após um período de desnutrição, podem-se adaptar à utilização de aminoácidos e corpos cetônicos para a produção de energia.

As gorduras são metabolizadas em glicerol e ácidos graxos; estes compostos, por sua vez, podem ser anabolizados a tecido adiposo ou catabolizados a dióxido de carbono, água e energia. Cada grama de lípide produz 9 kcal de energia, ou seja, mais do que o dobro da energia fornecida pela mesma quantidade de carboidrato ou de proteína.

Ácidos Graxos Essenciais

Ácidos graxos essenciais são ácidos poli-insaturados que o organismo humano não consegue sintetizar, devendo, portanto, estar presentes em nossa alimentação. Ácido graxo poli-insaturado, ou AGPs, ou PUFAs, do inglês *Poly-Unsaturated Fatty Acids*, são ácidos carboxílicos que apresentam mais de uma dupla ligação em sua cadeia carbônica.

A representação química dos ácidos graxos poli-insaturados é baseada no número de átomos de carbono, na quantidade de duplas ligações e na posição da primeira dupla ligação a partir do radical metil (CH_3), também denominado grupo ômega (ω).

Um exemplo da representação deste tipo de estrutura é 18:3n6, podendo também ser grafado 18:3ω6, que significa um ácido graxo com 18 carbonos na sua cadeia orgânica, contendo três duplas ligações, sendo a primeira adjacente ao sexto carbono, a contar do grupo ômega (metil). A ilustração pode ser vista na Figura 8.42.

Exemplo:

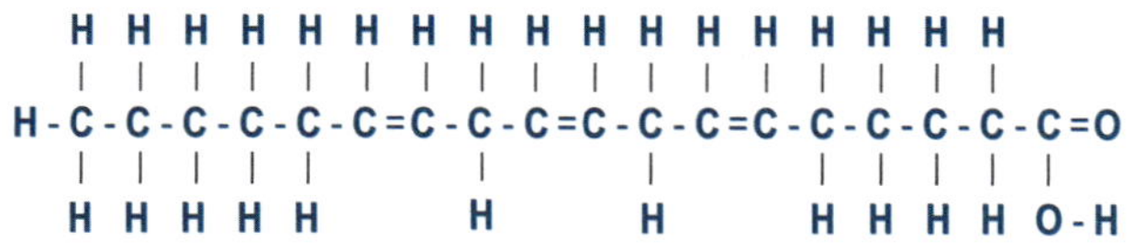

```
     H H H H H H H H H H H H H H H
     | | | | | | | | | | | | | | |
H - C-C-C-C-C-C=C-C-C=C-C-C=C-C-C-C-C-C=O
     | | | | |     |       |     | | | | |
     H H H H H     H       H     H H H H O-H
```

Ácido γ-Linolênico = 18:3n6

Onde 18 é o nº de carbonos, 3 o nº de duplas ligações e n6 indica a 1ª dupla ligação a partir do radical metil (grupo ômega).

Figura 8.42 – *Ácido gamalinolênico e suas representações gráficas.*

Os ácidos graxos poli-insaturados estão presentes em nossa alimentação armazenados nas plantas e nos animais sob a forma de triglicérides. São metabolizados a substâncias com função hormonal local, denominadas eicosanoides, e indispensáveis à estrutura e função das membranas celulares. Destes eicosanoides também depende *toda* a cadeia do processo inflamatório. Portanto, os ácidos graxos poli-insaturados são vitais aos processos de reparação tecidual e de imunoproteção.

Para a sua conversão a eicosanoides eles precisam apresentar uma estrutura especial, ou seja, pertencerem às famílias ômega-3 (ω-3) ou ômega-6 (ω-6). Nem todos os ácidos graxos poli-insaturados são essenciais, são assim considerados os ácido linoleico (18:2n6) e o ácido alfalinolênico (18:3n3).

Foram Burr & Burr, que, em 1929/30, criaram o termo ácido graxo essencial, quando demonstraram que ratos alimentados com uma dieta sem gordura paravam de crescer, por volta dos 4 a 6 meses de vida, e morriam em decorrência de lesões renais. Verificaram, inclusive, que a falência do crescimento, a dermatite e a inabilidade da pele destes animais em prevenir a perda de água eram revertidas com a administração de óleo de milho, óleo de linhaça, óleo de fígado de bacalhau e ácido linoleico. Concluíram finalmente, em suas pesquisas, que os animais de sangue quente não sintetizam quantidades suficientes do ácido linoleico.

Sob determinadas circunstâncias, podem ser considerados essenciais também os ácidos graxos poli-insaturados gamalinolênico (18:3n6), araquidônico (20:4n6) e eicosapentaenoico (20:5n3). Todos os ácidos graxos poli-insaturados essenciais se apresentam, no corpo humano, na forma *cis*. As formas *trans* são venenos metabólicos e o organismo só as aproveita na ausência da configuração *cis*.

A configuração *cis* é caracterizada pela presença de dois radicais em um mesmo lado, com relação ao plano da molécula. Contrariamente, a forma *trans* é determinada pela presença de dois radicais em lados opostos, com relação ao plano da molécula. A Figura 8.43 ilustra a estrutura isomérica dos ácidos graxos *cis* e *trans*.

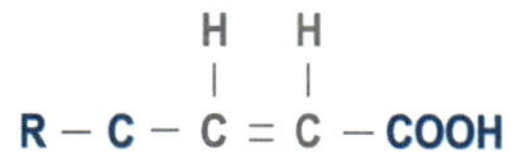

```
          H   H
          |   |
    R – C – C = C – COOH
```

Isômeros "cis" – os prótons de hidrogênio estão do mesmo lado, em relação ao plano da molécula do ácido graxo.

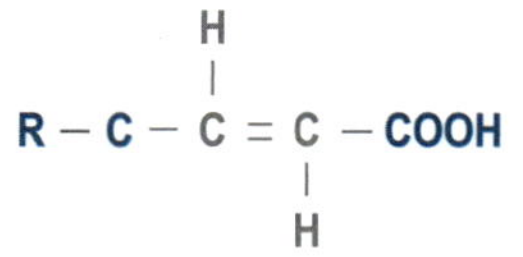

```
          H
          |
    R – C – C = C – COOH
                |
                H
```

Isômeros "trans" – os hidrogênios estão em lados opostos, em relação ao plano molecular.

Figura 8.43 – *Estruturas isoméricas dos ácidos graxos.*

As gorduras *trans* passaram a ser um problema para a nossa saúde com a industrialização dos alimentos e das rações animais, que passaram a conter ácidos graxos hidrogenados artificialmente. A hidrogenação química consiste em se adicionar átomos de hidrogênio aos locais insaturados da cadeia carbônica dos ácidos graxos, reduzindo, por este processo, o número de duplas ligações. Esta reação química é realizada em geral com óleo vegetal, e ocasionalmente também óleo de peixe, por aquecimento do óleo em uma atmosfera de hidrogênio e com a participação de um catalisador metálico. Este processo de hidrogenação, aplicado na indústria alimentícia, é habitualmente incompleto, ou seja, restam algumas duplas ligações e, algumas outras, deslocam-se das suas posições na cadeia carbônica, gerando diversos isômeros geométricos e posicionais. A isto se dá o nome de isomerização térmica.

A hidrogenação, utilizada em inúmeros produtos alimentícios, eleva o ponto de fusão das gorduras, tornando possível converter os óleos em gorduras sólidas ou semissólidas e aumentando, deste modo, a estabilidade e o tempo de prateleira dos ácidos graxos insaturados. O primeiro óleo a ser hidrogenado foi o da semente de algodão, em 1911, para a produção de gordura vegetal. Em 1930, a hidrogenação parcial tornou-se popular com a margarina.

Em seguida, outros óleos, como o da soja e o da flor do açafrão, ricos em ácidos graxos insaturados, também foram hidrogenados para a conversão à margarina e gordura vegetal.

Atualmente, os ácidos graxos *trans* estão amplamente difundidos e comercializados numa ampla gama de alimentos, como frituras, bolos, tortas, biscoitos, guloseimas, "porcariitos" e margarinas.

• Classificação dos Ácidos Graxos

– Ácidos Graxos Saturados

Não apresentam duplas ligações em sua cadeia carbônica, são sólidos na temperatura ambiente, como já mencionamos anteriormente neste livro, e são aqueles que elevam o colesterol sérico.

– Ácidos Graxos Monoinsaturados

Como o próprio nome sugere, são aqueles que apresentam uma única dupla ligação na sua cadeia carbônica, não interferem com os níveis séricos do colesterol e o grupo de interesse ortomolecular é apenas o grupo ômega-9.

– Ácidos Graxos Poli-Insaturados

Também como já foi mencionado, são aqueles que apresentam mais de uma dupla ligação em sua cadeia carbônica, são líquidos à temperatura ambiente e podem ser utilizados para diminuir o colesterol sérico.

Os grupos dos poli-insaturados de interesse ortomolecular são os ômega-3 e os ômega-6. Dentre o grupo ômega-3 (ω-3) destacamos: ácido alfalinolênico, abreviado internacionalmente como ALA (*Alfa-Linolenic Acid*) ou LNA (*LiNolenic Acid*); ácido eicosapentaenoico, abreviado EPA (*Eicosa-Pentaenoic Acid*); ácido docosapentaenoico, reconhecido pela sigla inglesa DPA (*Docosa-Pentaenoic Acid*), e ácido docosa-hexaenoico, acrografado DHA (*Docosa-Hexaenoic Acid*).

Lembramos que os termos gregos eicosa, que significa 20, e docosa, traduzindo, 22, utilizados nesta nomenclatura, representam o número de carbonos da respectiva molécula.

As palavras, também gregas, *penta*, cinco, e *hexa*, seis, refletem o número de duplas ligações destes ácidos graxos.

No grupo ômega-6 (ω-6), distinguimos:

- ácido linoleico, cujo acrógrafo internacional é LA, do inglês *Linoleic Acid*;
- ácido araquidônico, abreviado AA, de *Araquidonic Acid*;
- ácido gamalinolênico, GLA, de *Gama-Linolenic Acid*;
- ácido di-homo-gamalinolênico, DGLA, *Dihomo-Gama-Linolenic Acid*.

• Bioquímica dos Ácidos Graxos

No aspecto bioquímico, dada a complexidade do tema, abordaremos, apenas, os interesses imediatos para a prática ortomolecular, que são, no geral, o escopo deste livro e, neste tópico, em particular, estudaremos a síntese das prostaglandinas, tromboxanos, leucotrienos e componentes estruturais das membranas celulares, tanto citoplasmática quanto das organelas.

As principais enzimas envolvidas na adequação dos ácidos graxos, adquiridos através da dieta, para a sua aplicação na estrutura e nas funções celulares são as dessaturases e as elongases. Existem dois tipos de dessaturases, denominadas delta-5-dessaturase e delta-6-dessaturase, estas enzimas retiram átomos de hidrogênio dos ácidos graxos, tornando-os mais insaturados.

As elongases, por sua vez, e como o nome faz entrever, introduzem mais átomos de carbono na cadeia orgânica, tornando os ácidos graxos mais longos. Estes dois grupos enzimáticos é que tornam possível ao organismo a síntese dos eicosanoides, a partir dos ácidos graxos essenciais da dieta. A Figura 8.44 ilustra a ação destes catalisadores.

EXEMPLO:	Dieta → Eicosanóides		
Δ6	elongase	Δ5	
18:1n9 →	18:2n9 →	20:2n9 →	20:3n9
18:2n6 →	18:3n6 →	20:3n6 →	20:4n6
18:3n3 →	18:4n3 →	20:4n3 →	20:5n3

Figura 8.44 – *Ações das dessaturases e das elongases.*

São cofatores indispensáveis para a atividade das dessaturases os minerais zinco e magnésio e as vitaminas B_3, B_6 e C. Para a ação das elongases são necessárias as vitaminas B_3, B_6, C, o ácido pantotênico e a biotina. A Figura 8.45 mostra o esquema, extremamente simplificado, da produção dos tromboxanos, das prostaglandinas e dos leucotrienos. Estas substâncias são sintetizadas e liberadas, no mesmo local da sua formação, muito rapidamente, em questão de milissegundos, agindo como moduladores hormonais locais a curta distância do tecido onde são produzidas. Nesta figura podemos observar que a enzima fosfolipase A_2 atua sobre os fosfolípides constituintes das membranas celulares, liberando o ácido araquidônico.

O ácido araquidônico, sob a ação da enzima lipoxigenase, dá origem aos hidroperóxidos, os quais, por sua vez, produzirão uma série de agentes inflamatórios, denominados leucotrienos. Seguindo uma outra via metabólica, sob a ação da enzima ciclo-oxigenase, o ácido araquidônico produzirá endoperóxidos e prostaglandinas. Os endoperóxidos formarão, entre outras substâncias, o tromboxano A_2, com ação agregante plaquetária, e a prostaciclina, de ação vasodilatadora. As prostaglandinas, pelo seu papel, liberarão radicais livres hidroxila, os quais inibirão a ciclo-oxigenase e a formação da prostaciclina, favorecendo, desse modo, a agregação plaquetária do tromboxano A_2 e a via pró-inflamatória da lipo-oxigenase.

Este é o caminho bioquímico, extremamente simplificado, do processo inflamatório que conhecemos tão bem na clínica diária e que nos explica a tétrade: calor, rubor, tumor e dor. Todo ele fundamentado no ácido graxo araquidônico.

Os segmentos de reta, seccionando as setas, representam os locais de ação dos diversos anti-inflamatórios comumente utilizados no nosso arsenal terapêutico. Podemos, então, observar que os anti-inflamatórios esteroidais (AIEs) blo-

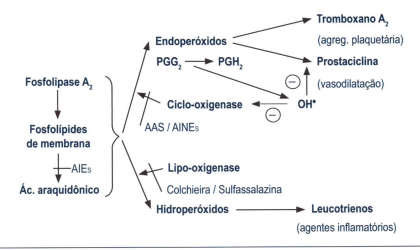

Figura 8.45 – *Cascata das reações inflamatórias.*

queiam toda a cadeia inflamatória, impedindo a ação da fosfolipase A_2 e a liberação do ácido araquidônico. Os agentes anti-inflamatórios não esteroidais (AINEs), aqui exemplificados pelo ácido acetilsalicílico (AAS), inibem a enzima ciclo-oxigenase. E a colchicina e a sulfassalazina tolhem a ação da lipo-oxigenase.

As diversas prostaglandinas produzidas têm múltiplas funções no organismo e, algumas delas, apresentam atividades opostas, por exemplo, a prostaglandina PGE1 tem ação anti-inflamatória, enquanto a prostaglandina PGE2 promove a inflamação. A prostaglandina PGE1 é sintetizada a partir do ácido di-homo-gamalinolênico (DGLA) e a prostaglandina PGE2 provém do ácido araquidônico. Acompanhe a Figura 8.46, a qual representa a bioquímica dos ácidos graxos ômega-6 e ômega-3.

Preliminarmente, observe os locais de ação das dessaturases, aumentando o número de duplas ligações e, portanto, tornando o ácido graxo mais poli-insaturado. Observe, também, os fatores que inibem as dessaturases, a inibição representada pelos segmentos de reta seccionando as setas. A senilidade e o álcool diminuem a atividade da delta-6-dessaturase, assim como o ácido eicosapentaenoico (EPA) a da delta-5-dessaturase. Também o excesso do ácido alfalinolênico (ALA) inibe a delta-6-dessaturase na transformação do ácido docosapentaenoico a docosa-hexaenoico. Note, inclusive, a ação da insulina estimulando a atividade da delta-5-dessaturase.

Em seguida, perceba o local da ação da elongase, aumentando o número de átomos de carbono da cadeia orgânica dos ácidos graxos. Finalmente, voltando ao tema

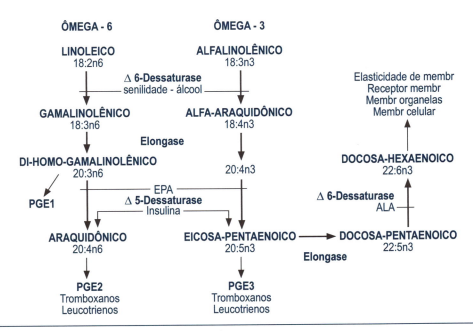

Figura 8.46 – *Cascata bioquímica dos ácidos graxos ômega-6 e ômega-3.*

Capítulo 8

das prostaglandinas, verifique os locais de formação das prostaglandinas de efeito anti-inflamatório PGE1 e PGE3 e o sítio de produção da prostaglandina de atividade pró-inflamatória PGE2. Memorize bem este quadro, ele será útil no momento da prescrição dos diversos ácidos graxos, ômega-3 e ômega-6, disponíveis no mercado. Com este conhecimento, controlando-se a ingestão dos precursores destas substâncias, teremos o poder de modular a resposta inflamatória.

Diminuindo-se o consumo de gorduras animais, reduzimos o ácido araquidônico e deslocamos a reação no sentido da síntese da prostaglandina PGE1, anti-inflamatória. Analogamente, aumentando-se o consumo dos óleos de borragem e/ou de prímula, precursores do ácido di-homo-gamalinolênico, incrementamos a produção da mesma prostaglandina anti-inflamatória PGE1.

A prostaglandina PGE1, além da sua atividade anti-inflamatória, apresenta uma ação diurética, através da inibição da angiotensina-II, nos receptores das células glomerulares; modula os receptores dos hormônios femininos, e influencia a liberação de neurotransmissores, tais como a adrenalina, a noradrenalina, a dopamina e a serotonina.

Os leucotrienos, especialmente o LTB4, são os eicosanoides mais amplamente responsáveis pelas inflamações. Assim, estão também implicados nas inflamações intestinais crônicas associadas à doença de Crohn e à retocolite ulcerativa.

Como componentes estruturais das membranas celulares, citoplasmática e das organelas intracelulares, quanto maiores as cadeias carbônicas e a insaturação dos ácidos graxos, melhores serão a solidez e a flexibilidade celulares e as funções das membranas, como o papel de barreira, de transportadora de íons, nutrientes e dejetos celulares, e de transmissora de informações.

A Figura 8.47 ilustra muito bem a importância de uma membrana citoplasmática saudável. É uma microfotografia de hemácias normais em uma solução isotônica mas com o pH mais elevado, o que pode ocorrer em uma bolsa de sangue conservado ou mesmo no corpo do paciente receptor. Os eritrócitos discoides deformam-se, transformando-se em esferócitos espiculados, denominados equinócitos, quando o pH retorna ao valor normal as hemácias retomam a sua forma normal.

O mesmo fenômeno ocorre quando os eritrócitos atravessam os capilares terminais, tão finos que as células têm de se deformar, alongando-se e afinando-se, para poderem ultrapassá-los.

• Importância Clínica dos Ácidos Graxos

Já tivemos a oportunidade de perceber a importância destes lípides no tópico precedente, vamos, agora, esmiuçar alguns detalhes de interesse prático ao nosso escopo. Nas membranas celulares o ácido docosa-hexaenoico é o de cadeia carbônica mais longa e o mais poli-insaturado (22:6n3). Ele é encontrado, em altas concentrações, nas membranas celulares e estruturas membranosas do sistema nervoso, das retinas e dos testículos.

O ácido docosa-hexaenoico é crítico para as funções de receptores de membrana a diversas substâncias, como, por exemplo, para o estrógeno, a progesterona, a angiotensina, a insulina, a serotonina *etc*.

Para o desenvolvimento fetal são utilizadas grandes quantidades dos ácidos araquidônico e docosa-hexaenoico, os quais são necessários para a intensa síntese das membranas celulares. Como o feto ainda não tem o seu sistema enzimático desenvolvido para a síntese dos ácidos graxos, ele necessita do ácido araquidônico e do ácido docosa-hexaenoico produzidos pela mãe. Após o nascimento, o leite materno deverá suprir esta demanda pelos ácidos graxos poli-insaturados até a maturidade enzimática, o que ocorre por volta dos 6 meses de idade. Um exemplo da importância clínica deste conhecimento é que mais da metade das conexões nervosas centrais ocorrem após o nascimento, no primeiro ano de vida extrauterina.

Um outro dado muito interessante é que as dosagens maternas do ácido docosa-hexaenoico diminuem a cada gestação, exacerbando quaisquer outras deficiências dos ácidos graxos poli-insaturados. Gestantes com níveis de ácidos graxos poli-insaturados e ácido docosa-hexaenoico diminuídos apresentam uma incidência 7,6 vezes maior de pré-eclâmpsia do que aquelas mães com valores normais. Outra constatação relevante é que um aumento, de 15%, na razão entre os ácidos graxos ômega-3 e os ômega-6 reduz, em 46%, o risco de pré-eclâmpsia. Mulheres vegetarianas, sabidamente, costumam apresentar teores do ácido docosa-hexaenoico muito menores do que as onívoras, sendo, assim, mais suscetíveis às complicações da gravidez.

Também crianças hipercinéticas, hiperativas e com dificuldade de aprendizado apresentam níveis dos ácidos graxos poli-insaturados significativamente mais baixos do que os

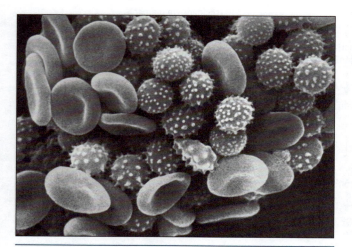

Figura 8.47 – *Hemácias com as suas membranas citoplasmáticas alteradas.*

infantes dos grupos-controles. Ácido di-homo-gamalinolênico elevado e colesterol diminuído foram observados em pacientes violentos e explosivos. A prostaglandina PGE2 e o tromboxano B2 elevados também foram detectados em indivíduos com violenta personalidade antissocial.

Estudos interculturais demonstraram uma relação inversa entre o consumo de peixe e a incidência da depressão. A razão entre o ácido araquidônico e os ácidos graxos poli-insaturados do grupo ômega-3 está diretamente relacionada com a severidade da depressão. Aqui lembramos que o ácido araquidônico predomina na carne vermelha, e o grupo ômega-3, na carne de peixe. Outro aspecto daqui decorrente é que a depressão se correlaciona muito mais positivamente com a coronariopatia do que qualquer outra alteração da personalidade. O consumo de 100 g de peixe gordo, por semana, diminui o risco de um primeiro ataque cardíaco em 70% e reduz o risco de morte, por enfarte agudo do miocárdio, em 29% dos pacientes que já sofreram um primeiro ataque cardíaco.

O óleo de peixe também é benéfico, neste aspecto, porque diminui os níveis séricos dos triglicérides e do fibrinogênio, aumenta o colesterol de alta densidade (HDL), diminui a adesividade e a agregação plaquetária e baixa a pressão arterial. Entretanto, cabe deixar registrado, alguns trabalhos mostraram, também, uma elevação do colesterol de baixa densidade (LDL).

Os ácidos graxos poli-insaturados parecem exercer a sua atividade hipotrigliceridemiante através da super-regulação da lipase lipoproteica e da lipase hepática. Nas crianças, os óleos dos peixes de água fria melhoram o desenvolvimento cerebral e retiniano e, nos tabagistas, diminuem a vasoconstrição provocada pela nicotina.

O ácido docosa-hexaenoico mostrou-se eficaz em reduzir a adesividade dos monócitos à parede endotelial e, também, em diminuir a produção de citocinas mononucleares, como a interleucina-1-beta (IL-1β), o fator de necrose tumoral (FNT ou TNF, em inglês) e a interleucina-6 (IL-6), inibindo, desse modo, a aterogênese.

A deficiência da prostaglandina PGE1 e o excesso da prostaglandina PGE2, e/ou tromboxano A2, induzem a hiperatividade das células-B (bursa-dependentes), pela perda do controle pelas células-T (timo-dependentes), e estimulam a fibrinogênese. Vírus, como o Epstein-Barr, e drogas que induzem às doenças autoimunes costumam inibir a síntese da prostaglandina PGE1, resultando, assim, na produção de autoanticorpos. Está aí o interesse pela suplementação com ácidos graxos poli-insaturados nas vasculites, amiloidose, esclerodermia, lúpus eritematoso sistêmico, insuficiência renal *etc*.

Na artrite reumatoide os ácidos graxos poli-insaturados reduzem a produção do leucotrieno-B4 (LT-B4), pelos neutrófilos, e da interleucina-1 (IL-1), pelos macrófagos, reduzindo, deste modo, a dor e a inflamação. O ácido gamalinolênico é empregado, também, no tratamento da dependência a alguns tranquilizantes.

Os ácidos graxos poli-insaturados apresentam, ainda, ação antirradical livre, devido à afinidade do elétron solitário pelas suas duplas ligações (lembre-se da estabilização por deslocamento).

A razão entre os ácidos graxos poli-insaturados do grupo ômega-6 e os do grupo ômega-3, ingeridos na alimentação humana, foi dramaticamente alterada com o uso dos óleos vegetais para o cozimento dos alimentos e, ainda mais, com o refinamento dos óleos vegetais. Ambos os processos transformam os ácidos graxos ômega -3 em ômega-6.

Estima-se que o homem pré-histórico consumia os ácidos graxos poli-insaturados numa proporção igual de ômega-6 e ômega-3 (ω6 : ω3 = 1 : 1). Na virada do século XX, esta razão aumentou para quatro contra um (ω6 : ω3 = 4 : 1). Na última década do século XX, entre os norte-americanos, esta relação alcançou a cifra de 25 para um (ω6 : ω3 = 25 : 1). A explicação para isso é o consumo de gorduras vegetais pela cozinha ocidental que, em 1909, era de 0,91 kg por ano e por pessoa e, em 1985, foi de 11,34 kg por ano, por pessoa. A relação ideal seria de três a cinco para um (ω6 : ω3 = 3 a 5 : 1), com um mínimo de 1% das nossas necessidades calóricas provenientes dos óleos ômega-3.

• Fontes Naturais dos Ácidos Graxos Poli-Insaturados

Vamos nos ater, apenas, às fontes naturais dos ácidos graxos essenciais e de cadeia longa mais utilizados na prática ortomolecular. Assim considerando, ressaltamos que o ácido linoleico, um 18:2n6, essencial, é encontrado na maioria dos óleos vegetais, entre eles no óleo de milho, no óleo de soja e no óleo de girassol. Por sua vez, o ácido alfalinolênico, um 18:3n3, também essencial, como já mencionamos anteriormente, está disponível, principalmente, nas folhas verdes, nas nozes e sementes oleaginosas, e nos óleos de soja e de linhaça.

Os próximos ácidos graxos que mencionaremos não são essenciais, ou o são sob certas circunstâncias clínicas que indicaremos mais adiante, são eles:

- o ácido gamalinolênico, um 18:3n6, muito conhecido dos ginecologistas para o tratamento da tensão pré-menstrual, é encontrado no óleo de prímula (*Primula officinalis*), no óleo de borragem (*Borrago officinalis*), no óleo de groselha preta (*Ribes nigrum*) e no leite humano;
- os ácidos graxos de cadeia longa eicosapentaenoico, um 20:5n3, docosapentaenoico, um 22:5n3, e docosa-hexaenoico, um 22:6n3, podem ser obtidos das algas, do óleo de fígado de bacalhau, do salmão e de outros peixes de águas frias.

A Figura 8.48, de caráter ilustrativo, é apenas para provar que o bacalhau tem cabeça, sim! A disponibilidade destes ácidos graxos depende da apresentação alimentar, ou terapêutica, assim, como exemplos comparativos:

- 30 g de salmão contém 2.400 mg de óleo;
- 30 g de camarão contêm 800 mg de óleo;

- 30 g de bacalhau contêm 600 mg de óleo;
- 30 g de peixe-espada contêm 400 mg de óleo.

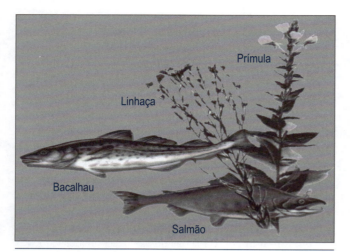

Figura 8.48 – *Fontes de ácidos graxos poli-insaturados.*

Estes óleos de peixes apresentam cerca de 30% de ácidos graxos poli-insaturados essenciais do grupo ômega-3, sendo, aproximadamente, 18% do ácido eicosapentaenoico (EPA) e 12% do ácido docosapentaenoico (DPA). Há, porém, preparações comerciais enriquecidas, apresentando concentrações de ômega-3 que variam de 80 a 90%, e com proporções distintas dos ácidos eicosapentaenoico e docosapentaenoico.

Para um melhor desenvolvimento e proteção encefálicos e retinianos do feto e do recém-nascido, é melhor um alto teor do ácido docosapentaenoico (DPA). Para a prevenção e o tratamento das angiocardiopatias, dever-se-ia usar estes óleos com alto teor do ácido eicosapentaenoico (EPA). Escrevi dever-se-ia porque não conheço a disponibilidade destes óleos enriquecidos no Brasil.

A concentração do ácido gamalinolênico no óleo de prímula é de aproximadamente 8%. O óleo de borragem apresenta cerca de 20% de ácido gamalinolênico (GLA) e o de groselha negra, 17% de GLA. Também existem preparações comerciais enriquecidas, inclusive em nosso meio, que apresentam concentrações de até 40% de ácido gamalinolênico.

- **Diagnóstico da Deficiência de Ácidos Graxos Essenciais**

A história clínica e o exame físico são, geralmente, suficientes para o diagnóstico da carência dos ácidos graxos poli-insaturados essenciais. Porém, a interpretação das dosagens dos ácidos graxos essenciais, juntamente com a de outros exames laboratoriais, pode ser uma poderosa ferramenta, auxiliando-nos na indicação terapêutica para o reequilíbrio bioquímico do organismo.

Os sinais e sintomas indicativos da deficiência de *ácidos graxos essenciais*, mais comuns, são elencados a seguir:

- alterações dos fâneros, como a perda do brilho da pele e dos cabelos, unhas e cabelos quebradiços, rugas do tipo "pés de galinha";
- dermatites, como a descamação furfurácea (semelhante ao farelo), comum na ictiose, na psoríase e no eczema atópico;
- sede excessiva;
- atraso ou diminuição do crescimento em crianças;
- complicações gestacionais, como a pré-eclâmpsia, a diabete gestacional e a depressão pós-parto;
- a deficiência na lactação também pode ser devida à carência de ácidos graxos essenciais;
- do mesmo modo, a mastalgia, a tensão pré-menstrual e a síndrome do climatério;
- fraqueza muscular;
- hipertrigliceridemia, hipercolesterolemia, aterosclerose, coronariopatia (atualmente temos de considerar, também, a possibilidade de hipocolesterolemia iatrogênica, pelo abuso dos modernos e potentes agentes hipocolesterolemiantes);
- fragilidade e hiperpermeabilidade das membranas celulares;
- aumento da permeabilidade cutânea;
- alterações das funções renais;
- degeneração gordurosa do fígado;
- anomalias neurológicas;
- síndrome da hiperatividade e do déficit de atenção infantil;
- agressividade, irritabilidade, ansiedade;
- depressão;
- parestesias;
- esclerose múltipla;
- demência senil;
- síndrome do cólon irritável.

Os sinais e sintomas mais comuns da deficiência dos ácidos graxos do grupo *ômega-6* são:

- pele anserina nos braços (semelhante à pele do ganso depenado);
- pele eczematosa, hiperêmica e descamativa;
- sede intensa, com ou sem poliúria;
- cabelos secos e quebradiços;
- alopecia;
- unhas quebradiças;
- cicatrização lenta ou deficiente.

Já os sintomas e sinais mais expressivos da carência dos ácidos graxos do grupo *ômega-3* são:

- adormecimento e formigamento das extremidades;
- comprometimento da função do sistema imune;

- infecções frequentes;
- temperamento bipolar;
- depressão;
- demência senil.

Algumas outras observações são igualmente importantes para a orientação do tratamento com ácidos graxos poli-insaturados e mencionaremo-las a seguir. A imaturidade do sistema enzimático do recém-nascido é um fator a ser considerado; estas crianças, até os 6 meses de idade, não apresentam atividade significativa da enzima delta-6-dessaturase.

Fatores dietéticos, como o alcoolismo, a ingestão de gorduras *trans* e gorduras saturadas, assim como o excesso do ácido alfalinolênico na dieta, inibem a atividade da enzima delta-6-dessaturase. O vírus Epstein-Barr, o vírus da imunodeficiência humana (HIV, sigla inglesa) e alguns outros vírus também inibem a enzima delta-6-dessaturase. A atividade diminuída da enzima delta-6-dessaturase foi demonstrada em indivíduos alcoólatras, nas famílias de atópicos, na síndrome da tensão pré-menstrual, na resistência à insulina e na diabete.

Do mesmo modo, constatou-se que diversos tipos de células cancerosas apresentam uma inabilidade para converter o ácido linoleico em ácido gamalinolênico, o que pode representar um fator importante para a gênese de alguns tipos de neoplasias (reveja a Figura 8.46).

Igualmente, níveis baixos do ácido docosa-hexaenoico estão relacionados com muitas patologias do sistema nervoso, como, por exemplo, algumas parestesias, a depressão, a demência e o mal de Alzheimer (estude novamente a Figura 8.46 e veja a ubiquidade da enzima delta-6-dessaturase).

• Dosagens Laboratoriais dos Ácidos Graxos Poli-Insaturados

Os ácidos graxos devem ser dosados nas membranas dos eritrócitos, com a finalidade principal de refletir as suas funções por um período suficiente para a interpretação clínica. Como se sabe, a vida real das hemácias, em média, alcança os 120 dias. Um parêntese, apenas para lembrar, que a vida média hemática, referida por alguns autores, refere-se à longevidade dos eritrócitos marcados com cromo radiativo, o qual sinaliza tanto as células jovens como as idosas, e resulta em uma "vida média" que oscila entre 25 e 30 dias, diferente, portanto, da "vida real" de 120 dias das células vermelhas.

Os valores dos ácidos graxos dosados no plasma refletem apenas o seu estado no momento da coleta da amostra. Os ácidos graxos comumente dosados laboratorialmente são:

- Do grupo ômega-3:
  – 18:3n3 – ácido alfalinolênico (ALA) ≥ 0,09%;
  – 20:5n3 – ácido eicosapentaenoico (EPA) ≥ 0,16%;
  – 22:5n3 – ácido docosapentaenoico (DPA) ≥ 1,14%;
  – 22:6n3 – ácido docosa-hexaenoico (DHA) ≥ 2,10%.

- Do grupo ômega-6:
  – 18:2n6 – ácido linoleico (LA) 10,50 a 16,90%;
  – 18:3n6 – ácido gamalinolênico (GLA) 0,03 a 0,13%;
  – 20:3n6 – ácido di-homo-gamalinolênico (DGLA) ≥ 1,19%;
  – 20:4n6 – ácido araquidônico (AA) 15 a 21%;
  – 22:4n6 – ácido docosatetraenoico (DTA) 1,50 a 4,20%;
  – 20:2n6 – ácido eicosadienoico (EDA) ≤ 0,26%.
- Do grupo ômega-7:
  – 16:1n7 – ácido palmitoleico ≤ 0,64% e
  – 18:1n7 – ácido vaccênico ≤ 1,13%.
- Do grupo ômega-9:
  – 18:1n9 – ácido oleico 10 a 13%,
  – 20:1n9 – ácido gondoico 0,16 a 0,23% e
  – 24:1n9 – ácido nervônico 2,10 a 3,50%.

Estes três, todos monossaturados e encontrados no óleo de oliva. Mas, ainda, neste grupo ômega-9:

  – 18:1n9t – ácido transelaídico ≤ 0,59%.
- Dentre os ácidos graxos saturados, ubíquos na carne e nos óleos de palmeiras, entre elas do coco:
  – 15:0 – ácido pentadecanoico 0,07 a 0,15%;
  – 16:0 – ácido palmítico 18 a 23%;
  – 17:0 – ácido margárico 0,22 a 0,37%;
  – 18:0 – ácido esteárico 14 a 17%;
  – 20:0 – ácido araquídico 0,22 a 0,35%;
  – 22:0 – ácido behênico 0,92 a 1,68%;
  – 23:0 – ácido tricosanoico 0,49 a 0,68%;
  – 24:0 – ácido linocérico 38,80 a 43,60%.

A porcentagem destes ácidos graxos considerada normal está assim distribuída:

- 5,5% para o grupo ômega-3;
- 34,2% para o grupo ômega-6;
- 1,3% para o grupo ômega-7;
- 15,6% para o grupo ômega-9;
- 43% para o grupo dos ácidos graxos saturados;
- 0,4% para os ácidos graxos trans.

Feitas as considerações acima mencionadas e tendo na mente o quadro da Figura 8.49, poderemos supor os seguintes diagnósticos:

Caso o ácido alfalinolênico esteja diminuído, podemos inferir uma dieta pobre em ômega-3. Níveis baixos dos ácidos eicosapentaenoico, docosapentaenoico e docosa-hexaenoico também podem significar uma baixa ingestão de ômega-3. Porém, se o ácido alfalinolênico estiver normal ou aumentado, devem ser interpretados como deficiência enzimática das dessaturases e/ou elongases.

O ácido linoleico diminuído indica pouca ingestão de óleo vegetal, ômega-6, e alta probabilidade de estar reduzida a prostaglandina PGE1, anti-inflamatória. Um baixo teor do ácido gamalinolênico também pode significar uma dieta pobre em ácido linoleico, porém, caso este último esteja em nível normal, pode representar inatividade da delta-6-dessaturase.

Um acúmulo do ácido docosatetraenoico (22:4n6) indica um déficit do ácido araquidônico. O ácido araquidônico elevado, por outro lado, indica tendência inflamatória. Geralmente, quando se precisa reduzir o ácido araquidônico, há a necessidade de uma suplementação simultânea com os ácidos gamalinolênico e eicosapentaenoico, para deslocar-se o metabolismo para a síntese da prostaglandina PGE1, anti-inflamatória. Paradoxalmente, uma dosagem do ácido araquidônico muito elevada, geralmente, significa que as reservas deste mesmo ácido araquidônico estão baixas. Caso o ácido transelaídico (18:1n9-*trans*) esteja presente, significa que o paciente está ingerindo alimentos processados contendo ácidos graxos *trans*.

Níveis elevados na série ômega-9 de cadeia longa (20:Xn9) indicam baixa ingestão dos ácidos graxos essenciais. Quando o suprimento dos ácidos graxos essenciais é inadequado, estes ácidos graxos ômega-9 de cadeia longa formam-se a partir do ácido oleico (18:1n9). O acúmulo do ácido eicosadienoico (20:2n6) indica bloqueio da delta-6-dessaturase, como pode ser observado na Figura 8.49. A pouca atividade desta dessaturase pode ser identificada pelos baixos níveis do ácido di-homo-gamalinolênico e da prostaglandina PGE1, especialmente se o nível do ácido linoleico estiver alto. Isto também pode ser entendido analisando-se a mesma Figura 8.49.

Do mesmo modo, um nível baixo do ácido docosa-hexaenoico, associado a uma elevação dos teores dos ácidos docosapentaenoico e eicosapentaenoico, indica comprometimento da atividade da enzima delta-6-dessaturase. Igualmente, o hipoinsulinismo ou o hiperinsulinismo reduzem a atividade da delta-6-dessaturase, diminuindo, assim, a síntese do ácido eicosapentaenoico e elevando a produção do ácido araquidônico, aumentando, desse modo, a atividade inflamatória.

Alguns outros exames, correlacionados, podem ser úteis na avaliação do perfil metabólico lipídico do paciente. Dois deles são o *teste de tolerância à glicose* e a *curva da insulina*. Só para lembrar que a resistência à insulina é devida a um defeito na atividade da membrana celular, e que "seria passível de reversão" com o uso dos ácidos graxos Poli-Insaturado na prática ortomolecular. O *perfil cardiovascular* também deverá ser considerado, dependendo de a anamnese e o exame físico do paciente mostrarem um risco aumentado de angiocardiopatia, e poderá revelar outros marcadores de risco, os quais nos auxiliarão na abordagem ortomolecular. Este perfil habitualmente compreende as seguintes dosagens laboratoriais:

- colesterol e suas frações;
- triglicérides;
- apolipoproteína-A1, que nada mais é do que a fração mais representativa da lipoproteína de alta densidade do colesterol (HDL);
- apolipoproteína-B, a qual representa cerca de 90% da lipoproteína de baixa densidade do colesterol (LDL);
- lipoproteína-A, é a lipoproteína, relacionada com a apolipoproteína-B, que se adere à parede endotelial, propiciando a formação da placa ateromatosa, é considerada o mais importante marcador independente do risco cardiovascular;
- homocisteína, já mencionada em outras partes deste livro, é lesiva à parede endotelial e favorece a agregação plaquetária;

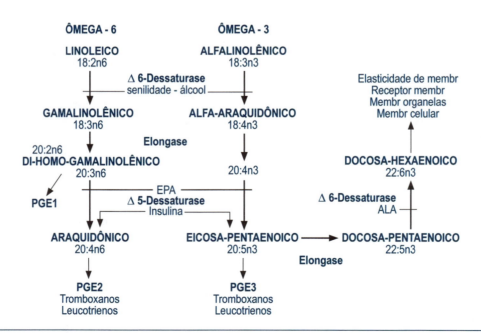

Figura 8.49 – *Cascata metabólica dos ácidos graxos essenciais.*

- fibrinogênio, produzido pelo fígado, aumenta a viscosidade sanguínea e favorece a coagulação intravascular;
- proteína C-reativa ultrassensível, um marcador da atividade inflamatória que, caso seja crônica, aumenta o risco cardiovascular.

Porém, um modo simples de se avaliar a presença do risco de aterosclerose é verificar a razão entre o colesterol total e o de alta densidade, a qual deverá ser igual ou menor que 4,8 (Col T / HDL ≤ 4,8). Particularmente, habituei-me à razão colesterol de baixa densidade sobre o de alta densidade, que deverá ser menor ou igual a 3,3 (LDL / HDL ≤ 3,3). Quando se dosam as apolipoproteínas, considera-se a proporção entre a apolipoproteína-A1 e a apolipoproteína-B, a qual, quanto maior, menor o risco vascular. Assim, o valor de corte considerado para a "ausência" de risco vascular no cálculo da razão Apo-A1 / Apo-B é ≥ 1,5.

Outro aspecto importante a ser considerado quando se investigam os ácidos graxos essenciais é a identificação da presença da alergia, especialmente a alimentar, mormente naquelas condições inflamatórias crônicas comumente associadas às disbioses intestinais, como a doença de Crohn e a artrite reumatoide, como exemplos. Igualmente importante, ou, talvez, ainda mais necessária, é a análise do estresse oxidativo do paciente. Lembre-se que, quanto mais poli-insaturado, mais suscetível à oxidação é o ácido graxo. Assim, a avaliação do equilíbrio oxidativo do indivíduo orienta-nos quanto à necessidade da suplementação antioxidante, específica, para a proteção dos ácidos graxos Poli-Insaturado contra a rancificação. Releia sobre a lipoperoxidação das membranas celulares, se necessário, no tópico Radicais Livres e Membranas Celulares (Capítulo 3 – Radicais Livres).

• Posologia dos Ácidos Graxos Poli-Insaturado

Estes suplementos alimentares, muitas vezes utilizados como nutracêuticos, devem ser ingeridos, preferencialmente, durante as refeições. O motivo é simples, as gorduras retardam o esvaziamento gástrico e, caso sejam consumidas em jejum, podem provocar náuseas ou "ser lembradas" até a próxima refeição.

A posologia do ácido gamalinolênico preconizada é de 540 a 600 mg por dia. A dose média do óleo de peixe recomendada é de 1.800 mg por dia. Estes óleos devem estar, sempre, associados à vitamina E, com a finalidade de se evitar a rancificação. A proporção antioxidante recomendada é de 400 unidades internacionais da vitamina E para cada 2.000 mg do ácido graxo poli-insaturado.

Na retocolite ulcerativa observou-se que a administração diária da associação de 3.240 mg do ácido eicosapentaenoico com 2.160 mg do ácido docosa-hexaenoico diminui o nível do leucotrieno-B4 no lavado intestinal. Para a hipertensão indicam-se 2.200 mg, por dia, do ácido eicosapentaenoico. Na artrite reumatoide recomendam-se 1.800 mg de óleo de peixe ou, conforme a necessidade e a disponibilidade, 2.700 mg do ácido eicosapentaenoico e 125 mg do ácido docosa-hexaenoico, diariamente. Para o tratamento dos pacientes com psoríase utilizam-se, também, 1.800 mg diários do óleo de peixe.

Estes dados da literatura servem, apenas, como base de cálculo para as prescrições. A posologia deve, sempre, ser individualizada para cada pessoa e adequada às necessidades e resposta terapêutica que se pretende.

A única contraindicação, relatada na literatura, ao uso dos ácidos graxos Poli-Insaturado é a hipersensibilidade ao produto. Os efeitos colaterais mais frequentes, possíveis de ocorrerem, são a indisposição gástrica e a diarreia, o primeiro, de longe, o mais comum. A diminuição da agregação plaquetária e do tempo da coagulação, quando não são os objetivos do tratamento, devem ser observadas como possíveis efeitos colaterais. A hiperglicemia e a hipoinsulinemia são ocorrências adversas menos comuns. Crises epileptiformes foram descritas quando se utilizaram doses muito elevadas do ácido gamalinolênico. Um aumento da necessidade da vitamina E também foi descrito como consequente ao tratamento com ácidos graxos Poli-Insaturados. A intoxicação pelos ácidos graxos Poli-Insaturados pode ocorrer, caso estes estejam rancificados.

VITAMINAS

As vitaminas são moléculas orgânicas complexas que agem como catalisadores nas diversas reações bioquímicas do organismo. São denominadas, também, substâncias reguladoras essenciais, devido ao fato de serem imprescindíveis para o metabolismo celular, promovendo o crescimento e a manutenção da saúde. Participam, portanto, da conversão das gorduras e dos carboidratos em energia e da formação dos diversos tecidos do corpo.

O termo vitamina surgiu em 1912, por sugestão de Casimir Funk, como referência a um grupo de substâncias, do grupo químico das aminas, indispensáveis à manutenção da vida, daí as palavras *vita amina* (amina da vida). Posteriormente, descobriu-se que nem todas as substâncias, assim denominadas, pertencem ao grupo amínico mas o termo já se havia consagrado e persiste até a atualidade.

Estas moléculas apresentam as mesmas funções em quase todas as formas de vida, porém os animais superiores perderam a capacidade se sintetizá-las, assim, o homem não é capaz de sintetizar, nas quantidades necessárias, a maioria das vitaminas; desta maneira, ele deve abastecer-se delas através da alimentação.

O teor de vitaminas nos alimentos, porém, varia muito em função do preparo, da industrialização e do seu armazenamento. As vitaminas, por agirem apenas como catalisadores enzimáticos, são necessárias em quantidades mínimas, como estudaremos adiante. Uma observação óbvia, mas que tem suscitado dúvida, principalmente entre os leigos, e que faço questão de frisar, é que as vitaminas não são fontes de calorias.

Foi em 1905 que Gustav Bunge, e Hopkins, em 1906, corroboraram a teoria carencial alimentar e, em 1912, Funk descobre as *vita* aminas, inaugurando o estudo destas substâncias. A princípio, as vitaminas foram sendo identificadas pelas letras do alfabeto latino, porém, com o estudo das suas estruturas químicas e dos seus efeitos fisiológicos, tornou-se necessário um outro tipo de classificação. Atualmente, ordenam-se as vitaminas como solúveis em solventes apolares, ou lipossolúveis, e hidrossolúveis.

As principais vitaminas lipossolúveis, mnemonicamente denominadas ADEK, são:

- vitaminas do grupo A:
  - vitamina A_1 – ou retinol, ou hemicarotenol, ou axeroftol, ou fator antixeroftálmico;
  - vitamina A_2 – com ação semelhante à da A1;
- vitaminas do grupo D:
  - vitamina D_2 – ou calciferol, ou viosterol, ou ergocalciferol;
  - vitamina D_3 – ou colecalciferol ou vitamina natural antirraquítica;
  - vitaminas D_4, D_5, D_6 – de ação semelhante à da D2;
- vitaminas do grupo E:
  - vitamina E – ou tocoferol, ou fator antiesterilidade;
- vitaminas do grupo K:
  - vitamina K_1 – ou filoquinona;
  - vitamina K_2 – ou menaquinona;
  - vitamina K3 – ou menadiona, fator anti-hemorrágico.

As vitaminas hidrossolúveis mais importantes são:

- vitaminas do grupo B:
  - vitamina B_1 – ou tiamina, ou aneurina, ou fator antineurítico;
  - vitamina B_2 – ou riboflavina, ou lactoflavina;
  - vitamina B_3 – ou niacina, ou vitamina PP, ou fator antipelagroide;
  - vitamina B_5 – ou ácido pantotênico;
  - vitamina B_6 – ou piridoxina;
  - vitamina B_7 – ou biotina, ou vitamina H;
  - vitamina B_9 – ou ácido fólico;
  - vitamina B_{12} – ou cianocobalamina;
  - vitamina B_{15} – ou ácido pangâmico;
  - inositol;
- vitaminas do grupo C:
  - vitamina C1 – ou ácido ascórbico;
  - vitamina C2 – ou fatores antiescorbúticos;
  - vitamina P – ou citrina, ou hesperidina – é um fator associado ao ácido ascórbico e parece completar a sua ação vascular.

Vitâmeros são substâncias do mesmo grupo das vitaminas, porém com efeito catalítico menos intenso, por exemplo, os vitâmeros K_1 e K_2, da vitamina K, têm menor atividade vitamínica do que o vitâmero K_3. Aliás, a vitamina K não recebeu este nome pela classificação alfabética, mas por derivar da palavra coagulação, *koagulation*, em alemão. Outra observação interessante sobre esta vitamina é que o vitâmero K_5 é uma vitamina hidrossolúvel.

Pró-vitaminas são substâncias que não apresentam efeito vitamínico, mas, conforme a necessidade, podem ser metabolizadas a vitaminas no organismo. Um exemplo típico é o betacaroteno, conhecido precursor da vitamina A. Outro exemplo interessante é o colesterol que, na pele, sob a ação da luz ultravioleta, isomeriza-se em vitamina D, sendo, neste caso, considerado uma pró-vitamina.

Existem, ainda, algumas substâncias que apresentam atividade vitamínica em certas espécies animais, porém, nos seres humanos, este comportamento ainda não foi comprovado e, assim, são ocasionalmente consideradas vitaminas os bioflavonoides, a L-carnitina, a colina e a ubiquinona (coenzima Q-X).

O termo avitaminose, ausência de vitamina, apesar de consagrado pelo uso, é uma palavra de emprego incorreto. A expressão correta seria hipovitaminose, pois é o que ocorre comumente na clínica. As necessidades vitamínicas variam grandemente conforme as circunstâncias, por exemplo, as suas necessidades aumentam com a aceleração do metabolismo, com o maior consumo de energia, com o trabalho muscular intenso, com a gravidez, com o crescimento, nas doenças, especialmente as crônicas, na convalescença, na pós-cirurgia, no alcoolismo, nos idosos, no vegetarianismo estrito *etc*.

A hipervitaminose, por outro lado, não é comum na observação clínica habitual, entretanto, devemos estar atentos ao excesso de vitaminas lipossolúveis que, por se acumularem no organismo, podem apresentar efeitos colaterais. O excesso de vitaminas hidrossolúveis, por sua vez, é comumente excretado e, raramente, pode interferir com a absorção e excreção de outras substâncias.

Megadose de uma vitamina é conceituada como sendo uma posologia maior que dez vezes a dose diária recomendada (RDA, do inglês *Recommended Dietary Allowance*) para a vitamina considerada. Na abordagem ortomolecular podem ser utilizadas megadoses de vitaminas, sob algumas circunstâncias especiais, para o tratamento de algumas patologias, como, por exemplo, hipercolesterolemia, dermatoses, intoxicações, e para o controle do estresse oxidativo.

Antivitaminas podem ser substâncias que apresentam a sua estrutura química muito semelhante à das vitaminas e, por este motivo, impedem a ação vitamínica por competição, a este fenômeno denomina-se antagonismo vitamínico. Também podem ser enzimas, presentes em alguns alimentos, que destroem determinadas vitaminas. Um exemplo clássico de uma antivitamina é a enzima tiaminase, encontrada na carne crua da carpa, que inativa a vitamina B_1. Ainda há muito o que se estudar sobre as vitaminas e o seu papel na fisiologia humana pois, embora conheçamos muitas das suas funções biofisiológicas, ainda ignoramos muitas outras. Além disso, muito provavelmente, existem vitaminas ainda desconhecidas.

Vitamina A

A vitamina A, também denominada retinol, axeroftol, vitamina antixeroftálmica, hemicarotenol, fator lipossolúvel

A, vitamina anti-infecciosa, vitamina antiqueratinizante, é uma vitamina lipossolúvel que se apresenta, na natureza, sob duas formas principais: o retinol, a sua forma ativa, de origem exclusivamente animal, e alguns carotenoides, que ocorrem apenas em fontes vegetais, e que se comportam como pró-vitaminas.

Carotenoides são pigmentos orgânicos que dão aos vegetais a cor alaranjada ou amarela. O carotenoide mais conhecido e mais abundante na natureza é o betacaroteno, também denominado pró-vitamina A, porque, no interior do organismo humano, ele é convertido a retinol, a forma ativa da vitamina A. Outros pigmentos precursores da vitamina A são o alfacaroteno, o gama-caroteno, a luteína, o licopeno, as zeaxantinas e as criptoxantinas. Existem, ainda, outras centenas de carotenoides vegetais, todavia, apenas cerca de 10% deles têm atividade pró-vitamina A. Uma molécula de betacaroteno é clivada, no intestino e no fígado, por uma enzima específica, denominada carotenase, em duas moléculas de retinol. O alfacaroteno produz apenas uma molécula de vitamina A.

Os alimentos ricos em betacaroteno são as cenouras; o nabo verde; os vegetais folhosos verde-escuros e amarelos, como o brócolis, a couve, a mostarda, a folha da beterraba; a salsa; a chicória; a alface e o espinafre; a pimenta vermelha; o tomate; a ervilha; a batata-doce; a abóbora; o melão; a melancia; o mamão; a manga; a ameixa; o damasco; a nêspera; o alperche *etc*. Já a vitamina A ativa é encontrada nos alimentos de origem animal, como o fígado e outras vísceras, peixes, ostras e mariscos, a gema de ovo e o leite e derivados.

A vitamina A foi identificada em 1913 por MacCollum e Davis, que a denominaram fator lipossolúvel A, na Universidade de Wisconsin, e, quase simultaneamente, por Osborne e Mendel, na universidade de Yale. Mas, já em 1831, Wackenroder isolou um corante laranja das cenouras e denominava-lhe caroteno. Em 1876, Snell demonstra que a cegueira noturna e a xeroftalmia são curadas pelo óleo de fígado de bacalhau. Em 1887, Arnaud descobre a presença generalizada do caroteno nos vegetais.

Em 1933, Paul Karrer produziu a pró-vitamina A, a partir da betaionona, uma substância perfumada, e recebeu o prêmio Nobel por isso. Logo a seguir, em 1937, Kuhn e Morris sintetizam a vitamina A em laboratório e, em 1946, Isler inicia a síntese da vitamina A em escala industrial.

Existem diversas formas químicas da vitamina A. A vitamina A$_1$, um álcool primário denominado retinol, está presente, principalmente, no fígado e no trato intestinal dos peixes de água salgada. A sua fórmula estrutural, determinada por Karrer, está ilustrada na Figura 8.50.

A vitamina A$_2$ é o 3-dehidrorretinol, um outro álcool obtido de peixes de água doce. A vitamina A$_2$ contém uma dupla ligação adicional no seu anel aromático, tem as mesmas propriedades da vitamina A$_1$ mas, apenas, 30% da sua potência.

Além do retinol, é considerado como vitamina A ativa o retinal, um aldeído. O retinal, porém, pode ser convertido no organismo a ácido retinoico, uma forma da vitamina A conhecida por alterar a transcrição genética e utilizada como fármaco. Existem diversos estereoisômeros da vitamina A, em virtude das variadas configurações possíveis da sua cadeia lateral, a qual contém diversas duplas ligações. A vitamina A natural é uma mistura destes diversos isômeros *cis* e *trans*; a sintética, entretanto, é um isômero exclusivamente *trans*.

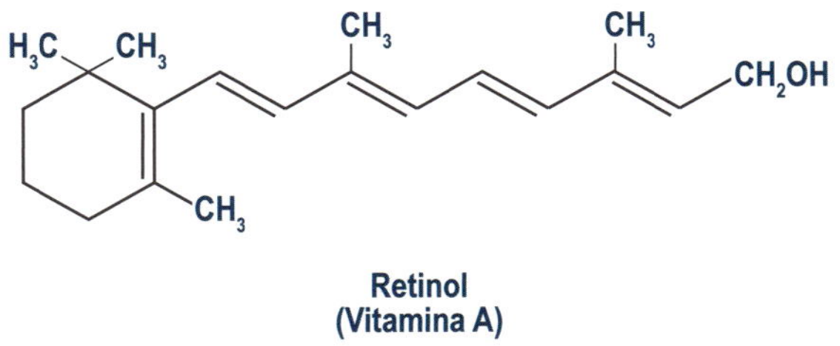

Retinol (Vitamina A)

Figura 8.50 – *Vitamina A.*

A forma isomérica sob a qual a vitamina A é ingerida não importa, pois a interconversão entre os diversos isômeros ocorre natural e rapidamente no organismo. No metabolismo visual, porém, a reação do aldeído retinal com a opsina, para sintetizar a rodopsina, somente ocorre com um único isômero *cis*. Mostram, também, atividade vitamínica os ésteres e éteres derivados do retinol. Essenciais para a atividade vitamínica são os anéis betaionona, da vitamina A$_1$, e o dehidro-betaionona, da vitamina A$_2$. A hidrogenação destes anéis, desfazendo a dupla ligação, destrói a atividade vitamínica.

As suas propriedades físico-químicas são caracterizadas por ser um cristal incolor, insolúvel em água, mas solúvel em óleos e gorduras; por ser termoestável, no vácuo, até 100ºC; por permanecer inalterada em meio ácido e alcalino; e por perder a atividade na presença do oxigênio e dos raios ultravioletas, os quais gradativamente a rancificam. Antioxidantes, como a vitamina E, protegem a vitamina A da rancificação. Já o betacaroteno, por sua vez, é uma das pró-vitaminas vegetais mais estáveis, perdendo apenas cerca de 25% da sua atividade após o cozimento por tempo prolongado. Absorvidas, a vitamina A e as pró-vitaminas A são transportadas até o fígado, após a passagem pelo duto linfático, onde as pró-vitaminas A são convertidas em retinol, sendo, este último, armazenado nas células de Kupffer e, secundariamente, nas células parenquimatosas. Segundo Booher, os hepatócitos de Kupffer cederiam a vitamina A às células parenquimatosas e, estas, ao sangue, conforme as necessidades orgânicas. Ao que parece, a vitamina A não é excretada na urina, ela é oxidada no organismo. Uma importante via de eliminação da vitamina A é o leite das lactantes e a placenta, nas gestantes, que fornece o retinol ao feto. Outras alterações que podem afetar o estoque da vitamina A são:

- as doenças, principalmente as infecções e, em especial, o sarampo, as quais, por consumo, levam a um estado de pobreza em vitamina A e diminuem a resistência orgânica às agressões;
- o alcoolismo, que compromete o armazenamento hepático do retinol;

- a deficiência proteica, interferindo no metabolismo da vitamina A;
- a baixa ingestão de gorduras na dieta, prejudicando tanto a absorção do retinol quanto dos carotenoides;
- as alterações do metabolismo do ferro, muitas vezes manifestadas por anemia, facilitando a oxidação da vitamina A;
- e a carência da vitamina E, que regeneraria o retinol oxidado.

• Funções da Vitamina A

A vitamina A é essencial para a visão, para o crescimento adequado e para a diferenciação tecidual. Os cones e bastonetes da retina são as células responsáveis pela visão luminosa e crepuscular. A sensibilidade luminosa retiniana está condicionada pela presença da púrpura visual, ou rodopsina, nestas células.

A rodpsina é um protídio conjugado, formado pela proteína opsina e pelo grupo prostético vitamina A, muito sensível a pequenas intensidades de luz e, portanto, extremamente importante para a visão noturna. Quando a púrpura visual é exposta à luz, ela desintegra-se, liberando elétrons que irão estimular o nervo oftálmico, estes estímulos levados ao cérebro é que serão traduzidos em visões. Ao mesmo tempo, novas rodopsinas são sintetizadas nestas células visuais, a partir da opsina e da vitamina A, acumuladas nas células pigmentares retinianas. A Figura 8.51 mostra-nos alguns detalhes bioquímicos e é autoelucidativa.

A alteração provocada pela falta da regeneração da púrpura visual, pela deficiência da vitamina A, é denominada cegueira noturna, caracterizada por uma deficiência visual passageira, que se instala ao entardecer e desaparece ao clarear o dia. Este distúrbio é também chamado hemeralopia, vesperanopia ou cegueira vespertina.

Um dos primeiros sinais da deficiência da vitamina A nos animais é a anorexia e o retardo do crescimento, com perda de peso, especialmente nos animais jovens. Já no desenvolvimento fetal, a carência, ou o excesso, da vitamina A pode determinar defeitos congênitos. O retinol é essencial para o crescimento embrionário, para o desenvolvimento dos membros e para a formação do coração, dos olhos e das orelhas. Além de tudo isso, o ácido retinoico, um metabólito da vitamina A, também regula a expressão genética para o hormônio do crescimento.

O retinol aumenta a resistência orgânica às infecções, através dos mecanismos de proteção tecidual em todo o organismo, na pele, nas mucosas e nos diversos órgãos e sistemas e por favorecer a atuação dos anticorpos; também é essencial à reprodução e à amamentação.

Atualmente, a hipovitaminose A é reconhecida como um dos importantes fatores da esterilidade, no homem, por atrofia testicular e, na mulher, por queratinização da mucosa genital e obstrução do canal de Falópio.

A hipovitaminose A, além de favorecer a xeroftalmia e a ceratomalacia, provoca a queratinização das mucosas dos tratos respiratório, digestório e urinário. Na formação dos cálculos urinários, a descamação do epitélio cornificado serve como núcleo de cristalização para o cálcio. A deficiência de vitamina A, durante a odontogênese, afeta a formação da dentina e do esmalte.

No sistema nervoso central foram relatadas degenerações medulares em animais alimentados com cereais e carentes em vitamina A. Mellanby concluiu que a neurotoxicidade nestes animais era devida à contaminação fúngica dos cereais, pelo "esporão do centeio", e agravada pela deficiência do retinol. Verificou-se, em seguida, que esta afecção é comum naquelas populações que, predominantemente, alimentam-se com o centeio, e caracteriza-se por distúrbios neuropsiquiátricos e convulsões, posteriormente denominada ergotismo.

Outra descoberta de Mellanby foi o latirismo, uma doença espástica muscular caracterizada por degeneração dos cordões anteriores da medula espinal, atribuída a uma neurotoxina presente nas ervilhas da espécie *Latyrus cícero*.

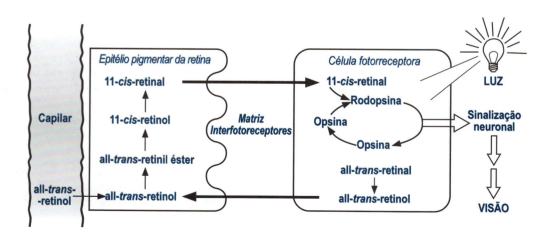

Figura 8.51 – *Metabolismo da vitamina A na célula retiniana.*

O latirismo é grandemente amenizado com a suplementação pela vitamina A.

O alfacaroteno e o retinol parecem, além de todo o exposto, exercer um efeito protetor contra determinados tipos de cânceres. Por sua vez, o ácido retinoico e os seus isômeros atuam como hormônios e afetam a expressão genética, a qual, por sua vez, influencia diversos processos fisiológicos.

O ácido todo-transretinoico e o ácido 9-*cis*-retinoico são transportados para o núcleo celular através de proteínas citoplasmáticas carreadoras específicas (CRABP = *Cytoplasmic Retinoic Acid Binding Protein*). Já no interior do núcleo, o ácido todo-transretinoico liga-se ao seu receptor proteico específico, denominado receptor do ácido retinoico (RAR), enquanto o ácido 9-*cis*-retinoico se une ao receptor retinoide X (RRX).

Estes receptores ativados formarão, então, um heterodímero, RAR/RRX, que age em regiões cromossômicas denominadas elementos responsivos ao ácido retinoico, alterando, por este mecanismo, o ritmo da transcrição genética e, consequentemente, a síntese de determinadas proteínas. Este processo metabólico está ilustrado na Figura 8.52, na ilustração considere que as siglas estão em inglês. Só para lembrar: dímero é um complexo formado por duas moléculas proteicas, homodímero é o dímero constituído por duas moléculas proteicas iguais e heterodímero o complexo criado por duas moléculas proteicas diferentes.

O receptor retinoide X, RRX, também pode formar heterodímeros com receptores do hormônio tiroidiano e com receptores da vitamina D. Deste modo a vitamina A, o hormônio tiroidiano e a vitamina D podem interagir e influenciar a transcrição genética. É através da inibição, ou do estímulo, da transcrição de genes específicos, que o ácido retinoico regula a maior parte da diferenciação celular, que é a especialização das células para funções fisiológicas altamente específicas.

Muitos dos efeitos fisiológicos atribuídos à vitamina A são o resultado desta participação na diferenciação celular, por exemplo, o desenvolvimento e a diferenciação dos leucócitos, especialmente dos linfócitos, são imprescindíveis para a função imunológica e dependem destes heterodímeros. Aliás, todas as células sanguíneas são derivadas das células-tronco, e estas dependem dos retinoides para a diferenciação celular em leucócitos e eritrócitos. Além disso, a vitamina A facilita a mobilização do ferro, dos seus locais de armazenamento, para a síntese da hemoglobina a ser incorporada às hemácias.

A carência de vitamina A costuma exacerbar os sintomas da deficiência do ferro e da anemia e, pelo contrário, a sua suplementação melhora estas condições, especialmente nas gestantes e crianças. A suplementação combinada do ferro com a vitamina A melhora a anemia muito mais rapidamente do que o uso isolado de cada um deles. A deficiência em zinco também interfere com o metabolismo da vitamina A, especialmente por ser um fator coenzimático para a síntese da proteína carreadora do retinol, específica para o transporte sérico do retinol até os tecidos-alvo.

A insuficiência do zinco, do mesmo modo, diminui a atividade da enzima que libera o retinol do palmitato de retinil, que é a forma química sob a qual o retinol é armazenado no fígado. O zinco, inclusive, é cofator metálico da enzima que converte o retinol em retinal. Além destas interações conhecidas entre o zinco e a vitamina A existem, ainda, muitas outras, cujo significado bioquímico ainda é nebuloso.

• **Carência da Vitamina A**

Alguns sintomas carenciais da vitamina A já são conhecidos desde o século XIX. Em 1865 já se descrevia uma afecção ocular denominada oftalmia brasiliense, que afetava, principalmente, escravos mal alimentados. Também a ce-

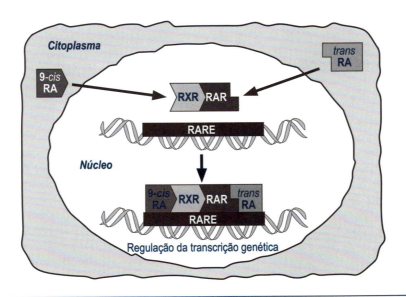

Figura 8.52 – *Vitamina A na transcrição genética.*

Capítulo 8

gueira noturna endêmica foi documentada, em 1887, entre os cristãos ortodoxos russos que jejuavam durante toda a quaresma.

O sintoma mais evidente, e precoce, da carência do retinol é a dificuldade na adaptação da visão em ambientes escuros. Uma deficiência moderada da vitamina A provoca lesões conjuntivais triangulares, brilhantes e acinzentadas, denominadas manchas de Bitot. Já uma deficiência severa, ou prolongada, determina a xeroftalmia, que, literalmente, significa olhos secos e é caracterizada por alterações das células da córnea, as quais evoluem para ulcerações corneanas, cicatrizes e cegueira.

A insuficiência nutricional da vitamina A pode ser considerada uma imunodeficiência adquirida, pois, mesmo em crianças que apresentam apenas uma deficiência moderada de vitamina A, determina uma alta incidência de doenças respiratórias, de diarreia e morte por doenças infecciosas. Outra evidência neste sentido é a de que a suplementação com vitamina A tem diminuído a severidade e a incidência de morte relacionadas com a diarreia e o sarampo nos países em desenvolvimento, onde esta carência é mais comum. Também mulheres infectadas pelo vírus da síndrome da imudodeficiência adquirida (SIDA) e que apresentam deficiência de vitamina A mostram um risco três a quatro vezes maior de transmitir esta infecção à sua prole do que aquelas outras, contaminadas, com teores séricos normais desta vitamina.

O início de uma infecção reduz, muito rapidamente, o nível do retinol no sangue, e este fato tem sido relacionado com a redução da síntese da proteína carreadora do retinol pelo fígado. Por este motivo, acredita-se que a infecção estimule um ciclo vicioso, onde a ingestão inadequada da vitamina A aumenta a gravidade e a probabilidade de morte pela doença infecciosa. Entretanto, uma revisão de quatro trabalhos concluiu que a suplementação nutracêutica com retinol não reduziu a transmissão materno-fetal do vírus da imunodeficiência humana.

• Doses Nutricionais Recomendadas para a Vitamina A

A dose diária recomendada (RDA, do inglês *Recommended Dietary Allowance*) foi revista em 2001 pelo Conselho de Alimentos e Nutrição do Instituto de Medicina dos Estados Unidos da América e baseia-se na quantidade necessária, da vitamina A, para assegurar a normalidade da função reprodutora, da função imune, da expressão genética e da visão. É de bom alvitre salientar que a dose diária recomendada se refere à dose nutricional e não à dose terapêutica, ou nutracêutica. Assim, as doses diárias recomendadas da vitamina A ou dos equivalentes do retinol, em μg e unidades internacionais, são:

Para os bebês até os 6 meses de idade:	400 μg ou 1.333 UI.
Para os bebês de 7 a 12 meses de idade:	500 μg ou 1.667 UI.
Para crianças de 1 a 3 anos:	300 μg ou 1.000 UI.
Para crianças de 4 a 8 anos:	400 μg ou 1.333 UI.
Para crianças de 9 a 13 anos:	600 μg ou 2.000 UI.
Para adolescentes de 14 a 18 anos:	homens: 900 μg ou 3.000 UI. mulheres: 700 μg ou 2.333 UI.
Para adultos, maiores de 19 anos:	homens: 900 μg ou 3.000 UI. mulheres: 700 μg ou 2.333 UI.
Para gestantes até os 18 anos:	750 μg ou 2.500 UI.
Para gestantes maiores de 19 anos:	770 μg ou 2.567 UI.
Para lactantes até os 18 anos:	1.200 μg ou 4.000 UI.
Para lactantes maiores de 19 anos:	1.300 μg ou 4.333 UI.

Alguns autores preconizam, dado que a vitamina A é armazenada no fígado, uma dose padrão para a prevenção da xeroftalmia em crianças. Esta dose padrão é de 200.000 UI de vitamina A, duas ou três vezes por ano. Também indicam 400.000 UI do retinol para crianças com complicações do sarampo, sem sinais de deficiência da vitamina, e 200.000 UI para as lactantes, imediatamente após o parto, com a finalidade de aumentar o teor de vitamina A no leite.

Inclusive em adultos, alguns países preconizam o uso profilático da vitamina A, a cada 6 meses, na dose de 400.000 a 500.000 UI. Sob condições patológicas as doses mudam drasticamente.

• Indicações Terapêuticas da Vitamina A

Estudos em modelos animais e em culturas de tecidos têm demonstrado a capacidade dos retinoides, naturais e sintéticos, em reduzirem significativamente a carcinogênese, isto tem sido documentado na pele, nas mamas, no fígado, nos cólons, na próstata e em diversos outros tecidos, entretanto, nos seres humanos, esta propriedade da vitamina A ainda não está suficientemente esclarecida.

Com relação ao câncer do pulmão, pelo menos dez estudos prospectivos compararam os níveis sanguíneos do retinol entre os indivíduos que, posteriormente, desenvolveram este câncer e outros que não evoluíram com esta doença. Apenas um destes estudos mostrou uma associação inversa, estatisticamente significante, entre o retinol sérico e o risco de câncer de pulmão.

Em outro destes estudos, cerca de 9.000 pacientes, fumantes e indivíduos expostos ao pó de amianto, foram submetidos a uma dieta diária com 25.000 unidades internacionais de retinol e 30 mg de betacaroteno. Outro grupo similar recebeu apenas placebo. Após 4 anos de acompanhamento, a incidência de câncer de pulmão foi 28% maior no grupo suplementado, em comparação ao grupo-controle. Atualmente, parece ser improvável que um aumento na ingestão do retinol diminua o risco de câncer de pulmão, muito embora os efeitos do retinol possam ser diferentes em fumantes e não fumantes. Sugere-se, portanto, que a suplementação com altas doses de vitamina A, ou betacaroteno, sejam evitadas naqueles pacientes com alto risco de desenvolverem câncer de pulmão.

No câncer de mama, o retinol e os seus metabólitos parecem reduzir o crescimento das células tumorais *in vitro*, porém os estudos em seres humanos têm sido menos otimistas. A maioria dos estudos epidemiológicos falhou ao procurar uma associação significativa entre a ingestão do retinol e o risco de câncer de mama, embora um prolongado estudo prospectivo tenha comprovado que o consumo de vitamina A está inversamente relacionado com o risco de câncer de mama, em mulheres na pré-menopausa e com história familiar de câncer de mama. Deste modo, atualmente não se considera que hajam evidências suficientes de que, em seres humanos, o aumento na ingestão das pró-vitaminas A e do retinol reduza o risco de câncer de mama.

Por outro lado, doses farmacológicas dos retinoides são utilizadas no tratamento de diversas condições patológicas, dentre elas a retinite pigmentosa, a leucemia promielocítica aguda e inúmeras doenças da pele. Neste ponto, é importante sublinhar que o tratamento com altas doses dos retinoides, naturais ou sintéticos, ultrapassa a capacidade dos mecanismos de controle do organismo e, justamente por este motivo, esta terapia está potencialmente associada a efeitos colaterais e teratogênicos. Assim, deve-se evitar o uso de altas doses de retinoides em mulheres suscetíveis de engravidar.

Os retinoides, por serem armazenados no organismo, tendem a apresentar uma ação terapêutica muito longa, assim, também os seus efeitos colaterais podem ocorrer até meses depois da descontinuidade do tratamento. Isto posto, ressaltamos: A *vitamina A* e as outras *substâncias retinoides equivalentes*, em doses superiores à dose diária recomendada, só podem ser prescritas por médicos habilitados.

Voltemos, então, à retinite pigmentosa, a qual é caracterizada por um amplo espectro de distúrbios genéticos provocando a perda, progressiva, das células fotorreceptoras da retina. Os sintomas iniciais desta retinite são o comprometimento da adaptação visual à penumbra e a cegueira noturna, que evoluem, paulatinamente, até a perda da visão periférica e central.

A suplementação diária com 4.500 µg (15.000 UI) de vitamina A atrasou, significativamente, a perda da visão, devida à retinite pigmentosa, por um período de 4 a 6 anos, em um estudo duplo-cego e randomizado com mais de 600 pacientes. O acompanhamento destes pacientes, por mais de 12 anos, não revelou nenhum sinal de toxicidade hepática que pudesse ser atribuída à ingestão da vitamina A.

Por outro lado, parece que doses altas de vitamina E, maiores do que 400 UI, podem agravar a perda da visão atribuída à retinite pigmentosa. Caso ocorra a gravidez, ou mesmo a possibilidade da gestação, o tratamento da retinite pigmentosa com a vitamina A deve ser descontinuado. Uma mutação do receptor do ácido retinoico (RAR) foi descoberta em pacientes com um tipo específico de leucemia, denominada leucemia promielocítica aguda, e o tratamento destes doentes com o ácido todo-transretinoico, ou com altas doses do palmitato todo-transretinil, tem restaurado, em alguns deles, a diferenciação das células mieloides à normalidade.

Nas doenças dermatológicas têm sido empregados retinoides sintéticos e naturais em doses farmacológicas. Na psoríase se tem utilizado o etretinato e a acitretina e, na acne severa, a tretinoína e a isotretinoína. Estes retinoides agem sobre a transcrição dos fatores de crescimento epiteliais e os seus receptores na pele e, muito importante, são teratogênicos.

• Fontes de Vitamina A

Com relação às diferentes fontes alimentares de pró-vitamina A, devemos estar atentos às suas atividades vitamínicas, também diversas. Como exemplo: o betacaroteno é absorvido com mais dificuldade do que o retinol e, além disso, deve ser convertido, no organismo, em retinol, ou retinal, para exercer a sua função vitamínica. Por este motivo, criou-se a mais recente medida-padrão internacional para a vitamina A, o equivalente de atividade do retinol (*Retinol Activity Equivalent* – RAE, em inglês), o qual representa a atividade da vitamina A como retinol.

Assim, 2 µg de betacaroteno em solução oleosa equivalem a 1 µg do retinol, correspondendo a uma relação de equivalência de dois para um (RAE = 2:1). Analogamente, 12 µg de betacaroteno presentes na refeição proporcionam ao corpo apenas 1 µg de retinol, o que representa uma razão RAE de 12:1.

Outros carotenoides, também presentes nos alimentos e menos absorvidos que o betacaroteno, apresentam equivalentes de atividade do retinol maiores. A lista, a seguir, elenca alguns dos equivalentes de atividade do retinol para algumas pró-vitaminas A:

- a vitamina A, obviamente, apresenta uma razão RAE de 1:1;
- o betacaroteno em solução oleosa, como já vimos, tem uma RAE de 2:1;
- o betacaroteno alimentar tem uma RAE de 12:1;
- o alfacaroteno alimentar, uma RAE de 24:1;
- a betacriptoxantina, uma RAE de 24:1.

Uma outra medida padrão internacional para a vitamina A, antiga mas ainda muito em voga, é a unidade internacional (UI), que equivale a 0,3 µg do retinol. Inversamente, 1 µg do retinol representa 3,33 UI.

A Tabela 8.1 mostra a quantidade de vitamina A, sob a forma de retinol e de pró-vitamina A, em alguns alimentos, considerando-se as unidades µg, UI e µgRAE.

As formas da vitamina A comercializadas nos diversos suplementos vitamínicos são o palmitato retinil e o acetato retinil, sendo o betacaroteno a mais comum das pró-vitaminas A nestas apresentações e, inclusive, muitos destes suplementos combinam a vitamina A com o betacaroteno. A maioria destes contém 1.500 µg (5.000 UI) da vitamina A, que era a dose diária recomendada em 1968, atualmente os la-

Tabela 8.1
Quantidade de Vitamina A, sob a Forma de Retinol e de Pró-vitamina A, em Alguns Alimentos, Considerando-se as Unidades µg, UI e µgRAE

Alimento	Porção	Retinol (µg)	Retinol (UI)	Retinol + Pró-vitamina A (µgRAE)	Retinol + Pró-vitamina A (UI)
Abóbora enlatada	1/2 xícara (100 mL)	0	0	953	3.177
Abobrinha	1/2 xícara, cozida (100 mL)	0	0	572	1.907
Batata-doce cozida	1/2 xícara (100 mL)	0	0	961	3.203
Batata-doce enlatada	1/2 xícara do purê (100 mL)	0	0	555	1.848
Brócolis	1/2 xícara, cozido (100 mL)	0	0	60	200
Cenoura crua	1/2 xícara, ralada (100 mL)	0	0	538	1.793
Cereais enriquecidos	100 g	150 a 230	500 a 767	150 a 230	500 a 767
Couve	1/2 xícara, cozida (100 mL)	0	0	386	1.285
Espinafre	1/2 xícara, cozido (100 mL)	0	0	472	1.572
Leite desnatado (enriquecido com vitamina A)	1 xícara (200 mL)	149	497	149	497
Leite integral	1 xícara (200 mL)	68	227	68	227
Leite tipo C (2% de gordura e enriquecido com vitamina A)	1 xícara (200 mL)	134	447	134	447
Manga	1 fruta	0	0	79	263
Manteiga	1 colher de sopa (15 mL)	95	317	97	323
Melão	1/2 melão médio	0	0	467	1.555
Óleo de fígado de bacalhau	1 colher de chá (5 mL)	1.350	4.500	1.350	4.500
Ovo	1 grande	89	296	91	303
Repolho	1/2 xícara, cozido (100 mL)	0	0	443	1.475

boratórios farmacêuticos estão reduzindo a dose para 750 µg (2.500 UI), mais adequada à nova recomendação de 2001.

• Cuidados na Administração da Vitamina A

A vitamina A é prontamente absorvida pelo trato gastrintestinal normal. A interdependência da sua absorção com a dos lípides não parece ser tão estreita quanto se acreditava anteriormente. As apresentações aquosas da vitamina A, sob a forma alcoólica ou de éster livre, são absorvidas mais rapidamente do que as soluções oleosas.

A absorção da vitamina A, por outro lado, pode estar prejudicada pela insuficiência hepática e biliar. Este mecanismo, aparentemente, não envolve a ausência da bile, pois a administração oral de sais biliares não corrige o defeito na absorção.

O excesso de ingestão da vitamina A pode provocar a hipervitaminose A. Isto não ocorre com o consumo das pró-vitaminas A. O retinol é rapidamente absorvido pelo organismo, mas lentamente eliminado dele, assim a hipervitaminose A pode ocorrer por uma ingestão aguda, através de doses altas da vitamina A, em um curto espaço de tempo, ou cronicamente, por pequenas doses durante muito tempo. A intoxicação pela vitamina A é rara, mas os seus sintomas mais comuns são náuseas, cefaleia, fadiga, perda do apetite, vertigens e pele seca.

No homem, a intoxicação aguda pela vitamina A foi descrita após a ingestão de fígado do urso polar, o qual contém cerca de 18.000 UI de vitamina A por grama. Os sintomas da intoxicação aguda são sonolência ou irresistível vontade de dormir, inércia, irritabilidade, cefaleia intensa, vômitos e descamação generalizada da pele após 24 horas. Nos lactentes, a intoxicação aguda provoca aumento da pressão intracraniana, com abaulamento das fontanelas e vômitos, que habitualmente desaparecem após 36 horas da ingestão.

Os sinais da intoxicação crônica são pele seca, pruriginosa e descamativa, perda do apetite, cefaleia e dores nas juntas e nos ossos. Os casos graves de hipervitaminose A causam lesões hepáticas, hemorragias e coma. Habitualmente, estes casos de hipervitaminose estão relacionados com o uso da vitamina A por longos períodos de tempo e em quantidade que excede a dez vezes a dose diária recomendada. Por este motivo, em 2001 ficou estabelecida, em 3.000 µg (1.0000 UI), a quantidade máxima de vitamina A que poderia ser consumida por adultos normais.

Considerando-se as faixas etárias, os limites máximos de tolerância para o uso da vitamina A, por indivíduos normais, foi assim estabelecido:

crianças de 1 a 3 anos de idade:	600 µg (2.000 UI);
crianças dos 4 aos 8 anos de idade:	900 µg (3.000 UI);
crianças dos 9 aos 13 anos de idade:	1.700 µg (5.667 UI);
adolescentes dos 14 aos 18 anos de idade:	2.800 µg (9.333 UI);
adultos, maiores de 19 anos:	3.000 µg (10.000 UI).

As gestantes também devem obedecer a estes critérios, pois, como já observamos, o excesso da vitamina A pode ocasionar malformações fetais. O betacaroteno não aumenta o risco de teratogênese. Já o etretinato e a isotretinoína, derivados sintéticos do retinol, provocam graves defeitos congênitos e devem ser evitados em mulheres com o risco de engravidar. A tretinoína, um outro derivado sintético do retinol, de uso tópico, também deve ser evitada na gravidez, devido à possibilidade da sua absorção sistêmica.

Alguns estudos prospectivos recentes sugerem que o uso prolongado da vitamina A, em doses maiores do que 1.500 µg (5.000 UI), está associado a um risco maior de osteoporose e fraturas em idosos. O mesmo não foi observado com o uso do betacaroteno. Embora estas observações não sejam suficientes para associar o excesso da vitamina A com a osteoporose, estes dados preliminares sugerem que talvez o retinol estimule a reabsorção óssea, ou interfira com a vitamina D no balanço metabólico do cálcio. No outro prato da balança, um número significativo de idosos apresenta hipovitaminose A, que também está associada à diminuição da densidade mineral óssea. Ainda um outro trabalho demonstrou que a densidade mineral óssea estava ótima em idosos que recebiam vitamina A em doses próximas à dose diária recomendada (900 µg ou 3.000 UI).

Com relação às interações medicamentosas, o alcoolismo consome os estoques hepáticos da vitamina A, acentuando, ainda mais, a lesão hepática etílica. A hepatite crônica, por sua vez, exacerba a toxicidade do retinol, estreitando a janela terapêutica da vitamina A e perpetuando o ciclo vicioso que levará o alcoólatra à cirrose hepática.

Também os anovulatórios, estrogênicos e progestagênicos, aumentam a síntese hepática da proteína carreadora do retinol (PCR) e elevam o complexo PCR-retinol no sangue. Se isto incrementa a necessidade diária da vitamina A, ainda é desconhecido.

A associação da vitamina A com outros retinoides, como a acitretina, o ácido todo-transretinoico, o bexaroteno, o etretinato e a isotretinoína, deve ser evitada, pois aumenta o risco de toxicidade pelo retinol.

Complexo B

As descobertas sobre o complexo B iniciaram-se em 1885, com as observações de Kaneshiro Takaki, comandante médico da marinha japonesa, o qual, apenas com a modificação da dieta alimentar dos marinheiros, prevenia o beribéri em sua esquadra. Algum tempo depois, Eijkman, comissionado pela Holanda para estudar a doença que grassava entre os seus marinheiros nas suas viagens às Índias holandesas, denominada por eles biribí, constatou que galinhas com beribéri eram curadas quando alimentadas com arroz corticado. Foi o próprio Eijkman quem relacionou a *polineuritis gallinarum* com a polineurite humana.

Mas, foi somente em 1911 que Casimir Funk, aquele que criou o termo vitamina, comprovou que as aves portadoras da polineurite aviária eram curadas com uma substância extraída da cutícula do arroz. Em 1919, Mitchell descobriu que alguns legumes apresentavam, além do fator antineurítico, a capacidade de favorecer o crescimento e desconfiou, então, que existissem duas vitaminas.

Goldberg e cols., e Smith e Hendrick, em 1926, confirmaram a suspeita de Mitchell, através de estudos com leveduras autoclavadas, nas quais o fator antineurítico era destruído pelo calor, mas persistia a ação sobre o crescimento. Goldberg e cols. continuaram as suas pesquisas para a identificação desta nova vitamina, enquanto Smith e Hendrick continuavam em busca da causa da pelagra, que era o seu objetivo inicial.

Warburg e Christian isolaram, em 1932, das leveduras, um fator respiratório que denominaram de fermento amarelo. Em 1933, Elinger e Koschara, Kuhn, Gyorgyu e Werner-Janregg isolaram a riboflavina. Elvehem e sua equipe separaram, do concentrado hepático, a niacinamida, em 1937. Em 1941 foi isolado o ácido fólico e em 1948, a cianocobalamina.

Atualmente, mais de 20 fatores vitamínicos do complexo B já foram isolados mas, sob este tópico, estudaremos apenas aqueles disponíveis em nosso arsenal terapêutico. E, sem dúvida, a fonte mais rica das vitaminas da constelação B, segundo Daniel e Munsel, é o levedo de cerveja.

• **Vitamina B$_1$**

A vitamina B$_1$, também denominada tiamina, aneurina, orizalina (do latim *oryza* = arroz), torulina, fator antineurítico ou fator antiberibérico, foi isolada em 1936 por William e Cline. Foi a primeira vitamina a ser descoberta, porém, já no século VII, Chaoyuanfang Wu Ching fazia a primeira descrição clássica do beribéri, palavra cingalesa que significa debilidade.

Jansen e Donath, em 1926, isolaram a forma cristalina da vitamina B$_1$. Robert R. Williams iniciou as suas investigações com a vitamina B₁ em 1910, mas somente em 1936 identificou e publicou a sua fórmula química, dando-lhe o nome de tiamina. Logo no ano seguinte, iniciou-se a produção industrial da tiamina.

A tiamina é uma substância branca, cristalina, hidrossolúvel, insolúvel em óleo, termoestável em pH ácido, até 100ºC, e de cheiro semelhante ao das leveduras; é derivada da pirimidina e constituída por dois anéis, um pirimidínico e um tiazólico. O anel pirimidínico é comum na natureza e o núcleo tiazólico, ao que parece, é exclusivo da tiamina.

A umidade, a alcalinidade, a pasteurização, a oxidação, a radiação e a autoclavagem degradam a tiamina. As perdas pela desidratação são pequenas e a refrigeração preserva a vitamina B₁. Também é muito sensível aos sulfitos e aos raios ultravioletas. Com estas informações sobre a natureza química da vitamina B₁, podemos concluir que, para preservá-la nos alimentos, devemos cozinhar em fogo brando e com pouca água, não alcalinizar o meio, evitar a exposição do prato à luz ultravioleta (luz fluorescente, por exemplo) e reutilizar a água da sua cocção para o preparo de outras iguarias.

Cerca de 25% da tiamina dos alimentos são perdidos durante a cozedura normal. Grandes quantidades de vitamina B₁ também são perdidas na água do descongelamento e na água desprezada do cozimento.

• **Funções Bioquímicas da Vitamina B₁**

A tiamina ocorre, no corpo humano, sob as formas livre e fosforiladas. As fosforiladas são o monofosfato de tiamina, o trifosfato de tiamina e o pirofosfato de tiamina, este último também denominado difosfato de tiamina. A vitamina B₁, sob a forma de pirofosfato de tiamina, é uma coenzima essencial para um pequeno grupo, todavia muito importante, de enzimas. A síntese do pirofosfato de tiamina, a partir da tiamina livre, depende da presença do magnésio, do trifosfato de adenosina (ATP) e do catalisador tiamino-pirofosfoquinase. Vejam, aqui, novamente, a importância do conhecimento e da abordagem ortomolecular na terapêutica clínica. Este seleto grupo de quatro enzimas tiamino-dependentes é constituído pela piruvato desidrogenase, pela alfacetoglutarato desidrogenase, pela desidrogenase cetoácida de cadeia ramificada e pela transcetolase.

As três primeiras constituem um complexo enzimático mitocondrial que catalisa, respectivamente, a descarboxilação do piruvato, do alfacetoglutarato e dos aminoácidos de cadeia ramificada para produzirem a acetil-coenzima A, a succinil-coenzima A e os derivados dos aminoácidos de cadeia lateral ramificada, também concernentemente. Todos estes produtos finais são críticos para a produção da energia celular.

Este complexo enzimático de desidrogenases requer, além da tiamina, a presença da niacina (como componente da nicotinamida-adenina-dinucleotídeo), da riboflavina (presente na flavoadenina-dinucleotídeo) e do ácido alfalipoico.

A transcetolase é uma enzima crítica nas reações de um outro caminho metabólico, conhecido como via pentose-fosfato. Um dos mais importantes compostos desta via metabólica é a ribose-5-fosfato, um açúcar fosforilado com cinco carbonos, necessário para a síntese de ribonucleotídeos de alta energia, do trifosfato de adenosina (ATP) e do trifosfato de guanosina. A transcetolase também é necessária para a síntese dos ácidos ribonucleico e desoxirribonucleico e da coenzima nicotinamida-adenina-dinucleotídeo-fosfato reduzida (NADPH), esta última essencial para inúmeros caminhos bioquímicos. Além destas enzimas, a tiamina participa de mais de 60 outras enzimas, envolvidas no metabolismo dos carboidratos.

A tiamina, apresenta, em sua molécula, uma dupla ligação que pode funcionar como carreadora de prótons de hidrogênio, possibilitando a sua participação nas reações oxidativas celulares. Confira na Figura 8.53. A vitamina B₁ ainda participa na síntese lipídica, a partir dos glicídios.

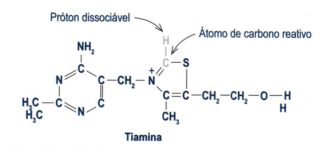

Figura 8.53 – *Vitamina B1.*

– *Carência da Vitamina B₁*

A dosagem da transcetolase nos eritrócitos pode ser usada como uma medida do estado nutricional da vitamina B₁, pois esta enzima diminui muito precocemente na deficiência da tiamina, e serve como um indicador seguro do diagnóstico do beribéri. Do mesmo modo estão diminuídos, no beribéri, as atividades dos complexos piruvato desidrogenase e alfacetoglutarato desidrogenase e aumentados os níveis sanguíneos do piruvato e do alfacetoglutarato. O beribéri, em qualquer uma de suas grafias, é uma enfermidade devida à carência severa da tiamina, que já era descrita na literatura chinesa em 2.600 a.C.

Esta deficiência afeta os sistemas cardiovascular, nervoso, muscular e gastrintestinal, e pode ser classificada em beribéri seco, beribéri úmido e beribéri cerebral, dependendo dos sistemas comprometidos pela carência da tiamina. A principal característica do beribéri seco, também denominado beribéri paralítico ou beribéri nervoso, é a neuropatia periférica.

Frequentemente esta neuropatia se inicia com uma sensação de calor ou queimação nos pés, chamada por alguns de "síndrome dos pés ardentes", e evolui com alteração dos reflexos tendinosos, geralmente exagerados, hipoestesia e fraqueza nas pernas e nos braços, dores e flacidez musculares, dificuldade para se levantar de uma posição agachada e convulsões espásticas.

O beribéri úmido caracteriza-se pelo edema que se associa aos sintomas neurológicos, é também chamado de beribéri cardíaco. A sua distinção se faz pelas manifestações cardiovasculares, como taquicardia, cardiomegalia, edema severo dos membros inferiores, edema pulmonar e insuficiência cardíaca congestiva. O beribéri úmido, ou beribéri *shoshin*, caso não seja tratado, é letal em 100% dos casos. *Shoshin*, em japonês, significa coração doente, apenas como curiosidade.

O beribéri cerebral pode evoluir para a encefalopatia de Wernicke e para a síndrome psicótica de Korsakoff, especialmente nos alcoólatras. A encefalopatia de Wernicke é diagnosticada pela tríade nistagmo, ou movimentos anormais dos olhos, alterações do equilíbrio e do caminhar e comprometimento das funções mentais. A síndrome de Korsakoff, por sua vez, é determinada por confusão, apatia, alterações graves da memória, amnésia e alucinações características e anedóticas, como a visão de elefantes cor-de-rosa e animais rastejantes sob a pele.

No beribéri cerebral, quando ambas as síndromes estão manifestadas, costuma-se uni-las em uma única síndrome maior, denominada, então, síndrome Wernicke-Korsakoff. A maioria dos enfermos portadores da síndrome Wernicke-Korsakoff é etilista, porém esta síndrome também é encontrada na desnutrição severa, incluindo aí o câncer de estômago e a síndrome da imunodeficiência adquirida (SIDA). O tratamento da síndrome Wernicke-Korsakoff faz-se pela administração intravenosa da tiamina, a qual restaura rapidamente à normalidade os movimentos oculares, porém, a melhora da coordenação motora e da memória é muito menos dramática e depende do tempo de instalação dos sintomas.

Atualmente se tem acumulado evidências de um aumento na produção de radicais livres e na ativação imunocelular naquelas áreas cerebrais afetadas pela síndrome Wernicke-Korsakoff, sugerindo que o estresse oxidativo representa um aspecto muito importante na fisiopatologia do beribéri. A etiologia da deficiência de tiamina pode resultar da ingestão insuficiente da vitamina B_1, do consumo aumentado desta vitamina pelo organismo, da perda, ou excreção, aumentada da tiamina pelo corpo, da presença de fatores antitiamínicos na alimentação e da combinação de quaisquer destes fatores.

A ingestão insuficiente de tiamina é a principal causa desta carência nos países em desenvolvimento, principalmente entre a população de baixa renda, cuja dieta é rica em carboidratos refinados, como o arroz polido e a farinha de arroz, e pobre nos outros alimentos. Os lactentes cujas mães apresentam deficiência de tiamina e, consequentemente, o leite carente em vitamina B_1, também são vulneráveis ao beribéri infantil.

Nos países industrializados, por outro lado, a principal causa da deficiência de tiamina, entre outros nutrientes, é o etilismo. Dentre os fatores que resultam em um aumento do consumo da tiamina pelo organismo estão: o exercício físico extenuante, a febre, a gravidez, a lactação e o estirão de crescimento da adolescência. Estes fatores colocam os indivíduos que ingerem uma quantidade marginal de tiamina em um grupo de risco para o desenvolvimento carencial sintomático da vitamina B_1.

Recentemente, na Tailândia, o beribéri mostrou uma prevalência muito maior entre os pacientes infectados pela malária do que entre os indivíduos não infectados. A malária, além de provocar a febre, que por si própria acelera o metabolismo, também aumenta o consumo da glicose e, como a tiamina é uma das coenzimas essenciais para o metabolismo da glicose, este estresse induzido pelo *Plasmodium* pode levar, ou exacerbar, a deficiência de tiamina nestes pacientes.

Também os indivíduos infectados pelo vírus da imunodeficiência humana, que tenham ou não desenvolvido a doença (SIDA – síndrome da imunodeficiência adquirida), apresentam um risco maior de apresentarem deficiência da tiamina. A ausência da relação de causa e efeito entre a ingestão e a deficiência da vitamina B_1, nestas pessoas soropositivas, leva-nos a pensar em um consumo aumentado da tiamina.

Além do exposto anteriormente, o abuso crônico do álcool aumenta a absorção intestinal e a utilização da vitamina B_1, por este motivo, também os etilistas estão incluídos neste grupo com necessidade elevada de tiamina. A perda excessiva da tiamina ocorre, predominantemente, pela urina. Os diuréticos, aumentando o fluxo urinário, dificultam a reabsorção renal da tiamina e aumentam a sua excreção na urina. Os pacientes portadores de insuficiência renal crônica e em hemodiálise perdem vitamina B_1 em grande quantidade, tornando-se, assim, potencialmente deficientes em tiamina. Os alcoólatras, habitualmente sedentos e apresentando um alto fluxo urinário, também apresentam uma alta excreção de tiamina, exacerbando, ainda mais, os efeitos da baixa ingestão da vitamina B_1.

Contribui, também, para a deficiência da tiamina a presença de fatores antitiamínicos nos alimentos. Alguns vegetais contêm estes fatores, os quais reagem com a tiamina, oxidando-a e inativando-a. A presença da carência tiamínica em humanos, relacionada com os fatores antitiamínicos, está associada ao consumo exagerado de café, inclusive o descafeinado, ao abuso de chá, ao costume de mascar folhas de chá e ao hábito de mascar a areca.

Um parêntese para explicar o que é areca, também chamada de goma de betel, ou noz de betel. Trata-se de uma "amêndoa" formada pelas folhas de uma planta, da família das pimenteiras, classificada como *Areca catechu*, maceradas com óxido de cálcio e mascadas pelos asiáticos, especialmente os hindus. A areca possui um alcaloide de ação tônica e estimulante, torna a saliva vermelha e brilhante, mancha os dentes e é a responsável pelas manchas vermelhas comuns nas calçadas de Bombaim, na Índia.

Outros fatores antitiamínicos são as tiaminases, enzimas que lisam a vitamina B_1 dos alimentos. As tiaminases habitualmente são inativadas pelo calor da cocção, porém, indivíduos que costumam alimentar-se de samambaias, hábito comum na Ásia e na Oceania, e comer peixes e ostras crus apresentam uma prevalência maior de deficiência de tiamina. A carpa, em especial, apresenta uma enzima termorresistente capaz de inativar a vitamina B_1.

Na Nigéria ocorre uma síndrome neurológica aguda, denominada ataxia sazonal, associada à carência da vitamina B_1, desencadeada por uma tiaminase presente no bicho-da-seda africano, um tradicional petisco para os nigerianos. Os principais antagonistas da tiamina, conhecidos, são a piritiamina-tiaminase, a oxitiamina, a butiltiamina e o bromato-2-metil-5-piridimetil-3-hidroxietil-piridina.

– Doses Nutricionais Recomendadas para a Vitamina B_1

A dose diária recomendada para indivíduos saudáveis da tiamina foi revista em 1998:

Bebês até 6 meses de idade:	0,2 mg/dia*
Bebês de 7 meses até 1 ano de idade:	0,3 mg/dia*
Crianças de 1 a 3 anos de idade:	0,5 mg/dia.
Crianças de 4 a 8 anos de idade:	0,6 mg/dia.
Crianças de 9 a 13 anos de idade:	0,9 mg/dia.
Adolescentes masculinos até os 18 anos:	1,2 mg/dia.
Adolescentes femininos até os 18 anos:	1,0 mg/dia.
Adultos masculinos, maiores de 19 anos:	1,2 mg/dia.
Adultos femininos, maiores de 19 anos:	1,1 mg/dia.
Grávidas e lactantes:	1,4 mg/dia.
Idosos maiores de 60 anos:	1,5 mg/dia.

* Dose adequada, estimada quando a dose diária recomendada não pode ser determinada.

– Indicações Terapêuticas da Vitamina B_1

A prevenção da catarata através do uso da tiamina precisa ser melhor estudada, porém, um trabalho com 2.900 australianos, homens e mulheres maiores de 49 anos de idade, demonstrou que aquelas pessoas que estavam no quintil mais elevado de tiamina mostraram uma incidência 40% menor de catarata nuclear do que aquelas que se incluíam no quintil mais baixo.

Um outro estudo, mais recente, com 408 mulheres americanas, comprovou que uma dieta com altas doses de tiamina está inversamente relacionada com a opacificação do cristalino, em um seguimento de 5 anos.

Pelo fato de a deficiência de tiamina estar relacionada com a demência da síndrome de Wernicke-Korsakoff, pensou-se que ela também poderia estar associada a uma outra forma de doença demencial, o mal de Alzheimer. Assim, realizou-se um estudo caso-controle com 38 pacientes idosas e verificou-se que aquelas que apresentavam a demência típica do mal de Alzheimer apresentavam os níveis sanguíneos da tiamina, do pirofosfato de tiamina e do monofosfato de tiamina mais baixos que os das mulheres do grupo-controle.

Muito interessante, também, são as investigações, levadas a cabo por diversos autores, que encontraram uma diminuição muito evidente na atividade das enzimas dependentes do pirofosfato de tiamina, alfacetoglutarato-desidrogenase e transcetolase, nos cérebros de pacientes que faleceram com a doença de Alzheimer. Ambas as descobertas são concordantes com a redução do metabolismo cerebral da glicose, evidenciada pela tomografia por emissão de pósitrons (PET *scan*), nos pacientes portadores do mal de Alzheimer.

Por outro lado, o encontro, em outros trabalhos, da diminuição dos níveis cerebrais do pirofosfato de tiamina, e a presença de níveis normais de tiamina e monofosfato de tiamina, sugere o comprometimento da atividade enzimática para a síntese do pirofosfato, e não a deficiência da vitamina B_1.

Um estudo duplo-cego, placebo-controlado, com a administração de 3.000 mg da vitamina B_1 por dia, a dez pacientes com o mal de Alzheimer, não mostrou nenhum efeito benéfico sobre o declínio cognitivo, após 12 meses de tratamento. Em 1993, uma nota preliminar, de um outro trabalho, preconizava o uso de 3.000 a 8.000 mg de tiamina, diariamente, para o tratamento da doença de Alzheimer; este estudo, porém, não foi completado.

Uma terceira publicação, por sua vez, mostrou o efeito moderado de um derivado da vitamina B_1, o tetra-hidrofurfuril dissulfito de tiamina, na dose de 100 mg por dia, após 12 semanas, sobre a doença de Alzheimer, este estudo, porém, não foi placebo-controlado. Concluindo, uma revisão sistemática recente dos trabalhos randomizados, duplo-cegos e placebo-controlados não foi conclusiva quanto à utilidade da tiamina no tratamento sintomático da doença de Alzheimer.

Como já vimos, a carência severa da vitamina B_1 compromete a função cardíaca e pode acarretar a insuficiência cardíaca congestiva. Embora estas manifestações cardíacas do beribéri sejam raras nos países desenvolvidos, a insuficiência cardíaca congestiva devida a outras causas é frequente, especialmente nos idosos. Os diuréticos empregados no tratamento desta patologia, especialmente a furosemida, aumentam a excreção urinária da tiamina e, potencialmente, levam a uma deficiência marginal da vitamina B_1. Um trabalho com 25 pacientes, utilizando doses superiores a 80 mg diários de furosemida, mostrou uma incidência de 98% de carência de tiamina.

Outro estudo, duplo-cego e randomizado, com 30 pacientes, todos eles usando 80 mg diários de furosemida por pelo menos 3 meses, e recebendo, então, 200 mg de tiamina por via endovenosa, também diariamente, por 7 dias, mostrou uma melhora na fração de ejeção ventricular esquerda, avaliada por ecocardiografia, quando comparada ao placebo, também endovenoso. Quando estes mesmos 30 pacientes, subsequentemente, passaram a receber 200 mg diários de tiamina, por via oral, por 6 semanas, a melhora média da fração de ejeção ventricular esquerda alcançou 22%. Estas observações, ainda que inconclusivas, podem ser muito importantes, porque qualquer melhora na fração de ejeção ventricular esquerda está vinculada a um aumento da sobrevivência destes pacientes com insuficiência cardíaca congestiva.

Com relação ao câncer, tem sido constatada a deficiência de tiamina em pacientes portadores de tumores que apresentam crescimento muito rápido. Do mesmo modo, pesquisas com culturas de células e com modelos animais têm demonstrado que células cancerosas, dividindo-se rapidamente, consomem grandes quantidades de vitamina B_1. Todas as células que se multiplicam rapidamente necessitam da síntese rápida dos ácidos nucleicos, obviamente, mas algumas oncocélulas dependem, essencialmente, da transcetolase, uma enzima dependente do pirofosfato de tiamina, que providencia a ribose-5-fosfato, necessária para a síntese dos ácidos nucleicos.

A suplementação da tiamina, na prevenção da sua carência, é muito comum em pacientes oncológicos, porém, alerta-nos Boros e cols., precisamos estar atentos, pois o excesso de tiamina pode realmente estimular o crescimento de alguns tumores malignos. Apesar de não existirem evidências disponíveis que apóiem ou refutem esta teoria em humanos, devemos ser prudentes ao prescrever a suplementação da tiamina em pacientes portadores de câncer.

Outras indicações terapêuticas para a vitamina B_1 são a síndrome dos pés queimantes, que é uma sensação dolorosa com ardor, comum na diabete; periarterite nodosa; as afecções herpéticas e a intoxicação por chumbo. No caso do saturnismo foi demonstrado, no gado bovino, que a injeção da tiamina, em doses 20 vezes maiores do que a usual, bloqueia os sintomas tóxicos e reduz os depósitos de chumbo no cérebro, no fígado, nos rins e em todos os órgãos examinados.

Acredita-se, ainda, que a tiamina otimizaria a explosão respiratória dos neutrófilos, auxiliando, desse modo, a defesa imunológica. As doses terapêuticas devem ser calculadas para cada paciente, porém emprega-se, na prática ortomolecular, segundo Jaldin:

- 50 mg/dia para o condicionamento físico;
- 100 mg/dia para fraqueza de qualquer etiologia, incluindo a síndrome da fadiga crônica;
- 100 mg/dia para a insuficiência cardíaca;
- 100 mg/dia no alcoolismo crônico;
- 50 mg/dia como proteção contra a morte súbita e
- como repelente de insetos, 50 mg/dia.

Lembrando, sempre, de que o magnésio é um metal essencial para a atividade da tiamina. Alguns autores afirmam que a anemia idiopática pode responder ao tratamento com altas doses de vitamina B_1 e recomendam um teste terapêutico com 100 mg/dia, o teste positivo representará um erro no metabolismo da tiamina.

Na síndrome de Korsakoff a dosagem recomendada varia de 100 a 300 mg/dia. Quando ocorre o *delirium tremens* pode ser necessária a injeção endovenosa. Nas neurites agudas, como na ciatalgia, trigeminalgia, paralisia facial, cócleo-vestibulopatia neural e neurite óptica, podem ser necessárias doses elevadas de até 600 mg/dia.

— Fontes de Vitamina B_1

Uma grande quantidade de alimentos é capaz de prover a necessidade de vitamina B_1 da maioria das pessoas. Nos Estados Unidos da América, a média da ingestão alimentar diária da tiamina, por adultos jovens, está entre 1,2 e 2 mg e entre os idosos, maiores de 60 anos, entre 1,1 e 1,4 mg. Todavia, nas populações pobres e/ou institucionalizadas, a probabilidade de uma ingesta inadequada de tiamina pelos anciãos está aumentada.

As fontes mais importantes da vitamina B_1 são os cereais integrais; as leguminosas, como feijões e lentilha; nozes e amêndoas; carne magra de porco, carne de cordeiro, carne de boi e levedura de cerveja. A farinha branca refinada, o arroz branco polido e os alimentos preparados com estes materiais, como pães, massas e risotos, são pobres em tiamina, devido à perda da vitamina B_1 durante o processo de "beneficiamento". Contudo, em muitos países ocidentais, estes alimentos são enriquecidos com tiamina. A Tabela 8.2 relaciona alguns alimentos ricos em tiamina e o seu conteúdo em miligramas.

Tabela 8.2
Alguns Alimentos Ricos em Tiamina e o Seu Conteúdo em Miligramas

Alimento	Porção	Tiamina
Arroz branco cozido	1 xícara (200 mL)	0,04 mg
Arroz branco enriquecido cozido	1 xícara (200 mL)	0,26 mg
Arroz integral cozido	1 xícara (200 mL)	0,19 mg
Carne magra de porco cozida	100 g	0,85 mg
Castanha-do-pará	100 g	0,63 mg
Cereal matinal fortificado	1 xícara (200 mL)	0,5 a 2 mg
Ervilhas cozidas	1/2 xícara (100 mL)	0,21 mg
Espinafre cozido	1/2 xícara (100 mL)	0,09 mg
Germe de trigo	1 xícara (200 mL)	4,47 mg
Laranja	1 fruta	0,10 mg
Leite	1 xícara (200 mL)	0,10 mg
Lentilhas cozidas	1/2 xícara (100 mL)	0,17 mg
Melão	1/2 fruta	1,11 mg
Noz-pecã (*Carya illinoensis*)	100 g	0,67 mg
Ovo cozido	1 grande	0,03 mg
Pão de farinha branca enriquecida	1 fatia	0,11 mg
Pão de farinha integral	1 fatia	0,10 mg

Os sais da vitamina B$_1$ disponíveis para a suplementação e o enriquecimento dos alimentos são o cloridrato de tiamina e o nitrato de tiamina.

– Cuidados com o Uso da Vitamina B$_1$

Não existe uma dose máxima estabelecida para a tiamina, pelo simples fato de não existirem efeitos tóxicos com o consumo excessivo desta vitamina, considerando-se excessivo o consumo de doses maiores do que 200 mg diários por longo tempo. Existe relatado, entretanto, um pequeno número de casos de reações anafiláticas provocadas pela injeção intravenosa da tiamina.

A aplicação parenteral da vitamina B$_1$ reduz em 30% a sua absorção intestinal. Também a glicose, a piridoxina e a riboflavina diminuem a absorção intestinal da tiamina em 15% e os ácidos fólico e nicotínico reduzem-na em 10%. Por conta da concorrência com a glicose, a necessidade de tiamina está aumentada nas dietas hiperglicêmicas, não somente pelo seu consumo metabólico, como também pela sua absorção diminuída. A vitamina B$_1$ precisa ser fosforilda, no intestino, para ser absorvida, assim, todas as substâncias que necessitam desta fosforilação intestinal prejudicam a absorção da tiamina. É interessante saber, também, que a absorção intestinal da tiamina está limitada a cerca de 15 mg, assim, doses maiores devem ser administradas fracionadamente. Desnecessário é mencionar que todos os processos mórbidos intestinais prejudicam a absorção da vitamina B$_1$.

Por outro lado, digno de ser relatado é o fato de encontrarmos a tiamina nas fezes de pacientes carentes desta vitamina, somado à verdade de que ela não é excretada pela parede intestinal nem pela bile; concluímos, então, que a tiamina é sintetizada pela atividade microbiana intestinal.

Quanto às interações medicamentosas, ressaltamos a redução dos níveis sanguíneos da tiamina em epilépticos fazendo uso crônico de anticonvulsivantes, como a fenitoína. A digoxina, a indometacina e os antiácidos prejudicam a absorção da vitamina B$_1$. Também o 5-fluorouracil inibe a fosforilação da tiamina a pirofosfato de tiamina. A intoxicação pelo arsênico e outros metais pesados bloqueia a ação coenzimática da tiamina. Sinérgicos com a tiamina são a insulina, a vitamina A, a cianocobalamina, o ácido pantotênico e a riboflavina.

Relembramos, ainda, que os diuréticos, como a furosemida, principalmente, aumentam a excreção urinária da vitamina B$_1$, e o alcoolismo, associado à deficiência da tiamina, prejudica a absorção e a utilização desta vitamina, além de aumentar a sua excreção renal.

– Vitamina B$_2$

A vitamina B$_2$ é também denominada riboflavina, lactoflavina, ovoflavina, hepatoflavina, verdoflavina, uroflavina e vitamina G, este último nome em homenagem a Goldberg, um dos pioneiros na pesquisa das vitaminas e já mencionado neste livro. A maioria destes nomes indica a fonte, a partir da qual, esta vitamina foi inicialmente isolada. O seu nome químico é menos simpático: 6,7-dimetil-9-tetra-hidroxipentil-isoaloxacina. Familiarmente eu a chamo simplesmente de xacina, talvez por morar em São Paulo.

A vitamina B$_2$ apresenta um núcleo flavina ligado à ribose, daí o nome riboflavina. As flavinas são compostos orgânicos universalmente presentes nos reinos vegetal e animal e, quando em solução, apresentam uma fluorescência amarelada intensa. A flavina isolada do ovo é denominada ovoflavina, enquanto a do leite o é lactoflavina. Ambas são idênticas à riboflavina. A fórmula bruta da vitamina B$_2$ é C$_{17}$H$_{20}$N$_4$, e a estrutural pode ser vista na Figura 8.54.

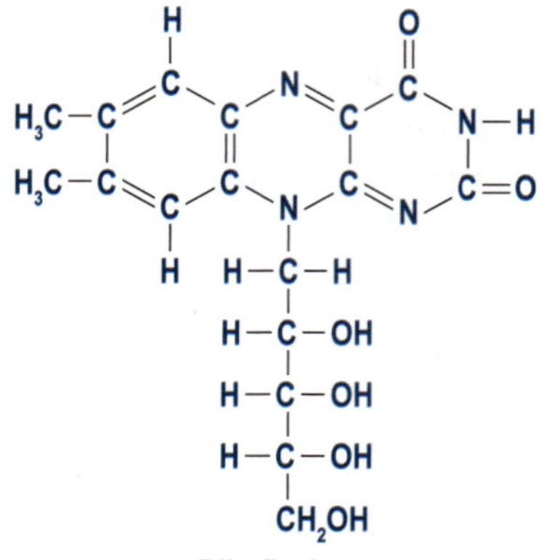

Figura 8.54 – *Vitamina B2.*

A vitamina B$_2$ é uma substância cristalina, hidrossolúvel, apresentando, quando em solução, uma fluorescência amarelo-esverdeada, termoestável até 120ºC, que sofre facilmente a redução química na presença das radiações luminosa e ultravioleta e decompõe-se muito lentamente em meio ácido. É, portanto, um agente oxidante e, como tal, atua em nosso organismo. A esterilização dos alimentos por radiação ou pelo óxido de etileno também inativa a vitamina B$_2$.

A história da vitamina B$_2$ inicia-se em 1879, quando Blyth isola o lactocromo, uma substância amarela fluorescente e hidrossolúvel, do soro do leite. Mas foi somente em 1932 que Warburg e Christian extraíram uma enzima amarela do levedo de cerveja e desconfiaram que ela pudesse participar da respiração celular. Em 1933, Kuhn, György e Wagner-Jauregg deram o nome de vitamina B$_2$ a um pigmento amarelo cristalino, obtido da clara do ovo e do soro do leite, com propriedades promotoras do crescimento.

Kuhn e cols., em Heidelberg, e Karrer e cols., em Zurique, sintetizaram, em 1934, pela primeira vez, a vitamina B$_2$ em laboratório. A vitamina B$_2$ recebeu o nome de riboflavina, em 1937, do Conselho para a Farmácia e Química da Associação Médica Americana. Neste mesmo ano, Theorell determinou a estrutura química da flavina-mononucleotídeo. Em 1938, novamente a dupla dinâmica Warburg e Christian isolou e caracterizou como coenzima a flavina-adenina-dinucleotídeo. De 1938 a 1941, Sebrell e Butter foram os pioneiros no estudo da carência de riboflavina em humanos. E, em 1968, Glatzle e cols. propuseram o teste da glutation-redutase nas hemácias, como uma medida indireta do estado funcional da riboflavina.

— Funções Bioquímicas da Vitamina B_2

A riboflavina é precursora das coenzimas flavina-adenina-dinucleotídeo (FAD) e flavina-mononucleotídeo (FMN). As coenzimas derivadas da riboflavina são denominadas flavocoenzimas, e as enzimas que dependem destas flavocoenzimas são chamadas flavoproteínas. A maior parte da energia utilizada pelos seres vivos é obtida através das reações de oxidorredução envolvendo, conceitualmente, a transferência de elétrons, e as flavocoenzimas participam em inúmeras destas reações de redox.

As flavocoenzimas são indispensáveis para o metabolismo dos hidratos de carbono, dos lípides e das proteínas. A flavina-adenina-dinucleotídeo participa da transferência eletrônica na cadeia respiratória mitocondrial, a usina central produtora da energia celular. Juntamente com o citocromo P450, as flavocoenzimas também tomam parte do metabolismo hepático das drogas e toxinas.

A vitamina B_2 também atua nos sistemas fisiológicos de controle dos radicais livres através das enzimas glutation redutase, glutation peroxidase e xantina oxidase. A glutation redutase, que participa do ciclo de oxidorredução do glutation, é uma enzima dependente da flavina-adenina-dinucleotídeo.

Como já estudamos, o ciclo de oxidorredução do glutation é de extrema importância na proteção orgânica contra as espécies reativas do oxigênio e os hidroperóxidos, e a glutation-redutase regenera uma molécula de glutation oxidado a duas moléculas de glutation reduzido. Assim, a medida da atividade da glutation-redutase nos eritrócitos é um método comumente utilizado para se avaliar o estado nutricional da riboflavina. A glutation-peroxidase, por sua vez, é uma enzima selênio-dependente e requer duas moléculas do glutation reduzido para inativar os hidroperóxidos. Acompanhe na Figura 8.55.

Uma outra enzima flavina-adenina-dinucleotídeo-dependente é a xantina-oxidase, que catalisa a oxidação da xantina e da hipoxantina em ácido úrico, o qual, por sua vez, é o antioxidante hidrossolúvel mais eficaz presente na circulação sanguínea. Portanto, um outro marcador sugestivo da deficiência da riboflavina é o nível sanguíneo do ácido úrico diminuído, refletindo a redução da atividade da xantina-oxidase.

Além de indispensável para a ativação destas enzimas do sistema de oxidorredução, a riboflavina também participa de diversos outros sistemas enzimáticos, nos quais as flavoproteínas estão envolvidas como, por exemplo, no metabolismo da piridoxina, da niacina e do ácido fólico.

A conversão da piridoxina para a sua forma ativa piridoxal-5-fosfato requer a enzima flavina-mononucleotídeo dependente piridoxina-5-fosfato-oxidase. A síntese das coenzimas nicotinamida-adenina-dinucleotídeo (NAD) e nicotinamida-adenina-dinucleotídeo-fosfato (NADP), as quais contêm a niacina, precisa da enzima flavina-adenina-dinucleotídio dependente de kynurenina mono-oxigenase. Assim, uma carência severa da vitamina B_2 pode diminuir a conversão do triptofano para a nicotinamida-adenina-dinucleotídeo e para a nicotinamida-adenina-dinucleotídeo-fosfato, agravando uma possível deficiência de niacina.

Outro catalisador dependente da enzima flavina-adenina-dinucleotídio é a metileno-tetra-hidrofolato-redutase, dependente do ácido fólico e importante na conversão da homocisteína em L-metionina.

A Figura 8.56 ilustra a participação da metileno-tetra-hidrofolato-redutase na conversão da homocisteína. O 5,10-metileno-tetra-hidrofolato é necessário para a síntese dos ácidos nucleicos. O 5-metil-tetra-hidrofolato é requisitado para a conversão da homocisteína a L-metionina. E a nossa enzima riboflavina-dependente, metileno-tetra-hidro-

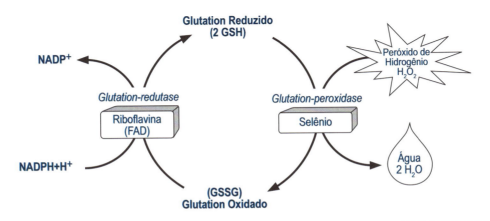

Figura 8.55 – *Uma molécula de peróxido de hidrogênio é reduzida a duas de água, enquanto duas moléculas do glutation são oxidadas a uma de glutation oxidado – esta reação é catalisada pela glutation-peroxidase, selênio-dependente. A seguir, o glutation oxidado (GSSG) é regenerado a duas moléculas de glutation (GSH), através da catálise pela glutation-redutase FAD-dependente.*

Capítulo 8

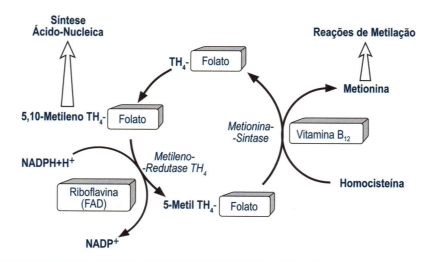

Figura 8.56 – *Metileno-tetra-hidrofolato-redutase.*

folato redutase, é necessária para a redução do 5,10-metileno-tetra-hidrofolato a 5-metil-tetra-hidrofolato.

O aumento da ingestão da riboflavina, juntamente com outras vitaminas do complexo B, diminui o nível plasmático da homocisteína. Recentemente, demonstrou-se que a riboflavina elevada no plasma está associada a níveis mais baixos de homocisteinemia, principalmente nos indivíduos homozigotos para o polimorfismo C677T do gene metileno-tetra-hidrofolato redutase e naqueles com baixa ingestão de folatos. Estes resultados ilustram bem o fato de que o risco de doenças crônicas pode ser influenciado por um complexo de interações entre a genética e os fatores alimentares.

A riboflavina também está envolvida no metabolismo do ferro. Embora este mecanismo ainda não esteja claro, estudos com animais sugerem que a carência da vitamina B_2 prejudica a absorção de ferro, aumenta a excreção fecal do ferro e/ou prejudica a utilização do ferro para a síntese da hemoglobina. Em humanos, a melhora do estado nutricional da riboflavina aumenta a quantidade da hemoglobina hemática circulante e a correção da deficiência de vitamina B_2 naqueles pacientes que apresentam carência dupla, de riboflavina e de ferro, melhora a resposta ao tratamento da anemia ferropriva com ferro.

– *Carência da Vitamina B_2*

A arriboflavinose, o nome médico da deficiência da vitamina B_2, raramente é diagnosticada de forma isolada; ela costuma ocorrer em associação às carências de outras vitaminas hidrossolúveis. Os sintomas carenciais da riboflavina incluem a dor de garganta, com eritema e edema da mucosa orofaríngea, fissuras e úlceras nos lábios (queilite) e nos cantos da boca (comissurite), edema e eritema da língua (glossite magenta) e uma inflamação da pele, úmida e descamativa (dermatite seborreica).

Outros sinais da arriboflavinose são o aparecimento de vasos sanguíneos na córnea ocular, a presença de uma anemia normocrômica e normocítica e o surgimento de neuropatia periférica. A hipervascularização corneana pode ser tão intensa que os olhos parecem estar injetados de sangue, o paciente refere dor em queimação, às vezes tão intensa que impede a abertura das pálpebras, prurido, lacrimejamento e fotofobia.

Uma intensa carência de riboflavina, como já mencionamos, prejudica a conversão da vitamina B_6 para a sua forma ativa, atrapalhando, por sua vez, o metabolismo do triptofano e da niacina.

Em ratas prenhes submetidas a dieta carente em riboflavina, verificou-se o aparecimento de ninhadas com diversas anomalias; passou-se, então, a considerar a possibilidade de a deficiência da vitamina B_2 ser teratogênica também em humanos.

Alguns autores sugerem que a vitamina B_2 poderia prevenir a pré-eclâmpsia. A pré-eclâmpsia é caracterizada pela presença de hipertensão, proteinúria e edema durante a gravidez. Cerca de 5% das mulheres com pré-eclâmpsia evoluem para a eclâmpsia. A eclâmpsia distingue-se pela presença de convulsões, hipertensão grave, aumentando o risco de hemorragias e podendo levar à morte. Um trabalho com 154 gestantes de alto risco demonstrou que aquelas que apresentavam deficiência de riboflavina apresentaram um risco 4,7 vezes maior de evoluir para a pré-eclâmpsia do que as que tinham um estado nutricional adequado de vitamina B_2.

A etiologia da pré-eclâmpsia é desconhecida, entretanto, uma diminuição nos níveis das flavocoenzimas intracelulares pode provocar uma disfunção mitocondrial, um aumento no estresse oxidativo e interferir com a liberação do óxido nítrico e o seu efeito vasodilatador. Todas estas alterações acontecem na pré-eclâmpsia, porém, um trabalho duplo-cego, placebo-controlado e randomizado, com 450 grávidas que sofreram a pré-eclâmpsia em gestações anteriores, falhou em demonstrar que a suplementação diária com 15 mg de riboflavina pudesse prevenir esta situação.

Os principais fatores de risco para o desenvolvimento da deficiência de vitamina B$_2$ podem ser assim elencados: o alcoolismo crônico, a anorexia, a intolerância ao leite, o hipotiroidismo, a doença de Addison e o excesso de exercícios físicos.

O etilismo crônico eleva o risco de arriboflavinose através da diminuição da ingestão alimentar, pela absorção prejudicada da riboflavina e pelo comprometimento da sua utilização metabólica. Os indivíduos anoréticos raramente ingerem quantidades suficientes de vitamina B$_2$. Aqueles intolerantes à lactose e os que não consomem leite e laticínios privam-se de produtos que são boas fontes de riboflavina. O hipotiroidismo e a insuficiência adrenal prejudicam a conversão da vitamina B$_2$ para flavina-adenina-dinucleotídeo e para flavina-mononucleotídeo. Os trabalhadores braçais e os atletas podem ter as suas necessidades de riboflavina aumentadas, pelo excesso de atividade física, porém, é bom que se ressalte que a vitamina B$_2$ não aumenta a tolerância ao exercício, nem melhora a *performance*.

Outros fatores que podem precipitar a deficiência da riboflavina são os traumatismos, as queimaduras, as cirurgias, as doenças crônicas debilitantes, como a endocardite bacteriana, a febre reumática e a tuberculose; por exemplo, a diabete, o hipertiroidismo, a cirrose hepática, a idade avançada, o uso de anovulatórios, as cardiopatias crônicas, a fototerapia em recém-nascidos, as gastroenteropatias, como o espru tropical, a doença celíaca (espru não tropical), a obstrução intestinal, a ressecção do intestino grosso, as diarreias, as enterites, a atresia biliar, a síndrome do cólon irritável, principalmente.

— Doses Nutricionais Recomendadas para a Vitamina B$_2$

Os sinais clínicos da carência da vitamina B$_2$, em humanos, começam a aparecer com a ingestão diária de doses menores que 0,5 ou 0,6 mg, e a excreção urinária inicia-se com a dose de 1 mg por dia. Deste modo, as doses diárias recomendadas foram assim estabelecidas em 1998:

Bebês até 6 meses de idade:	0,3 mg/dia*.
Bebês dos 7 aos 12 meses de idade:	0,4 mg/dia*.
Crianças de 1 a 3 anos de idade:	0,5 mg/dia.
Crianças de 4 a 8 anos de idade:	0,6 mg/dia.
Crianças de 9 a 13 anos de idade:	0,9 mg/dia.
Adolescentes masculinos dos 14 aos 18 anos de idade:	1,3 mg/dia.
Adolescentes femininos dos 14 aos 18 anos de idade:	1,0 mg/dia.
Adultos masculinos, maiores de 19 anos de idade:	1,3 mg/dia.
Adultos femininos, maiores de 19 anos de idade:	1,1 mg/dia.
Gestantes de todas as idades:	1,4 mg/dia.
Lactantes de todas as idades:	1,6 mg/dia.

* Dose adequada, estimada quando a dose diária recomendada não pode ser determinada.

— Indicações Terapêuticas da Vitamina B$_2$

A riboflavina tem sido utilizada como parte do arsenal para a prevenção da catarata senil, a mais importante causa de dificuldade visual nos países desenvolvidos. Devido ao fato evidente de as proteínas do cristalino serem alteradas pela oxidação, provocada pela radiação luminosa e ultravioleta, levando, assim, ao desenvolvimento da catarata senil, as pesquisas têm-se focado na procura de antioxidantes nutricionais, entre eles a vitamina B$_2$. Seguindo esta linha de pesquisa, um estudo caso-controlado mostrou uma incidência de catarata senil 33 a 51% menor em pessoas no mais alto quintil de ingestão de riboflavina (1,6 a 2,2 mg/dia), quando comparadas àquelas no mais baixo quintil (0,08 mg/dia).

Um outro estudo caso-controle, medindo a atividade da enzima glutation-redutase nos eritrócitos para a avaliação do estado nutricional relativo à riboflavina, mostrou uma incidência de catarata senil 50% menor entre os indivíduos no quintil mais alto, em relação àqueles no quintil mais baixo do estado nutricional da riboflavina, apesar de esta diferença nutricional não ter sido estatisticamente significativa.

Por outro lado, um estudo prospectivo, com mais de 50.000 mulheres, não observou nenhuma diferença estatística entre as taxas de incidência da catarata, obtidas entre as mulheres do mais alto e as do mais baixo quintil de ingestão de riboflavina, respectivamente, 1,5 e 1,2 mg/dia. Observe, entretanto, que a diferença entre as doses destes quintis é muito pequena e, em ambos, estão acima da dose diária recomendada.

Um estudo mais recente que os anteriores, realizado com 408 mulheres, mostrou que a ingestão de altas doses diárias de riboflavina está inversamente relacionada com a opacificação do cristalino, em um seguimento por 5 anos.

Embora estes estudos observacionais sirvam de suporte para o emprego da riboflavina na prevenção da catarata, outros trabalhos, placebo-controlados, são necessários para confirmar esta indicação.

A vitamina B$_2$ também pode favorecer o tratamento da enxaqueca, melhorando o rendimento da cadeia respiratória mitocondrial cerebral, por ser precursora das flavocoenzimas essenciais às flavoproteínas, necessárias, por sua vez, à cadeia de transferência eletrônica mitocondrial.

Cinquenta e quatro pacientes com hemicrania recorrente foram submetidos a um estudo placebo-controlado e randomizado por 3 meses; além do placebo foram empregados 400 mg diários de riboflavina. A vitamina B$_2$ foi significativamente melhor que o placebo na redução da frequência e da duração das crises de enxaqueca, embora os seus efeitos benéficos tenham sido mais pronunciados no último mês do tratamento.

Outro trabalho, com 23 pacientes, confirmou a redução da frequência dos ataques da hemicrania, após 3 meses de tratamento com os mesmos 400 mg diários de riboflavina. Tanto a riboflavina quanto os betabloqueadores são eficazes no tratamento da migrânea, porém, atuam em mecanismos fisiopatológicos diferentes. A riboflavina age na reserva energética mitocondrial, que está diminuída no cérebro, enquanto os agentes betabloqueadores interferem no processamento cortical de informações e impedem a constrição vascular cerebral.

Ainda um outro trabalho, este randomizado, duplo-cego e controlado por placebo, utilizou uma associação de 400 mg de riboflavina, magnésio e *Tanacetum parthenium*, diariamente, para o tratamento da hemicrania e, como placebo, empregou a mesma riboflavina na dose de 25 mg por dia. Não foi encontrada nenhuma diferença estatística entre estes dois grupos. Uma pequena e importante observação, entretanto, deve ser feita: apenas cerca de 25 mg de riboflavina podem ser absorvidos em uma única dose oral.

Apesar destes reveses, os dados obtidos por diversos estudos, até agora, sugerem que a suplementação com a vitamina B_2 pode ser uma arma muito útil no arsenal terapêutico da enxaqueca.

– Fontes da Vitamina B_2

Muitos alimentos, animais e vegetais, contêm, pelo menos, pequenas quantidades da vitamina B_2, e entre eles destacamos o fígado, o levedo de cerveja, o leite e os laticínios, o coração, os miolos, a carne, o ovo, o queijo, o espinafre, as ervilhas, a couve-flor e o brócolis. A riboflavina é prontamente absorvida pelo trato gastrintestinal normal, porém a de origem animal é melhor absorvida do que a vegetal. Cerca de 90% da vitamina B_2 do leite apresentam-se na sua forma livre, enquanto, nas outras fontes, a maior parte está ligada a proteínas.

Nos Estados Unidos da América, desde 1943, a farinha de trigo e o pão são enriquecidos com a riboflavina, além da tiamina, da niacina e do ferro; deste modo, os dados, obtidos por diversas enquetes nutricionais, mostram uma ingestão de riboflavina muito acima da dose diária recomendada, inclusive entre os idosos. Por outro lado, é importante salientar que a riboflavina é facilmente destruída pela luz. Cerca de 50% da vitamina B_2 do leite, contido em embalagens transparentes, são inativados após 2 horas de exposição à luz solar.

A forma de vitamina B_2 mais comumente encontrada nos suplementos alimentares e nas fórmulas do complexo B é a riboflavina-5-monofosfato. A riboflavina cristalina é pouco solúvel em água e, por este motivo, é pouco utilizada. A flavina-mononucleotídeo também é hidrossolúvel e está disponível comercialmente, tanto na apresentação oral quanto na injetável.

• Cuidados com o Uso da Vitamina B_2

Não são conhecidos efeitos adversos da ingestão de altas doses de vitamina B_2 em humanos. Estudos em cultura de tecidos na presença do cromo hexavalente, o nosso já mencionado carcinógeno, sugerem que o excesso de riboflavina pode aumentar a frequência das quebras cromossomais pelo cromo. Talvez por um maior escape de elétrons da cadeia microssomal, devido à insuficiência de antioxidantes no meio

Tabela 8.3
Alguns Alimentos com Quantidades Apreciáveis de Riboflavina

Alimento	Porção	Riboflavina
Amêndoas	30 g	0,23 mg
Aspargo refogado	6 hastes	0,13 mg
Brócolis refogado e picado	1/2 xícara (100 mL)	0,10 mg
Carne branca de frango assada	1 porção (100 g)	0,09 mg
Carne de boi cozida	1 porção (100 g)	0,19 mg
Carne escura de frango assada	1 porção (100 g)	0,19 mg
Cereal enriquecido	1 xícara (200 mL)	0,59 a 2,27 mg
Espinafre refogado	1/2 xícara (100 mL)	0,21 mg
Halibut grelhado (peixe, *Hippoglossus hippoglossus*)	1 porção (100 g)	0,13 mg
Leite magro	1 xícara (200 mL)	0,30 mg
Ovo cozido	1 grande	0,27 mg
Pão de farinha branca enriquecida	1 fatia	0,08 mg
Pão de farinha integral	1 fatia	0,06 mg
Queijo *cheddar*	30 g	0,11 mg
Salmão cozido	1 porção (100 g)	0,14 mg

de cultura. Esta última inferência é minha. Esta observação deve ser considerada nos trabalhadores expostos ao cromo, apesar de não haverem dados concernentes, a este respeito, à espécie humana.

A dose máxima tolerável não foi determinada, quando a dose diária recomendada foi revista em 1998. Doses altas de riboflavina podem tornar a urina amarela brilhante, devido à flavinúria, mas isto não tem nenhuma repercussão clínica.

Algumas interações medicamentosas com a riboflavina devem ser mencionadas. Alguns trabalhos sugeriram que as mulheres que ingeriam doses altas de anticoncepcionais orais apresentavam um estado nutricional da riboflavina diminuído; entretanto, quando estes pesquisadores foram controlar a ingestão da riboflavina, não encontraram diferenças entre as usuárias de anovulatórios e as não usuárias.

Derivados fenotiazídicos, como o psicotrópico clorpromazina e os antidepressivos tricíclicos, inibem a incorporação da riboflavina às coenzimas flavina-adenina-dinucleotídeo e flavina-mononucleotídeo, do mesmo modo que o quimioterápico adriamicina e o antimalárico quinacrina.

O uso crônico do fenobarbital aumenta a lise da riboflavina pelas enzimas hepáticas e pode levar à deficiência da vitamina B_2. Certos medicamentos como a ouabaína, a teofilina, a penicilina, a estreptomicina e o ácido bórico deslocam a riboflavina da sua ligação proteica e impedem o seu transporte ao sistema nervoso central. O probenecide inibe a absorção intestinal e a secreção tubular renal da vitamina B_2. A galactoflavina é um antagonista da riboflavina e é, frequentemente, utilizada para provocar o desenvolvimento experimental da arriboflavinose.

Por outro lado, alguns medicamentos apresentam ação sinérgica com a vitamina B_2, por exemplo, os anticolinérgicos melhoram a absorção intestinal e a tiroxina e a tri-iodotironina estimulam a síntese da flavina-adenina-dinucleotídeo e da flavina-mononucleotídeo.

Como observação final, afirmamos que uma dieta variada é capaz de suprir as necessidades diárias de vitamina B_2 com folga. Esta dieta forneceria de 1,5 a 2 mg de riboflavina por dia, superior, portanto, à dose diária recomendada de 1,3 mg. A suplementação diária com 1,3 mg asseguraria, então, segundo os cálculos do Instituto Linus Pauling, no mínimo, 1,7 mg da vitamina B_2 por dia.

Esta última quantidade é considerada, por este instituto, adequada, para a terceira idade, definida, considerada aqui como o conjunto de indivíduos com mais de 50 anos. O Instituto Linus Pauling baseia a sua afirmativa na experiência de diversos especialistas em nutrição e longevidade; num trabalho realizado com idosos solitários, entre 65 e 90 anos de idade, que encontrou quase 25% deles consumindo uma quantidade de riboflavina menor que a recomendada e outros 10% com evidências de alterações bioquímicas no metabolismo desta vitamina; e em um estudo epidemiológico que indica que a ingestão de 1,6 a 2,2 mg diários da vitamina B_2 reduz a incidência da catarata senil.

• **Vitamina B_3**

A vitamina B_3 é uma amina vital hidrossolúvel. Também denominada niacina, ácido nicotínico, ácido nicótico, niacinamida, fator PP (preventivo da pelagra), ácido beta-piridinocarboxílico, amina nicotínica, amina niacínica, vitamina antipelagrosa e nicotinamida, entre outros nomes. A última denominação citada, nicotinamida, na realidade é um derivado da vitamina B_3, utilizado pelo organismo para formar as coenzimas nicotinamida adenina dinucleotídeo (NAD) e nicotinamida adenina dinucleotídeo fosfato (NADP).

A niacina é um pó cristalino branco, que apresenta o ponto de fusão de 235°C, muito próximo ao seu ponto de sublimação, de 237°C. Hidrossolúvel até a proporção de 1 g para 60 g de água e solúvel no álcool até 1 g para cada 80 mL, a vitamina B_3 pode, também, ser dissolvida no éter, na glicerina aquecida, em álcalis diluídos e, inclusive, em soluções hidrogenadas e carbonatadas. A niacina é muito estável e não se altera pela ação do calor, da luz e dos agentes oxidantes. Por este motivo, os alimentos perdem muito pouco do seu teor niacínico durante o seu processamento.

As estruturas químicas da niacina e de alguns dos seus derivados podem ser estudadas na Figura 8.57.

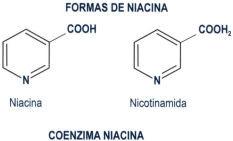

Figura 8.57 – *Vitamina B_3.*

A história da vitamina B_3 está relacionada com a da pelagra. A primeira descrição conhecida desta moléstia foi relatada pelo médico espanhol Gaspar Casal, em 1753. A niacina, por sua vez, foi obtida inicialmente por Huber, em 1867, através da oxidação da nicotina pelo bicromato de potássio e pelo ácido sulfúrico.

Em 1873, Weidel constatou que a ação do ácido nítrico sobre a nicotina resultava no ácido nicotínico e, em seguida, Laiblin correlacionou as substâncias obtidas por Huber e por Weidel. Em 1913, Casimir Funk e Suzuki isolaram o ácido nicotínico da levedura de cerveja e do arroz, respectivamente, mas não perceberam o seu valor antipelagroso, pois estavam estudando o beribéri. Goldberg, Waring e Willets, no ano seguinte, comprovaram que a pelagra atingia indivíduos com uma dieta carente em proteínas, especialmente aqueles com uma alimentação pobre em carne e leite. No período de 1922 a 1925, Goldberg, que já estudava a pelagra desde 1912, juntamente com Lillio, provaram que a pelagra é uma doença carencial e não uma enfermidade infecciosa, como se acreditava até então. Foi Goldberg quem apelidou este elemento nutricional preventivo da pelagra de fator PP. Em 1917, Chittenden e Undernill, trabalhando com cães, provocaram, experimentalmente, uma condição mórbida semelhante à pelagra humana, a qual chamaram de língua-negra-do-cão. Finalmente, após vários trabalhos, realizados por diversos pesquisadores, Madden, Elvehjem, Strong e Wooley comprovaram a ação curativa do ácido nicotínico sobre a língua-negra-do-cão.

– *Funções Bioquímicas da Vitamina B_3*

A vitamina B_3 é absorvida no intestino delgado e distribuída aos diversos tecidos do organismo, especialmente ao fígado, coração, rins e suprarrenais. O excesso de niacina é rapidamente eliminado pela urina e não há armazenamento orgânico apreciável. A nossa vida, assim como a de todos os seres viventes, depende da transferência eletrônica nas reações de oxidorredução celulares, tanto para a obtenção de energia quanto para a metabolização e a síntese de substâncias. Neste processo, mais de 200 enzimas necessitam de coenzimas dependentes da vitamina B_3.

Dentre estas coenzimas, as mais importantes são a nicotinamida adenina dinucleotídeo (NAD) e a nicotinamida adenina dinucleotídeo fosfato (NADP), as quais recebem e doam elétrons nas reações de oxidorredução. As funções da NAD estão principalmente relacionadas com a produção de energia e a degradação de substâncias, especialmente com o catabolismo dos hidratos de carbono, das gorduras, das proteínas e do álcool. Por sua vez, a NADP exerce o seu papel coenzimático, fundamentalmente, nos processos anabólicos, ou seja, na biossíntese de todas as macromoléculas, incluindo os ácidos graxos e o colesterol.

A NAD também serve de substrato para a síntese de dois tipos de enzimas, as mono-ADP-ribosiltransferases e a poli-ADP-ribose-polimerase, que separam a niacina da NAD e transferem o ADP-ribose para as proteínas. Veja a ilustração na Figura 8.58.

As mono-ADP-ribosiltransferases foram inicialmente descobertas em algumas bactérias produtoras de toxinas, como a *Vibrio cholerae* e a *Corynebacterium diphtheriae*. Estas enzimas e os produtos das suas catálises, as proteínas ADP-ribosiladas, também foram observadas em células de mamíferos e são fatores importantes na sinalização celular, afetando a atividade da proteína G. A proteína G atua ligando a guanosina-5'-trifosfato (GTP) e intermedeia diversos processos de sinalização celular.

As poli-ADP-riboses polimerases, por sua vez, catalisam a transferência das unidades da ADP-ribose da nicotinamida adenina dinucleotídeo (NAD) para o átomo aceptor das proteínas. Estas polimerases participam da resposta ao estresse, atuando na reparação do ADN (ácido desoxirribonucleico) na sinalização celular, na transcrição genética, na regulação da apoptose, na estrutura cromatínica e na diferenciação celular. Todas estas ações sugerem um papel preventivo contra o câncer para a vitamina B_3.

Foram identificados, pelo menos, cinco tipos de poli-ADP-riboses polimerases e, embora as suas ações não estejam completamente esclarecidas, as suas existências indicam um considerável consumo de NAD. Há ainda uma terceira classe de enzimas dependentes da NAD, trata-se das ADP-ribosil ciclases. Estas enzimas catalisam a formação da ADP-ribose cíclica, a qual, por sua vez, atua dentro da célula liberando íons de cálcio, agindo, desse modo, também na sinalização celular.

– *Carência da Vitamina B_3*

A carência mais severa da vitamina B_3 é conhecida como *pelagra*, e esta doença é considerada o último estágio desta deficiência. Os primeiros casos de pelagra foram relatados na década de 1700, após a difusão do cultivo do milho pela Europa. A moléstia ocorria geralmente nas classes sociais mais pobres, que, basicamente, alimentavam-se de cereais como o milho e o sorgo. A pelagra também foi comum no sul dos Estados Unidos da América, na primeira década do

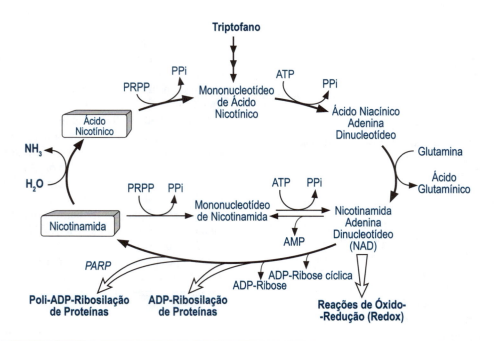

Figura 8.58 – *AMP = adenosina monofosfato, ADP = adenosina difosfato, ATP = adenosina trifosfato, PARP = poli-ADP-ribose polimerase, PPi = pirofosfato inorgânico e PRPP = fosforibosil pirofosfato.*

século XX, quando os rendimentos familiares eram baixos e a principal fonte alimentar eram os produtos de milho. Muito interessante, porém, é que no México, mesmo entre os pobres, a pelagra não ocorria, apesar de o milho ser o carro-chefe da dieta mexicana.

Na realidade, o milho contém boas quantidades de niacina, porém ela se apresenta em uma forma química indisponível, nutricionalmente, aos humanos. Os mexicanos, entretanto, tradicionalmente, preparam as suas *tortillas del maíz* (tortinhas de milho) socando o milho com suco de lima (*Citrus aurantifolia*) em um pilão de pedra, antes de as assar. Este procedimento libera o óxido de cálcio na mistura e, aquecendo-se o milho nesta solução alcalina, a niacina é liberada, aumentando a sua biodisponibilidade.

Os sintomas mais comuns da carência da vitamina B_3 envolvem a pele, o sistema digestório e o sistema nervoso e são mnemonicamente referidos como os quatro dês: dermatite, diarreia, demência e *death* (óbito). A dermatite caracteriza-se por uma pele espessada, descamativa, e um exantema fortemente pigmentado, que se desenvolve, simetricamente, nas áreas expostas ao sol. A palavra pelagra, na realidade, provém da corruptela de uma frase italiana designando uma pele rude e áspera.

A ausência da niacina provoca perda de ferro e uma intensa porfirinúria. As porfirinas são os pigmentos fotossensibilizantes aos quais alguns autores atribuem as lesões pigmentadas mucocutâneas da pelagra. Os sintomas digestórios compreendem uma língua eritematosa e brilhante (língua careca), vômitos e diarreia. A cefaleia, a apatia, a fadiga, a depressão, a desorientação e a perda da memória estão incluídas nos sintomas neurológicos. E, se não tratada, a pelagra torna-se letal.

Um aspecto interessante para se abordar, em relação à bioquímica da vitamina B_3, é a capacidade do fígado em sintetizar a nicotinamida adenina dinucleotídeo a partir do L-triptofano. Esta habilidade hepática, entretanto, varia muito entre as diferentes espécies animais.

A produção hepática da niacina, a partir do L-triptofano, depende de enzimas que requerem a presença da piridoxina, da riboflavina e do ferro. Considera-se que cerca de 60 mg de L-triptofano, provenientes da dieta, proporcionem a síntese de 1 mg de niacina. Nascendo, aqui, o conceito de equivalente de niacina (NE, do inglês *niacin equivalent*), ou seja, a quantidade necessária de um aminoácido para se obter 1 mg de niacina. Entretanto, alguns estudos vieram colocar em dúvida a validade do equivalente de niacina para a espécie humana.

Alguns trabalhos sobre a pelagra que grassava no sul dos Estados Unidos da América, no início do século XX, mostraram que muitos pacientes ingeriam quantidades suficientes de equivalentes da niacina para prevenir a doença. Outro estudo, realizado com homens jovens, submetidos a uma dieta pobre em vitamina B_3, demonstrou que a quantidade de L-triptofano na dieta não influi no teor da niacina nos eritrócitos. Isto pode significar que a habilidade hepática para produzir a nicotinamida adenina dinucleotídeo, a partir do L-triptofano, também varia muito dentro da espécie humana.

Assim, podemos concluir que a pelagra pode apresentar, como causa primordial, não só uma dieta inadequada da niacina, como também a baixa ingestão do L-triptofano. Além disso, como já mencionamos, outros nutrientes podem contribuir para o desenvolvimento da pelagra, a vitamina B_6, a vitamina B_2 e o ferro.

Indivíduos com a doença de Hartnup, um distúrbio hereditário na absorção do L-triptofano, podem evoluir com a pelagra. Também pacientes com a síndrome carcinoide, desencadeada por tumores que secretam serotonina e outras catecolaminas, podem desenvolver a pelagra, por utilizar o L-triptofano para a produção da serotonina, em vez de empregá-lo para a síntese da niacina. Ainda além, pacientes tuberculosos sob tratamento prolongado com a isoniazida podem apresentar carência da vitamina B_3.

– Doses Nutricionais Recomendadas da Vitamina B_3

A pelagra pode ser prevenida com a ingestão de aproximadamente 11 equivalentes de niacina por dia, todavia, cerca de 12 a 16 mg diários da vitamina B_3 são necessários para normalizar a excreção urinária dos metabólitos da niacina em jovens adultos saudáveis.

A excreção urinária dos metabólitos da niacina foi escolhida como um indicador do estado nutricional da vitamina B_3 porque os sintomas da pelagra só aparecem quando a carência já é severa. Entretanto, as dosagens celulares da NAD e da NADP podem ser indicadores mais precisos. As doses diárias recomentadas foram, então, assim estabelecidas em 1998:

Recém-nascidos até 6 meses de idade:	2 NE*/dia**.
Bebês dos 7 aos 12 meses de idade:	4 NE/dia**.
Crianças de 1 a 3 anos de idade:	6 NE/dia.
Crianças dos 4 aos 8 anos de idade:	8 NE/dia.
Crianças dos 9 aos 13 anos de idade:	12 NE/dia.
Adolescentes masculinos dos 14 aos 18 anos de idade:	16 NE/dia.
Adolescentes femininos dos 14 aos 18 anos de idade:	14 NE/dia.
Adultos masculinos, maiores de 19 anos de idade:	16 NE/dia.
Adultos femininos, maiores de 19 anos de idade:	14 NE/dia.
Gestantes de qualquer idade:	18 NE/dia.
Lactantes de qualquer idade:	17 NE/dia.

* NE = Equivalente de Niacina = 1 mg de niacina ou 60 mg de L-triptofano.

** Dose adequada, estimada quando a dose diária recomendada não pode ser determinada.

Não obstante, enquetes alimentares indicam que 15 a 25% dos idosos, acima dos 60 anos de idade, não ingerem quantidades suficientes de niacina para suprir as suas necessidades diárias (14 a 16 mg) e que estas doses diminuem, ainda mais, até os 90 anos. Por este motivo, a abordagem ortomolecular aconselha a suplementação de, pelo menos, 20 mg diários de vitamina B_3 aos adultos maiores de 60 anos de idade.

– Indicações Terapêuticas da Vitamina B_3

A vitamina B_3 é, geralmente, empregada na prevenção do câncer e da diabete e no tratamento da hipercolesterolemia, das doenças cardiovasculares e da síndrome da imunodeficiência adquirida (SIDA). Com relação à prevenção do câncer, a nicotinamida adenina dinucleotídeo protege o ácido desoxirribonucleico (ADN), o que, por si só, já proporciona um fator de proteção muito importante.

A nicotinamida adenina dinucleotídeo intracelular é utilizada para a síntese dos polímeros da ADP-ribose, que participam do reparo do ADN, e da ADP-ribose cíclica, uma importante substância mediadora da sinalização celular. Ambos processos metabólicos importantes na oncoprevenção.

Além disso, a depleção da nicotinamida adenina dinucleotídeo provoca a diminuição dos níveis da proteína p53, um importante supressor tumoral nos tecidos das mamas, pele e dos pulmões. As quantidades da nicotinamida adenina dinucleotídeo intracelular e dos equivalentes dietéticos da niacina necessárias para a proteção do ADN ainda não foram estabelecidas; acredita-se, porém, que sejam bem maiores que as requeridas para a profilaxia da pelagra.

A deficiência de niacina provoca uma depleção da nicotinamida adenina dinucleotídeo e das poli-ADP-riboses polimerases na medula óssea, aumentando o risco de leucemia quimicamente induzida. Em ratos, a suplementação dietética com niacina diminuiu a incidência do câncer de pele induzido pela luz ultravioleta. No entanto, pouco se conhece sobre o teor da nicotinamida adenina dinucleotídeo intracelular e a oncoprevenção em humanos. Um único trabalho, realizado com jovens saudáveis, suplementados com 100 mg diários de ácido nicotínico, por 8 semanas, e que apresentaram uma elevação nos teores da nicotinamida adenina dinucleotídeo nos linfócitos, demonstrou uma redução do número de quebras das fitas de ADN de linfócitos, expostas a radicais livres, *in vitro*, quando comparados com jovens não suplementados.

De outro modo, a mesma suplementação a 21 jovens fumantes falhou em demonstrar qualquer evidência de diminuição na lesão do ADN de linfócitos, induzida pelo uso do cigarro, em comparação com o placebo. Mais recentemente, um extenso trabalho caso-controlado mostrou que o consumo da vitamina B_3, associada a outros antioxidantes, diminuiu a incidência de cânceres de boca, faringe e esôfago no norte da Itália e na Suíça. Neste estudo, um aumento na ingestão da niacina de 6,2 mg diários diminuiu em 40% a incidência das neoplasias da boca e da faringe, enquanto uma elevação na ingestão de 5,2 mg baixou, na mesma proporção, a ocorrência do câncer de esôfago.

A vitamina B_3 é largamente empregada na prevenção e no tratamento da diabete melito insulino-dependente, também denominada diabete do tipo I. A diabete tipo I, também chamado de diabete juvenil, é uma doença autoimune que provoca a destruição das células beta das ilhotas de Langerhans no pâncreas, as quais secretam a insulina. Hoje se sabe que o metabolismo do açúcar é muito mais complexo, envolvendo muitos outros mediadores bioquímicos dos sistemas digestório e adiposo, mas, para o nosso presente propósito, este conceito mais simples é o suficiente. Os anticorpos específicos contra as células beta das ilhotas pancreáticas podem ser detectados, nos indivíduos predispostos, muito antes do início da doença. A possibilidade de se identificar os indivíduos com alto risco de desenvolvimento da diabete do tipo I capacita-nos, por exemplo, a prevenir o aparecimento desta doença nos irmãos de crianças diabéticas.

Diversas pesquisas laboratoriais, *in vitro* e em animais, indicam que doses altas de nicotinamida protegem as células beta dos danos causados por produtos químicos, das agressões pelos leucócitos inflamatórios e das espécies reativas tóxicas do oxigênio. Inicialmente, usava-se a nicotinamida em doses farmacológicas, ou seja, acima de 3.000 mg por dia, logo que se diagnosticava a diabete, com o intuito de se proteger as células beta.

Trabalhos placebo-controlados posteriores realmente encontraram evidências de uma melhora funcional das células beta, após 1 ano de tratamento com a nicotinamida, entretanto, não mostraram nenhuma melhora dos índices glicêmicos.

Mais recentemente, demonstrou-se que estas doses altas de nicotinamida diminuem a sensibilidade à insulina nos parentes de diabéticos do tipo I. Este fato vem explicar o porquê da preservação funcional das células beta não ser acompanhada pelo esperado controle glicêmico.

Inúmeros trabalhos investigando a prevenção da diabete tipo I nos parentes de pacientes diabéticos, com anticorpos anticélulas-beta detectados, apresentaram resultados conflitantes. Enquanto alguns trabalhos bem estruturados mostraram uma baixa significante na incidência da diabete tipo I no grupo tratado com a nicotinamida, outros não encontraram uma diferença significativa entre os dois grupos.

Ao contrário da nicotinamida, o ácido nicotínico não se tem mostrado eficaz na prevenção da diabete melito do tipo I. O ácido nicotínico, mas não a nicotinamida, por sua vez, tem sido usado, em doses farmacológicas, desde 1955, para a redução dos níveis séricos do colesterol. Também a niacina é habitualmente prescrita como agente hipolipidemiante.

O projeto americano para o estudo de drogas de ação coronariana acompanhou mais de 8.000 homens que apresentaram pelo menos um enfarte miocárdico prévio, por 6 anos, em um estudo multicêntrico, randomizado e placebo-controlado, verificando o efeito do tratamento com 3 g diários do ácido nicotínico, como medicamento único. Em comparação com o grupo placebo, o grupo tratado mostrou uma redução média de 10% nos níveis sanguíneos do colesterol, de 26% nos níveis dos triglicérides, de 27% na recorrência de um novo enfarte miocárdico não fatal e de 26% dos acidentes vasculares cerebrais, transitórios ou não.

Embora este trabalho não tenha mostrado uma diminuição significativa, em relação ao grupo placebo, do número total de mortes nestes 6 anos de estudo, o seguimento posterior destes pacientes, por mais 9 anos, revelou uma redução da mortalidade de 10% no grupo tratado com o ácido nicotínico. Oitenta por cento dos trabalhos cardiovasculares, realizados com o ácido nicotínico associado a outros tratamentos, mostraram benefícios estatisticamente significantes em ambos os sexos.

A terapia com o ácido nicotínico aumenta acentuadamente os níveis séricos do HDL-colesterol, diminui a concentração sérica da lipoproteína-A e troca as pequenas e densas partículas do LDL-colesterol pelas grandes e menos densas partículas do mesmo LDL-colesterol. Todas estas alterações no perfil lipídico são consideradas cardioprotetoras. Devido aos efeitos colaterais das doses farmacológicas do ácido nicotínico, que estudaremos adiante, muitas vezes se associam outras drogas hipolipemiantes, como a sinvastatina, com doses ligeiramente mais baixas deste ácido vitamínico, 2.000 a 3.000 mg diários. A associação da niacina a um complexo antioxidante parece ser menos efetiva do que a combinação dela com a sinvastatina. Consideramos um complexo antioxidante o efeito sinérgico do betacaroteno com as vitaminas C e E e com o selênio. Os efeitos da niacina são dose-dependentes.

Os estudos mostram que a associação de 100 mg diários de niacina com as estatinas não tem efeito sobre o LDL-colesterol, aumentando o HDL-colesterol em apenas 2,1 mg/dL. As doses de niacina efetivas nesta combinação terapêutica são maiores do que 1.000 mg diários. Estudos clínicos não comprovaram a suspeita de que o sinergismo da niacina com as estatinas pudesse provocar uma miopatia. Embora o ácido nicotínico seja um nutriente, o seu uso em doses farmacológicas deve ser considerado como se fosse um medicamento e só deve ser prescrito pelo médico. Quanto mais hábil a prescrição ortomolecular, melhores são os benefícios terapêuticos e menores os efeitos colaterais.

Com relação à síndrome da imunodeficiência adquirida, tem-se admitido que o vírus (HIV – *Human Immunodeficiency Virus*, em inglês) aumenta a probabilidade da carência de niacina. Uma das citocinas produzidas pelas células do sistema imunológico, em resposta à infecção viral, é o interferon-gama. Esta citocina está aumentada nos indivíduos infectados pelo vírus da síndrome da imunodeficiência humana adquirida e, quanto maior a concentração do interferon-gama, pior o prognóstico da doença. Um dos fundamentos para se afirmar que a síndrome da imunodeficiência adquirida provoca a deficiência da niacina é o fato de o interferon-gama estimular a enzima indolamina-2,3-dioxigenase, a qual estimula o catabolismo do triptofano, um dos precursores da niacina. Observou-se que, em 281 pacientes portadores da síndrome da imunodeficiência adquirida, a administração de altas doses da vitamina B_3 atenua a progressão da enfermidade e aumenta a sobrevida. Aceita-se que a prescrição de 1.000 a 1.500 mg diários de niacina a estes pacientes promova uma elevação dos níveis plasmáticos do triptofano em 40%, em 2 meses.

Outras indicações menos comuns para o emprego terapêutico da vitamina B_3 são como agente desintoxicante contra poluentes, álcool e narcóticos. Inclusive, foi usada no tratamento das "viagens sem volta" induzidas pelo ácido lisérgico (LSD) e pela heroína. Também alguns veteranos da guerra do Vietnã, intoxicados pelo agente laranja, uma arma química desfolhante, foram tratados com o ácido nicotínico. Algumas formas de esquizofrenia são tratadas com o ácido nicotínico, porém mais estudos são necessários para comprovar a sua eficácia nesta patologia.

O ácido nicotínico também pode ser associado no tratamento da vertigem labiríntica, da hipertensão arterial e da impotência sexual masculina, com base no seu efeito vasodilatador e ruborizante, no que pesa a sensação desagradável, pruriginosa e rubefaciente que, necessariamente, acompanha a sua eficácia terapêutica.

– *Fontes de Vitamina B_3*

As melhores fontes da vitamina B_3 são o levedo de cerveja; os cogumelos; o fígado; as carnes vermelhas; a carne de aves; os peixes de carne escura, como o atum e o salmão; os cereais integrais, ou os cereais enriquecidos; os legumes; e as sementes. O leite, os vegetais folhosos verdes, o café e o chá também fornecem alguma vitamina B_3. Nas outras plantas, especialmente nos grãos maduros de cereais, como o trigo e o milho, a niacina pode ser encontrada ligada a moléculas de açúcares, formando glicosídeos nem sempre digeríveis, o que diminui, significativamente, a sua biodisponibilidade.

A ingestão média diária da niacina, nos Estados Unidos da América, é de cerca de 30 mg, para um adulto jovem do sexo masculino, e de 20 mg para uma mulher jovem. A média diária para idosos, considerados os adultos maiores de 60 anos, é de 21 mg para os homens e de 17 mg para as mulheres.

A Tabela 8.4 enumera a quantidade de niacina em alguns alimentos. As tabelas disponíveis não mencionam os equivalentes de niacina, nem a biodisponibilidade da vitamina B_3 nos alimentos.

A prescrição da vitamina B_3 é feita, geralmente, sob a forma da nicotinamida ou do ácido nicotínico. A nicotinamida é a apresentação habitualmente empregada nos suplementos nutricionais e no enriquecimento dos alimentos. Por sua vez, o ácido nicotínico é vendido nas farmácias como agente hipocolesterolemiante. A nomenclatura do ácido nicotínico nestas formulações costuma ser confusa e, devido aos seus efeitos colaterais, a sua prescrição deve ser estritamente médica.

O ácido nicotínico pode ser dispensado nas apresentações de liberação rápida, de liberação lenta e na de liberação programada. Esta última apresentação é ainda subdividida

Tabela 8.4 Quantidade de Niacina em Alguns Alimentos		
Alimento	Porção	Niacina
Amendoim torrado	30 g	3,8 mg
Atum magro	90 g (embalado em água)	11,3 mg
Café coado	1 xícara (200 mL)	0,5 mg
Carne magra cozida	90 g	3,1 mg
Cereal refinado	1 xícara (200 mL)	5 a 7 mg
Cereal refinado enriquecido	1 xícara (200 mL)	20 a 27 mg
Feijão-de-lima (*Phaseolus limensis*)	1 xícara (200 mL)	1,8 mg
Filé de frango	90 g (preparado sem a pele)	7,3 mg
Lentilha cozida	1 xícara (200 mL)	2,1 mg
Macarrão enriquecido	1 xícara (200 mL) – cozido	2,3 mg
Pão integral	1 fatia	1,3 mg
Peito de peru	90 g (preparado sem a pele)	5,8 mg
Salmão do oceano Pacífico	90 g	8,5 mg

em liberação programada de ação curta, liberação programada de ação intermediária e liberação programada de ação prolongada. O ácido nicotínico de liberação rápida, também chamado de ação imediata, está na sua forma cristalina; as demais apresentações utilizam-se de artefatos farmacológicos para alcançar os seus propósitos.

– Cuidados com o Uso da Vitamina B$_3$

A vitamina B$_3$ proveniente dos alimentos não provoca efeitos adversos. Um único artigo reportou efeitos colaterais provenientes da niacina adicionada a rosquinhas, "enriquecidas" com uma quantidade 60 vezes maior do que a habitualmente utilizada para a fortificação dos alimentos.

As formulações farmacológicas da niacina, por outro lado, costumam manifestar os seus efeitos colaterais. Discutiremos, separadamente, os efeitos adversos do ácido nicotínico e da nicotinamida.

As ações indesejáveis mais comuns do ácido nicotínico são o eritema, mais intenso na face, nos braços e tórax; o prurido; e os distúrbios gastrintestinais, como a náusea e o vômito. A icterícia e a elevação das enzimas hepáticas também podem ocorrer com doses próximas a 750 mg por dia, durante pelo menos 3 meses. Hepatite medicamentosa foi associada ao uso crônico, por meses ou anos, do ácido nicotínico de liberação programada, na dose de 3.000 a 9.000 mg diários, no tratamento da hipercolesterolemia. Estejamos atentos, porém, porque doses menores do ácido nicotínico de liberação programada, como 500 mg diários por 2 meses, também se mostraram hepatotóxicas. As apresentações cristalinas do ácido nicotínico de liberação imediata parecem ser menos hepatotóxicas do que as de liberação lenta.

O ácido nicotínico de liberação rápida, cristalino, é habitualmente empregado em doses maiores do que as de liberação programada. Pacientes que, por sua conta e risco, substituíram a formulação de liberação rápida prescrita pela de liberação programada mostraram sinais severos de toxicidade hepática. Erupções cutâneas e pele seca também foram descritas como alterações adversas provocadas pelo ácido nicotínico. Crises de hipotensão e cefaleia são também referidas. Doses muito altas do ácido nicotínico diminuem a sensibilidade à insulina e podem elevar a glicemia em pacientes pré-diabéticos e diabéticos. Do mesmo modo, o tratamento com megadoses do ácido nicotínico pode desencadear a crise de gota em pacientes hiperuricêmicos.

O ácido nicotínico, em doses de 1.500 a 5.000 mg diários pode provocar turvamento da visão e outros distúrbios visuais. Estas alterações oculares costumam ser reversíveis com a interrupção do tratamento. Os pacientes que apresentam insuficiência hepática, antecedente pessoal de hepatopatia, úlcera péptica, uricemia, arritmias cardíacas, enterites, enxaqueca e alcoolismo costumam ser mais suscetíveis aos efeitos colaterais do ácido nicotínico do que a população geral.

Com relação à nicotinamida, ela é, geralmente, melhor tolerada do que o ácido nicotínico. A nicotinamida não costuma desencadear o eritema e o prurido, entretanto pode provocar náusea, vômito, elevação das enzimas hepáticas e icterícia, quando utilizada em doses superiores a 3.000 mg diários. Também a nicotinamida pode diminuir a sensibilidade à insulina, na dosagem de 2.000 mg por dia, em adultos predispostos a diabete insulino-dependente.

Devido, principalmente, ao desconforto provocado pelo prurido e pelo eritema, comumente desencadeados pelo ácido nicotínico e que podem ocorrer em doses tão baixas quanto 30 mg, determinou-se a dose máxima tolerável para a vitamina B$_3$, apesar de a nicotinamida raramente provocar este enrubescimento. Esta dose máxima tolerável refere-se, apenas, à suplementação nutricional para a população geral, não sendo aplicável aos pacientes submetidos ao tratamento ortomolecular, sob supervisão médica, como no caso, por exemplo, da hipercolesterolemia.

As doses máximas toleráveis para a vitamina B$_3$ ficaram, então, assim distribuídas:

Bebês até 12 meses de idade	Não estabelecida.
Crianças de 1 a 3 anos de idade	10 mg/dia.
Crianças de 4 a 8 anos de idade	15 mg/dia.
Crianças de 9 a 13 anos de idade	20 mg/dia.
Adolescentes de 14 a 18 anos de idade	30 mg/dia.
Adultos, maiores de 19 anos de idade	35 mg/dia.

A precaução deve ser redobrada com a associação do ácido nicotínico, em doses farmacológicas, ou nutracêuticas, com outras drogas. A administração concomitante do ácido nicotínico com a lovastatina, como exemplo, pode provocar a rabdomiólise em um pequeno número de pacientes. A rabdomiólise é uma ocorrência pouco comum, na qual as células musculares estriadas se rompem, liberando eletrólitos e enzimas musculares na circulação sanguínea, as quais, por sua vez, podem provocar insuficiência renal. A prescrição da sinvastatina associada à vitamina B$_3$, para pacientes com doença coronariana e com níveis plasmáticos baixos do colesterol de alta densidade (HDL), eleva os níveis plasmáticos deste colesterol (HDL), interrompe a evolução do processo de estenose coronariana e diminui a incidência dos acidentes cardiovasculares, como o enfarte do miocárdio e o acidente vascular cerebral. Entretanto, a combinação desta associação com a terapia antioxidante (com as vitaminas C e E, o selênio e o betacaroteno) diminui o efeito protetor sinérgico sinvastatina-niacina. Os mecanismos destes efeitos interativos ainda são desconhecidos e alguns autores questionam os benefícios da associação da terapia antioxidante com drogas hipolipemiantes. Ainda muitos outros medicamentos podem interagir com a niacina, tanto na sua absorção quanto no seu metabolismo.

A sulfinpirazona, uma das drogas utilizadas para o tratamento da gota, como um dos exemplos, pode ter o seu efeito uricosúrico diminuído pelo ácido nicotínico. O oncoterápico 5-fluorouracil, quando utilizado por longo período, pode deflagrar a pelagra, por esse motivo recomenda-se que seja utilizada, concomitantemente, a suplementação alimentar com a vitamina B$_3$. Pela mesma razão, a suplementação nutricional com a vitamina B$_3$ é recomendada no tratamento da tuberculose com a isoniazida, um outro conhecido antagonista da niacina.

No contraponto, o estrogênio e as pílulas contraceptivas estrogênicas incrementam a síntese da niacina a partir do L-triptofano, diminuindo, assim, a necessidade diária da vitamina B$_3$ e aumentando, por outro lado, a do equivalente da niacina.

• **Vitamina B$_5$**

A vitamina B$_5$, mais comumente denominada ácido pantotênico, este último termo significando "em toda parte", também é conhecida como fator filtrado II, fator antidermatite do rato, vitamina antidermatose, fator antidermatite dos frangos e fator antipelagra dos frangos. Foi descoberta por R. J. Williams em 1933 e, como o nome pantotênico sugere, é encontrada em todas as células vivas sob a forma da coenzima-A, vital para inúmeras reações bioquímicas. A fórmula bruta da vitamina B$_5$ é C$_9$H$_{17}$O$_5$N e a sua fórmula estrutural, estabelecida em 1938 pelo mesmo R. J. Williams, pode ser estudada na Figura 8.59.

Trata-se de um ácido orgânico, opticamente ativo, e cuja atividade biológica é atribuída ao seu isômero dextrógiro. Em 1939, Jukes e Wooley e cols., independentemente, de-

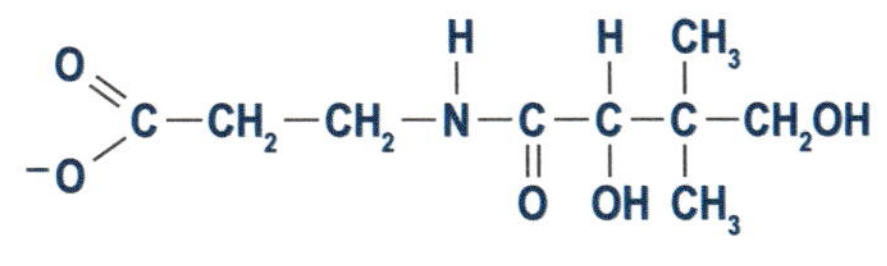

Pantotetano

Figura 8.59 – *Vitamina B$_5$.*

monstraram que o ácido pantotênico e o fator antidermatite dos frangos são a mesma substância. A síntese laboratorial desta vitamina é alcançada em 1940, também independentemente, pelos grupos de pesquisadores: Williams e Major; Stiller e cols.; Reichstein e Grussner; e Kuhn e Wieland.

Esta vitamina é obtida sob a forma de um sal de cálcio, branco, inodoro e de sabor amargo. O pantotenato de cálcio é relativamente estável ao calor úmido, em pH neutro, mas é destruído pelo calor seco. A forma química natural é o ácido D-pantotênico, um óleo higroscópico viscoso, estável em pH neutro mas facilmente destruído em soluções ácidas e alcalinas e pelo calor. O cozimento provoca uma perda de até 50%, pela lixiviação (fervura em solução alcalina) do ácido D-pantotênico. O processamento dos alimentos, através da congelação e do envasamento, como também o beneficiamento dos grãos resultam em um prejuízo de até 80% nos teores de ácido D-pantotênico. A pasteurização do leite, por outro lado, não causa perda significativa desta vitamina.

Lipmann e cols. identificaram, em 1947, o ácido pantotênico como um dos componentes de uma coenzima hepática que descobriram 2 anos antes. A estrutura completa desta coenzima foi elucidada, em 1953, por Baddiley e cols. Neste mesmo ano, Lipmann e Krebs receberam o prêmio Nobel pelo trabalho sobre esta coenzima e o seu metabolismo. Em 1954, Bean e Hodges afirmaram que o ácido pantotênico é essencial à nutrição humana. Pugh e Wakil, em 1965, identificaram a proteína carreadora do radical acil, dependente do ácido pantotênico. Em 1976, Fry e cols. estudaram, em seres humanos, os efeitos da carência dietética do ácido pantotênico sem a utilização de antagonistas.

– *Funções Bioquímicas da Vitamina B$_5$*

A vitamina B$_5$ é rapidamente absorvida pelo trato gastrintestinal e distribui-se para todos os tecidos, em concentrações que variam de 2 a 45 μg por grama. Os maiores teores encontram-se no fígado, nas suprarrenais, no coração e nos rins. O ácido D-pantotênico é um componente da coenzima-A, essencial para uma variedade de reações bioquímicas vitais, entre elas as que geram energia celular a partir das gorduras, dos hidratos de carbono e das proteínas.

Do mesmo modo, requerem a coenzima-A a síntese dos ácidos graxos, do colesterol, dos hormônios esteroides, da melatonina e de neurotransmissores como a acetilcolina. Inclusive a produção do grupo heme, da hemoglobina, necessita da presença da coenzima-A para a sua síntese. Inúmeros processos bioquímicos hepáticos precisam, também, da coenzima-A para o metabolismo de drogas e toxinas exógenas.

A coenzima-A é assim denominada pela sua participação nas reações de acetilação, daí o A do seu nome. Ela é a doadora "oficial" do radical acetato para a maioria das proteínas acetiladas do organismo. A acetilação proteica afeta a estrutura tridimensional das proteínas, alterando as suas funções, como, por exemplo, ativando peptídeos hormonais ou participando na divisão celular e na replicação do ácido desoxirribonucleico (ADN). A expressão genética e a transcrição do ácido ribonucleico mensageiro (ARNm) também dependem da acetilação proteica.

Um grande número de proteínas tem, do mesmo modo, alterada a sua estrutura pela adição de ácidos graxos de cadeia longa, transferidos pela coenzima-A. Estas modificações tridimensionais, através dos ácidos graxos, são denominadas acilações e desempenham um papel fundamental na sinalização celular. A vitamina B_5, sob a forma de 4'-fosfopanteteína, também ativa uma enzima carreadora de radicais acil. Esta enzima acil-carreadora, assim como a coenzima-A, é necessária para a síntese dos ácidos graxos, como, por exemplo, os esfingolípides da bainha de mielina e os fosfolípides das membranas celulares.

A ação do ácido pantotênico parece estar associada à da riboflavina, pois observou-se que a administração da vitamina B_2 eleva a taxa sanguínea da vitamina B_5 e vice-versa. O ácido pantotênico também participa da síntese do L-triptofano, é considerado um poderoso estimulante do crescimento e, além disso, parece estimular a atividade dos macrófagos e das células *natural killers* (matadoras naturais).

– Carência da Vitamina B_5

A carência natural do ácido pantotênico é muito rara em seres humanos e ocorre somente em casos extremos de desnutrição. Conforme as observações de Spies e cols., os níveis hemáticos desta vitamina estão diminuídos, em cerca de 25 a 50%, nos pacientes com pelagra, beribéri e arriboflavinose. Prisioneiros da Segunda Guerra Mundial, nas Filipinas, em Burma e no Japão, que apresentavam entorpecimento, dor em queimação e prurido nos pés, impedindo-os de marchar, tiveram os seus sintomas minorados com o ácido pantotênico.

A deficiência da vitamina B_5, estudada em seres humanos, foi induzida experimentalmente através de uma dieta pobre nesta vitamina e pela administração de um antagonista do ácido pantotênico, o ácido ômega-metil-pantotênico. Os participantes desta pequisa referiram cefaleia, fadiga insônia, alterações da função intestinal, adormecimento pruriginoso nas extremidades, cãibras e incoordenação motora. Nestes indivíduos, desapareceu a reação eosinopênica ao ACTH (hormônio adrenocorticotrófico), porém sem alterar as concentrações plasmáticas e urinárias do sódio e dos 17-cetosteroides, e aumentou a sensibilidade à insulina.

Um outro estudo mais recente, cujos participantes receberam apenas uma dieta isenta de vitamina B_5, não mostrou estes sinais clínicos, embora alguns indivíduos se mostrassem apáticos e queixassem-se de cansaço. Uma causa iatrogênica da deficiência do ácido pantotênico é a administração do homopantotenato, uma droga de efeito colinérgico semelhante ao do neurotransmissor acetilcolina, utilizada, no Japão, para melhorar a função mental, principalmente dos pacientes com o mal de Alzheimer. O homopantotenato é um antagonista do ácido pantotênico e um dos seus efeitos colaterais, apesar de raro, é o desenvolvimento de uma encefalopatia hepática, proveniente da incapacitação do fígado em eliminar substâncias tóxicas. Esta encefalopatia é revertida com a administração do ácido pantotênico.

Como parêntese curioso, observamos que o interesse no estudo dos antimetabólicos da vitamina B_5 reside no fato de muitos microrganismos patogênicos dependerem de uma fonte exógena de ácido pantotênico, como por exemplo os plasmódios. A maioria das informações sobre a deficiência do ácido pantotênico provém de estudos com animais, e a grande diversidade de sintomas encontrados enfatiza as numerosas funções das formas coenzimáticas do ácido pantotênico. Nos ratos, a deficiência da vitamina B_5 lesa as suprarrenais, enquanto nos macacos desenvolve a anemia hipocrômica, devida ao prejuízo da síntese do grupo heme. Nos cães, a carência do ácido pantotênico provoca hipoglicemia, taquipneia, taquicardia e convulsões. Nos frangos, causa dermatite, deformidade das penas e deformidades medulares associadas à degeneração da bainha de mielina. Os ovos fecundados de galinhas carentes de ácido pantotênico não se desenvolvem. A deficiência da vitamina B_5 nos camundongos diminui a tolerância aos exercícios e depleta os estoques de glicogênio dos músculos e do fígado; também causa dermatite e embranquecimento do pelo. Estes sintomas são revertidos com a suplementação da ração com o ácido pantotênico. Estes achados experimentais, sobre a ação do ácido pantotênico sobre o pelo dos camundongos, levou a indústria cosmética a adicionar o ácido pantotênico aos xampus, porém, esta ideia não se mostrou eficaz em restaurar a cor dos cabelos humanos.

Considera-se que as necessidades do ácido pantotênico estejam aumentadas durante o crescimento, a gestação e a amamentação. Complicações pós-cirúrgicas também podem ser atribuídas a uma deficiência marginal de vitamina B_5. Do mesmo modo, estudos populacionais estimam que os idosos apresentam esta deficiência marginal por baixa ingestão do ácido pantotênico. Os alcoólatras e os diabéticos apresentam excreção urinária aumentada do ácido pantotênico e necessitam de suplementação. Enfermos com distúrbios digestivos podem apresentar má absorção da vitamina B_5 e também precisam desta suplementação alimentar.

– Doses Nutricionais Recomendadas para a Vitamina B_5

O Conselho de Alimento e Nutrição do Instituto de Medicina norte-americano chegou à conclusão de que não há evidências científicas suficientes para se estabelecer as doses diárias recomendadas para o ácido pantotênico, assim, calcularam as doses adequadas, estimadas com base na ingestão diária, pelos indivíduos saudáveis, dos diversos grupos populacionais.

Doses adequadas para o ácido pantotênico:

Bebês até 6 meses de idade	1,7 mg/dia.
Bebês dos 7 aos 12 meses de idade	1,8 mg/dia.
Crianças de 1 a 3 anos de idade	2 mg/dia.
Crianças de 4 a 8 anos de idade	3 mg/dia.
Crianças de 9 a 13 anos de idade	4 mg/dia.
Adolescentes de 14 a 18 anos de idade*	5 mg/dia.
Adultos maiores de 19 anos*	5 mg/dia.
Gestantes de qualquer idade	6 mg/dia.
Lactantes de qualquer idade	7 mg/dia.

* masculinos e femininos.

– Indicações Terapêuticas da Vitamina B_5

O uso terapêutico da vitamina B_5 tem sido, principalmente, para a cicatrização de diversos tipos de ferimentos e para a diminuição da hipercolesterolemia. A prescrição do ácido pantotênico, por via oral, ou tópica do pantotenol, um álcool do ácido pantotênico, acelera a cicatrização e aumenta a resistência do tecido cicatricial. Isto foi bem demonstrado em animais, entretanto, no homem, existem poucos dados corroborando este fato.

Em culturas de pele humana, nas quais se provoca uma lesão, a adição de D-pantotenato de cálcio aumenta a velocidade de migração e o número de células dérmicas na ferida artificial, sugerindo uma aceleração do processo cicatricial. Por outro lado, um estudo, duplo-cego e aleatório da administração de 1 g de vitamina C associada a 200 mg de ácido pantotênico a pacientes submetidos a cirurgia para a remoção de tatuagens, não mostrou nenhuma aceleração significativa do processo cicatricial em relação ao placebo.

Megadoses do ácido pantotênico têm sido empregadas no tratamento da hipercolesterolemia, porém um derivado desta vitamina tem sido alvo de pesquisas com este intuito. Trata-se da pantetina, uma substância, não vitamínica constituída por duas moléculas de panteteína unidas por uma ponte dissulfeto. Considerando-se a via metabólica da coenzima-A, a pantetina está muito mais próxima do que o ácido pantotênico e torna-se o grupo funcional da coenzima-A e da enzima acil-carreadora. Diversos estudos já demonstraram que a pantetina, administrada na dose de 900 mg diários, é significativamente melhor que o placebo para baixar os níveis plasmáticos do colesterol total e dos triglicérides.

A pantetina é também utilizada como hipocolesterolemiante e hipotrigliceridemiante em pacientes diabéticos submetidos a hemodiálise, sem quaisquer efeitos adversos. Este perfil da pantetina é especialmente atraente para o tratamento dos pacientes com insuficiência renal submetidos à diálise, devido à suscetibilidade destes doentes aos efeitos colaterais dos diversos medicamentos. A pantetina é um medicamento e deve ser prescrita pelo médico que acompanhará o enfermo. A dose preconizada varia de 600 a 1.200 mg diários.

A partir da observação, em ratos jovens de laboratório submetidos a uma alimentação deficiente em vitamina B_5, de que os defeitos do crescimento e do desenvolvimento de ossos e cartilagens eram revertidos com a suplementação alimentar com o ácido pantotênico, passou-se a cogitar o papel terapêutico desta vitamina nas doenças osteoarticulares humanas. Constatou-se, então, que os enfermos portadores de artrite reumatoide apresentam níveis sanguíneos do ácido pantotênico significativamente mais baixos do que os indivíduos normais. Estudos subsequentes demonstraram que a administração parenteral, diária, de 50 mg de pantotenato de cálcio alivia, rapidamente, os sintomas reumáticos na maioria dos casos, enquanto o tratamento for mantido.

Desde 1980 indica-se, para o tratamento da artrite reumatoide, a administração oral de uma dose diária do pantotenato de cálcio, para o alívio da rigidez matinal, da incapacidade funcional e da intensidade da dor. A dose oral preconizada é inicialmente de 500 mg diários, elevando-se a dose, a cada 2 ou 4 dias, até se alcançar o efeito desejado, o que ocorre, em média, após 10 dias, com 2.000 mg divididos em quatro tomadas diárias.

Na intoxicação alcoólica pode-se utilizar a vitamina B_5 para acelerar a eliminação dos acetaldeídos do organismo. Um outro efeito do ácido pantotênico, que desperta interesse militar e nos esportistas radicais, é a capacidade, descrita por Elaine P. Ralli, em 1952, da vitamina B_5 de melhorar a tolerância dos indivíduos à imersão em água gelada. Alguns trabalhos, realizados com maratonistas ingerindo 2.000 mg diários de ácido pantotênico, mostraram um consumo 8% menor do oxigênio e uma produção 17% menor do ácido lático, em comparação com o grupo placebo. Estas diferenças foram consideradas altamente significativas do ponto de vista atlético.

Para o tratamendo da deficiência da vitamina B_5 causada por distúrbios absortivos, recomendam-se injeções, intramusculares ou endovenosas, de 500 mg de pantotenol, duas a três vezes por semana. No tratamento do íleo paralítico, como complicação pós-operatória, preconizam-se 1.000 mg de pantotenol a cada 6 horas, obviamente também por via parenteral. O ácido pantotênico também tem sido empregado na prevenção da retenção urinária no pós-parto, ou pós-cirúrgica; como antiemético, associado à vitamina B_6, durante a radioterapia; e, juntamente com a biotina, no tratamento da alopecia.

Topicamente, tanto em pele como em mucosas, utiliza-se o pantotenol para o tratamento de ferimentos, úlceras, dermatites, mucosites, queimaduras, dermatite actínica, radiodermite, assaduras, escaras, faringite, laringite, traqueíte e bronquite. Como cosmético, a vitamina B_5 é empregada na sua forma oleosa, pantotenol, como hidratante e amaciante da pele e dos cabelos.

– *Fontes da Vitamina B₅*

As fontes alimentares do ácido pantotênico são muito variadas e incluem vísceras, como o fígado, os rins, o coração e o miolo; leveduras; gema de ovos e brócolis. Outras boas fontes nutricionais, mas não tão ricas, são os peixes, frutos do mar, frango, leite, iogurte, legumes, cogumelos, abacate e batata-doce.

Os cereais integrais também são bons fornecedores desta vitamina, porém o polimento dos grãos provoca uma perda de 35 a 75% do ácido pantotênico. Os alimentos congelados e enlatados também apresentam perdas semelhantes.

As grandes pesquisas nutricionais para se conhecer a quantidade do ácido pantotênico presente nos alimentos são muito imprecisas, devido à escassez de dados, então, estudos menos expressivos foram utilizados para elaborar a Tabela 8.5.

Tabela 8.5
Fontes da Vitamina B5

Alimento	Porção	Ácido Pantotênico
Abacate	1 inteiro	1,68 mg
Atum enlatado	90 g	0,18 mg
Bacalhau cozido	90 g	0,15 mg
Batata-doce cozida	1 média (100 g)	0,74 mg
Brócolis cozido no vapor	1 xícara (200 mL) – picado	0,80 mg
Cogumelo cru	1 xícara (200 mL) – picado	1,02 mg
Ervilha seca cozida	1 xícara (200 mL)	1,18 mg
Frango cozido	90 g	0,98 mg
Iogurte	1 xícara (200 mL)	1,35 mg
Lagosta cozida	90 g	0,24 mg
Leite	1 xícara (200 mL)	0,79 mg
Lentilha cozida	1 xícara (200 mL)	1,28 mg
Ovo cozido	1 grande	0,61 mg
Pão de farinha integral	1 fatia	0,16 mg

Recentemente, reconheceu-se a existência de um processo específico para o transporte da biotina e do ácido pantotênico produzidos pela flora bacteriana colônica, sugerindo que o homem é capaz de absorvê-los da sua biota intestinal; não se sabe, porém, se a quantidade aproveitada é significativa.

A apresentação da vitamina B₅ mais comumente utilizada nos suplementos alimentares é o pantotenol, um derivado alcoólico, mais estável, e rapidamente convertido em ácido pantotênico no organismo. Outros suplementos contêm sais do ácido pantotênico, como o D-pantotenato de cálcio ou o D-pantotenato de sódio. A pantetina é utilizada como medicamento de ação hipocolesterolemiante e, apenas nos Estados Unidos da América, é encontrado como suplemento nutricional.

– *Cuidados com o Uso da Vitamina B₅*

Não se conhecem efeitos tóxicos do ácido pantotênico para o ser humano, sendo considerado uma vitamina essencialmente atóxica. O único efeito adverso percebido em humanos foi a diarreia provocada por megadoses do D-pantotenato de cálcio, cerca de 10.000 a 20.000 mg diários. Existe, entretanto, um único caso publicado de pleuropericardite eosinofílica afetando uma anciã que ingeriu, diariamente, 10 mg de biotina e 300 mg de ácido pantotênico, por 2 meses.

Devido à ausência de publicações referindo efeitos colaterais da vitamina B₅, não existe dose máxima tolerável estabelecida para o ácido pantotênico. A pantetina é, geralmente, bem tolerada em doses superiores a 1.200 mg diários, todavia, pode provocar alguns sintomas gastrintestinais, como náusea e queimação retroesternal.

Com relação às interações medicamentosas, é conveniente observar que os contraceptivos, estrogênicos e progestagênicos, podem aumentar o consumo metabólico do ácido pantotênico. Do mesmo modo, é bom salientar que a pantetina, em combinação com os inibidores da 3-hidroxi-3-metil-glutaril-coenzima-A redutase (as estatinas) ou com o ácido nicotínico, apresenta efeito sinérgico sobre os lípides plasmáticos. O etanol provoca uma diminuição dos teores de ácido pantotênico nos tecidos, aumentando, consequentemente, o seu nível sérico. Este fenômeno deve ser considerado quando se efetuar a dosagem laboratorial e a suplementação com esta vitamina em pacientes alcoólatras.

O antagonista mais conhecido da vitamina B₅ é o, já mencionado, ácido ômega-metil-pantotênico, porém é importante lembrar que o estereoisômero levógiro da vitamina B₅, o ácido L-pantotênico, também apresenta este efeito antimetabólico. Pessoalmente, acredito ser importante salientar que alguns agentes parasiticidas, como o brometo de metila, ou monobromometano, empregados em silos e armazéns, destroem o ácido pantotênico dos alimentos a eles expostos.

Além da vitamina B₂, apresentam efeito sinérgico com a vitamina B₅ a vitamina B₁₂, a vitamina C, a vitamina A, a vitamina B₆, o ácido fólico e a biotina. Especialmente na ausência da vitamina B₁₂, a produção da coenzima-A é diminuída e o metabolismo das gorduras fica comprometido.

Com relação aos idosos, não parece haver diferença na ingestão, ou na necessidade biológica do ácido pantotênico em relação às outras faixas etárias. Do ponto de vista ortomolecular, recomenda-se, então, para se manter uma ótima saúde e prevenir enfermidades crônicas, uma suplementação diária com 5 mg desta vitamina.

• **Vitamina B$_6$**

A vitamina B$_6$ é uma amina vital hidrossolúvel que se apresenta sob seis formas conhecidas: piridoxal, piridoxina, piridoxamina, piridoxal-5'-fosfato, piridoxina-5'-fosfato e piridoxamina-5'-fosfato. A forma piridoxal fosfatada é a vitamina B$_6$ mais importante para o metabolismo humano, sendo a coenzima ativa. Conheça algumas formas da vitamina B$_6$ na Figura 8.60. A sinonímia da vitamina B$_6$ inclui os termos adermina, fator antidermatite do rato, piridoxol (um álcool), piridoxal (um aldeído), piridoxamina (uma amina) e o mais usado, piridoxina (um derivado pirídico oxidado).

A vitamina B$_6$ é sensível à luz e à radiação ultravioleta, especialmente quando em soluções alcalinas. É relativamente estável ao calor, mas as perdas pelo cozimento podem alcançar a cifra de 40% e o congelamento pode prejudicar em até 25% em sua atividade. Sob a forma de cloridrato a piridoxina, apresenta-se como um pó cristalino branco ou incolor. A piridoxina foi descoberta como um produto secundário nos estudos sobre a pelagra e só ganhou significado com a descoberta do seu papel na nutrição animal na década de 1940. A história da vitamina B$_6$ pode assim ser resumida:

Em 1926, Goldberger, Wheeler, Lillie e Rogers alimentaram ratos com uma dieta deficiente em um fator considerado preventivo da pelagra e constataram que eles desenvolvem lesões de pele.

György, em 1934, identificou este fator como uma substância capaz de curar a acrodermatite dos ratos, também chamada pelagra dos ratos e dermatite florida. Este fator é então denominado fator antiacrodínia dos ratos, ou adermina. A dermatite florida dos ratos é caracterizada por hiperqueratose e acantose de orelhas, patas e focinho e pelo edema da derme.

Em 1935, Birch e György conseguiram diferenciar a riboflavina e a vitamina B$_6$ do fator específico de prevenção da pelagra, o fator P-P de Goldberger. Birch e György, em 1936, batizam-na de vitamina B$_6$ e apresentam alguns detalhes de sua estrutura química.

Lepkovsky, em 1938, é o primeiro a publicar o isolamento da vitamina B$_6$ cristalina pura. Um pouco tardiamente, Keresztesy e Stevens; György, Kuhn e Wendt; Ichiba e Michi, também relataram o isolamento da vitamina B$_6$ cristalina a partir do arroz.

Em 1939, Harris e Folkers determinaram a estrutura química da vitamina B$_6$ e sintetizaram-na em laboratório. Neste mesmo ano, György propôs o nome, não patenteado, de piridoxina. Snell, em 1945, demonstrou que existem duas formas naturais desta vitamina, o aldeído piridoxal e a amina piridoxamina. Finalmente, em 1957, Snyderman estabeleceu, pela primeira vez, as necessidades de vitamina B$_6$ para os seres humanos.

– *Funções Bioquímicas da Vitamina B$_6$*

Os seres humanos não conseguem sintetizar a vitamina B$_6$, por este motivo ela deve ser obtida na alimentação. A sua absorção varia de 95 a 99% por via oral e ocorre, principalmente, por via passiva no duodeno, jejuno e íleo. No plasma, ela é fosforilada e transportada pela albumina e pela hemoglobina aos diversos tecidos e órgãos, onde é parcialmente armazenada, especialmente no fígado.

A fosforilação da vitamina B$_6$ no organismo depende da enzima piridoxal-cinase e demanda o consumo de ATP. A sua excreção se faz por via urinária, 99% na forma intacta e 1% na forma conjugada como ácido 4-piridóxico. O ácido 4-piridóxico é produzido no fígado pela ação da enzima atacida oxidase sobre o piridoxal livre.

A piridoxina é uma vitamina de importância vital, pois é indispensável para a atividade de cerca de 100 enzimas, as quais catalisam reações bioquímicas essenciais à vida humana. O piridoxal-5'-fosfato é a coenzima para a glicogênio fosforilase, a enzima que libera a glicose dos estoques de glicogênio muscular. O mesmo piridoxal-5'-fosfato é a coenzima das reações gliconeogenéticas, que produzem glicose a partir dos aminoácidos.

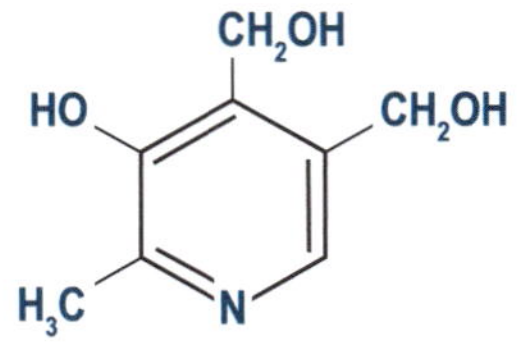

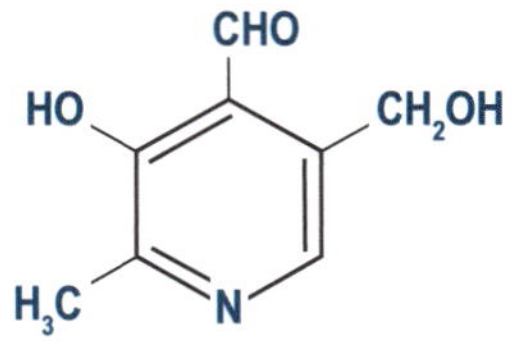

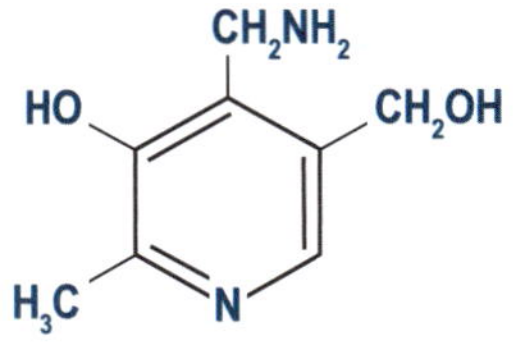

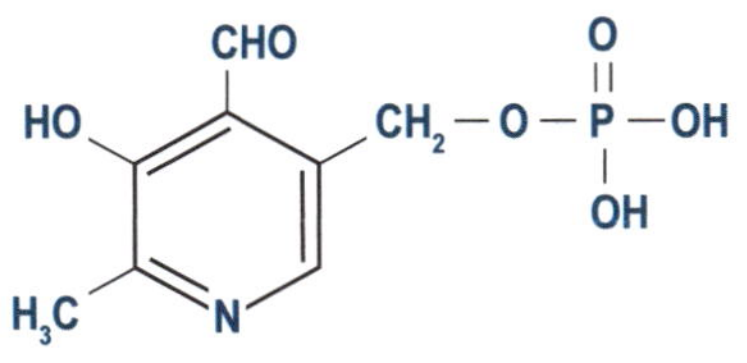

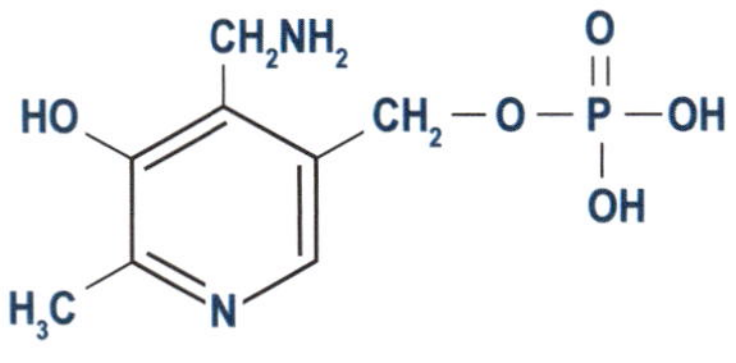

Figura 8.60 – *Vitamina B$_6$.*

Capítulo 8

No sistema nervoso, vários neurotransmissores, como a dopamina, a noradrenalina e o ácido gama-aminobutírico (GABA), dependem do piridoxal-5'-fosfato para a sua síntese. A serotonina, em particular, depende desta mesma coenzima para a sua produção a partir do L-triptofano. Na hematopoese, a vitamina B_6 tem o seu papel na síntese do grupo heme, o radical proteico que contém o ferro da hemoglobina.

Tanto o piridoxal-5'-fosfato quanto o piridoxal são capazes de se ligarem à molécula de hemoglobina, afetando a sua habilidade em captar e liberar o oxigênio nos tecidos. Este mecanismo, entretanto, ainda não é bem conhecido. A niacina também pode ser sintetizada no corpo humano, a partir do L-triptofano, para isto se faz necessária a presença do piridoxal-5'-fosfato como fator coenzimático. Assim, um adequado aporte de vitamina B_6 diminui a necessidade dietética da niacina.

Os hormônios esteroides, como a testosterona e o estrógeno, atuam no organismo ligando-se aos receptores hormonais, localizados no núcleo celular, alterando, assim, a transcrição genética. As moléculas do piridoxal-5'-fosfato unem-se a estes receptores esteroidais, competindo com estes hormônios, e diminuem, desse modo, os seus efeitos.

A união do piridoxal-5'-fosfato aos receptores para a testosterona, o estrógeno, a progesterona e outros hormônios esteroides sugere que a vitamina B_6 tenha um papel importante nos distúrbios endócrinos e em outras doenças, como a síndrome da tensão pré-menstrual, o câncer de mama e o adenoma de próstata. O piridoxal-5'-fosfato integra o grupo prostético das cocarboxilases e participa dos processos metabólicos de descarboxilação, dissulfurização e transaminação. Há um caminho metabólico conhecido como "metabolismo do carbono solitário", esta reação envolve a mobilização de um grupamento químico funcional que contém um único átomo de carbono. A enzima-chave para estas reações depende do piridoxal-5'-fosfato como agente coenzimático.

Dois exemplos da importância deste metabolismo do carbono solitário são a síntese dos ácidos nucleicos e o funcionamento do sistema imune. O piridoxal-5'-fosfato está, ainda, envolvido na síntese da insulina e do ácido delta-aminolevulínico, no metabolismo das porfirinas, e apresenta um efeito diurético por mecanismo ainda não elucidado.

– *Carência da Vitamina B_6*

É rara a deficiência severa da vitamina B_6. A deficiência marginal é mais frequente, podendo alcançar 50 a 75% da população, em alguns estados americanos, conforme levantamento efetuado em 1977/78. As causas mais frequentes da carência de piridoxina são o etilismo, as hepatopatias, as dietas com alta concentração de leucina e as iatrogênicas, por competição medicamentosa.

À guisa de informação, as dietas com alta concentração de L-leucina são aquelas em que predominam as carnes e as leguminosas, como a soja, os feijões, o grão-de-bico, a lentilha e a ervilha. As carnes costumam apresentar um teor de L-leucina de cerca de 1% do seu peso, e as leguminosas, 3%.

Os alcoólatras são os pacientes com maior risco para a carência de vitamina B_6, tendo como causa a baixa ingestão alimentar e o prejuízo do seu metabolismo.

Historicamente, no início da década de 1950, ocorreu uma série de crises convulsivas em bebês e, com a investigação, observou-se que a causa foi uma severa deficiência de vitamina B_6, causada por um erro de fabricação da fórmula láctea infantil.

Outros sintomas neurológicos observados na carência severa da vitamina B_6 são irritabilidade, perda do senso de responsabilidade, alteração na personalidade, depressão e confusão. As anormalidades eletroencefalográficas aparecem somente em alguns casos.

Os sintomas gerais incluem hipertrofia das papilas gustativas, fraqueza, dores abdominais, dermatite acneiforme papilar, seborreia nasolabial, anemia hipocrômica e outras alterações do sangue. No homem, as lesões da pele; a seborreia ao redor da boca, do nariz e dos olhos; a glossite e a estomatite fazem lembrar a dermatite florida dos ratos, já mencionada. Uma distrofia muscular pseudo-hipertrófica também pode ocorrer. Dores de garganta, glossite, aftas, estomatite e comissurite oral são outros sinais que podem indicar a deficiência de vitamina B_6.

– *Doses Nutricionais Recomendadas para a Vitamina B_6*

Diversos fatores influenciam a necessidade individual da vitamina B_6, isto se explica pelo grande número de ações metabólicas desta amina vital. Dentre estes fatores, o mais estudado tem sido a ingestão proteica. Uma dieta proteica exagerada requer uma quantidade maior de vitamina B_6, porque o piridoxal-5'-fosfato é a coenzima necessária para a ação de muitas enzimas envolvidas no metabolismo dos aminoácidos.

Ao contrário das recomendações anteriores, o Conselho de Alimentos e Nutrição do Instituto de Medicina dos Estados Unidos da América não tabelou as doses nutricionais recomendadas para a vitamina B_6 em termos de ingestão proteica, muito embora esta relação tenha sido considerada no estabelecimento destas doses. Esta tabela, de 1998, vai relacionada a seguir:

Recém-nascidos até 6 meses de idade	0,1 mg/dia*.
Recém-nascidos de 7 a 12 meses de idade	0,3 mg/dia*.
Crianças de 1 a 3 anos de idade	0,5 mg/dia.
Crianças de 4 a 8 anos de idade	0,6 mg/dia.
Crianças de 9 a 13 anos de idade	1,0 mg/dia.
Adolescentes masculinos de 14 a 18 anos de idade	1,3 mg/dia.
Adolescentes femininos de 14 a 18 anos de idade	1,2 mg/dia.
Adultos de 19 a 50 anos de idade**	1,3 mg/dia.
Adultos masculinos maiores de 51 anos de idade	1,7 mg/dia.
Adultos femininos maiores de 51 anos de idade	1,5 mg/dia.
Gestantes de qualquer idade	1,9 mg/dia.
Lactantes de qualquer idade	2,0 mg/dia.

* Dose adequada, estimada quando a dose diária recomendada não pode ser determinada.

** Masculinos e femininos.

– *Indicações Terapêuticas da Vitamina B₆*

A vitamina B₆ tem sido empregada para a prevenção e o tratamento de diversas enfermidades. Preventivamente, ela pode ser utilizada para diminuir o risco de doenças cardiovasculares, para modular o sistema imune, para estimular a função cognitiva, na profilaxia da litíase renal, entre outras situações. Terapeuticamente, a piridoxina é usada em associação às drogas contraceptivas, na síndrome da tensão pré-menstrual, na depressão, como agente antiemético e antivertiginoso, na síndrome do túnel do carpo *etc.*

Os níveis de homocisteína elevados no sangue, mesmo que moderadamente, estão associados ao aumento do risco para doenças cardiovasculares, incluindo aí as doenças cardíacas e o acidente vascular cerebral. A digestão das proteínas libera aminoácidos, entre eles a L-metionina, da qual um dos metabólitos intermediários é a homocisteína. Nos indivíduos saudáveis existem dois caminhos metabólicos para a homocisteína:

- um destes processos converte a homocisteína novamente em metionina e é dependente das vitaminas B₁₂ e do ácido fólico;
- o outro caminho transforma a homocisteína em cisteína e requer duas enzimas, as quais são dependentes do piridoxal-5'-fosfato, como coenzima.

Deste modo, a homocisteinemia é controlada dependendo de pelo menos três vitaminas: a vitamina B₁₂, o ácido fólico e a piridoxina. Acompanhe na Figura 8.61.

Inúmeros trabalhos têm demonstrado a associação entre uma baixa ingestão de vitamina B₆, ou a homocisteinemia aumentada, e a elevação do risco para doenças cardiovasculares.

Um extenso trabalho prospectivo demonstrou que o risco de mulheres, que consumiam diariamente, em média, 4,6 mg de vitamina B₆, apresentarem doenças cardíacas, foi de somente 67% do risco daquelas que ingeriam uma média diária de 1,1 mg. Outro grande estudo prospectivo comprovou que altos índices plasmáticos de piridoxal-5'-fosfato estão associados a uma diminuição do risco para doenças cardiovasculares, independentemente dos níveis de homocisteinemia. Diversos outros trabalhos subsequentes corroboraram que baixos níveis plasmáticos de piridoxal-5'-fosfato são fatores de risco para o desenvolvimento da doença coronariana.

Ao contrário da suplementação com ácido fólico, a administração da vitamina B₆, isoladamente, não diminuiu, significativamente, os níveis da homocisteína plasmática, em jejum. Entretanto, a suplementação com a vitamina B₆ após uma dose oral de L-metionina foi eficaz em diminuir a homocisteinemia, sugerindo que a piridoxina afeta o metabolismo da homocisteína após as refeições.

Simonetta Friso e cols. demonstraram, em 2001, uma consistente relação entre o baixo nível plasmático de piridoxal-5'-fosfato e o aumento do teor de proteína-C-reativa circulante (PCR), independentemente da homocisteinemia. Friso prossegue, explicando que a vitamina B₆, por estar intimamente envolvida na síntese dos ácidos nucleicos,

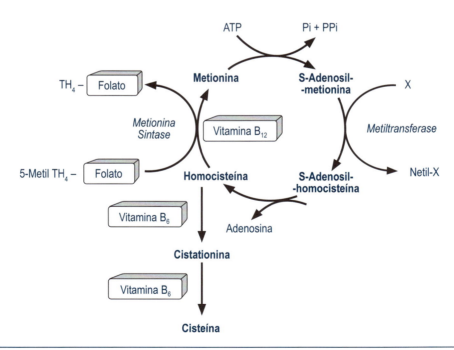

Figura 8.61 – *A S-adenosilmetionina forma a S-adenosil-homocisteína através de uma reação dependente de um processo de metilação pela enzima metiltransferase. A hidrólise da S-adenosilhomocisteína resultará na homocisteína. A homocisteína poderá ser remetilada para formar a metionina, através de uma reação dependente do ácido fólico e catalisada pela metionina sintetase, dependente da vitamina B₁₂. Alternativamente a homocisteína pode ser metabolizada a cisteína, por meio de duas reações catalisadas por duas enzimas dependentes da vitamina B₆.*

Capítulo 8

incluindo aí o ácido ribonucleico mensageiro (ARNm) e a sua consequente produção proteica, participa, também, da síntese da proteína-C-reativa e da fabricação de citocinas e outros polipeptídios mediadores da inflamação. O consumo aumentado desta coenzima nos processos inflamatórios justifica a diminuição dos teores plasmáticos do piridoxal-5'-fosfato e confirma o modelo no qual a vitamina B_6 está implicada na diferenciação e maturação dos monócitos, macrófagos, linfócitos-T e outras células envolvidas na cascata inflamatória, liberando as diversas enzimas e citocinas, entre elas e interleucina-2, uma importante proteína moduladora da resposta imune.

A proteína-C-reativa é considerada, hoje, o mais importante marcador sistêmico da inflamação e, juntamente com a homocisteína, mas sem dependência entre elas, são tidas como marcadores independentes do risco de doença cardiovascular.

Outros trabalhos têm mostrado que pacientes com deficiência de vitamina B_6 apresentam linfopenia e diminuição dos teores da interleucina-2. A reposição da piridoxina restaura o número dos linfócitos circulantes e a produção da interleucina-2, comprovando a importância da vitamina B_6 para o sistema imune, especialmente nos anciãos.

Principalmente nos idosos, a função imune é afetada pelo estado nutricional e pela baixa ingestão de vitamina B_6. As doses necessárias estabelecidas para restaurar a saúde do sistema imune dos idosos foram de 2,9 mg por dia para os homens e 1,9 mg diários para as mulheres. Maiores, portanto, que as doses nutricionais recomendadas.

Poucos trabalhos correlacionaram o estado nutricional relativo à piridoxina, à vitamina B_{12} e ao ácido fólico, e a homocisteinemia, com o declínio cognitivo do idoso ou mesmo com o mal de Alzheimer. Um destes estudos mostrou uma melhor *performance* nos testes cognitivos de dois indivíduos com níveis plasmáticos altos da vitamina B_6, porém, nos outros 18 testes não houve relação entre os resultados e os níveis plasmáticos desta vitamina.

Outro trabalho, duplo-cego e placebo-controlado realizado com idosos, demonstrou que a suplementação alimentar com a piridoxina melhora a memória, mas não afeta o humor, nem a atividade mental destes anciãos. Ainda uma outra extensa pesquisa, placebo-controlada, envolvendo mulheres jovens, adultas e idosas, demonstrou que a suplementação farmacológica com 75 mg diários de vitamina B_6, por 5 semanas, melhorou os resultados dos testes de memória em alguns dos grupos etários, mas não afetou o humor destas mulheres.

Mais recentemente, uma revisão sistemática das pesquisas randomizadas concluiu que não existem evidências adequadas para se afirmar que a suplementação com a piridoxina, com a vitamina B_{12} e com o ácido fólico melhore a função cognitiva, seja em indivíduos normais, seja em pacientes com distúrbios cognitivos.

Devido e estes resultados discrepantes, não podemos, atualmente, afirmar categoricamente que a administração destas vitaminas do complexo B possa melhorar o declínio cognitivo dos anciãos. Indo ainda mais longe, não se sabe se a deficiência marginal do complexo B, que é relativamente comum no idoso, ainda contribui para a deterioração cognitiva associada à idade, ou se ambas resultam do envelhecimento, ou ainda se são consequência de doenças, ou tudo isto junto.

Com relação à litíase renal, existem poucos dados demonstrando que a administração de altas doses de vitamina B_6 diminuem os teores urinários de oxalato de cálcio, transformando o oxalato em glicinato. Algum resultado, inibindo a formação de cálculos urinários de oxalato de cálcio, tem sido obtido com doses farmacológicas acima de 100 mg por dia.

Um extenso estudo prospectivo foi realizado, tentando relacionar a ingestão da vitamina B_6 e a ocorrência de cálculos renais em mulheres. Neste trabalho, mais de 85.000 mulheres, sem antecedentes de litíase renal, foram acompanhadas por mais de 14 anos. Aquelas que consumiram mais de 40 mg diários de vitamina B_6 apresentaram somente 2/3 do risco de desenvolver cálculo renal, quando comparadas com as outras que ingeriram 3 mg, ou menos, por dia. Por outro lado, um outro trabalho, acompanhando mais de 45.000 homens por mais de 6 anos, não encontrou nenhuma associação entre a ingestão de piridoxina e a ocorrência de cálculos renais. Atualmente não se recomendam doses farmacologicamente ativas da vitamina B_6 para a profilaxia e o tratamento da litíase renal.

A prescrição da piridoxina, em quantidades muito maiores do que as nutricionais, tem sido feita no tratamento de uma ampla variedade de patologias, algumas das quais apresentaremos a seguir. Estas doses farmacológicas têm sido, em geral, estabelecidas por estudos controlados por placebo muito bem projetados.

Nas décadas de 1960 e 1970, baseados no fato de que a vitamina B_6 é necessária para o metabolismo do triptofano, um grupo de médicos clínicos passou a utilizar o teste de carga do triptofano para estimar o estado nutricional relativo à piridoxina. Este teste consiste na dosagem do ácido xanturênico, um metabólito do triptofano, na urina de 24 horas, após a ingestão de uma dose-padrão, de 100 mg por kg de peso corporal, deste aminoácido. Um excesso de 30 mg nas 24 horas é considerado diagnóstico da deficiência de piridoxina. O teste de carga do triptofano, aplicado às mulheres que usavam contraceptivos orais, àquela época, quando as doses hormonais eram maiores, mostrando-se anormal, sugeria que estas pacientes fossem carentes em vitamina B_6. Então, estes clínicos prescreviam doses de piridoxina que variavam de 100 a 150 mg por dia, com o intuito de aliviar a depressão e os outros efeitos colaterais comuns àqueles agentes anovulatórios.

Uma crítica a este procedimento foi a de que os outros índices nutricionais da vitamina B_6 costumavam ser normais nas mulheres que utilizavam este tipo de anticoncepcional, sendo, por isso, pouco provável que a anormalidade encontrada no metabolismo do triptofano pudesse ser atribuída à deficiência desta amina vital.

Um trabalho mais recente, controlado por placebo, com mulheres usando contraceptivos de baixos teores hormonais, como são prescritos atualmente, não encontrou efeitos benéficos com a prescrição de 150 mg diários de piridoxina, na prevenção dos efeitos colaterais, tais como náuseas, vômitos, tonturas, depressão e irritabilidade, atribuídos a estes medicamentos.

Na realidade, na nossa experiência, como otoneurologista, nas décadas de 1970 e 1980, tanto no Hospital das Clínicas da Faculdade de Medicina da Universidade de São Paulo, quanto na Beneficência Portuguesa, onde tínhamos o nosso consultório, as doses de vitamina B_6 que usávamos, para obter o efeito antiemético e antivertiginoso eram sempre superiores a 300 mg diários, habitualmente 900 mg por dia, havendo raras ocasiões em que se prescrevia o dobro desta quantidade. Estas doses são efetivamente doses farmacológicas sedativas, necessárias para a ação da piridoxina na formação reticular do tronco cerebral, nos núcleos vestibulares do quarto ventrículo e no núcleo do nervo vago adjacente.

O emprego da vitamina B_6 para o alívio dos efeitos colaterais dos anovulatórios hormonais levou, naturalmente, à sua prescrição no tratamento da síndrome da tensão pré-menstrual (TPM). A síndrome da tensão pré-menstrual caracteriza-se por uma série de sintomas que inclui, mas não se limita a estes, fadiga, irritabilidade, mau humor, depressão, retenção hídrica e sensibilidade mamária. Costuma manifestar-se após a ovulação e persiste até o início da menstruação.

Uma revisão sistemática de 12 trabalhos duplo-cegos e placebo-controlados, analisando a eficácia da vitamina B_6 no controle dos sintomas da tensão pré-menstrual, concluiu que o benefício foi pobre. Por outro lado, uma outra revisão, mais recente, sugere que a prescrição de doses de piridoxina superiores a 100 mg por dia pode ser útil no tratamento desta síndrome.

Considera-se que a carência de vitamina B_6 possa levar à depressão, principalmente porque o piridoxal-5'-fosfato é uma coenzima-chave para a síntese dos neurotransmissores serotonina e noradrenalina. Entretanto, diversos trabalhos clínicos não conseguiram apresentar evidências convincentes de que a prescrição farmacológica da vitamina B_6 seja eficaz no tratamento da depressão. Por outro lado, a piridoxina tem-se mostrado benéfica no tratamento da síndrome do climatério. Desde os primórdios da década de 1940 a vitamina B_6 tem sido empregada para o tratamento da hiperêmese gravídica. A piridoxina é considerada segura para ser usada durante a gravidez e tem sido utilizada pelas gestantes sem nenhuma evidência de prejuízo para o feto.

Dois trabalhos duplo-cegos e controlados por placebo sugerem a prescrição de 10 a 25 mg de vitamina B_6, três vezes ao dia, para o alívio da indisposição matinal e do enjoo das gestantes. Todos os trabalhos são unânimes em afirmar que há, pelo menos, um leve, mas significativo, efeito da vitamina B_6 no alívio de náuseas e vômitos da gravidez. Uma revisão sistemática recente, de trabalhos controlados por placebo, concluiu que a piridoxina é realmente eficaz na redução da náusea do início da gestação. Há, porém, críticas a este resultado, afirmando que a hiperêmese gravídica é autolimitada e autorresolutiva, tornando difícil alguma conclusão sobre a efetividade de qualquer tratamento.

Uma outra indicação frequente da vitamina B_6 está no tratamento da síndrome do túnel do carpo. Esta enfermidade é caracterizada por dormência, dor e fraqueza na mão e nos seus dedos, provocadas pela compressão do nervo mediano ao nível do punho, e costuma ser provocada por lesões por esforços repetidos (LER) ou por inflamação do tecido mole desta região, desencadeada, algumas vezes, pela gravidez ou pelo hipotiroidismo.

As primeiras pesquisas, realizadas por J. M. Ellis e cols., afirmam que os pacientes portadores da síndrome do túnel do carpo apresentam deficiência de vitamina B_6 e que a administração de 100 a 200 mg diários de piridoxina, por alguns meses, é benéfica. Um trabalho mais recente, realizado em homens que não utilizavam suplementos vitamínicos, demonstrou que os baixos níveis sanguíneos do piridoxal-5'-fosfato estão associados a uma maior sensibilidade à dor, coceiras, insônia e a todos os sintomas da síndrome do túnel do carpo.

Por outro lado, estudos funcionais realizados através de avaliações eletrofisiológicas da condução nervosa do nervo mediano falharam ao procurar qualquer relação entre a deficiência da vitamina B_6 e a síndrome do túnel do carpo.

Enquanto algumas poucas pesquisas afirmam haver algum alívio sintomático com a administração da vitamina B_6, outros estudos, duplo-cegos e placebo-controlados, não mostram, em geral, o efeito terapêutico da vitamina B_6 sobre a síndrome do túnel do carpo.

Descobriu-se que a piridoxina inibe o crescimento de diferentes tipos de câncer em roedores. Ratos submetidos a uma dieta enriquecida com piridoxal e, posteriormente, injetados com células de melanoma mostraram uma resistência significativamente maior a essa neoplasia do que os ratos do grupo placebo. Aqueles ratos suplementados com piridoxal e que desenvolveram o câncer apresentaram um crescimento tumoral duas vezes menor que os do grupo-placebo.

Animados com estes resultados, alguns pesquisadores estão estudando os efeitos da vitamina B_6 em culturas de células de melanoma e como adjuvante nos tratamentos oncológicos. Em um destes estudos aplicou-se o aldeído da vitamina B_6, piridoxal, topicamente, cutânea e subcutaneamente, sobre os nódulos malignos do melanoma e, de modo surpreendente, as pápulas cutâneas desapareceram e os nódulos subcutâneos reduziram o seu tamanho em até 50%. Estes resultados foram considerados encorajadores, sobretudo devido ao fato de este tipo de melanoma ter resistido a todas as formas de tratamento realizadas até então.

Considerando-se que a vitamina B_6 é necessária para o metabolismo do L-triptofano e que as anormalidades deste metabolismo podem contribuir para a intolerância à glicose e para a diabete, alguns autores passaram a utilizar-se da piridoxina para o tratamento da resistência à insulina, da diabete gestacional, da obesidade e mesmo da diabete.

— Fontes da Vitamina B$_6$

Diversas enquetes nos Estados Unidos da América revelaram que a ingestão média da vitamina B$_6$ pelos homens é de cerca de 2 mg por dia e, pelas mulheres, ao redor de 1,5 mg diários. Um outro levantamento, realizado entre os idosos, também nos Estados Unidos da América, mostrou que os indivíduos maiores de 60 anos consomem, aproximadamente, entre os homens, 1,2 mg diários de vitamina B$_6$ e, entre as mulheres, 1 mg por dia, ambas as quantidades estão abaixo das doses nutricionais diárias recomendadas.

Outra consideração preliminar importante é a de que certos alimentos vegetais contêm uma única forma de vitamina B$_6$ disponível, a piridoxina glicosídeo, a qual apresenta, apenas, a metade da biodisponibilidade da vitamina B$_6$ proveniente de outros alimentos e suplementos alimentares. As formas de vitamina B$_6$ mais comumente encontradas nos alimentos de origem animal são a piridoxamina e o piridoxal. A vitamina B$_6$, proveniente de uma dieta variada, apresenta uma biodisponibilidade de aproximadamente 75%.

Na maioria das vezes, quando se inclui na dieta alguns alimentos particularmente ricos em vitamina B$_6$, consegue-se suprir as necessidades diárias e evitar a sua deficiência. Entretanto, aqueles indivíduos que seguem uma dieta estritamente vegetariana devem ingerir alguns alimentos fortificados com a vitamina B$_6$ ou algum suplemento alimentar com esta vitamina. Alguns dos alimentos especialmente ricos em vitamina B$_6$ estão listados na Tabela 8.6.

Tabela 8.6
Alguns dos Alimentos Especialmente Ricos em Vitamina B$_6$

Alimento	Porção	Vitamina B$_6$
Avelã seca e torrada	30 g	0,18 mg
Banana	1 média	0,43 mg
Batata cozida, com casca	1 média	0,70 mg
Cereal enriquecido	1 xícara (200 mL)	0,5 a 2,5 mg
Espinafre cozido	1 xícara (200 mL)	0,44 mg
Frango assado, sem pele	90 g (carne branca)	0,51 mg
Peru cozido, sem pele	90 g	0,39 mg
Salmão selvagem cozido	90 g	0,48 mg
Suco de vegetais	1 xícara (200 mL)	0,31 mg

Outras fontes nutricionais da piridoxina são o refugo do beneficiamento do arroz; as vísceras, como o fígado, os rins e o coração; as carnes de boi, porco e vitela; os peixes, como atum, truta, halibute, arenque e salmão; o levedo de cerveja; as nozes; o amendoim; o milho; o leite; a semente do girassol; o germe de trigo; os cereais integrais; a lentilha; o abacate; entre outras. O beneficiamento e a moagem dos cereais geram um desperdício da vitamina B$_6$ da ordem de 90%. Os suplementos alimentares de vitamina B$_6$, os multivitamínicos e os comprimidos de complexo B habitualmente apresentam a vitamina B$_6$ sob a forma de cloridrato de piridoxina.

— Cuidados com o Uso da Vitamina B$_6$

Os cuidados para a prescrição farmacológica da vitamina B$_6$ são muito discutidos, principalmente porque não são relatados efeitos colaterais pela ingestão de alimentos ricos em piridoxina, mas, apenas, pelo uso do seu suplemento alimentar e das suas apresentações farmacêuticas.

Doses muito altas de piridoxina, e por muito tempo, podem provocar sintomas neurológicos dolorosos, caracterizando o quadro de neuropatia sensorial, apesar de esta vitamina ser hidrossolúvel e facilmente excretada pela urina. Esta neuropatia sensorial pode-se manifestar com o uso prolongado de doses superiores a 1.000 mg por dia e apresenta, como sintomas principais, dores e insensibilidade nas extremidades e, nos casos mais severos, dificuldade para a deambulação. Muito raramente, esta neuropatia sensorial pode ocorrer com doses menores, porém, existem casos relatados do desenvolvimento desta neuropatia com o uso, por meses seguidos, de doses menores do que 500 mg.

Fiquemos seguros, entretanto, porque, até hoje, nenhum dos estudos, nos quais uma avaliação neurológica objetiva foi realizada, mostrou qualquer evidência de lesão nervosa com a ingestão diária de 200 mg de piridoxina. Com a finalidade de prevenir a neuropatia sensorial em praticamente todos os pacientes, o Conselho de Alimento e Nutrição do Instituto de Medicina norte-americano estabeleceu as Doses Máximas Toleráveis para a piridoxina, conforme a relação abaixo:

Bebês até os 12 meses de idade — impossível de estabelecer*.
Crianças de 1 a 3 anos de idade — 30 mg/dia.
Crianças de 4 a 8 anos de idade — 40 mg/dia.
Crianças de 9 a 13 anos de idade — 60 mg/dia.
Adolescentes de 14 a 18 anos de idade — 80 mg/dia.
Adultos maiores de 19 anos de idade — 100 mg/dia.

* A ingestão deve proceder apenas da alimentação e das fórmulas alimentares infantis.

É importante, porém, salientar que, sob a supervisão de um médico com experiência ortomolecular, estas doses podem ser aumentadas. O professor Efrain Olszewer preconiza, em seu livro, doses diárias de 300 mg para o tratamento da síndrome da tensão pré-menstrual e das cefaleias, 200 mg na síndrome do túnel do carpo e 150 mg na diabete e na estabilização da catarata. Ele utiliza a dose máxima tolerável estabelecida, de 100 mg, na terapêutica auxiliar antidepressiva e anticonvulsivante. Ele também emprega, em formulações ortomoleculares, doses menores, como por exemplo, 5 mg à noite em fórmula antidepressiva associada ao L-triptofano; 10 mg em associações para o controle da homocisteinemia e para o tratamento adjuvante da tuberculose; 50 mg em receitas para a asma.

Em animais, doses maciças, variando de 2.000 a 4.000 mg por kg de peso corporal, produzem convulsões e morte, porém, doses menores administradas diariamente não mostraram quaisquer efeitos deletérios nos animais estudados. Mais de 40 medicamentos interferem com o metabolismo da vitamina B_6 e, por este motivo, alguns pacientes podem apresentar carência desta vitamina provocada pela interação medicamentosa.

Entre as drogas que formam complexos com a piridoxina, inativando-a e provocando uma deficiência funcional, estão os medicamentos contra o bacilo de Koch, incluindo a isoniazida e a cicloserina; a penicilamina, o nosso já mencionado quelante de metais; a sulfassalazina; o imunossupressor ciclosporina; o anti-hipertensivo, vasodilatador, hidralazina; as anfetaminas; os antidepressivos; e os antiparkinsonianos, como a L-dopa.

Do outro ponto de vista, também estas drogas podem ter a sua atividade reduzida pela ingestão de altas doses de vitamina B_6.

Entre outros medicamentos que podem apresentar a sua eficácia comprometida por doses elevadas de piridoxina, merecem destaque os anticonvulsivantes, como o fenobarbital e a fenitoína. A droga antimetabólica da vitamina B_6 empregada experimentalmente é a 4-desoxipiridoxina e, acredito, deva ser aqui mencionada. Uma outra interação importante de ser lembrada é o excesso de L-leucina na dieta ou nas formulações ortomoleculares, causando uma deficiência funcional da vitamina B_6. Os principais agentes sinérgicos da piridoxina são as vitaminas do complexo B: niacina, riboflavina e biotina.

Como orientação adicional a respeito desta vitamina, destacamos que vários estudos metabólicos sugerem que as mulheres jovens necessitam de 0,02 mg de vitamina B_6 para cada grama de proteína consumida. Assim, considerando-se a ingestão máxima aceitável de proteína, que é de 100 g diários, a necessidade diária de piridoxina para estas jovens seria de 2 mg.

Conforme outros trabalhos, os idosos também precisam, no mínimo, ingerir diariamente estes 2 mg de vitamina B_6 e, na dependência de outros fatores, como a deficiência marginal, o comprometimento do sistema imune ou o nível elevado da homocisteinemia, esta necessidade pode ser ainda maior. Apesar de as evidências mostrarem este consumo maior entre os anciãos, diversos levantamentos estatísticos têm mostrado que os indivíduos maiores de 60 anos ingerem menos piridoxina do que a dose diária recomendada. Por estas razões, recomenda-se que todos os adultos consumam, diariamente, pelo menos 2 mg da vitamina B_6 sob a forma de suplemento alimentar.

Esta suplementação alimentar garante a ingestão mínima necessária para todos os adultos e, embora seja um pouco maior do que a dose diária recomendada, é 50 vezes menor que a dose máxima tolerável para esta amina vital.

• **Vitamina B_7**

Esta vitamina é, geralmente, classificada como sendo do complexo B, mas já foi denominada de vitamina H, do alemão *haut*, que significa pele; de bios IV; de fator contra o dano da clara do ovo; coenzima-R; e, atualmente, é mais conhecida pelo nome de biotina. A biotina é um ácido orgânico complexo, heterocíclico, possui um núcleo iminazólico-tiofano em sua molécula e é um carreador móvel de dióxido de carbono ativado. Apresenta atividade óptica e o seu estereoisômero funcional é o dextrógiro. A sua fórmula estrutural está representada na Figura 8.62.

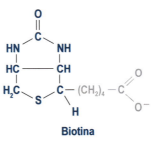

Figura 8.62 – *Vitamina B_7*

A biotina como ácido livre apresenta-se cristalizada como agulhas incolores, apenas ligeiramente solúveis em água. Já o seu sal sódico é altamente solúvel em água, caracterizando-a como uma vitamina hidrossolúvel. Esta vitamina, sob a sua forma cristalizada, apresenta um alto grau de termoestabilidade. Já solubilizada, em pH neutro, permanece estável até a temperatura de 100 graus Celsius; é muito resistente ao calor na presença de ácidos minerais fortes mas, por outro lado, é muito sensível ao aquecimento em soluções alcalinas. É muito sensível à ação oxidativa. A biotina é imprescindível à vida de todos os organismos vivos, mas demorou cerca de 40 anos, desde a sua descoberta inicial, para ser considerada uma vitamina.

Na natureza ela é sintetizada apenas por bactérias, leveduras, fungos, algas e algumas outras espécies de vegetais. A história da vitamina B_7 é interessante, a sua descoberta resultou de duas pesquisas diferentes. A primeira estudava uma síndrome tóxica que, ao final, demonstrou-se ser provocada por uma substância antagonista da biotina. A outra buscava soluções para um melhor crescimento das leveduras, com finalidade industrial.

Batemen, em 1916, observou que uma alta concentração de clara de ovos, em dietas experimentais, era tóxica. Em 1927, Boas confirmou que ratos alimentados com uma dieta exclusiva de clara crua de ovos apresentavam uma síndrome neuromuscular associada a uma dermatite grave com perda dos pelos. Boas chamou a este quadro de "lesão pela clara do ovo" e demonstrou que ele era evitado com a cocção das claras ou pela oferta de levedo de cerveja e fígado. Parsons e cols. também contribuíram, reproduzindo esta síndrome em outras espécies animais. György também estudou esta doença causada pela clara crua de ovos e convenceu-se de que era causada por uma deficiência vitamínica. Foi ele quem denominou esta substância protetora de vitamina H.

Agora estudando os fatores de crescimento para o levedo de cerveja, Kögl e Tönnis, em 1936, isolaram da gema do ovo um fator essencial para este crescimento, ao qual chamaram de biotina. Allison e cols., por esta época, estudando leveduras do gênero Rhizobium, já haviam demonstrado que o crescimento de algumas cepas dependia de um catalisador, o qual nomearam coenzima-R. Quando o caminho destas diversas pesquisas se cruzou, em 1940, ficou demonstrado que a vitamina H, a biotina e a coenzima-R eram a mesma substância. Em 1942, a fórmula estrutural da biotina foi estabelecida por Vigneaud e, logo em seguida, ela foi sintetizada em laboratório.

— Funções Bioquímicas da Vitamina B$_7$

Além da biotina livre, propriamente dita, existem outras três formas químicas derivadas da vitamina B$_7$ natural. Estes derivados são o épsilon-N-biotinil-1-lisina, também denominado biocitina, e os sulfóxidos dextrógiro e levógiro da biotina. A biocitina é um produto da degradação de um complexo formado pela união da biotina com uma proteína. Estas três substâncias são ativas na manutenção do crescimento de alguns fungos e bactérias, porém, a sua ação em humanos ainda não é bem conhecida.

A biotina ingerida é rapidamente absorvida, por processo ativo, no trato gastrintestinal, principalmente no intestino delgado, e aparece na urina, predominantemente como biotina livre. Quando a biocitina é administrada ao homem, uma enzima, presente no sangue, hidrolisa-a rapidamente, convertendo-a em biotina. Alguns autores consideram que a biotina é excretada, meio a meio, pelas fezes e pela urina.

A forma fisiologicamente funcional da vitamina B$_7$, a D-biotina, é uma coenzima que ativa o funcionamento de quatro importantes carboxilases, essenciais para a fixação do dióxido de carbono no metabolismo animal. A fixação do CO_2 ocorre através de uma reação bifásica. Na primeira fase, o dióxido de carbono liga-se à porção biotina da enzima e, na segunda fase, a carboxibiotina formada é transferida para um aceptor adequado, conforme o caminho metabólico. Estas quatro carboxilases são:

- a acetil-coenzima-A-carboxilase, que catalisa a união do bicarbonato com a acetil-coenzima-A, para formar a malonil-coenzima-A, a qual, por sua vez, é necessária para a síntese dos ácidos graxos;
- a piruvato carboxilase, crítica para a neoglicogênese, que é a produção da glicose tendo como matéria-prima os ácidos graxos e os aminoácidos;
- a metil-crotonil-coenzima-A-carboxilase, a qual catalisa um passo fundamental no metabolismo da L-leucina, um daqueles aminoácidos essenciais já estudados neste livro;
- e, finalmente, a propionil-coenzima-A-carboxilase, enzima essencial para diversas passagens metabólicas dos aminoácidos, do colesterol e dos ácidos graxos de cadeia ímpar.

Como parêntese explicativo, anotamos que os ácidos graxos de cadeia ímpar impõem a sua originalidade por apresentarem um número ímpar de carbonos na sua estrutura orgânica.

Outra função muito importante da biotina é a biotinilação das histonas. Que nomes feios são estes? Biotinilação é o nome que se dá à ligação da biotina a uma outra molécula, de proteína, por exemplo. As histonas são proteínas que se unem ao ADN (ácido desoxirribonucleico) para compactá-lo, de modo que ele possa formar a estrutura densa do cromossomo. Esta compactação deve ser relaxada por ocasião da replicação e da transcrição do ácido desoxirribonucleico.

A modificação experimental das histonas, através da adição de um radical acetil ou metil, denominada, respectivamente, acetilação ou metilação das histonas, afeta a replicação e transcrição genética. Analogamente, a biotina altera as histonas, através da enzima biotinidase, relaxando o cromossomo para a replicação e a transcrição genética. A este processo é que se denomina biotinilação das histonas.

— Carência da Vitamina B$_7$

A deficiência de biotina, embora seja muito rara no homem, pode ocorrer em duas situações: através da alimentação endovenosa sem a suplementação com a biotina e pelo consumo de ovo branco cru por muito tempo, entendendo-se, por tempo prolongado, a duração de mês a anos. Efrain Olszewer acredita que as principais causas da carência de biotina sejam a disbiose intestinal e o uso prolongado de antibióticos, comprometendo a biota intestinal. Este detalhe do ovo branco cru é explicado pela presença de uma proteína, existente nestes ovos, que se combina com a biotina, impedindo a sua absorção. O cozimento do ovo desnatura esta proteína, tornando-a suscetível à digestão e evitando, assim, a sua reação com a biotina.

Foram Eakin e cols. que, em 1940, descobriram, no ovo cru, este antagonista biológico da biotina e deram-lhe o nome de *avidina*. É interessante observar que a denominação avidina não provém, etimologicamente, da palavra ave, como se poderia imaginar, mas, sim, da expressão avidez, significando literalmente "proteína faminta". A avidina é uma glicoproteína de peso molecular elevado que, quando ligada à biotina, não a libera nem por hidrólise proteolítica, nem por hidrólise ácida.

Existe, ainda, uma terceira causa para a carência de biotina, esta uma deficiência funcional, provocada por um defeito hereditário no metabolismo desta vitamina. Foram identificadas duas falhas hereditárias no metabolismo da biotina, ambas relacionadas com enzimas, uma com a biotinidase e a outra com a holocarboxilase-sintetase. A biotinidase é uma enzima que catalisa a liberação da biotina ligada à L-lisina e a proteínas de baixo peso molecular, como, por exemplo, a proteína carreadora da carboxibiotina. A biotinidase é, assim, uma enzima que torna possível a reciclagem da biotina no organismo animal.

Quando o reproveitamento da biotina está comprometido, por carência ou defeito da biotinidase, o rim passa a excretar a biotina ligada às pequenas proteínas mais rapidamente do que a unida à biotinidase, aumentando, desse modo, a perda urinária desta vitamina. No sistema digestório, a biotinidase é responsável pela liberação da biotina das proteínas da dieta; assim, a deficiência desta enzima prejudica a absorção entérica desta amina vital. A deficiência metabólica da biotinidase chega a exigir, para estes enfermos, a suplementação de 5.000 a 10.000 µg diários de biotina, por via oral. A holocarboxilase-sintetase catalisa a combinação da biotina com todas as quatro carboxilases, já mencionadas no tópico sobre as funções desta vitamina. A deficiência da holocarboxilase-sintetase, seja pela ausência da sua síntese ou por defeito enzimático, acarreta uma baixa produção das carboxilases e, apesar dos níveis sanguíneos normais de biotina, é necessária a suplementação de doses muito altas de biotina. Estas doses variam, geralmente, entre 40.000 a 100.000 µg por dia.

De modo geral, o prognóstico destes dois distúrbios enzimáticos é bom, caso sejam diagnosticados precocemente e a terapia com a biotina, em doses altas, seja iniciada rapidamente, no recém-nascido ou na infância, e continuada por toda a vida. Ao lado destes mecanismos mencionados como causa da carência de biotina, outras circunstâncias podem aumentar o risco desta depleção vitamínica.

Durante a gestação, o consumo de biotina aumenta, justificado pelo rápido crescimento fetal, com as suas células dividindo-se velozmente, utilizando esta vitamina para a replicação do ácido desoxirribonucleico e a síntese essencial das carboxilases. Um levantamento estatístico recente sugere que as mulheres desenvolvem uma carência marginal, ou subclínica, de biotina durante a gravidez normal.

As hepatopatias também podem aumentar a necessidade de biotina. Um trabalho recente, realizado com 89 crianças, 62 hepatopatas crônicas e 27 saudáveis, como grupo-controle, mostrou que a atividade da biotinidase sérica estava anormalmente baixa naqueles infantes com comprometimento severo da função hepática por cirrose. Os medicamentos anticonvulsivantes, normalmente empregados no tratamento da epilepsia, também aumentam o risco de deficiência de biotina.

Os sintomas da carência franca de biotina incluem a queda de cabelos e uma descamação eritroexantematosa ao redor dos olhos, nariz, boca e órgãos genitais. Nos pacientes adultos, podem ser detectados sintomas neurológicos, como depressão, sonolência, torpor, hiperestesia, ataxia, alucinações e dormência e formigamento nas extremidades. Anorexia, náuseas, vômitos, glossite, mialgia, hipotonia, fraqueza, anemia discreta, comprometimento da memória, hipercolesterolemia e alterações eletrocardiográficas também foram descritas.

Alguns especialistas caracterizaram uma fácies típica para a carência de biotina, expressa pelo exantema e pela distribuição anormal da gordura facial. Aqueles enfermos que apresentam os defeitos hereditários do metabolismo da biotina manifestam, também, comprometimento do sistema imunológico, aumentando a sua suscetibilidade às infecções por fungos e bactérias.

— Doses Nutricionais Recomendadas para a Vitamina B_7

Em 1998, o Conselho de Alimentos e Nutrição do Instituto de Medicina dos Estados Unidos da América considerou que não existem dados suficientes para se estabelecer as doses diárias recomendadas para a biotina e instituíram, então, as doses adequadas para a ingestão da vitamina B_7. Estas doses adequadas encontram-se dentro da média de ingestão da biotina na dieta americana, a qual varia de 35 a 60 µg por dia.

Dose adequada* para a biotina, conforme a faixa etária:

Bebês de 0 a 6 meses	5 µg/dia.
Bebês de 7 a 12 meses	6 µg/dia.
Crianças de 1 a 3 anos	8 µg/dia.
Crianças de 4 a 8 anos	12 µg/dia.
Crianças de 9 a 13 anos	20 µg/dia.
Adolescentes de 14 a 18 anos	25 µg/dia.
Adultos maiores de 19 anos	30 µg/dia.
Gestantes de todas as idades	30 µg/dia.
Lactantes de todas as idades	35 µg/dia.

* Dose adequada, estimada quando a dose diária recomendada não pode ser determinada.

— Indicações Terapêuticas da Vitamina B_7

A principal indicação para a prescrição da biotina talvez não seja terapêutica, mas preventiva. As pesquisas mais recentes têm mostrado que o metabolismo da biotina é mais rápido durante a gravidez e que a situação nutricional da vitamina B_7 no organismo decai no decorrer da gestação. Estudando-se a excreção urinária da biotina, observou-se que seis entre dez mulheres grávidas apresentaram uma queda, abaixo do mínimo normal, dos teores urinários desta vitamina no final da gestação, sugerindo que o estado nutricional da biotina já estava depauperado. Cerca de metade das gestantes apresentam uma excreção anormalmente alta do ácido 3-hidroxi-isovalérico, um metabólito que reflete a diminuição da atividade de uma das enzimas biotina-dependentes. Um trabalho mais recente, com 26 grávidas tratadas com biotina, mostrou uma diminuição da excreção deste metabólito, quando comparadas com o grupo placebo, sugerindo, também, que a deficiência marginal da biotina é relativamente comum na gestação.

Embora a intensidade da depleção da biotina não tenha sido severa o suficiente para causar sintomas nestas mulheres, causa preocupação o fato de ser demonstrado que a carência subclínica da biotina provoca malformações congênitas em diversas espécies animais. Ainda não existem evidências diretas suficientes para se afirmar que a deficiência marginal de biotina acarreta defeitos congênitos nos seres humanos, porém, acredito que este risco potencial justifique a prudência em se assegurar uma ingestão adequada de biotina no decorrer da gestação.

Concluindo, já que as mulheres, no aconselhamento pré-nupcial, recebem a recomendação de consumirem um suplemento de ácido fólico antes de engravidarem e durante a prenhez, com a finalidade de prevenir os defeitos congênitos do tubo neural, é perfeitamente plausível, e fácil, prescrever-se, também, um suplemento de biotina. Recomendar-se-ia, nestes casos, uma formuleta associando 30 µg de biotina com 400 µg de ácido fólico.

Uma das indicações terapêuticas mais importantes da biotina tem sido a sua aplicação no tratamento da diabete não insulino-dependente. Há muitos anos se sabe que a carência franca de biotina compromete a utilização da glicose. Já foi demonstrado que os níveis sanguíneos de biotina são significativamente mais baixos nos pacientes diabéticos, não dependentes da insulina, do que nos indivíduos normais, e que os teores hemáticos de biotina estão inversamente relacionados com as taxas de glicemia de jejum destes diabéticos.

Em um estudo placebo-controlado, com 43 diabéticos não insulino-dependentes, administrou-se, durante um mês, 9.000 µg de biotina por dia e observou-se a queda de 45% na média das taxas de glicemia de jejum destes enfermos medicados. Outro trabalho refere a diminuição da glicemia, em diabéticos não dependentes da insulina, após o tratamento, de apenas 1 semana, com 16.000 µg diários de biotina. Diversos mecanismos podem explicar o efeito hipoglicêmico da biotina.

O primeiro deles considera a biotina como um cofator enzimático na síntese dos ácidos graxos a partir da glicose. A biotina estimula a glicoquinase hepática, provocando a produção do glicogênio, a forma metabólica de armazenamento da glicose. Ela também estimula a secreção da insulina pelo pâncreas, principalmente nas experiências com animais.

Atualmente está sendo investigada a ação da biotina no mecanismo de transporte da glicose para o interior das células, sobretudo a sua atuação sobre as proteínas transportadoras da glicose e a sua sensibilidade à insulina. Muitos outros estudos serão, ainda, necessários para se esclarecer, totalmente, a atuação da biotina no metabolismo humano da glicose.

Queixas muito frequentes no consultório e que consideraremos neste tópico são as unhas quebradiças e a queda de cabelo. Como já mencionamos no início deste livro, a abordagem ortomolecular surgiu na medicina veterinária e, espelhados nos médicos veterinários, que empregam a biotina no tratamento das enfermidades dos cascos dos cavalos e dos porcos, nós, que também somos médicos "bons pra burro", pensamos que esta vitamina também poderia ser útil na terapêutica das afecções ungueais humanas.

Temos referência a três trabalhos utilizando a biotina no tratamento de mulheres com queixa de unhas frágeis, todos com a duração de 6 meses e utilizando a dose de 2.500 µg diários. Dois destes estudos mostraram evidências clínicas, subjetivas, do fortalecimento ungueal em 67 e 91% das participantes, respectivamente. A terceira pesquisa empregou o escaneamento pela microscopia eletrônica para medir a espessura ungueal e a ocorrência de fraturas. Este último trabalho demonstrou, após o uso da biotina, a diminuição do número das fraturas ungueais e um acréscimo, de cerca de 25%, na espessura das unhas. Apesar de estes trabalhos mostrarem que a biotina é útil para o fortalecimento das unhas quebradiças, estudos maiores e controlados por placebo são necessários para comprovar este efeito.

Com relação à alopecia, embora ela seja um dos sintomas da carência severa de biotina, não existem, publicados, trabalhos científicos que suportem a afirmação de que altas doses de biotina sejam efetivas no tratamento e na prevenção da queda dos cabelos. Apesar disso, vários autores preconizam o uso de 10.000 µg diários de biotina com esta finalidade.

— Fontes da Vitamina B_7

Muitos alimentos contêm biotina, porém, geralmente, em quantidades menores que as outras vitaminas hidrossolúveis. São consideradas boas fontes de biotina a gema do ovo, o fígado, as vísceras e o levedo de cerveja. Entre outros alimentos que podem fornecer-nos a vitamina B_7, incluímos as ostras, as frutas frescas, os vegetais, o leite, a carne de peixes e o resíduo do beneficiamento do arroz.

Os levantamentos nutricionais, para se estimar a ingestão populacional média da biotina, são inúteis, devido à escassez de dados sobre o conteúdo desta vitamina nos alimentos. Trabalhos menores estimam que a ingestão diária média esteja entre 40 a 60 µg, para os adultos. A Tabela 8.7 quantifica o teor conhecido de biotina para alguns alimentos.

A flora bacteriana colônica sintetiza a sua própria biotina, mas não se sabe, com certeza, se o organismo humano consegue aproveitar, em quantidade significativa, esta vitamina de origem intestinal. Alguns trabalhos, realizados com cultura de células da mucosa colônica humana, identificaram um processo especializado em captar a biotina, sugerindo que o homem é capaz de absorver e aproveitar a vitamina B_7 produzida pela flora bacteriana do intestino grosso.

Tabela 8.7
Teor Conhecido de Biotina para Alguns Alimentos

Alimento	Porção	Biotina = Vitamina B₇
Abacate	1 inteiro	6 µg
Alcachofra cozida	1 média	2 µg
Carne de porco cozida	90 g	2 µg
Couve-flor crua	1 xícara (200 mL)	4 µg
Farelo de trigo bruto	30 g	14 µg
Fígado cozido	90 g	27 µg
Framboesa	1 xícara (200 mL)	2 µg
Frango cozido	90 g	3 µg
Levedo de cerveja	7 g do fermento ativo	14 µg
Ovo cozido	1 grande	25 µg
Pão de trigo integral	1 fatia	6 µg
Queijo *camembert**	30 g	6 µg
Queijo *cheddar* *	30 g	2 µg
Salmão cozido	90 g	4 µg

* O queijo camembert ou cottage, assim como os queijos gouda e cheddar, apresentam uma porcentagem de gordura entre 45 e 50%.

A biotina está disponível comercialmente sob a forma de um pó cristalino, para o uso por via oral, e como solução em ampolas, para uso parenteral.

– Cuidados com o Uso da Vitamina B₇

A biotina é considerada uma vitamina atóxica. A terapêutica oral com a biotina tem sido bem tolerada, naqueles enfermos com defeitos hereditários do metabolismo desta vitamina, em doses superiores a 200.000 µg diários. Naqueles pacientes que não apresentam este distúrbio hereditário, tem-se usado doses superiores a 5.000 µg por dia, por 2 anos, sem qualquer efeito colateral.

Existe, entretanto, um caso descrito na literatura de uma anciã que apresentou um derrame eosinofílico pleuropericárdico grave após ingerir diariamente, por 2 meses, uma associação de 10.000 µg de biotina com 300 mg de ácido pantotênico. Esta reação poderia ser atribuída, na minha modesta consideração, a alguma contaminação da preparação, talvez pela albumina do ovo ou outro contaminante farmacológico. Devido à ausência de outros relatos sobre efeitos adversos da biotina, o Instituto de Medicina dos Estados Unidos da América não estabeleceu a dose máxima tolerável para esta amina vital.

Existem interações medicamentosas entre a biotina e algumas drogas, especialmente com as anticonvulsivantes. Pacientes epilépticos que utilizam anticonvulsivantes por muito tempo, como soe ocorrer, apresentam baixos teores sanguíneos de biotina e uma eliminação urinária de vários ácidos orgânicos, excreção esta representativa da diminuição das atividades das carboxilases. Os anticonvulsivos primidona e carbamazepina inibem a absorção da biotina no intestino delgado. O fenobarbital, a fenitoína e a carbamazepina aumentam a excreção urinária da biotina. O ácido valproico tem sido implicado na diminuição da atividade da biotinidase, em crianças.

A terapêutica prolongada com sulfas e antibióticos, como utilizada no tratamento das colites, diminui a síntese da biotina pela flora colônica, aumentando, potencialmente, a necessidade da ingestão desta vitamina.

O ácido pantotênico, quando empregado em doses altas, pode competir com a biotina nos sítios de absorção intestinal, isto porque as estruturas das suas carboxilas terminais são semelhantes. Apesar de não ter sido demonstrado em humanos, nos ratos, o ácido alfalipoico diminui a atividade das carboxilases biotina-dependentes. Muitas outras substâncias também antagonizam as atuações da biotina, entre elas destacam-se a sulfona da biotina, a destio-biotina e certos ácidos carboxílicos da imidazolidona. Inclusive já tivemos a oportunidade de mencionar o antagonismo entre a avidina e a biotina.

Do mesmo modo, é prudente observar que foi aventada a hipótese de a biotina apresentar uma ação carcinogênica. Isto ocorreu pelo fato de se terem observado teores elevados desta vitamina em alguns tumores epiteliais, nos quais se tentou o tratamento com a avidina. Esta teoria, entretanto, ainda não foi confirmada.

Como pouco se conhece sobre a quantidade de biotina necessária para uma ótima saúde e a prevenção de doenças, e pela inexatidão dos dados sobre o conteúdo desta vitamina nos alimentos, a abordagem ortomolecular recomenda a suplementação nutricional de 30 µg diários de vitamina B₇ para os adultos. Não há indícios de que os idosos requeiram doses maiores do que estas para a prevenção de doenças.

– Vitamina B₉

Trata-se de uma vitamina hidrossolúvel do complexo B, amplamente conhecida pelos termos ácido fólico e folato. Na verdade, o termo folato designa qualquer composto químico no qual o ácido pteroico se liga a uma ou mais moléculas do L-glutamato.

Os outros nomes, menos difundidos da vitamina B₉ são ácido pteroilmonoglutâmico, ácido pteroilglutâmico, PGA (*Pteroil Glutamic Acid*), folacina, ácido folínico, vitamina Bc, fator *Lactobacillus casei*, fator *citrovorum* e, o mais complicado de todos, ácido N-[4-{[(2-amino-4-hidroxi-6-pteridil)-

metil]-amino}-benzoil]-L (+) ácido glutâmico. A vitamina B$_9$ apresenta um peso molecular de 441,4, a fórmula empírica de $C_{19}H_{19}N_7O_6$ e a sua fórmula estrutural pode ser estudada na Figura 8.63.

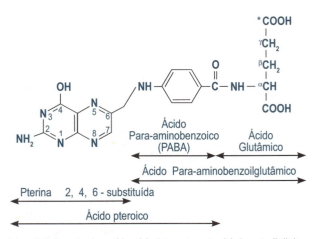

Figura 8.63 – *Vitamina B$_9$.*

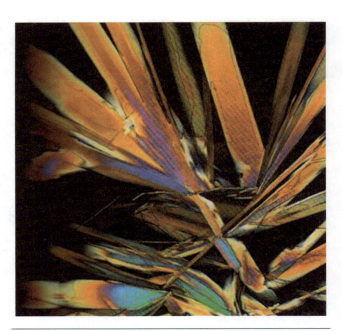

Figura 8.64 – *Cristais de ácido fólico.*

Os principais agrupamentos químicos da molécula da vitamina B$_9$ são o núcleo pteridínico, ligado, por uma ponte metílica, ao ácido para-aminobenzoico (PABA), o qual, por sua vez, une-se ao ácido glutâmico através de um laço peptídico.

Como já percebemos nestes primeiros parágrafos, os folatos são as formas químicas naturais da vitamina B$_9$ e apresentam-se sob os mais diversos aspectos químicos, tanto nos alimentos quanto nas formas metabolicamente ativas no corpo humano. O ácido fólico, por sua vez, é a forma mais estável da vitamina B$_9$ e a mais frequentemente empregada nas preparações vitamínicas e no enriquecimento nutricional, raramente ocorrendo no organismo humano e nos alimentos naturais. Na sua apresentação seca, o ácido fólico mostra-se como cristais amarelos, finos e lanceolados, como podem ser vistos na Figura 8.64.

Este ácido livre é praticamente insolúvel em água fria, porém o seu sal dissódico é hidrossolúvel até a concentração de 1,5 g/%. O ácido fólico é termolábil em pH menor que 4, porém, em pH maior que 5 tolera a temperatura de 100º C por 1 hora, quando a sua molécula se cinde na ponte metílica, liberando a pterina e o para-amino-benzoil-glutamato.

A história da vitamina B$_9$ inicia-se na Índia, em 1931, quando Lucy Wills observou os efeitos do extrato de fígado e do levedo de cerveja na anemia macrocítica tropical e concluiu que esta doença devia ser causada por uma deficiência nutricional. Em 1938, Day e cols. descobriram um fator antianêmico para os macacos no levedo de cerveja e denominaram-no vitamina M. Nesta mesma época Stokstad e Manning encontram um fator de crescimento para os frangos e chamaram-no de fator U. Hogan e Parrot, em 1939, identificam um fator antianêmico para os frangos, no extrato de fígado, e nomearam-no de vitamina Bc (c de *chicken*, galinha, em inglês).

Em 1940 foram descobertos os fatores de crescimento para o *Lactobacillus casei* e para o *Streptococcus lactis*. Snell e Peterson deram-lhe o nome de fator norite-eluído. Dourando esta pílula cultural, norite é uma rocha vulcânica, também encontrada nos locais de impacto de meteoritos e trazida do solo lunar pela missão Apollo, usada como catalizador. Assim, fator norite eluído significa, literalmente, fator extraído da norite. Um jeito complicado de se dizer coisas simples... qualquer semelhança com este livro é mera coincidência.

Mitchell, Snell e Williams, em 1941, isolaram uma substância estimulante do crescimento do *Streptococcus lactis*, suspeitaram que ela tivesse propriedades semelhantes às de uma vitamina para os animais e sugeriram o nome de ácido fólico, por terem-na extraído das folhas do espinafre.

Como ilustração, observamos que o isolamento inicial da vitamina B$_9$ necessitou de quatro toneladas de espinafre, tamanha a insuficiência dos recursos técnicos daquela época, e ficamos imaginando o que dirão dos nossos atuais "métodos sofisticados de investigação" daqui a 70 anos.

Em 1945, Angier e cols. sintetizaram, em laboratório, um composto idêntico ao fator *Lactobacillus casei* extraído do fígado. Posteriormente, eles descreveram as estruturas químicas deste composto e as de outras substâncias a ele relacionadas. Neste mesmo ano, Spies demonstrou que o ácido fólico cura a anemia megaloblástica da gravidez.

Em 1962, Herbert, imitando Samuel Hahnemann, experimentou em si mesmo uma dieta deficiente em folatos, durante vários meses, e relatou os sintomas da carência, estabelecendo os critérios para o diagnóstico carencial da vitamina B_9. Neste mesmo ano, Herbert estimou a primeira "dose diária recomendada" do ácido fólico para adultos.

Na Rússia, em 1991, Wald afirmou que a suplementação com ácido fólico reduz, em 70%, a incidência dos defeitos do tubo neural entre as gestantes que, previamente, haviam dado à luz bebês com esta malformação. Na Hungria, Czeizel demonstrou, em 1992, que as malformações do tubo neural podem ser amplamente eliminadas com o emprego, desde a concepção, de um multivitamínico que contenha o ácido fólico em sua formulação. Neste mesmo ano, Butterworth, nos Estados Unidos da América, afirmou que os níveis séricos do ácido fólico estão inversamente relacionados com a incidência do câncer cervical nas mulheres infectadas pelo vírus do papiloma humano (HPV, do inglês *Human Papiloma Virus*).

Finalmente, em 1993, o Serviço de Saúde Pública dos Estados Unidos da América recomendou que todas as mulheres, em idade fértil, consumam 400 µg de folatos diariamente, com o intuito de evitar deformidades fetais, como a espinha bífida e outros defeitos do tubo neural.

— *Funções Bioquímicas da Vitamina B_9*

A única função das coenzimas fólicas parece ser a de mediadoras nas transferências de unidades de carbono solitário, estas coenzimas atuam como receptoras e doadoras destas unidades de carbono solitário em diversas reações indispensáveis para o metabolismo dos ácidos nucleicos e aminoácidos.

A unidade de carbono solitário, ou unidade de carbono único, já mencionada quando estudamos a vitamina B_6, é um termo bioquímico empregado para definir os agrupamentos químicos que contêm apenas um único carbono ligado a outros átomos. Muitas reações biossintéticas necessitam que a unidade de carbono solitário se combine com uma molécula precursora intermediária. Entre as unidades de carbono solitário transferidas pelas coenzimas fólicas estão incluídas a metil ($-CH_3$), a metileno ($-CH_2-$), a formil ($-CH = O$), a formimino ($-CH = NH$) e a metenil ($-CH =$).

As coenzimas fólicas são vitais para o metabolismo do ácido desoxirribonucleico (ADN) em, pelo menos, dois caminhos metabólicos diferentes. O primeiro é a síntese do ácido desoxirribonucleico a partir dos seus precursores purínicos e timidínico. O segundo é a síntese da L-metionina. Os folatos são necessários para a síntese da metionina, a qual, por sua vez, é indispensável para a produção da S-adenosil-metionina (SAMe).

A S-adenosil-metionina é uma molécula doadora do grupo metil, uma unidade de carbono solitário, utilizado em inúmeras reações biológicas, incluindo a metilação do ácido desoxirribonucleico (ADN) e do ácido ribonucleico (ARN). A metilação do ácido desoxirribonucleico é importante para a prevenção da oncogênese. Também o metabolismo de muitos aminoácidos requer a presença das coenzimas fólicas. Por exemplo, a produção da L-metionina a partir da homo-L-cisteína precisa, além de uma enzima dependente da vitamina B_{12}, de uma coenzima fólica, o tetra-hidrofolato. Assim, a deficiência de folatos provoca uma diminuição da síntese da L-metionina e um acúmulo da homocisteína; a homocisteína, por sua vez, aumenta o risco para doenças cardíacas e vasculares.

O metabolismo da homocisteína é um exemplo interessante para se ilustrar a interação nutricional entre as vitaminas e a importância, desta integração, para a saúde do organismo.

A homocisteína é um metabólito intermediário no processamento bioquímico dos aminoácidos sulfurados. As pessoas saudáveis apresentam dois caminhos metabólicos diferentes para a homocisteína, que podem ser revistos na Figura 8.57. Em um destes caminhos, a enzima metionina-sintetase produz metionina a partir da homocisteína na dependência de uma coenzima fólica, a 5-metil-tetra-hidrofolato, e de uma enzima dependente da vitamina B_{12}, a metil-cobalamina-transferase. Na outra passagem metabólica, a homocisteína é convertida ao aminoácido L-cisteína pela ação de duas enzimas dependentes da vitamina B_6. Concluindo, a homocisteinemia é controlada, nos indivíduos saudáveis, pela integração das atividades de três vitaminas do complexo B, a B_6, a B_9 e a B_{12}, esta última ainda estudaremos.

— *Carência da Vitamina B_9*

A causa mais frequente da carência de folatos é a desnutrição, entretanto diversos outros fatores também podem contribuir para esta deficiência, como as dietas restritivas, para a perda de peso, por exemplo; o alcoolismo, o qual diminui a absorção dos folatos e, geralmente, está associado a uma má alimentação; a gastrite atrófica; as enterites crônicas, como a doença celíaca, o espru, a doença de Crohn; e a hemodiálise.

Algumas outras situações também podem levar à deficiência da vitamina B_9, como a gestação, o câncer e outras patologias que aceleram o metabolismo e aumentam a taxa de divisões celulares, incrementando, desse modo, a demanda orgânica por folatos. Diversas drogas também podem contribuir para a carência da vitamina B_9, como mencionaremos no tópico pertinente, e são as causas mais frequentes da deficiência aguda desta amina vital. Aliás, a deficiência aguda de folatos tem sido encontrada nos pacientes submetidos a cuidados intensivos, especialmente naqueles submetidos à nutrição parenteral total.

A carência crônica de folatos, no seu início, não apresenta nenhum sintoma evidente e, geralmente, passa despercebida, como soe acontecer com a deficiência de todas as vitaminas. Apesar de as primeiras fases da deficiência de folatos não apresentarem sinais e sintomas óbvios, a homocisteinemia pode estar elevada e serve como um alerta para a prevenção desta carência, além de ser um marcador para o risco cardiovascular. Os tecidos que se renovam muito rapidamente e, em consequência, apresentam uma rápida divisão celular, são os mais sensíveis aos efeitos da escassez dos folatos.

Exemplificando, quando o suprimento de folatos é inadequado para a medula óssea, que é um destes tecidos que apresentam um alto índice de multiplicação celular, a hematogênese é prejudicada e resulta na produção de eritrócitos, os quais, além de insuficientes, são imaturos e anormalmente grandes. Estas são as características da anemia chamada megaloblástica e macrocítica. Seguindo este mesmo modelo, os leucócitos neutrófilos tornam-se hipersegmentados e podem ser observados, microscopicamente, no hemograma.

Pelo fato de as hemácias normais apresentarem, no sangue circulante, um tempo de vida de aproximadamente 4 meses, pode demorar vários meses para que a deficiência de folatos seja diagnosticada através da anemia megaloblástica.

A progressão da anemia compromete o transporte do oxigênio, pelos glóbulos vermelhos, para os tecidos e determina os sintomas da anemia, os quais, neste caso, também o são da carência da vitamina B_9. Estes sintomas clássicos são a palidez, a fadiga, a fraqueza e a dispneia aos esforços. É muito importante observar que a anemia megaloblástica provocada pela carência de folatos é idêntica àquela causada pela deficiência da vitamina B_{12} e que as dosagens laboratoriais destas vitaminas podem ser necessárias para um diagnóstico preciso.

O sistema digestório, cujo epitélio também se renova muito rapidamente, também sofre com a privação da vitamina B_9, assim é comum a presença de glossite, náusea e, mais raramente, de diarreia e perda de peso. O fato de, habitualmente, não se encontrarem lesões morfológicas gastrintestinais associadas à anemia megaloblástica, causada pela deficiência de vitamina B_9, sugere que as células epiteliais entéricas retêm o pouco folato presente na dieta deficiente nesta amina vital.

— Doses Nutricionais Recomendadas para a Vitamina B_9

Tradicionalmente, o conceito da necessidade mínima de ingestão de folatos define a quantidade necessária da vitamina B_9 suficiente para se prevenir os sintomas provocados pela anemia.

Em 1998, porém, estabeleceram-se as doses nutricionais recomendadas para a vitamina B_9 com base, principalmente, nas concentrações eritrocitárias dos folatos, relativas aos diversos graus de ingestão desta vitamina, e considerada a ausência de anormalidades hematológicas. A concentração de folatos nas hemácias também foi correlacionada com o estoque hepático de folatos. Além disso, a homocisteinemia foi utilizada como um indicador da integridade do metabolismo do carbono solitário, sendo, o seu valor normal, considerado um marcador útil para se considerar uma ingestão adequada da vitamina B_9.

As doses nutricionais recomendadas para as gestantes são consideravelmente mais elevadas que para as não grávidas, isto foi assim determinado porque a prenhez está associada a um grande aumento na quantidade de divisões celulares e a uma significativa elevação do número de processos metabólicos que necessitam das coenzimas fólicas. Quando o Conselho de Alimento e Nutrição do Instituto de Medicina norte-americano estabeleceu estas novas doses nutricionais para a vitamina B_9, ele também criou uma nova unidade, o *equivalente fólico*, o qual reflete a bioequivalência entre o ácido fólico sintético, normalmente presente nos suplementos nutricionais e adicionado aos alimentos enriquecidos, e os folatos, encontrados nas comidas naturais.

Assim, 1 µg do folato natural corresponde a 1 µg de equivalente fólico, enquanto o equivalente fólico para o ácido fólico pode variar:

- 1 µg de ácido fólico contido nas refeições ou em alimentos enriquecidos provê 1,7 µg do equivalente fólico.
- 1 µg de ácido fólico ingerido, isoladamente, com o estômago vazio proporciona 2 µg do equivalente fólico.

Exemplificando:

Servindo-se de uma porção de comida contendo 60 µg de folatos, consome-se 60 µg de equivalentes fólicos, enquanto, comendo uma macarronada enriquecida, artificialmente, com 60 µg de ácido fólico ingere-se 102 µg (1,7 × 60) do equivalente fólico.

Analogamente, tomando-se uma cápsula contendo 400 µg de ácido fólico, em jejum, estaremos aproveitando o dobro em equivalente fólico. Ou seja 800 µg.

Com isso já percebemos que o ácido fólico apresenta melhor biodisponibilidade que os folatos, entretanto, não devemos desconsiderar dois pontos:

- que os equivalentes fólicos foram determinados em trabalhos realizados com adultos;
- que as biodisponibilidades do ácido fólico, presente nas fórmulas infantis, e dos folatos, contidos no leite materno, não foram estudadas.

Assim, enfatizamos, o uso dos equivalentes fólicos para o cálculo das necessidades de ácido fólico pelos bebês não é recomendável. A seguir, listamos as doses diárias recomendadas de folatos, em equivalentes fólicos, para as diversas faixas etárias:

Bebês até os 6 meses de idade *	65 EF**.
Bebês dos 7 aos 12 meses de idade*	80 EF.
Crianças de 1 a 3 anos de idade	159 EF.
Crianças de 4 a 8 anos de idade	200 EF.
Crianças de 9 a 13 anos de idade	300 EF.
Adolescentes de 14 a 18 anos de idade	400 EF.
Adultos maiores de 19 anos de idade	400 EF.
Gestantes de todas as idades	600 EF.
Lactantes de todas as idades	500 EF.

* Dose adequada, estimada quando a dose diária recomendada não pode ser determinada.

** EF = equivalente fólico = 1 µg de folato.

As necessidades diárias, entretanto, podem variar de pessoa para pessoa e a explicação para isso está na existência de uma variação genética do gene responsável pela síntese da enzima metileno-tetra-hidrofolato redutase, denominado polimorfismo C677T MTHFR, polimorfismo este que produz uma enzima menos estável. Dependendo da população estudada, 50% dos indivíduos podem apresentar um alelo alterado deste gene (C-T) e, de 5 a 25% das pessoas podem apresentar os dois alelos anormais deste gene (T-T). O gene da metileno-tetra-hidrofolato redutase tem importância fundamental na produção de uma coenzima fólica específica para a formação da L-metionina a partir da homocisteína, conforme podemos rever na Figura 8.52, referente à riboflavina.

Quando os indivíduos homozigotos (T-T) para este gene anormal ingerem parcas quantidades de folatos, eles passam a apresentar níveis reduzidos da enzima metileno-tetra-hidrofolato redutase e, consequentemente, teores altos de homocisteína no sangue. A melhora do estado nutricional dos folatos nestas pessoas parece estabilizar a enzima metileno-tetra-hidrofolato redutase, manter os seus teores e diminuir a homocisteinemia.

Uma pergunta, ainda sem resposta, a respeito dos folatos, é se a atual dose diária recomendada é suficiente para a normalização dos níveis da enzima metileno-tetra-hidrofolato redutase, nos indivíduos homozigotos para o polimorfismo C677T, ou se estes pacientes necessitam de doses maiores de folatos.

– Indicações Terapêuticas da Vitamina B$_9$

A principal indicação médica da vitamina B$_9$ está na prevenção das malformações do tubo neural. Como já tivemos a oportunidade de destacar, o estado nutricional dos folatos é crítico para a síntese do ácido desoxirribonucleico (ADN) e do ácido ribonucleico (ARN), indispensáveis para a intensa multiplicação celular necessária para o crescimento e o desenvolvimento fetal. Os defeitos do tubo neural podem variar da espinha bífida à anencefalia, com efeitos devastadores e, muitas vezes, fatais para o feto ou o recém-nascido. Estas malformações costumam acontecer entre o 21º e o 27º dia após a concepção, tempo em que a maioria das mulheres não percebe estar grávida.

O risco para o desenvolvimento dos defeitos do tubo neural, nos Estados Unidos da América, anteriormente à obrigatoriedade do enriquecimento dos alimentos com o ácido fólico, foi estimado em 1 em cada 1.000 gestações. Pesquisas randomizadas demonstraram uma redução de 60 a 100% nos casos de malformações do tubo neural, quando as mulheres consumiam uma dieta variada suplementada com ácido fólico no período periconcepcional, compreendido entre 1 mês antes e 1 mês após a fertilização.

Os resultados deste e de outros estudos impeliram o Serviço de Saúde Pública dos Estados Unidos da América a recomendar que todas as mulheres aptas a engravidar consumissem 400 µg diários de ácido fólico, com o intuito de evitar estas malformações. Esta recomendação foi feita a todas as mulheres em idade fértil porque o ácido fólico é necessário muito precocemente na embriogênese e, nos Estados Unidos, assim como cá, as gestações não costumam ser planejadas.

A despeito da efetividade do ácido fólico na prevenção destes defeitos embrionários, parece que menos da metade das mulheres férteis seguiram este conselho. Então, em 1998, a FDA (do inglês *Food and Drug Administration*) americana implementou uma lei exigindo o enriquecimento dos produtos de cereais com o ácido fólico. Esta lei estimava um acréscimo médio de 100 µg de ácido fólico à dieta americana, porém esta adição é, provavelmente, muito maior, devido ao abuso do ácido fólico na indústria dos alimentos, a qual adiciona mais vitamina à matéria prima já fortalecida. Desde então, os Centros de Prevenção e Controle de Doenças dos Estados Unidos da América têm relatado um decréscimo de 26% na prevalência das malformações do tubo neural.

No Canadá, onde o enriquecimento dos alimentos é praticamente idêntico ao dos Estados Unidos, ou seja, 1,5 mg e 1,4 mg por kg de cereais, respectivamente, a redução na ocorrência destas embriopatias foi muito maior. De fato, estudos mais recentes concluíram que esta legislação, para a fortificação alimentar com o ácido fólico, reduziu em aproximadamente 50% os casos de malformações do tubo neural nos Estados Unidos e no Canadá juntos; entretanto, Mills e col. acreditam que os dados americanos estão muito subestimados.

Além dos defeitos do tubo neural, os folatos podem prevenir a ocorrência de outras malformações congênitas, entre elas algumas malformações cardíacas e dos membros, contudo estas evidências devem, ainda, ser melhor estudadas. Ainda durante a gestação, a baixa ingestão de folatos está associada ao maior risco para o parto prematuro e para o nascimento de bebês de baixo peso. Mais recentemente, a homocisteinemia elevada, considerada como um indicador funcional da deficiência da vitamina B$_9$, tem sido, também, associada ao aumento da incidência de abortos e complicações gestacionais, como a pré-eclâmpsia e o descolamento prematuro da placenta.

Com todas estas evidências adicionais, é razoável recomendar-se a suplementação com o ácido fólico durante toda a prenhez, mesmo após o fechamento do tubo neural, com a finalidade de se evitar algumas outras possíveis intercorrências gestacionais. A dose diária, habitualmente empregada nas formulações multivitamínico-minerais para as gestantes, é de 400 a 500 µg, porém pode alcançar a cifra de 5.000 µg por dia, especialmente se a mãe estiver em uso de medicação anticonvulsivante.

Outra indicação terapêutica e preventiva importante para a vitamina B$_9$ é a profilaxia dos eventos mórbidos cardiovasculares. Inúmeros trabalhos indicam que os teores elevados da homocisteína sanguínea, mesmo que moderadamente, aumentam o risco para doenças cardiovasculares. Estudos observacionais têm mostrado que a diminuição, por tempo prolongado, da homocisteinemia, ainda que seja de apenas 1 µmol por litro, é suficiente para reduzir em cerca de 10% o risco para doenças vasculares. O mecanismo pelo qual a homocisteína aumenta o risco de vasculopatias permanece sendo um grande desafio para a pesquisa, porém, parecem estar envolvidos os efeitos adversos da homocisteína sobre a coagulação sanguínea, sobre a vasomotricidade arterial e sobre o espessamento das paredes arteriais.

Já com relação às patologias cardiovasculares, muito embora a homocisteinemia elevada esteja, indiscutivelmente, associada ao aumento do risco para estas enfermidades, ainda não está claro se a diminuição dos seus teores hemáticos acarretaria uma redução na ocorrência destas doenças. Consequentemente, a Associação dos Cardiologistas Americanos (*American Heart Association*) recomenda a dosagem da homocisteinemia apenas nos pacientes de alto risco. São considerados de alto risco aqueles indivíduos com antecedentes pessoais ou familiares de cardiovasculopatia; os desnutridos e os portadores da síndrome da má absorção intestinal; os hipotiroideos; os nefropatas; os portadores do lúpus eritematoso sistêmico; e aquelas pessoas submetidas ao tratamento com determinados medicamentos, como, por exemplo, a teofilina, o metotrexato, a L-dopa, as resinas carreadoras dos ácidos biliares e o ácido nicotínico.

Para os pacientes considerados de alto risco objetiva-se a redução da homocisteinemia a um nível inferior a 10 µmol por litro, considerado, por muitos pesquisadores, suficiente para se minimizar o risco para enfermidades cardiovasculares. Dietas ricas em folatos têm sido utilizadas para se alcançar este objetivo. Um trabalho que acompanhou 1.980 finlandeses, por 10 anos, demonstrou que aqueles que consumiram mais folatos apresentaram 55% menos eventos coronários agudos.

Dentre as três vitaminas envolvidas na regulação da homocisteinemia, o ácido fólico é aquela que tem mostrado o melhor desempenho na redução dos níveis sanguíneos basais da homocisteína, desde que não coexistam deficiências das vitaminas B_6 e B_{12}. Comprovando que uma dieta rica em folatos reduz a homocisteinemia, o nível hemático da homocisteína vem declinando, nos Estados Unidos da América, desde que a FDA ordenou o enriquecimento dos cereais com o ácido fólico.

Uma metanálise de 25 trabalhos, controlados por placebo e randomizados, comprovou que a administração de 800 µg diários de ácido fólico diminui drasticamente as concentrações plasmáticas da homocisteína, a suplementação com 400 µg por dia reduziu a homocisteinemia em 90%, e a ingestão de 200 µg diários do ácido fólico diminuiu os níveis plasmáticos da homocisteína em 60%. A Associação dos Cardiologistas Americanos tem advogado a prescrição diária de 400 µg de ácido fólico associados a 2 mg da vitamina B_6 e a 6 µg da vitamina B_{12} para aqueles pacientes com hiper-homocisteinemia que não responderam ao tratamento inicial com uma dieta rica em folatos.

Apesar de ser indiscutível que a hiper-homocisteinemia representa um maior risco de doenças cardiovasculares e que o ácido fólico efetivamente abaixa os níveis plasmáticos da homocisteína, diversos trabalhos continuam sendo realizados com a finalidade de determinar se a redução da homocisteinemia realmente diminui a incidência dos eventos cardiovasculares e dos acidentes vasculares cerebrais.

Uma metanálise preliminar dos dados de quatro destes trabalhos em andamento, envolvendo cerca de 14.000 pacientes, não mostrou um efeito significativo, com a prescrição de vitaminas do complexo B, sobre o risco de coronariopatia e de acidente vascular cerebral. Outra metanálise de 12 trabalhos, randomizados e placebo-controlados, considerando dados coletados de 16.958 pacientes, nos quais preexistiam doenças renais e cardiovasculares, mostrou que a prescrição do ácido fólico não alterou a evolução das coronariopatias, dos acidentes vasculares encefálicos, nem a mortalidade, por qualquer causa, apesar de comprovar uma redução de 13 a 52% nas concentrações plasmáticas da homocisteína. Em consequência a esta metanálise, a Associação dos Cardiologistas Americanos retirou a sua recomendação para o uso do ácido fólico na prevenção das cardiovasculopatias em *mulheres* com alto risco. Esperamos que a finalização destes trabalhos em curso nos traga uma resposta mais concreta sobre a eficiência do ácido fólico na prevenção e no tratamento das doenças cardiovasculares.

Com relação ao câncer, acredita-se que ele apareça em decorrência de um processo contínuo de danos e reparos do ácido desoxirribonucleico (ADN) e/ou pela expressão inapropriada de alguns genes específicos. E, devido à importância dos folatos para a síntese dos ácidos nucleicos e para as reações de metilação, é muito provável que eles afetem tanto o reparo cromossomal quanto a expressão genética. Uma menor incidência do câncer está associada, consistentemente, ao consumo de, pelo menos, cinco porções diárias de frutas e vegetais, os quais são excelentes fontes de folatos. Estudos observacionais têm mostrado a associação da deficiência de folatos com o câncer cervical uterino, com neoplasias do cólon e do reto, e com cânceres dos pulmões, esôfago, encéfalo, pâncreas e mamas.

Trabalhos intervencionistas, com a prescrição do ácido fólico, têm sido realizados, principalmente, nos casos de neoplasias cervicais uterinas e nos cânceres colorretais. Embora os resultados com o câncer cervical tenham sido inconsistentes, os trabalhos randomizados, envolvendo as neoplasias colorretais, têm sido mais promissores. Resultados conflitantes foram encontrados em uma metanálise de sete trabalhos de coorte e nove trabalhos casos-controlados; os folatos provenientes dos alimentos mostraram uma relação inversa com o câncer colorretal, todavia, os folatos totais, oriundos dos alimentos e da suplementação com o ácido fólico, não se relacionaram com esta neoplasia. É importante salientar que os estudos caso-controle examinados nesta metanálise eram muito heterogêneos e que os seus autores afirmaram que uma dieta de fibras, ou outras vitaminas, podem ter alterado os resultados, funcionando como fatores de confusão ou confundimento (estes últimos são termos sinônimos, empregados em estatística).

Acima de tudo, a função dos folatos nesta possível prevenção da neoplasia colorretal serve como um exemplo da complexidade da interação entre a genética e a nutrição. E, em geral, tem-se observado que uma ingestão relativamente baixa de folatos, associada ao abuso de bebidas alcoólicas, aumenta a incidência do câncer colorretal. O álcool interfere com a absorção dos folatos e, num estudo prospectivo envolvendo mais de 45.000 homens, profissionais da saúde, que ingeriam habitualmente mais de duas doses de bebida alcoólica por dia, o etilismo dobrou o risco de câncer de cólon. A combinação do alcoolismo com a ingestão insuficiente de folatos leva, com certeza, a uma grande incidência do câncer de cólon, contudo, os etilistas que consomem 650 µg, ou mais, de folatos, diariamente, não mostram aumento na ocorrência deste tumor.

Alguns pesquisadores têm observado que os indivíduos homozigotos para o polimorfismo C677T MTHFR não apresentam risco aumentado para o câncer de cólon quando a ingestão de folatos lhes é adequada, porém, quando o consumo de folatos lhes é insuficiente, ou/e quando têm o hábito de ingerir bebidas alcoólicas, esta probabilidade aumenta. Uma observação de extrema importância na abordagem ortomolecular está no fato de que, enquanto os folatos naturais, presentes nos alimentos, apresentam uma ação protetora contra o câncer colorretal, as altas doses de ácido fólico podem, na realidade, acelerar o crescimento tumoral naqueles pacientes que já apresentarem a neoplasia.

Um levantamento entre pacientes que recebiam 1.000 µg diários de ácido fólico e que apresentavam história de adenoma colorretal com tendência à malignização, ou que apresentavam adenomas colorretais múltiplos (mais que dois), revelou uma maior ocorrência de cânceres em outros locais, especialmente na próstata.

Com relação ao câncer de mama, os trabalhos com os folatos também têm mostrado resultados díspares. Muitos estudos têm demonstrado que o consumo de álcool pelas mulheres aumenta o risco de câncer de mama. Dois importantes trabalhos, contudo, sugerem que uma maior ingestão de folatos pode reduzir a probabilidade de câncer de mama em mulheres alcoólatras. Um outro estudo prospectivo enorme, realizado com 88.000 enfermeiras, relatou que o ácido fólico não mostrou nenhuma associação ao câncer de mama nas mulheres que consumiam menos que uma dose de bebida alcoólica por dia; todavia, naquelas senhoras que ingeriam, no mínimo, uma dose por dia, o ácido fólico, na dosagem de 600 µg por dia, reduziu em 50% o risco de câncer de mama, quando comparadas com as mulheres etilistas que consumiam menos que 300 µg diários da vitamina B_9.

Muitos trabalhos, realizados tanto com animais quanto em *anima nobili*, tentando esclarecer a relação entre os folatos e o câncer, apresentaram resultados conflitantes e ressaltaram, ainda mais, a necessidade de novas pesquisas para determinar o real papel dos folatos na progressão das neoplasias. Enquanto se esclarece este aspecto, considera-se que a administração de 10.000 µg diários de ácido fólico a pacientes portadores de *displasias*, especialmente as lesões pré-cancerosas do colo uterino e dos brônquios, possa reduzir, significativamente, o número de células atípicas.

Outras indicações frequentes da vitamina B_9 estão na prevenção e no tratamento da doença de Alzheimer, da demência senil e dos distúrbios cognitivos. Sabe-se que a participação dos folatos na síntese dos ácidos nucleicos e nas reações de metilação é essencial para o funcionamento normal do cérebro. Há mais de uma década, inúmeros pesquisadores têm descrito a relação entre a deficiência de folatos e os distúrbios da percepção, do pensamento, do aprendizado, de julgamento e da consciência do idoso.

Um grande estudo transversal cruzado, realizado com anciãos canadenses, observou que aqueles idosos que apresentavam baixos níveis séricos de folatos tinham, também, maior propensão a desenvolverem depressão, demência e a serem hospitalizados. Este trabalho, entretanto, não conseguiu relacionar a deficiência nutricional dos idosos hospitalizados com a demência. Neste mesmo estudo, os níveis séricos baixos de folato estavam associados a uma maior probabilidade do comprometimento da memória de curto prazo, naqueles anciãos que não apresentavam sinais de demência. Outro trabalho, com 30 freiras de um mesmo convento, com o mesmo padrão de vida e dietas idênticas, mostrou uma forte relação entre a severidade da atrofia cerebral, encontrada nas portadoras do mal de Alzheimer, e os baixos níveis sanguíneos de folatos.

Estudos mais recentes, entretanto, têm mostrado resultados conflitantes em relação à razão entre os teores de folatos na dieta e o risco para a doença de Alzheimer. Um destes trabalhos, realizado com idosos de etnia hispânica e afroamericana com uma alta prevalência de fatores de risco vascular, mostrou que uma maior ingestão de folatos e ácido fólico está associada a uma menor incidência da enfermidade de Alzheimer. Por outro lado, uma outra pesquisa prospectiva, também com anciãos, não mostrou nenhuma associação entre o teor de folatos na dieta e o mal de Alzheimer. Ainda um terceiro estudo prospectivo mostrou que uma alta ingestão de folatos relacionou-se, surpreendentemente, com um maior declínio da função cognitiva do idoso. Apesar destas discrepâncias, considera-se que os níveis plasmáticos da homocisteína moderadamente aumentados, bem como os teores sanguíneos diminuídos, dos folatos e da vitamina B_{12}, estão associados à doença de Alzheimer e à demência vascular. O estudo de um grupo de 370 idosos, de ambos os sexos, acompanhado por mais de 3 anos, confirmou a associação entre a duplicação do risco para o mal de Alzheimer e os baixos níveis séricos de folatos (<10 nmol/L) e de vitamina B_{12} (< 150 pmo/L).

No seguimento de uma amostra de 1.092 idosos, homens e mulheres sem qualquer sinal de demência, durante um período médio de 10 anos, aqueles que apresentavam uma taxa plasmática inicial de homocisteína maior mostraram, também, um risco significativamente maior para o desenvolvimento do mal de Alzheimer e de outros tipos de demência, e aqueles que apresentaram a homocisteinemia maior do que 14 μmol por litro exibiram um risco cerca de duas vezes maior.

Na década de 1980 estudou-se a ação do ácido fólico nos pacientes portadores da síndrome do X frágil, uma doença hereditária que afeta apenas o sexo masculino, considerada a segunda maior causa de retardamento mental, depois da síndrome de Down. Estes estudos, especialmente os franceses, mostraram que o ácido fólico melhora o comportamento e o quociente de inteligência (QI) dos portadores desta síndrome, desde que administrado antes do início da puberdade. As doses usadas variaram de 10.000 a 250.000 μg por dia.

— Fontes da Vitamina B$_9$

Os vegetais de folhagem verde, que costumo chamar de "verdosos", são fontes ricas de folatos e, aliás, são a origem do nome fólico. As frutas cítricas, especialmente os seus sucos, os legumes e os cereais enriquecidos são outras excelentes fontes de folatos.

São também fornecedores da vitamina B$_9$ o fígado, o germe de trigo, o levedo de cerveja, a gema do ovo e a semente de linhaça. Grande parte dos folatos presentes nos alimentos naturais são instáveis, cerca de 70% dos folatos presentes nos vegetais perdem a sua atividade após 3 dias da colheita. Perdas consideráveis também ocorrem durante a cocção dos alimentos e, da quantidade que sobra, até 95% podem desaparecer quando se despreza a água do cozimento.

A maior parte dos folatos da dieta é ingerida na forma de poliglutamato, o qual é convertido, nas células da parede intestinal, para a forma monoglutamato, como é absorvida. Na natureza, estes poliglutamatos estão associados, no tecido vegetal ou no tecido animal, às enzimas, denominadas conjugases, que liberam os monoglutamatos para a pronta absorção intestinal. Estas conjugases são de extrema importância para a biodisponibilidade da vitamina B$_9$, como podemos perceber por este exemplo a seguir.

O levedo de cerveja apresenta um folato contendo sete moléculas do ácido glutâmico, denominado ácido pteroil-hexa-alfaglutamilglutâmico e, simplificando, ácido pteroil heptaglutâmico. Estas conjugases agem sobre este ácido heptaglutâmico e liberam os sais pteroil-diglutamatos e pteroil-monoglutamatos para a absorção intestinal. Com tudo isto, apenas cerca da metade dos folatos ingeridos na dieta é realmente absorvida e, ainda, o pteroil-monoglutamato precisa ser reduzido, enzimaticamente, ao ácido tetra-hidrofólico, este, sim, o aceptor coenzimático das unidades monocarbônicas.

A biota intestinal não é considerada como fonte nutricional de folatos, em circunstâncias normais, porque a síntese dos folatos bacterianos intestinais ocorre, estritamente, no intestino grosso, enquanto a absorção dos folatos se dá, principalmente, no jejuno (intestino delgado proximal). A Tabela 8.8 enumera uma série de alimentos ricos em folatos e os seus respectivos conteúdos de vitamina B$_9$.

Tabela 8.8
Série de Alimentos Ricos em Folatos e os Seus Respectivos Conteúdos de Vitamina B$_9$

Alimento	Porção	Folatos = Vitamina B$_9$
Arroz enriquecido	1 xícara (200 mL)	60 EF
Aspargo cozido	1/2 xícara (~ 6 hastes)	134 μg
Cereais enriquecidos	1 xícara (200 mL)	200 a 400 EF*
Espinafre cozido	1/2 xícara (100 mL)	132 μg
Feijão verde**	1/2 xícara (100 mL)	78 μg
Grão-de-bico	1/2 xícara (100 mL)	141 μg
Lentilha	1/2 xícara (100 mL)	179 μg
Macarrão	1 xícara (200 mL)	60 EF
Pão de trigo	1 fatia	20 EF
Suco de laranja concentrado	200 g	98 μg

* EF = Equivalente fólico = 1 μg de folato, porque os alimentos enriquecidos o são com o ácido fólico.

** Feijão verde ou feijão-fava, Phaseolus limensis, originário dos Andes peruanos.

Os cereais norte-americanos são, por força da lei, fortalecidos com 1.400 μg de ácido fólico para cada kg do grão. As farinhas norte-americanas refinadas, dos cereais, são também enriquecidas com a niacina, a tiamina, a riboflavina e com o ferro desde 1º de janeiro de 1998. A forma da vitamina B$_9$, presente na maioria dos suplementos vitamínicos, nos complexos B comerciais e nos multivitamínicos, é o ácido fólico. As apresentações aquosas da vitamina B$_9$, em geral, são preparadas com os sais folatos hidrossolúveis, já que o ácido fólico é apenas parcialmente solúvel em água.

Para driblar a ação dos medicamentos inibidores da enzima di-hidrofolato redutase, como o metotrexato, o trimetoprim e a sulfassalazina, existe uma preparação injetável de ácido folínico, também denominada leucovorim, ou fator citrovorum, ou ácido N-formil-tetra-hidrofolínico, de uso intramuscular. Além deste uso específico, o leucovorim não tem indicação para a prevenção ou o tratamento da deficiência da vitamina B$_9$. Para complementar, ressaltamos, doses iguais ou superiores a 1.000 μg requerem receita médica.

— Cuidados com o Uso da Vitamina B$_9$

Não existem efeitos adversos descritos associados ao consumo excessivo de folatos provenientes dos alimentos, porém, deve-se respeitar um cuidado maior na prescrição da vitamina B$_9$ sintética, ou seja, do ácido fólico. Não foram relatados efeitos tóxicos do ácido fólico, mesmo com doses de 15.000 μg diários, cerca de 40 vezes a dose diária recomendada, e nem com o uso crônico, por 5 anos, de 10.000 μg por dia. Uma das preocupações na prescrição do ácido fólico deve ser o mascaramento da deficiência da vitamina B$_{12}$.

A carência de vitamina B_{12} passa, frequentemente, despercebida e afeta um grande número de pessoas, especialmente os idosos. Um dos efeitos desta deficiência é a anemia megaloblástica, indistinguível da anemia provocada pela carência da vitamina B_9.

Doses elevadas de ácido fólico, administradas a um enfermo com deficiência de vitamina B_{12} não diagnosticada, podem corrigir a anemia megaloblástica sem retificar a hipovitaminose B_{12}, aumentando, assim, o risco de lesões neurológicas irreversíveis neste paciente. As dosagens do ácido fólico que costumam mascarar a progressão da neuropatia devida a carência da vitamina B_{12} soem ser maiores do que 5.000 µg, daí a recomendação de não se empregar doses diárias maiores do que 1.000 µg na suplementação alimentar e no enriquecimento da comida.

Queremos, porém, observar que a deficiência da vitamina B_{12} em mulheres férteis é infrequente, sendo, portanto, pouco provável que a prescrição de doses diárias maiores do que 1.000 µg do ácido fólico cause problemas. Mas, na dúvida, que se dosem as vitaminas.

Com o intuito de prevenir o mascaramento da hipovitaminose B_{12}, o Conselho de Alimento e Nutrição do Instituto de Medicina norte-americano estabeleceu as Doses Máximas Toleráveis para o ácido fólico:

Bebês de 0 a 12 meses de idade	Impossível de se estabelecer*
Crianças de 1 a 3 anos de idade	300 µg/dia.
Crianças de 4 a 8 anos de idade	400 µg/dia.
Crianças de 9 a 13 anos de idade	600 µg/dia.
Adolescentes de 14 a 18 anos	800 µg/dia.
Adultos maiores de 19 anos	1.000 µg/dia.

* Recomenda-se a utilização de apenas alimentos naturais e as fórmulas próprias para bebês.

Além da atenção ao possível mascaramento de uma deficiência de vitamina B_{12}, devemos observar, também, a interferência que a ingestão de altas doses de ácido fólico pode causar na absorção intestinal do zinco, prejudicando o aproveitamento deste oligoelemento. Com relação às interações medicamentosas com a vitamina B_9, a mais comum e, por isso, talvez, a mais importante, seja a com os agentes anti-inflamatórios não hormonais. Estas drogas, exemplificadas pela aspirina e pelo ibuprofeno, quando empregadas em doses elevadas e por tempo prolongado, como no tratamento das artrites, interferem com o metabolismo dos folatos e podem ser as responsáveis pela anemia megaloblástica associada à artrite reumatoide.

Os anticonvulsivantes, como a difenil-hidantoína, o fenobarbital e a primidona, inibem a absorção intestinal dos folatos, e muitos trabalhos mostram a deficiência da vitamina B_9 nos epilépticos. Entretanto, poucos estudos controlados pesquisaram as diferenças na ingestão de folatos entre os usuários e os não usuários dos medicamentos antiepilépticos.

Em contrapartida, tem sido relatado que as doses elevadas de ácido fólico, administradas a pacientes epilépticos, diminuem o efeito das drogas anticonvulsivantes e aumentam a frequência das crises epilépticas. Este antagonismo ácido fólico/anticonvulsivante é explicado pela semelhança entre o anel pentagonal de uma das coenzimas fólicas e o anel pentagonal da difenil-hidantoína. É o bloqueio desta mesma coenzima o responsável pela anemia megaloblástica associada à terapêutica antiepiléptica com a hidantoína.

Inibem também a absorção do ácido fólico os agentes hipocolesterolêmicos, colestiramina e colestipol, especialmente quando ingeridos ao mesmo tempo, o álcool, os antiácidos, os anti-histamínicos H2 e os inibidores da bomba de prótons, estes três últimos empregados no tratamento da úlcera gastroduodenal. O metotrexato é o antagonista clássico do ácido fólico, e é empregado como quimioterápico no tratamento de inúmeras patologias, entre elas a artrite reumatoide e a psoríase.

Alguns dos efeitos colaterais do metotrexato são os mesmos da carência da vitamina B_9 e a prescrição médica do ácido fólico diminui estas reações adversas sem reduzir a eficácia deste quimioterápico.

Diversos outros medicamentos apresentam, também, atividade antifólica, inibindo a enzima di-hidrofolato redutase e, entre eles, destacamos o antibiótico trimetoprim, o antimalárico pirimetamina, o agente hipotensor trianteren e a sulfassalazina, esta última muito utilizada no tratamento da colite ulcerativa. As primeiras pílulas anticoncepcionais, as quais empregavam doses elevadas de estrógenos, também comprometiam o metabolismo dos folatos; no entanto, os atuais anovulatórios orais, utilizando doses baixas de estrógenos, não apresentam este efeito.

É interessante, também, mencionar que existem alguns sinergistas da vitamina B_9; além da tantas vezes mencionada vitamina B_{12}, outras vitaminas do complexo B e a vitamina C participam das reações metabólicas dos folatos. A vitamina C, inclusive, ajuda a preservar os folatos contidos nos alimentos e uma dieta deficiente em folatos é, muito provavelmente, também uma dieta deficiente em vitamina C.

A abordagem ortomolecular recomenda uma suplementação alimentar diária de 400 µg de ácido fólico, além da ingesta alimentar normal de folatos, não só para a prevenção dos defeitos do tubo neural na gravidez, quanto para a manutenção dos teores normais da homocisteinemia, especialmente nos idosos. Mesmo somada ao ácido fólico adicionado aos alimentos enriquecidos, esta quantidade, muito provavelmente, nunca alcançará a dose máxima tolerável de 1.000 µg diários.

• Vitamina B_{12}

A vitamina B_{12} refere-se a um grupo de substâncias denominadas corrinoides de cobalto, ou seja, substâncias químicas que contêm um anel de corrina de cobalto em sua estrutura química. Este grupo também é conhecido como cobalamina.

Os cognomes mais conhecidos da vitamina B_{12} no decorrer do tempo foram: fator extrínseco antianêmico-pernicioso, fator extrínseco de Castle, fator de proteína animal, vitamina antianemia perniciosa, hidroxicobalamina, fator de maturação do eritrócito e cianocobalamina. As principais substâncias do grupo cobalamina nos seres animais são as hidroxicobalaminas, as adenosilcobalaminas e as metilcobalaminas, estas duas últimas as formas coenzimaticamente ativas.

Nos mamíferos, a cobalamina é um cofator para apenas duas enzimas, a metionina sintetase e a L-metil-malonil-coenzima-A mutase. A vitamina B_{12} forma cristais com formato de agulhas na cor vermelha, é hidrossolúvel, perde lentamente a sua atividade quando exposta à luz, ao oxigênio e em meio alcalino. É resistente ao calor e a sua perda no cozimento, de aproximadamente 70%, ocorre mais pela ação das enzimas das carnes e pela lixiviação do que pelo aquecimento.

A cianocobalamina é a apresentação sintética da vitamina B_{12}, é a forma mais estável e disponível para o uso clínico, e é transformada nas coenzimas ativas, 5'-desoxiadenosilcobalamina e metil-cobalamina no interior do organismo humano. Dentre todas as vitaminas, a vitamina B_{12} é a que tem a maior estrutura química e também é a mais complexa. Apenas como ilustração, é a única vitamina que contém, em sua estrutura, um íon metálico.

A história da vitamina B_{12} iniciou-se em 1824, quando Combe descreveu os primeiros casos de anemia perniciosa e relacionou-a com possíveis doenças do aparelho digestório. Apenas em 1855, Combe e Addison identificaram e relacionaram os sintomas clínicos da anemia perniciosa. Passaram-se 100 anos para que Whipple e Robscheit-Robbins descobrissem, em 1925, os benefícios da ingestão do fígado para a regeneração do sangue de cães anêmicos. Em 1926, George Minot e William Murphy relataram que uma dieta, contendo grande quantidade de fígado cru, cura os pacientes com anemia perniciosa. Foram, então, desenvolvidos os concentrados de fígado e iniciados os trabalhos na busca de um possível fator antianemia perniciosa.

Castle, em 1929, postulou que existem dois fatores envolvidos no controle da anemia perniciosa: um fator extrínseco, alimentar, e um fator intrínseco, presente na secreção gástrica normal. A administração conjunta destes dois fatores restaura a produção dos glóbulos vermelhos e cura a anemia perniciosa. Whipple, Minot e Murphy, pelos seus relevantes trabalhos no tratamento da anemia perniciosa, foram galardoados com o prêmio Nobel de medicina, em 1934.

Trabalhando separadamente, Rickes, Folkers e cols., nos Estados Unidos da América, e Smith e Parker, na Inglaterra, isolaram um pigmento vermelho cristalino, ao qual deram o nome de vitamina B_{12}. Em 1948, West demonstrou, cabalmente, que as injeções de vitamina B_{12} beneficiam, dramaticamente, os doentes com anemia perniciosa. Pierce e cols., em 1949, isolaram duas formas cristalinas da vitamina B_{12}, uma contendo cianeto, a cianocobalamina, e outra sem o cianeto, a hidroxicobalamina. Ambas igualmente eficazes no tratamento da anemia perniciosa.

Em 1955, empregando a cristalografia por raios X, Dorothy Hodgkin e cols. estabeleceram a estrutura molecular tridimensional da cianocobalamina e das suas formas coenzimáticas.

Neste mesmo ano, Eschenmoser e cols., na Suíça, e Woodward e cols., nos Estados Unidos da América, sintetizaram, pela primeira vez, a vitamina B_{12} a partir de culturas de determinados microrganismos, sendo eles bactérias e fungos. Contudo, apenas em 1973, Woodward e cols. conseguiram a síntese plena da vitamina B_{12} em laboratório. O cerne da estrutura complexa da vitamina B_{12}, ou cobalamina, é constituído por um anel de corrina, contendo, por sua vez, um átomo central de cobalto.

O anel de corrina é formado por quatro unidades pirrólicas, duas delas, os anéis A e D, são ligadas diretamente uma à outra, enquanto as outras duas, os anéis B e C, são unidas por pontes metênicas, como nas porfirinas. Vejam a Figura 8.65.

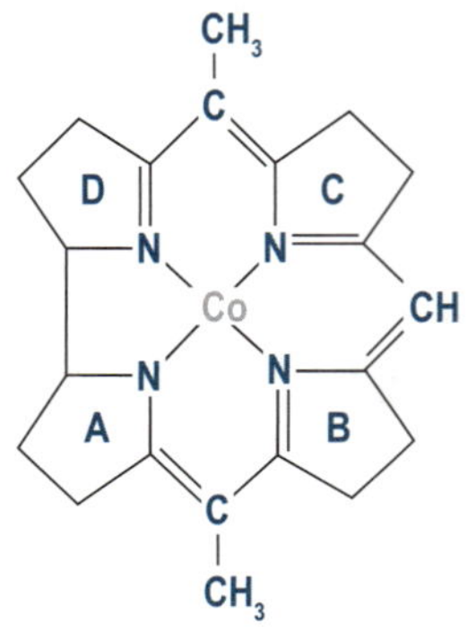

Núcleo de corrina da cobalamina.
Os substituíntes nos pirróis e os outros ligantes não são mostrados neste esquema

Figura 8.65 – *Anel de corrina.*

O anel de corrina é menor que o das porfirinas e os seus substituintes são diferentes. Um átomo de cobalto hexavalente está unido aos quatro nitrogênios dos pirróis. O quinto substituinte unido ao cobalto, em um dos lados do plano determinado pelo grupo corrina, é um derivado do dimetil-benzimidazol, formado pela ribose-3-fosfato e pelo amino-isopropanol. O átomo de cobalto central está ligado, nesta quinta valência, ao átomo de nitrogênio do duplo anel do dimetil-benzimidazol. Deste mesmo lado do plano determinado pelo grupo corrina, o radical amina do amino-isopropanol une-se, através de uma ligação amídica, com uma das cadeias laterais do grupo corrina. O sexto substituinte ligado ao átomo de cobalto, do outro lado do plano determinado pelo grupo corrina, na sua sexta valência, pode ser uma unidade 5'-desoxiadenosila ou um radical simples – CH_3 – OH. Esta estrutura complexa pode ser melhor compreendida relendo-se a explicação anterior e acompanhando-a na Figura 8.66.

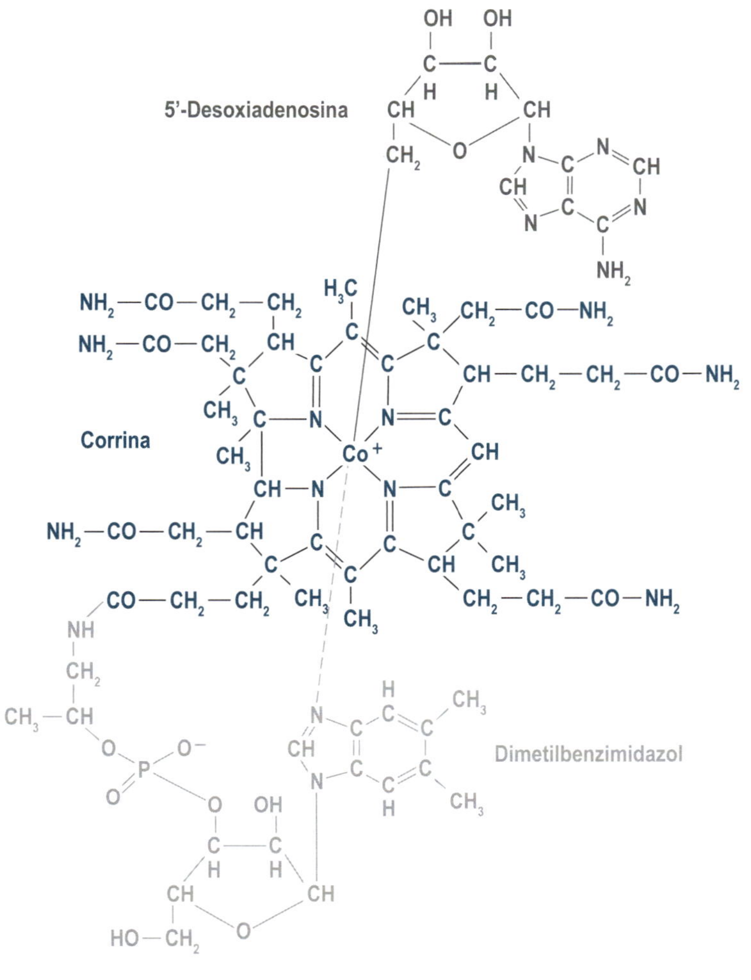

Estrutura da coenzima B$_{12}$ (5'-desoxiadenosil cobalamina).

Figura 8.66 – *Vitamina B$_{12}$.*

– Funções Bioquímicas da Vitamina B$_{12}$

A vitamina B$_{12}$, na sua forma coenzimática, basicamente, fornece radicais livres para a catálise das migrações de hidrogênio intramolecular. Para entender melhor este processo bioquímico, vamos estudar mais as características bioquímicas desta vitamina tão complexa. O átomo de cobalto da cobalamina pode-se apresentar em três estados oxidativos: Co$^+$, Co^{++} e Co^{+++}. Ele está no estado Co^{+++} na hidroxicobalamina, onde o radical hidroxi (– OH) ocupa o sexto local de coordenação. Esta forma, chamada B$_{12}$a (Co^{+++}), é reduzida para um estado divalente, por sua vez chamado B$_{12}$r (Co^{++}), através de uma redutase flavoproteica. A forma B$_{12}$r (Co^{++}) é reduzida, por uma segunda molécula da redutase flavoproteica, para B$_{12}$s (Co$^+$). A nicotinamida adenina dinucleotídeo (NADH) é a redutase envolvida nestas duas reações. A forma B$_{12}$s (Co$^+$) é o substrato para a reação enzimática final que forma a coenzima ativa. Nesta reação, o Co$^+$ reage com o átomo de carbono 5' do trifosfato de adenosina (ATP), desloca o radical trifosfato e produz a 5'-desoxiadenosil-cobalamina, a denominada coenzima B$_{12}$ (veja na Figura 8.67). A coenzima B$_{12}$ é especial e digna de menção por ser a única biomolécula conhecida que apresenta a ligação de um carbono com um metal.

Uma outra característica notável desta reação é que o alvo do ataque nucleofílico é o átomo 5'-metilênico do trifosfato de adenosina, e não o seu átomo de fósforo alfa ou beta, como soe acontecer. A terceira observação a respeito desta reação refere-se à raridade com que um nucleófilo desloca o grupamento trifosfato do trifosfato de adenosina, sendo a síntese da S-adenosil-metionina a única outra reação bioquímica conhecida em que isto acontece.

As enzimas cobalamínicas catalisam três tipos de reações:

- rearranjos intramoleculares;
- metilações, como na síntese da L-metionina;
- redução de ribonucleotídeos para desoxirribonucleotídeos.

Capítulo 8

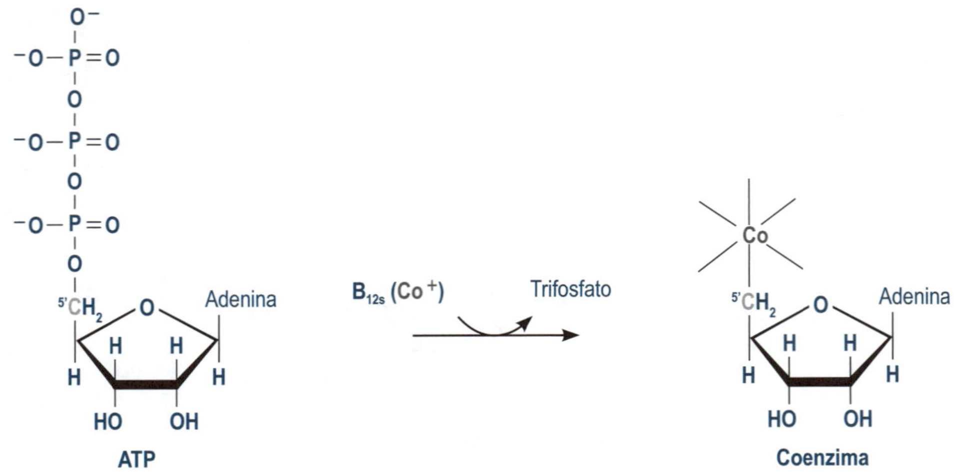

Síntese da Coenzima B12 a partir da Cobalamina e do ATP: o Carbono
5' da Desoxiadenosina é acoplado ao Cobalto da Cobalamina.

Figura 8.67 – *Síntese da coenzima B$_{12}$.*

A conversão da L-metil-malonil-coenzima-A para a succinil-coenzima-A, por rearranjo intramolecular, e a produção da L-metionina, através da metilação da homocisteína, são as únicas reações conhecidas dependentes da coenzima B$_{12}$ em mamíferos. Os rearranjos intramoleculares catalisados pela coenzima B$_{12}$ são caracterizados pelas trocas mútuas entre dois radicais unidos a átomos de carbono adjacentes. Um próton de hidrogênio migra de um átomo de carbono para o carbono vizinho e um radical R, ligado a este último carbono, vai para o carbono doador do hidrogênio. Este grupamento R pode ser uma amina, uma hidroxila ou um carbono substituído.

Um exemplo é o radical –CO–S–CoA da L-metil-malonil-coenzima-A. A primeira etapa destes rearranjos intramoleculares é a clivagem da ligação carbono-cobalto da 5'-desoxiadenosil-cobalamina, formando a B$_{12}$r (Co^{++}) e um radical livre 5'-desoxiadenosila (–CH$_2^{\cdot}$). Nesta reação, um elétron da ligação Co–C permanece com o Co e o outro com o C, gerando um radical livre. Esta clivagem recebe o nome de reação de clivagem homolítica.

Quase todas as reações de clivagem dos sistemas biológicos envolvem a transferência de um par de elétrons, para um, ou outro, dos dois átomos que estavam reunidos. Este tipo de clivagem é denominada reação de clivagem heterolítica. Acompanhe a clivagem homolítica na Figura 8.68.

Este radical livre 5'-desoxiadenosila (–CH$_2^{\cdot}$) é muito reativo e retira um átomo de hidrogênio do substrato para formar a 5'-desoxiadenosina (–CH$_3$) e um radical livre do substrato (acompanhe na Figura 8.68). Isto prepara a migração do grupo R para a posição antes ocupada pelo H, no átomo de carbono vizinho.

Finalmente, o radical livre do produto retira um átomo de hidrogênio da metila 5', completando o rearranjo e fazendo voltar a unidade 5'-desoxiadenosina (– CH$_3$) para a forma radical livre 5'-desoxiadenosila (– CH$_2^{\cdot}$).

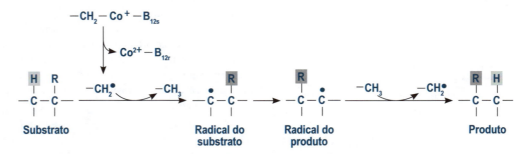

Exemplo no qual a Coenzima B12 catalisa um rearranjo intramolecular através de uma clivagem homolítica, formando um radical livre que rouba um próton de hidrogênio

Figura 8.68 – *Clivagem homolítica pela coenzima B$_{12}$.*

Capítulo 8

A característica bioquímica mais importante da coenzima B_{12} é a fraqueza da sua ligação cobalto-carbono (Figura 8.66), cujo fácil rompimento gera um radical livre, e é, justamente, a complexa aglomeração estérica, em torno do átomo de cobalto, que evita uma ligação mais estável, a qual tornaria esta coenzima um catalisador menos efetivo. Portanto, o papel primordial da vitamina B_{12} é servir como fonte de radicais livres para a transferência intramolecular de prótons de hidrogênio.

Saindo da bioquímica molecular para a "simples" bioquímica médica, voltamos a salientar a função da vitamina B_{12} como cofator para as enzimas metionina sintetase e L-metil-malonil-coenzima-A mutase.

A metil-cobalamina é necessária para o perfeito funcionamento da enzima folato-dependente metionina sintetase. Esta enzima, por sua vez, é imprescindível para a produção do aminoácido L-metionina a partir da homocisteína. Por seu turno, a L-metionina é utilizada para a síntese da S-adenosil-metionina, a qual é doadora de grupos metis a inúmeras reações biológicas, denominadas reações de metilação. Estas reações de metilação ocorrem, também, nos ácidos desoxirribonucleicos e ribonucleicos, desempenhando um importante papel na prevenção da oncogênese. A ação inadequada da metionina sintetase pode provocar o acúmulo da homocisteína e aumentar, consequentemente, como já vimos, o risco de patologias cardiovasculares. Reveja a Figura 8.61.

A 5'-desoxiadenosil-cobalamina, por sua vez, é necessária como cofator para a enzima que catalisa a conversão da L-metil-malonil-coenzima-A a succinil-coenzima-A. Esta reação bioquímica é muito importante para a produção de energia a partir dos ácidos graxos e das proteínas. A succinil-coenzima-A é também imprescindível para a síntese da hemoglobina, o pigmento vermelho responsável pelo transporte do oxigênio nos eritrócitos.

– Carência da Vitamina B_{12}

A carência de vitamina B_{12} afeta cerca de 10 a 15% da população com idade maior do que 60 anos. A absorção da vitamina B_{12} proveniente dos alimentos pelo íleo depende, além da integridade funcional de todo o intestino delgado, também do bom funcionamento do estômago e do pâncreas. No estômago, o ácido clorídrico e as enzimas gástricas liberam a vitamina B_{12} dos alimentos, favorecendo a sua ligação com outras proteínas denominadas proteínas R. No ambiente alcalino do intestino delgado, estas proteínas R são digeridas pelas enzimas pancreáticas, liberando, novamente, a vitamina B_{12}, para que ela se una ao fator intrínseco (FI). O fator intrínseco é uma proteína secretada por algumas células parietais especializadas do estômago. No íleo, principalmente, receptores das vilosidades intestinais transportam o complexo fator intrínseco–vitamina B_{12} (FI-B_{12}) para a corrente sanguínea. Este transporte ativo do complexo FI-B_{12} necessita da presença do íon cálcio, suprido pela secreção pancreática.

No plasma, a vitamina B_{12} é transportada ligada a uma alfa$_1$-globulina, denominada transcorrina; de modo semelhante, a beta$_1$-globulina que transporta o ferro, a transferrina, também pode carrear esta vitamina. Ambas as globulinas facilitam a captação da B_{12} e do ferro pelos reticulócitos em maturação. A vitamina B_{12} também pode ser absorvida passivamente, por difusão, mas este processo é muito ineficiente e somente cerca de 1% da vitamina B_{12} ingerida é aproveitada por este meio.

As causas mais comuns da deficiência de vitamina B_{12} são a anemia perniciosa e a má absorção da vitamina B_{12} alimentar e, embora ambas sejam mais frequentes após os 60 anos de idade, constituem entidades mórbidas separadas. A anemia perniciosa ocorre em aproximadamente 2% dos indivíduos maiores de 60 anos de idade e, na realidade, é apenas um sintoma do estágio final de uma doença inflamatória autoimune do estômago. A destruição progressiva das células de revestimento estomacal, pelos autoanticorpos, acarreta a diminuição das secreções ácida e enzimática, necessárias para liberar a vitamina B_{12} dos alimentos. Também foram descritos anticorpos contra o fator intrínseco, os quais, ligados a ele, impedem a formação do complexo FI-B_{12}.

Caso o organismo possua estoques adequados de vitamina B_{12}, no início desta doença autoimune, a anemia perniciosa pode demorar anos para se manifestar. A presença da anemia perniciosa em cerca de 20% dos familiares destes pacientes sugere uma predisposição genética.

O tratamento da anemia perniciosa, geralmente, é realizado com injeções parenterais de vitamina B_{12}, obviamente para desviar do processo absortivo comprometido. Por outro lado, existe a possibilidade do tratamento por via oral, através da administração de doses elevadas da vitamina B_{12}. Como já mencionamos, cerca de 1% da vitamina B_{12} é absorvido por difusão passiva no intestino delgado, assim, a prescrição de 1.000 µg diários de vitamina B_{12}, por via oral, proporcionaria a absorção de, aproximadamente, 10 µg de vitamina B_{12} por dia. Deste ponto de vista, de fato, o tratamento por via oral da anemia perniciosa é tão eficaz quanto o tratamento parenteral.

A má absorção da vitamina B_{12} alimentar é definida como a incapacidade do aproveitamento desta vitamina ligada ao alimento, ou unida a uma proteína, apesar de a forma livre ser totalmente absorvida.

Especialmente no idoso, a má absorção da vitamina B_{12} é atribuída à gastrite atrófica, uma doença inflamatória crônica do revestimento estomacal que evolui com a perda das glândulas secretoras do ácido clorídrico e das enzimas gástricas. Como estas secreções são necessárias para liberar a vitamina B_{12} dos alimentos, a absorção desta amina vital fica comprometida. A diminuição da produção ácida pelo estômago, elevando o pH, altera o meio ambiente gástrico e permite a proliferação de bactérias anaeróbicas no estômago, o que também interfere com a absorção da vitamina B_{12}.

Como a vitamina B_{12} presente nas formulações médicas não está ligada a proteínas e pelo fato de o fator intrínseco não estar comprometido, a absorção desta vitamina prescrita por via oral não fica reduzida. Por isso, os pacientes portadores da má absorção de vitamina B_{12} alimentar não necessitam de doses maiores desta vitamina, apenas precisam ingeri-la na forma cristalina, obtida dos alimentos enriquecidos e das preparações farmacêuticas.

A gastrite atrófica afeta uma variedade de 10 a 30% da população maior de 60 anos de idade e está, frequentemente, associada à infecção bacteriana pelo *Helicobacter pylori*. Esta bactéria induz a inflamação crônica do estômago, a qual pode evoluir para a úlcera péptica, para a gastrite atrófica e para o câncer do estômago.

Existem, ainda, outras etiologias para a carência de vitamina B_{12}, entre elas as iatrogênicas, como as ressecções cirúrgicas do estômago e as exéreses das porções do intestino delgado, nas quais os transportadores do complexo FI-B_{12} estão localizados, como soe acontecer nas modernas cirurgias bariátricas. As diversas doenças que afetam o intestino delgado, tais como as síndromes disabsortivas, como a doença celíaca e o espru tropical, também podem levar à deficiência de vitamina B_{12}. A insuficiência pancreática também contribui para esta carência, simplesmente pelo fato de o pâncreas ser o responsável pela secreção das enzimas críticas, tanto quanto pelo cálcio, necessário para a absorção da vitamina B_{12}.

A dieta estritamente vegetariana, igualmente, leva à deficiência de vitamina B_{12}, evidentemente porque esta vitamina é encontrada, somente, em alimentos de origem animal. Com rigor, devemos mencionar a "honrosa" exceção da produção da vitamina B_{12} por algumas poucas bactérias. Também foram relatados casos de carência de vitamina B_{12} em bebês amamentados por mães vegetarianas radicais. O etilismo crônico e o uso prolongado das diversas drogas redutoras da acidez estomacal também diminuem a absorção intestinal da vitamina B_{12}.

Os pacientes com a síndrome da imunodeficiência adquirida (SIDA – AIDS) também apresentam tendência elevada para esta deficiência, possivelmente pelo comprometimento dos receptores intestinais do complexo FI-B_{12}.

Os sintomas carenciais da vitamina B_{12} são resultantes do comprometimento das atividades das enzimas B_{12}-dependentes. Assim, o comprometimento da enzima metionina sintetase resulta na elevação da homocisteinemia, enquanto a atividade prejudicada da enzima L-metil-malonil-coenzima-A mutase eleva os níveis do ácido metil-malônico, um metabólito da metil-malonil-coenzima-A. Os pacientes com deficiência moderada de vitamina B_{12}, geralmente, não apresentam sintomas clínicos, muito embora possam mostrar teores elevados de homocisteína e do ácido metil-malônico.

A atividade da metionina sintetase, prejudicada pela carência da vitamina B_{12}, atrapalha a regeneração do tetra-hidrofolato e prende o folato sob uma forma bioquímica que não pode ser utilizada pelo organismo, desencadeando sintomas carenciais da vitamina B_9, apesar da presença de níveis normais de folatos. Reveja a Figura 8.56. Deste modo, tanto na deficiência da vitamina B_9, quanto na carência da vitamina B_{12}, os folatos estão indisponíveis para a síntese do ácido desoxirribonucleico (ADN). Este comprometimento da síntese do ácido desoxirribonucleico afeta as células em rápida multiplicação da medula óssea, mais precocemente do que as de outros tecidos, resultando na produção de hemácias grandes, imaturas, e com conteúdo reduzido de hemoglobina. Esta é a anemia megaloblástica, característica da anemia perniciosa.

O tratamento com ácido fólico poderá fornecer folato suficiente para restaurar a formação de eritrócitos normais, porém, estando presente a deficiência de vitamina B_{12}, esta carência persistirá, a despeito da resolução da anemia. Concluindo, a anemia megaloblástica não deve ser tratada até que a sua causa esteja bem determinada.

Os sintomas neurológicos da carência de vitamina B_{12} incluem o adormecimento e coceira nos membros, mais comumente nas pernas; hiposmia; hipogeusia; anorexia; dificuldade para deambular; alteração da memória; alucinações; desorientação; e demência, com ou sem alterações do humor. Embora estes sintomas neurológicos ocorram insidiosa e gradualmente, eles não costumam desaparecer com o tratamento, sobretudo se estiverem presentes por muito tempo. Nem sempre as complicações neurológicas estão associadas à anemia megaloblástica e, em cerca de 25% dos casos, são os únicos sintomas clínicos da deficiência de vitamina B_{12}. Apesar da corrente opinião de que a carência de vitamina B_{12} comprometa a bainha de mielina dos nervos, cranianos e periféricos, o processo bioquímico pelo qual esta deficiência lesa o tecido nervoso ainda não é bem conhecido.

Os sintomas gastrintestinais, por sua vez, compreendem a perda do apetite e a obstipação intestinal. A origem destes sintomas ainda é incerta, mas eles parecem estar relacionados com a inflamação da mucosa gastrintestinal, provocada pelo comprometimento da renovação do tecido de revestimento gastroentérico, renovação esta caracterizada, também, pela rápida divisão celular. A outra hipótese, não menos provável, concerne ao dano do sistema nervoso gastrentérico, vagal, e mesmo à ação da carência de vitamina B_{12} sobre o centro hipotalâmico do apetite.

– *Doses Nutricionais Recomendadas para a Vitamina B_{12}*

As doses nutricionais recomendadas para a vitamina B_{12} foram revistas em 1998 e estão elencadas a seguir:

Bebês até 6 meses de idade	0,4 μg/dia*.
Bebês de 7 até 12 meses de idade	0,5 μg/dia*.
Crianças de 1 a 3 anos de idade	0,9 μg/dia.
Crianças de 4 a 8 anos de idade	1,2 μg/dia.
Crianças de 9 a 13 anos de idade	1,8 μg/dia.
Adolescentes e adultos dos 14 aos 50 anos de idade	2,4 μg/dia.
Adultos com mais de 51 anos de idade	2,4 μg/dia**.
Gestantes de todas as idades	2,6 μg/dia.
Lactantes de todas as idades	2,8 μg/dia.

* Dose adequada, estimada quando a dose diária recomendada não pode ser determinada.

** Vitamina B_{12} proveniente de suplementos nutricionais ou de alimentos enriquecidos, em razão da má absorção desta vitamina, ligada aos alimentos, relacionada com a idade.

– Indicações Terapêuticas da Vitamina B_{12}

As principais indicações terapêuticas da vitamina B_{12} são o controle da homocisteinemia e do risco para doenças cardiovasculares, a prevenção do câncer e de defeitos congênitos do sistema nervoso, a prevenção e o tratamento da demência senil e do mal de Alzheimer, e o tratamento da depressão. Os níveis elevados de homocisteinemia, mesmo que moderados, aumentam o risco para doenças cardiovasculares e estes teores são controlados por, pelo menos, três vitaminas, já mencionadas e ilustradas na Figura 8.61: as vitaminas B_6, B_9 e B_{12}. A análise de 12 trabalhos sobre a redução da homocisteinemia mostrou que o ácido fólico, administrado na dose de 500 a 5.000 µg diários, apresentou a maior redução dos níveis sanguíneos da homocisteína, cerca de 25%. A prescrição conjunta do ácido fólico com a vitamina B_{12}, ambos nas doses de 500 µg diários, proporcionou um adicional de 7% nesta redução, ou seja, uma diminuição de 32% nos teores da homocisteinemia. Estudos subsequentes indicaram que, depois do ácido fólico, a vitamina B_{12} é a maior determinante dos níveis plasmáticos da homocisteína. Algumas evidências indicam que a carência de vitamina B_{12} é a maior causa da elevação da homocisteinemia em idosos, maiores de 60 anos de idade.

Outros estudos mostraram que o ácido metil-malônico estava aumentado em mais de 60% dos idosos com homocisteinemia elevada. Este ácido metil-malônico aumentado, juntamente com a homocisteinemia, na ausência de insuficiência renal, sugere, ou a deficiência de vitamina B_{12}, ou a carência associada de folatos e vitamina B_{12}. A par destes conhecimentos, é recomendável que se avalie a função renal e se proceda à dosagem da vitamina B_{12} antes de tratar os idosos com homocisteinemia elevada.

Tanto a vitamina B_{12} quanto os folatos são indispensáveis para as reações de metilação, reveja a Figura 8.56. Os folatos são necessários para a síntese do ácido desoxirribonucleico e a sua deficiência resulta numa fita de ADN mais suscetível à corrupção. A carência de vitamina B_{12}, como já mencionamos, bloqueia o folato sob uma forma bioquímica inútil para a síntese deste ácido nucleico. Desse modo, a deficiência de vitamina B_{12} pode provocar alterações no processo de metilação do ácido desoxirribonucleico e um aumento na taxa de alterações cromossomais, ambos importantes fatores de risco para o câncer.

Uma série de trabalhos, realizados com adultos, jovens e idosos, indica que os teores elevados de homocisteinemia e os níveis sanguíneos baixos de vitamina B_{12} estão associados à quebra cromossomal nos leucócitos. Um biomarcador desta quebra cromossomal seria o encontro de micronúcleos nos linfócitos destes indivíduos.

Um estudo duplo-cego e controlado por placebo mostrou que a presença deste biomarcador se minimiza quando os adultos jovens são tratados com 700 µg de ácido fólico e 7 µg de vitamina B_{12}, adicionados, diariamente, a uma porção de cereais, por 2 meses. Com relação ao câncer de mama, foi realizado um estudo caso-controle comparando os níveis plasmáticos dos folatos, da vitamina B_6 e da vitamina B_{12} em 195 mulheres que, posteriormente, desenvolveram câncer de mama com os teores destas mesmas vitaminas em 195 mulheres, de idades comparáveis, que não manifestaram esta neoplasia. Entre as mulheres que estavam em menopausa na época do exame, a associação entre os níveis da vitamina B_{12} e o câncer de mama sugere um efeito limiar, ou seja, existe um valor a partir do qual a deficiência de vitamina B_{12} resulta neste tipo de neoplasia. O risco para o câncer de mama, naquelas mulheres que apresentaram níveis plasmáticos da vitamina B_{12} no quintil mais baixo, foi maior do que o dobro, quando comparado com o risco das mulheres que se incluíam nos quatro quintis mais elevados.

Não foram detectadas relações entre o câncer de mama e os níveis séricos da vitamina B_6, folatos e homocisteína. Um outro trabalho caso-controle mexicano, realizado com 1.866 mulheres, 475 casos e 1.391 controles, demonstrou que o risco para o câncer de mama no quartil mais elevado da vitamina B_{12} era 68% menor que o risco das mulheres do quartil mais baixo. A estratificação destes dados mostrou significado estatístico para se afirmar que existe uma relação inversa entre a ingestão diária da vitamina B_{12} e o risco para o câncer de mama. Esta relação mostrou-se ainda maior nas mulheres menopausadas do que nas que ovulavam, apesar de esta última diferença não ter sido estatisticamente significante.

Pelo fato de estes trabalhos terem sido observacionais, não se pode afirmar se os níveis séricos da vitamina B_{12}, ou a baixa ingestão desta vitamina, foram a causa ou o efeito do câncer de mama. No entanto, parece haver, no mínimo, uma pequena evidência relacionando o estado nutricional da vitamina B_{12} e o risco para o câncer de mama. Da mesma maneira como diversos trabalhos mostram que uma dieta contendo altas doses de folatos protege contra o câncer de mama, alguns outros estudos indicam que uma maior ingestão da vitamina B_{12} pode apresentar o mesmo efeito.

Os defeitos do desenvolvimento do tubo neural embrionário podem resultar na anencefalia, na espinha bífida e em outras malformações congênitas graves, muitas delas fatais. Estas malformações ocorrem entre o 21º e o 27º dia após a fertilização do óvulo, período no qual a maioria das mulheres ainda não se apercebeu grávida.

Como estudamos no tópico sobre a vitamina B_9, foi demonstrado que há uma redução de 60 a 100% nos casos de defeitos do tubo neural quando as mães consomem uma dieta variada e suplementada com ácido fólico, durante o período compreendido entre 1 mês antes e 1 mês após a concepção. Evidências se acumulam, indicando que o efeito do ácido fólico, sobre os níveis elevados da homocisteinemia, exerce um papel crítico na diminuição da incidência das malformações da notocorda. De fato, a homocisteína pode-se acumular, caso não existam folatos e vitamina B_{12} suficientes para o perfeito funcionamento do processo metabólico envolvendo a enzima metionina sintetase. A diminuição dos níveis da vitamina B_{12}, no sangue e no líquido amniótico das gestantes, está associada a um maior risco para as malformações da notocorda, indicando que uma ingestão adequada de vitamina B$_{12}$, associada ao ácido fólico, é de grande benefício para a prevenção dos defeitos do tubo neural.

Os pacientes portadores do mal de Alzheimer frequentemente apresentam teores sanguíneos baixos de vitamina B$_{12}$. Alguns pesquisadores demonstraram que os níveis de vitamina B$_{12}$ são mais baixos no liquor dos enfermos com a doença de Alzheimer do que no dos pacientes com outros tipos de demência, apesar de não diferirem os níveis séricos. A razão desta ocorrência não foi ainda esclarecida. A carência de vitamina B$_{12}$, assim como a deficiência de folatos, afeta a síntese da L-metionina e da S-adenosil-metionina, comprometendo, assim, as reações de metilação, essenciais para a produção dos componentes da bainha nervosa de mielina e dos neurotransmissores. Do mesmo modo, os níveis moderadamente elevados da homocisteinemia, bem como a insuficiência de folatos e vitamina B$_{12}$, estão, sabidamente, associados à doença de Alzheimer e à demência de origem vascular.

Um trabalho caso-controlado, com 164 pacientes com demência de Alzheimer, dentre os quais 76 tiveram o seu diagnóstico confirmado pela necropsia, e com 108 indivíduos, sem evidências clínicas de demência, utilizados como controles, confirmou que os enfermos com o mal de Alzheimer apresentavam níveis sanguíneos elevados de homocisteína e teores séricos diminuídos de folatos e vitamina B$_{12}$. As avaliações nutricionais gerais destes pacientes não relacionaram estes valores com a desnutrição.

Um outro trabalho estabelece que o teor de vitamina B$_{12}$ menor do que 150 picomolares por litro, ou o nível de folato menor do que 10 nanomolares por litro, dobra o risco para o desenvolvimento da doença de Alzheimer. Outro trabalho, envolvendo 1.092 pessoas de ambos os sexos, inicialmente sem sinais clínicos de demência e acompanhados por uma média de 10 anos, demonstrou que aquelas que apresentavam os níveis plasmáticos de homocisteína nos valores superiores da normalidade mostravam, também, um risco significativamente maior para a doença de Alzheimer e para outros tipos de demência. Aqueles indivíduos que apontavam um teor de homocisteína plasmática maior do que 14 μmol por litro dobraram o risco para o mal de Alzheimer. Ainda um estudo com 650 idosos, de ambos os sexos, mostrou que os índices de homocisteinemia estavam significativamente mais elevados naqueles que apresentavam comprometimento dos testes da função cognitiva.

A homocisteinemia mais elevada do que 15 μmol por litro mostrou um risco significativamente maior para o desenvolvimento de qualquer tipo de demência, em um estudo envolvendo 816 anciãos, este trabalho, porém, não relacionou as demências com a vitamina B$_{12}$. Similarmente, dois outros grandes trabalhos prospectivos falharam na tentativa de associar a vitamina B$_{12}$ à doença de Alzheimer.

A prescrição do complexo B é comumente indicada para o tratamento da hiperhomocisteinemia. Uma pesquisa clínica, duplo-cega e controlada por placebo, realizada com 253 idosos portadores de hiper-homocisteinemia, igual ou maior do que 13 μmol por litro, mostrou que a terapêutica com 10 mg de vitamina B$_6$, 1.000 μg de ácido fólico e 500 μg de vitamina B$_{12}$ não alterou os testes de performance cognitiva destes indivíduos, apesar da redução média de 4,36 μmol por litro nas concentrações plasmáticas da homocisteína. Ainda mais um estudo duplo-cego e controlado por placebo, com 195 anciãos, não mostrou nenhum efeito sobre as medidas da função cognitiva após o uso oral da vitamina B$_{12}$, na dose de 1.000 μg diários por um período de 6 meses. Diversas linhas de pesquisa, inicialmente focadas apenas na avaliação do risco para doenças cardiovasculares, irão avaliar, também, as medidas da função cognitiva, assim, poderão trazer maiores informações sobre a efetividade do uso prolongado do complexo B na prevenção das demências.

Dos pacientes internados por depressão, mais de 30% apresentam deficiência de vitamina B$_{12}$, com base nesta constatação, foi realizado um estudo seccional-cruzado de 700 mulheres maiores de 65 anos de idade, fisicamente incapazes, vivendo em comunidade. Neste trabalho, o grupo das mulheres que apresentavam carência de vitamina B$_{12}$ mostrou, também, uma incidência duas vezes maior de depressão grave, quando comparado ao grupo daquelas sem esta deficiência.

Um outro estudo populacional, baseado na observação de 3.884 idosos, de ambos os sexos, com transtorno depressivo recorrente, mostrou que os portadores de deficiência de vitamina B$_{12}$ apresentavam quase 70% mais episódios de depressão do que aqueles com índices normais desta vitamina. A relação entre a vitamina B$_{12}$ e a depressão ainda não está esclarecida, mas parece envolver a S-adenosil-metionina, o nosso popular SAMe. Como já sabemos, as vitaminas B$_9$ e B$_{12}$ são necessárias para a síntese da S-adenosil-metionina, responsável pela doação dos radicais metis no metabolismo dos neurotransmissores, os quais, por sua vez, estão envolvidos na bioquímica da depressão. Esta hipótese encontra suporte em diversos trabalhos mostrando que o emprego da S-adenosil-metionina melhora os sintomas da depressão. Por outro lado, poucos trabalhos têm investigado o estado nutricional da vitamina B$_{12}$ e a sua relação com o desenvolvimento da depressão no decorrer do tempo, assim, não se pode afirmar se a carência de vitamina B$_{12}$ é a causa da depressão ou se é, apenas, um elemento casual nesta doença.

De qualquer modo, devido à alta prevalência da carência de vitamina B$_{12}$ nos indivíduos maiores de 60 anos de idade, é aconselhável a avaliação do estado nutricional da vitamina B$_{12}$ como procedimento padrão nos casos de depressão. A vitamina B$_{12}$ mostra, também, o seu potencial terapêutico na ambliopia tabágica, na atrofia óptica de Leber, na neurite óptica provocada por doses altas do cloranfenicol, neste caso associada à vitamina B$_6$. A doença de Leber é caracterizada por uma neurite óptica retrobulbar, hereditária e ligada ao sexo.

Na prevenção da toxicidade pelo cianeto, induzida pelo nitroprussiato, este último empregado como analgésico e na terapia de manutenção em crianças portadoras de acidúria metil-malônica, a vitamina B_{12} é utilizada em associação com as vitaminas B_1 e B_6.

– Fontes da Vitamina B_{12}

A vitamina B_{12}, em geral, não é encontrada nos alimentos de origem vegetal, nem nas leveduras, apenas algumas bactérias a conseguem sintetizar, assim, as principais fontes desta vitamina são os produtos de origem animal, tais como: carne, aves, peixes, crustáceos e, em menor quantidade, no leite.

A fonte mais rica da vitamina B_{12} é o extrato de fígado e ela, também, pode ser obtida da cultura da actinobactéria Gram-positiva *Streptomyces griseus*, a mesma que produz a estreptomicina, veja a ilustração da Figura 8.69.

O leite pasteurizado contém cerca de 0,45 µg de vitamina B_{12} para cada 100 mL e constitui uma fonte importante desta amina vital para os vegetarianos. Os vegetarianos estritos devem suplementar a sua ração diária com a vitamina B_{12} sintética para suprir as suas necessidades nutricionais.

Do mesmo modo, os indivíduos maiores de 50 anos devem obter a sua vitamina B_{12} dos suplementos vitamínicos, ou dos alimentos enriquecidos, devido à maior prevalência da má absorção da vitamina B_{12} ligada aos alimentos nesta faixa etária. A maioria das pessoas não tem dificuldade em obter a dose diária recomendada (2,4 µg/dia) da sua alimentação.

A ingestão média diária da vitamina B_{12}, nos Estados Unidos da América, é de cerca de 4,5 µg por dia, para um adulto masculino jovem, e de aproximadamente 3 µg por dia, para uma mulher jovem adulta.

Em uma outra amostragem americana, desta vez considerando os adultos maiores de 60 anos, constatou-se uma ingestão média, diária, de vitamina B_{12} de 3,4 µg por dia, pelos os homens, e de 2,6 µg por dia, pelas mulheres. Alguns alimentos, que contêm quantidades substanciais de vitamina B_{12} estão na Tabela 8.9.

A forma da vitamina B_{12} habitualmente encontrada nas preparações farmacológicas é a cianocobalamina. Existe, po-

Tabela 8.9
Alguns Alimentos Que Contêm Quantidades Substanciais de Vitamina B_{12}

Alimento	Porção	Vitamina B_{12}
Caranguejo no vapor	100 g	10,3 µg
Carne cozida	100 g	2,5 µg
Frango assado	100 g	0,4 µg
Leite desnatado	1 xícara (200 mL)	0,8 µg
Mexilhões no vapor	100 g	24,0 µg
Ostras no vapor	100 g	98,8 µg
Ovo quente	1 grande	0,7 µg
Peru assado	100 g	0,4 µg
Queijo *brie/camembert*	100 g	0,6 µg
Rockfish* assado	100 g	1,2 µg
Salmão assado	100 g	2,8 µg

* *Sebastes sp, compreende mais de 100 espécies, estão entre os peixes de vida mais longa e, sendo assim, é possível que o peixe que esteja no prato tenha mais de 200 anos. Também chamado bacalhau das pedras. Veja a foto da simpatia na Figura 8.70.*

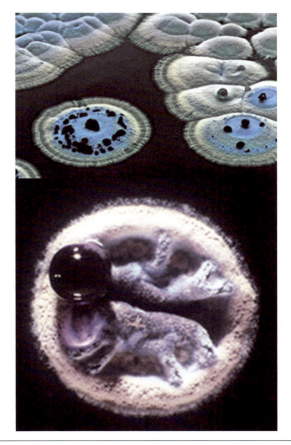

Figura 8.69 – *Cultura do fungo* Streptomyces griseus. *A gota em destaque é a secreção da estreptomicina.*

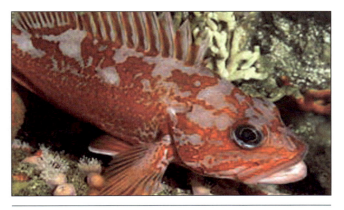

Figura 8.70 – *Bacalhau das pedras,* Sebastes sp.

rém, uma ampla variedade de cobalaminas, naturais e sintéticas, as quais, apesar de apresentarem as mesmas propriedades vitamínicas da cianocobalamina e da hidroxicobalamina, são menos estáveis do que estas e não são usadas comercialmente. Apenas para citar, tais variedades da vitamina B_{12} recebem os seus nomes dependendo do radical ligado à sexta valência do átomo de cobalto, aquela onde se une o radical 5'-desoxiadenosila na coenzima B_{12}, reveja a Figura 8.66. Assim:

- a cianocobalamina é o nome da cobalamina que apresenta o radical ciano (–CN);
- a hidroxicobalamina, a que tem o radical hidroxila (–OH), também chamada de vitamina $B_{12}a$;
- a aquocobalamina, ou vitamina $B_{12}b$, o radical –H_2O;
- a nitritocobalamina, ou vitamina $B_{12}c$, o radical –NO_2;
- a metilcobalamina, ou metil B_{12}, o radical –CH_3;
- as outras variedades de cobalamina incluem a dicianocobalamina, a tiocianatocobalamina, a clorocobalamina e a sulfitocobalamina.

A cianocobalamina pode ser preparada para uso oral, sublingual ou parenteral, isoladamente ou como parte do complexo B, de uma formulação multivitamínica ou vitamínico-mineral. Existe, também, uma apresentação sob a forma de gel para uso nasal. Além da cianocobalamina e da hidroxicobalamina, encontra-se, atualmente, no mercado uma forma coenzimaticamente ativa da vitamina B_{12}, a cobamamida.

A dor provocada pelas injeções intramusculares da vitamina B_{12} deve-se à adição de produtos que retardam a absorção desta vitamina, com a finalidade de evitar a perda urinária e manter os níveis plasmáticos por um tempo mais prolongado. Estes produtos costumam ser substâncias adstringentes, como o ácido tânico de zinco e o monoestearato de alumínio, e o óleo de gergelim.

– Cuidados com o Uso da Vitamina B_{12}

Não existem relatos de efeitos tóxicos ou adversos da vitamina B_{12}, mesmo em megadoses. Doses orais de 1.000 μg diários têm sido empregadas no tratamento da anemia perniciosa sem qualquer efeito colateral. Esta mesma dose tem sido usada, mensalmente, por via intramuscular, com a mesma finalidade, apresentando como única ação adversa a dor no local da injeção.

Devido a esta baixíssima toxicidade da vitamina B_{12}, não há dose máxima tolerável estabelecida. Por outro lado, existem algumas interações medicamentosas com esta vitamina que devem ser consideradas.

Diversas drogas reduzem a absorção da vitamina B_{12}, entre elas as inibidoras da bomba de prótons, como o omeprazol e o lansoprazol, empregados para o tratamento da síndrome de Zollinger-Ellison, da úlcera gastroduodenal e do refluxo gastroesofágico. A síndrome de Zollinger-Ellison é caracterizada por uma tríade que compreende a úlcera péptica atípica, muitas vezes fulminante; a hiperacidez gástrica; e tumores pancreáticos de células não beta, benignos ou malignos, múltiplos ou único. Estes tumores secretam gastrina, o hormônio que estimula a secreção ácida estomacal, por este motivo são denominados gastrinomas.

Outros medicamentos que diminuem a secreção ácida do estômago e, desse modo atrapalham a absorção da vitamina B_{12} ligada aos alimentos (mas não das formulações), são os antagonistas dos receptores histamínicos H2, como a cimetidina, a ranitidina e a nizatidina. Para que ocorra uma deficiência severa de vitamina B_{12}, consequente ao uso destas duas classes de drogas, é necessário o uso contínuo destes medicamentos por pelo menos 3 anos, o que, infelizmente, tem sido comum em nossa observação clínica.

Ainda outras substâncias que inibem a absorção da vitamina B_{12} ligada aos alimentos são o álcool, a resina hipocolesterolêmica colestiramina, o cloranfenicol, a neomicina, a colchicina, o ácido para-amino-salicílico, a fenformina, o metformim e, possivelmente o cloreto de potássio. O metformim inibe a absorção da vitamina B_{12} por ligar-se ao cálcio livre necessário para a absorção do complexo FI-B_{12}, este efeito, porém, pode ser contornado administrando-se a vitamina B_{12} associada a um sal de cálcio. Várias substâncias análogas à cianocobalamina, como a lactona e a lactana, competem com os locais de ligação no fator intrínseco e também diminuem a absorção desta vitamina.

Diversas drogas anticonvulsivas, como o fenobarbital, a primidona, a fenitoína e a etilfenascemida, podem alterar o metabolismo das cobalaminas no líquido cefalorraquidiano e provocar alterações neuropsíquicas. O mito criado, de que megadoses de vitamina C destruiriam a vitamina B_{12}, deve-se a um artefato de técnica ocorrido na dosagem da vitamina B_{12} em alguns ensaios laboratoriais.

O óxido nitroso, atualmente utilizado como anestésico, mas que já foi usado até recreativamente como gás do riso, inibe as duas enzimas dependentes da vitamina B_{12}, podendo produzir muitas das características carenciais da vitamina B_{12}, incluindo a anemia megaloblástica e as neuropatias. Por este motivo, recomenda-se a dosagem da vitamina B_{12} plasmática quando este anestésico, também conhecido como protóxido de nitrogênio, for usado em idosos.

Não é demasiado repetir que as altas doses de ácido fólico podem corrigir a anemia megaloblástica de uma carência, não diagnosticada, de vitamina B_{12}, porém, também expõem o paciente ao risco de uma lesão neurológica irreversível, caso a deficiência de B_{12} não seja igualmente corrigida. Por este motivo, a abordagem ortomolecular recomenda que não se ultrapasse a dose de 1.000 μg diários do ácido fólico, como suplemento alimentar, e, caso sejam necessárias doses farmacológicas maiores, que se associe ao ácido fólico a vitamina B_{12}.

Como observações finais, destacamos que os indivíduos com idade superior a 50 anos, os vegetarianos radicais e as mulheres que pretendem engravidar, devem ingerir, além da dieta normal e variada, 6 a 30 μg diários de vitamina B_{12}, sob a forma de suplemento nutricional ou de cereais enriquecidos. Doses maiores devem ser prescritas para os pacientes que estiverem usando drogas que interferem com a absorção da vitamina B$_{12}$, mencionadas anteriormente.

Para os anciãos (meus amigos vão reclamar do termo), conceituados, internacionalmente, como os indivíduos com mais de 60 anos, idade na qual é mais comum a má absorção da vitamina B$_{12}$, recomenda-se a suplementação diária com 100 a 400 µg desta amina vital.

• Vitamina B$_{15}$

A vitamina B$_{15}$, ou ácido pangâmico, ou dimetil-glicina, na realidade *não é uma vitamina*, e não há nenhuma evidência de que o organismo a necessite como alimento. Muitos autores consideraram a dimetil-glicina como o próprio ácido pangâmico mas, na verdade, ela se combina ao ácido glucônico para formá-lo e, além disso, acredita-se que esta mesma dimetil-glicina seja o componente ativo do ácido pangâmico.

O ácido pangâmico foi inicialmente isolado por Ernest Krebs e Ernest Krebs Junior, em 1951, e denominado vitamina B$_{15}$. A sua fórmula estrutural pode ser vista na Figura 8.71 e os seus bonitos cristais, na Figura 8.72. É uma substância sensível à luz solar e à umidade.

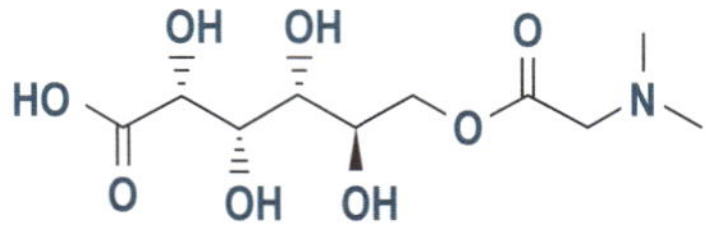

Figura 8.71 – *Vitamina B$_{15}$.*

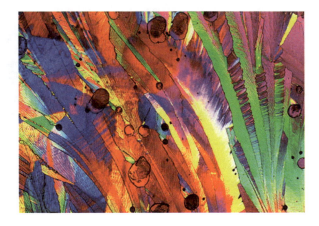

Figura 8.72 – *Cristais do ácido pangâmico.*

– *Funções Bioquímicas da Vitamina B$_{15}$*

O ácido pangâmico é essencialmente um doador do radical metil e pode auxiliar na síntese de alguns aminoácidos, como, por exemplo, da L-metionina. Ele também pode participar na respiração celular e no metabolismo da glicose e, através deste mecanismo, o ácido pangâmico reduz a hipóxia muscular, inclusive do músculo cardíaco. Analogamente à vitamina E, o ácido pangâmico apresenta propriedade antioxidante. O ácido pangâmico parece estimular os sistemas endócrino e nervoso e também melhora a função hepática, auxiliando nos processos de desintoxicação.

– *Carência da Vitamina B$_{15}$*

Não existe carência do ácido pangâmico, pois não se trata de uma verdadeira vitamina.

– *Doses Nutricionais Recomendadas para a Vitamina B$_{15}$*

Não existem doses nutricionais recomendadas para o ácido pangâmico. As doses comumente usadas desde a década de 1970 variam entre 50 e 100 mg por dia, comumente divididos em duas tomadas a serem ingeridas com o café da manhã e com o jantar.

– *Indicações Terapêuticas da Vitamina B$_{15}$*

Os pesquisadores da antiga União das Repúblicas Socialistas Soviéticas sempre foram os mais entusiásticos em relação ao ácido pangâmico, considerando-o um importante nutriente e atribuindo-lhe ações fisiológicas capazes de tratar uma ampla variedade de doenças e sintomas. Os cientistas russos demonstraram que a suplementação nutricional com o ácido pangâmico é capaz de impedir o acúmulo do ácido lático em atletas, reduzindo, deste modo, a fadiga muscular e aumentando a resistência física.

Nos países do bloco da antiga União Soviética, o ácido pangâmico é empregado no tratamento do alcoolismo e da dependência de drogas; de distúrbios mentais como o déficit de memória atribuído ao envelhecimento, a demência senil, as lesões cerebrais mínimas em crianças, o autismo e a esquizofrenia; das cardiopatias e da hipertensão arterial; da diabete; das doenças dermatológicas; das hepatopatias; e dos envenenamentos químicos.

Na dose de 50 a 100 mg diários, o ácido pangâmico melhora a força e a disposição geral, melhora as defesas orgânicas e reduz a intensidade dos sintomas da privação do álcool no tratamento do etilismo moderado. Na Rússia, a grande indicação do ácido pangâmico tem sido para reduzir o desejo de beber e para diminuir os sintomas da ressaca alcoólica.

O ácido pangâmico tem-se mostrado útil no alívio da enxaqueca, da angina *pectoris*, das dores osteomusculares do tórax, da dispneia, da insônia e do estresse, obviamente tendo sido descartados os fatores etiológicos específicos. Também tem-se mostrado capaz de baixar o colesterol e melhorar a circulação e a oxigenação tecidual, reduzindo, deste modo, o risco para doenças cardiovasculares e os sintomas das disfunções cerebrais da aterosclerose e da hipertensão. Na Europa, o ácido pangâmico tem sido empregado como agente antienvelhecimento, principalmente pela sua ação sobre a circulação sanguínea e pelo seu efeito antioxidante. O ácido pangâmico e a dimetil-glicina têm-se mostrado úteis como agentes protetores contra a poluição, especialmente do monóxido de carbono. Esta substância também tem mostrado alguma propriedade antialérgica, especialmente no tratamento da asma e da artrite reumatoide.

Alguns especialistas utilizam o ácido pangâmico como auxiliar no tratamento dos diversos distúrbios psiquiátricos infantis, especialmente do atraso da aquisição da linguagem. Muita pesquisa ainda é necessária para validar estes aclamados benefícios do ácido pangâmico, de qualquer modo, ele tem-se mostrado como um suplemento nutricional de interesse potencial.

– *Fontes da Vitamina B₁₅*

O ácido pangâmico é encontrado em todos os cereais integrais, no levedo de cerveja, nas sementes de abóbora e de girassol, na amêndoa do caroço do damasco, na amêndoa amarga e na carne crua. A biodisponibilidade e a potência do ácido pangâmico nos alimentos são diminuídas pela exposição direta à luz solar e à umidade.

As apresentações comerciais mais comuns na Rússia são o pangamato de cálcio e a dimetil-glicina. Estes preparados são também comercializados com o nome de vitamina B₁₇ e, geralmente, estão associados às vitaminas A e E.

– *Cuidados com o Uso da Vitamina B₁₅*

Quase todos os trabalhos sobre o ácido pangâmico provêm da antiga União Soviética e da Europa e diversos outros autores americanos acusam os soviéticos de imprecisão metodológica e de excessivo entusiasmo pela dimetil-glicina. Assim, o ácido pangâmico não é legalmente comercializado nos Estados Unidos da América. De qualquer modo, não há relatos de efeitos tóxicos pela ingestão de grandes quantidades do ácido pangâmico. Mesmo doses maiores do que 50 ou 100 mg, ingeridos três vezes por dia, não mostraram efeitos colaterais.

Existem algumas informações sobre a ocorrência de náuseas, de moderada intensidade, com o uso inicial do pangamato de cálcio em altas doses, mas que desaparecem no decorrer de poucos dias.

Vitamina C

A vitamina C, denominada também ácido ascórbico, ácido cevitâmico, vitamina antiescorbútica e ácido hexurônico, é uma amina vital hidrossolúvel, opticamente ativa, de fórmula $C_6H_8O_6$, assemelhando-se a um monossacarídeo, mas sendo, realmente, uma lactona do ácido ceturônico. Analise a sua fórmula estrutural na Figura 8.73.

O ácido ascórbico na sua forma seca, cristalizada, mostra-se como um pó branco, ou ligeiramente amarelado. Os seus cristais, à microfotografia, compõem um desenho característico, em forma de samambaia, que pode ser melhor admirado na Figura 8.74.

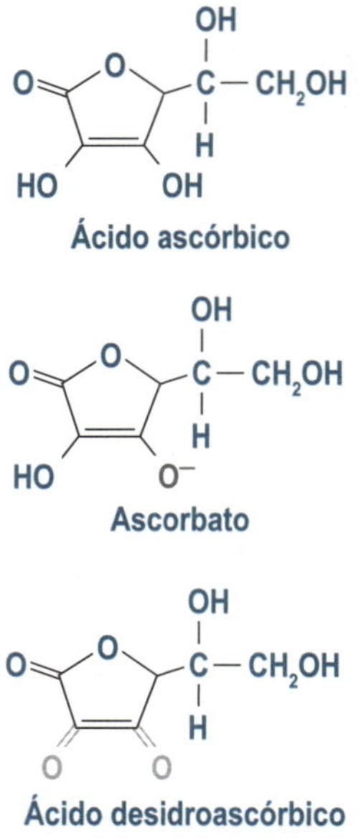

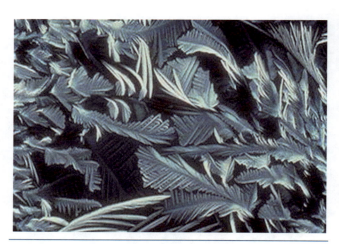

Fórmulas do ácido ascórbico (vitamina C) e ascorbato (sua forma ionizada). O pK_a da hidroxila ácida do ácido ascórbico é 4,2. O ácido desidroascórbico é a forma oxidada do ascorbato.

Figura 8.73 – *Vitamina C.*

Figura 8.74 – *Cristais da vitamina C.*

Na Figura 8.75, observamos uma variedade de formas de cristalização desta mesma vitamina, também nos lembrando das pteridófitas.

As soluções aquosas da vitamina C são estáveis apenas na ausência do oxigênio; quando oxidadas, elas perdem total e irreversivelmente a sua atividade, transformando-se no ácido dehidroascórbico. No interior do organismo, todavia, o ácido ascórbico é reversivelmente oxidado ao ácido de-hidroascórbico, reveja a Figura 8.73.

A vitamina C é sensível ao calor, à luz e ao oxigênio. Nos alimentos, ela é destruída parcial ou totalmente pelo

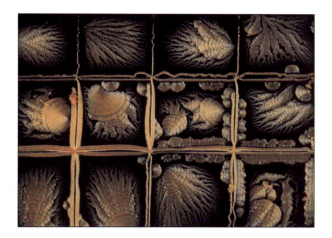

Figura 8.75 – *Outras formas de cristalização da vitamina C.*

armazenamento e pela cocção. A batata, por exemplo, perde cerca de 15% do seu conteúdo de vitamina C quando armazenada a temperatura ambiente, a cada mês, e o seu cozimento destrói outros 30 a 50% do seu teor original.

Para preservar a atividade da vitamina C, devemos observar os seguintes cuidados:

- consumir, sempre que possível, os alimentos frescos; na impossibilidade, conservá-los resfriados, pois o frio retarda o processo de oxidação do ácido ascórbico;
- evitar o contato dos alimentos com o ar e com substâncias oxidantes;
- evitar a alcalinização dos alimentos, pois, sendo a natureza da vitamina C ácida, ela pode ser inativada pelos álcalis;
- proteger a vitamina C da luz e do calor, porque, como já estudamos neste livro, aceleram a sua oxidação;
- não utilizar vasilhames de ferro ou cobre para o acondicionamento da vitamina C ou para o preparo dos alimentos ricos nesta vitamina, pois, como também já observamos, o ferro, o cobre e o cobalto facilitam a oxidação. Lembra-se da reação de Fenton?

Os estudos químicos realizados com a vitamina C pura e cristalizada confirmam estas assertivas. Na natureza, nos alimentos naturais, a vitamina C encontra-se estabilizada pela sua associação a diversas substâncias antioxidantes, as quais impedem a sua degradação. Algumas destas substâncias, já tivemos a oportunidade de estudar no capítulo sobre os radicais livres.

A história da vitamina C inicia-se com a do escorbuto. O escorbuto é uma das doenças mais antigas da humanidade, existem referências a esta enfermidade já no antigo testamento, nos papiros de Ebers e nos escritos de Plínio. Hipócrates descreveu os sintomas do escorbuto há cerca de 400 anos antes de Cristo. Na idade média, este mal era endêmico no norte da Europa e, no século XVII, tornou-se uma doença grave entre os marinheiros das longas jornadas exploratórias.

Em 1498, Vasco da Gama perdeu 100, dos seus 160 marinheiros, pelo escorbuto em uma viagem de Lisboa a Calcutá. Em 1577, um galeão espanhol foi encontrado à mercê das ondas com toda a tripulação morta por esta doença.

Somente em 1536, Jacques Cartier, que teve 25 dos seus marinheiros mortos pelo escorbuto, salvou o resto da sua tripulação, gravemente enferma, administrando-lhes um chá feito com as folhas e a casca da *Thuya occidentalis*. Posteriormente descobriu-se que as folhas desta árvore da vida contêm vitamina C.

Esta enfermidade grassava entre os marujos até 1747, quando o médico naval escocês James Lind preconizou a ingestão de laranjas e limões para a sua prevenção e cura. Mas só em 1907, Holst e Frohlich retomaram o estudo do escorbuto ao produzi-lo, experimentalmente, em porquinhos da índia. Dez anos depois, em 1917, Chick e Hume desenvolvem um bioensaio para determinar as propriedades antiescorbúticas dos alimentos. Em 1930, Albert Szent-Györgyi demonstrou que o ácido hexurônico, que ele havia isolado das glândulas suprarrenais dos porcos em 1928, é idêntico à vitamina C que ele extrai em grandes quantidades dos pimentões doces.

Os trabalhos independentes de Norman Haworth e de Glen King estabeleceram a estrutura química da vitamina C, em 1932. Neste mesmo ano, Szent-Györgyi, simultaneamente com King e Waugh, descobriram a relação da vitamina C com o fator antiescorbútico. Em 1933, Tadeusz Reichstein sintetizou em laboratório o ácido ascórbico, idêntico à vitamina C natural. Em 1936, iniciou-se a produção industrial do ácido ascórbico. Haworth e Szent-Györgyi receberam, em 1937, o premio Nobel pelos seus trabalhos sobre a vitamina C.

No ano de 1970, o professor Linus Pauling detém a atenção mundial com o seu livro "A vitamina C e a Constipação", o campeão de vendas àquela época. No período compreendido entre 1975 e 1979 são estabelecidas as propriedades antioxidantes da vitamina C e, em 1979, Packer e cols. observaram a interação antirradical livre entre a vitamina C e a vitamina E. Mas, apenas em 1982, Niki demonstrou a regeneração da vitamina E pela vitamina C.

Em 1985, as necessidades calculadas para produção mundial da vitamina C eram de 30.000 a 35.000 toneladas por ano. E, em 1988, o Instituto Nacional do Câncer dos Estados Unidos da América reconhece que a ingestão da vitamina C está inversamente relacionada com a incidência de diversos tipos de câncer e aconselha o aumento do consumo desta vitamina na dieta.

• Funções Bioquímicas da Vitamina C

Ao contrário da maioria dos mamíferos, o homem não tem a capacidade de sintetizar a sua própria vitamina C, assim como os primatas e as cobaias. Deste modo, estes animais devem buscar o ácido ascórbico na dieta. A sua absorção ocorre na porção proximal do intestino delgado; por transporte ativo dependente do sódio, é transportada, no plasma, na forma livre e ligada a proteínas e é excretada, principalmente pela via urinária, onde é também parcialmente reabsorvida por um processo ativo. A eliminação renal ocorre sob a forma de ácido ascórbico, em cerca de 50% do teor urinário e, o restante, sob a forma dos seus metabólitos: ácido de-hidro-ascórbico, 2-3-diceto-1-gluconato-2-sulfano ascórbico e oxalato ascórbico.

A vitamina C é indispensável para a síntese do colágeno, o qual, por sua vez, é um importante componente estrutural de muitos tecidos, como a pele, os tendões, ligamentos, ossos e vasos sanguíneos.

O colágeno, sintetizado *in vitro* na ausência do ascorbato, apresenta uma menor temperatura de fusão em relação ao colágeno natural. A temperatura de fusão deste colágeno, produzido na falta da vitamina C, é de 24ºC, enquanto a temperatura para a fusão do colágeno natural é de 58ºC. Isto ocorre porque na falta da vitamina C, o aminoácido L-hidroxiprolina do colágeno é substituído pelo L-prolina. É a L-hidroxiprolina que estabiliza a tripla hélice do colágeno, formando as pontes de hidrogênio entre as suas cadeias. As fibras conjuntivas anormais, formadas pelo colágeno insuficientemente hidroxilado, contribuem para as lesões cutâneas e para a fragilidade vascular, observadas na carência da vitamina C.

O ácido ascórbico é, também, um importante fator para a síntese da noradrenalina. Este neurotransmissor é essencial para o perfeito funcionamento cerebral e afeta, diretamente, o estado do humor. Além disso, a vitamina C é necessária para a produção da L-carnitina, uma pequena molécula, essencial para o transporte dos ácidos graxos até as mitocôndrias, as organelas celulares que funcionam como usinas energéticas vitais.

Trabalhos mais recentes sugerem que o ácido ascórbico está envolvido na transformação do colesterol em ácidos biliares, implicando-o com os níveis plasmáticos do colesterol e com a formação dos cálculos biliares. Talvez o efeito mais popular da vitamina C seja, atualmente, o seu poder antioxidante. De fato, ela é um excelente antioxidante, mas também tem função redutora, como exemplos:

- o ácido ascórbico pode ser prontamente oxidado pela enzima citocromo-oxidase e reduzido pelo glutation;
- a vitamina C desempenha uma importante função na manutenção dos sistemas enzimáticos SH-ativados nas suas formas reduzidas, mas também serve como doador de prótons de hidrogênio.

Mesmo em pequenas quantidades, o ácido ascórbico protege as moléculas mais preciosas do corpo, tais como as proteínas, os lípides, os carboidratos e os ácidos nucleicos, dos danos provocados pelos radicais livres e pelas espécies reativas do oxigênio, gerados pelo metabolismo normal e pela exposição às toxinas e poluentes. A vitamina C também é um agente regenerador de outras substâncias antioxidantes, entre elas, como já tivemos a oportunidade de salientar, a vitamina E. O ácido ascórbico exerce o seu papel antioxidante e regenerador agindo como uma substância redutora, oxidando-se, portanto, ao ácido de-hidroascórbico. Reveja a Figura 8.73.

Como um exemplo, a enzima prolil-hidroxilase, presente na síntese do colágeno, é inativada durante a síntese desta proteína.

Esta enzima é auxiliada no seu papel pelo íon ferroso (Fe^{++}), o qual está firmemente ligado a ela e é necessário para ativar o oxigênio molecular. Durante esta complexa reação, forma-se um complexo $Fe^{+++}-O^-$, o qual inativa a prolil-oxidase. Aí, então, interfere o ascorbato (vitamina C), reduzindo o íon férrico e reativando a enzima. Neste processo, o ascorbato é oxidado a ácido de-hidroascórbico, o nosso ascorbil da Figura 3.13, na aula sobre radicais livres.

Ainda muitas outras funções foram atribuídas à vitamina C, entre elas funções imunológicas, como no controle da explosão respiratória dos neutrófilos, por exemplo; o favorecimento da absorção de ferro, cálcio, magnésio e zinco; a participação no metabolismo do ácido fólico e nas reações metabólicas de alguns aminoácidos, em particular na prevenção da formação das nitrosaminas, potencialmente oncogênicas para o estômago, a partir dos alimentos que contêm nitritos, tais como a carne defumada e os picles.

• Carência da Vitamina C

A deficiência marginal da vitamina C costuma apresentar como sintomas principais fadiga, lassidão, exaustão, perda do apetite, sonolência e insônia, irritabilidade, baixa resistência às infecções, petéquias. As pessoas passíveis de apresentarem deficiência marginal de ácido ascórbico estão incluídas nos grupos dos tabagistas, dos etilistas, dos anciãos internados em asilos, os pacientes portadores de doenças crônicas e aqueles sujeitos a determinados medicamentos, os quais comentaremos adiante.

A deficiência severa da vitamina C, como já tivemos a oportunidade de observar, é a doença centenária, e potencialmente fatal, denominada escorbuto. Os sintomas do escorbuto habitualmente incluem sangramentos, hematomas e equimoses, queda dos cabelos, perdas dentárias e dores e inflamações articulares. Estes sintomas são atribuídos à fragilidade dos vasos sanguíneos, do tecido conectivo e dos ossos, todos estes tecidos ricos em colágeno. Nas crianças, o escorbuto pode provocar malformações ósseas.

O sintoma mais precoce da carência de vitamina C costuma ser a fadiga, a qual resulta da diminuição dos níveis da L-carnitina, necessária para a produção de energia a partir dos ácidos graxos, e da diminuição da síntese da noradrenalina. O escorbuto também pode apresentar resistência à insulina e hiperglicemia.

Felizmente, o escorbuto é raro nos países desenvolvidos, pelo fato de ser facilmente prevenível através uma dose mínima de 10 mg diários de vitamina C. Entretanto, têm sido descritos casos de escorbuto em crianças e idosos submetidos a dietas muito restritivas. O escorbuto, caso não seja tratado, evolui para a gangrena e morte.

• Doses Nutricionais Recomendadas para a Vitamina C

As doses nutricionais recomendadas baseiam-se, primordialmente, na prevenção da doença carencial e na promoção da saúde considerada ótima, mais do que na prevenção de uma doença crônica. Esta dose para a vitamina C foi revista em 1998 e elevada para além dos 60 mg diários, anteriormente recomendados, tanto para o homem quanto para a mulher.

Os tabagistas devem ingerir 35 mg a mais, em sua dose diária, do que os não fumantes, pelas simples razões de estarem sob um estresse oxidativo maior, provocado pelas toxinas presentes na fumaça do cigarro, e, geralmente, apresentarem um nível plasmático mais baixo de vitamina C. Vão a seguir as doses nutricionais recomendadas para a vitamina C:

Bebês de 0 a 6 meses de idade	40 mg/dia *.
Bebês de 7 a 12 meses de idade	50 mg/dia *.
Crianças de 1 a 3 anos de idade	15 mg/dia.
Crianças de 4 a 8 anos de idade	25 mg/dia.
Crianças de 9 a 13 anos de idade	45 mg/dia.
Adolescentes masculinos de 14 a 18 anos de idade	75 mg/dia.
Adolescentes femininos de 14 a 18 anos de idade	65 mg/dia.
Adultos masculinos maiores de 19 anos de idade	90 mg/dia.
Adultos femininos maiores de 19 anos de idade	75 mg/dia.
Fumantes masculinos maiores de 19 anos de idade	125 mg/dia.
Fumantes femininos maiores de 19 anos de idade	110 mg/dia.
Gestantes menores de 18 anos de idade	80 mg/dia.
Gestantes maiores de 18 anos de idade	85 mg/dia.
Lactantes menores de 18 anos de idade	115 mg/dia.
Lactantes maiores de 18 anos de idade	120 mg/dia.

* Dose adequada, estimada quando a dose diária recomendada não pode ser determinada.

A dosagem do ácido ascórbico no plasma é o indicador usual para a determinação da suficiência da ingestão da vitamina C, porém, a análise do seu teor nos leucócitos é muito mais precisa como indicativo da saturação tecidual. O plasma é considerado saturado quando o teor de vitamina C está entre 1 e 2 mg%, teores menores que 0,5 mg% são considerados baixos e concentrações menores que 0,15 mg% são compatíveis com o diagnóstico de escorbuto.

• Indicações Terapêuticas da Vitamina C

A quantidade de vitamina C suficiente para a prevenção do escorbuto é menor do que a necessária para a prevenção de uma doença crônica. Muitas das considerações sobre a vitamina C e a prevenção de doenças crônicas foram baseadas em estudos prospectivos, nos quais a ingestão da vitamina foi determinada em um grande número de pessoas, as quais foram acompanhadas por um longo período de tempo, no decorrer do qual foi observado o aparecimento de doenças crônicas específicas.

A indicação profilática da vitamina C tem-se dirigido, principalmente, contra as doenças cardiovasculares, especialmente as coronariopatias e os acidentes vasculares cerebrais; e para a prevenção do câncer, da catarata e dos efeitos da intoxicação pelo chumbo. Diversos estudos prospectivos têm indicado que a ingestão insuficiente de vitamina C está associada a um maior risco para doenças cardiovasculares e que uma modesta ingestão diária desta vitamina, de cerca de 100 mg por dia, é suficiente para uma máxima redução deste perigo, em indivíduos não tabagistas.

Com relação às coronariopatias, entretanto, muitos trabalhos falharam ao procurar uma redução significativa deste risco em populações bem nutridas e suplementadas com a vitamina C, até que um grande trabalho epidemiológico prospectivo foi analisado, em 1992. Neste trabalho, realizado no período compreendido entre 1971 e 1984, denominado NHANES I, do inglês *First National Health and Nutrition Examination Survey*, ou Primeiro Levantamento Nacional para a Avaliação da Saúde e Nutrição, foram acompanhados 11.348 indivíduos, adultos de 25 a 74 anos, por um tempo médio de 10 anos. Este levantamento mostrou que o risco de morte por doenças cardiovasculares era 42% menor nos homens e 25% menor nas mulheres que ingeriam, regularmente, mais de 50 mg diários de vitamina C de origem alimentar, acrescidos de uma suplementação artificial desta vitamina, perfazendo um total de aproximadamente 300 mg diários.

Outro trabalho, realizado com mais de 85.000 mulheres maiores de 16 anos de idade, também indica que a ingestão de altas doses de vitamina C pode ser cardioprotetora. Neste estudo, o consumo de mais de 359 mg diários de vitamina C, provenientes da dieta e de suplementos alimentares, estava associado a uma redução de 27 a 28% no risco para coronariopatia.

A análise sistemática de nove trabalhos prospectivos de coorte, acompanhando mais de 290.000 adultos, saudáveis ao início dos estudos, por uma média de 10 anos, demonstrou que aqueles que consumiam mais de 700 mg por dia de um suplemento de vitamina C tinham 25% menos chance de desenvolver coronariopatia do que aqueles que não tomavam este suplemento. Os dados do Instituto Nacional de Saúde dos Estados Unidos da América indicam que o plasma e as células circulantes de indivíduos jovens e saudáveis tornam-se saturados com a vitamina C proveniente de doses diárias de apenas 400 mg. Também os resultados das análises sistemáticas dos trabalhos prospectivos de coorte indicam que a redução máxima do risco para coronariopatia requer esta saturação plasmática e celular circulante, ou seja, precisa que o estoque corpóreo da vitamina C esteja repleto.

Com relação à enfermidade cerebrovascular, um trabalho prospectivo, seguindo, por 20 anos, mais de 2.000 japoneses de uma comunidade rural, demonstrou que a chance para a ocorrência de um acidente vascular cerebral foi 29% menor naqueles indivíduos que apresentavam níveis séricos

Capítulo 8

mais elevados de vitamina C. Além disso, esta pesquisa mostrou que os japoneses que consumiam vegetais em 6 ou 7 dias da semana apresentavam 54% menos episódios de acidentes vasculares cerebrais do que aqueles que não os consumiam, ou o faziam em menos de 2 dias por semana. Nesta comunidade rural nipônica, os níveis séricos da vitamina C estavam estritamente relacionados com o consumo de frutas e vegetais frescos. Obviamente, neste, e em muitos outros trabalhos sobre a ingestão de vitamina C e a sua relação com as enfermidades cardiovasculares, é muito difícil distinguir entre os efeitos do ácido ascórbico e os dos outros compostos presentes nos vegetais. Saliento este fato apenas para enfatizar, também, os benefícios de uma dieta farta em frutas, hortaliças e verduras frescas.

Com relação à prevenção do câncer, diversos trabalhos já destacaram a importância de uma dieta rica em frutas e verduras frescas na redução do risco para uma diversidade de tipos de neoplasias. Muitos destes trabalhos se basearam nas orientações do Departamento de Agricultura dos Estados Unidos da América e do Instituto Nacional do Câncer, deste mesmo país, os quais recomendam o consumo de, pelo menos, cinco porções de frutas e verduras por dia.

Outros tantos trabalhos investigaram a influência da vitamina C na prevenção de diversos tumores malignos, e muitos deles demonstraram que a ingestão de altas doses de vitamina C diminui a incidência dos cânceres de boca, faringe, laringe, esôfago, estômago, cólon, reto e pulmão. Porém, como a possibilidade de vieses é grande nos trabalhos envolvendo casos e controles, os estudos prospectivos são mais valorizados. Os estudos prospectivos de populações que ingerem, pelo menos, 86 mg de vitamina C por dia, no geral, não mostram diferenças significativas na redução do risco para câncer, entretanto, outros trabalhos prospectivos com indivíduos consumindo esta vitamina, na dose de 80 a 110 mg diários, encontraram uma redução significativa na incidência do câncer. Só para confundir. No entanto, diversos estudos continuam sendo realizados para esclarecer este aspecto importante em relação à vitamina C. Em um destes trabalhos, um estudo prospectivo de 870 homens, acompanhados por um período de 25 anos, ficou demonstrado que o consumo de mais de 83 mg de vitamina C por dia provocou uma impressionante redução, de 64%, na incidência do câncer de pulmão, comparativamente à população que ingeriu menos de 63 mg diários desta vitamina.

Com relação ao câncer de mama, embora muitos trabalhos prospectivos não tenham encontrado nenhuma associação entre este tipo de tumor e a ingestão da vitamina C, dois trabalhos recentes mostraram uma relação inversa entre estes dois eventos. Em um estudo realizado com enfermeiras na pré-menopausa e com história familiar de câncer de mama, aquelas que consumiam a vitamina C numa média de 205 mg por dia, proveniente de alimentos frescos, apresentaram uma incidência 63% menor desta neoplasia do que aquelas que ingeriam uma média de 70 mg diários do ascorbato.

Em outro estudo, sueco, também prospectivo, acompanhando mulheres com sobrepeso e submetidas à mamografia, aquelas que ingeriam a vitamina C em uma dosagem média de 110 mg por dia apresentaram um risco 39% menor de desenvolver câncer de mama do que as que consumiam menos do que 31 mg diários.

Diversos estudos observacionais e experimentais, abordando a vitamina C e o câncer do estômago, concluíram que esta vitamina inibe a formação de compostos carcinogênicos no estômago. A infecção gástrica pelo *Helicobacter pylori*, além de aumentar a chance para o desenvolvimento do câncer estomacal, parece, também, reduzir a quantidade da vitamina C na secreção gástrica. Por este motivo, alguns pesquisadores sugerem que a vitamina C seja utilizada, como medicação auxiliar, na terapia para a erradicação do *Helicobacter pylori*, reduzindo, assim, o risco para o câncer gástrico.

O ácido ascórbico é, ainda, empregado para a prevenção do desenvolvimento da catarata. A opacidade do cristalino é a principal causa de perda visual em todo o mundo, é uma doença progressiva e acomete mais severamente a população idosa. Só nos Estados Unidos da América são gastos mais de três bilhões de dólares, por ano, no tratamento desta afecção. Tem sido demonstrado que a diminuição da concentração da vitamina C no cristalino está associada à severidade e à progressão da catarata em humanos. Alguns trabalhos, não todos, mostram que uma maior ingestão de vitamina C eleva o teor desta vitamina no sangue e diminui o risco de catarata. Estes estudos sugerem que a dose de vitamina C deve ser superior a 300 mg diários e deve ser ingerida por um número de anos suficiente, antes que o seu efeito protetor possa ser mensurado.

Uma pesquisa intervencionista, caso-controle, realizada por 7 anos, com 4.629 pessoas de ambos os sexos, não encontrou diferença significativa na progressão da catarata senil entre o grupo placebo e o tratado com uma fórmula antioxidante, composta por 500 mg de vitamina C, 400 unidades internacionais de vitamina E e 15 mg de betacaroteno. Como claramente se observa, o assunto é importante e merece maior investigação, antes de podermos fornecer recomendações mais específicas para o uso da vitamina C como agente profilático da catarata.

Ainda como agente profilático, o ácido ascórbico tem sido empregado para minimizar a absorção intestinal do chumbo e para aumentar a sua excreção renal. Apesar das campanhas mundiais para que não se empregue o chumbo como aditivo da gasolina e como pigmento nas tintas em geral, ele continua sendo um importante problema de saúde pública, principalmente para as crianças que vivem nos centros urbanos. Como já tivemos a oportunidade de mostrar, neste livro, os bebês nascidos de mães que estiveram expostas ao chumbo, durante a gestação, apresentam o seu crescimento e desenvolvimento prejudicados, do mesmo modo como as crianças cronicamente expostas a ele são mais propensas a apresentarem dificuldades para o aprendizado, distúrbios de comportamento e baixos níveis do quociente de inteligência (QI). Nos adultos, a intoxicação pelo chumbo costuma resultar em lesão renal e hipertensão arterial.

Em um trabalho, realizado com 747 homens idosos, os teores sanguíneos de chumbo foram significativamente maiores entre aqueles que referiam uma ingestão média de vitamina C, alimentar, menor que 109 mg diários. Outro trabalho, extensíssimo, realizado com 19.578 pessoas, incluindo 4.214 crianças de 6 a 16 anos de idade, mostrou uma associação entre os altos níveis séricos da vitamina C e os teores, significativamente reduzidos, de chumbo no sangue (relação inversa). Uma pesquisa intervencionista, placebo-controlada, estudando os efeitos da vitamina C sobre os teores hemáticos de chumbo, em 75 homens, adultos e tabagistas, demonstrou que a ingestão de 1.000 mg diários de vitamina C, por um período de 4 semanas, reduziu, significativamente, os níveis de chumbo no sangue. Já a dose menor, de 200 mg diários, pelo mesmo período de tempo, não afetou, significativamente, os teores do chumbo, em comparação com o placebo, a despeito dos teores séricos da vitamina C serem semelhantes aos do grupo que consumiu 1.000 mg.

A preconização terapêutica do ácido ascórbico está primordialmente dirigida, novamente, para as doenças cardiovasculares e o câncer e, também, para a diabete e as infecções virais do refriado comum. Nos pacientes com aterosclerose, a capacidade que os vasos sanguíneos têm de se relaxarem ou dilatarem-se está comprometida e os danos causados ao miocárdio e ao cérebro, após um episódio de enfarte ou acidente vascular, são atribuídos, parcialmente, a esta inabilidade dos vasos sanguíneos em se expandirem, de modo a permitir o restabelecimento do fluxo sanguíneo às áreas afetadas. Também a dor da angina de peito (*angina pectoris*) é atribuída à incapacidade das artérias coronárias de se dilatarem o suficiente para suprir a demanda solicitada pelo miocárdio.

O tratamento com a vitamina C tem-se mostrado, consistentemente, eficaz na vasodilatação de pacientes ateroscleróticos, anginosos, portadores de insuficiência cardíaca congestiva, hipertensos e hipercolesterolêmicos. Tem-se demonstrado que a dose de vitamina C necessária para promover a vasodilatação, nestes pacientes, é de 500 mg diários. É sabido que a hipertensão é um dos fatores de risco isolado para as doenças cardiovasculares, como também é conhecido o fato, demonstrado em diversos trabalhos, de que a vitamina C tem um efeito hipotensor. Assim, um outro trabalho, mais recente, com pacientes hipertensos, demonstrou que uma dose diária de 500 mg de vitamina C proporcionou uma queda de cerca de 9% na pressão sistólica, após 4 semanas de tratamento. É importante, porém, observar que estes hipertensos estavam usando as suas medicações anti-hipertensivas durante todo o estudo e, volto a salientar, os pacientes com hipertensão acentuada, tratados com a vitamina C, devem manter a prescrição medicamentosa, os exercícios físicos e as alterações dos hábitos e da dieta preconizados pelo seu médico ortomolecular, e/ou seu médico especialista associado.

Nas décadas de 1970-80, os estudos de Linus Pauling e cols. sugeriam que megadoses de vitamina C aumentariam a sobrevida e melhorariam a qualidade de vida dos pacientes oncológicos terminais. Preconizavam a dose de 10.000 mg diários, administrados intravenosamente por 10 dias, e continuada, por via oral, por tempo indeterminado. Entrementes, dois trabalhos randomizados, placebo-controlados, conduzidos pela Clínica Mayo, não encontraram diferenças significativas nos resultados obtidos nos grupos de pacientes oncológicos terminais tratados com placebo e com 10.000 mg diários de vitamina C *por via oral*. Estes resultados discrepantes levaram dois pesquisadores do Instituto Nacional da Saúde americano a analisarem esta diferença. Eles observaram uma divergência metodológica significante entre estes dois trabalhos e sugeriram que a chave deste desacordo estava na via de administração da vitamina C, intravenosa, nos trabalhos de Linus Pauling, e oral, nos da Clínica Mayo.

A administração endovenosa provê níveis séricos de vitamina C muito mais elevados do que a oral, e os teores desta vitamina, que são tóxicos para alguns tipos de câncer, *in vitro*, são facilmente alcançados pela injeção intravenosa, mas não pela administração oral, a qual é limitada pela capacidade da absorção gastrintestinal. A absorção do ácido ascórbico, como já mencionamos, depende de um transporte ativo saturável e está limitada a aproximadamente 3.000 mg por dose. No momento, não existem resultados conclusivos, provenientes de pesquisas clínicas devidamente controladas, sugerindo que a vitamina C possa ser prejudicial à sobrevivência dos pacientes com câncer. Enquanto os estudos em andamento não determinarem, concludentemente, se as combinações de vitaminas antioxidantes são, ou não, eficazes como agentes terapêuticos coadjuvantes no tratamento convencional do câncer, o médico ortomolecular deve avaliar, muito cuidadosamente, o tipo e a dose de cada componente da formulação vitamínico-mineral prescrita ao seu paciente oncológico.

Voltamos a ressaltar que, *de forma alguma, a vitamina C substitui o tratamento convencional do câncer*, seja ele cirúrgico, radioterápico ou quimioterápico, como alguns pacientes, e mesmo colegas, já nos perguntaram; os colegas, acreditamos nós, com segundas intenções. Alguns cientistas sugerem que a vitamina C possa estimular o crescimento das células cancerosas, ou mesmo protegê-las contra os efeitos citotóxicos dos radicais livres produzidos pelos quimioterápicos citotóxicos e pela radioterapia. Acreditamos, também, nesta possibilidade, e preconizamos um estudo, caso a caso, para o cálculo da formulação ortomolecular a ser prescrita para cada enfermo oncológico, de modo a proporcionarmos um equilíbrio entre a proteção conferida às células sadias e o efeito citotóxico sobre as oncocélulas. Já tecemos alguns comentários sobre este assunto nos capítulos precedentes.

Os pacientes diabéticos apresentam uma alta incidência de doenças cardiovasculares, entre elas o enfarte do miocárdio e o derrame cerebral, e são justamente estas duas ocorrências as maiores causas de morte nestes enfermos. A evidência de que a diabete aumenta, em muito, o estresse oxidativo leva-nos a considerar que uma formulação antioxidante adequada possa diminuir o risco para as doenças cardiovasculares nestes pacientes. Em apoio a este argumento, um grande trabalho, realizado durante 16 anos, com 85.000 mulheres, dentre as quais 2% eram diabéticas, observou que a suplementação nutricional com vitamina C, em doses iguais, ou superiores, a 400 mg diários, reduziu significativamente o risco para doença coronariana, fatal e não fatal, em toda a coorte, incluindo as diabéticas.

Em contraste, outro trabalho, acompanhando mulheres menopausadas por 15 anos, observou que as diabéticas que ingeriam, no início do estudo, 300 mg diários, ou mais, de vitamina C apresentaram um risco maior para a morte por doença coronariana do que aquelas que não tomavam esta vitamina. Na coorte como um todo, porém, a vitamina C não mostrou associação significativa com o aumento da mortalidade por doença cardiovascular.

Embora um grande número de estudos observacionais tenha demonstrado que a ingestão de altas doses de vitamina C diminui o risco para doenças cardiovasculares, outras pesquisas, randomizadas e controladas, falharam em comprovar o efeito protetor desta vitamina na redução da incidência destas doenças, nos pacientes diabéticos e naqueles outros com alto risco para estas enfermidades. É possível que fatores genéticos possam influenciar o efeito da vitamina C sobre o sistema cardiovascular.

Uma pesquisa muito bem construída, randomizada e controlada, analisou a influência de uma terapia antioxidante, composta por 1.000 mg de vitamina C e 800 UI de vitamina E administrados diariamente, sobre a expressão genética da haptoglobina. A haptoglobina é uma glicoproteína cuja principal função é ligar-se à hemoglobina livre no plasma, evitando, assim, os seus efeitos oxidativos no interior do vaso sanguíneo. As diferenças na estrutura tetramérica da haptoglobina são as responsáveis pelas diferentes características físico-químicas e funcionais dos seus isômeros. Estes isômeros são as expressões fenotípicas de três combinações genéticas possíveis: Hp1–Hp1, Hp2–Hp1 e Hp2–Hp2. O fenótipo Hp1–Hp1 parece apresentar capacidade antioxidante maior que os demais. Pois bem, nesta pesquisa demonstrou-se que a terapia antioxidante com as vitaminas C e E melhora a estenose coronariana nas mulheres diabéticas homozigóticas para a haptoglobina-1 (Hp1 – Hp1), mas piora a aterosclerose coronariana nas diabéticas que apresentam os dois alelos para a haptoglobina-2 (Hp2 – Hp2).

O significado destas conclusões ainda não está inteiramente esclarecido, porém elas sugerem que existem, pelo menos, duas subpopulações de diabéticos: uma que se beneficia com a terapia antioxidante e uma outra que não é favorecida pelos agentes antioxidantes e que poderia, até, ser prejudicada por eles. Outros trabalhos bem conduzidos, randomizados e controlados também não encontraram benefícios no uso da vitamina C, isoladamente, para a prevenção ou tratamento das cardiopatias nos pacientes diabéticos. Por este motivo, não se recomenda o uso exclusivo da vitamina C em doses superiores a 250 mg diários, para diabéticos. É óbvio que não há limitação para a ingestão de frutas e verduras ricas em vitamina C por estes pacientes.

O uso da vitamina C no tratamento das gripes e resfriados, tão divulgado pelo dito popular "vitamina C e cama", tornou-se manifesto após a publicação do notório trabalho de Linus Pauling, em 1970, no qual preconizava o uso de altas doses desta vitamina, maiores do que 1.000 mg diários, para a prevenção do resfriado comum. Desde então, numerosos outros trabalhos têm sido realizados para comprovar o efeito da vitamina C sobre esta virose. Uma metanálise de 30 destas publicações, de trabalhos controlados por placebo, não comprovou a diminuição da incidência de resfriados com o uso preventivo de doses superiores a 2.000 mg diários de vitamina C. Por outro lado, nas subpopulações de maratonistas, esquiadores e militares em treinamento no Ártico, verificou-se um decréscimo de 50% na incidência de gripes e resfriados com o uso de 250 a 1.000 mg de vitamina C por dia.

Observe a diferença no efeito do emprego *isolado* da vitamina C em altas e baixas dosagens, conforme já comentamos neste tópico. Concluindo, o uso preventivo da vitamina C, nas doses de até 1.000 mg diários, reduz a *duração* de gripes e resfriados em cerca de 8% entre os adultos e de 14% entre as crianças. Quando o tratamento com a vitamina C é iniciado com o aparecimento dos sintomas gripais, a vitamina não encurta a duração da enfermidade, mesmo com doses de até 4.000 mg por dia, conforme sete trabalhos bem conduzidos e controlados por placebo. Outras indicações, não menos importantes, da vitamina C são:

- o seu uso perioperatório e pós-traumático, prevenindo as infecções e otimizando o processo cicatricial;
- o seu emprego, juntamente com outros agentes antioxidantes, no auxílio da telomerase, relacionada com o processo do envelhecimento;
- o suprimento das necessidades aumentadas durante o estresse;
- para o tratamento da síndrome da má absorção intestinal;
- a doença de Crohn.

• Fontes da Vitamina C

As principais fontes de vitamina C na natureza são as frutas cítricas, a acerola, a amora, a groselha, os pimentões, a salsa, a couve-flor, as batatas, as batatas-doces, o brócolis, a couve-de-bruxelas, o morango, a goiaba, a manga, o mamão, o melão, o tomate, o espinafre, a cebola, o rabanete, entre outras. A Tabela 8.10 mostra a diferença no teor da vitamina C entre algumas frutas e verduras frescas.

A maioria das apresentações comerciais da vitamina C, orais e injetáveis, fornece-a como o ácido L-ascórbico. Não existem evidências científicas suficientes para se afirmar que uma forma fornecida da vitamina C seja melhor absorvida ou mais eficaz que outra. O ácido L-ascórbico natural e o sintético são quimicamente idênticos e não existem diferenças quanto à atividade biológica ou biodisponibilidade. Os sais do ácido L-ascórbico são tamponados (buferizados), portanto menos ácidos do que a vitamina original, e alguns médicos acreditam que sejam menos irritantes para o trato gastrintestinal. As apresentações tamponadas da vitamina C

Tabela 8.10
Diferença no Teor da Vitamina C entre Algumas Frutas e Verduras Frescas

Alimento	Porção	Vitamina C
Batata cozida	1 média	26 mg
Brócolis	1 xícara (200 mL)	116 mg
Laranja	1 média	70 mg
Leite materno	250 mL	10 mg
Morango	1 xícara (200 mL)	82 mg
Pimentão vermelho cru	1 xícara (200 mL) – picado	282 mg
Suco de laranja	200 mL	88 mg
Suco de toranja (*Grapefruit*)	200 mL	71 mg
Tomate	1 médio	23 mg
Toranja	1 média	88 mg

mais comuns são o ascorbato de sódio e o ascorbato de cálcio existindo, porém, inúmeras outras formas de ascorbatos minerais disponíveis no mercado.

É importante frisar que o ascorbato de sódio, para cada 1.000 mg de ácido ascórbico, fornece também 131 mg de sódio, e o ascorbato de cálcio, para a mesma quantidade da vitamina, fornece 114 mg de cálcio. Muitos preparados comerciais da vitamina C acrescem à sua fórmula os bioflavonoides. Os bioflavonoides são uma classe de pigmentos vegetais hidrossolúveis, frequentemente encontrados nas plantas ricas em vitamina C e, embora muitos deles apresentem características antioxidantes, não existem evidências de que a sua associação a esta amina vital aumente a biodisponibilidade ou a eficácia da vitamina C.

Alguns laboratórios propagam que os metabólitos da vitamina C aumentam a biodisponibilidade desta vitamina, porém, existe apenas um trabalho publicado, realizado em humanos, e ele não mostrou diferenças na absorção e na excreção urinária da vitamina C, quando comparou esta apresentação comercial (Ester-C®) e os comprimidos convencionais de ácido L-ascórbico. Esta marca comercial contém, principalmente, o ascorbato de cálcio, mas acrescenta pequenas quantidades dos metabólitos da vitamina C: de-hidroascorbato (que é uma forma oxidada do ácido ascórbico), o treonato de cálcio e traços do xilonato e do lixonato.

O palmitato ascórbico, ou ascorbil palmitato, na realidade, é um éster da vitamina C, ou seja, é o ácido ascórbico esterificado para transformar-se em um ácido graxo e, portanto, em uma vitamina lipossolúvel. Não confunda com o Ester-C® mencionado anteriormente. O palmitato ascórbico é empregado para a manufatura de diversos cremes para a pele, com o intuito de agregar propriedades antioxidantes e fornecer a vitamina C para a síntese do colágeno. Existem, também, apresentações orais do palmitato ascórbico, porém ele é hidrolisado ao ácido ascórbico e ao ácido palmítico, no trato digestivo, antes de ser absorvido. Muitos outros compostos, relacionados quimicamente com o ácido L-ascórbico, possuem atividade antiescorbútica, porém nenhum se compara a ele em potência.

• Cuidados com o Uso da Vitamina C

Diversos efeitos colaterais foram atribuídos às altas doses de vitamina C, a maioria observada em experiências *in vitro* e em publicações de casos isolados, dentre eles destacamos os mais contundentes: mutações, malformações congênitas, câncer, aterosclerose, litíase renal, "escorbuto de rebote", exacerbação do estresse oxidativo, aumento da absorção de ferro, deficiência da vitamina B_{12} e corrosão do esmalte dentário. Felizmente, nenhuma destas reações adversas foi confirmada e não existe nenhuma evidência científica confiável de que megadoses de vitamina C (maiores do que 10.000 mg diários) possam ser tóxicas ou nocivas à saúde.

Em 2000, quando foram publicadas as doses diárias recomendadas para a vitamina C, também foram anunciadas as doses máximas toleráveis, com a finalidade de prevenir a ocorrência da diarreia e de outros distúrbios gastrintestinais que podem ocorrer com as megadoses desta vitamina. Estes sintomas geralmente não apresentam maior gravidade, porque são facilmente resolvidos com a descontinuidade do tratamento ou com a redução da dose da vitamina C. As doses máximas toleráveis para a vitamina C foram, então, assim estabelecidas:

Bebês até 12 meses de idade	Não estabelecida.
Crianças de 1 a 3 anos de idade	400 mg/dia.
Crianças de 4 a 8 anos de idade	650 mg/dia.
Crianças de 9 a 13 anos de idade	1.200 mg/dia.
Adolescentes de 14 a 18 anos de idade	1.800 mg/dia.
Adultos maiores de 19 anos de idade	2.000 mg/dia.

Com relação à propalada opinião de que a vitamina C aumenta o estresse oxidativo e lesa o ADN, faremos as seguintes observações:

- Realmente, a vitamina C é um agente antioxidante altamente eficaz no metabolismo dos organismos vivos, entretanto, em tubos de ensaio, ela pode reagir com alguns íons metálicos livres e produzir radicais livres.
- Porém, é igualmente verdade que, em geral, os íons metálicos livres não são encontrados sob condições fisiológicas.
- Muita ênfase tem sido dada a alguns poucos trabalhos que sugeriam um efeito pró-oxidante da vitamina C, estes estudos, todavia, mostraram-se defectivos ou não apresentaram relevância fisiológica.

A revisão compreensiva de toda a literatura sobre a vitamina C não encontrou nenhuma evidência científica crível de que esta vitamina possa promover qualquer dano oxidativo sob condições fisiológicas em humanos. Assim, toda a publicação que anuncie um efeito pró-oxidante da vitamina C deve ser cuidadosamente avaliada, no sentido de se verificar a relevância do sistema fisiológico considerado e de existirem vieses e falhas metodológicas.

Como exemplo de uma falsa conclusão, houve um trabalho publicado, em 2001, afirmando que hidroperóxidos lipídicos (moléculas gordurosas ranceadas) podem reagir com a vitamina C e produzirem substâncias potencialmente lesivas ao ácido desoxirribonucleico (ADN), porém, a reação destas substâncias com o ADN não foi demonstrada neste trabalho, o que justifica a afirmação do Instituto Linus Pauling da Universidade Estadual do Óregon de que "a vitamina C *não* causa câncer".

Com relação às interações medicamentosas, sabe-se que diversas drogas abaixam os teores circulantes de vitamina C, entre elas o estrógeno, o qual diminui a quantidade desta vitamina tanto no plasma quanto nos leucócitos. A aspirina também pode baixar os níveis do ascorbato no sangue, se usada seguidamente, por exemplo, dois comprimidos de aspirina tomados a cada 6 horas durante 1 semana, como habitualmente se prescreve; pode despencar o teor de vitamina C, nos glóbulos brancos, à metade, principalmente através da excreção renal da vitamina.

A vitamina C parece interferir com a ação dos medicamentos anticoagulantes, como a varfarina, apesar de as evidências serem controversas. As doses elevadas de ácido ascórbico podem bloquear a ação da varfarina, exigindo um aumento da dose desta droga para manter o seu efeito anticoagulante. Os pacientes, que necessitam o uso de anticoagulantes, devem ter limitada a prescrição da vitamina C a 1.000 mg diários, e devem manter o tempo de protrombina monitorado pelo médico assistente. É importante salientar, também, que a vitamina C interfere no resultado de muitos exames laboratoriais, como, por exemplo, nas dosagens das bilirrubinas e da creatinina e na pesquisa de sangue oculto nas fezes. Torna-se, assim, imprescindível considerar o uso desta vitamina na interpretação das análises clínicas e, mesmo, ter informado ao laboratório sobre o uso do ácido ascórbico.

Ainda sobre interações medicamentosas, há dúvidas a respeito da influência da vitamina C sobre a ação dos inibidores da 3-hidroxi-3-meti-glutaril-coenzima-A-redutase, as estatinas. Um trabalho randomizado e controlado, conduzido por 3 anos, envolvendo 160 pacientes portadores de doença coronariana e baixos níveis de colesterol de alta densidade (HDL), tendo ambas as condições documentadas, demonstrou que a associação da sinvastatina com a vitamina B_3 aumenta o teor do colesterol de alta densidade (HDL), inibe a progressão da estenose coronariana e diminui a ocorrência dos eventos cardiovasculares, como o enfarte miocárdico e o acidente vascular cerebral. Surpreendentemente, porém, quando uma formulação antioxidante, contendo 1.000 mg de vitamina C, 800 UI de alfatocoferol, 100 µg de selênio e 25 mg de betacaroteno foi associada à interação sinvastatina-niacina, este efeito protetor decaiu. Como neste trabalho foi usada uma associação antioxidante, não se pode determinar o real papel da vitamina C, isoladamente, nestes resultados.

Contrariamente, uma outra pesquisa, muito grande, do mesmo modo randomizada e controlada, avaliando a sinvastatina e uma combinação antioxidante contendo 20 mg de betacaroteno, 250 mg de vitamina C e 600 mg de vitamina E, envolvendo mais de 20.000 coronariopatas e/ou diabéticos, não encontrou nenhuma diminuição no efeito cardioprotetor da sinvastatina em um período superior a 5 anos de tratamento. Estes resultados contraditórios apenas indicam que mais pesquisa é necessária para esclarecer a real interação entre as vitaminas antioxidantes e os agentes hipocolesterolêmicos.

Várias substâncias químicas do mundo moderno antagonizam a ação da vitamina C. Os principais antagonistas aos quais estamos expostos são a poluição do ar, as emanações tóxicas industriais, os metais pesados, a fumaça do cigarro, o álcool e algumas drogas farmacológicas, como antidepressivos e diuréticos, por exemplo. Os principais agentes sinérgicos da vitamina C são os antioxidantes, especialmente a vitamina E e o betacaroteno. As vitaminas do complexo B, particularmente a B_6, a B_{12}, o ácido pantotênico e o ácido fólico, e os bioflavonoides apresentam um efeito poupador da vitamina C.

Para as pessoas saudáveis, jovens e não fumantes, a abordagem ortomolecular recomenda a suplementação alimentar com, pelo menos, 400 mg diários de vitamina C, quantidade considerada suficiente para saturar o plasma e as células sanguíneas circulantes. Lembrando que o consumo de duas xícaras e meia de frutas e verduras frescas provêm cerca de 200 mg desta amina vital. Com relação aos idosos, ainda não se sabe, ao certo, se os adultos maiores de 60 anos necessitam de quantidades mais elevadas de vitamina C. Por outro lado, é notório que a população anciã ingere quantidades de vitamina C muito menores do que as recomendadas, de 75 mg diários para a mulher e 90 para os homens; deste modo, a prescrição de, ao mínimo, 400 mg desta vitamina por dia, torna-se particularmente importante neste grupo de pessoas propensas a um risco maior de doenças crônicas.

Ainda na prática ortomolecular, preconiza-se o uso da vitamina C:

- na dose de 500 mg diários, para os pacientes fumantes, dependentes de drogas e intoxicados por alimentos ou pelo ambiente;
- associada no tratamento da asma, na dose de 750 mg ao dia;
- na dose de 1.500 mg por dia como imunoestimulante;
- na terapêutica da diabete, das dislipidemias, das cardiopatias e das diversas enfermidades mentais, até 3.000 mg diários;
- e, como adjuvante no tratamento oncológico, na dose de 3.000 a 5.000 mg por dia, podendo-se elevar esta dose até 15.000 mg ao dia, por via endovenosa.

Vitamina D

A vitamina D é uma amina vital lipossolúvel essencial para o metabolismo do cálcio. É também conhecida pelo nome de calciferol, colecalciferol, ergocalciferol, fator lipossolúvel D e vitamina antirraquítica. A fórmula bruta do calciferol é $C_{28}H_{42}OH$, a fórmula estrutural pode ser estudada na Figura 8.76, os seus cristais são incolores, inodoros, solúveis nos óleos e gorduras e insolúveis na água. É resistente à luz, ao calor, à oxidação e aos ácidos e álcalis diluídos.

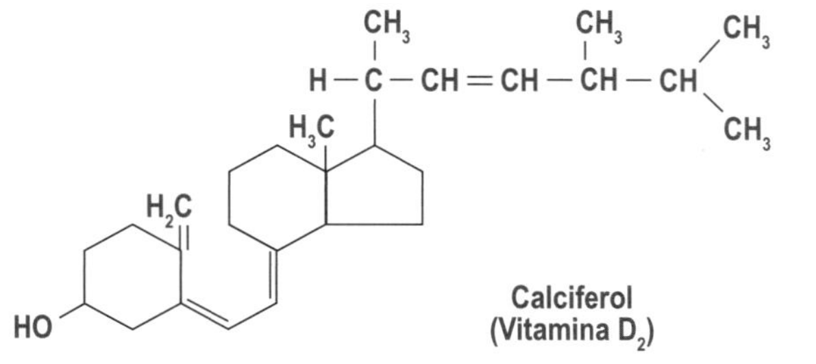

Figura 8.76 – *Vitamina D_2.*

O calciferol, como substância química pura, permanece ativo por muito tempo, porém o mesmo não acontece com a vitamina D presente nos alimentos. Existem cerca de 12 formas químicas da vitamina D, contudo, apenas duas apresentam significância clínica: a vitamina D_2 e a vitamina D_3. A vitamina preteritamente denominada D1, descobriu-se depois, ser uma mistura das vitaminas D_2 e D_3.

Esta vitamina pode ser sintetizada pelos seres humanos, na pele exposta à radiação ultravioleta do tipo B, presente na luz solar, ou pode ser obtida através da dieta. A vitamina D produzida na pele sob irradiação solar é denominada vitamina D_3 ou colecalciferol. A vitamina D sintetizada pelos vegetais é a vitamina D_2 ou ergocalciferol, a qual também apresenta atividade vitamínica para o homem. Outro derivado vegetal do ergosterol é o taquisterol, empregado na época de antanho para o tratamento do hipoparatiroidismo.

Foi quimicamente demonstrado que, em uma superfície de 20 cm² da pele humana normal, existem precursores da vitamina D suficientes para, ativados pela radiação UVB (ultravioleta do tipo B), suprir as necessidades mínimas diárias desta vitamina.

Calcula-se que a exposição solar de vinte centímetros quadrados da pele de uma pessoa da raça branca, durante 20 minutos, é capaz de produzir 10.000 UI de vitamina D. Assim, presuma o quanto seu ancestral, que trabalhava na roça, sintetizava desta vitamina, e o quanto nós, urbanos, a produzimos.

Quando a exposição da pele à luz é inadequada para a síntese do colecalciferol, a saúde depende da ingestão alimentar da vitamina D. Pelo fato de o colecalciferol ser sintetizado na pele, a partir de um derivado do colesterol presente em toda a gordura animal, ele não está de acordo com a definição de vitamina. Entretanto, devido aos fatores que podem dificultar a sua síntese, tais como a latitude geográfica, a estação do ano, a poluição do ar, a área da pele exposta ao sol, a pigmentação da pele, a idade, entre outros, a "vitamina" D é reconhecida como um nutriente essencial e deve estar presente na dieta como uma vitamina classicamente definida.

Exemplo clássico de um destes fatores, que infuenciam a produção endógena da vitamina D, é a ocorrência da osteomalacia nas mulheres islâmicas que usam a burca, ou xador, vestimenta que as cobrem completamente, deixando somente os olhos expostos à luz. O derivado do colesterol, presente em toda a gordura animal, mas que no assunto atual interessa estar na gordura subcutânea, é o 7-de-hidro-colesterol, também chamado de pró-vitamina D_3. A pró-vitamina D_3 é fotolisada pela radiação ultravioleta em pré-vitamina D_3, a qual, por sua vez, isomeriza-se, espontaneamente, em vitamina D_3, ou colecalciferol. No fígado e nos rins, o colecalciferol passa por reações de hidroxilação e é convertido a 1,25-di-hidroxi-colecalciferol, também denominado calcitriol, o qual é a vitamina D ativa, com atividade hormonal. A ativação do colecalciferol para o calcitriol depende da presença da vitamina B2, a riboflavina. Para a dermossíntese da vitamina D, é necessária a presença da vitamina B_5, o ácido pantotênico. Este processo está ilustrado na Figura 8.77.

A história da vitamina D iniciou-se em 1645, quando Daniel Whistler descreveu, pela primeira vez, o raquitismo. Acreditava-se que o raquitismo fosse provocado pela falta de ar fresco e da luz solar, até que, em 1865, A. Trousseau, no seu livro sobre medicina clínica, recomendou o emprego do óleo de fígado de bacalhau para o tratamento desta enfermidade.

No mesmo livro, Trousseau também mencionou a importância da exposição à luz solar e identificou a osteomalacia como uma forma do raquitismo no adulto.

Em 1919, E. Mellanby sugeriu que o raquitismo ocorre devido à ausência de um fator lipossolúvel na dieta alimentar e, em 1920, ele e Huldschinsky demonstram que o óleo de fígado de bacalhau e a exposição ao sol curam ou impedem o desenvolvimento desta doença. McCollum e cols. estabeleceram, em 1922, a distinção entre a vitamina A e o fator antirraquitismo. Em 1924, Hess e Weinstock, independentemente de Steenbock e Black, verificaram que a irradiação das rações animais era tão eficaz, no tratamento do raquitismo, quanto a irradiação do próprio animal.

Novamente, McCollum e cols., em 1925, deram o nome de vitamina D ao fator antirraquitismo. Em 1936, Windaus identificou a estrutura química da vitamina D extraída do óleo de fígado de bacalhau. No ano seguinte, Schenck obteve a vitamina D3 cristalizada, por meio da ativação do 7-de-hidro-colesterol. Haussler, Myrtle e Norman relataram, em 1968, a existência de um metabólito ativo da vitamina D na mucosa intestinal de frangos e, no ano seguinte, os mesmos Haussler e Norman descobriram os receptores do calcitriol no intestino dos frangos. Fraser e Kodicek descobriram que o

Capítulo 8

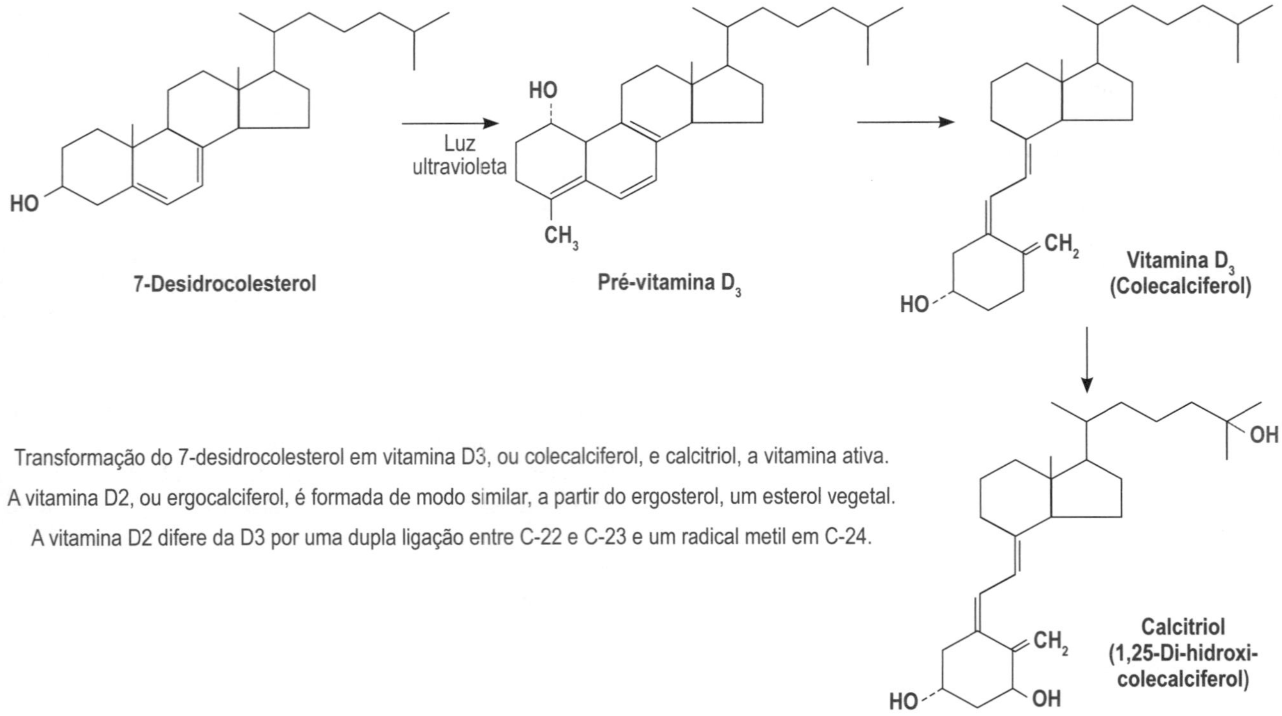

Transformação do 7-desidrocolesterol em vitamina D3, ou colecalciferol, e calcitriol, a vitamina ativa. A vitamina D2, ou ergocalciferol, é formada de modo similar, a partir do ergosterol, um esterol vegetal. A vitamina D2 difere da D3 por uma dupla ligação entre C-22 e C-23 e um radical metil em C-24.

Figura 8.77 – *Dermossíntese do calcitriol.*

calcitriol é produzido nos rins em 1970 e, em 1971, Norman, Lawson, Holick e cols. identificam a sua estrutura.

Em 1973, Fraser e cols. descobriram a existência de um erro congênito no metabolismo da vitamina D que determina um tipo de raquitismo resistente a esta vitamina. Em 1978, o grupo de De Luca identificou uma segunda forma de raquitismo resistente à vitamina D e denominou-a de raquitismo tipo II. Em 1981, o grupo japonês de Abe e cols. demonstrou que o calcitriol está implicado na diferenciação celular da medula óssea. Por sua vez, Prowedini e cols. demonstraram a existência de receptores do calcitriol nos leucócitos humanos, em 1983. No ano seguinte, este mesmo grupo evidenciou o papel do calcitriol na regulação do sistema imunológico. Morimoto e cols. sugeriram, em 1986, que o calcitriol pode ser empregado no tratamento da psoríase. Em 1989, Baker e cols. demonstram que o receptor da vitamina D pertence, geneticamente, à família dos receptores dos esteroides.

• **Funções Bioquímicas da Vitamina D**

A homeostase do cálcio depende da vitamina D, especialmente para a absorção do cálcio e do fósforo no intestino grosso, para a mobilização destes elementos a partir dos ossos e para a sua reabsorção renal, mantendo, assim, a calcemia e a fosfatemia dentro dos níveis adequados ao bom funcionamento de todo o organismo. Além do seu papel na atividade neuromuscular e na utilização da energia, a vitamina D é importante para a coagulação sanguínea, o crescimento celular e a manutenção do esqueleto.

Tem-se proposto, inclusive, que a vitamina D é importante para a síntese da insulina, da prolactina e da melanina, para a resposta imunitária e ao estresse e para a diferenciação celular. Por si mesma, a vitamina D de origem alimentar é inativa e deve ser metabolizada em sua forma biologicamente ativa. Após a sua ingestão e absorção jejunal, com o auxílio da bile, a vitamina D entra na circulação sanguínea e é transportada para o fígado, onde é hidroxilada a 25-hidroxivitamina D, a qual se torna a principal forma circulante desta vitamina. Quanto maior a ingestão da vitamina D e maior a exposição solar da pele, maior será o teor sérico da 25-hidroxivitamina D, tornando-a um excelente indicador do estado nutricional desta vitamina.

Nos outros tecidos, mas, principalmente nos rins, uma enzima, denominada 25-hidroxivitamina D_3 hidroxilase, catalisa uma segunda hidroxilação da 25-hidroxivitamina D, transformando-a na 1-alfa,25-di-hidroxivitamina D, a forma ativa mais potente da vitamina D. Esta última forma química, também denominada 1-alfa,25-di-hidroxicolecalciferol e conhecida por calcitriol, é a responsável pela maioria dos efeitos fisiológicos da vitamina D. Muitos destes efeitos biológicos do calcitriol são mediados por um fator de transcrição nuclear batizado de receptor da vitamina D. O calcitriol, ao acessar o núcleo celular, acopla-se a este fator de transcrição genética, o qual, por sua vez, associa-se ao receptor X do ácido retinoico, formando o complexo RVD/RXR (RVD = receptor da vitamina D e RXR = receptor X do ácido retinoico).

Na presença de outra molécula de calcitriol, o complexo RVD/RXR liga-se a pequenas sequências do ácido desoxirribonucleico (ADN), que passam a ser denominadas *elementos de resposta* à vitamina D, dando início à cascata de interações moleculares que modulam a transcrição de genes específicos. Já foram identificados mais de 50 genes, em diversos tecidos do corpo humano, que são regulados pelo calcitriol. Algumas respostas fisiológicas ao calcitriol são tão rápidas que não podem ser atribuídas à transcrição genética, assim, suspeita-se, devem existir receptores para o calcitriol também na membrana celular externa.

As ações fisiológicas mais importantes e mais estudadas do calcitriol estão relacionadas com o equilíbrio mineral do cálcio, com a diferenciação celular, a imunidade, a secreção da insulina e o controle da pressão arterial. A manutenção do nível sérico do cálcio, dentro da estreita faixa da normalidade, é de vital importância para o funcionamento do sistema nervoso, tanto quanto para o crescimento do esqueleto e a conservação da densidade mineral óssea, e a vitamina D desempenha um papel fundamental para a eficiência deste sistema. As glândulas paratiroides são os sensores orgânicos para o controle do teor sérico do cálcio, secretando o hormônio paratiroidiano quando a calcemia diminui além de um determinado limite. Analise o diagrama da Figura 8.78. A paratiroide detecta o baixo nível sérico de cálcio e secreta o seu hormônio. O hormônio paratiroidiano ativa a 25-hidroxivitamina D_3 hidroxilase renal, que promoverá a síntese do calcitriol, o qual, por sua vez, restaurará o teor sérico do cálcio por três mecanismos:

- aumentando a absorção do cálcio pelo intestino delgado, através do estímulo do transporte ativo dependente da vitamina D;
- mobilizando o cálcio ósseo para a circulação;
- incrementando a reabsorção renal do cálcio.

O hormônio paratiroidiano também atua diretamente na mobilização óssea e na reabsorção renal do cálcio, porém não tem nenhum efeito sobre a absorção intestinal deste mineral.

A forma ativa da vitamina D, calcitriol, inibe a proliferação e estimula a diferenciação celular. Só para lembrar, a proliferação é caracterizada por células em um processo de rápida divisão celular, e a diferenciação, pela especialização das células para funções específicas. Em geral, a diferenciação celular inibe a proliferação. A proliferação celular é essencial para o crescimento e para a cicatrização de lesões, porém, certas mutações genéticas podem provocar uma proliferação celular descontrolada, causando o aparecimento de tumores e câncer. Aí a ação profilática da vitamina D. A vitamina D, sob a sua forma calcitriol, é um potente modulador do sistema imune. O receptor da vitamina D é expresso em muitas células imunológicas, entre elas os linfócitos T, as células apresentadoras de antígenos, as células dendríticas e os macrófagos. Os macrófagos produzem a enzima 25-hidroxivitamina D_3 hidroxilase, que converte a 25-hidroxivitamina D no calcitriol.

Além destas evidências circunstanciais, existem muitas outras indicações científicas de que o calcitriol exerce uma vasta gama de efeitos sobre o sistema imune, desde o estímulo da imunidade inata até a inibição do desenvolvimento de autoimunidade. Os receptores da vitamina D também aparecem nas células beta de Langerhans das ilhotas pancreáticas, secretoras da insulina, e estudos em animais sugerem que o calcitriol realmente participa da síntese deste hormônio.

Os trabalhos com seres humanos são limitados, mas indicam, também, que a insuficiência de vitamina D prejudica a produção da insulina, a tolerância à glicose e a diabete melito não insulino-dependente (diabete do tipo II).

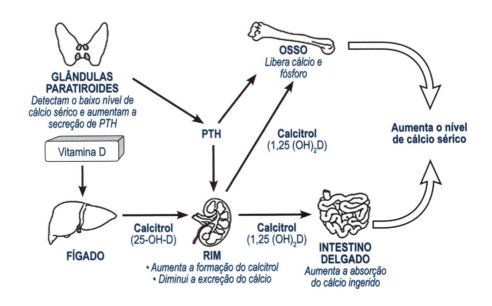

Figura 8.78 – *Vitamina D e o controle sérico do cálcio.*

Capítulo 8

Com relação à pressão arterial, sabe-se que o sistema renina-angiotensina é muito importante para o seu controle. A renina é uma enzima que catalisa a clivagem de uma grande proteína de produção hepática, o angiotensinogênio, para formar um pequeno peptídeo, a angiotensina I. Uma outra enzima catalisa a formação da angiotensina II, a partir da angiotensina I, esta enzima é a ECA, ou enzima conversora da angiotensina, tão popular nos nossos dias. A angiotensina II é um peptídeo que apresenta a capacidade de aumentar a pressão sanguínea, através da indução da constrição das arteriolar e da retenção de sódio e água. Por este mecanismo vemos que a síntese da angiotensina II depende da renina.

Pesquisas atuais, com ratos, nos quais foi suprimido o gene codificador da proteína receptora da vitamina D (RVD), indicam que o calcitriol diminui a expressão genética codificadora da renina, um gene que também interage com o receptor da vitamina D (RVD). Sabedores disso, não é impróprio pensarmos que, se a ativação do sistema renina-angiotensina desencadeia algumas formas de pressão alta, a prescrição de doses adequadas de vitamina D possa diminuir o risco para o desenvolvimento da hipertensão arterial.

• Carência da Vitamina D

Os primeiros sinais da deficiência de vitamina D são fraqueza muscular, tetania, infecções repetidas, inquietação, irritabilidade, sudorese e anorexia. A diminuição dos níveis séricos do cálcio, do fósforo e o aumento da fosfatase alcalina também podem ser constatados. A deficiência franca é caracterizada pelo raquitismo nas crianças, e pela osteomalacia, nos adultos. Muitas vezes o raquitismo só é suspeitado quando se observa a mineralização inadequada dos dentes, afetando o esmalte e a dentina.

A osteoporose do idoso, apesar das controvérsias, tem sido considerada uma perturbação do metabolismo da vitamina D. Na carência da vitamina D, a absorção intestinal do cálcio não consegue acompanhar a demanda orgânica por este mineral e, consequentemente, as glândulas paratiroides aumentam a produção do paratormônio (PTH), o qual mobiliza o cálcio dos ossos para manter o seu nível sérico. Esta elevação da síntese do hormônio paratiroidiano, devida à insuficiência da absorção de cálcio, entre outras causas, é o denominado hiperparatiroidismo secundário.

Embora se saiba, há muito tempo, que a carência severa da vitamina D provoca alterações graves à saúde do esqueleto, hoje também se conhece o efeito que uma deficiência menos óbvia da vitamina D acarreta sobre a saúde, especialmente sobre o risco de desenvolvimento da osteoporose. Sobretudo em crianças, incluindo as recém-nascidas, a carência severa de vitamina D resulta na falha da mineralização óssea conhecida como raquitismo. Quanto mais rápido é o crescimento, mais severamente o osso é afetado pelo raquitismo. As cartilagens de crescimento continuam ativas, porém, com a mineralização inadequada, as pernas e os braços, membros que suportam peso e esforço, tornam-se arqueados. Nos bebês, o raquitismo atrasa o fechamento das fontanelas cranianas, deforma a caixa torácica, pelo efeito da tração do diafragma, e faz aparecer o característico rosário raquítico, ou espessamento das uniões condrocostais. Vale lembrar, também, a ocorrência das fraturas "em galho verde" nos bebês raquíticos. Nos casos mais severos, a hipocalcemia pode provocar convulsões.

Apesar de o enriquecimento dos alimentos, com a vitamina D e o cálcio, ter diminuído muito a prevalência do raquitismo, ele ainda está presente em muitas populações espalhadas por todo o mundo. No adulto, a deficiência severa de vitamina D provoca a osteomalacia. Na maturidade, o esqueleto não cresce mais, porém, os ossos mantêm-se em constante renovação. Na vigência da insuficiência da vitamina D, a ossatura perde, progressivamente, o seu conteúdo mineral, conservando a sua matriz óssea cartilaginosa, e assim, torna-se uma ossatura macia, com a consistência de borracha, e dolorosa.

A escassez de vitamina D também provoca fraqueza e dores musculares, tanto em crianças quanto em adultos. A mialgia e a fraqueza muscular foram os sintomas mais comuns da deficiência de vitamina D, em um trabalho realizado entre a população mulçumana feminina árabe na Dinamarca. Um trabalho transversal cruzado, realizado com 150 pacientes, matriculados em uma clínica de Minesota para a investigação de dores musculoesqueléticas persistentes e inespecíficas, mostrou que 93% deles apresentavam níveis séricos de calcidiol (colecalciferol) diminuídos.

Uma pesquisa, randomizada e controlada, demonstrou que o tratamento de mulheres idosas com 800 unidades internacionais de vitamina D por dia e 1.200 mg diários de cálcio, durante 3 meses, aumentou a força muscular e diminuiu o risco de quedas em aproximadamente 50%, quando comparadas com o grupo de mulheres que recebeu apenas o cálcio. São sete os principais fatores de risco para o aparecimento da carência de vitamina D:

- alimentação de bebês exclusivamente com o leite materno;
- pele escura;
- envelhecimento;
- ausência de exposição solar;
- malabsorção intestinal de gorduras;
- enterites;
- obesidade.

Os recém-nascidos alimentados apenas com o leite materno, e que não recebem a suplementação com a vitamina D, apresentam um alto risco de desenvolverem a deficiência desta vitamina, especialmente se forem de pele escura e não forem expostos ao sol. O leite humano contém apenas cerca de 25 UI de vitamina D por litro, concentração insuficiente para suprir a necessidade diária do bebê. Os bebês mais velhos, em processo de desmame, e as crianças que se nutrem exclusivamente com substitutos do leite materno e alimentos não enriquecidos com a vitamina D também estão incluídos neste grupo de risco carencial. Os recém-nascidos prematuros e os de baixo peso podem apresentar insuficiência funcional da vitamina D por imaturidade do sistema enzimático hepático e renal. A Academia Americana de Pediatria recomenda que todos os bebês que não ingiram diariamente, pelo menos 500 mL de uma fórmula láctea enriquecida com vitamina D, recebam uma suplementação alimentar contendo 200 UI de vitamina D por dia.

As pessoas de pele escura sintetizam menos vitamina D, sob a exposição solar, do que os indivíduos de pele clara. A deficiência de vitamina D é particularmente maior entre os negros que vivem longe do Equador. Nos Estados Unidos da América, 42% das mulheres afroamericanas, entre 15 e 49 anos de idade, apresentam deficiência de vitamina D, em contraposição a 4% das mulheres brancas.

Com o envelhecimento, a pele perde a sua capacidade de sintetizar a vitamina D sob a influência da radiação ultravioleta do tipo B. Ao mesmo tempo, o idoso passa a maior parte do seu tempo dentro de casa, ou usa protetores solares. Especialmente os anciãos residentes em casas de repouso e asilos apresentam um risco maior para a carência da vitamina D.

Como já mencionamos, a osteomalacia costuma ocorrer em mulheres que cobrem toda a sua pele, ou que nunca saem de casa, por razões culturais ou religiosas, e, também, nos indivíduos que usam protetores solares. A aplicação de um protetor solar, com fator de proteção solar de apenas 8, é suficiente para reduzir, em 95%, a produção da vitamina D na pele. A fibrose cística e as doenças colestáticas prejudicam a absorção das gorduras pelo intestino e, consequentemente, da vitamina D. As doenças inflamatórias intestinais, como a doença de Crohn, por exemplo, assim como as ressecções cirúrgicas de segmentos do intestino, especialmente do delgado, também comprometem a absorção da vitamina D. Os vegetarianos e os etilistas também podem apresentar hipovitaminose D, assim como os portadores de tiroidopatias. A obesidade pode determinar a deficiência de vitamina D, seja ela sintetizada na pele ou ingerida na comida, pela simples razão de ela dissolver-se na gordura corporal, o que a torna menos biodisponível nos indivíduos obesos. Não podemos deixar de mencionar, também, um oitavo fator, raro, determinante do raquitismo, que é a presença de defeitos enzimáticos congênitos comprometendo a síntese e/ou a utilização do calcitriol.

Como a deficiência de vitamina D traz sérias consequências à saúde, seja pela manifestação do raquitismo, da osteomalacia ou da osteoporose, devemos estar atentos à insuficiência desta amina vital, assim, o método mais acurado para se estabelecer o estado nutricional da vitamina D é a sua dosagem no soro. Embora seja consenso geral de que o teor de colecalciferol sérico seja o melhor indicador do estado nutricional da vitamina D, ainda não foram claramente estabelecidas as variações da normalidade. Enquanto alguns laboratórios consideram como normais os valores médios encontrados na população de indivíduos saudáveis, outros consideram os valores necessários para a prevenção do hiperparatiroidismo secundário ou da perda óssea, estes últimos consideravelmente mais elevados.

Geralmente se considera que os níveis séricos do calcidiol (colecalciferol) menores do que 20 a 25 nanomolares por litro (nmol/L) estejam abaixo da faixa de normalidade, porém, as pesquisas mais recentes consideram que o teor sérico do paratormônio e a absorção do cálcio só são otimizados quando o nível sérico do calcidiol alcança 80 nmol/L. Desse modo, levando em conta a média das opiniões atualizadas de diversos pesquisadores, especializados na vitamina D, considera-se como o teor sérico normal desta vitamina aquele situado na faixa entre 75 e 125 nmol/L (nanomolares por litro).

Complementando esta informação, diversos outros trabalhos, considerando adultos residentes nas latitudes temperadas do planeta, indicam que a quantidade mínima diária de vitamina D, necessária para alcançar o teor sérico de 80 nmol/L, esteja compreendida entre 800 e 1.000 UI (unidades internacionais), muito diferente, portanto, das doses nutricionais recomendadas que estudaremos a seguir.

• Doses Nutricionais Recomendadas para a Vitamina D

Em 1997, o Conselho de Alimento e Nutrição do Instituto de Medicina norte-americano considerou impossível o estabelecimento das DNRs (Doses Nutricionais Recomendadas) para a vitamina D, em decorrência de um fator de confusão (ou confundimento, como querem alguns), inserido nestes cálculos pela variabilidade na exposição solar. Contornando este fator de confusão, este mesmo Conselho ponderou sobre a indicação das DAs, ou *doses adequadas** de ingestão para a vitamina D, as quais tabelamos a seguir, que seriam suficientes para manter o nível sérico em torno de 37,5 nmol/L. A Dose adequada é estimada quando não se pode determinar a dose diária recomendada. Apesar de esta tabela ainda ser considerada a oficial, hoje os especialistas acreditam que estes valores são muito baixos.

Bebês de 0 a 12 meses de idade	200 UI (5 µg)/dia.
Crianças de 1 a 13 anos de idade	200 UI (5 µg)/dia.
Adolescentes de 14 a 18 anos de idade	200 UI (5 µg)/dia.
Adultos de 19 a 50 anos de idade	200 UI (5 µg)/dia.
Adultos de 51 a 70 anos de idade	400 UI (10 µg)/dia.
Adultos com mais de 70 anos	600 UI (15 µg)/dia.
Gestantes de todas as idades	200 UI (5 µg)/dia.
Lactantes de todas as idades	200 UI (5 µg)/dia.

* Dose adequada, estimada quando não se pode determinar a dose diária recomendada.

• Indicações Terapêuticas da Vitamina D

A indicação terapêutica principal da vitamina D é o tratamento do raquitismo e da osteomalacia. Nestes casos, a dose diária preconizada é de 1.000 unidades internacionais (25 µg) de colecalciferol (ou ergocalciferol), até a normalização dos teores plasmáticos do cálcio e do fósforo, o que deverá ocorrer em torno dos 10 dias de tratamento.

Uma alternativa terapêutica mais rápida é a administração de 3.000 a 4.000 UI por dia (75 a 100 µg/dia), porém esta dosagem deverá ser adaptada individualmente e a calcemia, controlada diariamente. Para a osteomalacia e para a hipocalcemia devida ao hipoparatiroidismo, as doses diárias necessárias podem alcançar 50.000 unidades internacionais (1.250 µg/dia), ou até mais. Nos pacientes com osteodistrofia renal, é preferível usar o análogo sintético da vitamina D_3, o alfacalcidol, na dosagem inicial de 0,25 a 2 µg por dia (10 a 80 UI/dia). Para crianças, a dose preconizada do alfacalcidol é de 0,05 µg por kg de peso corporal, por dia.

As principais indicações profiláticas para o emprego da vitamina D são, especialmente, a osteoporose, o câncer, as doenças autoimunes e a hipertensão. Iniciando este tópico com o tema osteoporose, observamos que, embora esta patologia seja uma doença multifatorial, a insuficiência de vitamina D pode ser considerada como um fator muito importante na sua evolução. Sem vitamina D em quantidade suficiente, a absorção de cálcio é prejudicada, eleva-se a secreção do paratormônio, o cálcio é removido dos ossos, tornando-os osteoporóticos e suscetíveis às fraturas.

Um trabalho de coorte prospectivo, acompanhando mais de 72.000 mulheres norte-americanas por 18 anos, demonstrou que aquelas que ingeriam diariamente, ao menos, 600 UI de vitamina D, provenientes da dieta e da suplementação alimentar, apresentaram um risco de fratura osteoporótica do quadril 37% menor do que as mulheres que consumiam menos de 140 UI diárias desta vitamina. Além desta, muitas outras pesquisas clínicas indicam que a administração da vitamina D é capaz de diminuir a perda óssea, medida através da densitometria, e de reduzir o risco de fraturas pela osteoporose, tanto em homens como em mulheres. Outro trabalho norte-americano, randomizado e controlado, comparou dois grupos de pessoas: um ingerindo 500 mg de cálcio e 100 UI de vitamina D, diariamente, e o outro grupo a mesma quantidade de cálcio associada a 700 UI de vitamina D, também diariamente. A comparação destes grupos, após 2 anos, mostrou que apenas as mulheres menopausadas que consumiam 700 UI da vitamina D apresentaram uma diminuição da perda óssea femoral, avaliada pela densitometria. Após 3 anos, o tratamento com 500 mg de cálcio e 700 UI de vitamina D reduziu a perda óssea, lombar e femoral, e diminuiu o número de fraturas não vertebrais nos anciãos de ambos os sexos. Quando o tratamento foi interrompido, a densitometria voltou a mostrar perda óssea após 2 anos.

Na Dinamarca, a administração de 400 UI de vitamina D, diariamente por 2 anos, aumentou a densidade óssea femoral. Na Finlândia, a aplicação intramuscular anual de 150.000 UI ou 300.000 UI de ergocalciferol (vitamina D_2), durante 4 anos, diminuiu a incidência de fraturas nas mulheres finlandesas. Na França, o tratamento das anciãs com 1.200 mg de cálcio e 800 UI de vitamina D, por 3 anos, diminuiu a incidência das fraturas dos quadris. Na Grã-Bretanha, o tratamento de anciãos com 100.000 UI de vitamina D, por via intramuscular, a cada 4 meses, por um período de 5 anos, reduziu o número de fraturas osteoporóticas em 33%, quando comparados ao grupo-placebo. Esta dose equivaleria a aproximadamente 800 UI diárias da vitamina D. Na Holanda, entretanto, a administração oral da vitamina D, na dose de 400 UI diárias, por mais de 3 anos, não afetou a ocorrência de fraturas entre os idosos de ambos os sexos.

No geral, estes dados indicam que a administração de 800 UI diárias de vitamina D, aos idosos, pode ser útil para a prevenção da perda óssea e para a redução do número de fraturas na osteoporose. Com este propósito, deve-se garantir, para a ação adequada da vitamina D, uma ingestão diária de cálcio de 1.000 a 1200 mg.

Com relação ao câncer, sabe-se que as suas principais características de malignidade são a ausência da diferenciação celular e a intensa proliferação celular. Muitas neoplasias malignas, como os cânceres de mama, pulmão, pele, cólon e osso, apresentam receptores de vitamina D e, de modo promissor, as formas biologicamente ativas da vitamina D, como o calcitriol e os seus análogos, têm-se mostrado eficazes na indução da diferenciação celular e em inibir a proliferação celular em diversos tipos de culturas celulares, tanto cancerosas como não cancerosas.

O câncer de cólon, em particular, tem mostrado uma distribuição geográfica similar à da história do raquitismo, evidenciando, circunstancialmente, que uma adequada exposição solar e um estado nutricional suficiente de vitamina D podem ser fatores de proteção contra este tipo de neoplasia. Entretanto, os estudos prospectivos de coorte têm falhado em comprovar este efeito protetor da vitamina D, quando outros fatores de risco para o desenvolvimento do câncer colorretal são levados em conta.

Um trabalho, seguindo 120.000 indivíduos durante 5 anos, observou que os homens que ingeriam as maiores quantidades de vitamina D apresentaram uma incidência de câncer colorretal 29% menor do que aqueles que consumiam as mais baixas doses desta vitamina. Nas mulheres, a vitamina D não afetou, significativamente, a incidência deste tipo de câncer. A dosagem do colecalciferol sérico, que reflete tanto a ingestão quanto a síntese da vitamina D, foi inversamente relacionada com a ocorrência de pólipos colorretais e o índice de proliferação celular colônico, dois fatores considerados como biomarcadores do risco para o desenvolvimento do câncer de cólon.

Do mesmo modo, a mortalidade pelo câncer de mama apresenta uma distribuição geográfica semelhante à do câncer de cólon, porém, é limitada a evidência da associação entre o estado nutricional da vitamina D e o câncer de mama. O estudo prospectivo das mulheres que participaram do Primeiro Levantamento Nacional para a Avaliação da Saúde e Nutrição, o NHANES I, já mencionado neste livro, demonstrou que as diversas medidas adotadas para se aumentar a exposição solar e a ingestão dietética da vitamina D por estas mulheres estavam relacionadas com a redução da incidência de cânceres de mama, 20 anos depois. Outro trabalho, mais recente, acompanhando 88.000 mulheres por 16 anos, demonstrou que a ingestão de altas doses de vitamina D diminui a ocorrência de câncer de mama nas mulheres antes da menopausa; naquelas já na pós-menopausa, entretanto, a diferença não foi significativa.

Nos homens, diversos estudos epidemiológicos mostram uma correlação entre os fatores de risco para o câncer de próstata e as condições que levam à insuficiência da vitamina D. O envelhecimento está associado ao câncer de próstata, do mesmo modo como a diminuição da exposição solar e a capacidade de sintetizar a vitamina D. Sabe-se que o conteúdo de melanina na pele escura reduz a eficiência da síntese dérmica da vitamina D e, não coincidentemente, a prevalência do adenocarcinoma de próstata é maior nos homens afro-americanos do que nos caucasianos. Também geograficamente, a mortalidade atribuída ao câncer de próstata está inversamente relacionada com a disponibilidade da luz solar.

Estudos com culturas de células prostáticas demonstraram que estas células são capazes de produzir a enzima 25-hidroxivitamina D_3 hidroxilase, síntese esta que, diferentemente da enzima renal, não é influenciada pelo paratormônio e nem pela calcemia. Este fato dá suporte à ideia de que a vitamina D, em altas doses, possa ser empregada na prevenção do adenocarcinoma de próstata. Em contrapartida, os trabalhos prospectivos geralmente falham ao tentar demonstrar esse efeito protetor da vitamina D contra o câncer de próstata. Um estudo prospectivo finlandês encontrou níveis séricos baixos de vitamina D associados ao desenvolvimento de formas precoces e mais agressivas do câncer de próstata.

Outro trabalho, também prospectivo, realizado com finlandeses, noruegueses e suecos, encontrou uma curva em forma de U, ao relacionar os níveis séricos da vitamina D e a incidência do câncer de próstata. Nesta curva, os teores da vitamina D menores do que 19 nmol/L e os maiores do que 80 nmol/L estavam relacionados com os maiores índices de câncer de próstata. Como se pode depreender, mais pesquisas são necessárias para se esclarecer, definitivamente, a relação entre a vitamina D e a neoplasia maligna da próstata.

As doenças autoimunes comumente abordadas com a vitamina D são a diabete insulino-dependente, a esclerose múltipla e a artrite reumatoide. Os alvos destas doenças são: a células beta, produtoras da insulina, nas ilhotas de Langerhans pancreáticas, no caso da diabete; as células de Schwann, produtoras da mielina, no sistema nervoso central, no caso da esclerose em placas; e, na artrite reumatoide, as células produtoras do colágeno das articulações, os condroblastos. Estas reações autoimunes são mediadas pelos linfócitos T, timo-dependentes.

A forma biologicamente ativa da vitamina D, o calcitriol, tem-se mostrado ativa na modulação da atividade linfocítica timo-dependente, reduzindo esta resposta autoimune do tipo celular. As pesquisas com modelos animais, para estas três patologias, têm mostrado benefícios no emprego do calcitriol para o tratamento destas doenças autoimunes. Estudos epidemiológicos também têm apontado que as prevalências da diabete, da esclerose em placas e da artrite reumatoide aumentam conforme aumenta da latitude planetária, sugerindo que a pouca exposição à radiação ultravioleta do tipo B e a insuficiência da vitamina D estejam envolvidas na patogenesia destas enfermidades.

Seguindo o mesmo raciocínio, diversos trabalhos prospectivos de coorte também sugerem que uma adequada ingestão de vitamina D reduz a incidência de patologias autoimunes. Um destes trabalhos, seguindo crianças finlandesas, nascidas em 1966 e acompanhadas por 30 anos, mostrou que a ocorrência de diabete melito insulino-dependente foi significativamente menor naquelas que receberam uma dose adicional de vitamina D durante o primeiro ano de vida. Este mesmo estudo mostrou que em outro grupo de crianças, com deficiência de vitamina D, no qual se suspeitou do desenvolvimento de raquitismo durante o primeiro ano de vida, a incidência deste tipo de diabete foi significativamente mais alta.

Outros grandes trabalhos prospectivos, acompanhando mulheres por mais de 10 anos, comprovam a redução significante da incidência de esclerose múltipla naquelas suplementadas com a vitamina D. Semelhantemente, as mulheres na pós-menopausa que ingeriam as maiores doses de vitamina D foram as que apresentaram os menores índices de artrite reumatoide, após 11 anos de seguimento. Diferença significativa em relação àquelas que consumiam as doses mais baixas. Concluindo, as evidências, provenientes dos estudos com modelos animais e das pesquisas epidemiológicas, sugerem que a manutenção de níveis séricos adequados da vitamina D reduz a ocorrência das doenças autoimunes.

Com relação à hipertensão arterial, os resultados de diversos trabalhos clínicos e epidemiológicos sugerem uma relação inversa entre os níveis séricos de calcitriol e a pressão sanguínea. Isto tem sido explicado pela recente descoberta de que o calcitriol reduz a expressão genética do gene codificador da renina. Os estudos epidemiológicos confirmam a opinião de que as condições associadas à redução da síntese da vitamina D, como a pele melânica e o fato de residir nas latitudes temperadas, aumentam a prevalência da hipertensão arterial.

Uma pesquisa clínica controlada, realizada com adultos, de ambos os sexos, residentes nos Países Baixos, demonstrou que a exposição à radiação ultravioleta do tipo B, três vezes por semana, durante os 6 meses de inverno, aumentou o teor sérico do colecalciferol e reduziu, significativamente, as pressões sistólicas e diastólicas, mensuradas diariamente, em um valor médio de 6 mmHg. Estudos controlados e randomizados com a administração de 1.600 UI diárias de vitamina D, associada a 800 mg diários de cálcio, por 8 semanas, demonstraram uma redução significativa na pressão sistólica de mulheres idosas, cerca de 9%, em comparação com o grupo que recebeu apenas o cálcio. Por outro lado, as doses de 400 UI diárias, ou a dose única de 100.000 UI, de vitamina D não diminuíram, significativamente, a pressão arterial de idosos, de ambos os sexos, acompanhados durante 2 meses.

Finalizando, até o momento não existem evidências clínicas, controladas, suficientes para se afirmar que a prescrição da vitamina D é eficaz no tratamento da hipertensão arterial.

• Fontes da Vitamina D

A exposição ao sol seria suficiente para produzir a quantidade de vitamina D necessária para a maioria das pessoas; ocorre, porém, que a civilização moderna isola, cada vez mais, a população do contato com a natureza. Acrescente-se a isso o atual medo provocado pela redução da camada atmosférica de ozônio. As crianças e os adultos, que passam pelo menos um curto período de tempo ao ar livre, duas ou três vezes por semana, em geral sintetizam a quantidade de vitamina D suficiente para as suas necessidades biológicas. Os idosos, geralmente, apresentam uma diminuição na sua capacidade de sintetizar a vitamina D a partir da exposição solar. Também os indivíduos que utilizam protetores solares ou muita roupa, como preventivos do câncer de pele e da dermatite actínica, têm a síntese do colecalciferol prejudicada.

Nas latitudes de cerca de 40° existe radiação ultravioleta do tipo B suficiente para a síntese da vitamina D durante os meses mais quentes do ano, maio a setembro no hemisfério norte, e novembro a março no hemisfério sul. Acrescentando-se 10° às latitudes, norte ou sul, o "inverno da vitamina D" aumenta cerca de 1 mês e meio. Para se ter uma ideia destas magnitudes, a cidade de São Paulo localiza-se no hemisfério sul à latitude −23°32'51", o ponto meridional mais extremo do Brasil encontra-se na Barra do Chuí, mais precisamente na foz do arroio do mesmo nome, a −33°41'28". A −39°40' está a cidade de Valdívia, no Chile, e a −53°10', Punta Arenas, também no Chile. No hemisfério norte, Madri encontra-se a +40°23', Lisboa a +38°42' e, a +50°7' está Frankfurt, na Alemanha.

Conforme os estudos do Dr. Michael Holick, em Boston, *na latitude de 42°*, a exposição ao sol dos membros superiores e inferiores, ou dos braços e da face, por 5 a 10 minutos, três vezes por semana, entre as 11 e as 14 horas, na primavera, no verão e no outono, é suficiente para a produção da vitamina D em quantidade adequada para o consumo diário e para o armazenamento de uso no inverno.

Esta exposição solar, nas zonas temperadas, apresenta um risco mínimo de lesão actínica; nas regiões tropicais, entretanto, recomenda-se que este banho de sol seja realizado antes das 10 horas da manhã ou após as 16 horas, à tarde.

As fontes alimentares da vitamina D são, na realidade, muito poucas. As principais incluem alguns peixes gordurosos, como a cavala, o salmão, o arenque, as sardinhas e as ostras; os óleos de fígado de peixes; e os ovos de galinhas que foram alimentadas com rações enriquecidas com a vitamina D. Os ovos comuns, as carnes, o leite e a manteiga contêm apenas pequenas quantidades desta vitamina. Os vegetais não são considerados como fonte apreciável de vitamina D. As frutas secas não têm nenhuma vitamina D. O leite humano não contém vitamina D em quantidade suficiente para suprir a necessidade do bebê.

O leite de vaca e as fórmulas infantis geralmente são enriquecidos e proporcionam 400 UI (10 µg) de vitamina D para cada 250 mL, alguns outros para cada 1.000 mL. Os queijos, iogurtes e outros produtos denominados "matinais" nem sempre são fortificados com esta vitamina. Alguns pães, cereais e sucos de frutas, especialmente o de laranja, também têm adicionada a vitamina D. Uma estimativa exata da média de ingestão diária da vitamina D pela população é muito difícil, justamente por esta grande variedade do conteúdo de vitamina D nos diversos produtos alimentícios. A Tabela 8.11 lista alguns dos alimentos ricos em vitamina D.

Tabela 8.11
Alguns dos Alimentos Ricos em Vitamina D

Alimento	Porção	Vitamina D
Aveia Quaker, americana	1 pacote	140 UI (3,5 µg)
Cavala, enlatada	100 g	250 UI (6,3 µg)
Cereal, enriquecido	1 xícara (200 mL)	40 a 50 UI (1,0 a 1,3 µg)
Gema de ovo	1 médio	25 UI (0,63 µg)
Leite de vaca, enriquecido	250 mL	110 UI (2,8 µg)
Salmão rosa, enlatado	100 g	620 UI (15,6 µg)
Sardinhas, enlatadas	100 g	270 UI (6,8 µg)
Suco de laranja, enriquecido	250 mL	110 UI (2,8 µg)

A maioria dos suplementos vitamínicos existentes no mercado contém a forma D_3 da vitamina D, o colecalciferol, muito mais potente do que a forma D_2, o ergocalciferol. As fórmulas multivitamínicas comerciais infantis, geralmente, provêm 200 UI (5 µg) de vitamina D por dose, enquanto as de uso adulto, 400 UI (10 µg). A vitamina D, isoladamente, costuma ser comercializada na dose de 400 UI, mas existem apresentações de até 1.000 UI. Também existem no mercado associações da vitamina D com sais de cálcio.

• Cuidados com o Uso da Vitamina D

O risco de intoxicação pela vitamina D realmente existe, caso a hipervitaminose D não seja reconhecida e tratada em tempo hábil. A hipervitaminose D induz uma hipercalcemia que pode levar à osteoporose, à formação de cálculos renais, à calcificação de órgãos como o coração e os rins e à morte, caso não seja tratada por um longo período de tempo. Os sintomas iniciais da hipervitaminose D são mais leves e mais difíceis de se identificar, náuseas, fraqueza, obstipação intestinal e irritabilidade são os mais comuns.

Devido às possíveis graves consequências da hipercalcemia, o Conselho de Alimento e Nutrição do Instituto de Medicina americano estabeleceu uma dose máxima tolerável para a vitamina D extremamente prudente, de 2.000 UI diárias (50 µg/dia), tanto para adultos como para crianças, e de

1.000 UI (25 µg) para bebês até 1 ano de idade. As pesquisas publicadas desde 1997, entretanto, sugerem que esta dose máxima tolerável para os adultos é conservadora demais, e que a hipervitaminose D é muito difícil de ocorrer em pessoas saudáveis, até um limite de ingestão de 10.000 UI por dia (250 µg/dia).

Diferentemente da dose máxima tolerável, a dose tóxica da vitamina D é, em geral, estabelecida para adultos em 100.000 UI (2.500 µg) e, para crianças, entre 20.000 e 40.000 UI (500 µg a 1.000 µg), administrada diariamente durante 1 a 2 meses. A intoxicação pela vitamina D nunca foi observada como resultado da exposição solar.

Agora, em termos práticos, para quem usa a vitamina D de forma nutracêutica, para o tratamento das doenças degenerativas crônicas, como esclerose múltipla, tiroidite de Hashimoto, lúpus, psoríase, artrite reumatoide, outras colagenoses e câncer, o mais importante não é controlarmos o nível sérico da vitamina D.

É necessário, sim, controlarmos o PTH (paratormônio), que não deve chegar a zero, de modo a não prejudicar o metabolismo cíclico do esqueleto e a calciúria.

Normalmente controlo as doses terapêuticas da vitamina D com o paratormônio e, se necessário, com a calciúria no primeiro mês de tratamento e, depois a cada 3 meses. Não tive nenhum caso de hipercalcemia e nem o PTH menor do que 10 pg/ml. Além disso o Prof. Dr. Cícero Gali Coimbra, refere ter pacientes usando doses de vitamina D de 320.000 ui por dia, com nível sérico de 5.000 ng/ml, sem quaisquer complicações.

A dosagem do cálcio, fósforo e magnésio séricos têm pouca utilidade para o controle da vitamina D, pois, devido a homeostase, quando estão alterados a enfermidade já está bastante avançada.

Algumas patologias podem aumentar o risco de hipercalcemia induzida pela vitamina D, entre elas o hiperparatiroidismo primário, a sarcoidose, a tuberculose e os linfomas.

Algumas drogas interagem com a vitamina D e devem ser, aqui, mencionadas. Medicamentos como a fenitoína, a fosfenitoína, o fenobarbital, a carbamazepina e a rifampicina aumentam o metabolismo da vitamina D e podem diminuir o nível sérico do colecalciferol. Outros inibem a absorção intestinal desta vitamina e não devem ser ingeridos ao mesmo tempo que a vitamina D, são eles a colestiramina, o colestipol, o orlistat, o óleo mineral e os substitutos das gorduras como o olestra e o olean. Estes substitutos das gorduras são poliglicerídeos da sacarose, muito grandes para serem absorvidos pela mucosa intestinal e resistentes às enzimas digestivas. São empregados pela indústria alimentícia na confecção de guloseimas ("porcariitos") e frituras. Veja, na Figura 8.79, a ilustração do olestra, mostrando a molécula central de sacarose unida aos ácidos graxos, à semelhança de um polvo.

O óleo mineral, segundo M. Smith e H. Spector, permanecendo na luz intestinal, pode, inclusive, remover a vitamina D endógena. As drogas antifúngicas, como o cetoconazol, inibem a enzima 25-hidroxivitamina D_3-1-hidroxilase e reduzem os níveis séricos do colecalciferol.

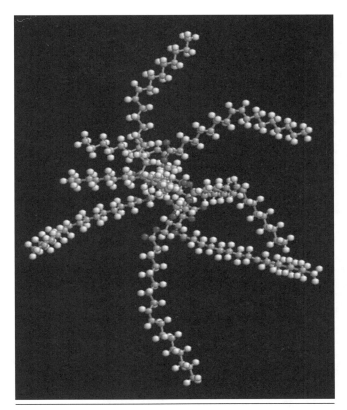

Figura 8.79 – *Olestra*.

Alguns medicamentos apresentam efeito sinérgico com a vitamina D, entre eles os diuréticos tiazídicos, os antiácidos à base de magnésio e os contraceptivos orais. A prescrição de doses elevadas de vitamina D com a tiazida pode provocar hipercalcemia e, com o magnésio, hipermagnesemia. As pacientes que usam anovulatórios costumam apresentar ligeiramente aumentados os níveis de calcitriol no soro. O cortisol pode antagonizar o efeito da vitamina D sobre a absorção do cálcio, e é, inclusive, empregado no tratamento da hipercalcemia da hipervitaminose D. Os digitálicos podem provocar arritmia cardíaca em pacientes hipercalcêmicos, pela hipervitaminose D.

É interessante observar que o vidro comum barra os raios ultravioleta, não sendo útil, portanto, para a síntese dérmica da vitamina D, a exposição à luz solar filtrada pela janela. Por outro lado, os vidros do tipo *ray-ban* podem ser permeáveis à luz ultravioleta.

A abordagem ortomolecular recomenda que todos os adultos saudáveis ingiram um suplemento alimentar contendo 400 UI (10 µg/dia) de vitamina D diariamente, além de exporem ao sol braços e pernas por, pelo menos, 10 minutos, três vezes por semana, antes das 10 horas ou após as 16 horas; esta limitação para evitar o dano actínico à pele.

Nas latitudes temperadas, dada a baixa incidência dos raios solares, o horário mais adequado ao banho de sol é das 11 às 14 horas das estações mais quentes do ano. Aos adultos de mais de 65 anos de idade e àqueles que não se expõem ao sol, recomendamos uma ingestão diária de 800 UI (20 µg) de vitamina D.

Capítulo 8

Vitamina E

Talvez a vitamina E seja a mais estudada das vitaminas, apesar de a sua importância ter sido reconhecida relativamente tarde. Este último fato deve-se a sua carência não manifestar nenhuma doença característica, como o escorbuto ou o raquitismo. A primeira menção a um fator de antiesterilidade existente nos animais foi publicada em 1911, por Hart e cols. Nove anos depois, Matthill e Conklin observam anomalias reprodutoras em ratos alimentados com leites modificados. Apenas em 1922, a vitamina E será descoberta por Herbert M. Evans e Katherine Scott Bishop. Estes pesquisadores, estudando a reprodução de ratos alimentados com uma dieta contendo todos os nutrientes essenciais então conhecidos, observaram que os animais ovulavam e concebiam normalmente,

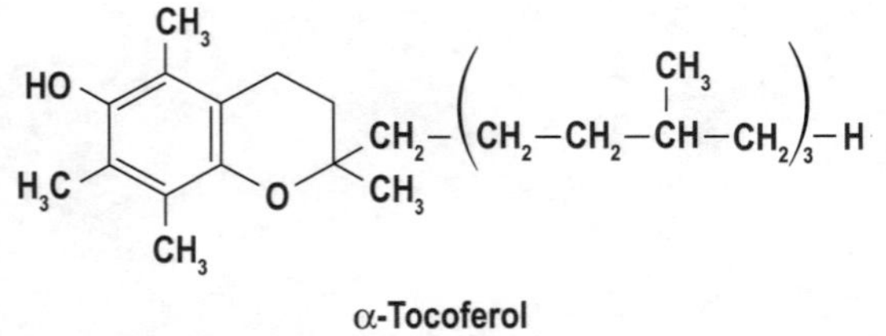

Figura 8.80 – *Vitamina E.*

mas, no decorrer da gestação ocorria a morte e a reabsorção fetal. Estes mesmos animais concluíam a gestação caso se acrescentasse à dieta folhas frescas de alface e trigo integral. Deram, então, a este fator alimentar, o nome de *vitamina E*, referindo-se à *vitamina antiesterilidade*. Em 1936, o mesmo Evans, O. H. Emerson e Gladys A. Emerson isolaram a vitamina E a partir do óleo do germe de trigo. Logo a seguir, em 1938, E. Fernholz apresentou a fórmula estrutural da vitamina E (Figura 8.80), à qual deu o nome de alfatocoferol. Este nome foi escolhido do grego *tokos*, que significa parto, e *pherein*, produzir; o sufixo ol é designativo de álcool.

No mesmo ano de 1938, P. Karrer e cols., prêmio Nobel, sintetizaram em laboratório o d-l-alfatocoferol. Em 1945, foi proposta a primeira teoria da atividade antioxidante da vitamina E, baseada nos estudos de H. Dam e cols., os quais descobriram peróxidos na gordura de animais alimentados com dietas pobres em vitamina E. A. L. Tappel, em 1962, estabeleceu que a vitamina E atua como um antioxidante *in vivo*, protegendo os adipócitos da ação dos radicais livres. Em 1968, o Conselho de Alimento e Nutrição do Instituto de Medicina americano reconheceu a vitamina E como um nutriente essencial para os seres humanos. Na década de 1970, Fahrenholtz propôs, em 1974, a propriedade do alfatocoferol em extinguir o oxigênio singular e, em 1977, foram caracterizadas as síndromes carenciais da vitamina E nos seres humanos. Em 1980, Walton e Packer propuseram a teoria de que a vitamina E previne a geração de substâncias oxidativas potencialmente oncogênicas a partir dos ácidos graxos insaturados. Neste mesmo ano, McKay e King sugeriram que o alfatocoferol atua como um agente antioxidante nas membranas celulares.

No decorrer dos anos 1980 comprovou-se que a vitamina E é, realmente, a mais importante substância antioxidante lipossolúvel, que protege as membranas celulares da peroxidação e neutraliza os radicais livres superóxido e hidroxila. A eficácia da vitamina E na inibição da oxidação do colesterol de baixa densidade (LDL) foi comprovada em 1990, ao mesmo tempo em que Kaiser e cols. elucidaram o processo da extinção do oxigênio singular pela vitamina E.

Quimicamente, o termo vitamina E compreende oito substâncias de duas famílias de antioxidantes, quatro tocoferóis e quatro tocotrienóis, diferenciados pelas letras gregas alfa, beta, gama e delta. Os tocoferóis diferenciam-se dos tocotrienóis por apresentarem a sua cadeia carbônica natural saturada. As letras gregas diferenciam o número e a posição dos grupos metílicos agregados ao anel aromático da vitamina. Analisem a Figura 8.81.

O alfatocoferol é a única forma ativa da vitamina E presente no corpo humano e, estima-se, representa cerca de 80% da vitamina E da nossa dieta. A atividade dos diferentes compostos da vitamina E, presentes na dieta, varia conforme descrito a seguir:

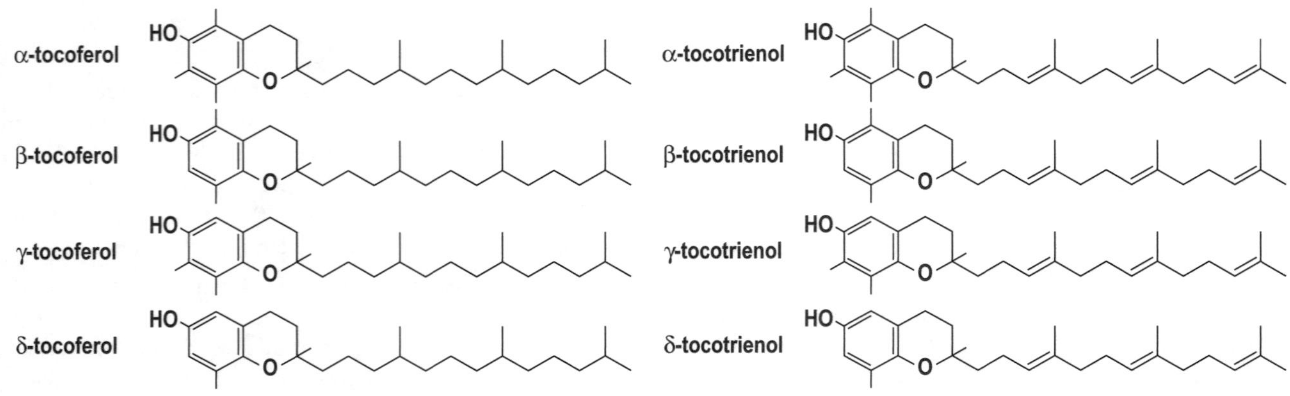

Figura 8.81 – *Tocoferóis e tocotrienóis.*

Capítulo 8

Alfatocoferol	100%
Betatocoferol	15 a 40%
Gamatocoferol	1 a 20%
Deltatocoferol	1%
Alfatocotrienol	15 a 30%
Betatocotrienol	1 a 5%
Gamatocotrienol	1%
Deltatocotrienol	1%

A isomeria óptica também afeta a atividade das diversas formas da vitamina E, sendo as formas dextrógiras mais ativas do que as levógiras. Assim o alfatocoferol sintético, uma mistura dextrógira e levógira, apresenta, apenas, metade da atividade do alfatocoferol natural, apenas dextrógiro. Há, ainda, uma notável similitude estrutural entre o alfatocoferol e a forma 6-cromanol da coenzima Q-IV, e ambos compartilham diversas atividades biológicas em vários sistemas bioquímicos. Apesar da sua descoberta relativamente recente, a sinonímia da vitamina E também é variada, e, além dos nomes mais difundidos vitamina E e tocoferol, é também referida como fator lipossolúvel E, fator antiesterilidade, vitamina da fertilidade, vitamina da reprodução, vitamina antiestéril e fator antidistrófico natural.

Os compostos da vitamina E são líquidos oleosos, amarelos, insolúveis na água mas solúveis nas substâncias lipídicas. São muito sensíveis aos agentes oxidantes e portanto, passíveis à rancificação. Na ausência do oxigênio, são resistentes ao meio ácido, à luz e ao calor, porém são degradados em meio alcalino e sob a ação dos raios ultravioletas. O oxigênio, a luz e o calor são os grandes inimigos da vitamina E, assim, os teores da vitamina E dos alimentos embalados e armazenados inadequadamente diminuem drasticamente. A perda da vitamina E pode ser de até 50% nos alimentos armazenados por apenas 2 semanas à temperatura ambiente. A fritura também destrói grande parte da vitamina E dos alimentos. Devido ao fato de o alfatocoferol ser a forma da vitamina E de maior significância nutricional, será ele o objeto primário no estudo dos tópicos seguintes.

• Funções Bioquímicas da Vitamina E

A vitamina E é absorvida no intestino delgado, na presença da bile, numa taxa que varia de 25 a 85%. As micelas de vitamina E conjugada com a bile são transportadas pelo duto linfático e, na circulação sanguínea, o alfatocoferol é transportado, preferencialmente, pelas lipoproteínas de baixa densidade (LDL), mas também é carregado pelas lipoproteínas de alta e muito baixa densidades (HDL e VLDL, respectivamente) e pelas betalipoproteínas, além de se apresentar na forma livre no plasma.

Nos tecidos, a vitamina E é armazenada na forma não esterificada. A sua excreção é realizada em 80% pela bile e em 20% por via renal sob uma forma hidrossolúvel, os glicuronídeos do ácido tocoferônico. A principal ação da vitamina E nos seres humanos *parece ser*, unicamente, a de um agente antioxidante, controlando a ação dos radicais livres produzidos durante o metabolismo normal e combatendo aqueles induzidos por fatores exógenos, como poluentes, tóxicos e agentes infecciosos, por exemplo.

Como já estudamos, os fosfolípides das membranas celulares são especialmente vulneráveis à destruição oxidativa promovida pelos radicais livres. Então o alfatocoferol, pela sua característica lipossolúvel, está estrategicamente adaptado para interceptar estes radicais livres, antes de eles iniciarem a reação em cadeia que resultaria na peroxidação lipídica. Além da proteção de membrana celular, o alfatocoferol também resguarda as lipoproteínas de baixa densidade, o LDL-colesterol, da oxidação. Só para lembrar, as lipoproteínas são partículas, compostas por lípides e proteínas, como o próprio nome deixa pressupor, transportadas pela corrente sanguínea aos diversos tecidos do organismo para a síntese de várias substâncias essenciais à vida, como hormônios e energia, por exemplo. O LDL-colesterol, em particular, está implicado na aterogênese e, consequentemente, no aparecimento de diversas doenças cardiovasculares. Quando uma molécula de alfatocoferol neutraliza um radical livre, ela perde a sua capacidade antioxidante, porém, esta capacidade pode ser restaurada por uma outra substância antioxidante, como a vitamina C, por exemplo. Este "filme" nós já vimos, em câmara lenta, em um capítulo precedente.

Entretanto, diversas outras funções da vitamina E têm sido identificadas, e parecem não estar relacionadas com a sua propriedade antioxidante. Entre estas outras ações, mencionamos a inibição da atividade da enzima cinase-proteica-C, um importante sinalizador celular; a regulação da expressão e da atividade das células imunoinflamatórias; a inibição da agregação plaquetária e como facilitadora da vasodilatação.

Agora, algumas palavras sobre o gamatocoferol. Perguntas têm sido feitas sobre o gamatocoferol, porém a sua função no organismo humano ainda precisa ser muito estudada e as respostas ainda são aguardadas. O que se sabe é que o gamatocoferol é a forma mais comum da vitamina E na dieta e, paradoxalmente, o teor sanguíneo da forma gama é cerca de dez vezes menor que o da forma alfatocoferol. Sabe-se, também, que a ingestão do alfatocoferol diminui o teor plasmático do gamatocoferol. O organismo retém três vezes mais o alfa que o gamatocoferol. A razão para isso parece ser a ação de uma enzima hepática, denominada *proteína de transferência do alfatocoferol* (PTα-T), a qual incorpora, preferencialmente, o alfatocoferol às lipoproteínas circulantes que irão liberar a vitamina E aos diversos tecidos do corpo.

Como o gamatocoferol é absorvido pelo intestino do mesmo modo que o alfatocoferol, e é detectado apenas em pequenas quantidades no sangue e nos tecidos, os pesquisadores passaram a estudar os metabólitos dos tocoferóis na urina, e notaram que os do gamatocoferol são mais abundantes que os do alfatocoferol. Supõem, então, que o gamatocoferol é menos necessário para o organismo do que o alfatocoferol. Tanto o alfatocoferol quanto o gamatocoferol apresentam propriedades antioxidantes, entretanto, o gamatocoferol proporciona uma característica a mais. O gamatocoferol é um varredor das *espécies reativas do nitrogênio* (ERNs), as quais, como as *espécies reativas do oxigênio* (EROs), também lesam as proteínas, os lípides e o código genético.

Um estudo prospectivo recente mostrou que níveis plasmáticos elevados de gamatocoferol estão significativamente relacionados com a redução da incidência de câncer de próstata. Por outro lado, as associações que buscavam um aumento do teor plasmático de alfatocoferol e do selênio ungueal só se mostraram significativamente protetoras ao câncer de próstata quando o gamatocoferol também estava elevado no plasma. Outros trabalhos mostraram que os níveis hemáticos do gamatocoferol são baixos nos doentes coronariopatas. Estes achados levaram alguns cientistas a voltarem os seus olhos para novas pesquisas, no sentido de provarem o eventual efeito benéfico do gamatocoferol para a saúde humana.

Como informação adicional, observo que os óleos de soja e de milho são ricos em gamatocoferol. É interessante, também, comunicar que existe uma substância marcadora da atividade destas espécies reativas do nitrogênio passível de ser dosada laboratorialmente, trata-se da 5-N-gamatocoferol.

• Carência da Vitamina E

A depleção das reservas orgânicas da vitamina E ocorre muito lentamente, por isso não há sintomas da deficiência marginal. No entanto, exames laboratoriais podem revelar uma diminuição do tempo de vida dos eritrócitos, perda da massa muscular e depósitos de lipofucsina nos tecidos (as manchas senis, comuns na pele dos anciãos). Níveis baixos de alfatocoferol têm sido associados a diversas doenças genéticas, entre elas a anemia falciforme, as talassemias e a deficiência da glicose-6-fosfato-desidrogenase, enzima envolvida no metabolismo dos açúcares.

A carência de vitamina E ocorre em três circunstâncias: na desnutrição severa, no defeito genético da proteína de transferência do alfatocoferol (PTα-T) e na síndrome da má absorção lipídica. Como reles exemplos, uma criança com fibrose cística ou um paciente com hepatopatia colestática, os quais apresentam uma inabilidade para absorver os lípides da dieta e, consequentemente, as vitaminas lipossolúveis, podem desenvolver uma deficiência sintomática da vitamina E. A carência severa da vitamina E produz, principalmente, sintomas neurológicos, entre eles: desequilíbrio, incoordenação motora, neuropatia periférica, miopatia e retinopatia pigmentar. Por este motivo, os pacientes portadores de neuropatia, ataxia ou retinite pigmentosa devem ser submetidos à dosagem plasmática da vitamina E.

O desenvolvimento do sistema nervoso é particularmente vulnerável à insuficiência de vitamina E, deste modo as crianças com esta carência vitamínica, não tratadas desde o nascimento, apresentarão sintomas neurológicos muito rapidamente. Em contraposição, os adultos com deficiência de vitamina E podem-se manter sem sintomas neurológicos por até 20 anos. Embora a carência severa da vitamina E seja rara, a ingestão insuficiente, subótima, é relativamente comum.

O Terceiro Levantamento Nacional para a Avaliação da Saúde e Nutrição (NHANES III) estudou a ingestão diária e os níveis hemáticos do alfatocoferol em 16.295 adultos, maiores de 18 anos de idade e de múltiplas etnias. 27% dos caucasianos, 41% dos afro-americanos, 28% dos mexicanos e 32% dos participantes de outras etnias apresentavam teores sanguíneos do alfatocoferol menores que 20 μmol por litro. O valor de 20 μmol/L é escolhido porque a literatura sugere que o risco para doenças cardiovasculares aumenta abaixo deste nível.

• Doses Nutricionais Recomendadas para a Vitamina E

As doses nutricionais recomendadas para a vitamina E foram revisadas no ano 2000 e as novas recomendações basearam-se, grandemente, em trabalhos realizados na década de 1950, com homens alimentados com dietas deficientes em vitamina E. O teste empregado para o diagnóstico da carência da vitamina E era muito simples: em um tubo de ensaio, contendo a amostra de sangue, era adicionada uma determinada quantidade de peróxido de hidrogênio e a hemólise resultante indicava a deficiência da vitamina E. Este artifício era considerado clinicamente relevante para o diagnóstico do estado vitamínico do alfatocoferol em crianças portadoras de deficiência severa. Analogamente e de maneira muito inteligente, esta mesma prova foi estendida para a prevenção da carência vitamínica E em adultos saudáveis, e para a promoção da saúde e a profilaxia de doenças crônicas.

Assim, estas novas doses nutricionais recomendadas para a vitamina E, considerando o alfatocoferol dextrógiro, vão, a seguir, elencadas:

Bebês de 0 a 6 meses de idade	6 UI (4 mg)/dia*.
Bebês de 7 a 12 meses de idade	7,5 UI (5 mg)/dia.
Crianças de 1 a 3 anos de idade	9 UI (6 mg)/dia.
Crianças de 4 a 8 anos de idade	10,5 UI (7 mg)/dia.
Crianças de 9 a 13 anos de idade	16,5 UI (11 mg)/dia.
Adolescentes de 14 a 18 anos de idade	22,5 UI (15 mg)/dia.
Adultos maiores de 19 anos de idade	22,5 UI (15 mg)/dia.
Gestantes de todas as idades	22,5 UI (15 mg)/dia.
Lactantes de todas as idades	28,5 UI (19 mg)/dia.

* 100 UI do d-alfatocoferol correspondem a 67 mg. Para o d-l-alfatocoferol, 100 UI correspondem a 45 mg do d-alfatocoferol. Assim, os fatores de correlação são: mg = UI × 0,67, para a vitamina natural; e mg = UI × 0,45, para a vitamina sintética.

• Indicações Terapêuticas da Vitamina E

Os principais usos terapêuticos da vitamina E estão na profilaxia das doenças cardiovasculares, da catarata e do câncer, na modulação do sistema imunitário, no tratamento das cardiovasculopatias, da diabete melito, das demências e das neoplasias. Entre as doenças vasculares, estão incluídas a claudicação intermitente e as doenças tromboembólicas. Também tem sido empregada com sucesso na terapia das doenças neuromusculares das crianças com insuficiência hepática, no tratamento dos prematuros com anemia hemolítica ou com hemorragia intraventricular e na fibroplasia retrolenticular dos recém-nascidos, a qual pode provocar a cegueira. Existem, ainda, evidências indicando que a vitamina E é útil na proteção contra os danos causados pela poluição e o tabagismo.

Inúmeros trabalhos indicam que uma maior ingestão de vitamina E diminui o risco de enfarte do miocárdio e o número de mortes por cardiopatia. Muitos destes trabalhos são estudos prospectivos observacionais aferindo o consumo da vitamina E em indivíduos saudáveis, os quais foram acompanhados por muitos anos, de modo a se determinar quantos deles vieram a portar uma cardiopatia, ou falecer em decorrência dela. Em dois destes trabalhos, os indivíduos que consumiam mais de 10,5 UI de alfatocoferol (sempre considerando a vitamina natural) por dia apresentaram uma probabilidade de morrer por doença cardíaca 65% menor do que aqueles que ingeriam menos de 4,5 a 7,5 UI diárias.

Dois outros trabalhos mostraram redução significativa do risco para doença cardíaca apenas com a suplementação alimentar com, pelo menos, 100 UI por dia. Diversas outras pesquisas, mais recentes, mediram os teores do alfatocoferol no plasma, ou nas hemácias, e verificaram uma relação inversa com a presença e a severidade de placas ateromatosas encontradas nas carótidas. Por outro lado, outros estudos, estes intervencionistas, falharam em demonstrar um efeito significativo da vitamina E na prevenção das cardiopatias.

As cataratas são formadas, muito provavelmente, pela oxidação das proteínas do cristalino, reação esta que poderia ser prevenida pelo uso de varredores de radicais livres, como o alfatocoferol. Dentre dez trabalhos observacionais, avaliando a relação entre o consumo da vitamina E e a incidência e a severidade das cataratas, cinco encontraram uma relação de proteção, contra os outros cinco que não demonstraram esta associação. Em uma pesquisa intervencionista com 4.629 indivíduos de ambos os sexos, uma fórmula antioxidante de uso diário, contendo 15 mg de betacaroteno, 500 mg de vitamina C e 400 UI de vitamina E não mostrou diferença, em relação ao placebo, no desenvolvimento e na progressão da catarata senil por um período de 7 anos. Outro trabalho intervencionista, utilizando uma dose diária de 74,6 UI de alfatocoferol sintético, equivalente a 37,3 UI do natural, não mostrou diferença na incidência das facectomias (cirurgias da catarata) em homens tabagistas. Assim, com relação às cataratas, concluímos que o papel da vitamina E ainda necessita de mais estudos, antes de podermos fornecer recomendações mais específicas.

Alguns aspectos da resposta imunitária declinam com a idade, e o alfatocoferol tem-se mostrado eficaz ao estimular alguns aspectos específicos desta reação. Por exemplo, 444 UI da vitamina E sintética, equivalentes a 149 UI do d-alfatocoferol, administradas diariamente, por vários meses, aumentam a produção de anticorpos em idosos, como resposta à vacinação contra o tétano e contra a hepatite B.

Já mencionamos, em um capítulo precedente, que o radical livre hidroxila é o menor agente carcinogênico conhecido e, de fato, muitos tipos de câncer advêm da ação dos radicais livres sobre o ácido desoxirribonucleico (ADN). A habilidade do alfatocoferol para neutralizar radicais livres tem sido objeto de numerosos estudos visando a prevenção do câncer. Desafortunadamente, diversos estudos prospectivos falharam ao tentar encontrar uma associação significativa entre a ingestão do alfatocoferol e a incidência dos cânceres de mama e pulmão. Por outro lado, surpreendentemente, um outro trabalho, intervencionista e placebo-controlado, administrando, diariamente, 50 mg da vitamina E sintética, equivalente a 37,3 UI de d-alfatocoferol, com a finalidade de estudar o efeito desta vitamina sobre o câncer pulmonar de origem nicotínica, mostrou uma redução de 34% na incidência do câncer de próstata nestes tabagistas. Devido a este achado fortuito, um outro extenso trabalho, intervencionista, randomizado e controlado por placebo, está sendo elaborado para confirmar a ação do alfatocoferol como agente protetor contra o adenocarcinoma de próstata.

Saindo do tema profilaxia, para entrar no terapêutico, observamos que diversos trabalhos indicam que o alfatocoferol é útil no tratamento das doenças cardiovasculares e pode ter valor terapêutico na diabete, nos distúrbios da cognição e no câncer. Um destes trabalhos, observacional, realizado com homens submetidos a cirurgia de revascularização coronária, mostrou uma redução no agravamento da aterosclerose coronariana, documentada por angiografia, naqueles pacientes que tomavam, pelo menos, 100 UI de alfatocoferol por dia (67 mg/d). Uma outra pesquisa, esta randomizada e controlada por placebo, realizada na Inglaterra, mostrou que os cardiopatas tratados com 400 ou 800 UI diárias de alfatocoferol sintético (d-l-alfatocoferol), equivalentes a 268 ou 536 UI de d-alfatocoferol, durante um período médio de 18 meses, apresentaram uma redução fantástica, de 77%, na incidência de ataques cardíacos não letais. No entanto, o número total de mortes por doença cardíaca não foi significantemente reduzido.

Sabe-se que os pacientes renais crônicos sob diálise são muito mais suscetíveis a morrer por doença cardiovascular do que a população geral, e existem evidências de que eles estão sob um estresse oxidativo maior. O tratamento de enfermos renais crônicos sob diálise com 800 UI de vitamina E natural (536 mg de d-alfatocoferol), diariamente por 15 meses, resultou numa diminuição significativa do risco de ataque cardíaco, em comparação com o grupo-placebo.

Em contraposição, três outras pesquisas, intervencionistas, não encontraram evidências significativas da redução do risco para doenças cardiovasculares com o emprego do alfatocoferol. A primeira destas pesquisas, programada, inicialmente, para avaliar a prevenção do câncer, mostrou que 111 UI de vitamina E sintética (o alfatocoferol racêmico), equivalentes a 37,3 UI do alfatocoferol natural, reduziram o número de ataques cardíacos não fatais, naqueles pacientes que já haviam tido algum episódio prévio, porém este resultado não foi estatisticamente significativo. Os outros dois trabalhos de pesquisa, empregando doses diárias de 400 UI de vitamina E natural e 300 mg de vitamina E sintética (equivalentes a 224 UI do d-alfatocoferol), respectivamente, em pacientes com doenças cardiovasculares, como enfarte do miocárdio, acidente vascular cerebral e outras vasculopatias, não encontraram alterações significativas no risco de um subsequente enfarte ou derrame. Em razão destas discrepâncias, existe, hoje, uma ampla linha de pesquisa tentando esclarecer o papel do alfatocoferol no tratamento das doenças cardiovasculares.

O tratamento da diabete com a vitamina E tem sido proposto com base no estresse oxidativo aumentado nestes pacientes e na alta incidência de complicações cardiovasculares, como as microangiopatias, os enfartes do miocárdio e os acidentes vasculares cerebrais. Comprovando o estresse oxidativo elevado nos pacientes diabéticos, um trabalho recente encontrou, nestes enfermos, elevados teores de F2-isoprostano-8-iso-prostaglandina-F2-alfa, um marcador bioquímico derivado da lipoperoxidação do ácido araquidônico das membranas celulares, e de 11-de-hidro-tromboxano-B2, um indicador bioquímico da ativação plaquetária. O tratamento de diabéticos com 600 mg diários da vitamina E sintética, equivalendo a 448 UI da natural, por 14 dias, resultou na diminuição destes marcadores da atividade dos radicais livres.

Com relação ao efeito da vitamina E sobre o controle dos índices glicêmicos nos diabéticos, os trabalhos têm sido contraditórios. Um estudo referiu melhora no controle glicêmico destes enfermos com a administração, diária, de apenas 100 UI de vitamina E sintética, equivalente a 67 UI do d-alfatocoferol. Outros trabalhos, utilizando 900 a 1.600 UI diárias de vitamina E sintética (equipotente a 605 UI e 1.075 UI da natural, respectivamente), não demonstraram melhora significativa no controle glicêmico dos "doces" diabéticos. Desse modo, ainda que haja razões para se supor que o emprego da vitamina E é benéfico no tratamento dos pacientes diabéticos, mais trabalhos clínicos bem controlados são necessários para dirimir quaisquer dúvidas.

A vitamina E exerce um papel muito importante no controle das patologias neurodegenerativas, especialmente porque o tecido nervoso é muito vulnerável ao estresse oxidativo. Esta especial suscetibilidade do tecido nervoso à liporeroxidação é explicada pela grande concentração de lípides nas bainhas de mielina, e pela maior extensão superficial das membranas celulares em relação ao volume citoplasmático, proporcionada pelos dendritos e axônios. Uma extensa pesquisa, intervencionista e placebo-controlada, realizada em pacientes com demência atribuída ao mal de Alzheimer, mostrou que os pacientes tratados com 2.000 UI, diárias, de alfatocoferol sintético, equipotente a 1.343 UI de alfatocoferol natural, obtiveram uma moderada melhora das suas funções neurológicas e uma significante redução na progressão da doença.

Outro trabalho, caso-controlado, realizado com o intuito de avaliar os fatores de risco para a demência vascular em anciãos americanos de origem nipônica, mostrou que a associação da vitamina E com a vitamina C diminuiu significativamente o risco para a demência vascular, entre outros tipos de distúrbios da cognição, mas não afetou o risco para a demência do mal de Alzheimer. Entre aqueles descendentes de japoneses que não desenvolveram demências, a administração da vitamina E associou-se aos melhores resultados dos testes cognitivos. Como um parêntese, depois da enfermidade de Alzheimer, cujo diagnóstico definitivo é anatomopatológico, talvez a demência mais frequente seja a de etiologia vascular.

Sabe-se que as células cancerosas proliferam muito rapidamente e são resistentes à apoptose, a morte celular programada. Estudos realizados com cultura de células indicam que o succinato de alfatocoferil, um éster da vitamina E, é capaz de inibir a multiplicação celular e de induzir a apoptose em numerosas linhagens de oncocélulas. Volto a observar que o succinato de alfatocoferil não é a vitamina E e não tem atividade antioxidante, pelo contrário, a sua ação parece ser pró-oxidante. Existem algumas informações, provenientes de estudos realizados em modelos animais com câncer, indicando que a injeção parenteral do succinato de alfa-tocoferil inibe o crescimento tumoral, porém, o seu uso na terapia adjuvante do câncer, em humanos, não está estabelecido. De toda maneira, para se obter qualquer benefício, o emprego do succinato de alfatocoferil deve ser injetável, porque, caso seja administrado por via oral, será clivado, no intestino, a alfatocoferol. Esta consideração é muito importante porque existem, no mercado, inúmeros suplementos alimentares contendo o alfatocoferil na sua formulação.

Topicamente, a vitamina E tem sido empregada, na dermatologia e cosmética, como agente anti-inflamatório e hidratante, e como varredor de radicais livres, prevenindo os danos causados pela radiação ultravioleta do sol. Na indústria farmacêutica, o alfatocoferol é utilizado como estabilizante de compostos aromáticos e vitaminas lipossolúveis.

• Fontes da Vitamina E

As fontes naturais mais importantes da vitamina E são os óleos de oliva, de girassol, de açafrão, de dendê, de soja, de canola, de milho, as nozes, o amendoim, os cereais integrais, o germe de trigo, as folhas vegetais verdes e a gema do ovo. Nestas fontes, naturais, todas as oito formas químicas da vitamina E estão presentes, obviamente em quantidades e proporções variáveis. Na Tabela 8.12, listamos as quantidades do alfatocoferol e do gamatocoferol presentes em alguns alimentos.

A ingestão média de vitamina E, proveniente da alimentação norte-americana, é de aproximadamente 13,43 UI diárias (9 mg/dia) para os homens e 8,96 UI/dia (6 mg/dia) para as mulheres, muito abaixo, portanto, da dose diária recomendada de 22,5 UI (15 mg). A maioria dos cientistas acredita que a dificuldade em se consumir a DDR (dose diária recomendada) da vitamina E, apenas através da dieta, encontra-se no fato de ela estar muito diluída em grandes porções de alimentos gordurosos, muito acima das quantidades recomendadas para os lípides.

Toda a vitamina E proveniente dos alimentos está na forma isomérica dextrógira, e o mesmo nem sempre ocorre nos suplementos nutricionais. Os suplementos contendo a vitamina E geralmente contém de 100 a 1.000 UI de alfatocoferol. Aqueles manufaturados a partir de fontes naturais contêm somente o d-alfa-colesterol, muitas vezes rotulado como RRR-alfa-tocoferol (veja a Figura 8.82), o isômero de melhor biodisponibilidade e de uso preferencial pelo organismo.

Tabela 8.12
Quantidades do Alfatocoferol e do Gamatocoferol Presentes em Alguns Alimentos

Alimento	Porção	Alfatocoferol	Gamatocoferol
Abacate	1 médio	5,07 UI (3,40 mg)	0,90 UI (0,60 mg)
Amêndoa	100 g	38,43 UI (25,74 mg)	1,58 UI (1,06 mg)
Amendoim	100 g	12,64 UI (8,47 mg)	12,64 UI (8,47 mg)
Avelã	100 g	22,64 (15,17 mg)	0 UI (0 mg)
Cenoura crua e picada	1 xícara**	1,19 UI (0,80 mg)	0 UI (0 mg)
Espinafre cru e picado	1 xícara**	5,37 UI (3,60 mg)	0 UI (0 mg)
Margarina cremosa	100 g	20,75 UI (13,9 mg)	37,61 UI (25,2 mg)
Óleo de açafrão	15 mL *	6,87 UI (4,60 mg)	0,15 UI (0,10 mg)
Óleo de algodão	15 mL *	9,85 UI (6,6 mg)	8,66 UI (5,80 mg)
Óleo de amendoim	15 mL *	4,24 UI (2,84 mg)	4,79 UI (3,21 mg)
Óleo de canola	15 mL *	3,58 UI (2,40 mg)	6,27 UI (4,20 mg)
Óleo de coco	15 mL *	0,25 UI (0,17 mg)	0 UI (0 mg)
Óleo de germe de trigo	15 mL *	26,73 UI (17,91 mg)	5,82 UI (3,9 mg)
Óleo de girassol	15 mL *	8,36 UI (5,60 mg)	1,04 UI (0,70 mg)
Óleo de milho	15 mL *	2,84 UI (1,90 mg)	12,24 UI (8,20 mg)
Óleo de mostarda	15 mL *	5,28 UI (3,54 mg)	8,51 UI (5,70 mg)
Óleo de oliva	15 mL *	2,84 UI (1,90 mg)	0,15 UI (0,10 mg)
Óleo de dendê	15 mL *	4,72 UI (3,17 mg)	7,07 UI (4,74 mg)
Óleo de soja	15 mL *	1,79 UI (1,20 mg)	16,12 UI (10,80 mg)

* Uma colher de sopa.
** 200 mL.

Vitamina E Natural
(RRR α-Tocoferol)

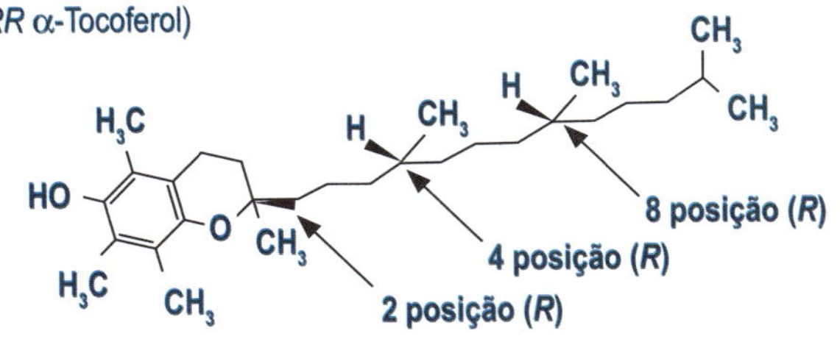

8 posição (R)
4 posição (R)
2 posição (R)

RRR se refere a R nas posições 2, 4 e 8, portanto, "RRR"

Vitamina E Sintética
p. ex. SRR α-Tocoferol

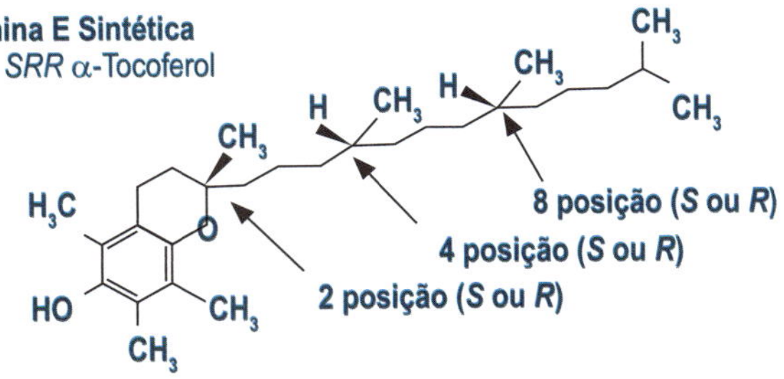

8 posição (S ou R)
4 posição (S ou R)
2 posição (S ou R)

SRR se refere a S na posição 2 e R nas posições 4 e 8. As formas sintéticas incluem SRR, SSR, SRS, SSS, RSR, RRS, RSS, e RRR

Figura 8.82 – A letra R refere-se a right, direito ou dextro; e a letra S a sinister, sinistro, esquerdo ou levo. A posição de maior importância para a biodisponibilidade é a 2, assim 50% da vitamina E sintética será 2R e 50% 2S.

Capítulo 8

A vitamina E sintética, a qual é habitualmente adicionada aos alimentos enriquecidos e aos suplementos nutricionais, costuma ser rotulada como d-l-alfatocoferol, ou alfatocoferol racêmico, o que significa que estão presentes os oito isômeros do alfatocoferol, dos quais apenas a metade dextrógira é biologicamente ativa. Por esse motivo, a potência da vitamina E sintética é a metade da natural.

Para se calcular a biodisponibilidade da vitamina E nas diversas composições vitamínicas, deve-se usar as fórmulas já mencionadas: UI = mg ÷ 0,67, para a vitamina natural; e UI = mg ÷ 0,45, para a vitamina sintética.

Também os ésteres da vitamina E estão disponíveis no mercado de suplementos vitamínicos. Os mais comuns são o succinato de alfatoceferil e o acetato de alfatoceferil. Os ésteres da vitamina E são mais resistentes à oxidação do que os tocoferóis não esterificados, facilitando o armazenamento e resistindo melhor às más condições de estocagem durante o processo da exportação. Quando ingeridos, os radicais succinato e acetato são removidos, no intestino, da molécula do alfatoceferol; por este motivo, a biodisponibilidade destes esteres é equivalente à do alfatoceferol livre. Existe, também, um suplemento de vitamina E à base do fosfato de alfatoceferil, registrado comercialmente como Ester-E®, mas, apesar da campanha publicitária de 6 milhões de dólares para o seu lançamento, não apresenta maior absorção e nem melhor biodisponibilidade do que as outras apresentações da vitamina E.

Uma última consideração para com os suplementos da vitamina E que contêm o gamatocoferol, ou que apresentam uma mistura de tocoferóis: as quantidades de alfatoceferol e de gamatocoferol variam nas diversas mixagens e devem, portanto, ser conferidas nos rótulos.

• Cuidados com o Uso da Vitamina E

Existem poucos relatos sobre os efeitos colaterais da vitamina E em adultos ingerindo doses menores do que 2.985 UI por dia (2.000 mg/dia). Entretanto, a maioria destes trabalhos é de curta duração e os efeitos do uso prolongado do alfatoceferol não têm sido adequadamente estudados. Ensaios clínicos que empregaram até 200 vezes a dose diária recomendada para adultos (200 × 22,5 UI = 4.500 UI) não mostraram efeitos adversos consistentes com a vitamina E.

O efeito colateral mais preocupante é a possibilidade de afetar a coagulação sanguínea e causar hemorragias em alguns pacientes. Com base neste receio e com o intuito de prevenir hemorragias, o Conselho de Alimentos e Nutrição do Instituto de Medicina norte-americano estabeleceu as doses máximas toleráveis para a vitamina E, que vão elencadas a seguir:

Bebês até 12 meses de idade	Impossível de se estabelecer*.
Crianças de 1 a 3 anos de idade	300 UI (201 mg).
Crianças de 4 a 8 anos de idade	450 UI (302 mg).
Crianças de 9 a 13 anos de idade	900 UI (603 mg).
Adolescentes de 14 a 18 anos de idade	1200 UI (804 mg).
Adultos maiores de 19 anos de idade	1500 UI (1.005 mg).

* A ingestão da vitamina E deve provir apenas dos alimentos e da fórmula láctea adequada.

Estas doses referem-se a todas as formas químicas da vitamina E. Apesar de a grande maioria dos isômeros do alfatoceferol ser metabolizada, inativada e eliminada pelo fígado, e apenas alguns deles permanecerem na circulação sanguínea, alguns médicos recomendam que as doses maiores de vitamina E sejam descontinuadas 1 mês antes das cirurgias eletivas, de modo a diminuir o risco de hemorragias. Este procedimento pode ser dispensado para as doses diárias de até 400 UI, as quais, em uma formulação ortomolecular, melhoram a recuperação cirúrgica e diminuem o estresse anestésico.

Os recém-nascidos prematuros parecem ser especialmente suscetíveis aos efeitos adversos da vitamina E, talvez por imaturidade do seu sistema antioxidativo, e a sua prescrição deve ser feita sob a supervisão de um médico ortomolecular. O emprego da vitamina E, isoladamente, também parece piorar a retinite pigmentosa não associada à carência do alfatoceferol. Esta prescrição também deverá ser orientada pelo médico ortomolecular. É bom lembrar que o tratamento de qualquer distúrbio oxidativo envolve, sempre, diversos fatores, que devem ser levados em consideração.

Uma metanálise de 19 trabalhos clínicos, utilizando a vitamina E para o tratamento de várias enfermidades, entre elas cardiopatias, nefropatias terminais e o mal de Alzheimer, indicou que os adultos ingerindo 400 UI diárias, ou mais, apresentavam uma probabilidade 6% maior de morrer, por qualquer causa, do que aqueles que não consumiam esta vitamina. Entretanto, uma análise posterior, considerando as doses da vitamina E e a sua associação a outras vitaminas e minerais, derrubou esta impressão e revelou que o risco de morte era estatisticamente significante apenas nas dosagens superiores a 2.000 UI diárias, muito acima, portanto, da dose máxima tolerável para adultos. Além disso, três outras metanálises, combinando os resultados de trabalhos randomizados e controlados desenhados para avaliar a eficácia da vitamina E na prevenção e no tratamento das cardiopatias, não encontrou nenhuma evidência de que a vitamina E, em doses superiores a 800 UI aumente ou diminua, significativamente, a mortalidade por doença cardiovascular ou por qualquer outra causa. Assim, concluímos que, até o presente, não existe nenhuma evidência convincente de que a vitamina E, em doses superiores a 800 UI diárias, aumenta o risco de morte, seja por motivo cardiovascular ou qualquer outro.

Com relação às interações medicamentosas, os pacientes sob terapia anticoagulante, assim como aqueles que apresentam deficiência da vitamina K, não devem usar a vitamina E sem a supervisão de um médico, obviamente pelo risco de hemorragia. Diversas drogas interferem com a absorção da vitamina E, diminuindo-a, entre elas a colestiramina, o colestipol, a isoniazida, o óleo mineral, o orlistat, o sucralfato, o olestra e o olean. Também os anticonvulsivantes, como o fenobarbital, a fenitoína e a carbamazepina, podem diminuir os níveis plasmáticos do alfatoceferol. Os sais de ferro, quando ingeridos ao mesmo tempo que a vitamina E, diminuem a disponibilidade desta vitamina, este fato é especialmente importante no caso de recém-nascidos anêmicos.

A necessidade do alfatocoferol também está diretamente relacionada com a ingestão dos ácidos graxos Poli-Insaturados, ou seja, quanto maior o consumo dos ácidos graxos poli-insaturados, maior é a quantidade necessária da vitamina E na dieta. São agentes sinérgicos da vitamina E, na sua ação antioxidante, a vitamina C, o betacaroteno e o selênio. Com relação à associação da vitamina E com as estatinas, existem algumas informações conflitantes.

Um estudo de 3 anos, randomizado e controlado, de 160 pacientes com coronariopatia e níveis diminuídos do colesterol de alta densidade (HDL), bem documentados, revelou que a combinação da sinvastatina com a niacina aumentou os teores do colesterol de alta densidade (HDL), inibiu a progressão da estenose coronariana e diminuiu a incidência dos eventos cardiovasculares, como o enfarte do miocárdio e o acidente vascular cerebral. Surpreendentemente, porém, quando uma fórmula antioxidante, contendo 1 g de vitamina C, 800 UI de vitamina E, 100 μg de selênio e 25 mg de betacaroteno, foi adicionada à prescrição da sinvastatina com a niacina, estes efeitos protetores diminuíram. Contrariando esta observação, uma outra pesquisa, muito maior, também controlada e randomizada, envolvendo mais de 20.000 pacientes coronariopatas e/ou diabéticos, analisou os efeitos da sinvastatina e da sua associação a uma fórmula antioxidante contendo 600 mg (896 UI) de vitamina E, 250 mg de vitamina C e 20 mg de betacaroteno, administradas diariamente por um período de 5 anos, não encontrou nenhum efeito adverso desta combinação antioxidante sobre os efeitos protetores da sinvastatina. Estas contradições apenas indicam que mais pesquisas devem ser realizadas para esclarecer as interações entre os agentes antioxidantes e os hipocolesterolemiantes inibidores da 3-hidroxi-3-metil-glutaril-coenzima-A redutase (HMG-CoA redutase), as diversas estatinas.

A abordagem ortomolecular recomenda uma suplementação alimentar diária com 200 UI de d-alfatocoferol, ingeridas juntamente com a refeição, com intuito profilático contra as doenças vasculares, incluindo as coronarianas, encefálicas e periféricas; as enfermidades degenerativas e outras doenças crônicas, incluindo alguns tipos de câncer. Os idosos podem fazer uso desta mesma suplementação diária ou, se preferirem, 400 UI em dias alternados.

Vitamina K

O nome vitamina K provém da palavra *koagulation*, a qual, em alemão, significa coagulação, e, como o próprio nome diz, é um princípio nutricional essencial para a função das diversas proteínas envolvidas na formação do coágulo sanguíneo. Trata-se de uma substância que apresenta uma estrutura quinônica derivada da naftoquinona. A vitamina K não é um composto único, mas ocorre naturalmente em uma ampla variedade de derivados quinônicos e em outros tantos obtidos laboratorialmente. Estes compostos da vitamina K são moderadamente resistentes ao calor e a agentes redutores, porém sensíveis aos ácidos, álcalis, luz e agentes oxidantes.

Existem duas formas naturais da vitamina K, uma de origem vegetal e outra de origem bacteriana. A vitamina K de origem vegetal é denominada filoquinona, fitonadiona ou *vitamina K₁*, e o seu nome químico é, simplesmente, 2-metil-3-fitil-1,4-naftoquinona. Já as bactérias sintetizam uma vasta quantidade de formas químicas da vitamina K, a partir da união, repetida, de grupos contendo cinco carbonos na cadeia lateral dos anéis quinônicos. Estes grupos de cinco carbonos são chamados de unidades isoprênicas. Estes compostos da vitamina K de origem bacteriana são designados menaquinona-n, onde o n significa o número de unidades de cinco carbonos da cadeia lateral. As menaquinonas são coletivamente chamadas de *vitamina K₂*. Comparem a vitamina K₁ com a K₂ na Figura 8.83, reparem que a cadeia lateral fitil da vitamina K₁ foi substituída por n unidades isoprênicas na vitamina K₂.

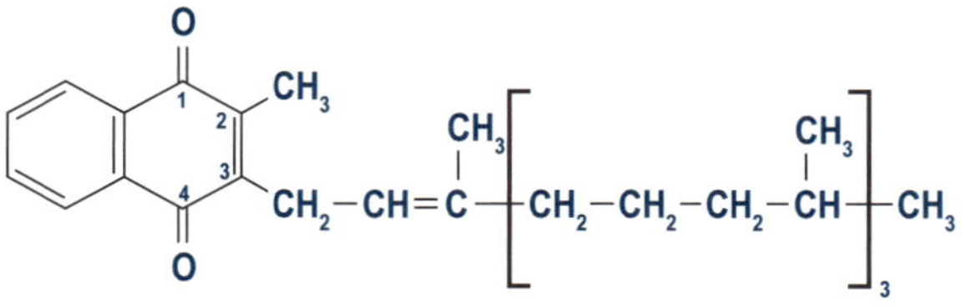

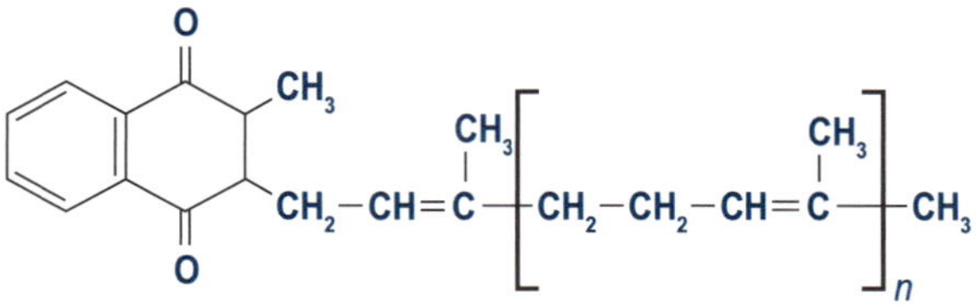

Figura 8.83 – *Vitaminas K₁ e K₂.*

A menaquinona-4, entretanto, não é produzida em quantidade significativa pelas bactérias, contudo, parece ser sintetizada pelos animais, incluindo o homem, a partir da vitamina K₁, vegetal. A menaquinona-4 é encontrada no fígado, e em diversos outros órgãos, em concentrações maiores do que as da vitamina K₁. Este fato, aliado à existência de um único caminho metabólico para a sua síntese, sugere que existe alguma função específica para a menaquinona-4, ação esta ainda desconhecida.

Quando a estrutura quinônica da vitamina K foi descoberta, por volta de 1938, uma grande quantidade de derivados quinônicos foi sintetizada, entre eles destacou-se a 2-metil-1,4-naftoquinona, tão ativa, em base molar, quanto a vitamina K natural. À 2-metil-1,4-naftoquinona foi dado o nome de *menadiona* ou *vitamina K₃*. Tanto a vitamina K₃, quanto as K₁ e K₂ são lipossolúveis, a primeira apresenta-se como um pó cristalino amarelo-vivo e, as últimas, como óleo amarelo claro.

É também possível produzir, em laboratório, derivados hidrossolúveis ativos da menadiona, mediante a reação da vitamina K₃ com o bissulfito sódico e o sal tetrassódico do éster do ácido difosfórico. Estes compostos hidrossolúveis, sulfito sódico de menadiona e difosfato sódico de menadiol, convertem-se em menadiona no organismo. Conheça estas substâncias hidrossolúveis na Figura 8.84.

A resenha histórica da vitamina K está assim delineada:

- Em 1929, Henrik Dam, observando frangos malnutridos, notou, como principal sintoma, hemorragias espontâneas, atribuídas a uma diminuição da protrombina plasmática. Em 1931 este defeito da coagulação foi detectado e confirmado por McFarlane e cols. O mesmo Henrik Dam, em 1935, juntamente com a sua equipe, relatou que, embora estas hemorragias não fossem curadas com a administração de qualquer das vitaminas até então conhecidas, elas podiam ser rapidamente minoradas com a adição de uma substância lipossolúvel, até então não identificada, à alimentação dos frangos. A esta substância, obtida da fração não saponificável e não esterólica do fígado de novilho e da alfafa, ele batizou de vitamina K.
- Neste mesmo ano, H. J. Almquist e C. L. R. Stokstad, independentemente de Dam, descreveram a mesma doença e a sua prevenção. Ainda em 1935, A. J. Quick e cols. observaram que as hemorragias em pacientes ictéricos eram devidas a uma baixa concentração de protrombina no sangue. W. B. Hawkins e K.M. Brinkhous, em 1936, estudando cães com fístulas biliares, demonstraram que as hemorragias eram devidas à deficiência de protrombina e podiam ser aliviadas com a administração de sais biliares juntamente com a alimentação.
- Também em 1936, Dam e cols. conseguiram preparar uma fração de protrombina do plasma bruto e demonstraram que a sua atividade é menor quando obtida do plasma de frangos com carência da vitamina K. Em 1938, H. R. Butt e cols., independentemente de E. D. Warner e cols., demonstraram que a combinação da vitamina K com sais biliares é eficaz no tratamento da diátese hemorrágica das doenças ictéricas. E. A. Doisy, S. A. Thayer e cols. sintetizaram a vitamina K₁ em 1939. Em 1940, Brimkhous descobriu que as hemorragias consequentes às síndromes de má absorção e à desnutrição, e que a doença hemorrágica do recém-nascido respondem à vitamina K. Em 1943, Dam recebeu o prêmio Nobel pela descoberta da vitamina K e Doisy, por estabelecer a natureza química desta vitamina. Stenflo e cols., separadamente de Nelsestuen e cols., demonstraram, em 1974, a síntese da protrombina e a sua dependência da vitamina K. E, em 1975, Esmon e associados descobriram, no fígado, uma carboxilação proteica dependente da vitamina K.

• Funções Bioquímicas da Vitamina K

A vitamina K apresenta uma absorção intestinal que varia de 40 a 80%, requerendo a presença da bile e da secreção pancreática. Já no duto linfático, a vitamina K é transferida dos quilomicra para as lipoproteínas B e transportada, principalmente, para o fígado, para a pele e os músculos e para os demais tecidos do corpo. O armazenamento da vitamina K é menor que o das outras vitaminas lipossolúveis e a sua reserva é suficiente para, mais ou menos, 30 dias.

A sua excreção se dá pelas vias urinária e fecal, tanto na forma intacta quanto como óxidos e glicoronídeos conjugados da vitamina K. A única função biológica conhecida da vitamina K é a sua participação na carboxilação proteica. Ela colabora, como coenzima, com a carboxilase que catalisa a carboxilação do ácido glutâmico, para a sua conversão ao ácido gamacarboxiglutâmico. Esta carboxilação do ácido glutâmico ocorre apenas em um restrito número de proteínas, porém é crítica para a ligação do cálcio a estas proteínas. O glutamato é um quelante fraco do íon cálcio (Ca^{++}), enquanto o gamacarboxiglutamato é um quelante muito mais forte.

Esta habilidade de se ligar aos íons cálcio, dependente da vitamina K, é necessária para a ativação de sete fatores da coagulação. Estes fatores são interdependentes, na cascata da coagulação, para a formação do coágulo. O núcleo desta cascata é constituído pelos fatores II, VII, IX e X. O fator II é a própria protrombina. O fator IX é aquele que está diminuído na hemofilia congênita do tipo B, ligada ao cromossomo X, e cuja deficiência também pode ser adquirida. Os fatores VII e X são outros fatores da coagulação que podem, do mesmo modo, apresentar-se deficientes por alterações congênitas, autossômicas-recessivas, ou adquiridas. A proteína Z realça a

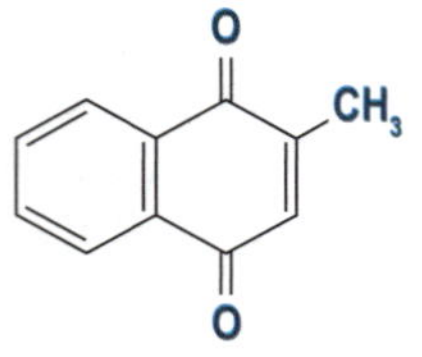

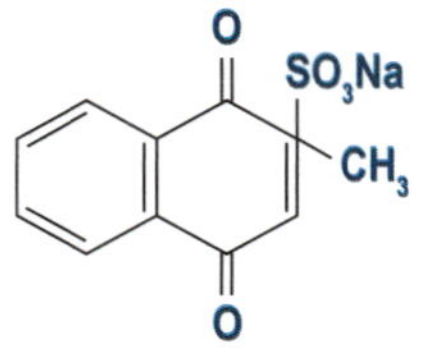

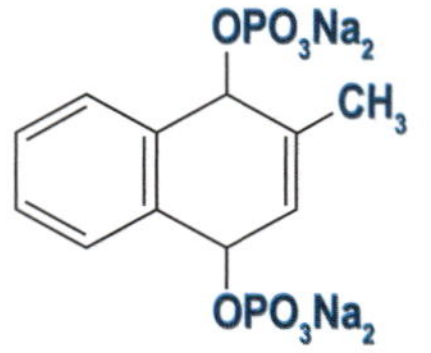

Vitamina K3 ou Menadiona   **Sulfito Sódico de Menadiona**   **Difosfato Sódico de Menadiol**

Figura 8.84 – *Vitamina K₃ e seus compostos hidrossolúveis.*

ação da trombina, que é a forma ativa da protrombina (fator II), facilitando a sua ligação aos fosfofolípides da membrana celular. As proteínas C e S completam o número dos fatores da cascata da coagulação que, até onde se conhece, dependem da ativação pela vitamina K. Estas proteínas C e S têm atividade anticoagulante e proporcionam o controle equilibrado do processo da coagulação. Este mecanismo de controle é muito importante porque, do mesmo modo como a hemorragia, também a coagulação inadequada é uma ameaça à vida. Estes sete fatores citados são todos sintetizados pelo fígado, justificando, portanto, o risco mais elevado de hemorragias das hepatopatias severas.

Embora a vitamina K seja uma das vitaminas lipossolúveis, que são, habitualmente, estocadas pelo organismo, ela é armazenada em uma quantidade muito pequena, a qual é rapidamente depletada, caso não haja uma ingestão diária suficiente. Devido a esta limitada habilidade do organismo em estocar a vitamina K, existe um mecanismo de reciclagem desta amina vital, denominado *ciclo da vitamina K*. O ciclo da vitamina K permite que esta pequena quantidade da vitamina armazenada pelo corpo seja reutilizada muitas vezes na gamacarboxilação das proteínas, diminuindo, deste modo, a necessidade de ingestões diárias maiores.

Alguns anticoagulantes orais agem como antagonistas da vitamina K, e são utilizados no tratamento de pacientes com risco de coagulação intravascular, a qual poderia provocar obstrução das artérias coronarianas, isquemia cerebral ou embolia pulmonar, como exemplos mais comuns.

Um destes anticoagulantes é a varfarina, e a usaremos como um arquétipo dos bloqueadores do ciclo da vitamina K. A varfarina impede a reciclagem da vitamina K, bloqueando duas importantes reações deste ciclo que formariam pontes dissulfeto, provocando, assim, uma deficiência funcional desta vitamina. Observe na Figura 8.85.

Evitando a gamacarboxilação destas proteínas da cascata da coagulação, a varfarina inibe a formação dos coágulos. Por outro lado, a ingestão de grandes quantidades de vitamina K, geralmente pela suplementação dietética ou pela prescrição do médico, pode sobrepujar o efeito anticoagulante destes antagonistas da vitamina K e bloquear os seus efeitos. Assim, a abordagem ortomolecular recomenda que a ingestão diária da vitamina K, nos pacientes medicados com os seus antagonistas, seja razoavelmente constante, variando entre 60 e 80 μg por dia.

Dos ossos, foram isoladas três outras proteínas dependentes da vitamina K, ficando demonstrado assim que, além da sua ação sobre a cascata da coagulação, a vitamina K também atua no metabolismo do cálcio. Os osteoblastos, para a formação óssea, sintetizam a osteocalcina, uma proteína cuja produção é regulada pela vitamina D ativa, o calcitriol. As funções da osteocalcina ainda não estão totalmente esclarecidas, mas estão relacionadas com a mineralização dos ossos. A capacidade da osteocalcina de carrear o cálcio depende da gamacarboxilação de três resíduos proteicos do ácido glutâmico, o que, por sua vez, requer a presença da vitamina K. Esta matriz proteica do ácido glutâmico, resultante da ação da vitamina K, também denominada *matriz gla*, está distribuída pelos ossos, cartilagens e tecidos moles, incluindo os vasos sanguíneos.

Estudos realizados com animais sugerem que esta matriz proteica do ácido glutâmico evita a calcificação dos tecidos moles e das cartilagens, enquanto facilita o desenvolvimento

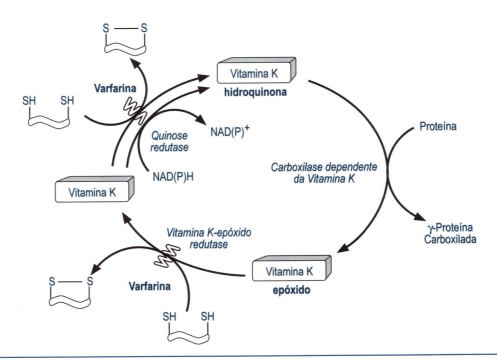

Figura 8.85 – *Ciclo da vitamina K e a ação do anticoagulante varfarina.*

e o crescimento do esqueleto normal. Os osteoblastos também produzem a proteína S, a nossa já mencionada proteína, dependente da vitamina K, da cascata da coagulação, porém o seu papel no metabolismo ósseo ainda não está estabelecido. As crianças com deficiência hereditária da proteína S apresentam um aumento da coagulabilidade sanguínea e uma diminuição da densidade óssea.

Em 1993, indentificou-se uma outra proteína, contendo o ácido gamacarboxiglutâmico, semelhante à proteína S e dependente da vitamina K, trata-se da Gas6, do inglês *growth arrest-specific 6*, que traduzo como fator específico do crescimento 6, ou, se preferirem, Fescre6. Na realidade, o Gas6 é a denominação do gene responsável pela síntese desta proteína, que acabou herdando o mesmo nome. Embora não se saiba exatamente a função desta proteína, sabe-se que ela é produzida pelos fibroblastos e outras células extravasculares no sistema nervoso, no coração, nos pulmões, no estômago, nos rins e nas cartilagens. A Gas6 comporta-se como um fator regulador do crescimento e da proliferação celular, com atividade sinalizadora. Está envolvida no estímulo à proliferação celular, com atividade antiapoptótica, favorecendo o crescimento tecidual e é, também, um potente ativador dos receptores da membrana celular ligados à tirosina cinase. A Gas6 parece desempenhar um importante papel no desenvolvimento do sistema nervoso, bem como no seu processo de envelhecimento.

• Carência da Vitamina K

A carência da vitamina K é, indissimuladamente, manifestada pela alteração da coagulação sanguínea, demonstrada facilmente pela mensuração do tempo de coagulação. Os seus sintomas incluem hematomas e equimoses aos mínimos traumatismos, as epistaxes, os exsudatos sanguinolentos, a hematúria, a hematêmese, a melena, a enterorragia ou a hipermenorreia. Nas crianças, a deficiência da vitamina K pode provocar hemorragias intracranianas, as quais, por sua vez, podem ser fatais. A deficiência da vitamina K em adultos é rara em razão de três eventos:

- a vitamina K é largamente disponível nos alimentos;
- o ciclo da vitamina K preserva esta vitamina;
- a flora intestinal colônica sintetiza menaquinona, a vitamina K_2, embora não se saiba, exatamente, a quantidade absorvida e utilizada pelo organismo.

Os adultos que apresentam sintomas carenciais da vitamina K geralmente estão sob tratamento anticoagulante, os antagonistas da vitamina K, ou apresentam hepatopatias graves ou lesões importantes do fígado. Os recém-nascidos, por outro lado, especialmente os nutridos exclusivamente com o leite materno, apresentam um risco maior para a insuficiência da vitamina K, também em razão de três fatos:

- o leite materno humano é pobre em vitamina K;
- os intestinos do recém-nascido ainda não estão colonizados pelas bactérias produtoras das menaquinonas;
- a imaturidade enzimática não permite que o ciclo da vitamina K funcione plenamente, esta última consideração é especialmente importante nos bebês prematuros.

Os bebês, filhos de mães epilépticas que usam drogas anticonvulsivas, também apresentam um risco maior de hipovitaminose K. A carência da vitamina K nos recém-nascidos provoca um distúrbio hemorrágico denominado síndrome hemorrágica da deficiência da vitamina K do recém-nascido, em inglês VKDB, sigla de V*itamin* K D*eficiency* B*leeding of the newborn syndrome*.

Pelo fato de a deficiência da vitamina K ser uma ameaça à vida do recém-nascido, a Academia Americana de Pediatria, assim como diversas outras instituições pelo mundo inteiro, recomenda que uma injeção intramuscular de filoquinona, a vitamina K_1, seja aplicada em todos os recém-nascidos.

Com relação a esta recomendação há, porém, duas controvérsias. A primeira foi levantada no início do anos 1990, quando dois trabalhos retrospectivos sugeriram a possibilidade de uma associação entre as injeções de vitamina K nos recém-nascidos e a ocorrência de leucemia infantil e outros tipos de câncer nestas crianças. Entretanto, outros dois extensos trabalhos, também retrospectivos, um na Suécia e outro nos Estados Unidos da América, revisando, respectivamente, os prontuários médicos de 1.300.000 crianças e de 54 mil pequenos pacientes, não encontraram evidências desta associação. Além disso, a análise sistemática de seis trabalhos casos-controlados, incluindo 2.431 crianças com cânceres infantis diagnosticados e 6.338 infantes saudáveis, não encontrou nenhuma evidência de que as injeções de vitamina K nos recém-nascidos pudessem provocar estas neoplasias.

Desse modo, a Academia Americana de Pediatria manteve a sua política, recomendando a profilaxia rotineira com a vitamina K, baseando-se no fato de que a síndrome hemorrágica da deficiência da vitamina K do recém-nascido pode ser fatal, e que o risco de a vitamina K provocar câncer não foi confirmado e é, mesmo, improvável. A dose por ela recomendada é a de uma única aplicação intramuscular de 500 a 1.000 µg da vitamina K_1.

O outro ponto controverso refere-se à dose recomendada para os neonatos prematuros. Alguns pesquisadores sugerem que a dose-padrão de 1.000 µg de vitamina K_1, administrados aos nascidos a termo, seria muito alta para os prematuros, assim eles preconizam uma dose inicial de 300 µg para os bebês com menos de 1 kg ao nascer e de 500 µg para os demais prematuros.

• Doses Nutricionais Recomendadas para a Vitamina K

As doses nutricionais recomendadas para a vitamina K, elencadas na lista a seguir, foram estabelecidas pelo Conselho de Alimentos e Nutrição do Instituto de Medicina americano em 2001, baseando-se no consumo médio por indivíduos normais.

Bebês de 0 a 6 meses de idade	2 µg/dia.
Bebês de 7 a 12 meses de idade	2,5 µg/dia.
Crianças de 1 a 3 anos de idade	30 µg/dia.
Crianças de 4 a 8 anos de idaddde	55 µg/dia.
Crianças de 9 a 13 anos de idade	60 µg/dia.
Adolescentes de 14 a 18 anos de idade	75 µg/dia.
Adultos masculinos maiores de 19 anos de idade	120 µg/dia.
Adultos femininos maiores de 19 anos de idade	90 µg/dia.
Gestantes e lactantes menores de 18 anos de idade	75 µg/dia.
Gestantes e lactantes maiores de 18 anos de idade	90 µg/dia.

• Indicações Terapêuticas da Vitamina K

Além da já estudada atividade na cascata da coagulação, a vitamina K tem sido empregada, na abordagem ortomolecular, para o tratamento da osteoporose e da aterosclerose, particularmente após a descoberta, no osso, de algumas proteínas dependentes desta vitamina, como já tivemos a oportunidade de destacar neste tópico. Com relação à osteoporose e às fraturas osteoporóticas, diversos estudos epidemiológicos já demonstraram a relação entre a vitamina K e a perda óssea relacionada com o envelhecimento. Em um estudo prospectivo, acompanhando 72.000 enfermeiras por 10 anos, os investigadores notaram que as mulheres, cuja ingestão de vitamina K estava no quintil mais baixo, apresentaram um risco 30% maior de fratura do quadril do que aquelas cuja ingestão estava no quarto ou no quinto quintil superior.

Um outro trabalho, realizado com 800 anciãos de ambos os sexos, acompanhados pelo estudo cardiológico de Framingham durante 7 anos, mostrou que os indivíduos que ingeriam a vitamina K no mais alto quartil, cerca de 250 µg/dia, apresentaram somente 35% do número de fraturas do quadril ocorridas nos idosos que consumiam a vitamina K no mais baixo quartil, cerca de 50 µg/dia. No entanto, estes pesquisadores não encontraram relação entre o consumo da vitamina K e a densidade mineral óssea na coorte de Framingham. Um marcador da formação óssea que se tem mostrado útil é a osteocalcina, uma proteína dependente da vitamina K para a sua gamacarboxilação. A carboxilação insuficiente da osteocalcina compromete a capacidade de mineralização do tecido ósseo e o grau de gamacarboxilação da osteocalcina tem sido, também, apontado como um indicador sensível do estado nutricional da vitamina K. Os níveis hemáticos da osteocalcina subcarboxilada são maiores nas mulheres após a menopausa e, ainda muito maiores naquelas com idade superior a 70 anos.

Um trabalho, realizado com 195 anciãs institucionalizadas, demonstrou que o risco de fratura do quadril foi seis vezes maior no grupo das idosas que apresentavam os níveis mais elevados de osteocalcina subcarboxilada no início do estudo. Outro trabalho, muito maior, com 7.500 idosas independentes, também demonstrou o valor preditivo de fraturas da osteocalcina subcarboxilada circulante. Muito embora a carência da vitamina K seja a causa mais provável da elevação da osteocalcina subcarboxilada, alguns investigadores têm mostrado uma relação inversa entre a osteocalcina subcarboxilada e o estado nutricional da vitamina D. Estes pesquisadores documentaram uma diminuição significativa da osteocalcina subcarboxilada circulante através da administração da vitamina D. Assim, também, a elevação da osteocalcina subcarboxilada circulante serviria como marcadora da hipovitaminose D e/ou do estado nutricional proteico.

Ainda considerando o risco de fraturas osteoporóticas e o fato de os anticoagulantes, como a varfarina, serem antagonistas da vitamina K, tem-se investigado a possibilidade de o uso crônico da varfarina favorecer a ocorrência de fraturas nas mulheres idosas. Um destes estudos não mostrou nenhuma associação entre o uso prolongado da varfarina e as fraturas; por outro lado, um outro trabalho apontou um risco significativamente maior da ocorrência de fraturas costais e vertebrais entre os usuários da varfarina, em comparação aos não usuários. A metanálise de 11 trabalhos publicados concluiu que a terapia anticoagulante oral está associada a uma discreta redução da densidade mineral óssea do pulso e a nenhuma alteração da densidade óssea lombar e femoral. A administração diária de 1.000 µg de filoquinona, vitamina K_1, por 15 dias, diminui os níveis da osteocalcina subcarboxilada circulante nas mulheres menopausadas e aumenta os diversos marcadores bioquímicos da formação óssea.

Pesquisas intervencionistas japonesas, realizadas em pacientes da hemodiálise e em mulheres osteoporóticas, empregando doses farmacológicas de menatetrenona, 45.000 µg diários da menaquinona-4, mostraram uma redução significante no ritmo da perda óssea. A menaquinona-4 não é encontrada em quantidades significativas na dieta natural, mas pode ser sintetizada, em pequenas quantidades, no organismo humano, a partir da filoquinona. A dose utilizada nestas pesquisas japonesas foi cerca de 450 vezes maior do que a dose nutricional recomendada para a vitamina K, e a crítica de alguns especialistas é a de que esta dose tão alta da menaquinona-4 não representa o efeito real da vitamina K. Não existem trabalhos intervencionistas prolongados, empregando a dose nutricional da vitamina K, investigando a relação entre esta vitamina e a saúde óssea, assim a evidência de uma possível associação entre estas duas variáveis é considerada fraca e necessita de maior investigação.

Um dos estigmas das doenças cardiovasculares é a formação de placas ateroscleróticas nas paredes arteriais, as quais, com a progressão da doença, vão-se calcificando, perdendo a elasticidade, enrijecendo-se e facilitando a formação de coágulos intravasculares, estes últimos os responsáveis finais pelos enfartes cardíacos e cerebrais, entre outros. As mulheres na pós-menopausa, nas quais se comprova a baixa ingestão da vitamina K, apresentam, em uma frequência maior, a calcificação da artéria aorta, visível na radiografia comum do tórax. Além disso, os exames laboratoriais para a avaliação da gamacarboxilação da osteocalcina, dependente da vitamina K, também estão alterados, comprovando a associação da calcificação aórtica com os níveis elevados da osteocalcina subcarboxilada.

O mecanismo pelo qual a vitamina K promove a mineralização óssea e impede a calcificação vascular ainda não está inteiramente esclarecido. Uma das hipóteses baseia-se na ação da osteocalcina e da matriz proteica do ácido glutâmico, já mencionadas neste tópico sobre a vitamina K. Embriologicamente, a matriz proteica do ácido glutâmico inibe a calcificação das cartilagens e dos ossos embrionários, enquanto a osteocalcina surge posteriormente, durante o desenvolvimento ósseo, e promove a mineralização do esqueleto.

Alguns pesquisadores acreditam que os altos níveis de matriz proteica do ácido glutâmico encontrados nos vasos calcificados representem uma tentativa de impedir esta mineralização, porém, a insuficiência da vitamina K, causando a sua inadequada carboxilação, inativaria esta matriz do ácido glutâmico. Concluem, assim, que a carência nutricional da vitamina K pode provocar a calcificação vascular. Por outro lado, devemos observar que esta linha de pensamento está baseada, apenas, em pesquisas com animais e em estudos epidemiológicos humanos, assim, mais estudos e pesquisas são necessários para comprovar o real papel destas proteínas na formação das placas ateroscleróticas.

Tabela 8.13
Algumas das Fontes de Vitamina K

Alimento	Porção	Vitamina K
Agrião cru	1 xícara* (picado)	85 µg
Alface crua	1 xícara* (picado)	118 µg
Brócolis cozido	1 xícara* (picado)	420 µg
Couve crua	1 xícara* (picado)	547 µg
Espinafre cru	1 xícara* (picado)	120 µg
Folhas de beterraba crua	1 xícara* (picadas)	299 µg
Maionese	1 colher de sopa**	11,9 µg
Óleo de canola	1 colher de sopa**	19,7 µg
Óleo de oliva	1 colher de sopa**	6,6 µg
Óleo de soja	1 colher de sopa**	26,1 µg
Salsinha crua	1 xícara* (picada)	324 µg

*200 mL. ** 15 mL.*

• Fontes da Vitamina K

A forma da vitamina K encontrada em maior proporção na dieta humana é a filoquinona, ou vitamina K_1. As verduras de folhas verdes-escuras, tais como as folhas de nabo, espinafre, brócolis, couve e alface, e alguns óleos vegetais, como os de soja, algodão, canola e oliva, são as melhores fontes desta vitamina. O fígado de boi e o chá-verde são também considerados fontes ricas de vitamina K, já a gema de ovo, a aveia e o trigo integrais, o tomate, o aspargo, a cenoura, as frutas e outros vegetais são tidos como fontes menores.

A hidrogenação dos óleos vegetais diminui a absorção e a biodisponibilidade da vitamina K. Como o principal manancial da vitamina K está nas verduras de folhas verdes, o teor sérico da vitamina K pode servir como um marcador de uma dieta saudável, classicamente considerada como uma alimentação rica em frutas e vegetais. Algumas das fontes de vitamina K estão relacionadas na Tabela 8.13.

A flora intestinal colônica sintetiza as menaquinonas, a vitamina K_2, as quais também são formas ativas da vitamina K. Até bem pouco tempo se acreditava que cerca de 50% das necessidades humanas da vitamina K poderiam ser obtidas das bactérias intestinais, isto, porém, não se mostrou verdadeiro. Hoje acredita-se que esta contribuição é muito mais modesta, apesar de ainda não se conhecer o valor exato deste aporte. Tanto as apresentações farmacêuticas quantos as dos suplementos nutricionais da vitamina K existentes no mercado contêm a fitomenadiona, ou vitamina K_1.

As apresentações farmacêuticas injetáveis contêm 2.000 ou 10.000 µg da vitamina K_1 por ampola, as orais variam de 20 a 50 µg por dose. Os suplementos alimentares, vendidos sem prescrição médica, variam nas doses entre 10 a 120 µg. A apresentação da vitamina K_2, menaquinona-4, ou menatetrenona, existe comercialmente apenas no Japão para o tratamento da osteoporose. Nos Estados Unidos da América a vitamina K_2 é vendida como suplemento alimentar, sem prescrição médica. Os comprimidos de menatetrenona são encontrados nas doses de 5.000 e 15.000 µg.

• Cuidados com o Uso da Vitamina K

Não são conhecidos efeitos tóxicos associados às formas da vitamina K_1 e K_2, apesar da possibilidade de ocorrerem reações alérgicas a alguma delas. O mesmo não é verdade para a menadiona, ou vitamina K_3, e os seus derivados. A menadiona pode interferir com a função antioxidante do glutation e provocar a lipoperoxidação das membranas celulares. A menadiona foi usada no tratamento da síndrome hemorrágica da deficiência da vitamina K do recém-nascido por muito pouco tempo, devido ao fato de as suas injeções provocarem hepatotoxicidade, icterícia e anemia hemolítica.

Não existe dose máxima tolerável estabelecida para a vitamina K. Com relação às interações medicamentosas, já está óbvio o antagonismo com a varfarina e com os outros anticoagulantes bloqueadores da vitamina K. Também já mencionamos, mas nunca é demais ressaltar, que as altas doses da vitamina K podem bloquear os efeitos destes anticoagulantes, porém, geralmente se recomenda que os pacientes sob tratamento anticoagulante mantenham um consumo mínimo diário da vitamina K, de 90 a 120 µg, para se evitar a flutuação da ação anticoagulante e as suas consequências. Antagonizam, também, a vitamina K as altas doses das vitaminas A e E. O excesso da vitamina A interfere com a absorção da vitamina K, e a vitamina E pode inibir as enzimas carboxilases dependentes da vitamina K.

Hemorragias podem ocorrer com a prescrição simultânea de 5 mg de varfarina com 1.200 UI da vitamina E. Varfarina, drogas anticonvulsivantes, a rifampicina e a isoniazida, quando administradas às gestantes, podem interferir com o desenvolvimento do metabolismo fetal da vitamina K, expondo o neonato a um risco ainda maior da síndrome hemorrágica da deficiência da vitamina K do recém-nascido. A prescrição, por tempo prolongado, dos antibióticos de largo espectro diminui a síntese da vitamina K pela biota intestinal. As cefalosporinas e os salicilatos afetam o ciclo da vitamina K, inibindo a enzima vitamina-K-epóxido-redutase. Reveja a Figura 8.85. A colestiramina, o colestipol, o orlistat, o óleo mineral e a olestra também diminuem a absorção intestinal da vitamina K. A abordagem ortomolecular considera que:

- embora as doses recomendadas da vitamina K tenham sido aumentadas recentemente, ainda não estamos seguros de que elas serão suficientes para otimizar a gama-carboxilação das proteínas ósseas dependentes da vitamina K, necessárias para a mineralização do esqueleto;
- as preparações multivitamínicas, habitualmente comercializadas, contêm de 10 a 25 µg de vitamina K, enquanto as indicadas para a osteoporose contêm de 100 a 120 µg de vitamina K por dose;
- o estudo de Framingham mostrou que, para se diminuir o risco de fraturas do quadril, é necessário o consumo de 250 µg diários de vitamina K, o que corresponderia a, aproximadamente, meia xícara de brócolis picado por dia, ou a uma boa porção de salada todos os dias.

Assim, aconselha que, além da suplementação recomendada da vitamina K, consuma-se diariamente, pelo menos uma xícara de vegetais folhosos verdes e substitua-se as gorduras saturadas da dieta, como a manteiga e os queijos, pelos óleos monossaturados de oliva e canola, os quais, além de fornecerem a vitamina K, ainda contribuem para diminuir o risco de doenças cardiovasculares. Para os idosos osteopênicos e osteoporóticos com risco de fraturas estas recomendações são ainda mais relevantes.

Outras Vitaminas

Sob este título estudaremos algumas substâncias que, na prática médica, são prescritas como vitaminas, porém, não são vitaminas na correta acepção do termo. Segundo Rosenberg, são vitagênios, ou seja, compostos que se assemelham às vitaminas. As mais importantes substâncias deste grupo são o betacaroteno, a colina, o inositol, o ácido para-aminobenzoico e os flavonoides.

• Betacaroteno

O betacaroteno é um carotenoide. Os carotenoides são pigmentos vegetais distribuídos, generalizadamente, entre as plantas. Existem mais de 600 tipos de pigmentos carotenoides, com as suas cores variando do amarelo ao vermelho. Dentre todos os carotenoides, cerca de 300 tipos apresentam potencialidade para atuarem como uma pró-vitamina A. Em meio a estes 300 pigmentos, o betacaroteno destaca-se como a mais abundante e a mais eficaz pró-vitamina A.

Os carotenoides, em geral, são sensíveis à luz, ao oxigênio e à ação das enzimas, perdendo parte da sua atividade durante o armazenamento dos alimentos. A desidratação das frutas e verduras reduz grandemente a ação biológica dos carotenoides. Por outro lado, o congelamento dos alimentos mantém a sua estabilidade.

A primeira menção que se tem notícia a respeito dos carotenoides ocorreu em 1831, quando Wackenroder descobriu os pigmentos amarelo e laranja da cenoura e deu-lhes o nome de carotenos. Em 1847, Zeise já apresentou uma descrição mais pormenorizada do caroteno. Em 1866, Arnaud e cols. classificaram o caroteno como um hidrocarboneto e, em 1887, o mesmo Arnaud confirmou a presença generalizada dos carotenos nos vegetais. Willstatter e Mieg, em 1907, descobriram a fórmula molecular do caroteno, constituída por 40 átomos de carbono e 56 de hidrogênio. Em 1914, Palmer e Eckles descobriram o caroteno e a xantofila no plasma sanguíneo humano.

Mas foi somente em 1919 que Steenbock, na Universidade de Wisconsin, desconfiou da relação entre os pigmentos carotenoides amarelos e a vitamina A. Iniciou-se, então, a era do betacaroteno. Apenas 10 anos depois, em 1929, Moore demonstrou que o betacaroteno se converte, no fígado, na vitamina A, incolor. Em 1931, Karrer e os seus associados suíços determinaram as estruturas químicas do betacaroteno e da vitamina A. Wagner e cols., em 1939, sugeriram que a conversão do betacaroteno em vitamina A ocorre na mucosa intestinal. Em 1950, Isler e cols. desenvolveram um método laboratorial para a síntese do betacaroteno. E, em 1966, o betacaroteno foi aceito como aditivo alimentar pelo comitê conjunto da Organização das Nações Unidas para a Agricultura e a Alimentação e da Organização Mundial da Saúde. Em 1972, foram estabelecidas as especificações para a utilização do betacaroteno nos alimentos, através do Código Americano de Químicos Alimentares e, em 1978, foi considerado um ingrediente globalmente reconhecido como seguro para ser utilizado como suplemento alimentar e fortificante dos alimentos.

O betacaroteno e os carotenoides foram considerados, nos anos de 1981 e 1982, como fatores importantes para a redução do risco de determinados tipos de câncer. Krinsky e Deneke, também em 1982, demonstraram o efeito varredor de radicais livres dos carotenoides, fato comprovado em 1984. Finalmente, em 1988, após numerosos estudos epidemiológicos demonstrando a redução da incidência de câncer pela maior ingestão dietética do betacaroteno, o Instituto Nacional do Câncer americano emitiu instruções para que os americanos incluíssem, em sua dieta, uma maior variedade de frutas e verduras.

– Funções Bioquímicas do Betacaroteno

Uma molécula de betacaroteno pode ser clivada em duas moléculas de vitamina A, no entanto, no corpo humano, isto não acontece com todas as moléculas deste pigmento, as quais são apenas parcialmente convertidas na vitamina A, sendo as restantes armazenadas. A taxa de conversão do betacaroteno para a vitamina A é controlada pelo estado nutricional da vitamina A, e justamente por este motivo é que ele não apresenta a toxicidade característica desta vitamina.

Além de ser uma fonte segura da vitamina A, o betacaroteno também desempenha diversas e importantes funções biológicas, independentemente do seu papel como pró-vitamina. Dentre estas funções, destaca-se a sua ação antioxidante, varredora dos radicais livres e do oxigênio singular.

– Carência do Betacaroteno

Na realidade, não existe um estado clínico carencial do betacaroteno, muito embora algumas pessoas apresentem um estado nutricional inadequado com relação a este pigmento antioxidante. Como exemplos, foram encontrados teores hemáticos baixos de betacaroteno em etilistas, tabagistas e pacientes que fazem uso crônico de determinados medicamentos, como anovulatórios e anti-hipertensivos. Além destes fatores citados, destaca-se, também, o fato de que a população norte-americana moderna não consome alimentos com betacaroteno em quantidade suficiente.

– Doses Nutricionais Recomendadas para o Betacaroteno

A dose nutricional diária recomendada para o betacaroteno tem sido expressa em equivalentes do retinol. O *equivalente de atividade do retinol* representa a atividade da vitamina A e do betacaroteno como retinol. Veja o tópico sobre a vitamina A. Nesta equivalência, 2 µg de betacaroteno em solução oleosa equivalem a 1 µg do retinol e 12 µg de betacaroteno presentes na refeição proporcionam ao corpo apenas 1 µg de retinol. A lista, a seguir, elenca alguns dos equivalentes de atividade do retinol (RAE) para algumas pró-vitaminas A:

- a vitamina A, obviamente, apresenta uma razão RAE de 1:1.
- o betacaroteno em solução oleosa, como já vimos, tem uma RAE de 2:1.
- o betacaroteno alimentar tem uma RAE de 12:1.
- o alfacaroteno alimentar, uma RAE de 24:1.
- a betacriptoxantina, uma RAE de 24:1.

Assim, as doses diárias recomendadas do betacaroteno, da vitamina A ou dos equivalentes do retinol, em µg e unidades internacionais, são:

Para os bebês até os 6 meses de idade:	400 µg ou 1.333 UI.
Para os bebês de 7 a 12 meses de idade:	500 µg ou 1.667 UI.
Para crianças de 1 a 3 anos:	300 µg ou 1.000 UI.
Para crianças de 4 a 8 anos:	400 µg ou 1.333 UI.
Para crianças de 9 a 13 anos:	600 µg ou 2.000 UI.
Para adolescentes de 14 a 18 anos:	homens: 900 µg ou 3.000 UI.
	mulheres: 700 µg ou 2.333 UI.
Para adultos, maiores de 19 anos:	homens: 900 µg ou 3.000 UI.
	mulheres: 700 µg ou 2.333 UI.
Para gestantes até os 18 anos:	750 µg ou 2.500 UI.
Para gestantes maiores de 18 anos:	770 µg ou 2.567 UI.
Para lactantes até os 18 anos:	1.200 µg ou 4.000 UI.
Para lactantes maiores de 18 anos:	1.300 µg ou 4.333 UI.

– Indicações Terapêuticas do Betacaroteno

Muitos especialistas recomendam o consumo de frutas e verduras ricas em betacaroteno, como um cuidado preventivo do câncer e das doenças coronarianas. Diversas pesquisas em homens e animais comprovam que a suplementação alimentar com o betacaroteno modula a resposta imunitária e diminui a incidência de determinados cânceres, especialmente os do estômago e dos pulmões. O betacaroteno também se tem mostrado um excelente elemento fotoprotetor e terapêutico nos casos de fotossensibilidade e actinodermites.

– Fontes do Betacaroteno

As melhores fontes do betacaroteno são as frutas e hortaliças de cor forte amarela ou laranja e as verduras de folhas verdes-escuras. Dentre as hortaliças, destacam-se a cenoura, as batatas-doces, a abóbora, a abóbora-menina, o aspargo e a ervilha. Entre os frutos, o abricó, o melão, o mamão, a manga, a carambola, a nectarina, o pêssego, a cereja e a ameixa. O espinafre, o brócolis, a endívia (ou chicória de bruxelas), a couve, a chicória, a escarola, o agrião e as folhas do linho, do nabo, da mostarda e do dente de leão destacam-se entre os folhosos.

O conteúdo de betacaroteno nestes alimentos pode variar, dependendo da estação do ano e do grau de amadurecimento das frutas. A biodisponibilidade depende do modo de preparo, já que os carotenoides são facilmente oxidáveis e sensíveis à ação enzimática. Assim, os números na Tabela 8.14 referem-se aos alimentos frescos e não têm valor absoluto.

O betacaroteno também está disponível comercialmente, em multivitamínicos, sob a forma de comprimidos, cápsulas e pérolas gelatinosas em doses variáveis de 2.000 a 10.000 UI.

Tabela 8.14
Conteúdo de Betacaroteno em Alimentos Frescos e sem Valor Absoluto

Alimento	Porção	Betacaroteno
Abricó	100 g	1,6 mg, ou 133 ER, ou 444 UI
Agrião	100 g	5,6 mg, ou 467 ER, ou 1.554 UI
Brócolis	100 g	1,5 mg, ou 125 ER, ou 416 UI
Cenoura	100 g	6,6 mg, ou 550 ER, ou 1.832 UI
Espinafre	100 g	4,9 mg, ou 408 ER, ou 1.360 UI
Manga	100 g	2,9 mg, ou 242 ER, ou 805 UI
Melão	100 g	2,0 mg, ou 167 ER, ou 555 UI
Pêssego	100 g	0,5 mg, ou 42 ER, ou 139 UI

– Cuidados com o Uso do Betacaroteno

O consumo excessivo de betacaroteno não provoca hipervitaminose A, porém, o sobreconsumo de carotenoides, por alguns enfermos, pode levar a hipercarotenemia, a qual se manifesta pela coloração amarelada da pele, especialmente nas palmas das mãos e nas solas dos pés. Nestes casos a pigmentação amarelada da pele desaparece com a interrupção ou com a redução do consumo dos carotenoides. As doenças que mais comumente favorecem a hipercarotenemia são a hiperlipidemia, a diabete, a síndrome nefrótica e o hipertiroidismo.

Diversos trabalhos foram realizados para avaliar a segurança do betacaroteno, inclusive com pacientes com sensibilidade aumentada à luz, portadores da protoporfiria eritropoética, e não se observaram efeitos adversos com a ingestão crônica, diária, de 50.000 a 200.0000 µg de betacaroteno durante vários anos.

• Colina

A colina, apesar de não ser uma vitamina na estrita definição do termo, é considerada um nutriente essencial, ainda a despeito de poder ser sintetizada em pequenas quantidades pelo corpo humano. A maior parte da colina do organismo humano encontra-se nas moléculas especializadas dos fosfolípides, dentre as quais a mais comum é a fosfatidilcolina, também conhecida por lecitina.

A colina foi identificada quimicamente em 1862, como um componente da lecitina, e classificada, de início, como uma vitamina do complexo B. São três as razões para ela ter sido desclassificada como vitamina:

- a primeira refere-se ao fato de a colina estar presente, nos tecidos animais, em uma quantidade muito maior do que a comumente encontrada para as vitaminas verdadeiras;
- a segunda, porque não se conhece nenhum cofator enzimático essencial que contenha a colina como seu componente;
- e, em terceiro lugar, a colina pode ser sintetizada no organismo a partir da serina.

Nesta reação, a L-serina é primeito esterificada em fosfatidilserina, a qual é posteriormente descarboxilada em fosfatidiletanolamina, também denominada cefalina, que por sua vez é metilada em fosfatidilcolina, nomeada também de lecitina. A fosfatidilcolina é então hidrolisada para liberar a colina. Veja a ilustração da Figura 8.86.

A L-metionina, sob a sua forma de S-adenosil-metionina (SAMe), é o aminoácido doador do radical metil na biossíntese da colina. Por este motivo, a deficiência de colina, em mamíferos, só ocorre se houver uma carência combinada de doadores do grupo metil. A colina é uma substância lipo-

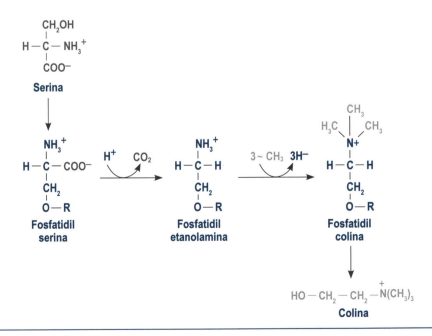

Figura 8.86 – *Síntese da colina a partir da L-serina.*

Capítulo 8

trópica, a sua forma estrutural, quimicamente denominada trimetiletanolamina, indica que ela é uma base forte. O sal de colina, habitualmente empregado em medicina, é o citrato desidrogenado, o qual se apresenta como cristais incolores e translúcidos, ou como um pó branco granuloso ou cristalino fino. Este citrato tem um odor fraco característico da trimetilamina, tem sabor amargo e é hidrossolúvel. É importante observar que o pH da solução 1:4 deste citrato de colina varia entre 3,5 e 4,5.

— Funções Bioquímicas da Colina

A colina é pronta e completamente absorvida pelo trato gastrintestinal, sendo uma pequena quantidade convertida em trimetilamina e no seu óxido pelas bactérias intestinais antes da sua absorção. Aproximadamente 1% da colina ingerida aparecerá na urina. A colina, assim como os seus metabólitos, participam de diversas funções biológicas, entre elas destacam-se a formação estrutural das membranas celulares, o seu papel na sinalização celular, na transmissão do impulso nervoso, no transporte e no metabolismo dos lípides, e como a maior fornecedora de radicais metis. Como componente estrutural das membranas celulares, a colina participa da síntese dos fosfolípides, da fosfatidilcolina e da esfingomielina. Por sua vez os fosfolípides, a fosfatidilcolina e a esfingomielina são precursores de moléculas mensageiras intracelulares, como o diacilglicerol e a ceramida, importantes para o funcionamento do retículo endoplasmático e para a síntese dos gangliosídeos.

Outros metabólitos derivados da colina que funcionam como moléculas sinalizadoras celulares são o fator ativador das plaquetas e a esfingofosforilcolina. A colina é também precursora da acetilcolina, o mais comum e importante neurotransmissor, envolvido no controle muscular, na memória, na cognição e em muitas outras funções neurológicas.

Os lípides, entre eles o colesterol, consumidos na dieta são levados ao fígado em partículas lipoproteicas chamadas quilomicra. Nos hepatócitos, estas partículas são desmanchadas e rearranjadas em outros fragmentos lipoproteicos, denominados lipoproteínas de muito baixa densidade, as VLDL, sigla inglesa para *very low density lipoproteins*, os quais são, então, distribuídos aos diversos tecidos do corpo. A fosfatidilcolina é um componente essencial das partículas VLDL, sem ela o colesterol e outros lípides acumulam-se no fígado, causando a esteatose.

A colina ainda pode ser oxidada, no organismo, de modo a formar a betaína, a qual, por sua vez, é uma fonte do radical metil ($-CH_3$), obviamente necessário para as diversas reações de metilação. Um exemplo clássico e importante de uma reação de metilação, envolvendo a betaína, é a conversão da homocisteína em metionina. Como já tivemos a oportunidade de mencionar e, dada a importância do fato, nunca é demais lembrar, o acúmulo da homocisteína no sangue está associado ao risco de doenças cardiovasculares.

— Carência da Colina

Tem sido observado que pacientes submetidos à alimentação parenteral endovenosa com fórmulas deficientes em colina, contendo, porém, teores adequados de L-metionina e ácido fólico, desenvolvem uma hepatopatia gordurosa, comumente designada esteatose hepática, que é reversível quando a colina é acrescentada à preparação. O diagnóstico desta esteatose hepática reversível pode ser difícil, porque ela não provoca uma diminuição acentuada da função hepática e, caso a deficiência de colina não seja corrigida, esta esteatose pode evoluir para a fibrose e a cirrose hepática.

A fisiopatologia da carência da colina foi estudada em diversas espécies animais, como ratos, coelhos, porcos e bezerros, e as lesões patológicas induzidas não se limitaram ao fígado, mas estenderam-se aos rins, aos olhos, ao coração, às suprarrenais, ao timo, aos músculos esqueléticos e à pele. Provavelmente as lesões oculares, a hipertensão e as lesões cardiovasculares são secundárias às lesões renais.

Na ausência da colina, a fosfatidilcolina não é sintetizada, a lipoproteína de muito baixa densidade (VLDL) não é formada, os lípides não são transportados aos tecidos e a gordura acumula-se no fígado, lesando os hepatócitos. Como a lipoproteína de baixa densidade, ou LDL, do inglês *low density lipoprotein*, é produzida a partir da VLDL, os seus teores séricos também estão diminuídos nos pacientes carentes de colina.

Voluntários masculinos saudáveis submetidos a uma dieta carente em colina, mas adequada em termos da vitamina B_{12} e do ácido fólico, apresentaram, também, um aumento da enzima alanina aminotransferase no sangue. A elevação do teor sérico da alanina aminotranferase, conhecida também como transaminase glutâmico-pirúvica, é um sinalizador de lesão hepática. Um outro trabalho, realizado com 57 indivíduos adultos, alimentados com uma dieta deficiente em colina sob condições controladas, mostrou que 77% dos homens, 80% das mulheres menopausadas e 44% das mulheres em idade fértil desenvolveram esteatose hepática, hepatite e/ou lesões musculares. Todas estas alterações desapareceram quando a colina foi restituída à dieta. As mulheres férteis são parcialmente resistentes a deficiência de colina, porque o estrógeno induz a síntese endógena da colina, através da enzima fosfatidil-etanolamina-N-metil-transferase, também conhecida pela sigla FEMT.

Outros estudos mais recentes têm identificado um pequeno número de polimorfismos genéticos, mas que são muito comuns, que podem prognosticar o risco para o aparecimento das disfunções orgânicas e dos sintomas da deficiência dietética da colina. Trabalhos com cultura de células sugerem que a lesão hepática ocorre porque a carência da colina desencadeia um processo de morte celular programada, a denominada apoptose. Outro estudo, mais atual, mostrou que a dieta deficiente em colina induz a lesão do ácido desoxirribonucleico, o ADN, e a apoptose dos linfócitos circulantes. A necessidade humana da colina também é influenciada pela sua relação com outros compostos doadores de radicais metis, tais como os folatos e a S-adenosil-metionina (SAMe), como pode ser observado na Figura 8.87.

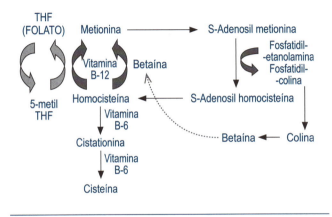

Figura 8.87 – *Relações da colina com a L-metionina, o SAMe e as vitaminas B_6, B_9 e B_{12}.*

São necessárias três moléculas da S-adenosil-metionina, sintetizada a partir do aminoácido L-metionina, para as três metilações da fosfatidiletanolamina, indispensáveis para a produção da fosfatidilcolina. Cada molécula da S-adenosil-metionina que doa um radical metil transforma-se na S-adenosil-homocisteína, a qual, por sua vez, é metabolizada em homocisteína. A homocisteína não pode acumular-se no organismo e deve ser convertida em L-metionina através de uma reação que necessita do 5-metil-tetra-hidrofolato e da metil-cobalamina-transferase, uma enzima dependente da vitamina B_{12}, como já tivemos a oportunidade de estudar. Um caminho metabólico alternativo para esta reação, a conversão da homocisteína em metionina, é a utilização de um metabólito da colina como doador do grupo metil. Este metabólito é a betaína. Reveja a Figura 8.87.

Confirmando este passo metabólico opcional, um trabalho realizado com 21 indivíduos, de ambos os sexos, alimentados com dietas controladas em seus conteúdos de folatos e de colina, demonstrou que a colina é consumida como doadora do radical metil quando a ingestão de folatos é baixa. Evidenciou, também, que a neossíntese da fosfatidilcolina não é suficiente para manter o estado nutricional da colina em nível adequado quando a ingestão alimentar dos folatos e da colina é baixa.

– Doses Nutricionais Recomendadas para a Colina

O Conselho de Alimentos e Nutrição do Instituto de Medicina americano considera que não existem evidências científicas suficientes para calcular as doses nutricionais recomendadas para a colina, então, em 1998, este mesmo conselho estabeleceu as doses de referência para a ingestão da colina. O critério adotado para o cálculo destas doses, adequadas para a colina, foi a prevenção da lesão hepática. Estudos mais recentes, porém, mostraram que o polimorfismo genético, envolvendo o metabolismo dos folatos e da colina, altera a suscetibilidade individual à deficiência da colina e, consequentemente, afeta a quantidade de colina necessária na dieta de cada um. De qualquer modo, as doses adequadas para a colina, estabelecidas em 1998, vão, a seguir, elencadas.

Bebês até 6 meses de idade	125 mg/dia.
Bebês de 7 a 12 meses de idade	150 mg/dia.
Crianças de 1 a 3 anos de idade	200 mg/dia.
Crianças de 4 a 8 anos de idade	250 mg/dia.
Crianças de 9 a 13 anos de idade	375 mg/dia.
Adolescentes masculinos de 14 a 18 anos de idade	550 mg/dia.
Adolescentes femininos de 14 a 18 anos de idade	400 mg/dia.
Adultos masculinos maiores de 19 anos de idade	550 mg/dia.
Adultos femininos maiores de 19 anos de idade	425 mg/dia.
Gestantes de todas as idades	450 mg/dia.
Lactantes de todas as idades	550 mg/dia.

– Indicações Terapêuticas da Colina

As indicações para a prescrição da colina podem ser profiláticas e terapêuticas. As indicações profiláticas mais comuns são para as doenças cardiovasculares, para o câncer, para intercorrências gestacionais e para o aprendizado. As terapêuticas são, principalmente, para a demência senil, para o mal de Alzheimer e para a discinesia secundária ao uso de psicotrópicos. Discorreremos sobre cada uma destas nos parágrafos a seguir.

Um grande número de pesquisadores afirma que os níveis elevados de homocisteinemia, mesmo que moderados, aumentam o risco para doenças cardiovasculares, e já discorremos sobre isto em vários tópicos anteriores deste livro. A colina, oxidada no organismo para formar a betaína, doa o radical metil necessário para a conversão da homocisteína em metionina, conforme já estudamos na Figura 8.87. A enzima necessária para esta conversão é a betaína-homocisteína-metil-transferase, também abreviada nos livros de bioquímica para BHMT. A despeito da relevância deste processo metabólico, ele ainda é pouco estudado em humanos, principalmente porque fatores metodológicos dificultam as dosagens da betaína e da enzima betaína-homocisteína-metil-transferase.

Dentre os trabalhos mais relevantes, realizados na espécie humana, destacam-se três. Um deles encontrou uma alta excreção renal de betaína e dos seus metabólitos em pacientes vasculopatas, portadores de teores elevados de homocisteinemia, quando comparados com o grupo-controle; isto sugere que a homocisteinemia não está relacionada com a colina, com a betaína ou com a betaína-homocisteína-metil-transferase. Os estudos preliminares, empregando doses farmacológicas de betaína, entre 1.700 a 6.000 mg diários, haviam mostrado a redução dos níveis de homocisteinemia em um pequeno número de pacientes vasculopatas com a homocisteína sérica elevada.

Um outro trabalho, realizado com 26 homens saudáveis, mostrou que a suplementação alimentar com a colina diminuiu a concentração plasmática da homocisteína. Um terceiro trabalho de coorte, prospectivo, compreendendo 14.430

indivíduos de meia-idade, de ambos os sexos, incluídos em um estudo mais abrangente de comunidades de risco para a aterosclerose, entretanto, mostrou que a ingestão alimentar da colina, ou da colina associada à betaína, não está relacionada com a doença coronariana.

Embora seja um assunto relevante e alvo de muitas pesquisas, ainda não há evidências científicas convincentes de que o aumento da ingestão, ou a elevação dos níveis hemáticos, da colina, ou da betaína, afete a homocisteinemia e o risco para doenças cardiovasculares. Em ratos, a deficiência de colina está associada à maior sensibilidade a diversas substâncias carcinogênicas e ao aparecimento do câncer hepático. Muitos mecanismos têm sido propostos para explicar o efeito oncogênico da carência da colina, entre eles destacamos estes cinco:

- à lesão do fígado, decorrente da carência da colina, seguir-se-ia a regeneração hepática, e os hepatócitos jovens seriam mais sensíveis aos efeitos carcinogênicos de inúmeros compostos químicos;
- a insuficiência de colina prejudicaria a metilação do ácido desoxirribonucleico (ADN), resultando em uma reparação anormal deste ADN e na sua consequente mutação;
- a deficiência de colina aumentaria o estresse oxidativo hepático e a probabilidade da lesão do ADN; a falta de colina poderia alterar a apoptose das células hepáticas, a morte celular programada dos hepatócitos, contribuindo para o desenvolvimento do câncer; e
- a escassez da colina ativaria a proteína-cinase-C, uma enzima que atua sobre proteínas e que age como uma potente molécula sinalizadora celular, desencadeando uma cascata de reações, ainda não completamente conhecida, e levando ao aparecimento do câncer hepático.

A suscetibilidade do homem ao câncer induzido pela carência de colina ainda permanece obscura. Do mesmo modo como o ácido fólico é crítico para o desenvolvimento embrionário normal, suspeita-se que outras substâncias doadoras do radical metil, como a colina e a betaína, também o sejam.

Como nos lembramos, a deficiência de folatos, entre o 21º e o 27º dia após a concepção, aumenta a incidência das malformações do tubo neural, como a anencefalia e a espinha bífida. Analogamente, a carência de colina também poderia provocar as mesmas malformações, em uma época gestacional na qual a maioria das mães nem sabe que está grávida. Um trabalho caso-controle, realizado com 424 casos de malformações do tubo neural e 440 controles, mostrou que as gestantes que apresentavam uma ingestão, associada, de colina e betaína no mais alto quartil apresentaram, também, um risco 72% menor de deformidades fetais. Apesar deste resultado, mais pesquisas são necessárias para esclarecer se, realmente, a colina está envolvida na etiologia dos defeitos do tubo neural.

Experiências com ratos mostram que a ingestão diária de colina, desde tenra idade, diminui a severidade dos distúrbios de memória da velhice. A administração nutricional suplementar de colina às ratas grávidas e aos seus ratinhos recém-nascidos, no primeiro mês de vida, melhora a performance nos testes de memória espacial muitos meses depois da suplementação de colina ter sido interrompida. McCann e cols. revisaram estes trabalhos e discutem as evidências experimentais que consideram a disponibilidade da colina durante o desenvolvimento pré-natal e a sua ação sobre a função cognitiva após o nascimento da prole roedora. Além desta dúvida, não se pode afirmar, com certeza, que estes achados experimentais nos ratos são aplicáveis aos humanos.

No ser humano, a doença de Alzheimer tem sido associada à deficiência cerebral do neurotransmissor acetilcolina. Uma das possíveis causas do déficit de acetilcolina é a diminuição da expressão cerebral da enzima que converte a colina para a acetilcolina. Com base nesta hipótese, têm sido usado altas doses de fosfatidilcolina (maiores que 9.000 mg), sob a forma de lecitina de soja, para o tratamento do mal de Alzheimer, na esperança de que o seu uso aumente a quantidade de acetilcolina disponível no cérebro. Entretanto, a análise sistemática de diversos trabalhos randomizados não confirmou que a lecitina é melhor que o placebo para o tratamento dos pacientes com déficit cognitivo ou demência. Maior investigação é necessária antes de se afirmar que a colina é útil para o desenvolvimento cerebral e que a sua ingestão previne a perda de memória e a demência na espécie humana.

A colina tem sido o tratamento de primeira linha para a discinesia tardia, um distúrbio neurológico secundário ao uso crônico de medicamentos antipsicóticos, caracterizado por movimentos involuntários dos músculos estriados. A colina reduz estes movimentos anormais em, aproximadamente, 50% dos casos. Aventa-se, também, a possibilidade de a colina ser útil no tratamento de outras doenças neurológicas, como o mal de Parkinson; a coreia de Huntington; a síndrome de Gilles de la Tourette, uma incoordenação motora associada à ecolalia e à coprolalia; e a degeneração espinocerebelar familiar, também conhecida como ataxia de Friedreich; porém maiores estudos e pesquisas são necessários.

A colina tem sido empregada no tratamento da fase maníaca do transtorno bipolar, associada ao tratamento psiquiátrico, com o lítio ou com outras drogas. A dose de colina utilizada na mania varia de 1.000 a 1.500 mg por dia; como fosfatidilcolina a dose aumenta para 15.000 a 30.000 mg diários. É importante salientar que, na fase depressiva do transtorno bipolar, a colina pode acentuar a depressão e, teoricamente, aumentar o risco de suicídio. Outra observação interessante é que os sintomas da mania retornam quando se suspende o uso da colina, mesmo que as outras drogas sejam mantidas.

Há também relatos na literatura médica, desde 1981, mostrando a efetividade da fosfatidilcolina no tratamento das hepatites A, B e C, em doses variando de 1.800 a 3.000 mg diários. Alguns ensaios *in vitro* indicam, também, que a fosfatidilcolina inibe a replicação do vírus da imunodeficiência adquirida humana (HIV, do inglês *Human Imunodeficiency Virus*). Como última informação, há alguns estudos, em animais, sugerindo que a colina e a fosfatidilcolina fluidificam a bile, impedindo a precipitação dos cristais de colesterol e dos sais biliares, prevenindo e, até, tratando a litíase biliar.

– Fontes de Colina

Os seres humanos podem sintetizar pequenas quantidades de colina através da conversão dos fosfolípides em fosfatidiletanolamina, e desta para a fosfatidilcolina; esta conversão é conhecida como ressíntese da colina. Entretanto, este mecanismo não é suficiente para as necessidades metabólicas humanas. A maior parte da necessidade humana de colina provém da alimentação, não obstante, muito pouca informação se tem sobre o conteúdo de colina dos alimentos. A maior parte da colina encontrada nos alimentos está sob a forma de fosfatidilcolina, também denominada lecitina. A fosfatidilcolina provê cerca de 13% do seu peso de colina. Os alimentos particularmente ricos em colina são o leite, a gema do ovo, o fígado, a soja, a couve-flor, o repolho e o amendoim. Não se tem informação sobre a ingestão média da colina, mas, estima-se que um adulto ingira entre 730 a 1.040 mg por dia.

A lecitina também tem sido adicionada a diversos alimentos processados, o que pode aumentar a ingestão diária em até 115 mg por dia. Os vegetarianos estritos, que não consomem leite e ovos, correm o risco de desenvolverem a carência nutricional de colina. O conteúdo de colina em alguns alimentos vai listado na Tabela 8.15.

Tabela 8.15
Conteúdo de Colina em Alguns Alimentos

Alimento	Porção	Colina
Fígado frito	100 g	417 mg
Germe de trigo torrado	1 xícara (200 mL)	172 mg
Ovo	1 grande	126 mg
Bacalhau do Atlântico	100 g	84 mg
Picadinho de carne cozida	100 g	79 mg
Couve-de-bruxelas cozida	1 xícara (200 mL)	63 mg
Brócolis cozido picado	1 xícara (200 mL)	62 mg
Camarão enlatado	100 g	71 mg
Salmão	100 g	66 mg
Leite desnatado	250 mL	42 mg
Manteiga de amendoim	2 colheres de sopa (30 mL)	20 mg
Chocolate ao leite	50 g	23 mg

Existem, no comércio, sais de colina vendidos como suplemento alimentar, os mais comuns são o cloreto de colina e o bitartarato de colina. A fosfatidilcolina do mercado fornece somente 13% de colina por peso, conforme já vimos, assim um suplemento alimentar contendo 4.000 mg de fosfatidilcolina proverá somente 520 mg de colina. Uma outra observação importante é que, apesar de o termo químico lecitina ser sinônimo de fosfatidilcolina, as preparações comerciais da lecitina contêm quantidades variáveis de fosfatidilcolina, que costumam variar de 20 a 90%; desse modo, as apresentações da lecitina no comércio contêm muito menos do que 13% de colina.

– Cuidados com o Uso da Colina

A toxicidade da colina é baixa, ainda mais por via oral. Para o rato, a toxicidade aguda foi determinada em 5.000 mg por kg de peso e, para o ser humano, a LD50 oral foi calculada na ordem de 200.000 a 400.000 mg (LD, do inglês *letal dose*, é a dose de uma substância que vai matar 50% dos animais de um grupo experimental). Os principais efeitos colaterais da colina são náuseas, vômitos, sialorreia, sudorese e a exalação de uma fragrância de peixe do corpo. Estes sintomas soem acontecer com a ingestão de doses maiores do que 10.000 a 16.000 mg por dia. O cheiro de peixe é devido à excreção da trimetilamina, um metabólito da colina. O consumo de doses altas da fosfatidilcolina, a lecitina, não costuma provocar este odor de peixe porque o seu metabolismo produz pouca quantidade de trimetilamina.

Doses superiores a 7.500 mg diários de colina podem provocar queda da pressão arterial, suficiente para desencadear tonturas e desmaios. As doses elevadas de colina podem desencadear sintomas depressivos nos indivíduos suscetíveis. O trissalicilato-magnésio de colina, em doses diárias de 3.000 mg, tem provocado alterações da função hepática, prurido generalizado e acúfenos (zumbido nos ouvidos). Estes sintomas, entretanto, são devidos, provavelmente, muito mais ao salicilato do que à colina propriamente dita. Devido a estas ocorrências adversas, foram estabelecidas, em 1998, as doses máximas toleráveis para a colina. Estas doses foram calculadas, principalmente, com o intuito de prevenir a hipotensão e o aroma de peixe, exalado na excreção da trimetilamina.

Evidentemente, a dose máxima tolerável foi determinada para indivíduos saudáveis, mas o Conselho de Alimentos e Nutrição americano também recomendou atenção aos pacientes hepatopatas, nefropatas, com o mal de Parkinson, com depressão e com a alteração metabólica genética denominada trimetilaminúria, os quais apresentam maior propensão a apresentar os efeitos colaterais da colina, mesmo em doses menores do que as máximas toleráveis. As doses máximas toleráveis para a colina, conforme as faixas etárias, vão, a seguir, elencadas:

Bebês até os 12 meses de idade	Não foi possível estabelecer*.
Crianças de 1 a 8 anos de idade	1.000 mg/dia.
Crianças de 9 a 13 anos de idade	2.000 mg/dia.
Adolescentes de 14 a 18 anos de idade	3.000 mg/dia.
Adultos maiores de 19 anos de idade	3.500 mg/dia.

* Ficando determinado que as quantidades ingeridas devem ser aquelas normalmente presentes nos alimentos e nas preparações lácteas apropriadas.

Com relação às interações medicamentosas, observou-se que ratos, aos quais se administrou o metotrexato, apresentaram uma queda do estado nutricional da colina e esteatose hepática, as quais foram revertidas com a suplementação alimentar com colina.

O metotrexato é um citostático, empregado para o tratamento do câncer, da psoríase e da artrite reumatoide, entre outras enfermidades, que inibe a enzima di-hidro-folato-redutase, limitando a disponibilidade dos grupos metis doados pelos derivados do ácido fólico. Sabendo-se disso, considera-se que os pacientes que usam o metotrexato podem necessitar de uma quantidade maior de colina para o seu metabolismo.

• Flavonoides

Os flavonoides constituem uma grande família de compostos polifenólicos de origem vegetal. Também são conhecidos, na literatura médica, como vitamina P, citrina e bioflavonoides. O termo vitamina P nasceu das observações de Szent-Györgyi e cols. a partir de preparações brutas do ácido ascórbico, obtidas de fontes naturais. Estas preparações impuras da vitamina C eram mais eficazes do que a vitamina pura no tratamento do escorbuto, especialmente das lesões capilares da doença.

A substância, inicialmente desconhecida, que protegia os capilares, acabou por ser isolada do limão e denominada citrina. Posteriormente, demonstrou-se outras fontes deste princípio ativo, especialmente a pimenta páprica. Uma vez determinado que este composto, ativo na permeabilidade capilar, é distinto da vitamina C, resolveu-se denominá-lo vitamina P, p de permeabilidade.

Logo em seguida, verificou-se que inúmeras outras substâncias naturais apresentavam esta propriedade vitamínica P, todas elas quimicamente identificadas como glicosídeos derivados da flavona, daí o nome flavonoide. Os flavonoides mais amplamente estudados e conhecidos são a quercitina, a rutina, um glicosídeo da quercitina, e a hesperidina. Estes são pigmentos amarelos, insolúveis e largamente distribuídos nas frutas e nas folhas vegetais verdes. A hesperidina também aparece na natureza sob a forma de hesperidina-chalcone, um derivado altamente solúvel, porém instável. Um derivado solúvel e estável da hesperidina pode ser obtido em laboratório, por metilação, é metil-hesperidina-chalcone. A estrutura química básica dos flavonoides pode ser vista na Figura 8.88.

Posteriormente, com a descoberta de outros compostos derivados da flavona, os flavonoides foram divididos em seis subclasses:

1. As antocianidinas, ou antocianinas agliconas, compreendendo a cianidina, a delfinidina, a malvidina, a pelargonidina, a peonidina e a petunidina, veja a Figura 8.89.
2. Os flavanóis, cujos monômeros são as catequinas: catequina, epicatequina, galocatequina, epigalocatequina, galato de epicatequina e o galato de epigalocatequina, que podem ser estudados na Figura 8.90. E cujos dímeros e polímeros são as teaflavinas, as tearubiginas e as proantocianidinas, as primeiras e as últimas observadas nas Figuras 8.91 e 8.92.
3. As flavanonas, representadas pela hesperidina, pela naringenina e pelo eriodictiol, ilustradas na Figura 8.93.
4. Os flavonóis, entre os quais estão a quercitina, o kaempferol, a miricetina e a isor-hamnetina, esquematizados na Figura 8.94.
5. As flavonas, incluindo a apigenina e a luteolina, que estão representadas na Figura 8.95.
6. As isoflavonas, compreendendo a daidzeína, a genisteína e a gliciteína, representadas na Figura 8.96.

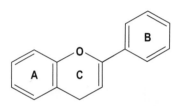

Figura 8.88 – *Estrutura química fundamental dos flavonoides.*

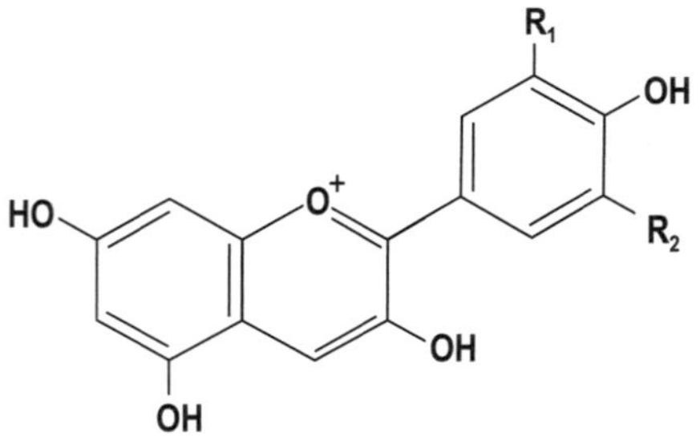

R_1 = H;	R_2 = H:	Pelargonidina
R_1 = OH;	R_2 = H:	Cianidina
R_1 = OH;	R_2 = OH:	Delfinidina
R_1 = OCH$_3$;	R_2 = OH:	Petunidina
R_1 = OCH$_3$;	R_2 = OCH$_3$:	Malvidina

Figura 8.89 – *Antocianidinas.*

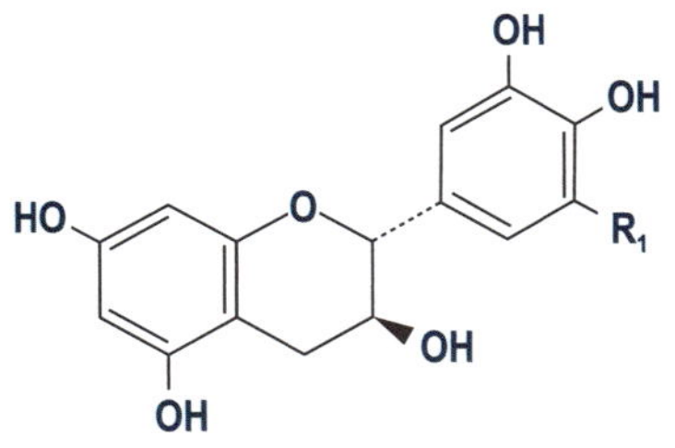

R_1 = H: (+)-Catequina
R_1 = OH: (+)-Galocatequina

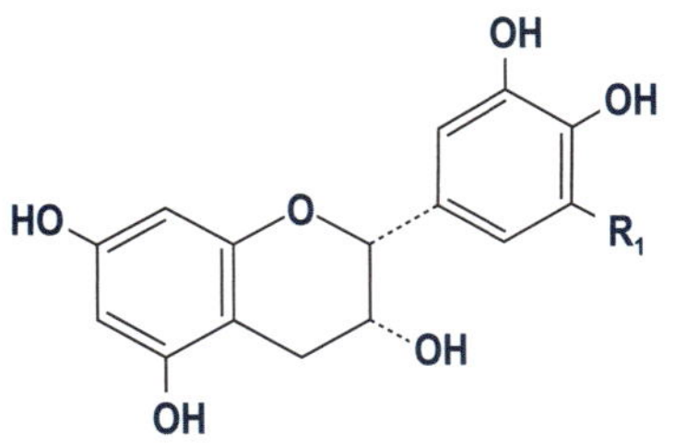

R_1 = H: (-)-Epicatequina
R_1 = OH: (-)-Epigalatocatequina

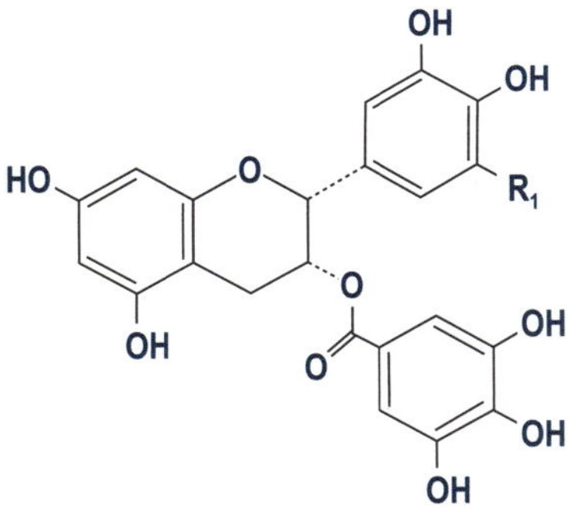

R_1 = H: (-)-Epigalatocatequina
R_1 = OH: (-)-Galato de epigalatocatequina

Figura 8.90 – *Catequinas.*

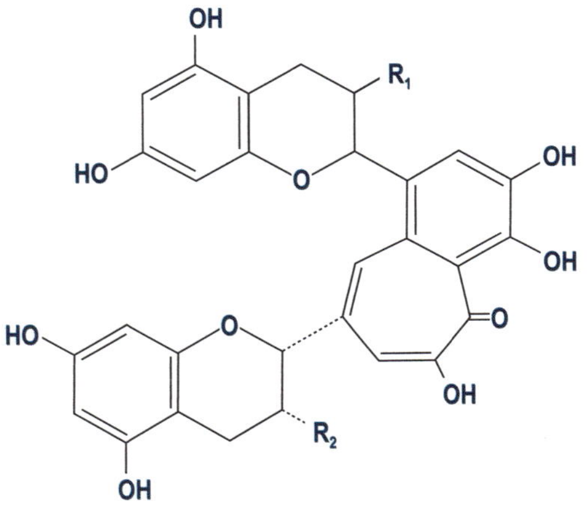

R_1 = OH;	R_2 = OH:	Teaflavina
R_1 = OH;	R_2 = *Galato:	Teaflavina 3'-galato
R_1 = Galato;	R_2 = OH:	Teaflavina 3'-galato
R_1 = Galato;	R_2 = *Galato:	Teaflavina 3,3'-digalato

*Galato

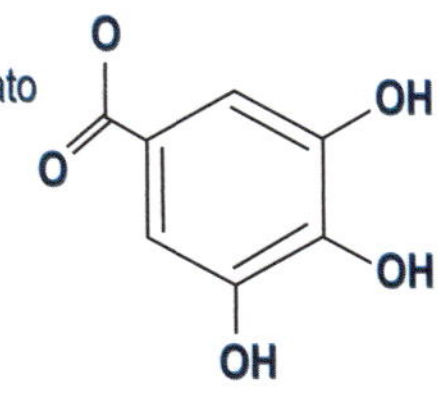

Figura 8.91 – *Teaflavinas.*

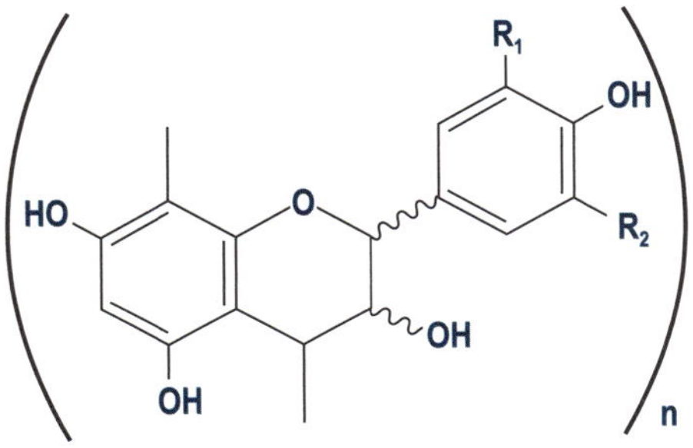

R_1 = H; R_2 = OH: Procianidinas
R_1 = OH; R_2 = OH: Prodelfinidinas
R_1 = H; R_2 = H: Propelargonidinas

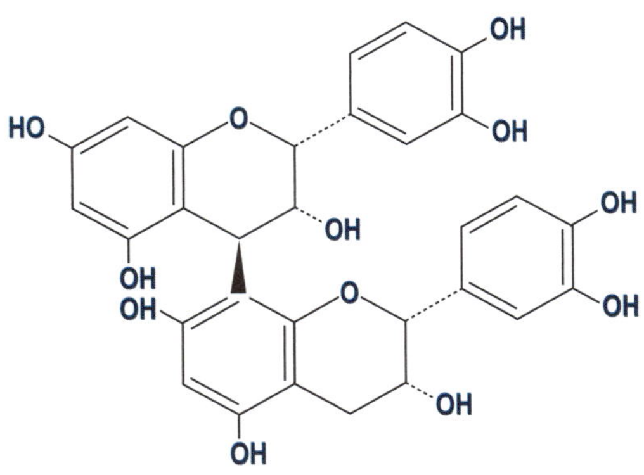

Dímero da Procianidina

Figura 8.92 – *Proantocianidinas.*

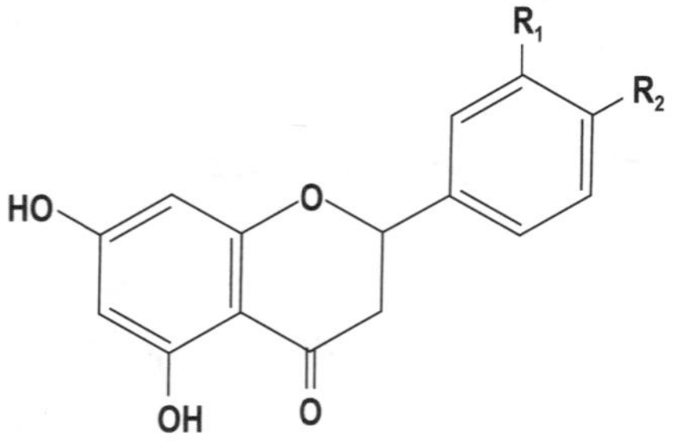

Figura 8.93 – *Flavanonas.*

R₁ = H;   R₂ = OH: Narigeína
R₁ = OH; R₂ = OH: Eriodictiol
R₁ = OH; R₂ = OCH₃: Hesperetina

Figura 8.95 – *Flavonas.*

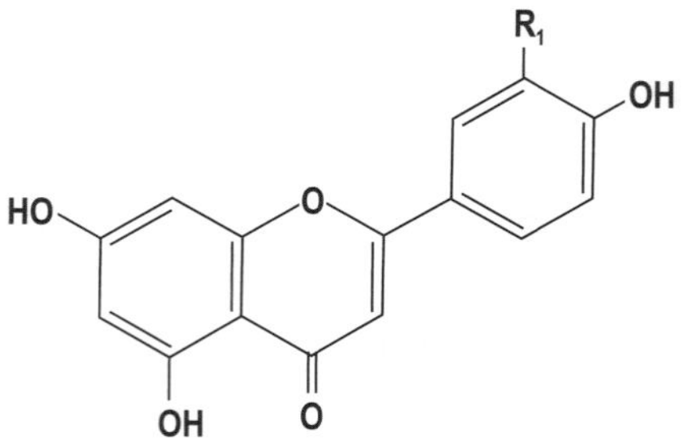

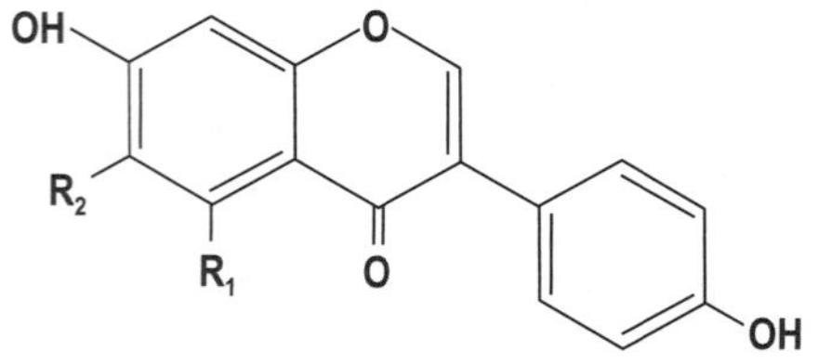

R₁ = H: Apigenina
R₁ = OH: Luteolina

Figura 8.94 – *Flavonóis.*

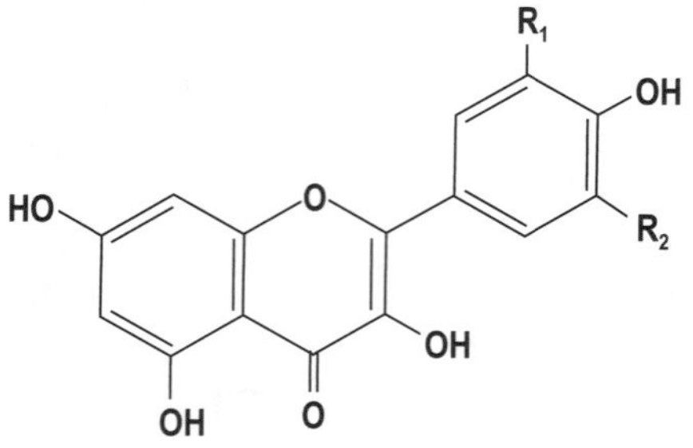

R₁ = H;   R₂ = H: Kaempeferol
R₁ = OH;   R₂ = H: Quercetina
R₁ = OH;   R₂ = OH: Miricetina
R₁ = OCH₃; R₂ = H: Isorhametina

Figura 8.96 – *Isoflavonas.*

R₁ = H;   R₂ = H: Daidzeína
R₁ = OH; R₂ = H: Genisteína
R₁ = H;   R₂ = OCH₃: Gliciteína

– *Funções Bioquímicas dos Flavonoides*

A molécula de flavonoide que está ligada a uma ou mais moléculas de açúcar recebe o nome de glicosídeo flavonoide. O flavonoide que não está unido a uma molécula de açúcar é chamado de aglicona flavonoide. Os flavonoides soem ocorrer nos vegetais sob a forma de glicosídeos, com a única exceção dos flavanóis, representados pelas catequinas e pelas pró-antocianidinas. Mesmo após o cozimento, a maioria dos glicosídeos flavonoides chega ao intestino delgado intacta. No intestino delgado, apenas os flavonoides glicosídeos, aqueles ligados à glicose, e os aglicona flavonoides, são absorvidos. Na parede intestinal, estes flavonoides são rapidamente metabolizados a substâncias metiladas, glicuronizadas e sulfatadas. Os flavonoides não absorvidos, ao alcançar o intestino grosso, são transformados pela biota colônica tornando-se, então, passíveis da absorção. Novamente, aqui, ressaltamos a importância de uma flora intestinal sadia e normal.

Devido a estas limitações absortivas e à rápida eliminação fecal, a biodisponibilidade dos flavonoides costuma ser baixa. Além disso, os flavonoides que conseguem ser aproveitados são muito rápida e amplamente metabolizados e os seus metabólitos nem sempre apresentam as mesmas características bioquímicas originais. Só para ilustrar, creio que todos nós já observamos pacientes que não respondem ao tratamento com as isoflavonas e, temos observado, o resultado terapêutico aparece quando tratamos a flora intestinal.

Pelo mesmo motivo, a célere e variada quantidade de metabólitos, os dados obtidos nas pesquisas com flavonoides devem ser analisados com muito cuidado, considerando-se a possibilidade de as concentrações dos flavonoides e dos seus metabólitos serem, ou não, fisiologicamente relevantes. Nos seres humanos, as concentrações máximas das isoflavonas de soja e das flavanonas cítricas não costumam exceder os 10 μmol por litro, após a ingestão oral. Semelhantemente, os picos das concentrações plasmáticas das antocianinas, dos flavanóis e dos flavonóis costumam ser inferiores a 1 µmol por litro.

As atividades biológicas consideradas mais importantes dos flavonoides são a ação antioxidante direta e a atuação queladora de metais. Realmente, os ensaios laboratoriais demonstram que os flavonoides são excelentes varredores de radicais livres. O problema, entretanto, é que, mesmo após a ingestão maciça de flavonoides, as concentrações plasmática e intracelular destes compostos, em humanos, são cerca de 100 a 1.000 vezes menores do que as concentrações de outros antioxidantes igualmente eficazes, como, por exemplo, a vitamina C e o glutation.

Além disso, a maior parte dos flavonoides circulantes é constituída, na realidade, pelos seus metabólitos, com pouca ou nenhuma atividade antioxidante. Destes conhecimentos depreende-se que, *in vivo*, a contribuição dos flavonoides como agentes antioxidantes é muito pequena e negligenciável. Com relação à habilidade dos flavonoides em quelar metais, experiências em laboratório parecem confirmar a sua capacidade de ligar-se ao ferro e ao cobre, diminuindo, desse modo, a produção de radicais livres. Nos seres vivos, entretanto, a maior parte do ferro e do cobre está unida às proteínas, o que limita a participação dos flavonoides nesta captação. Assim, embora a ação quelante dos flavonoides possa ser útil em determinadas condições patológicas, nas quais há excesso de ferro e/ou cobre, ainda não se comprovou o real benefício destas substâncias como agente quelante de metais *in vivo*.

Por outro lado, os flavonoides parecem, realmente, exercer um importante papel em diversas reações sinalizadoras celulares. As células são capazes de responder a uma ampla variedade de estímulos e sinais, aumentando ou diminuindo a síntese de proteínas específicas. A complexa cadeia de eventos que leva à alteração da expressão de genes específicos é chamada de sinalização celular, ou de transdução de sinais celulares. Estes caminhos metabólicos regulam numerosos processos celulares, entre eles o crescimento celular, a proliferação celular e a morte celular programada, ou apoptose.

Muito embora se acreditasse, inicialmente, que a principal atividade biológica dos flavonoides fosse a sua ação antioxidante, as experiências desenvolvidas posteriormente, com cultura de tecidos, mostraram que muitos dos efeitos biológicos atribuídos aos flavonoides eram, na verdade, devidos à sua habilidade em modular a sinalização celular. Descobriu-se, então, que as concentrações intracelulares dos flavonoides, necessárias para agir na sinalização celular, são muito menores que as requeridas para a sua ação antioxidante. Além disso, que os seus metabólitos podem manter a capacidade de interagir com as proteínas sinalizadoras celulares, mesmo quando têm a sua ação antioxidante comprometida.

Para que a transdução de sinais celulares seja eficaz, são necessárias cinases que catalizem a fosforilação de proteínas-alvos, localizadas em porções específicas das membranas celulares. A cascata de reações, que envolve as fosforilações e as desfosforilações, específicas das proteínas transdutoras de sinais, acabam por afetar a atividade dos fatores proteicos transcritores, os quais irão ligar-se aos elementos próprios e adequados do ácido desoxirribonucleico (ADN), desencadeando ou inibindo a transcrição genética. Numerosos trabalhos de pesquisa, realizados com culturas de tecidos, indicam que os flavonoides podem afetar a evolução de diversas doenças crônicas, inibindo, seletivamente, estas cinases.

O crescimento e a proliferação celulares são regulados por fatores de crescimento que, também, desencadeiam cascatas de sinalização celular, ao se ligarem a determinados receptores das membranas celulares. Os flavonoides podem alterar a sinalização destes fatores de crescimento celular, bloqueando ou inibindo a fosforilação dos seus receptores de membrana. Assim, raciocinamos que os flavonoides podem ser úteis na prevenção do câncer através da modulação destas cinco cascatas de sinalização celular:

1. cascata das reações estimulantes da atividade das enzimas desintoxicantes da fase II, as quais catalisam o metabolismo de excreção de substâncias químicas potencialmente tóxicas ou oncogênicas;

2. reações que normatizam o ciclo celular, controlando a sequência dos estágios pelos quais as células teciduais passam, coletivamente, até a próxima divisão celular. Um exemplo prático da importância desta cadeia de reações pode ser o dano do ácido desoxirribonucleico (ADN) pelos radicais livres, após o qual o ciclo celular pode ficar temporariamente paralisado, até que o fragmento do ADN seja reparado ou sejam ativados os mecanismos da apoptose, caso o dano seja irreversível. Caso a regulação do ciclo celular não funcione adequadamente e ocorra a divisão celular, a propagação das mutações pode favorecer o aparecimento do câncer.

3. Conjunto de reações controladoras da apoptose, que inibem a proliferação celular e induzem a morte celular, controlando o número de divisões celulares característico para cada tecido. Ao contrário das células normais, as células neoplásicas proliferam muito rapidamente e perdem a capacidade de responder aos sinais para a morte celular.

4. Série de reações metabólicas que inibem a angiogênese e a invasão tumoral, capazes de impedir a neoformação vascular que alimentaria o tumor, favorecendo o seu rápido crescimento, e de controlar as matrizes metaloproteinases, as enzimas que permitem às oncocélulas invadir o tecido adjacente normal.

5. Cadeia do ácido araquidônico, responsável pelo processo inflamatório. Conforme já estudamos no capítulo sobre os radicais livres, a inflamação crônica aumenta a produção dos radicais livres, que já podem ser oncogênicos por si mesmos, e de outros mediadores bioquímicos, alguns deles estimulantes da proliferação celular, da angiogênese e inibidores da apoptose.

A modulação da sinalização celular pelos flavonoides também pode ser útil na prevenção das doenças cardiovasculares por quatro caminhos bioquímicos:

1. diminuindo a inflamação, considerando que a aterosclerose é, reconhecidamente, uma doença inflamatória e que diversos marcadores da inflamação estão associados à elevação do risco para doenças cardiovasculares, entre elas o enfarte agudo do miocárdio;
2. diminuindo a expressão da molécula de adesão endotelial, que delineia a parede interior dos vasos sanguíneos e, como sabemos, é responsável por um dos eventos mais precoces no desenvolvimento da aterosclerose, que é a adesão dos leucócitos à parede arterial;
3. aumentando a atividade da óxido nítrico sintetase endotelial, a enzima que catalisa a produção do óxido nítrico pelas células da parede vascular. O óxido nítrico, como também já estudamos, é necessário para manter o relaxamento da camada média, muscular, arterial, favorecendo, assim, a vasodilatação. O comprometimento da ação vasodilatadora do óxido nítrico também é um fator de risco para as doenças cardiovasculares.
4. Diminuindo a agregação plaquetária. A inibição da agregação plaquetária é considerada uma estratégia muito importante na prevenção, tanto primária quanto secundária, das doenças cardiovasculares. A razão desta importância reside no fato de a agregação plaquetária ser uma das primeiras etapas para a formação dos coágulos que ocluem os vasos sanguíneos nos casos de enfarte do miocárdio, da isquemia cerebral e de outras obstruções vasculares.

– Carência dos Flavonoides

Em razão de os flavonoides não representarem uma verdadeira vitamina, não sendo, portanto, essenciais, não existem sintomas indiscutíveis da sua deficiência alimentar.

– Doses Nutricionais Recomendadas para os Flavonoides

Como não existem evidências diretas de que os flavonoides sejam indispensáveis à nutrição humana, também não foram estabelecidas as doses nutricionais recomendadas. Calcula-se que o norte-americano consuma, através da alimentação tradicional, cerca de 1 g de flavonoides diariamente.

– Indicações Terapêuticas dos Flavonoides

As principais indicações terapêuticas dos flavonoides têm ocorrido nas vasculopatias, no câncer e nas doenças neurológicas. Teceremos alguns comentários sobre cada uma delas. Dentre oito trabalhos de pesquisa, prospectivos de coorte, avaliando a influência da quantidade dos flavonoides, ingeridos na dieta sobre a incidência da doença coronariana, cinco deles concluíram que os flavonoides reduzem, significativamente, a ocorrência da coronariopatia, enquanto os outros três não encontraram relação significante. Em sete destes trabalhos, os alimentos considerados como as principais fontes dos flavonoides foram o chá-preto, a maçã e a cebola. Em um estudo realizado nos Países Baixos, considerou-se, também, o chocolate como uma fonte importante dos flavonoides na dieta.

Com relação ao acidente vascular cerebral, dentre seis estudos prospectivos de coorte, apenas dois mostraram uma redução significante na incidência dos enfartes com a ingestão diária de grandes quantidades de flavonoides.

Assim, embora estes dados sugiram que o consumo de alimentos ricos em flavonoides possa proteger contra as doenças cardiovasculares, eles não puderam determinar se esta proteção poderia ser atribuída aos flavonoides, a outros compostos fitoquímicos, aos outros nutrientes presentes nestes alimentos, ou, sinergicamente, a todos eles. Muitos estudos clínicos têm avaliado o efeito dos alimentos e bebidas ricos em flavonoides sobre a vasodilatação dependente do endotélio. Estes três últimos termos referem-se à ação do óxido nítrico sobre a musculatura lisa arterial.

Dois destes trabalhos clínicos controlados mostraram que o consumo diário, de quatro a cinco chávenas, 900 a 1.250 mL, de chá-preto durante 4 semanas melhorou, significativamente, a vasodilatação dependente do endotélio em coronariopatas e em pacientes moderadamente hipercolesterolêmicos. Os grupos-controles destes trabalhos receberam quantidades equivalentes de uma solução de cafeína ou de água quente, respectivamente. Do mesmo modo, outros estudos clínicos similares menores mostraram um acentuado aumento da vasodilatação dependente do endotélio em resposta ao tratamento diário com três xícaras, 640 mL, de suco de uva roxa, ou com 46 g de chocolate escuro, durante 2 semanas.

O óxido nítrico não somente relaxa a musculatura lisa vascular como também inibe a adesividade plaquetária. Em vista disso, vários trabalhos vêm estudando o potencial dos flavonoides como agentes inibidores da agregação plaquetária. No geral, estes estudos, utilizando-se da ingestão de grandes quantidades de frutas, vegetais e do chá-preto, não demonstraram efeitos significativos sobre a agregação das plaquetas *ex vivo*, ou seja, nos exames laboratoriais. Contudo, muitos trabalhos menores, realizados com adultos saudáveis, encontraram uma redução significativa nas mensurações da agregação plaquetária, *ex vivo*, depois do uso diário de 500 mL de suco de uva, ou do consumo de uma barra de chocolate amargo por dia, durante 1 ou 2 semanas.

Concluindo, estes resultados sugerem que a ingestão de quantidades relativamente grandes de bebidas e alimentos ricos em flavonoides, como o chá-preto, o suco de uva roxa e o chocolate amargo, pode melhorar a função endotelial, porém, ainda se ignora o efeito dos flavonoides sobre o risco cardiovascular a longo prazo. Pesquisas em modelos animais têm mostrado a inibição do desenvolvimento de cânceres, induzidos quimicamente, através da adição, na dieta animal, de vários flavonoides. Entre as neoplasias estudadas em animais estão os cânceres do pulmão, da boca, do esôfago, do estômago, do cólon, da pele, da próstata e do tecido mamário.

Nos seres humanos, no entanto, os estudos epidemiológicos não têm sido convincentes de que o grande consumo de flavonoides seja capaz de reduzir, substancialmente, o risco de câncer. Vários trabalhos prospectivos de coorte, utilizando-se de questionários para o estabelecimento das quantidades de flavonoides efetivamente presentes na dieta, não conseguiram determinar uma associação inversa segura entre o consumo dos flavonoides e o risco de câncer. Dois estudos prospectivos de coorte europeus falharam ao tentar relacionar o risco de vários tipos de cânceres com a ingestão dietética das flavonas, dos flavonóis, das catequinas e do chá.

Nos Estados Unidos da América, um estudo de coorte de mulheres menopausadas mostrou que a ingestão do chá está inversamente relacionada com a incidência do câncer retal, porém, não se arrola com outros tipos de câncer. Neste trabalho, nem as frutas, nem as verduras influenciaram o risco para qualquer tipo de câncer. Dois trabalhos, também prospectivos de coorte, demonstraram que os habitantes da Finlândia, onde habitualmente se consomem poucos flavonoides, que ingerem as maiores quantidades de flavonóis e flavonas apresentam uma incidência significativamente menor de câncer pulmonar do que aqueles que têm uma ingestão menor. Um destes trabalhos finlandeses, analisando separadamente os flavonoides, observou que a quercitina, ingerida principalmente com as maçãs, estava inversamente associada ao carcinoma de pulmão, e a miricetina, inversamente relacionada com o adenocarcinoma de próstata.

A revisão sistemática de diversos estudos prospectivos de coorte com o chá (*Angelica sinensis*) considerado como uma importante fonte de flavanóis e flavonóis, não mostrou nenhuma correlação desta bebida com o risco de câncer. Os resultados dos trabalhos casos-controlados são os mais confusos, por serem os mais influenciados por vieses. Enquanto alguns destes trabalhos comprovaram a baixa ingestão de flavonoides pelos pacientes com cânceres de pulmão, estômago e mama; outros não encontraram diferenças significantes entre os grupos com câncer e os controles. Assim, concluímos que existe uma fraca evidência de que uma baixa ingestão de flavonoides está associada a uma maior incidência de determinados tipos de carcinomas; contudo, ainda não está claro se estes achados se referem, propriamente, aos flavonoides ou aos outros nutrientes e substâncias fitoquímicas presentes nos alimentos-fonte dos flavonoides.

O acúmulo de metais de transição no organismo, o estresse oxidativo e a inflamação crônica são fatores muito importantes na fisiopatologia das doenças neurodegenerativas, entre elas os males de Parkinson e de Alzheimer. Como os flavonoides têm mostrado propriedades como quelante de metais, antioxidante e anti-inflamatório, os cientistas estão interessados em investigar a sua potencialidade neuroprotetora. Até o momento não se sabe, exatamente, como e o quanto os flavonoides e os seus metabólitos conseguem atravessar a barreira hematoencefálica. Apesar de as dietas ricas em flavonoides, ou a administração suplementar de flavonoides, prevenirem o déficit cognitivo secundário ao envelhecimento e à inflamação em animais de experimentação, as pesquisas prospectivas de coorte em humanos não têm mostrado a mesma consistência.

Um destes trabalhos de coorte, acompanhando uma comunidade nipo-americana por 25 a 30 anos, não conseguiu demonstrar a associação entre o consumo dos flavonoides do chá, na meia-idade, e a ocorrência do mal de Alzheimer ou de outros tipos de demência, na velhice. Outro estudo, surpreendentemente, associou a ingestão de grandes quantidades da isoflavona do tofu, durante a meia-idade, e a ocorrência de distúrbios cognitivos e de atrofia cortical cerebral na velhice. Uma pesquisa prospectiva de uma coorte de adultos holandeses também não encontrou relação entre o consumo dietético de flavonoides e a incidência das doenças de Parkinson e de Alzheimer, exceto no grupo dos tabagistas, no qual a ocorrência do mal de Alzheimer diminuiu cerca de 50% para cada 12 mg de flavonoides acrescidos à dieta.

Contrariando este apanhado geral, outra pesquisa, acompanhando adultos franceses de ambos os sexos, demonstrou que os indivíduos que consumiam as menores quantidades de flavonoides apresentavam um risco 50% maior de desenvolverem demência nos 5 anos seguintes, do que aquelas pessoas que ingeriam as quantidades mais altas. Assim, apesar de os cientistas estarem muito interessados, eles ainda não conseguiram esclarecer, efetivamente, se o consumo dos flavonoides é realmente eficaz para a proteção encefálica contra o envelhecimento e para a prevenção das doenças neurodegenerativas nos seres humanos.

As doses terapêuticas usualmente empregadas clinicamente variam de 100 a 600 mg por dia. Além do exposto nas linhas anteriores e da ação dos flavonoides sobre a permeabilidade capilar, descobriu-se que vários metabólitos das quercitinas, associados à vitamina C, para prevenir a oxidação, apresentam ação antiviral, especialmente contra os picornavírus, *in vitro*.

Os picornavírus são agentes infecciosos contendo um filamento único do ácido ribonucleico, o ARN, capazes de provocar diversas enfermidades, desde a poliomielite ao resfriado comum.

Além da quercitina, a hesperidina e a catequina também mostram atividade contra o vírus do herpes simples.

Muito interessante observar, ainda, que o cromoglicato de sódio, amplamente empregado no tratamento da asma e da rinite, é também um polifenol flavonoide que, aliás, já era utilizado pelos médicos dos antigos faraós do Egito, através da erva *Amni visnaga*, comum na região mediterrânea e da qual se extraíram as cromonas, entre elas o cromoglicato. Veja a semelhança estrutural na Figura 8.97.

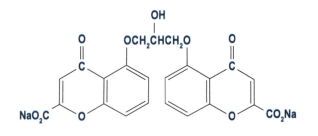

Figura 8.97 – *Cromoglicato dissódico.*

– *Fontes dos Flavonoides*

As principais fontes alimentares dos flavonoides, em geral, são o chá-verde das folhas da *Angelica sinensis*, o suco de uvas roxas ou o vinho tinto, as frutas, as verduras e os legumes. As principais fontes das antocianidinas são a amora, o mirtilo, as uvas roxas e rosadas e o vinho tinto.

As dos flavanóis catequinas, são o chá-verde, o chá de jasmim, o chocolate, as uvas, a maçã e as frutinhas vermelhas em geral. As dos flavanóis teaflavinas e tearubiginas são os chás, especialmente o chá-preto e o chá *oolong*, que é o mesmo chá-verde parcialmente queimado. Os flavanóis proantocianidinas ocorrem no chocolate, na maçã, na uva rosada, no vinho tinto e nas frutinhas vermelhas. As fontes principais das flavanonas são as frutas cítricas, como os diversos tipos de laranjas, limões. Os flavonóis estão amplamente distribuídos nos alimentos vegetais, especialmente na cebola amarela, no alho, na couve, no repolho, na couve-de-bruxelas, na couve-flor, no brócolis, na maçã, nos chás e nas frutinhas vermelhas. As flavonas ocorrem na salsa, no tomilho, no salsão e nas pimentas de cheiro. As fontes das isoflavonas são as plantas leguminosas, especialmente a soja e os alimentos dela derivados.

A ingestão individual dos flavonoides varia consideravelmente, dependendo dos costumes alimentares, apesar disso, calcula-se que a civilização ocidental consuma cerca de 150 a 200 mg diários. A quantidade de flavonoides nos alimentos varia muito, em razão de diversos fatores, entre eles as técnicas agrícolas, como a irrigação, o uso de adubo e de defensivos agrícolas; os fatores ambientais regionais; a época da colheita, com relação ao amadurecimento; o armazenamento; o processamento e o cozimento dos alimentos.

De qualquer modo, a Tabela 8.16 lista a quantidade aproximada dos diversos flavonoides em alguns alimentos, em mg por 100 g, nos casos de alimentos sólidos, e em mg por 100 mL, para as bebidas. Considerados os alimentos recém-colhidos e as bebidas logo após o preparo, à exceção do chocolate e do vinho.

Há, também, suplementos nutricionais contendo flavonoides, porém a quantidade de flavonoides entre os diversos produtos comerciais varia consideravelmente. Apesar disso, existem algumas indústrias que tentam padronizar os extratos vegetais, de modo a fornecerem uma porção fixa de flavonoides por dose. Dentre os extratos vegetais ricos em antocianinas destacam-se os de mirtilo, os de groselha negra, esta também chamada de cassis, os de uva, os de fruto de sabugueiro e as misturas das frutinhas vermelhas do gênero *Rubus* (berries, em inglês).

Os produtos comerciais ricos em flavanóis mais comuns são os chás. Muitos deles vendidos sob a forma de extratos e rotulados como "catequinas do chá" ou "polifenóis do chá". Os mais comuns são os extratos de chá-verde, de chá branco, de chá-preto e o do chá *oolong*. Todos os quatro são obtidos da mesma planta, a *Angelica sinensis*, também classificada como *Camellia sinensis*. O extrato de chá-verde, como o nome diz, é obtido das folhas verdes, secas em estufa, e contém grandes quantidades de catequinas, os monômeros dos flavanóis. As folhas são aquecidas em estufa para inativar a enzima polifenol-oxidase, preservando assim as catequinas da planta fresca. Além disso, o calor da estufa resseca o produto e evita a sua deterioração.

O extrato de chá branco é preparado apenas com os brotos da planta, processados do mesmo modo que o chá-verde, e contém uma concentração de catequinas ligeiramente superior a este último. O extrato de chá-preto é obtido das folhas moídas, para maximizar a ação da polifenol oxidase sobre as catequinas, de modo a concentrar os polímeros dos flavanóis, as teaflavinas e as tearubiginas, e, posteriormente, torradas, ou queimadas, para a secagem completa. Já o extrato do chá *oolong* está no meio termo entre o chá-verde e o chá-preto, já que a sua preparação consiste em oxidá-lo e queimá-lo parcialmente, e contém tantos os monômeros quanto os polímeros dos flavanóis.

Estes extratos comerciais do chá geralmente contêm cafeína, alguns, porém, são descafeinados. O conteúdo de cafeína e flavanóis no chá varia muito e o rótulo do produto manufaturado deve ser sempre consultado, para que se conheça a quantidade de flavanóis a ser ingerida e não se extrapole a dose de cafeína. Os suplementos nutricionais de flavanonas são geralmente rotulados como "bioflavonoides cítricos" e podem conter os glicosídeos da hesperidina, da naringenina e da eriocitrina, este último também denominado eriodictiol. A hesperidina também está disponível no mercado, isoladamente, como um complexo de hesperidina. As flavonas polimetoxiladas estão presentes nas cascas das frutas cítricas, assim a tangeretina, a nobiletina e a sinensetina são pouco aproveitadas na dieta normal, mas podem ser consumidas, também, com os suplementos "bioflavonoides cítricos".

Os flavonóis quercitina, uma aglicona, e a rutina, um glicosídeo, podem ser prescritos em diversos suplementos alimentares, em receitas magistrais, isolados ou em conjunto com outros nutrientes e, também, em várias apresentações medicamentosas. Os suplementos "bioflavonoides cítricos" também podem conter a rutina e a quercitina. As preparações farmacológicas contendo flavonoides geralmente incluem a rutina, a quercitina, a hesperidina e a metil-hesperidina-chalcone, isoladas ou em associações medicamentosas, em doses que variam de 10 a 300 mg.

– *Cuidados com o Uso dos Flavonóis*

Não existem efeitos colaterais atribuídos à ingestão de grandes quantidades de alimentos ricos em flavonoides. Esta ausência de ações adversas é explicada pela baixa biodisponibilidade dos flavonoides e pela sua rápida metabolização e eliminação. Alguns pacientes, portadores de prostatite, usando 1.000 mg diários de quercitina, referiram náusea, cefaleia ou formigamento nas extremidades, após 1 mês de tratamento. Outros pacientes, com câncer, aos quais se administrava a quercitina por via endovenosa na primeira fase de uma pesquisa clínica, relataram a ocorrência de

Tabela 8.16
Quantidade Aproximada dos Diversos Flavonoides em Alguns Alimentos, em mg por 100 g, nos Casos de Alimentos Sólidos, e em mg por 100 mL, para as Bebidas

Alimentos	Antocianinas	Flavanóis	Proantocianidinas	Flavonas	Flavonóis	Flavanonas
Abricó	-	10 a 25*	8 a 13	0	2 a 5	-
Alho porro	-	0	-	0	3 a 22	-
Ameixa	2 a 25	1 a 6	106 a 334	0	1 a 2	-
Amora	10 a 84	9	5 a 59	-	1	-
Brócolis	-	0	-	0	4 a 13	-
Cebola amarela	-	0	-	0	3 a 120	-
Cebola vermelha	13 a 25	-	-	0	4 a 100	-
Chá-preto	-	5 a 158	4	0	1 a 7	-
Chá-verde	-	24 a 216	-	0 a 1	3 a 9	-
Chocolate amargo	-	43 a 63	90 a 322	-	-	-
Couve	-	-	-	0	30 a 60	-
Framboesa	89 a 211*	13 a 19	6 a 47	-	0 a 2	-
Laranja	-	-	-	-	-	42 a 53
Laranja – suco	-	-	-	0 a 1	0	5 a 47
Laranja vermelha = sanguinello	3 a 10	-	-	-	-	10 a 22
Limão – suco	-	-	-	0	0 a 2	2 a 175
Maçã vermelha com casca	1 a 4	2 a 12	89 a 148	0	2 a 6	-
Mirtilo	67 a 183	1	88 a 261	-	2 a 16	-
Morango	15 a 75	-	97 a 183	-	1 a 4	-
Orégano	-	-	-	2 a 7	0	-
Pimenta de cheiro	-	-	-	5	13 a 21	-
Repolho vermelho	25	0	-	0 a 1	0 a 1	-
Salsa	-	-	-	24 a 634	8 a 10	-
Salsão	-	-	-	0 a 15	4	-
Salsão – talos internos	-	-	-	23	-	-
Tomilho	-	-	-	56	0	-
Toranja – suco	-	-	-	0	0	10 a 104
Toranja = *grapefruit*	-	-	-	-	1	55
Uva rosada	25 a 92	2	44 a 76	-	3 a 4	-
Vinho tinto	1 a 35	1 a 55	24 a 70	0	2 a 30	-

- Não há dados.
* Os números referem-se a mg por 100 g, ou por 100 mL.

Capítulo 8

náusea, vômito, sudorese, eritema e dispneia. Nesta mesma pesquisa, notou-se uma associação entre as doses de quercitina superiores a 945 mg/m² de superfície corporal com a nefrotoxicidade.

Enfermos oncológicos, de uma outra pesquisa, tratados com 6.000 mg diários de extrato cafeinado de chá-verde, divididos em três a seis tomadas por dia, informaram alguns sintomas gastrintestinais, variando de leves a moderados, abrangendo náusea, vômito, dor abdominal e diarreia. Alguns sintomas atribuídos à ação sobre o sistema nervoso central também foram informados, entre eles agitação, inquietação, insônia, tremores, tonturas e confusão mental. Em um dos casos a confusão mental foi tão intensa que necessitou de hospitalização. Todos estes efeitos colaterais estavam relacionados, muito provavelmente, com a cafeína presente no extrato do chá-verde.

Em um estudo realizado durante 4 semanas, para estabelecer a segurança do extrato descafeinado de chá-verde em indivíduos saudáveis, muito poucas pessoas referiram náusea leve, empachamento, tontura e dor muscular. A dose empregada foi de 800 mg diários. A segurança do uso médico de altas doses de flavonoides na gravidez e na lactação ainda não foi estabelecida. Os flavonoides podem inibir o citocromo P450 e a glicoproteína-P *in vitro*, assim, algumas interações medicamentosas devem ser consideradas.

Apenas 200 mL de suco de toranja (*grapefruit*) são suficientes para inibir, de modo irreversível, o citocromo P450 intestinal, o CYP3A4. Os flavonoides da toranja com maior capacidade para inibir o CYP3A4 *in vitro* são, em primeiro lugar, a di-hidroxi-bergamotina, que é um furanocumarínico, seguida, em ordem de potência, da naringenina e da quercitina. Esta inibição do citocromo P450 intestinal pode aumentar a biodisponibilidade e os efeitos tóxicos de diversos medicamentos, entre eles, mas não somente estes:

- os inibidores da 3-hidroxi-3-metil-glutaril-coenzima-A redutase, como a sinvastatina, a lovastatina e a atorvastatina;
- os bloqueadores dos canais de cálcio, como a anlodipina, a nifedipina, a felodipina, a nicardipina, a nisoldipina, a nitrendipina e o verapamil;
- os antagonistas dos receptores da angiotensina II, como o losartan;
- os agentes antiarrítmicos cardíacos, como a amiodarona;
- os inibidores das proteases virais, utilizados para o tratamento da síndrome da imunodeficiência adquirida (SIDA/AIDS), como o saquinavir;
- as drogas imunossupressoras, como a ciclosporina;
- os anti-histamínicos, como a terfenadina;
- as drogas cinéticas gastrintestinais, como a cisaprida;
- os benzodiazepínicos, diazepam, midazolam e triazolam;
- as drogas anticonvulsivantes, como a carbamazepina;
- os ansiolíticos, como a buspirona;
- as drogas inibidoras da recaptação da serotonina, como a fluoxetina e a sertralina;
- os medicamentos empregados no tratamento da disfunção erétil, como o sildenafil.

Devido a esta possível interação medicamentosa, alguns médicos norte-americanos recomendam que os pacientes que se tratam com drogas extensivamente metabolizadas pelo citocromo P450 intestinal, denominado metabolismo pré-sistêmico, evitem o consumo do suco de toranja no momento da tomada do medicamento. A glicoproteína-P, por sua vez, é uma substância transportadora de efluxos celulares que diminui a absorção de diversos medicamentos. O suco de toranja também é capaz de inibir a atividade da glicoproteína-P.

Dentre os flavonoides pesquisados, capazes de inibir a atividade transportadora de efluxos da glicoproteína-P em cultura de tecidos, estão a quercitina, a naringenina e o flavanol galato de epigalocatequina, presente no chá-verde. Desse modo, ao prescrevermos grandes quantidades destes flavonoides, devemos estar atentos à possibilidade de aumentarmos a biodisponibilidade e os efeitos colaterais dos medicamentos normalmente eliminados pela glicoproteína-P.

As drogas que, conhecidamente, são substratos da glicoproteína-P são a digoxina, os medicamentos anti-hipertensivos, as drogas antiarrítmicas, os quimioterápicos, os agentes antifúngicos, os antivirais inibidores das proteases, os imunossupressores, os anti-histamínicos antagonistas H2, alguns antibióticos, entre outras.

Diversos estudos têm demonstrado que a ingestão diária dos flavonoides contidos em 500 mL de suco de uva rosada, ou em 100 g de chocolate amargo, é capaz de inibir a agregação plaquetária em testes laboratoriais. Sendo assim, devemos considerar, também, a hipótese teórica da interação medicamentosa dos flavonoides com a varfarina, com o clopidogrel, o dipiridamol, os anti-inflamatórios não hormonais, o ácido acetilsalicílico, e outras drogas.

Mencionaremos, ainda, a interação nutricional dos flavonoides com o ferro não heme dos alimentos, cuja interação química inibe a absorção intestinal de ambos. O ferro não heme, que é o de origem vegetal, é, também, a principal forma química do ferro presente nos suplementos alimentares e adicionada aos alimentos enriquecidos. O consumo de uma xícara (200 mL) de chá, ou de chocolate junto com uma refeição é capaz de diminuir a absorção do ferro não heme em cerca de 70%. Deste modo, para se otimizar a absorção do ferro, não se devem ingerir bebidas ricas em flavonoides durante as refeições ou quando se toma suplementos contendo ferro.

Trabalhos realizados com cultura de tecidos indicam que diversos flavonoides inibem o transporte da vitamina C para o interior das células. Ratos alimentados com quercitina e vitamina C, na mesma refeição, mostram uma diminuição da absorção intestinal do ascorbato formado. No entanto, mais pesquisa é necessária para se estabelecer o real significado destes achados para o organismo humano.

• **Inositol**

Há mais de 150 anos, Scherrer observou que os pacientes diabéticos apresentam uma grande excreção renal de inositol, todavia, o interesse pelo inositol, como vitamina, surgiu com o descobrimento de que certas cepas de leveduras têm o seu crescimento estimulado por esta substância. Em 1944, com o trabalho de D. W. Woolley, reconheceu-se o significado do inositol para a nutrição animal e este composto foi incluído no complexo de vitaminas B. Entretanto, atualmente, o inositol não é considerado uma verdadeira vitamina por três principais motivos:

1. O primeiro, o inositol é sintetizado pelo organismo humano.
2. Em segundo lugar, ele se encontra em concentrações relativamente elevadas nos diversos tecidos animais.
3. E o terceiro motivo é que não foi encontrada uma coenzima da qual o inositol seja um componente essencial.

O inositol é o hexa-hidroxi-ciclo-hexano, um álcool cíclico, isômero da D-glicose, de fórmula empírica $C_6H_{12}O_6$ e cuja fórmula estrutural pode ser observada na Figura 8.98.

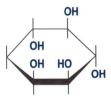

Figura 8.98 – *Inositol.*

Existem vários estereoisômeros do inositol, entre os quais sete são opticamente inativos e um par, opticamente ativo. Deste par, apenas uma forma é biologicamente ativa, o mioinositol, ilustrado na Figura 8.98. O inositol, isolado, apresenta-se como um composto cristalino, branco, de sabor doce, hidrossolúvel e estável sob a ação de ácidos e álcalis fortes. A solução aquosa do inositol é de pH neutro e ocorre até 1 g/6 mL. Ocorre em diversos tecidos animais e nas plantas sob a forma de fitina. O inositol já foi denominado de inosita, de fator antialopecia do camundongo, de bios I e de anti-*spectacle eye*, este último nome em razão das lesões eritematosas perioculares que ocorrem nos ratos, privados desta substância, e que lhes fazem parecer usar óculos.

– *Funções Bioquímicas do Inositol*

Pouco se conhece sobre as atividades fisiológicas do inositol. Ele é facilmente absorvido pelo trato digestório e, uma vez no organismo, é prontamente convertido em glicose, com a mesma fluidez com que a glicose é convertida em inositol. O inositol apresenta cerca de 1/3 da eficácia da glicose em reverter a cetose da inanição. O teor de inositol no plasma humano circulante é de cerca de 0,5 mg por 100 mL de sangue. Nos tecidos, a concentração do inositol é particularmente elevada no miocárdio, no encéfalo e no músculo estriado. A sua excreção é muito pequena e apenas uma mínima quantidade de inositol é encontrada na urina.

Nos ratos, ele impede a queda de pelos, principalmente ao redor dos olhos. Nos ratos e nos cães foi reconhecida uma ação antilipotrófica do inositol. Ele tem sido encontrado nas cefalinas e em alguns fosfatídeos, mas ainda não se conhece bem o seu papel nestes compostos.

As informações mais recentes que conseguimos incluem o inositol na cascata do fosfoinositolídeo, que traduz sinais extracelulares em sinais intracelulares, os quais, por sua vez, evocam diversos efeitos, entre eles:

- a glicogenólise nos hepatócitos;
- a secreção da histamina pelos mastócitos;
- a liberação da serotonina pelas plaquetas;
- a secreção da insulina pelas células beta das ilhotas de Langerhans do pâncreas;
- a secreção da epinefrina pelas células cromafins das glândulas suprarrenais;
- a contração dos músculos lisos;
- a transdução óptica nos fotorreceptores de invertebrados.

Estes mensageiros intracelulares surgem pela ativação do fosfatidil-inositol-4,5-bifosfato, um fosfolipídio constituinte da membrana celular que contém o inositol. Acompanhe na Figura 8.99. A ligação de um hormônio, como a vasopressina, por exemplo, a um receptor da superfície da membrana celular, ativa a fosfolipase-C. A fosfolipase-C hidrolisa a ligação fosfodiéster, que une o inositol fosforilado à porção de glicerol acilado do fosfatidil-inositol-4,5-bifosfato (PIP2 – do inglês *phosphatidyl inositol 2-phosphate*). Dois sinalizadores são liberados por esta clivagem: o inositol-1,4,5-trifosfato ou IP3, do inglês *inositol 3-phosphate*, e o diacilglicerol.

Apenas quatro tipos de fosfolipases-C, de mamíferos, foram detalhadamente estudadas e classificadas como alfa, beta, gama e delta. Estas enzimas são muito pouco semelhantes entre si e as suas massas moleculares variam de 61 a 154 kDa. Tratam-se de enzimas citosólicas que agem sobre os substratos fosfoinositolídicos inseridos na membrana celular. A ação enzimática destas fosfolipases-C aumenta muito quando o nível de cálcio intracelular se eleva de 100 nmol para 1 μmol. Os receptores de membrana, por sua vez, controlam a atividade das fosfolipases-C através de proteínas denominadas proteínas-G. Existem vários tipos de proteínas-G, por exemplo, a proteína-G1 aumenta a atividade catalítica da isoforma beta$_1$ da fosfolipase-C e eleva a sua afinidade pelos íons de Ca^{++}.

Por outro lado, apesar de existirem outras isoformas da fosfolipase-C ativadas por outras proteínas-G, a fosfolipase-C-gama$_1$ é acionada por um receptor de membrana contendo a tirosina cinase, e não por uma proteína-G. O sinalizador

Capítulo 8

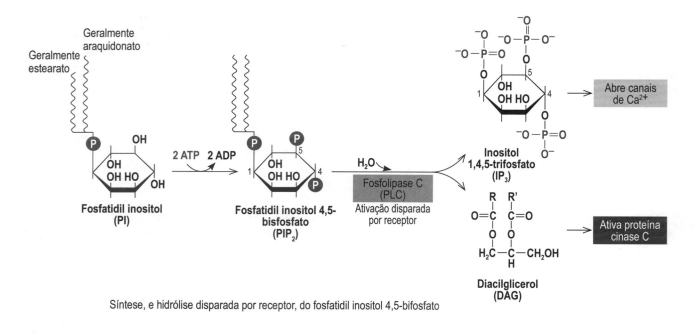

Figura 8.99 – *Inositol e sinalização celular.*

liberado inositol-1,4,5-trifosfato, ou IP3, provoca uma rápida liberação de Ca⁺⁺ das reservas intracelulares do retículo endoplasmático. O nível elevado do Ca⁺⁺ no citosol dispara os processos de contração do músculo liso, a quebra do glicogênio e a liberação das substâncias vesiculares. A abertura altamente cooperativa dos canais de cálcio pelas concentrações nanomolares do IP3, inositol-1,4,5-trifosfato, permite que as células detectem e amplifiquem alterações minúsculas deste mensageiro. O inositol-1,4,5-trifosfato, IP3, é um sinalizador de vida muito curta e é rapidamente metabolizado a derivados que não abrem os canais de cálcio e, em poucos segundos, é transformado em inositol.

Como adendo informativo, observamos que o lítio age, na estabilização das membranas celulares, inibindo a reciclagem do inositol-1,3,4-trifosfato, um destes metabólitos do IP3. Já o sinalizador diacilglicerol ativa a proteína-cinase-C. Esta enzima é multifuncional e fosforila os radicais de serina e treonina em diversas proteínas-alvo. A proteína cinase-C só é enzimaticamente ativa na presença do Ca⁺⁺ e da fosfatidil-serina, e o diacilglicerol eleva a afinidade desta enzima pelo Ca⁺⁺, ativando-a sob os níveis fisiológicos deste íon. A ação do diacilglicerol, como a do IP3, também é muito rápida, porque é degradado em pouquíssimo tempo a glicerol e ácidos graxos. Um destes ácidos graxos é o ácido araquidônico, que dá origem às prostaglandinas, assim a cascata do fosfoinositolídeo também dá origem a inúmeras outras moléculas sinalizadoras e está diretamente associada à cascata da inflamação.

A importância da proteína cinase-C no controle da divisão e da proliferação celular é destacada pela ação dos ésteres do forbol, estes são álcoois policíclicos, derivados do óleo de cróton, muito semelhantes ao diacilglicerol. Os ésteres do forbol ativam de modo persistente a proteína cinase-C, ao contrário do diacilglicerol, porque não são prontamente degradáveis, e são os responsáveis pela ação oncogenética do óleo de cróton. A Figura 8.100 ilustra um éster de forbol.

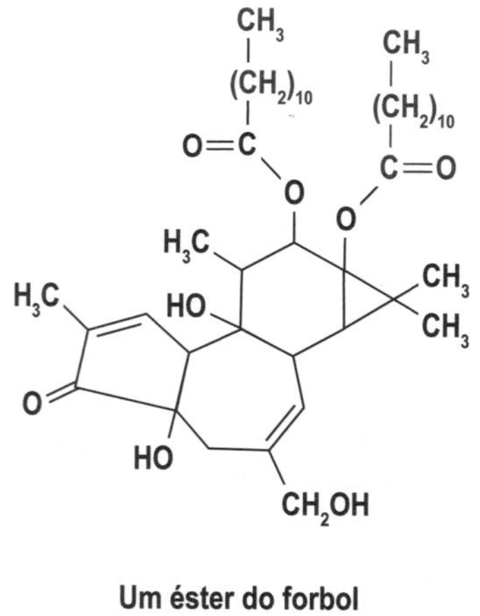

Figura 8.100 – *Éster do forbol.*

– *Carência do Inositol*

Não existem relatos de sintomas atribuídos à deficiência do inositol em seres humanos, estes só foram observados em animais de laboratório e variam muito, dependendo da espécie investigada. Os sinais carenciais mais evidentes, nos animais, são o retardo do crescimento, a perda de pelos e a lactação insuficiente.

As afirmações de alguns pesquisadores sobre a ação lipotrófica e o efeito antiescorbútico do inositol foram contestadas por outros investigadores. H. Eagle e cols., em 1957, observaram que o mioinositol é um fator essencial para o crescimento, a sobrevivência e a multiplicação, *in vitro*, de 18 tipos de tecidos, normais e tumorais malignos.

– Doses Nutricionais Recomendadas para o Inositol

Não está definida a necessidade do inositol na nutrição humana. O consumo humano do inositol é calculado em cerca de 1 g por dia.

– Indicações Terapêuticas do Inositol

O inositol tem sido empregado para o tratamento das enfermidades associadas aos distúrbios do transporte e do metabolismo das gorduras. Com o intuito de diminuir as concentrações plasmáticas do colesterol e dos triglicérides, ele tem sido administrado na dose de 1.000 a 2.000 mg diários.

Tem-se usado também o inositol no tratamento da insônia e da ansiedade, uso justificado pela sua ação nas membranas neuronais. Também há muitos anos se emprega o inositol no tratamento da polineuropatia diabética. Alguns trabalhos sugerem que os teores de inositol nos nervos periféricos dos diabéticos são menores do que nos indivíduos normais. Um estudo, controlado por placebo, mostrou um aumento dos potenciais evocados dos nervos periféricos de diabéticos após o tratamento, por 2 semanas, com 500 mg de inositol administrados duas vezes ao dia. O mesmo não ocorreu no grupo-placebo.

Outro trabalho mostrou a melhora da sensibilidade, em 20 pacientes portadores da neuropatia diabética, com a administração de inositol em doses que variavam de 770 a 1.650 mg diários.

Outros estudos, todavia, mostram resultados contraditórios, inclusive não encontrando diferença nos teores de inositol entre os nervos normais e os diabéticos.

– Fontes do Inositol

Como já pudemos apreciar, o inositol ocorre universalmente nas membranas celulares dos alimentos de origem animal e vegetal, porém consideram-se como os mais ricos em inositol as frutas, as nozes, os legumes e os cereais. Os vegetais e frutas frescos contêm mais inositol do que os mesmos alimentos cozidos, congelados, enlatados, ou processados por qualquer outra técnica. A Tabela 8.17 mostra as quantidades de inositol em alguns alimentos.

O inositol também pode ser encontrado em apresentações comerciais, como suplemento alimentar, com os nomes

Tabela 8.17
Quantidades de Inositol em Alguns Alimentos

Alimento	Porção	Inositol
Laranja	1 média	307 mg
Melão cantalupo	1 médio	1.340 mg
Pão integral	1 fatia	288 mg
Suco de laranja concentrado	1 xícara (200 mL)	490 mg
Suco de toranja congelado	1 xícara (200 mL)	912 mg
Toranja	1 média	400 mg

de inositol, mioinositol, fosfatidilinositol, podendo, ainda, ser chamado, carinhosamente, de i-inositol ou mesoinositol e até com a denominação mais charmosa, e talvez mais cara, de 1,2,3,5/4,6-ciclo-hexano-hexol. Vale lembrar, também, que no Brasil não são reconhecidos oficialmente os suplementos alimentares. A lecitina de soja comercial também contém uma pequena quantidade de fosfatidilinositol, além da fosfatidilcolina.

– Cuidados com o Uso do Inositol

Não são relatados efeitos colaterais pelo uso do inositol, porém ponho os meus olhos de águia no trabalho de Eagle e cols., já citado, que considerou o inositol como um fator essencial para o crescimento das culturas de células neoplásicas. A única informação objetiva que temos é que não foram observados efeitos adversos com a ingestão de até 3.000 mg diários de inositol.

– Ácido Para-Aminobenzoico

Embora não haja justificação, o ácido para-aminobenzoico é comumente classificado como uma vitamina do complexo B. O ácido para-aminobenzoico também recebe o nome de fator cromotríquia, cromo de cor e tríquia de pelo; fator anticanoso, relativo às cãs; em inglês, com o mesmo significado, *anti gray hair factor*; e de PABA, a sua abreviatura mais conhecida e como é, habitualmente, denominado e prescrito.

O PABA foi sintetizado pela primeira vez em 1863, mas despertou pouco interesse até que Woods e Fildes descobriram que as sulfas agem como antagonistas do ácido para-aminobenzoico. Realmente, alguns microrganismos necessitam do ácido para-aminobenzoico para a síntese do ácido fólico, entretanto os mamíferos são incapazes de converter o PABA em vitamina B_9. Usamos esta alternância de sinônimos propositalmente, de modo a fixar na memória os diversos nomes das substâncias, os quais, como já devem ter percebido, são muitos. O ácido para-aminobenzoico é, então, um componente do ácido fólico e possui a fórmula estrutural ilustrada na Figura 8.101, a qual pode ser também observada na Figura 8.63. É um ácido aromático, derivado do ácido benzoico, incolor e com ponto de fusão de 186,5ºC.

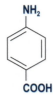

Figura 8.101 – *Ácido para-aminobenzoico.*

– Funções Bioquímicas do Ácido Para-Aminobenzoico

O ácido para-aminobenzoico é um nutriente essencial para inúmeros microrganismos que sintetizam o ácido fólico, o que não acontece com o homem, que necessita ingerir a vitamina B_9 pré-formada. Antigamente se acreditava que a adição do PABA à dieta humana era benéfica para a síntese dos folatos, porém, posteriormente, descobriu-se que este benefício é indireto, mediado pela síntese bacteriana desta e de outras vitaminas no intestino.

O ácido para-aminobenzoico é rapidamente absorvido após a administração oral ou parenteral. No fígado, o PABA é velozmente conjugado à glicina, formando o ácido para-amino-hipúrico, o qual é eliminado pelos rins, em sua maior parte. Uma outra pequena porção do ácido para-aminobenzoico ingerido é eliminada sob a forma de glicuronato.

Em 1950, W. P. Deiss e P. P. Cohen propuseram que a taxa de conversão do PABA ao ácido para-amino-hipúrico fosse empregada como uma prova da função hepática.

– Carência do Ácido Para-Aminobenzoico

Não existem sintomas carenciais descritos do ácido para-aminobenzoico nos seres humanos. Em algumas espécies animais, a deficiência do PABA provoca a acromotriquia carencial, ou seja, um embranquecimento ou clareamento dos pelos do animal.

– Doses Nutricionais Recomendadas para o Ácido Para-Aminobenzoico

Não existem evidências de que o ácido para-aminobenzoico seja uma substância nutricional essencial para os seres humanos, não sendo, portanto, uma verdadeira vitamina, desta maneira não há dose nutricional recomendada para o PABA.

– Indicações Terapêuticas do Ácido Para-Aminobenzoico

O PABA teve a sua época áurea como agente terapêutico no tratamento das riquetsioses, como o tifo epidêmico, o tifo murino, a febre maculosa e a febre sugamuchi, do japonês *tsutsugamushi*, que significa percevejo perigoso. A descoberta dos antibióticos, mais eficientes do que o PABA, acabou por deixá-lo no ostracismo.

O ácido para-aminobenzoico tem sido empregado, atualmente, para o tratamento do encanecimento, do vitiligo e da esterilidade feminina, com resultados parciais, em doses de 2 até 8 g por dia. Em 1948, C. J. Zarafonetis e cols. preconizavam o uso do PABA para o tratamento do lúpus eritematoso, com melhora clínica enquanto o tratamento era mantido. O mesmo não ocorria com o lúpus eritematoso sistêmico. Em 1950, R. J. Hoagland recomendava a associação do PABA com os salicilatos no tratamento da febre reumática refratária. As grandes doses do ácido para-aminobenzoico empregadas competiriam com a glicina, evitando a conversão do salicilato em ácido salicilúrico, elevando, assim, os níveis plasmáticos do salicilato.

A indicação incontestável e atual do ácido para-aminobenzoico é como protetor contra os raios ultravioletas da luz solar.

– Fontes do Ácido Para-Aminobenzoico

As fontes mais comuns do ácido para-aminobenzoico são as vísceras, como o fígado e os rins; as gramíneas, como a grama, o capim e os grãos integrais e os seus farelos; e a alface. Comercialmente, o PABA é apresentado sob a forma de comprimidos, contendo 100 mg da substância, e como soluções do seu sal sódico. Os cremes e as loções são as apresentações dermatológicas do PABA.

– Cuidados com o Uso do Ácido Para-Aminobenzoico

Não há reações farmacológicas agudas pelo uso do PABA. O seu uso crônico e em doses altas pode provocar náuseas, vômitos, prurido, exantema, febre e raramente o bócio. Zarafonetis, em 1948, levantou a possibilidade de o ácido para-aminobenzoico provocar uma hepatite tóxica nos pacientes lúpicos. A acidose provocada pelo emprego do ácido livre também já foi relatada. Foi relatado um caso de hepatite tóxica em uma mulher à qual se administravam 12.000 mg diários de PABA, o quadro reverteu-se com a interrupção do tratamento.

Como já tivemos a oportunidade de mencionar, o PABA apresenta um efeito competidor com as sulfonamidas e, como também ele é um componente de numerosos anestésicos, este fato deve ser levado em consideração nos pacientes tratados com sulfas e que exigem anestesias locais frequentes, como os queimados, por exemplo. Em contrapartida, deve ser lembrado que o uso das sulfonamidas também diminui grandemente a ação do ácido para-aminobenzoico.

MINERAIS

Os minerais são elementos inorgânicos essenciais ao organismo, necessários não somente como constituintes estruturais moleculares, mas também como catalisadores de inúmeras reações bioquímicas. Constituem cerca de 4 a 5% do peso corpóreo humano. Os minerais nutricionais são classificados, conforme a necessidade alimentar diária, em macro e microminerais. Os macrominerais são aqueles necessários em quantidades diárias maiores do que 100 mg, são eles o cálcio, o cloro, o enxofre, o fósforo, o magnésio, o potássio e o sódio. Os microminerais são aqueles requeridos em quantidades mínimas, de apenas alguns mg, ou μg, diários. Também são denominados elementos-traços e oligoelementos. São eles o boro, o cobalto, o cobre, o cromo, o estrôncio, o ferro, o flúor, o germânio, o iodo, o lítio, o manganês, o molibdênio, o selênio, o silício, o vanádio e o zinco.

A análise das cinzas humanas também tem revelado a presença de outros minerais no organismo, ainda com as suas funções bioquímicas pouco conhecidas, são eles o alumínio, o arsênico, o bário, o bismuto, o bromo, o cádmio, o estanho, o gálio, o níquel, o ouro, a prata, entre outros. A seguir, abordaremos os minerais através de tópicos por ordem alfabética, apenas com o intuito de facilitar a consulta deste livro.

Boro

Boro é um elemento químico não metálico, trivalente, de número atômico 5, massa atômica 10,811(7) g.mol^{-1} e cujo símbolo químico é B. O número atômico identifica o elemento químico e corresponde ao número de prótons presentes no núcleo do átomo, representando, portanto, a carga elétrica nuclear. No átomo de carga neutra, o número atômico é igual ao número de elétrons.

A massa atômica representa a massa total do átomo, incluindo os prótons, os nêutrons e os elétrons. Não deve ser confundida com o peso atômico, também denominado massa atômica relativa ou massa atômica média, que resulta da média das massas atômicas de todos os isótopos de um dado elemento químico.

O conhecimento da massa atômica é muito importante para os farmacêuticos calcularem a quantidade do mineral elementar prescrito e que deverá estar presente na formulação aviada ao paciente. Por exemplo, considerando-se o borato de sódio, cuja fórmula química é $Na_2B_4O_7.10H_2O$, usaremos apenas os números arredondados:

- calcula-se o peso molecular somando-se as massas atômicas dos diferentes elementos;
- o sódio (Na) tem massa atômica 23; o boro (B), 11; o oxigênio (O), 16; e o hidrogênio (H), 1;
- assim, (2 × Na) + (4 × B) + (17 × O) + (10 × H) = 382;
- nesta soma, o boro (4 × B) representa 11,5% do total;
- portanto, o farmacêutico considerará que o boro está "diluído" a 11,5% no borato de sódio.

Feita esta pequena resenha mnemônica, retomemos o fio da meada.

O nome boro advém do turco *bor*, o qual deriva do árabe *buraq*, que, por sua vez, vem do persa *burah*, que significa relâmpago e nos faz lembrar do deus nórdico Thor. No antigo Egito era empregado na mumificação dos cadáveres e era chamado de *natron*.

O boro não é encontrado na forma livre na natureza. Existem diversas formas alótropas do boro, o boro amorfo apresenta-se como um pó marrom, enquanto o cristalino é preto. Só para lembrar, a alotropia é a particularidade dos elementos de se apresentarem sob diferentes formas, cada uma delas com propriedades físicas próprias.

O boro é um fraco condutor elétrico à temperatura ambiente e um ótimo condutor em altas temperaturas, sendo empregado, na indústria de semicondutores, como um agente dopante, ou seja, um elemento químico usado em muito pequena quantidade para um determinado efeito, quase como uma impureza. Também é empregado industrialmente como material estrutural leve, como inseticida de baixa toxicidade, como preservativo de materiais e como reagente na indústria química. Nos fogos de artifício o boro é responsável pela chama verde. Na agricultura, desde 1910 é considerado um nutriente essencial para as plantas, mas, somente em 1981 foi aceita a sua essencialidade para os animais.

O boro, por ser um não metal eletronegativo, geralmente participa nas reações químicas como agente redutor, ou seja, doa elétrons, oxidando-se. Como o carbono ele é capaz de formar ligações moleculares covalentes estáveis.

• Funções Bioquímicas do Boro

O boro proveniente da alimentação é rapidamente absorvido, provavelmente por difusão passiva, perdendo-se nas fezes apenas cerca de 10% da quantidade ingerida. A excreção do excesso de boro absorvido se faz principalmente pelos rins. O boro aproveitado pelo organismo fixa-se em todos os tecidos, porém, as maiores concentrações encontram-se nos ossos, no baço e na tiroide.

Ele está envolvido no metabolismo juntamente com o cálcio, o magnésio, o fósforo, o potássio, a vitamina D e o hormônio parotídeo. O boro está relacionado com a eficiência funcional das membranas celulares, especialmente nos vegetais. Estudos em animais mostram que a privação de boro afeta a função cerebral e a composição dos ossos. Em humanos, os estudos enfocam, principalmente, a sua participação na gênese da osteoporose, e certas evidências sugerem que este mineral mimetiza alguns dos efeitos estrogênicos nas mulheres no climatério. O boro é essencial para a hidroxilação da pregnenolona em 17-alfa-hidroxipregnenolona, a qual por sua vez dará origem à de-hidro-epiandrosterona (DHEA), à progesterona, à testosterona, ao estrogênio e ao cortisol. Veja a Figura 8.102.

Também para o desenvolvimento da musculatura, o boro é necessário, provavelmente por participar da síntese da

Capítulo 8

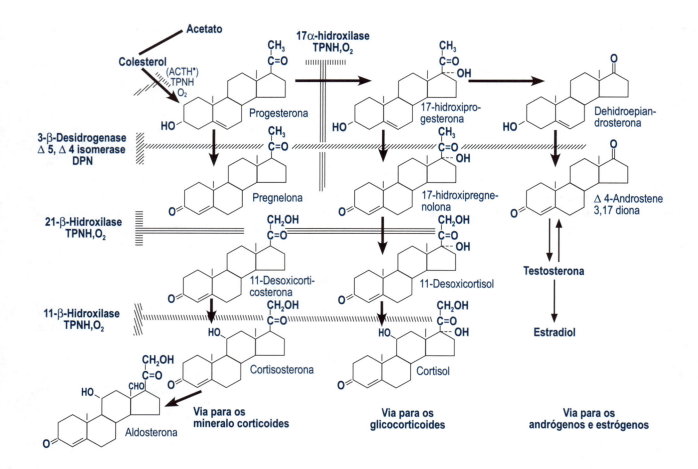

Figura 8.102 – *Síntese hormonal dependente do boro.*

testosterona, a qual, por sua vez, tem efeito anabolizante. O boro também se mostrou capaz de modular a atividade dos linfócitos timo-dependentes.

• Carência do Boro

Os únicos sinais e sintomas descritos da privação do boro são os característicos do climatério e da osteoporose e o atraso do crescimento. A deficiência de boro aumenta a excreção urinária do cálcio e do magnésio e reduz a concentração sérica da testosterona e do estrógeno.

• Doses Nutricionais Recomendadas para o Boro

Não existem doses nutricionais recomendadas oficialmente estabelecidas para o boro. Alguns trabalhos consideram que ingestão média diária de boro seja de 0,5 a 3,1 mg. A dose diária recomendada seria, na nossa opinião, de 1 mg.

• Indicações Terapêuticas do Boro

O uso terapêutico do boro está indicado nos casos de osteoporose, artrite, síndrome do climatério e durante a gravidez e a lactação.

Alguns autores o recomendam também aos lactentes prematuros. Um trabalho americano demonstrou que a administração de 3 mg diários de boro, durante 8 dias, a um grupo de mulheres na pós-menopausa diminuiu a perda urinária de cálcio em cerca de 40%, a de magnésio em 33%, sendo a perda de fósforo um pouco menor, comparativamente aos índices de perda anteriores ao tratamento.

Um outro estudo, prospectivo autocontrolado, acompanhou 12 mulheres, com idades variando de 48 a 82 anos, todas após a menopausa, durante 24 semanas. Nas primeiras 17 semanas elas foram submetidas a uma dieta com baixo teor de boro, e nas últimas 7 semanas a mesma dieta foi suplementada com 3 mg diários de borato de sódio. Apenas 1 semana depois do início da suplementação a excreção de cálcio e magnésio reduziu-se notavelmente e os teores séricos do estrógeno e da testosterona duplicaram. Este último trabalho conclui que a suplementação deste mineral às mulheres que se alimentam com uma dieta de baixo teor de boro é coerente com a prevenção da perda de cálcio e da osteoporose.

O fato de que o emprego do boro também reduz a excreção do magnésio também é de grande interesse para os cardiopatas que necessitam usar agentes diuréticos e digitálicos.

Não existem estudos, com o uso do boro, mostrando um aumento tão significativo da testosterona em homens, talvez porque os teores que se elevam sejam insignificantes para o padrão masculino. As doses terapêuticas de boro comumente empregadas variam entre 1 e 6 mg por dia, porém, na osteoporose, geralmente se prescrevem doses superiores a 3 mg diários.

• Fontes de Boro

As principais fontes alimentícias de boro são as frutas não cítricas, os vegetais folhosos, as nozes e as leguminosas. As carnes, o leite e seus derivados e os frutos do mar são fontes mais modestas de boro. Nas formulações magistrais, o boro é geralmente prescrito sob a forma de borato de sódio ou, preferencialmente, sob a forma complexada ao aminoácido glicina.

• Cuidados com o Uso do Boro

Os efeitos adversos do boro foram observados apenas em animais, sendo os sintomas iniciais de intoxicação a náusea, o vômito e a diarreia. Insistindo-se na administração crônica das altas doses de boro, observou-se o seu efeito adverso sobre a reprodução dos animais, refletido na redução do peso fetal das proles. Em porcos, pesando cerca de 60 quilos, a administração crônica de 8 mg diários de boro aumentou discretamente a excreção urinária do cálcio, apenas as doses de 500 mg por dia produziram a osteoporose e o aumento da excreção urinária da riboflavina.

Para o homem, por precaução, foram estabelecidas as doses máximas toleráveis para o boro, distribuídas conforme a faixa etária:

Bebês até os 12 meses de idade	não estabelecida.
Crianças de 1 a 3 anos de idade	3 mg/dia.
Crianças de 4 a 8 anos de idade	6 mg/dia.
Crianças de 9 a 13 anos de idade	11 mg/dia.
Adolescentes de 14 a 18 anos de idade	17 mg/dia.
Adultos, maiores de 19 anos de idade	20 mg/dia.

Cálcio

O cálcio é um elemento químico de número atômico 20 e massa atômica 40,078(4) g.mol^{-1}. É um metal terroso alcalino, o seu símbolo químico é Ca, o seu aspecto é cinza e é o quinto elemento mais abundante na crosta terrestre e nos oceanos. O seu nome provém do latim *calx* que, literalmente, significa calcário. O cálcio é essencial à vida celular e à mineralização dos ossos e conchas animais e é, também, o mineral mais abundante na maioria dos animais.

Como curiosidade, das cinzas que restam corpo humano cremado, cerca de 1/3 da massa total é constituído pelo cálcio, isto representa aproximadamente 1 kg deste mineral. Cerca de 99% do cálcio presente no corpo humano estão distribuídos pelos ossos e dentes, e somente 1% pelos demais tecidos, incluindo o sangue.

O cálcio é tão importante para a vida humana que as suas concentrações plasmáticas e tissulares, incluindo o fluido extracelular, são mantidas dentro de uma estreitíssima faixa, para um perfeito funcionamento fisiológico. Tão vitais são estes teores cálcicos que o organismo, para mantê-los, pode desmineralizar o esqueleto humano, caso o aporte nutricional seja insuficiente.

• Funções Bioquímicas do Cálcio

O cálcio é absorvido, principalmente, no duodeno, onde ainda prevalece um meio ácido, através de um transporte ativo controlado pela vitamina D. A vitamina D estimula as células das vilosidades duodenais a produzirem uma proteína que se liga ao cálcio, facilitando a sua captura pela borda em escova das células mucosas duodenojejunais. Existe também a assimilação do cálcio por um mecanismo passivo, independente da vitamina D, que ocorre em todo o intestino.

O cálcio circula no plasma sob três formas químicas, uma fração unida às proteínas, uma fração solúvel ionizada e uma fração, mais importante, não unida às proteínas nem ionizada. Esta terceira fração é a mais ativa fisiologicamente e, como os vasos sanguíneos são impermeáveis às proteínas, o cálcio presente no líquido intersticial é, predominantemente, o ionizado e, em menor quantidade, o não ligado às proteínas e não ionizado.

As principais funções do cálcio no corpo humano são estruturais, sinalizadoras celulares e coenzimáticas. Como mineral estrutural, o cálcio reage com os fosfatos para formar a hidroxiapatita, cujos cristais dão consistência aos ossos e dentes. A fórmula química da hidroxiapatita é $[Ca_{10}(PO_4)_6(OH)_2]$. As células formadoras dos ossos são chamadas osteoblastos, elas sintetizam osso novo e repõem o tecido ósseo reabsorvido por outras células especializadas, denominadas osteoclastos. São os osteoclastos que dão início ao processo de remodelação óssea, através de um processo lítico.

Durante o desenvolvimento fetal, a fixação do cálcio é insignificante até o quinto mês, quando se inicia a ossificação do esqueleto, e aumenta paulatinamente até o termo, sendo que 60% do cálcio total do recém-nascido se fixam nos últimos 2 meses da gestação. Durante o desenvolvimento normal, a neoformação óssea excede a reabsorção, promovendo o crescimento e a remodelação do esqueleto, ao contrário da osteoporose, em que a reabsorção óssea sobrepuja a osteogênese.

Como mensageiro celular, o cálcio atua na vasomotricidade, mediando a constrição e o relaxamento vascular, age na transmissão nervosa, na contração muscular e na secreção hormonal. Esta ação sinalizadora ocorre porque as células excitáveis, como por exemplo, as musculares e os neurônios, apresentam, na sua membrana citoplasmática, canais de cálcio eletrodependentes, que permitem uma rápida alteração nas concentrações intra e extracelulares deste mineral. Como ilustração, quando o impulso nervoso alcança a placa motora muscular, os canais de cálcio das membranas citoplasmáticas abrem-se, permitindo a entrada de íons cálcio para dentro da célula, estes íons, uma vez dentro dos miócitos, ligam-se às proteínas ativadoras específicas, as quais liberam uma enxurrada de íons cálcicos, provenientes das vesículas de estoque intracelulares. Esta inundação intracelular com os íons Ca^{++} desencadeia uma série de etapas que culminam com a contração muscular.

A união do Ca^{++} com a proteína troponina-C inicia a cadeia de reações que levarão à contratura muscular. A ligação do íon cálcio com a proteína calmodulina ativa as enzimas que desdobram o glicogênio muscular, providenciando a energia necessária para a contração. Nas mitocôndrias, o calcitriol libera o cálcio e o hormônio paratiroidiano acentua este efeito, entretanto, o paratormônio não atua no condrossoma na ausência da vitamina D.

O cálcio é, ainda, necessário ao organismo humano como cofator enzimático e estabilizador de proteínas. Um exemplo clássico é a necessidade da presença dos íons de cálcio para a ativação dos sete fatores da coagulação dependentes da vitamina K. Por todas estas razões, as concentrações de cálcio, no sangue e no fluido extracelular, são rigidamente controladas, a fim de preservar as funções fisiológicas normais. Acompanhe na Figura 8.103.

Quando o nível de cálcio sanguíneo cai, no raquitismo, por exemplo, as proteínas sinalizadoras da paratiroide enviam mensagens que resultarão no aumento da produção do paratormônio. O paratormônio estimula os rins a converterem a vitamina D à sua forma ativa, o calcitriol. O calcitriol aumenta a absorção do cálcio pelo intestino delgado. Juntos, o paratormônio e o calcitriol estimulam a liberação do cálcio dos ossos, ativando os osteoclastos, e diminuem a sua excreção urinária, aumentando a sua reabsorção renal. Quando a calcemia atinge o seu nível normal, a paratiroide interrompe a secreção do seu hormônio e os rins passam a excretar qualquer excesso de cálcio. Embora este complexo sistema permita um rápido e eficiente controle da calcemia, ele o faz à custa da integridade do esqueleto.

Outras funções menos conhecidas do cálcio são a sua atuação como elemento fixador da substância cimentante intercelular e como ativador do sistema contrátil tubular microfilamentoso das ilhotas pancreáticas de Langerhans, promovendo a liberação da insulina através da emeiocitose. Emeiocitose é a secreção dos polipeptídios armazenados nos grânulos intracelulares, como na desgranulação dos mastócitos, para ilustrar.

A excreção do cálcio é realizada pelo intestino, pelos rins e pelo suor. A via mais importante é a intestinal, e mesmo com uma alimentação isenta de cálcio o intestino continua eliminando este elemento. A excreção do cálcio geralmente é proporcional à ingestão, porém alguns fatores a influenciam. A excreção fecal aumenta nos casos de deficiência da vitamina D e de fósforo, com o uso de medicação para a úlcera péptica, no hiperparatiroidismo, na diarreia e na esteatorreia. A perda urinária é intensificada pela acidose metabólica, pelo hipertiroidismo e também pelo hiperparatiroidismo.

• Carência de Cálcio

A hipocalcemia geralmente é devida a um hipoparatiroidismo e raramente é causada pela ingestão insuficiente de cálcio, porque o esqueleto costuma prover uma grande reserva deste mineral, suficiente para a manutenção da calcemia. Outras causas para a hipocalcemia são a insuficiência renal crônica, a carência de vitamina D e a deficiência de magnésio, esta última comum nos casos de alcoolismo crônico. A deficiência de magnésio provoca uma diminuição da responsividade dos osteoclastos ao paratormônio.

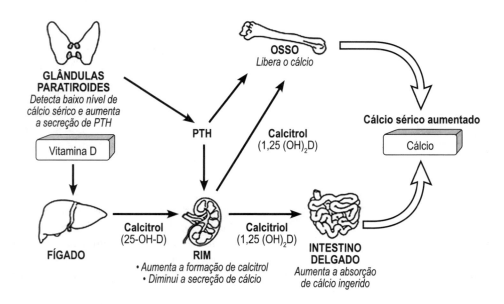

Figura 8.103 – *Sistema de controle extracelular do cálcio.*

A baixa ingestão crônica de cálcio durante o período de crescimento impede a aquisição de uma quantidade ótima de massa óssea. Uma vez que o pico de massa óssea é alcançado, na maturidade, a ingestão inadequada de cálcio contribui para a aceleração do processo de perda óssea, podendo levar à osteoporose.

• Doses Nutricionais Recomendadas para o Cálcio

As recomendações atuais para o consumo de cálcio, visando a otimização da saúde do esqueleto, foram estabelecidas em 1997 pelo Conselho de Alimentos e Nutrição do Instituto de Medicina americano. Este conselho optou por recomendar doses adequadas, uma vez que as doses nutricionais recomendadas são muito difíceis de serem estimadas, em razão da grande variabilidade na retenção e no armazenamento do cálcio na massa óssea, variação esta atribuída a fatores genéticos, hormonais, à atividade física e outros, todos eles interagindo na saúde do esqueleto. As doses adequadas para o cálcio, considerando-se as faixas etárias, estão, então, assim elencadas:

Bebês até 6 meses de idade	210 mg/dia.
Bebês de 7 até 12 meses de idade	270 mg/dia.
Crianças de 1 a 3 anos de idade	500 mg/dia.
Crianças de 4 a 8 anos de idade	800 mg/dia.
Crianças de 9 a 13 anos de idade	1.300 mg/dia.
Adolescentes dos 14 aos 18 anos de idade	1.300 mg/dia.
Adultos dos 19 aos 50 anos de idade	1.000 mg/dia.
Adultos com mais de 51 anos de idade	1.200 mg/dia.
Gestantes menores de 18 anos de idade	1.300 mg/dia.
Gestantes maiores de 18 anos de idade	1.000 mg/dia.
Lactantes menores de 18 anos de idade	1.300 mg/dia.
Lactantes maiores de 18 anos de idade	1.000 mg/dia.

• Indicações Terapêuticas do Cálcio

O uso terapêutico do cálcio pode ser preventivo e curativo. O uso terapêutico preventivo do cálcio é considerado o mais importante e inclui, principalmente, as seguintes enfermidades: o câncer colorretal, a osteoporose, a nefrolitíase, a eclâmpsia e pré-eclâmpsia e o saturnismo ou intoxicação pelo chumbo. O emprego considerado curativo é classicamente o tratamento da hipertensão arterial e da síndrome pré-menstrual.

Iniciemos pelo câncer colorretal, a mais comum neoplasia maligna gastrintestinal, e a segunda causa de morte por câncer nos Estados Unidos da América. Este tipo de tumor é provocado por uma combinação de fatores, genéticos e ambientais, porém o grau de influência destes fatores na gênese do câncer de cólon varia muito. Por exemplo, o câncer de cólon que acontece nos pacientes portadores da polipose adenomatosa familiar é de causa quase inteiramente genética, enquanto os demais parecem ser desencadeados por hábitos alimentares. Trabalhos realizados com animais sugerem fortemente que o cálcio é um agente preventivo contra os cânceres intestinais.

Nos seres humanos, os trabalhos clínicos controlados têm demonstrado uma modesta redução na recorrência dos adenomas colorretais, que são tumorações polipoides pré-cancerosas, com o emprego de 1.200 a 2.000 mg diários de cálcio. Um destes trabalhos, mais atual, afirma que este efeito protetor se estende por até 5 anos após o término da intervenção nutricional.

A análise sistemática de dez trabalhos prospectivos de coorte, incluindo 534.536 indivíduos de ambos os sexos, mostrou que aquelas pessoas que se encontravam no mais alto quintil de ingestão alimentar de cálcio apresentaram uma incidência de câncer colorretal 14% menor em comparação com aquelas que estavam no mais baixo quintil. As doses diárias de cálcio empregadas nestes dez trabalhos variaram entre 674 e 1.051 mg. Nesta mesma análise sistemática, os indivíduos do mais alto quintil que consumiam cálcio proveniente dos alimentos e de suplementos alimentares apresentaram uma redução de 22% no risco para o câncer colorretal. A dose total do cálcio ingerido, nestes casos, variou entre 732 e 1.087 mg por dia.

Apesar disso, muitos outros grandes estudos prospectivos, isoladamente, têm mostrado que o aumento na ingestão de cálcio diminui muito pouco o risco de aparecimento do câncer colorretal. Esta fraca correlação pode ser explicada pela existência de grupos populacionais que diferem nas suas respostas ao cálcio. Por exemplo, existem evidências de que as pessoas que apresentam níveis circulantes aumentados do fator de crescimento semelhante à insulina 1 (IGF-1, do inglês *insulin-like growth factor* 1), os quais, sabidamente, são mais suscetíveis ao câncer colorretal, podem ser mais beneficiadas pela administração do cálcio do que os outros grupos populacionais. Fatos demonstrados em um trabalho caso-controlado incluindo 511 homens. Entretanto, antes que tiremos conclusões precipitadas, afirmamos que mais trabalhos são necessários para esclarecer a real existência de subgrupos populacionais que diferem nas suas necessidades metabólicas do cálcio e o quanto isto pode influenciar o risco para o desenvolvimento do câncer colorretal.

A osteoporose é uma alteração esquelética que compromete a resistência dos ossos e que os pode predispor às fraturas. As fraturas que mais deixam sequelas, na osteoporose, são as do quadril e as da coluna vertebral. Cerca de 1/3 das pessoas que sofrem fraturas osteoporóticas do quadril necessita de cuidados de enfermagem no ano seguinte à fratura, e um em cada cinco destes indivíduos morre, em decorrência das complicações desta fratura, neste mesmo ano. A osteoporose é mais comum nas mulheres brancas após a menopausa, mas mulheres de outros grupos raciais e de outras faixas etárias, assim como homens, e mesmo crianças, também podem desenvolver a osteoporose. A origem da osteoporose é multifatorial e o aspecto nutricional é apenas um dos fatores que contribuem para a sua evolução.

Alguns outros fatores que contribuem para o desenvolvimento da osteoporose são: o sedentarismo; o avançar da idade; o gênero feminino e outras características genéticas; o hipoestrogenismo; o tabagismo; as doenças metabólicas, como o hipertiroidismo, por exemplo; e o uso de determinados fármacos, como os corticosteroides e os anticonvulsivos.

A predisposição para a fratura osteoporótica está relacionada com a quantidade máxima de massa óssea acumulada durante o período de desenvolvimento esquelético e com o ritmo de perda óssea após este pico ter sido atingido. O esqueleto humano acumula massa óssea até a terceira década de vida, isto é, até os 25 ou 30 anos de idade. As estratégias empregadas para se minimizar a osteoporose e o seu risco de fraturas incluem a tentativa de se fazer obter o máximo de massa óssea até os 25 anos e de se evitar a perda óssea após esta idade.

Obviamente, o cálcio é o nutriente mineral mais importante nestas estratégias, mas a vitamina D e outros minerais também são muito importantes para a incorporação do cálcio no esqueleto. O exercício físico, como estilo de vida, é um outro fator formidável dentro destas estratégias para a prevenção das fraturas osteoporóticas. Existem evidências de que a atividade física, praticada desde a infância, contribui para a obtenção de um alto pico de mineralização óssea. Os efeitos dos exercícios, mesmo com a ingestão adequada de cálcio e vitamina D, são muito mais modestos em reduzir o ritmo de perda óssea após os 30 anos de idade.

Uma revisão dos artigos publicados sobre este assunto indica que os benefícios do aumento da atividade física para o esqueleto só ocorrem quando a ingestão diária de cálcio está acima dos 1.000 mg. Dentre estas atividades, os exercícios de alto impacto e os de resistência são os mais eficientes. Cabe aqui observar que os exercícios de alto impacto não devem ser indicados para aqueles pacientes que já apresentam a osteoporose, pois aumentam o risco de fraturas. Para estes se indica a musculação com carga adequada. Os exercícios de baixo impacto, como a caminhada, a natação e o ciclismo têm mínimo efeito sobre a massa mineral óssea, apesar de serem benéficos para a saúde geral. O início da atividade física, mesmo que tardia na vida, ainda que acima dos 90 anos de idade, é muito importante para melhorar a resistência física e o equilíbrio, o que reduz a possibilidade de quedas, um outro importante fator de risco para as fraturas do quadril.

A administração isolada do cálcio não restaura a perda óssea dos pacientes com osteoporose, entretanto, qualquer tratamento para a osteoporose, seja com drogas, com exercícios ou com outros minerais, requer uma adequada ingestão de cálcio e vitamina D, representada por 1.200 mg diários de cálcio e 600 UI diárias de vitamina D.

Com relação à litíase renal, cerca de 12% da população norte-americana a apresenta. A maioria dos cálculos urinários é composta por cristais do oxalato de cálcio ou do fosfato de cálcio. Os cálculos urinários formam-se como consequência de malformações e infecções do trato urinário e, mais comumente, como resultado da hipercalciúria, idiopática na maioria das vezes. A ingestão oral do cálcio aumenta muito pouco o cálcio urinário e, quando uma elevação mais acentuada ocorre, deve-se procurar uma causa para esta hipercalciúria. Dois fatores dietéticos que podem elevar a excreção urinária de cálcio são a ingestão de sódio e a de proteína.

Um extenso trabalho prospectivo, seguindo 45.619 homens por um período de 12 anos, encontrou uma incidência de litíase renal sintomática 44% menor nos homens do mais alto quintil de ingestão de cálcio, representado por uma média de 1.326 mg diários, do que naqueles do mais baixo quintil, com uma média de ingestão de 516 mg diários. Resultados semelhantes foram encontrados em outro grande estudo similar acompanhando mulheres, também por 12 anos. Um outro trabalho, analisando o acompanhamento de homens por 14 anos, concluiu que a ingestão de cálcio estava relacionada com um baixo risco para cálculo renal naqueles com idade menor do que 60 anos, mas não no grupo de homens mais velhos. Ainda um outro estudo prospectivo de coorte, seguindo 96.245 mulheres com idades entre 27 e 44 anos, concluiu que a alta ingestão diária de cálcio estava associada a uma baixa incidência de litíase urinária.

Os autores destes trabalhos argumentaram que a dieta com alto teor de cálcio poderia inibir a absorção intestinal do oxalato, reduzindo, como consequência, a excreção urinária do mesmo oxalato, que é um fator de risco para a formação dos cristais de oxalato de cálcio. Confirmando esta ideia, observou-se que uma outra pesquisa, na qual se estudou a ingestão do oxalato com e sem a suplementação de cálcio, a absorção e a excreção renal do oxalato foram significativamente reduzidas quando se administravam 200 mg de cálcio elemental juntamente com o oxalato.

Muito embora, no passado, tenha-se recomendado aos pacientes formadores de cálculos renais que evitassem a ingestão do cálcio, um estudo transversal cruzado, de 282 pacientes com litíase por oxalato de cálcio, mostrou que o sal de cozinha é o fator dietético mais fortemente associado com a hipercalciúria. Outro trabalho, com 85 pacientes litiásicos renais, observou que aqueles enfermos que apresentavam baixa densidade mineral óssea eram, também, de maneira significativa, os que mais ingeriam sal de cozinha e excretavam sódio pela urina. Esta constatação levou os autores a sugerirem a redução do consumo do sal de cozinha pelos pacientes formadores dos cálculos renais de cálcio.

A observação de que os formadores de cálculos renais de cálcio com baixa ingestão de cálcio são mais propensos a perder a densidade mineral óssea colocou em cheque o uso terapêutico da restrição dietética do cálcio. Atualmente, a única medida dietética tradicional comprovadamente eficaz para reduzir a recorrência das pedras urinárias é o aumento da ingestão hídrica. Só para "colocar uma pedra no sapato", um novo trabalho, randomizado, duplo-cego e controlado por placebo, com 36.282 mulheres após a menopausa, indicou que o uso associado de 1.000 mg diários de cálcio com 400 UI diárias de vitamina D esteve associado a um aumento significativo na incidência de litíase renal. Assim, mais pesquisa se faz necessária para esclarecer, definitivamente, se a ingestão de cálcio afeta, ou não, a formação dos cálculos renais.

A hipertensão induzida pela gravidez, que ocorre em cerca de 10% das gestações, é a mais frequente das complicações gestacionais e coloca em risco a saúde, tanto da mãe quanto do bebê. Este termo, por definição, inclui a hipertensão gestacional, a pré-eclâmpsia e a eclâmpsia. A hipertensão gestacional é definida pela hipertensão arterial que se desenvolve após a 20ª semana da gestação. A pré-eclâmpsia é a hipertensão gestacional que evolui com edema e proteinúria. E a eclâmpsia é caracterizada pelo agravamento da pré-eclâmpsia até as convulsões e o coma. A eclâmpsia também é denominada de toxemia gravídica. Não se conhece, precisamente, a causa da hipertensão induzida pela gravidez, porém, o cálcio parece desempenhar um importante papel na fisiopatologia desta síndrome.

Os principais fatores de risco para a hipertensão induzida pela gravidez são: as primigestas, as gestações múltiplas, a hipertensão arterial crônica, a diabete e algumas doenças autoimunes. Alguns estudos epidemiológicos sugerem uma relação inversa entre a ingestão de cálcio e a incidência da hipertensão induzida pela gravidez, entretanto, as pesquisas experimentais, investigando a influência da administração de cálcio na hipertensão induzida pela gravidez, não têm mostrado resultados conclusivos.

Uma revisão sistemática de trabalhos randomizados e placebo-controlados confirmou que a administração de cálcio às gestantes reduz a incidência da hipertensão arterial, tanto nas mulheres com alto risco de hipertensão induzida pela gravidez quanto naquelas com baixa ingestão diária de cálcio. Nas gestantes com baixo risco para o desenvolvimento da hipertensão induzida pela gravidez e naquelas que se alimentavam com uma quantidade diária adequada de cálcio, o benefício do tratamento com cálcio foi considerado pequeno e, provavelmente, insignificante.

Um extenso trabalho multicêntrico, incluindo mais de 4.500 gestantes, não encontrou nenhum efeito da administração de 2.000 mg diários de cálcio na prevenção da hipertensão induzida pela gravidez, entretanto, um viés deste trabalho foi o fato de que o grupo-placebo ingeria uma quantidade média de 980 mg diários de cálcio, através da dieta habitual, enquanto no grupo experimental a ingestão média total diária de cálcio foi de 2.300 mg. De qualquer modo, para a população em geral, os especialistas recomendam, consensualmente, a administração de cálcio durante a prenhez, com o intuito de prevenir a hipertensão induzida pela gravidez.

O cálcio ainda é útil para aprevenção da intoxicação pelo chumbo. Como se sabe, as crianças cronicamente expostas ao chumbo, mesmo em pequenas quantidades, apresentam maior probabilidade de manifestarem problemas comportamentais, baixo coeficiente de inteligência e depararem-se com dificuldades no aprendizado. Também tem sido descrito atraso no crescimento e no desenvolvimento neuropsicomotor de crianças nascidas de mulheres expostas ao chumbo durante a gravidez. Nos adultos, a intoxicação pelo chumbo pode provocar lesões renais e hipertensão arterial, além da irritabilidade e da dificuldade de concentração.

Muito embora a produção de tintas à base de chumbo e da gasolina aditivada com o chumbo-tetraetila estejam em desuso, a intoxicação pelo chumbo continua sendo um problema de saúde pública, especialmente nos grandes centros urbanos. Lembro-me de ter lido, alhures, um artigo intitulado "casas que matam", e a imagem que me é agora evocada é a de uma criança brincando, no chão de vermelhão (mercúrio) de uma casa caiada de branco (chumbo), em um bairro de uma grande cidade. O autor ressaltava a diferença entre este infante e um outro, vivendo na zona rural e brincando ao ar livre. Feita esta digressão nostálgica e desopilativa, voltemos ao "osso". Um trabalho, envolvendo mais de 300 crianças de uma zona urbana, encontrou 49% das crianças com idade entre 1 e 8 anos com níveis hemáticos de chumbo acima do tolerável, indicando, claramente, uma exposição excessiva a este metal. Neste estudo, somente 59% das crianças entre 1 e 3 anos de idade, e 41% dos infantes com idade entre 4 e 8 anos apresentavam ingestão alimentar adequada de cálcio. O cálcio protege-nos dos efeitos do chumbo por, pelo menos, dois caminhos metabólicos:

- o primeiro, competindo pela absorção intestinal com o chumbo, o qual, uma vez assimilado, tende a acumular-se nos ossos, onde pode permanecer por mais de 20 anos;
- o segundo, concorrendo com o chumbo pela fixação nos ossos, inclusive por ocasião da remobilização do chumbo, quando ele é liberado do esqueleto durante a remodelação óssea.

Um outro trabalho, mais recente, sobre os teores sanguíneos do chumbo em gestantes, mostrou que as mulheres que apresentavam ingestão inadequada de cálcio, durante a segunda metade da gravidez, estavam mais propensas a apresentar elevação dos níveis hemáticos de chumbo, provavelmente provocada pela desmineralização do esqueleto, liberando o chumbo previamente acumulado nos ossos. O chumbo, circulando no sangue de uma gestante, é rapidamente transportado através da placenta e expõe-se ao feto em um momento crítico, no qual o seu sistema nervoso está altamente vulnerável às intoxicações.

Na mulher madura, o aumento na ingestão de cálcio também diminui o teor hemático de chumbo. Na pós-menopausa, a administração de cálcio, a atividade física e a reposição estrogênica, para diminuir a desmineralização óssea, também estão inversamente associadas à saturnemia.

A relação entre o cálcio e a pressão arterial tem sido intensamente investigada nas últimas duas décadas. A análise de 23 extensos estudos prospectivos mostrou uma redução na pressão arterial sistólica de 0,34 mmHg para cada 100 mg de cálcio ingeridos diariamente e, na pressão diastólica, de 0,15 mmHg para cada 100 mg de cálcio. A revisão sistemática de outros 42 trabalhos, randomizados e placebo-controlados, comprovou uma redução, global, de 1,44 mmHg na pressão arterial sistólica e de 0, 84 mmHg na diastólica.

A dose de cálcio usada nestas pesquisas variou entre 500 e 2.000 mg por dia, estando as doses mais empregadas entre 1.000 e 1.500 mg diários.

No estudo DASH, do inglês *Dietary Approaches to Stop Hypertension* e que significa abordagens dietéticas para o tratamento da hipertensão, 549 indivíduos foram distribuídos, randomizadamente, em três grupos de dietas, durante 8 semanas:

- o primeiro, constituindo o grupo-controle, recebia uma dieta pobre em frutas, verduras e laticínios;
- o segundo grupo alimentou-se com uma dieta rica em frutas e verduras, recebendo cinco porções diárias de frutas e três porções de verduras por dia e
- o terceiro grupo recebeu uma dieta mista, rica em frutas, verduras e laticínios magros, respectivamente cinco, três e três porções diárias.

O grupo da dieta mista representou um consumo diário, a mais, de 1.200 mg de cálcio, em relação ao grupo-controle, e o grupo das frutas e verduras, 800 mg a mais. A dieta mista reduziu, em comparação com o grupo-controle, a pressão arterial sistólica em 5,5 mmHg e a diastólica em 3,0 mmHg; enquanto a dieta só de frutas e verduras diminuiu a pressão sistólica em 2,8 mmHg e a diastólica em 1,1 mmHg. Dentre os participantes deste trabalho, aqueles previamente considerados hipertensos e que pertenciam ao grupo que recebia a dieta mista tiveram a sua pressão arterial sistólica reduzida em 11,4 mmHg e a diastólica em 5,5 mmHg; os hipertensos que estavam no grupo das frutas e verduras diminuíram a pressão sistólica em 7,2 mmHg e a diastólica em 2,8 mmHg, sempre se comparando ao grupo-controle. Esta pesquisa comprovou que o consumo de 1.000 a 1.200 mg de cálcio por dia é útil para a prevenção e para o tratamento da hipertensão arterial moderada.

Diversos trabalhos têm relacionado a baixa ingestão de cálcio com a síndrome da tensão pré-menstrual e a administração deste mineral a estas pacientes tem-se mostrado eficaz no alívio dos seus sintomas. A síndrome da tensão pré-menstrual é caracterizada por um grupo de sintomas que inclui fadiga, irritabilidade, mau humor, depressão, retenção hídrica, mastalgia, entre outros, e que se iniciam em algum momento após a ovulação e persistem até o início da menstruação. Uma pesquisa clínica, randomizada, duplo-cega, controlada por placebo, realizada com 466 mulheres, metade das quais receberam uma suplementação alimentar de cálcio de 1.200 mg diários, durante três ciclos menstruais consecutivos, mostrou, no grupo tratado com o mineral, uma redução de 48% na pontuação dos sintomas, em contraposição à redução de 30% do grupo-placebo. Efeitos positivos similares foram publicados em dois outros trabalhos transversais, também duplo-cegos e placebo-controlados, empregando a dose diária de cálcio de 1.000 mg.

Outra pesquisa, caso-controle, realizada com mulheres participantes do Segundo Estudo sobre a Saúde da Enfermagem, em inglês *Nurse's Health Study II* (NHS II), demonstrou que as mulheres que consumiam mais cálcio, proveniente da alimentação, apresentavam 30% menos sintomas da síndrome da tensão pré-menstrual do que aquelas que ingeriam menos cálcio na dieta. A quantidade média de cálcio ingerida diariamente pelo primeiro grupo foi calculada em 1.283 mg, enquanto no segundo grupo o foi em 529 mg. É importante observar que, neste trabalho com as enfermeiras, o emprego de suplementos alimentares de cálcio não mostrou nenhum efeito sobre a síndrome da tensão pré-menstrual, o que faz pensar que outros fatores alimentares, associados ao cálcio da dieta, sejam a causa deste viés.

Algumas pesquisas relacionaram as dietas ricas em cálcio, comparativamente às calorias, com uma baixa incidência de sobrepeso e de obesidade. Estas pesquisas não foram originalmente planejadas para observar o efeito do cálcio na obesidade e o significado deste resultado permaneceu obscuro até que trabalhos mais recentes, com culturas de tecidos e com modelos animais, mostraram que a baixa ingestão de cálcio desencadeia alterações hormonais e metabólicas que exacerbam a tendência dos adipócitos para acumular gordura.

Uma pesquisa, desenhada para avaliar os efeitos do exercício físico, observou, em 2 anos, que a dieta rica em cálcio estava associada a perda de peso, tanto no grupo dos exercícios quanto no grupo-controle.

Um outro trabalho intervencionista, mais recente, administrando laticínios durante 1 ano, equivalendo a 1.000 a 1.400 mg diários de cálcio, a mulheres jovens e saudáveis, não mostrou diferença significativa entre o peso corporal, ou a porcentagem de gordura, com o grupo-controle, que consumia menos de 800 mg diários de cálcio. Entretanto, quando se considerou o grupo que recebia 1.300 a 1.400 mg diários de cálcio, observou-se uma leve redução na porcentagem de gordura corporal, já nos primeiros 6 meses de seguimento. As pesquisas com alimentação controlada, mantendo o consumo calórico fixo e quantificando o efeito do cálcio sobre a gordura e o peso corporal, ainda estão em andamento.

• Fontes de Cálcio

O consumo diário de cálcio costuma ser inferior ao recomendado para as diversas faixas etárias, tanto entre as mulheres quanto entre os homens. Calcula-se que somente 25% dos rapazes e 10% das meninas entre 9 e 17 anos de idade consumam a quantidade diária adequada de cálcio.

O cálcio alimentar é-nos apresentado, na natureza, sob duas formas: a orgânica, representada pelos proteinatos de cálcio, e a inorgânica, por fosfato, oxalato, citrato, malato, tartarato, lactato, guconato, cloreto *etc*. Os laticínios são responsáveis por 75% do cálcio consumido na dieta norte-americana, entretanto, é típico, nesta sociedade, os adolescentes trocarem o leite por refrigerantes, justamente na fase da vida mais crítica para a aquisição da massa óssea. Os queijos secos contêm cerca de 1% do seu peso de cálcio. Dentre as fontes de origem animal, a gema do ovo, a sardinha e o salmão também são fontes importantes de cálcio. Os cereais integrais e as verduras também são boas fontes de cálcio, porém a biodisponibilidade do cálcio nestes alimentos deve ser bem avaliada. As verduras da família das brássicas, como o brócolis, a couve, o repolho e a couve-de-bruxelas, assim como outras hortaliças como o nabo verde, a mostarda e a escarola, contêm cálcio tão biodisponível quanto o do leite, porém, outros vegetais podem conter substâncias que comprometem a absorção intestinal do cálcio.

O ácido oxálico e os seus sais derivados, os oxalatos, são os mais potentes inibidores da absorção intestinal do cálcio e encontram-se em altas concentrações em alguns alimentos, como o espinafre, o ruibarbo, a acelga e a beterraba e, em menores concentrações, na batata-doce e nos feijões secos. O ácido fítico, presente no envoltório dos cereais, também é um inibidor da absorção do cálcio, porém menos potente do que o oxalato. As leveduras possuem uma enzima capaz de quebrar o ácido fítico, assim, desde que se empregue fermento biológico para o preparo de pães e massas, esta fitase inativa o ácido fítico presente nos cereais.

Na prática, somente os alimentos com altas concentrações de fitatos, como a fibra do trigo e os feijões secos, são capazes de reduzir, significativamente, a absorção do cálcio. Outros alimentos, comuns na alimentação brasileira e que merecem ser mencionados são o agrião, o palmito, o melaço, o gergelim, o tofu (em São Paulo) e a castanha-do-pará. A Tabela 8.18 enumera alguns alimentos ricos em cálcio e a sua equivalência em relação ao leite.

Tabela 8.18
Alguns Alimentos Ricos em Cálcio e a Sua Equivalência em Relação ao Leite

Alimento	Porção	Cálcio	Porções Equivalentes a 230 g de Leite*
Brócolis	1/2 xícara, cozido	35 mg	4,5
Couve	1/2 xícara, cozida	61 mg	3,2
Escarola	1/2 xícara, cozida	79 mg	2,3
Espinafre	1/2 xícara, cozido	115 mg	16,3
Feijão branco	1/2 xícara, cozido	113 mg	3,9
Feijão rajadinho	1/2 xícara, cozido	45 mg	8,1
Feijão roxinho	1/2 xícara, cozido	41 mg	9,7
Iogurte	230 g	300 mg	1,0
Leite	230 g	300 mg	1,0
Queijo *cheddar*	50 g	356 mg	1,2
Repolho chinês	1/2 xícara, cozido	239 mg	1,0
Ruibarbo	1/2 xícara, cozido	174 mg	9,5
Tofu	1/2 xícara	258 mg	1,2

* *Número de porções necessárias para alcançar a quantidade de cálcio absorvido em 230 g de leite.*

A maioria dos especialistas recomenda que se consuma o cálcio proveniente dos alimentos, porque o cálcio alimentar vem acompanhado de outros nutrientes que facilitam o aproveitamento deste mineral pelo organismo. A administração suplementar do cálcio, por outro lado, muitas vezes é necessária àqueles pacientes que, por qualquer motivo, têm dificuldade em ingerir os alimentos ricos em cálcio. Não existem cápsulas, ou comprimidos, capazes de portar a quantidade diária de cálcio recomendada, porque seriam muito volumosos e difíceis de engolir, por este motivo é que se divide a dose diária necessária em várias cápsulas.

Os sais de cálcio habitualmente empregados nos suplementos cálcicos são o carbonato de cálcio, o lactato de cálcio, o gluconato de cálcio, o citrato de cálcio, o glicinato de cálcio e o citrato-malato-glicinato de cálcio, entre outros. O sal de cálcio mais barato no mercado é o carbonato de cálcio, o mesmo do calcário comum, ou giz. O carbonato de cálcio, porém, é pouco absorvido pelo intestino e a relação custo-benefício pode estar prejudicada. Para se otimizar a absorção do cálcio, não se deve prescrever mais do que 500 mg de "cálcio elementar" por tomada, independentemente da dose diária total necessária.

Escrevemos propositalmente "cálcio elementar" para salientar que os farmacêuticos, ao aviarem a receita médica, devem considerar o peso do cálcio atômico e não o peso molecular do sal de cálcio, pois este último varia muito com o tamanho e a complexidade da molécula. Assim, a quantidade de cálcio contida em 500 mg de carbonato de cálcio, um composto inorgânico simples, não corresponde à quantidade de cálcio presente em 500 mg de citrato-malato-glicinato de cálcio, uma substância orgânica complexa. Os sais simples de cálcio devem ser ingeridos com as refeições, pois a sua absorção depende da acidez estomacal, para ionizar o cálcio, e da reação deste íon com os aminoácidos da dieta, para, só então, ser assimilado pelo intestino. Já o cálcio das moléculas orgânicas, já complexadas com aminoácidos, como o citrato-malato-glicinato de cálcio, pode ser ingerido de qualquer modo. A absorção do cálcio é muito variável, situando-se em torno dos 30%, dependendo de vários fatores, dentre eles destacamos quatro:

- a forma química sob a qual o cálcio se apresenta nos alimentos. Alguns exemplos, muito mais que ilustrativos, são: o oxalato de cálcio, presente no espinafre, é insolúvel e não é absorvido. A fitina, ou inosito-hexa-fosfato de cálcio, presente nas sementes, também não é absorvida. Os fitatos reagem com o cálcio da dieta formando compostos insolúveis não absorvíveis. A absorção da hidroxiapatita está em torno de 17%, a do carbonato de cálcio gira em torno dos 23% e a do citrato de cálcio ao redor de 25%. O cálcio do leite é absorvido em cerca de 27% e o dos proteinatos de cálcio alcança 44%;

- a reação com o meio gástrico, onde o ambiente ácido aumenta a dissolubilidade do cálcio, favorecendo a sua absorção;

- a ação da bile, solubilizando os sabões cálcicos insolúveis, formados pela reação dos sais de cálcio com os ácidos graxos da dieta;
- e as associações alimentares.

Auxiliando a absorção do cálcio estão os glicídios e a vitamina D, e dificultando a sua assimilação agem o excesso de fósforo, de lípides e de resíduos como a celulose e a hemicelulose.

• Cuidados com o Uso do Cálcio

Os únicos efeitos adversos do abuso do cálcio seriam a hipercalcemia e a litíase renal. Nunca se documentou a hipercalcemia como resultante do excesso da ingestão alimentar de cálcio, porém, já foi documentada como consequência do abuso da suplementação alimentar com este mineral. Uma hipercalcemia moderada pode ocorrer sem sintoma algum, mas, às vezes, provoca perda do apetite, náusea, vômito, obstipação intestinal, dor abdominal, boca seca, sede e poliúria. A hipercalcemia severa provoca confusão mental, delírio, coma e, se não corrigida, morte.

Os casos de hipercalcemia relatados na literatura ocorreram, apenas, após o consumo de grandes quantidades de cálcio, geralmente para o tratamento da úlcera péptica, no tempo em que se empregavam grandes quantidades de leite, carbonato de cálcio e bicarbonato de sódio como antiácidos. Estes quadros de hipercalcemia eram denominados de síndrome alcalina do leite e foram descritos após a ingestão de cálcio em quantidades que variavam de 1.500 a 16.500 mg diários, por até 30 anos consecutivos. Atualmente, com o uso dos antagonistas dos receptores H2 da histamina e dos inibidores da bomba de prótons, para o tratamento da úlcera gastroduodenal, esta síndrome alcalina do leite está sendo esquecida.

Com relação à hipercalciúria, embora ela esteja relacionada com a formação de cálculos urinários, ela não está, geralmente, associada à ingestão excessiva de cálcio. Ao contrário, o aumento do consumo alimentar de cálcio está inversamente relacionado com a incidência da litíase urinária. Paradoxalmente, um extenso trabalho prospectivo mostrou que o risco para o desenvolvimento de cálculos renais era 20% maior entre mulheres que consumiam suplementos alimentares com cálcio, do que entre as que não usavam estes suplementos. A explicação aventada para este fato foi a de que os suplementos de cálcio modernos podem ser tomados em jejum, o que elimina o efeito inibidor do cálcio sobre a absorção intestinal dos oxalatos presentes nos alimentos.

Com base na possível ocorrência da hipercalcemia e da hipercalciúria, discutidas nos parágrafos anteriores, o Conselho de Alimentos e Nutrição do Instituto de Medicina norte-americano estabeleceu a dose máxima tolerável de cálcio em 2.500 mg por dia, válida para todas as faixas etárias a partir de 1 ano de idade. A dose máxima tolerável para os bebês menores de 12 meses de idade não foi estabelecida devido às dificuldades de cálculo.

Alguns estudos epidemiológicos recentes levantaram a dúvida sobre se o alto consumo de cálcio estaria associado à maior incidência do adenocarcinoma de próstata. Um grande estudo prospectivo, acompanhando uma coorte de mais de 50.000 homens norte-americanos, profissionais da saúde, por um período de 8 anos, observou que aqueles que ingeriam 2.000 mg, ou mais, de cálcio por dia apresentaram uma incidência de adenocarcinoma de próstata três vezes maior do que aqueles que consumiam menos de 500 mg diários de cálcio, e o aparecimento de metástases, também no primeiro grupo, foi mais de quatro vezes maior. Resultados semelhantes foram observados em um outro trabalho, sueco, comparando o consumo de cálcio entre 526 pacientes com adenocarcinoma de próstata e 536 controles. Um outro trabalho prospectivo, mais recente, realizado com médicos dos Estados Unidos da América, observou que a maior ingestão de cálcio proveniente de laticínios aumentou a incidência do adenocarcinoma prostático. Para cada 500 mg de cálcio ingerido do leite, o risco para o câncer de próstata aumentou em 16%. Ainda outro estudo prospectivo, acompanhando uma coorte de 29.133 homens tabagistas por 17 anos, também observou que o consumo de mais de 1.000 mg diários de cálcio associou-se a um risco maior para o desenvolvimento do câncer prostático.

Os mecanismos fisiológicos envolvidos nesta relação entre o cálcio e a próstata ainda não estão esclarecidos. Supõe-se que o excesso da ingestão de cálcio diminua os teores circulantes do calcitriol, a forma ativa da vitamina D, o qual protegeria a próstata contra a degeneração neoplásica. Em modelos animais, este efeito do calcitriol já foi observado, entretanto, no homem, tal resultado ainda não foi plenamente demonstrado. Nem todas as pesquisas epidemiológicas têm demonstrado haver relação entre a ingestão de cálcio e o adenocarcinoma de próstata, uma revisão de 14 trabalhos casos-controlados e de nove avaliações prospectivas de coorte mostrou uma associação positiva estatisticamente significante entre o câncer de próstata e o consumo de produtos lácteos, apenas em sete dos primeiros 14 trabalhos e em cinco das nove avaliações prospectivas. Inclusive um trabalho sérvio, também caso-controlado, mostrou que, ao contrário, uma maior ingestão de cálcio está associada a um decréscimo na incidência deste tipo de câncer.

A falta de coerência entre os diversos estudos sugere que as interações entre o câncer de próstata e os seus diversos fatores de risco são muito mais complexas do que se imagina e, até que sejam esclarecidas, considera-se seguro, para o sexo masculino, o consumo de 1.000 a 1.200 mg de cálcio por dia, somados à dieta e a eventual prescrição. A prescrição de cálcio deve levar em conta, também, uma possível interação medicamentosa e os exemplos mais comuns desta interação serão citados nos parágrafos seguintes.

A combinação do cálcio com diuréticos tiazídicos aumenta a reabsorção renal de cálcio, elevando o risco de hipercalcemia. Pacientes com insuficiência cardíaca usando digitálicos podem apresentar arritmias cardíacas se receberem doses muito altas de cálcio. O cálcio, administrado por via endovenosa, pode diminuir a eficácia dos agentes bloqueadores dos canais de cálcio. A absorção de alguns medicamentos também pode ser afetada pelo cálcio, entre eles estão os antibióticos, principalmente as tetraciclinas e as quinolonas; os bisfosfonatos; e a tiroxina. Por este motivo é que se recomenda tomar os medicamentos, pelo menos, 2 horas longe das refeições e dos suplementos cálcicos. Os bloqueadores dos receptores H2 da histamina, como a cimetidina, e os inibidores da bomba de prótons, como o omeprazol, diminuem a absorção dos sais inorgânicos de cálcio, como o carbonato e o fosfato de cálcio.

Existem, ainda, interações nutricionais importantes com o cálcio. O excesso de cálcio diminui a absorção do ferro proveniente das fontes não heme, ou seja, da maioria dos medicamentos para a anemia e dos alimentos que não sejam a carne. Até certo ponto, o aumento da ingestão de cálcio eleva a capacidade de absorção de ferro, o que faz com que o estado nutricional do ferro seja afetado tardiamente, em geral somente após 3 meses do uso exagerado do cálcio. Também os pacientes que estiverem sendo medicados com sais inorgânicos de ferro devem ingeri-los longe, em pelo menos 2 horas, das refeições ricas em cálcio e das formulações com este elemento.

Nos ratos, o cálcio tem provocado uma deficiência relativa do magnésio, isto, porém, não tem sido observado em humanos. Um trabalho, realizado com dez indivíduos de ambos os sexos, sugeriu que a ingestão de 600 mg de cálcio, juntamente com uma refeição, diminuiria a absorção do zinco, desta mesma refeição, em cerca de 50%. Por outro lado, numerosos outros estudos não evidenciaram nenhuma influência das altas doses de cálcio sobre a absorção ou o estado nutricional do zinco.

Diversos outros nutrientes, e também substâncias não nutrientes presentes na dieta, influenciam a absorção e a retenção do cálcio pelo organismo humano, afetando o estado nutricional deste mineral. Entre estes compostos destacamos a vitamina D, o sódio, o fósforo, o magnésio, as proteínas e a cafeína. Sobre a vitamina D sugerimos reler o seu tópico correspondente, assim como os relacionados ao chumbo no Capítulo 6 – Metais Tóxicos e no Capítulo 7 – Pigmentos.

Com relação ao sódio, como já mencionamos, o seu alto consumo aumenta a perda urinária do cálcio, muito provavelmente por dois mecanismos de ação, o primeiro por competição pela reabsorção renal, e o segundo pela ação do sódio sobre o hormônio paratiroidiano. Para cada 2 a 3 g de sódio excretados pela urina, que correspondem à ingestão de 6 g do sal de cozinha, perdem-se, também pela urina, cerca de 24 a 40 mg de cálcio. Esta proporção mostra a importância desta competição renal sobre a densidade mineral do esqueleto. Calcula-se que, para a mulher adulta, o consumo extra de 1 g de sódio por dia a fará perder cerca de 1% da sua massa óssea no decorrer de 1 ano. Nestas condições e neste ritmo, uma mulher de 120 anos teria o seu esqueleto cartilaginoso, o que me faz lembrar de uma paciente que operamos, uma japonesinha, miudinha, de quase 90 anos de idade, cujos ossos da face pareciam ser de borracha, de tão descalcificados.

Embora a maioria dos trabalhos relacionando a perda da massa óssea com a ingestão de grandes quantidades de sal tenha sido realizada em animais, existem alguns estudos em humanos, ainda que com alguns vieses, confirmando estes achados. Um trabalho, acompanhando, por 2 anos, um grupo de mulheres na pós-menopausa, demonstrou que a elevada excreção renal de sódio está associada à diminuição da densidade mineral óssea do quadril. Outra pesquisa prospectiva, seguindo a evolução de 40 senhoras menopausadas, confirmou que a aderência a uma dieta pobre em sódio, consumo máximo de 2 g diários, por um período de 6 meses, diminui significativamente a excreção urinária de sódio, de cálcio e do propeptídeo aminoterminal do colágeno do tipo I, um dos biomarcadores da reabsorção óssea. Estas ilações foram obtidas da observação de amostras da população de mulheres norte-americanas, as quais excretavam quantidades urinárias de sódio iguais ou superiores a 3,4 g diários, compatíveis com a média de ingestão de sal de cozinha naquele país.

Existem, ainda, diferenças raciais nesta competição pela reabsorção renal entre o sódio e o cálcio. As garotas adolescentes brancas excretam todo o excesso de sódio da dieta, enquanto as adolescentes negras costumam reter um pouco deste sódio, num balanço positivo. Esta característica racial poderia explicar a ocorrência maior de osteoporose entre as mulheres brancas e a mais frequente incidência de hipertensão entre as senhoras negras.

A elevação da ingestão proteica também aumenta a excreção renal de cálcio, um reflexo disso é a recomendação para um consumo maior de cálcio entre as populações mais ricas, ao contrário do que se aconselha para os povos menos industrializados, em que a ingestão de proteínas é menor. A quantidade diária de proteína recomendada para uma mulher adulta é de 46 g, enquanto para um homem é de 56 g, entretanto, nos países ricos, como os Estados Unidos da América, esta porção chega a 110 g por dia. Por outro lado, a carência proteica está associada ao atraso da consolidação das fraturas osteoporóticas, enquanto a albumina sérica, um indicador do estado nutricional proteico, está inversamente relacionada com a ocorrência de fraturas do quadril. O fósforo, que é característico dos alimentos ricos em proteína, tende a diminuir a excreção urinária do cálcio, por outro lado, ele aumenta o conteúdo de cálcio nas secreções digestivas, o que resulta em um aumento da perda fecal de cálcio. Desse modo, o fósforo não consegue compensar a perda de cálcio associada ao excesso de ingestão proteica.

O consumo de fosfatos, provenientes dos refrigerantes e dos aditivos alimentares, tem preocupado alguns pesquisadores quanto à sua ação sobre a densidade mineral óssea. As dietas ricas em fósforo têm-se mostrado capazes de elevar a liberação do paratormônio, tanto quanto as dietas pobres em cálcio, o que pode levar à descalcificação do esqueleto. Enquanto não se esclarece exatamente o papel do fósforo na saúde do esqueleto, desaconselha-se, a adultos e crianças, a substituição das bebidas lácteas, e de outros alimentos ricos em cálcio, por refrigerantes.

O magnésio compete com o cálcio pelas proteínas transportadoras das membranas celulares intestinais, assim como o chumbo e o alumínio. Por este motivo, o cálcio deverá ser prescrito guardando, sempre, a proporção de dois para um em relação ao magnésio. O flúor, se administrado em quantidade muito grande, na ordem de g, pode provocar hipocalcemia e tetania, por formar um sal cálcico insolúvel.

O excesso de cafeína também aumenta a excreção urinária do cálcio. Considera-se consumo excessivo de cafeína a ingestão de mais de 400 mg diários, o que corresponderia a quatro xícaras de café por dia, ou 4 × 45 mL de café por dia. Como está é a questão mais frequentemente levantada em nossas reuniões de estudo, vamos nos permitir algumas digressões. Conta a lenda sobre um abade, em um mosteiro árabe, que, observando o capril da ordem, percebeu que os animais que se alimentavam dos grãos de café, durante o dia, não dormiam à noite, brincando e pulando o tempo todo. O monge, ardiloso, resolveu então, preparar uma bebida com aqueles grãos, para auxiliá-lo a vencer o sono nas longas vigílias de oração.

Hoje, os mais "sabidos" ensinam-nos que a cafeína, assim como os seus "irmãos" alcaloides teobromina e teofilina, é uma xantina metilada. A xantina é uma dioxipurina estruturalmente relacionada com o ácido úrico, como pode ser observado na Figura 8.104.

As bebidas xânticas, como são chamadas no meio acadêmico, são os extratos aquosos de diversas plantas, sendo as mais comuns a *Coffea arabica*, que é o nosso café; a *Camelia sinensis*, também taxonomicamente conhecida como *Angelica sinensis* e *Thea sinensis*, que proporciona os chás verde, preto e branco; e o cacau, ou *Theobroma cacao*. O chá é a bebida xântica de maior teor de cafeína, cerca de 2%, enquanto o café alcança níveis de 0,7 a 2%. Uma xícara de café soe conter cerca de 100 a 150 mg de cafeína, considerando-se a xícara de 45 mL. O chá mate, *Ilex paraguariensis*, a bebida gaúcha por excelência, também contém cafeína. O chocolate contém, além da cafeína, a teobromina.

Os refrigerantes à base de cola, que é um extrato obtido das nozes da árvore *Cola acuminata*, contêm cafeína na base de 35 a 55 mg por 370 mL (uma garrafa). Para melhor comparação com o café, isto corresponde a cerca de 7 mg por 45 mL (uma xícara de café = medida). Esta mesma noz de cola, com 2% de cafeína, é comumente mascada pela população do Sudão. Feito este passeio cultural, voltemos ao nosso cálcio.

Nas mulheres jovens, a ingestão de 400 mg de cafeína por dia não altera, significativamente, a excreção urinária de cálcio em 24 horas, quando comparada com o placebo. Nas mulheres após a menopausa, os estudos são discrepantes, um trabalho não encontrou associação entre o consumo de cafeína e a perda óssea, enquanto um outro estudo prospectivo mostrou uma acentuada desmineralização óssea entre as menopausadas que consumiam duas e três xícaras de café por dia. É interessante observar que, neste último trabalho, estas mulheres consumiam menos de 744 mg de cálcio por dia. Em média, considera-se, para fins práticos, que a ingestão de cinco xícaras de café reduz a retenção de cálcio em 2 a 3 mg.

Um cuidado adicional que devemos ter com relação à prescrição do cálcio é com a possibilidade de este suplemento alimentar estar contaminado com o chumbo. Há muitos anos já nos preocupamos com a quantidade do chumbo presente nos suplementos de cálcio obtidos de fontes naturais, como ostras, ossos e dolomita. Em 1993, os pesquisadores já encontravam quantidades mensuráveis de chumbo em mais de 70 preparações farmacêuticas de cálcio. Desde então, a indústria farmacêutica tem-se esforçado para reduzir a quantidade de chumbo para menos de 0,5 µg por grama de cálcio elementar. O limite legal norte-americano, para a presença contaminante do chumbo nos suplementos alimentares, é de 7,5 µg de chumbo por grama de cálcio elementar. Justamente pela contaminação global pelo chumbo industrial, é impossível obter-se alimentos e suplementos naturais de cálcio livres deste metal tóxico. Uma pesquisa mais recente encontrou o chumbo em oito dentre 21 suplementos alimentares de cálcio, sendo que as concentrações variaram entre 1 e 2 µg de chumbo por cada grama de cálcio elementar.

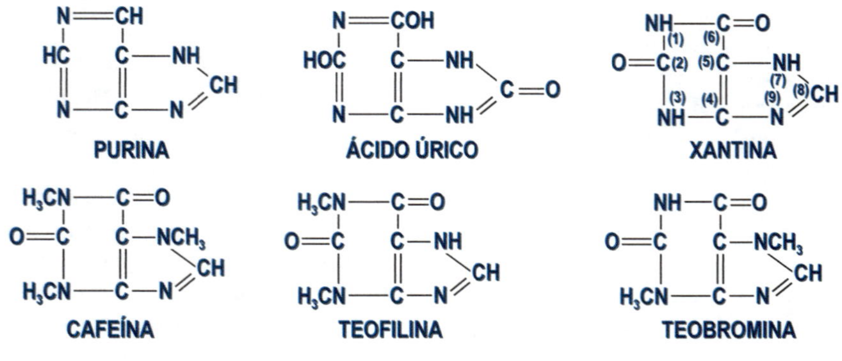

Figura 8.104 – *Anéis aromáticos das xantinas.*

O cálcio, sabidamente, inibe a absorção intestinal do chumbo, assim, é possível que as quantidades-traço de chumbo, presentes nos suplementos cálcicos, não representem um risco de intoxicação, desde que o consumo de cálcio esteja adequado. De qualquer modo, é preferível que se prescreva preparações de cálcio comprovadamente livres de chumbo.

Algumas vitaminas apresentam ação sinérgica com o cálcio, por participarem do seu metabolismo, e merecem ser consideradas, são elas, além da vitamina D, as vitaminas A, B_3, B_6, B_9, C e K.

Cloro

O cloro é um elemento químico do grupo dos halogenados, de número atômico 17, massa atômica 35,453(2) g. mol^{-1}, e cujo símbolo químico é Cl. É abundante na natureza e essencial para muitas formas de vida. Na sua forma gasosa, diatômica, Cl_2, apresenta uma cor verde-pálida, de onde vem o seu nome grego, *kloros*, que significa verde.

É um elemento extremamente reativo, combinando-se com praticamente todos os outros, excetuando-se apenas o oxigênio, o nitrogênio e os gases nobres. O cloro, na sua forma aniônica, é um radical livre que reage com compostos orgânicos hidrogenados.

• Funções Bioquímicas do Cloro

O cloro é extremamente importante no organismo, principalmente pelo seu papel como eletrólito. A maior parte do cloro, no corpo humano, está sob a forma aniônica, ou seja, como um único átomo carregado eletricamente negativo. É o principal ânion do compartimento extracelular, sendo que apenas 15% do cloro corporal estão no compartimento intracelular. As principais funções orgânicas do cloro são:

- a regulação da pressão osmótica intra e extracelular;
- a ativação enzimática, especialmente a da amilase salivar;
- como componente do suco gástrico, representado pelo ácido clorídrico;
- como elemento tampão, controlador do equilíbrio hidroeletrolítico.

• Carência de Cloro

É extremamente difícil a ingestão insuficiente de cloro. A deficiência de cloro, quando ocorre, está associada a vômitos incoercíveis e, geralmente, acompanhados de diarreia e sudorese excessiva.

• Doses Nutricionais Recomendadas para o Cloro

Não foram determinadas as doses nutricionais diárias para o cloro, há apenas referências às doses necessárias estimadas para os indivíduos saudáveis e estas vão elencadas na lista a seguir.

Bebês até 5 meses de idade	180 mg/dia.
Bebês de 6 até 12 meses de idade	300 mg/dia.
Crianças de 1 a 2 anos de idade	350 mg/dia.
Crianças de 3 a 5 anos de idade	500 mg/dia.
Crianças de 6 a 9 anos de idade	600 mg/dia.
Crianças e adolescentes dos 10 aos 18 anos de idade	750 mg/dia.
Adultos maiores de 19 anos de idade	750 mg/dia.

• Indicações Terapêuticas do Cloro

As únicas indicações terapêuticas descritas para o cloro são a reposição hídrica e a expansão volêmica, juntamente com o sódio e o potássio, nos casos de desidratação e hemorragias. Outro uso corriqueiro do cloro, em medicina, é como antisséptico, bactericida e fungicida, tópico. Foram H. D. Dakin e seus colaboradores. J. B. Cohen e J. Kenyon que, em 1916, introduziram o uso do hipoclorito de sódio no tratamento das feridas cirúrgicas.

O líquido de Dakin, como é comumente conhecido, é a solução do hipoclorito de sódio a 5%, esta concentração, porém, é muito alta e, para fins cirúrgicos, emprega-se a solução de Dakin modificada, constituída por uma solução de 0,5% de hipoclorito de sódio (NaOCl) e de 0,45% de cloro liberável. A solução de Dakin também recebe os nomes de solução de Dakin-Carrel e solução de Labarraque, e foi largamente empregada nas cirurgias da Primeira Grande Guerra Mundial.

• Fontes de Cloro

A principal fonte de cloro na dieta é o sal de cozinha, ou cloreto de sódio, adicionado na preparação dos alimentos, como condimento e/ou conservante. As outras fontes de cloro são, principalmente, os frutos do mar, o leite, as carnes e os ovos.

• Cuidados com o Uso do Cloro

Não são descritos efeitos adversos do cloro, a não ser que sejam, acidental ou criminosamente, ingeridas as soluções antissépticas cloradas ou inalado o gás cloro. As reações colaterais eventualmente associadas ao cloro relacionam-se com o excesso de sódio e/ou potássio, presentes nas soluções para hidratação parenteral.

Apenas para citar, as soluções de hipoclorito de sódio, além de germicidas, oxidam, também, os tecidos necrosados e já foram amplamente utilizadas para o desbridamento das feridas supuradas. As suas desvantagens estão em que também dissolvem os coágulos sanguíneos e retardam a coagulação, além de serem irritantes para a pele.

Cobalto

O cobalto é um mineral metálico, da série de transição, duro, cinza-prateado e brilhante. Elemento cujo símbolo químico é Co, apresenta o número atômico 27 e massa atômica 58,933195(5) g.mol⁻¹. O nome cobalto deriva do alemão *kobold*, que significa duende, o termo, lá empregado, para denominar os mineradores de cobalto. Ocorre, em pequenas quantidades, no solo, na água, nas plantas e nos animais.

Na radioterapia o isótopo 60 do cobalto é empregado como fonte da radição gama e, na indústria alimentícia, para a esterilização e conservação dos alimentos.

• Funções Bioquímicas do Cobalto

O cobalto já é, comprovadamente, um nutriente essencial à saúde de várias espécies animais, obviamente as mais estudadas são a humana, os ovinos e os bovinos. O professor Eric Underwood, que descobriu a essencialidade do cobalto, afirmou também que a absorção do cobalto pelo intestino ocorre de maneira semelhante à do ferro. Os dois metais competem, nos locais de absorção intestinal, pelas proteínas transportadoras que os possam quelar, para serem absorvidos. Como o ferro, o cobalto também necessita de um alto grau de acidez para ser absorvido, e o local onde isto ocorre é no duodeno e no jejuno proximal. Nos ratos, estudou-se a absorção do cobalto por meio do seu isótopo radioativo, assim se observou que cerca de 40% do cobalto ingerido são absorvidos e os restantes 60% são eliminados pelas fezes. Da porção assimilada, quase a totalidade foi excretada, em um período de 4 dias, pela urina e pela bile.

O cobalto, como já estudamos, é um dos constituintes da molécula da vitamina B_{12}, o que, por si só, já comprova a sua essencialidade.

Existem muitas enzimas que dependem da vitamina B_{12} e, consequentemente, do cobalto, entre elas a metil-amonil-coenzima-A mutase, a metil-tetra-hidrofolato-óxido redutase, a homocisteína metiltransferase e a ribonucleotídeo redutase. Assim, na deficiência de cobalto, o metabolismo do propionato e da metionina é prejudicado e a produção dos ácidos nucleicos falha. Há indícios de que o íon cobalto ativa muitas enzimas independentes da vitamina B_{12}, porém, conseguiu-se identificar apenas a glicol-glicina lipeptidase.

Acredita-se que o cobalto seja um dos catalisadores para o aproveitamento do ferro na síntese da hemoglobina. No tratamento das anemias ferroprivas, a adição do cobalto ao ferro acelera a regeneração da taxa de hemoglobina.

O cobalto, assim como o níquel, encontra-se em maior concentração no pâncreas, e a injeção de cobalto prolonga a hipoglicemia induzida pela insulina, o que faz supor que ambos estejam envolvidos na síntese da insulina. Do mesmo modo que o níquel, o cobalto substitui o manganês na ativação da arginase que hidrolisa a arginina para a produção da ureia. Nos ratos, o cobalto e o manganês se mostraram necessários para a síntese do hormônio tiroidiano.

• Carência de Cobalto

Desde antanho é conhecida, na Dinamarca, na Nova Zelândia, na Austrália e na Flórida dos Estados Unidos da América, uma doença denominada doença da Dinamarca, doença da pele áspera ou marasmo enzoótico, que acomete animais criados em pastagens comprovadamente pobres em cobalto. Estes animais apresentam retardo do crescimento, inapetência, emagrecimento e anemia. O estudo destes animais mostrou uma deficiência do cobalto hepático e uma grande quantidade de ferro depositada no fígado, no baço e nos rins. Quando se administrava o cobalto a estes bichos, normalizavam-se as taxas de ferro e curava-se a anemia. Uma observação interessante e ainda não elucidada pela ciência, ocorrida neste estudo, foi a de que as espécies equina e suína não eram afetadas pela carência alimentar de cobalto. A reprodução desta carência mineral em animais de laboratório é muito difícil, entretanto, a administração de altas doses de cobalto a eles provoca a policitemia.

Em seres humanos, até o presente, não existem registros de distúrbios orgânicos provocados pela carência específica do cobalto. Este fato é atribuído a que as preparações dos sais ferrosos, empregados para o tratamento das anemias, contêm traços de cobalto, o que mascararia esta deficiência.

• Doses Nutricionais Recomendadas para o Cobalto

Não existem dados para que se possam determinar as doses nutricionais recomendadas para o cobalto; acredita-se, porém, que a ingestão de 15 µg diários constituam uma dose adequada.

• Indicações Terapêuticas do Cobalto

De acordo com alguns pesquisadores, o cobalto aumenta a resposta imune nos animais. Em seres humanos, demonstrou-se que a administração oral de cobalto diminui a incidência da aterosclerose. Finalmente, demonstrou-se que o cobalto é necessário para a produção do hormônio tiroidiano. Pesquisadores soviéticos confirmaram que, nas regiões em que o solo é pobre em cobalto, os alimentos ali cultivados também o são e, tanto os animais quanto as pessoas que ali vivem, apresentam uma prevalência muito maior de bócio do que em outras regiões geográficas.

O cobalto pode melhorar o hematócrito, a taxa da hemoglobina e o número dos eritrócitos nos seres humanos portadores de anemias refratárias de diversos tipos, como por exemplo a anemia falciforme, a talassemia, a anemia infecciosa, a anemia renal, a anemia associada ao câncer, a anemia idiopática *etc*.

M. A Voyce, em 1963, observou que doses diárias de 100 a 200 mg de cloreto de cobalto, administradas, fracionadamente, por via oral, foram capazes de curar um caso de aplasia eritrocítica pura sem a necessidade de transfusões de sangue. Voyce referiu, também, um outro caso de aplasia eritrocítica mantido em remissão sem a administração contínua do cobalto e um terceiro paciente que precisou do tratamento contínuo com o cobalto. Assim, a administração de cloreto de cobalto ou do cobalto-aminoácido-quelato pode ser empregada para o tratamento e a prevenção do bócio e para o tratamento das anemias.

• Fontes de Cobalto

As principais fontes de cobalto são as vísceras animais, seguidas da carne, dos cereais, das frutas, dos legumes, do leite e dos vegetais folhosos.

• Cuidados com o Uso do Cobalto

A administração excessiva de sais inorgânicos de cobalto a animais de experimentação tem determinado o desenvolvimento de hiperplasia da medula óssea, reticulose, policitemia e expansão do volume sanguíneo. Isto é explicado porque o cobalto estimula a produção renal da eritropoetina, a qual, por sua vez, aumenta a captação do ferro pelas células da medula óssea para a produção das hemácias. O cobalto, apesar de catalisar o uso do ferro para a síntese da hemoglobina, também bloqueia algumas enzimas transportadoras do ferro, assim, o excesso de cobalto pode também reduzir a produção da hemoglobina e levar à policitemia hipocrômica.

As doses tóxicas do cobalto elementar variam de 250.000 a 399.000 µg por dia, ou seja, mais de 1.000 vezes a quantidade de cobalto na dieta normal e mais de 16.000 vezes a dose considerada adequada. Os efeitos da intoxicação pelo cobalto incluem, principalmente, o aumento das alfaglobulinas circulantes, a diminuição da captação do iodo pela tiroide, levando ao hipotiroidismo, o *tinitus* e as dermatoses.

Outros efeitos adversos do cloreto de cobalto, além dos acúfenos, do eritema cutâneo e da dermatite, podem incluir: mal-estar, fraqueza, anorexia, fadiga, náuseas, vômitos, hipoacusia neurossensorial, hiperplasia tiroideana, às vezes bócio com compressão traqueal, mixedema, dor retroesternal e insuficiência cardíaca congestiva. Já foram descritos casos de intoxicação acidental, pelo cloreto de cobalto, em crianças, produzindo cianose, coma e morte.

Dada a esta ampla possibilidade de efeitos colaterais, é preferível deixar-se a prescrição deste metal na alçada do especialista. Além da vitamina B_{12}, dependente do cobalto, participa sinergicamente com este metal no metabolismo humano a vitamina B_9.

Cobre

O cobre é o elemento atômico cujo símbolo químico é Cu, do latim *cuprum*, de massa atômica 63,546(3) g.mol⁻¹ e com o número atômico 29. Também conhecido como chalco, do grego *chalkós*, o cobre pertence à mesma família da tabela periódica à qual pertencem a prata e o ouro. A característica comum a estes três metais é possuírem um único elétron na camada orbital S, o que lhes confere uma alta condutividade térmica e elétrica e um excelente grau de maleabilidade.

É um metal dúctil de cor rosada brilhante, o que, como no caso do ouro, é muito incomum entre os metais, os quais costumam ter a cor branco-prateada. É empregado como condutor de calor e de eletricidade, como matéria-prima para diversas ligas metálicas, entre elas o latão e o br11, empregadas com inúmeras finalidades, desde a indústria da construção, eletroeletrônica até as artes plásticas.

Constitui-se, também, como nutriente mineral-traço para diversas plantas e animais, entre eles o homem. Na química orgânica, pode caracterizar-se desde um simples pigmento até um veneno fatal. Nos organismos vivos, o cobre apresenta-se alternando entre duas formas químicas, a cuprosa, Cu^+, e a cúprica, Cu^{++}. No corpo humano, a maior parte do cobre está sob o aspecto cúprico. A facilidade com que o cobre doa e recebe elétrons explica a sua grande relevância nas reações de oxidorredução e na varredura dos radicais livres.

O cobre foi reconhecido como um constituinte normal do sangue por volta de 1875, mas somente em 1928 foi reconhecido como um micronutriente essencial ao organismo humano. Apesar de Hipócrates, há 400 anos antes de Cristo, já haver empregado o cobre com fins terapêuticos, os cientistas, ainda hoje, continuam descobrindo as diversas funções do cobre no organismo humano.

• Funções Bioquímicas do Cobre

O cobre é absorvido no estômago e na porção proximal do intestino delgado, por transporte ativo, mas também por difusão passiva. A presença de aminoácidos na luz intestinal favorece a sua assimilação, que varia de 25 a 65%. A proporção da absorção diminui com a saturação do transporte ativo. No plasma, uma vez absorvido, o cobre reage com uma alfaglobulina, formando a ceruloplasmina, a qual não é considerada uma proteína de transporte e, sim, uma proteína funcional. Ele é carreado sobretudo pela albumina e pela transcupreína e, ainda, possivelmente, pela histidina. Transportado ao fígado, ele é armazenado, principalmente nas células parenquimatosas, como metalotioneína.

Os neonatos têm maior quantidade de cobre hepático do que os adultos. A sua excreção dá-se, principalmente pelas fezes, através da bile, mas, também, em pequenas quantidades, pela urina, pelo suor e pelo fluxo menstrual.

O cobre é um metal nutriente crítico para o funcionamento de numerosas enzimas essenciais ao metabolismo animal e humano.

Estas metaloenzimas são denominadas cuproenzimas ou chalcoenzimas. Inúmeras e importantes são as funções fisiológicas destas cuproenzimas e merecem menção a produção de energia, a formação do tecido conectivo, o metabolismo do ferro, a síntese e o metabolismo de neurotransmissores, a formação e a manutenção da bainha nervosa de mielina, as sínteses da melanina, da superóxido dismutase e da ceruloplasmina e a regulação da expressão genética, apenas para citar algumas.

Uma destas enzimas dependentes do cobre, a citocromo-C oxidase, desempenha uma função essencial para a produção de energia celular, catalisando a redução do oxigênio molecular, O_2, até a água, H_2O.

É a citocromo-C oxidase que gera o gradiente elétrico utilizado pela mitocôndria para sintetizar a molécula armazenadora de energia indispensável à vida, o trifosfato de adenosina, ou ATP.

Uma outra cuproenzima é a lisil oxidase, necessária para a combinação do colágeno com a elastina, reação esta indispensável para a formação de um tecido conjuntivo forte e flexível. É a ação enzimática da lisil oxidase que mantém a integridade do tecido conectivo cardiovascular e garante a formação do esqueleto.

A ceruloplasmina, também denominada ferroxidase-I, e a ferroxidase-II são duas enzimas cobre-dependentes capazes de oxidar o íon ferroso, Fe^{++}, ao íon férrico, Fe^{+++}. O íon férrico é a forma química do ferro passível de ser carregada pela transferrina até os locais da hematopoese. Apesar de a atividade ferroxidase destas duas chalcoenzimas ainda não ter sido considerada fisiologicamente significante, o fato da mobilização do ferro, dos seus sítios de armazenamento, ser prejudicada pela deficiência de cobre suporta a tese da importância destas duas enzimas no metabolismo do ferro.

Inúmeras reações essenciais ao funcionamento do cérebro, e de todo o sistema nervoso, mostraram-se catalisadas por cuproenzimas. Como exemplo, temos a dopamina-B mono-oxigenase, que catalisa a conversão da dopamina em noradrenalina, no processo de síntese deste neurotransmissor. Outro exemplo é a monoamina oxidase, a nossa já velha conhecida MAO, que participa do metabolismo dos neurotransmissores adrenalina, noradrenalina e dopamina. A monoamina oxidase também participa da degradação metabólica da serotonina, e esta função é a base para o emprego dos inibidores desta enzima como medicação antidepressiva.

Ainda com respeito ao sistema nervoso, as bainhas nervosas de mielina são constituídas por fosfolípides, cuja produção depende da atividade catalítica da citocromo-C oxidase. A tirosinase é uma outra enzima dependente do cobre; ela é necessária para a síntese do pigmento melânico. Este pigmento, nomeado melanina e produzido pelos melanócitos, é a substância que dá a cor à pele, aos cabelos e aos olhos.

A superóxido dismutase é uma outra enzima cúprica que age como antioxidante, catalisando a conversão dos radicais livres superóxido para o peróxido de hidrogênio, o qual será, subsequentemente, reduzido a água por outras enzimas. Existem duas formas de superóxido dismutase contendo o cobre, uma cobre e zinco-dependente, encontrada na maioria das células do corpo, incluindo os eritrócitos, e outra, extracelular, só cobre-dependente, encontrada em alta concentração nos pulmões e em pequena quantidade no plasma sanguíneo.

Os íons livres do ferro e do cobre são potentes catalisadores de radicais livres, como já tivemos a oportunidade de estudar no capítulo sobre os radicais livres. A ceruloplasmina funciona como antioxidante de dois modos diferentes:

- ligando-se com o cobre, a ceruloplasmina evita a presença dos íons cobre no estresse oxidativo;

- atuando como ferroxidase-I, a ceruloplasmina oxida o íon ferroso, impedindo-o de participar da reação de Fenton, sendo, sem dúvida, um dos mais importantes antioxidantes sanguíneos.

Outras duas enzimas cuprodependentes são a uricase e a ascorbato oxidase. A uricase, também nominada urato oxidase, é uma enzima encontrada nos peroxissomas hepáticos e que converte o ácido úrico a um composto mais solúvel e facilmente excretável, a alantoína. A ascorbato oxidase é a enzima catalisadora da auto-oxidação da vitamina C, como o próprio nome já sugere. Esta reação é inibida pela presença das antocianinas.

Existem, ainda, alguns fatores de trancrição genética dependentes do cobre. Através destas substâncias, o cobre intracelular pode afetar a síntese proteica, estimulando ou inibindo a transcrição de genes específicos. Entre estes genes, regulados por estes fatores de transcrição dependentes do cobre, estão os genes da cobre-zinco-superóxido dismutase, da catalase e os genes de outras proteínas relacionadas com a estocagem do cobre intracelular. Entre outras funções não mencionadas, o cobre também é necessário para o transporte do manganês.

• Carência de Cobre

A carência franca de cobre ou mesmo a evidência clínica de uma deficiência cúprica raramente são diagnosticadas. O corpo humano adulto contém um total de 100 a 150 mg de cobre e a cupremia fica entre 0,03 e 0,12 mg %, sendo que o cobre dos eritrócitos encontra-se sob a forma de hemocupreína.

O cobre distribui-se por todo o corpo, especialmente pelo fígado, cérebro, coração e rins. O tecido muscular apresenta uma concentração cúprica menor; todavia, devido a sua grande massa, retém, aproximadamente, 40% de todo o cobre do organismo. Na carência severa, o cobre e a ceruloplasmina séricos podem cair em até 70% dos seus valores normais. Um dos sinais clínicos mais comuns da deficiência de cobre é uma anemia que não responde ao tratamento com ferro, mas que se cura com a administração do cobre. Esta anemia é o resultado da mobilização irregular do ferro, devida à atividade diminuída da ceruloplasmina.

A deficiência de cobre também pode ser suspeitada nos casos de neutropenia acompanhada de uma maior suscetibilidade às infecções. A osteomalacia e outras anormalidades do esqueleto também podem estar relacionadas com a carência de cobre e são mais frequentes nos recém-nascidos de baixo peso e nos bebês. Podem também estar relacionados com a carência cúprica, alguns casos de enfisema pulmonar e aneurismas, devido ao comprometimento da elastina. Como já foi observado em animais de experimentação, parece que a ceruloplasmina protege a alfa$_1$-antitripsina e, consequentemente, os alvéolos pulmonares. Menos comuns, ou menos evidentes, na insuficiência cúprica, são a perda da pigmentação cutânea, os sintomas neurológicos e o retardo do desenvolvimento físico.

Devido ao leite de vaca ser pobre em cobre, existem casos relatados de carência cúprica em crianças de alto risco e em bebês alimentados exclusivamente com fórmulas à base de leite *vacum*. O grupo de crianças de alto risco compreende os bebês prematuros, os neonatos de baixo peso e as crianças com diarreia prolongada, desnutridas, com doença celíaca, com espru, com síndrome do intestino curto ou com outras síndromes disabsortivas. O leite de vaca contém apenas 25% da quantidade de cobre existente no leite humano. Também os pacientes sob nutrição parenteral total, sob dietas restritivas e aqueles submetidos à cirurgia bariátrica, podem apresentar deficiência de cobre e, inclusive, de outros elementos-traço. Ainda os pacientes com fibrose cística podem desenvolver a insuficiência cúprica.

• Doses Nutricionais Recomendadas para o Cobre

Visando à prevenção da insuficiência cúprica, foram estabelecidas as doses nutricionais recomendadas para o cobre, após a análise de numerosos estudos sobre a depleção e a reposição deste elemento químico. Nestes trabalhos, vários indicadores foram empregados, entre eles a concentração plasmática de cobre, a dosagem do cobre nas plaquetas, a atividade da ceruloplasmina sérica e a atividade da enzima superóxido dismutase nas hemácias. Estas doses nutricionais recomendadas vão, a seguir, elencadas.

Bebês até 6 meses de idade	200 µg/dia*.
Bebês de 7 até 12 meses de idade	220 µg/dia*.
Crianças de 1 a 3 anos de idade	340 µg/dia.
Crianças de 4 a 8 anos de idade	440 µg/dia.
Crianças de 9 a 13 anos de idade	700 µg/dia.
Adolescentes dos 14 aos 18 anos de idade	890 µg/dia.
Adultos maiores de 19 anos de idade	900 µg/dia.
Gestantes de todas as idades	1.000 µg/dia.
Lactantes de todas as idades	1.300 µg/dia.

* Dose adequada, estimada quando a dose diária recomendada não pode ser determinada.

• Indicações Terapêuticas do Cobre

As principais indicações terapêuticas do cobre são as dislipidemias, as cardiovasculopatias, a anemia, a leucopenia, a osteoporose, a osteomalacia, as artrites, a infertilidade, o hipotiroidismo, a colecistite *etc*. Com relação às doenças cardiovasculares, já está plenamente demonstrado que a carência severa de cobre provoca a degeneração do miocárdio de algumas espécies animais, porém esta miocardiopatia é muito diferente da doença cardiovascular, aterosclerótica, que prevalece na espécie humana. Os estudos da deficiência cúprica, em seres humanos, têm mostrado resultados inconsistentes e de difícil interpretação, especialmente pela ausência de um marcador do estado nutricional do cobre que seja confiável.

Fora do organismo, o cobre livre comporta-se como um agente pró-oxidante e, frequentemente, é empregado para oxidar a lipoproteína de baixa densidade, o LDL-colesterol, em testes de laboratório. Mais recentemente, também a ceruloplasmina tem-se mostrado capaz de promover a oxidação da lipoproteína de baixa densidade em tubos de ensaio, o que levou alguns cientistas a supor que os níveis elevados de cobre no organismo pudessem promover a oxidação do LDL-colesterol e favorecer a aterosclerose.

Na realidade, existem poucas evidências de que o cobre, e mesmo a ceruloplasmina, possa promover a oxidação do LDL-colesterol no corpo humano. Além disso, as chalcoenzimas superóxido dismutase e ceruloplasmina são, reconhecidamente, antioxidantes, o que faz com que outros especialistas afirmem que é a deficiência de cobre que aumenta o risco para as doenças cardiovasculares, e não o seu excesso.

Alguns estudos epidemiológicos têm encontrado relação entre a elevação dos níveis séricos do cobre e a incidência da doença cardiovascular. Um trabalho prospectivo norte-americano, acompanhando os teores plasmáticos do cobre em mais de 4.500 indivíduos de ambos os sexos, maiores de 30 anos de idade, durante 16 anos, observou que 151 participantes faleceram em consequência de doença coronariana. Após o ajuste dos outros fatores de risco para doença cardíaca, aquelas pessoas que apresentavam os níveis séricos de cobre dentro dos dois quartis mais elevados foram consideradas as de maior risco de morte por coronariopatia. Dois outros trabalhos europeus, caso-controlados, observaram os mesmos resultados.

Uma observação menor, com 60 pacientes, concluiu que o cobre sérico poderia ser um marcador de curto prazo para a insuficiência cardíaca crônica e para a cardiopatia isquêmica. Outro trabalho prospectivo, estudando 4.035 homens de meia-idade, publicou que a taxa sérica elevada de cobre representa um risco de 50% de morte por qualquer causa, entretanto, nesta pesquisa, o cobre não mostrou significância na associação com a mortalidade por doença cardiovascular. Nestes casos, é muito importante considerar que o cobre sérico representa, em grande parte, a ceruloplasmina plasmática e não se constitui um indicador confiável do estado nutricional do cobre. Ainda mais, é sabido que a ceruloplasmina se eleva, em mais de 50%, sob diversas condições de estresse, como traumatismos, inflamações e outras enfermidades.

Concluindo, pelo fato de mais de 90% do cobre ser transportado pela ceruloplasmina, a qual se eleva sob as mais variadas condições flogísticas, o teor de cobre aumentado pode significar, simplesmente, uma indicação do processo inflamatório que acompanha a aterosclerose. E, realmente, o cobre plasmático costuma estar elevado nos pacientes com cardiopatia reumática.

Contrariando estes trabalhos mencionados, dois estudos anatomopatológicos demonstraram que os teores de cobre no músculo cardíaco estão, na realidade, mais baixos nos enfermos falecidos por doença coronariana do que naqueles mortos por outras causas. Ainda em contrapartida, o teor de cobre nos leucócitos tem sido correlacionado com o grau de permeabilidade das artérias coronárias nos pacientes anginosos. Além de tudo, os pacientes com história pregressa de enfarte do miocárdio apresentam concentrações mais baixas da enzima superóxido dismutase extracelular do que os indivíduos sem antecedentes de enfarte. Assim, devido à inexistência de um biomarcador confiável do estado nutricional do cobre, não se pode correlacionar o cobre sérico com a doença cardiovascular.

Alguns trabalhos experimentais, com privação dietética do cobre, demonstraram uma elevação do colesterol sanguíneo, com um aumento das lipoproteínas de baixa densidade, o LDL-colesterol, e uma redução das de alta densidade, as HDL-colesterol. Outros trabalhos semelhantes não confirmaram estes resultados. A administração de 2.000 a 3.000 μg diários de cobre, durante 4 a 6 semanas, não proporcionou alterações significantes nos valores do colesterol de pacientes dislipidêmicos. Outro estudo falhou na tentativa de encontrar alguma evidência de que a ingestão excessiva de cobre aumente o estresse oxidativo.

Em um estudo multicêntrico, controlado por placebo, a administração de 3.000 a 6.000 μg diários de cobre, por 6 semanas, não aumentou, nos testes de laboratório, a suscetibilidade do LDL-colesterol à oxidação pelo cobre, nem pelo peroxinitrito. O peroxinitrito é a nossa já conhecida, do capítulo sobre os radicais livres, espécie tóxica reativa do nitrogênio. Além disso, a ingestão de 3.000 a 6.000 μg diários de cobre diminui, em testes de laboratório, a predisposição das hemácias à oxidação, o que indica que estas doses, relativamente altas do metal, não afetam a tendência do LDL-colesterol, nem a dos eritrócitos, para a oxidação.

Sabe-se que o cobre desempenha um papel importante na maturação e na função do sistema imunológico, o mecanismo da sua ação, porém, ainda não é conhecido. Como já tivemos a oportunidade de mencionar, a neutropenia é um sinal clínico da carência cúprica nos seres humanos de qualquer faixa etária; entretanto, os efeitos da deficiência de cobre sobre o sistema imunológico é mais acentuado nas crianças. A crianças portadoras da doença de Menke padecem com infecções severas e frequentes. Esta doença rara manifesta-se na infância como a expressão de um defeito genético, recessivo e ligado ao sexo, que acarreta uma deficiência profunda de cobre. As crianças portadoras da síndrome do cabelo encaracolado de Menke apresentam o crescimento retardado, a pigmentação e a queratinização dos cabelos defeituosas, hipotermia, malformação da aorta atribuída à alteração da elastina e anormalidades metafisárias nos ossos longos. O seu diagnóstico deve ser confirmado por dosagens múltiplas do cobre no sangue total, nas plaquetas, nas hemácias e pela biópsia hepática, se necessária.

Um trabalho, realizado com crianças desnutridas e com evidente carência de cobre, demonstrou que a capacidade dos seus leucócitos de fagocitarem microrganismos patogênicos melhorou significativamente após 1 mês de tratamento com o cobre. Outro estudo, mais recente, envolvendo 11 indivíduos do sexo masculino submetidos a uma dieta progressivamente empobrecida em cobre, ou seja, contendo 660 μg diários de cobre nos primeiros 24 dias e 380 μg diários nos 40 dias seguintes, mostrou um decréscimo na resposta proliferativa dos linfócitos, isolados do sangue e apresentados aos antígenos de um meio de cultura celular. Apesar de estar comprovado que a carência severa de cobre afeta a função imune dos seres humanos, os efeitos da sua insuficiência marginal ainda não estão suficientemente esclarecidos.

O colágeno é uma substância essencial para a formação da matriz cartilaginosa dos ossos e a sua maturação depende da enzima cobre-dependente lisil oxidase. Assim, adultos e crianças que apresentam deficiência severa de cobre podem desenvolver a osteoporose ou a osteomalacia. O mesmo ainda não está estabelecido para a insuficiência marginal deste metal. As pesquisas sobre o papel do estado nutricional do cobre no desenvolvimento da osteoporose senil ainda são muito incipientes. Uma delas demonstrou que os teores séricos de cobre nos anciãos com fraturas do quadril estavam, significativamente, mais baixos do que os do grupo-controle pareado.

Outro trabalho, realizado com mulheres na perimenopausa, com ingestão alimentar média diária de cobre calculada em 1.000 μg, observou uma diminuição na perda mineral óssea lombar, avaliada pela densitometria, após 2 anos de tratamento com 3.000 μg adicionais por dia. Uma pesquisa duplo-cega, controlada por placebo, acompanhando 59 mulheres por 2 anos, após a menopausa, demonstrou que a associação do cálcio a outros minerais-traços, entre eles 2.500 μg diários de cobre, foi eficaz na manutenção da densidade mineral óssea da coluna vertebral, ao contrário dos grupos tratados apenas com o cálcio ou com os oligoelementos isoladamente, nos quais não houve a prevenção da perda da massa óssea.

Outro estudo, realizado com adultos masculinos saudáveis alimentados com uma dieta marginal de cobre, calculada em 700 μg diários, por 6 semanas, mostrou um aumento significativo dos marcadores da reabsorção óssea. O mesmo autor, em outro trabalho, não observou nenhum efeito sobre os marcadores bioquímicos da reabsorção ou da neoformação óssea com a administração de 3.000 a 6000 μg diários de cobre, também por 6 semanas, a adultos saudáveis de ambos os sexos. Assim, concluímos que, apesar de sabermos que a carência severa de cobre afeta negativamente a saúde do esqueleto, os efeitos da deficiência marginal e do tratamento com cobre adicional, sobre o metabolismo ósseo, ainda necessitam de mais pesquisa.

• Fontes de Cobre

O cobre está presente em uma ampla variedade de alimentos e, em maior quantidade, nas vísceras, nos frutos do mar, nas nozes e nas sementes. As farinhas de cereais integrais e os produtos derivados dos cereais integrais também são boas fontes de cobre, assim como as leguminosas secas, as frutas secas, as aves e o chocolate.

Conforme um levantamento nacional norte-americano, o consumo médio diário de cobre, por habitante adulto, é de

1.000 a 1.100 µg para a mulher e de 1.200 a 1.600 µg para o homem. A dose terapêutica habitual do cobre varia entre 1.000 a 5.000 µg diários. A Tabela 8.19 arrola alguns alimentos especialmente ricos em cobre.

Tabela 8.19
Alguns Alimentos Especialmente Ricos em Cobre

Alimento	Porção	Cobre
Achocolatado	100 g	328 µg
Amêndoa	100 g	1.171 µg
Avelã	100 g	1.750 µg
Biscoito de trigo integral	2 unidades	167 µg
Caju	100 g	2.219 µg
Caranguejo cozido	100 g da carne	734 µg
Chocolate meio amargo	100 g	698 µg
Cogumelo cru	1 xícara (200 mL) – fatiado	344 µg
Fígado cozido	100 g	14.282 µg
Girassol, semente	100 g	1.831 µg
Leite materno humano	200 mL	120 µg*
Lentilha cozida	1 xícara (200 mL)	497 µg
Manteiga de amendoim	2 colheres de sopa	185 µg
Mexilhão cozido	100 g	688 µg
Ostra cozida	1 média	670 µg

* O conteúdo de cobre no leite materno humano varia muito, de 150 a 1.050 mg por litro, é, porém, muito bem absorvido por estar associado às proteínas do leite.

As apresentações farmacêuticas disponíveis do cobre habitualmente contêm os sais inorgânicos óxido cúprico, gluconato de cobre, sulfato de cobre, porém, por motivos que estudaremos mais adiante neste livro, damos preferência aos aminoácidos quelatos de cobre, representados por cobre-lisina, cobre-tirosina e cobre-glicina.

• Cuidados com o Uso do Cobre

A intoxicação pelo cobre é muito rara. Alguns casos de envenenamento agudo pelo cobre ocorreram pela ingestão de bebidas armazenadas em vasilhames de cobre ou pela contaminação de reservatórios de água potável. A quantidade máxima tolerável de cobre na água potável, estabelecida pela Agência de Proteção Ambiental dos Estados Unidos da América, é de 1.300 µg por litro, ou 1,3 ppb, partes por bilhão.

Os sintomas da intoxicação aguda pelo cobre incluem dores abdominais, náuseas, vômitos e diarreia, efeitos que, em si, representam uma defesa natural contra a ingestão e a absorção adicionais da substância nociva. Os casos mais graves do envenenamento pelo cobre evoluem para a lesão hepática, a insuficiência renal, o coma e a morte.

Do ponto de vista nutricional, o que nos diz respeito é a possibilidade de lesão hepática pela exposição prolongada a doses baixas de cobre. Habitualmente, doses de até 10.000 µg diários de cobre não provocam lesão hepática em indivíduos saudáveis. Deve-se observar, também, que os pacientes que apresentam alterações genéticas do metabolismo do cobre, representadas pela doença de Wilson, a cirrose infantil indiana e toxicose cúprica idiopática, podem manifestar efeitos adversos com a mínima ingestão de cobre. Nestas enfermidades, a dosagem do cobre está elevada nos órgãos internos, como intestinos, fígado e rins, e diminuída nos tecidos periféricos, incluindo o cabelo e o sangue. Na córnea, os depósitos de cobre determinam os anéis de Kaper-Fleischer, daí o nome da doença degenerativa hepatolenticular. Estes anéis não interferem com o sentido da visão. O excesso de cobre pode levar, também, à hemocromatose, à policitemia vera e à cirrose hepática. Alguns autores sugerem, ainda, a possibilidade de neoplasias.

As doses máximas toleráveis para o cobre foram assim estabelecidas, pelo Conselho Americano de Nutrição:

Bebês até 12 meses de idade	Não estabelecida.
Crianças de 1 a 3 anos de idade	1.000 µg/dia.
Crianças de 4 a 8 anos de idade	3.000 µg/dia.
Crianças de 9 a 13 anos de idade	5.000 µg/dia.
Adolescentes de 14 a 18 anos de idade	8.000 µg/dia.
Adultos, maiores de 19 anos de idade	10.000 µg/dia.

As observações mais recentes têm sugerido que a dose máxima tolerável estabelecida, de 10.000 µg diários, pode ser muito alta. Mais especificamente, um trabalho de pesquisa administrou o cobre durante 147 dias, na dose de 7.800 µg por dia, a um grupo de homens. Durante este tempo eles acumularam o metal e alguns índices da função imune e do mecanismo de defesa antioxidante foram adversamente afetados. Por outro lado, alguns autores advogam uma dose terapêutica, atóxica para adultos, de até 35.000 µg diários.

Com relação às interações medicamentosas com o cobre, muito pouco se conhece. Na doença de Wilson, a penicilamina é empregada para quelar o cobre e eliminá-lo pela urina. Assim, pacientes que usam a penicilamina por qualquer outra razão, que não seja quelar o cobre, podem precisar da suplementação com este mineral. O ácido acetilsalicílico, a nossa velha conhecida aspirina, necessita do cobre para a sua ação anti-inflamatória. Ao ser ingerido, o ácido acetilsalicílico combina-se com o cobre dos tecidos das paredes do estômago para formar o salicilato de cobre, este metal sequestrado é, então, transportado para o local dolorido, onde o salicilato de cobre aliviará a inflamação.

A gastrite medicamentosa provocada pela aspirina ocorre em razão do sequestro cúprico estomacal, já que 300 mg de ácido acetilsalicílico são suficientes para reagir com o triplo da quantidade total de cobre do organismo. Caso a ingestão da aspirina se torne crônica, a gastrite produzirá uma úlcera, esta úlcera poderá sangrar e a atividade antiagregante plaquetária do ácido acetilsalicílico a impedirá de cicatrizar. O abuso de antiácidos também pode interferir com a absorção gastrintestinal do cobre.

Com relação às interações nutricionais, já mencionamos alguma coisa sobre o ferro e o cobre no tratamento da anemia, porém, gostaríamos de acrescentar que uma dieta muito rica em ferro pode prejudicar a absorção do cobre, especialmente em bebês. Já tem sido observado que bebês que são alimentados com uma fórmula rica em ferro absorvem menos cobre do que aqueles que são nutridos com uma fórmula com baixo teor de ferro. Em referência ao zinco, informamos que a prescrição de mais de 50 mg diários deste metal, por tempo prolongado, pode provocar a deficiência cúprica.

O zinco aumenta a síntese de uma proteína intestinal chamada metalotioneína, a qual reage com alguns outros metais, impedindo a sua absorção e acumulando-os nas células intestinais. A metalotioneína tem uma afinidade muito maior pelo cobre do que pelo zinco, desse modo, os altos teores de metalotioneína, induzidos pelo excesso de zinco, acabam por fazer-nos perder alguns cobres. Em contrapartida, a ingestão de grandes quantidades de cobre não afeta a assimilação do zinco. Deste modo, ao se prescrever o zinco, deve-se guardar a proporção de 16:1 em relação ao cobre, para que a absorção deste último não seja prejudicada.

Outros metais que competem com a absorção do cobre são o cádmio e o molibdênio. Os sais de cálcio também podem prejudicar a assimilação cúprica, por aumentarem o pH intestinal, tornando os sais de cobre menos solúveis. Uma observação interessante é a de que as dietas ricas em frutose pioram a carência de cobre nos ratos. Alguns autores inferiram que o mesmo poderia ocorrer com humanos, porém, nos porcos, cujo sistema digestório é mais parecido com o humano, o mesmo não acontece.

Estudos subsequentes confirmaram que a dieta rica em frutose, ou seja, onde a frutose representa 20% do total calórico ingerido, não acarreta a depleção do cobre nos seres humanos. A vitamina C tem provocado a deficiência de cobre em cobaias, porém, nos seres humanos, este efeito potencial não está esclarecido. Dois pequenos trabalhos, realizados com homens jovens e saudáveis, indicam que a atividade oxidativa da ceruloplasmina poderia estar prejudicada por altas doses da vitamina C. Em um destes estudos foram administrados 1.500 mg diários de vitamina C por 2 meses e houve uma redução significativa da atividade oxidativa da ceruloplasmina. No outro, prescreveram-se 605 mg diários da vitamina C por 3 semanas, e a atividade da ceruloplasmina também diminuiu, embora a absorção do cobre não tenha decaído. Em nenhum destes trabalhos a administração da vitamina C afetou o estado nutricional do cobre.

Outros componentes comuns na nossa alimentação que, em excesso, podem comprometer a absorção do cobre são os fitatos e as fibras vegetais. Algumas vitaminas, por participarem dos caminhos metabólicos do cobre, apresentam ação sinérgica com ele e merecem ser consideradas, são elas, as vitaminas B_3, B_5 e B_6.

Cromo

O cromo é um elemento de símbolo químico Cr, massa atômica 51,9961(6) g.mol^{-1} e número atômico 24. Ele tem a aparência cinzenta e brilhante do aço, é um metal de transição, duro, de alto ponto de fusão, porém maleável e que pode ser polido até adquirir o alto brilho pelo qual o conhecemos. O nome cromo deriva da palavra grega *krôma*, que significa cor, devido aos diversos compostos coloridos dele resultantes, variando entre os diversos tons de verde, vermelho e amarelo.

O cromo possui uma configuração eletrônica de baixa energia e de alta rotação, o que o torna passível de sofrer diversos graus de oxidação. Os seus estados de oxidação mais comuns são o Cr^{6+}, hexavalente; o Cr^{2+}, bivalente; e o Cr^{3+}, trivalente; em ordem crescente de estabilidade. Os estados oxidativos Cr^+, monovalente; Cr^{4+}, tetravalente; e o Cr^{5+}, pentavalente; são mais raros. O cromo hexavalente é o de maior poder reativo entre todos eles. A forma trivalente do cromo é considerada como um nutriente mineral essencial e está presente com mais frequência nos alimentos.

O cromo tóxico mais perigoso e mutagênico está sob a sexta valência, e é o responsável pelas dermatites de contato. O cromo hexavalente é um poderoso irritante, sendo considerado carcinogênico quando inalado. Este pode ser obtido, para fins industriais, do cromo trivalente, através do seu aquecimento em pH alcalino, este fato, porém, não nos preocupa, pelo motivo de estas temperaturas serem muito maiores do que as empregadas para o cozimento dos alimentos. Caso o cromo hexavalente seja ingerido em pequena quantidade, ele é facilmente reduzido a cromo três pelas próprias substâncias redutoras presentes nos alimentos e pelo ácido clorídrico do estômago; estes já se constituem mecanismos naturais de prevenção contra a absorção do cromo seis. Ilustramos o cromo hexavalente com o cromo hexacarbonil, $Cr(CO)_6$, empregado como aditivo na gasolina.

A primeira vez em que se sugeriu ao cromo um papel biológico foi em 1945, mas, apenas em 1957, passou a apresentar relevância nutricional, quando Schwartz e Mertz o consideraram como um elemento necessário ao metabolismo da glicose, ainda assim, ele só foi oficialmente aceito como nutriente essencial em 1977.

• Funções Bioquímicas do Cromo

Os compostos de cromo inorgânicos e orgânicos são assimilados de forma diferente pelo organismo. O cromo inorgânico precisa estar sob a forma trivalente e complexar-se com os aminoácidos da dieta para ser absorvido.

Estima-se que apenas 0,5 a 3% do cromo trivalente ingerido sejam efetivamente absorvidos, o restante sendo excretado pelas fezes. Caso um composto de cromo bivalente seja ingerido, ele precipita no ambiente alcalino intestinal e torna-se biologicamente indisponível. O cromo orgânico é prontamente absorvido pelo trato intestinal e, também rapidamente, é removido do sangue circulante. A quantidade de cromo assimilável aumenta proporcionalmente à ingestão até o limite de 40 µg, dose acima da qual a proporção aproveitada passa a ser constante, sendo o excesso excretado. Daí a importância do fracionamento das doses terapêuticas maiores.

No sangue circulante, o cromo é carreado pela transferrina, do mesmo modo como o ferro, entretanto, também a albumina, a alfaglobulina e a betaglobulina podem transportar o cromo, no caso de a transferrina estar totalmente saturada pelo ferro. O teor sérico do cromo varia entre 0,1 e 0,2 µg por litro. A sua excreção ocorre principalmente pela urina, mas também pelo suor, pela bile e através dos cabelos.

A forma biologicamente ativa do cromo, Cr^{3+}, participa do metabolismo da glicose, realçando os efeitos da insulina. A insulina, como sabemos, é secretada pelas células beta das ilhotas pancreáticas em resposta à elevação da glicemia, provocada pela alimentação. A insulina, então circulante, liga-se aos seus receptores específicos da membrana celular, ativando-os e estimulando a entrada da glicose nas células. A entrada da glicose nas células provê as suas necessidades energéticas e estabiliza o nível de glicose no sangue. Além desse efeito sobre o metabolismo dos hidratos de carbono, a insulina também atua no metabolismo dos lípides e das proteínas. Uma diminuição na sensibilidade celular à insulina, denominada resistência à insulina, leva à intolerância à glicose, a qual pode evoluir para a diabete do tipo II, também nomeada diabete melito não insulino-dependente e caracterizada pela hiperglicemia.

A exata estrutura da substância biologicamente ativa do cromo ainda não é conhecida, supõe-se que seja um composto de baixo peso molecular ligado a este metal. O modelo do mecanismo proposto para a ação do cromo na atuação da insulina está ilustrado na Figura 8.105.

Acompanhe:

- Em primeiro lugar, a forma inativa do receptor de insulina é ativada pela própria insulina, ilustrada na figura pelo triângulo contendo a letra I.
- O receptor de insulina ativado estimula a entrada do cromo na célula. Uma vez no interior da célula, o cromo liga-se à substância de baixo peso molecular, ilustrada na figura como apo-LC.
- A substância de baixo peso molecular, então ligada ao cromo, vai até o receptor de insulina e estimula a sua atividade tirosina cinase, facilitando a entrada da glicose na célula.
- A capacidade da substância de baixo peso molecular para ativar o receptor de insulina depende da sua união com o cromo.
- Quando a insulinemia cai, como consequência da normalização da glicemia, a substância de baixo peso molecular ligada ao cromo libera-se do receptor de insulina e cessa o seu efeito. Acredita-se que o efeito do cromo, realçando a ação insulínica, ocorra pela translocação dos transportadores de glicose insulino-dependentes da membrana celular.
- Todos estes mecanismos ainda estão sob intensa investigação científica.

Já em 1957, Schwartz e Mertz, chamavam a uma substância hidrossolúvel, de baixo peso molecular, resistente ao calor e contendo o cromo como componente ativo, de fator

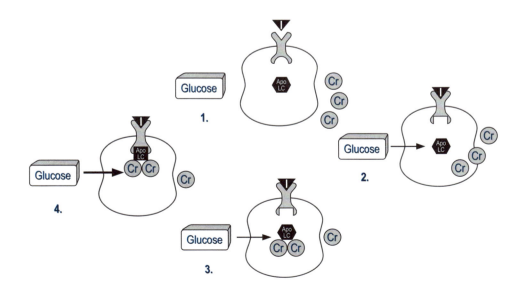

Figura 8.105 – *Modelo teórico para a ação do cromo na atuação da insulina. I = insulina, Cr = cromo, ApoLC = substância de baixo peso molecular.*

de tolerância à glicose, intuindo já, talvez, a atual substância ilustrada na Figura 8.101 como Apo-LC. A estrutura química deste fator de tolerância à glicose ainda não está completamente elucidada, porém, calcula-se que seja a associação do cromo com o ácido nicotínico e com alguma destas três moléculas: a glicina, o ácido glutâmico ou a cisteína. O cromo ainda teria uma função reguladora da expressão genética, semelhante à do zinco, que estudaremos adiante neste livro.

• Carência de Cromo

A deficiência de cromo tem sido relatada em pacientes submetidos à nutrição parenteral endovenosa prolongada desprovida da suplementação com este mineral essencial. Estes enfermos geralmente desenvolvem uma intolerância à glicose e uma hiperinsulinemia que respondem ao tratamento com o cromo. Bebês desnutridos com intolerância à glicose também costumam melhorar com a administração oral do cromo. Especialmente devido a estes dois fatos, acredita-se que a insuficiência crômica contribui para o aparecimento da diabete não insulino-dependente.

Diversos trabalhos, realizados com atletas, mostram uma maior excreção renal de cromo durante os exercícios de resistência, o que sugere que as necessidades de cromo são maiores nas pessoas que se exercitam regularmente. Outros estudos mais recentes, envolvendo exercícios de força, mostraram uma perda maior de cromo pela urina entre os homens idosos, neles, entretanto, a absorção deste oligoelemento também estava mais elevada, contrabalançando a excreção.

Também a carência da vitamina B_6 parece determinar a deficiência do cromo. Até o presente momento, as pesquisas sobre os efeitos da insuficiência na ingestão de cromo e sobre os fatores de risco para a sua carência estão limitadas pela inexistência de testes laboratoriais suficientemente precisos e sensíveis para a avaliação do estado nutricional do cromo.

• Doses Nutricionais Recomendadas para o Cromo

Não há, atualmente, possibilidade de se estabelecerem as doses nutricionais recomendadas para o cromo, simplesmente porque inexistem informações suficientes sobre as suas necessidades biológicas. Por esse mesmo motivo, o Conselho de Alimentos e Nutrição do Instituto de Medicina norte-americano constituiu as doses adequadas para este micronutriente, com base na quantidade de cromo consumida em uma dieta normal. Estas doses adequadas para o cromo vão, assim, estratificadas:

Bebês até 6 meses de idade	0,2 µg/dia.
Bebês de 7 até 12 meses de idade	5,5 µg/dia.
Crianças de 1 a 3 anos de idade	11 µg/dia.
Crianças de 4 a 8 anos de idade	15 µg/dia.
Meninos de 9 a 13 anos de idade	25 µg/dia.
Meninas de 9 a 13 anos de idade	21 µg/dia.
Adolescentes masculinos dos 14 aos 18 anos de idade	35 µg/dia.
Adolescentes femininos dos 14 aos 18 anos de idade	24 µg/dia.
Adultos masculinos dos 19 aos 50 anos de idade	35 µg/dia.
Adultos femininos dos 19 aos 50 anos de idade	25 µg/dia.
Adultos masculinos maiores de 51 anos de idade	30 µg/dia.
Adultos femininos maiores de 51 anos de idade	20 µg/dia.
Gestantes menores de 18 anos de idade	29 µg/dia.
Gestantes maiores de 18 anos de idade	30 µg/dia.
Lactantes menores de 18 anos de idade	44 µg/dia.
Lactantes maiores de 18 anos de idade	45 µg/dia.

• Indicações Terapêuticas do Cromo

As principais indicações para a prescrição médica do cromo estão, majoritariamente, nos dismetabolismos da glicose, tais como a intolerância à glicose, a diabete gestacional e a diabete melito não insulino-dependente, e nas doenças cardiovasculares. Outras indicações comuns estão no tratamento da fadiga crônica, ou da falta de resistência física, do estresse físico e mental e na prevenção da opacidade corneana causada pela glicação proteica. As recomendações menores, não considerando as enfermidades consuntivas, estão na promoção do ganho de peso e do crescimento, e no incremento da massa muscular.

Com relação ao diagnóstico da intolerância à glicose, teceremos algumas considerações, baseadas em nossa experiência, como otoneurologista, na avaliação dos efeitos dos dismetabolismos dos hidratos de carbono sobre o aparelho cocleovestibular. Podemos diagnosticar o hipersinsulinismo através de sinais indiretos, como a hipertricose, a presença das manchas melânicas da *acantose nigricans* ou da síndrome dos ovários policísticos, este procedimento, entretanto, é muito grosseiro para estabelecer o diagnóstico em uma enfermidade tão delicada e, às vezes, tão complexa de se tratar, quanto a disfunção das células ciliadas da orelha interna. A identificação de crises de hipoglicemia, com a glicemia de jejum normal, faz o diagnóstico, porém, este evento é raro de ocorrer, mesmo em pronto-socorro. Caso tenha ocorrido uma crise de hipoglicemia, mas o enfermo apresente, comprovada e repetidamente, episódios de hiperglicemia em jejum, o diagnóstico já será de diabete clínico. Episódios esporádicos de hiperglicemia, em jejum, na nossa interpretação, representariam a presença de uma diabete subclínica. A hiperglicemia pós-prandial, com a glicemia de jejum dentro dos padrões da normalidade, também faz o diagnóstico de intolerância à glicose.

Em nossa especialidade, caso haja suspeita clínica, lançamos mão da curva de tolerância à glicose e da curva de insulina. Usamos as duas curvas concomitantes para evitar o sofrimento do paciente com as inevitáveis agulhadas. Apresentamos a interpretação da curva glicêmica, habitualmente considerada por muitos otorrinolaringologistas, porque difere da que, habitualmente, nos é apresentada pelos protocolos dos laboratórios de análises clínicas:

- a glicemia de jejum poderá variar entre 60 e 110 mg por decilitro (mg/dL).
- em 30 minutos, poderá variar entre 130 e 150 mg/dL.
- em 60 minutos, entre 110 e 130 mg/dL.
- Em 90, 120, 180, 240, 300 e 360 minutos deverá comportar-se como em jejum, variando entre 60 e 110 mg/dL.

Quando a curva se apresenta plana, consideramo-la insulinopênica, podendo significar uma má absorção dos dissacarídeos, que pode ser confirmada pela curva de lactose. O diagnóstico de intolerância à glicose é feito quando ocorre uma hipoglicemia reativa a partir dos 120 minutos, ou quando ocorre uma superação dos valores referidos após os 30 minutos. A hipoglicemia reativa às 2 e às 3 horas, representa uma sobrecarga ao pâncreas e, quando ela ocorre na quinta ou na sexta hora, faz-se o diagnóstico de hiperinsulinismo. A interpretação da curva insulínica também não é simples:

- em jejum a dosagem da insulina poderá variar entre zero e 30 μg por mililitro (μg/mL);
- aos 30 ou aos 60 minutos deverá ocorrer o pico da insulinemia, variando entre 50 e 110 μg/mL;
- a soma dos valores da insulinemia na segunda e da terceira hora não deverá superar o valor de 60 μg/mL, e o valor da terceira hora deverá ser menor do que a da segunda hora;
- caso a soma destes valores se situe entre os 60 e os 100 μg/mL, considera-se que o resultado é limítrofe com a normalidade;
- na situação de este valor ser superior aos 100 μg/mL, o diagnóstico é o de uma diabete subclínica, também denominada diabete oculta;
- os valores da insulinemia na quarta e na quinta hora devem-se situar no padrão da insulinemia de jejum, entre 0 e 30 μg/mL;
- quando a curva insulinêmica se apresentar plana, a interpretação será a mesma da curva glicêmica plana;
- quando ocorrer uma hipoglicemia reativa menor do que 50 mg/dL e a relação entre a insulinemia e a glicemia for menor do que 0,3, deve-se suspeitar da presença de um insulinoma.

Um outro cuidado que se deve observar é que a insulina perde a atividade no sangue guardado por muito tempo. Caso seja necessário se enviar a amostra de sangue para a análise em outra cidade, ela deve ser conservada a −20ºC.

A intolerância à glicose está associada à maior incidência de doenças cardiovasculares, além de ser a principal causa das vestibulopatias periféricas, popularmente conhecidas como labirintites. Cerca de 25 a 30% dos indivíduos com intolerância à glicose desenvolverão a diabete não insulino-dependente. Geralmente a administração de 200 μg diários de cromo melhora a sintomatologia destes pacientes. Oitenta por cento dos trabalhos realizados com pacientes portadores de intolerância à glicose mostraram que a administração do cromo melhorou a utilização celular da glicose e/ou o perfil lipídico destes doentes.

As razões para variação, ou para ausência de resposta no tratamento, em alguns destes trabalhos, ainda não foram esclarecidas, sendo apenas evidente que este metal não representa o único fator a influenciar o metabolismo da glicose. Afeta, ainda, a condução destes estudos, o fato de não haver um método suficientemente acurado para se avaliar o estado nutricional do cromo, o que prejudica a identificação das pessoas que seriam mais beneficiadas por este tratamento. Ressalva seja feita ao mineralograma capilar, reestude no tópico pertinente no Capítulo 5.

A metanálise de outros 15 estudos clínicos randomizados mostrou que a prescrição de cromo não afeta o metabolismo da glicose e as concentrações da insulina em indivíduos não diabéticos e não intolerantes à glicose. Tanto a intolerância à glicose, quanto a diabete do tipo II estão relacionadas com as dislipidemias e, todas as três, com as doenças cardiovasculares. Os trabalhos envolvendo a investigação dos efeitos do cromo sobre o perfil lipídico têm mostrado inconsistências frustrantes. Enquanto alguns estudos afirmam haver redução nos níveis do colesterol, do LDL-colesterol (LDL = lipoproteína de baixa densidade) e dos triglicérides e elevação do HDL-colesterol (HDL = lipoproteína de alta densidade), alguns outros não observaram nenhum efeito sobre o perfil lipídico dos pacientes. Estas respostas inconsistentes refletem as diferenças entre os estados nutricionais do cromo dos diversos pacientes, difíceis de se mensurarem, sendo possível que apenas os indivíduos carentes de cromo se beneficiem com o tratamento.

Os clamores de que o cromo aumenta a massa magra corporal e diminui a massa gorda originaram-se dos estudos sobre a relação deste metal com a ação da insulina. Como todos se lembram, a insulina não só age no metabolismo dos hidratos de carbono, como também no das proteínas e dos lípides. Doze trabalhos, controlados por placebo, compararam o efeito do cromo, ministrado sob a forma de picolinato, na dose de 200 a 1.000 μg por dia, associado ou não a um programa de exercício físico, sobre as medidas da massa magra e da massa gorda corporal. Nestes estudos foram empregados os mais sensíveis e acurados métodos de medida da composição corporal, como a DEXA, do inglês *dual energy X-ray absorbtiometry*, que significa absorciometria dupla com raios X, e a hidrodensitometria. No geral, nenhum destes trabalhos mostrou algum efeito do cromo sobre a composição corporal.

Com relação à perda de peso corporal, diversos trabalhos, controlados, demonstraram que a ingestão adicional de 200 a 400 μg de picolinato de cromo por dia poderia ser útil para uma discreta perda de peso. Mais recentemente, uma metanálise de dez trabalhos, duplo-cegos, controlados por placebo e randomizados, mostrou que, realmente, o picolinato de cromo está associado a uma redução do peso corporal, da ordem de 1,1 kg em um período médio de 85 dias, porém irrelevante do ponto de vista clínico. Outra pesquisa, também recente, demonstrou que o picolinato de cromo, associado à sulfonilureia, reduz, significativamente, o peso de pacientes diabéticos.

E, agora entrando no tema diabete do tipo II propriamente dito, lembramos que as suas características primordiais são a hiperglicemia e a resistência à insulina e que é justamente esta redução do efeito da insulina que leva ao hiperinsulinismo. A descoberta de que o cromo realça a atividade da insulina despertou, então, o interesse científico sobre o tema, e muitos trabalhos foram publicados. Nestes estudos, observou-se que os pacientes diabéticos não insulino-dependentes apresentam uma excreção renal de cromo maior do que os indivíduos saudáveis, principalmente aqueles enfermos há mais de 2 anos. Até 1997, os melhores e mais bem desenhados trabalhos sobre o efeito do cromo na diabete do tipo II mostravam alguma evidência da redução da insulinemia e da melhora do perfil lipídico destes pacientes e nenhuma melhora da glicemia.

Em 1997, um trabalho de pesquisa, controlado por placebo e realizado na China, mostrou que o cromo poderia se útil para o tratamento deste tipo de diabete. Neste trabalho, 108 pacientes diabéticos foram tratados, ou com placebo, ou com picolinato de cromo na dose de 200 ou 1.000 μg diários. No final de 4 meses, os pacientes que tomavam 1.000 μg diários de cromo apresentavam a glicemia de jejum 15 a 19% menor que a do grupo-placebo. No grupo dos 200 μg diários não houve melhora significativa da glicemia. Com relação à insulinemia, entretanto, tanto no grupo dos 200 quanto no dos 1.000 μg diários, houve redução significativa. A hemoglobina glicosilada, utilizada como medida do controle da glicemia ao longo do tempo, cerca de 90 dias, também se mostrou reduzida em ambos os grupos, especialmente no dos 1.000 μg por dia. Como o estado nutricional do cromo entre os chineses não foi avaliado e pelo fato de a prevalência da obesidade entre eles ser muito menor do que na população norte-americana, a comparação destes dados com os desta população fica prejudicada.

Uma revisão de 13 trabalhos clínicos, dentre 15, incluindo este estudo chinês, confirmou que o picolinato de cromo melhora pelo menos um destes critérios de controle da glicemia nos pacientes diabéticos. Entretanto, ainda há a necessidade de muito mais pesquisas randomizadas e controladas abordando a eficiência do cromo no tratamento da diabete do tipo II.

Com relação à diabete gestacional, existem poucos estudos relacionados com o cromo. A diabete gravídica ocorre em cerca de 2% das gestantes e, geralmente, manifesta-se no segundo ou no terceiro trimestre da gravidez. O controle glicêmico deve ser rigoroso, com a finalidade de se evitar danos ao desenvolvimento fetal. Após o parto, em geral, a glicemia e a insulinemia retornam aos níveis normais, entretanto, 30 a 40% destas gestantes desenvolverão a diabete no prazo de 5 a 10 anos. Embora os níveis séricos do cromo não reflitam os teores teciduais, foi realizado um estudo observacional de um grupo de gestantes e nenhuma associação foi encontrada entre os níveis séricos do cromo e as avaliações da tolerância à glicose e da resistência à insulina, realizadas no final da gravidez. Nos casos mais graves, porém, apesar de o emprego da insulina ter sido necessário, o grupo de gestantes diabéticas que receberam, também, 4 μg de picolinato de cromo por kg de peso corporal (4 μg/kg corresponde a 280 μg para uma pessoa de 70 kg), diariamente, por 8 semanas, tiveram as suas glicemias e insulinemias mais facilmente controladas do que o grupo que usou o placebo associado à insulina.

• **Fontes de Cromo**

A quantidade do cromo presente nos alimentos é muito variável e poucos foram os que tiveram a sua presença acuradamente mensurada. As carnes processadas, os cereais integrais, as fibras dos cereais, a vagem, o brócolis, a levedura da cerveja, o melaço da cana de açúcar, o tomilho e os condimentos são fontes relativamente boas de cromo, assim como as ostras, o fígado e as batatas. O refinamento dos cereais retira o cromo juntamente com o gérmen e o farelo. O mesmo ocorre com o branqueamento do açúcar. A água de poço também pode conter cromo.

Os alimentos ricos em açúcares simples, como a sacarose e a frutose, não apenas são pobres em cromo como também aumentam a excreção renal deste mineral. A ingestão diária média de cromo, na população adulta norte-americana, é estimada entre 23 e 29 μg para as mulheres e entre 39 e 54 μg para os homens.

A Tabela 8.20 serve apenas como um guia grosseiro do conteúdo crômico dos diversos alimentos; impreciso, porque o teor de cromo varia muito entre os diferentes lotes do mesmo alimento.

Tabela 8.20
Guia "Grosseiro" do Conteúdo Crômico dos Diversos Alimentos. É Impreciso porque o Teor de Cromo Varia muito entre os Diferentes Lotes do Mesmo Alimento

Alimento	Porção	Cromo
Banana	1 unidade, média	1,0 μg
Batata amassada	1 xícara (200 mL)	2,7 μg
Bolinho inglês (*muffin*)	1 unidade	3,6 μg
Brócolis picado	1/2 xícara (100 mL)	11,0 μg
Carne de boi	100 g	2,4 μg
Coxa de peru processada	100 g	12,2 μg
Maçã com casca	1 unidade, média	1,4 μg
Pão cozido na água (*bagel*)	1 unidade típica de Israel	2,5 μg
Pão holandês (*waffle*)	1 unidade ~ 71 g	6,7 μg
Peito de peru	100 g	2 μg
Suco de laranja	200 mL	5,2 μg
Suco de uva	200 mL	17,6 μg
Vagem picada	1/2 xícara (100 mL)	1,1 μg

A forma química do cromo empregada para suplementação alimentar e no tratamento ortomolecular é a configuração trivalente, Cr^{3+}. As apresentações farmacêuticas mais frequentemente encontradas comercialmente são o tricloreto crômico, o nicotinato de cromo, o picolinato de cromo, o levedo rico em cromo e o cromo-dinicotinato-glicinato, em ordem crescente de biodisponibilidade. Apenas cerca de 1% do cloreto de cromo é absorvido, enquanto o cromo associado ao ácido nicotínico apresenta uma taxa de absorção da ordem de 10 a 25%. O dinicotinato-glicinato de cromo apresenta a mesma estrutura química básica da substância de baixo peso molecular, o fator de tolerância à glicose de Schwartz e Mertz. As dosagens do cromo nos produtos prontos, de forma isolada ou em combinação com outros nutrientes, variam de 50 a 200 µg do metal elementar.

• Cuidados com o Uso do Cromo

Não é demais repetir que o cromo hexavalente, Cr^{6+}, é tóxico e carcinogênico. A exposição ao cromo hexavalente, comum nos resíduos industriais, está associada ao câncer de pulmão e a dermatoses. Em contrapartida, o cromo trivalente não se tem mostrado tóxico para os seres humanos. Assim, devido à ausência de relatos sobre os efeitos adversos associados ao uso e ao abuso do cromo trivalente, na alimentação e na suplementação alimentar, não foi estabelecida a dose máxima tolerável para este elemento.

A preocupação com a segurança do uso prolongado do cromo trivalente provém da observação de lesões no ácido desoxirribonucleico (ADN) nas culturas de tecidos, especialmente naquelas tratadas com o picolinato de cromo. Também foram observadas lesões cromossomais em *hamsters* tratados com o mesmo picolinato. Até agora não se tem notícia de que os outros compostos do cromo trivalente possam lesar o material genético de qualquer ser vivo.

Um trabalho, realizado com mulheres submetidas ao tratamento com 400 µg diários de cromo, sob a forma picolinato, não encontrou nenhuma evidência de aumento da lesão oxidativa do ADN (ácido desoxirribonucleico), avaliada por metodologia imunoquímica. Inúmeros outros trabalhos têm demonstrado a segurança de doses diárias de cromo, superiores a 1.000 µg, por meses a fio, apesar de terem sido relatados alguns casos isolados de reações adversas atribuídas ao picolinato de cromo. Três casos foram publicados, atribuindo ao picolinato de cromo a ocorrência de insuficiência renal:

- no primeiro, a lesão renal ocorreu 5 meses após o uso de 600 µg diários de picolinato de cromo por um período de 6 semanas;
- no segundo caso, houve insuficiência renal associada à diminuição da função hepática, após o uso de 1.200-2.400 µg diários de picolinato de cromo por um período de 4 a 5 meses;
- e o terceiro caso refere-se a um rapaz de 24 anos de idade, previamente saudável, que desenvolveu uma insuficiência renal aguda, porém reversível, após o uso de suplementos alimentares contendo picolinato de cromo por 2 semanas.

Devido a estas possíveis intercorrências, recomenda-se que os pacientes portadores de doenças renais ou hepáticas não consumam suplementos alimentares contendo o cromo sem a supervisão de um especialista. Com relação às interações medicamentosas com o cromo, pouco se sabe sobre elas em relação aos seres humanos. Em ratos de laboratório, observou-se que os antiácidos, como o hidróxido de magnésio e o carbonato de cálcio, diminuem a absorção do cromo. Também em ratos, verificou-se, ao contrário, que as drogas anti-inflamatórias não hormonais, como o ácido acetilsalicílico e a indometacina, aumentam a sua absorção.

Com relação às interações nutricionais, o cromo compete com o ferro pelos sítios de ligação com a transferrina, a proteína transportadora do ferro. No entanto, o tratamento de homens idosos com 925 µg diários de cromo, durante 12 semanas, não alterou, significativamente, o estado nutricional do ferro. Outro trabalho, este realizado com rapazes tratados com 200 µg de cromo por 8 semanas, mostrou uma redução na saturação da transferrina pelo ferro, também estatisticamente insignificante. Não temos, entretanto, referências sobre estudos a longo prazo a respeito desta interação ferro/cromo. Especulamos, teoricamente, que o excesso de ferro na hemocromatose hereditária poderia interferir com o transporte do cromo, através da competição com a transferrina, o que, por sua vez, levaria a supor que a redução do transporte do cromo contribui para a diabete associada à hemocromatose.

A assimilação do cromo, em animais de laboratório, é estimulada pela administração concomitante da vitamina C. Um trabalho, realizado em humanos, confirmou que a prescrição de 1.000 µg de cromo associados a 100 mg de vitamina C determina níveis plasmáticos mais altos de cromo do que a mesma dose de cromo sem a vitamina C.

Também os hidratos de carbono interferem com o aproveitamento do cromo, assim, comparando-se as dietas ricas em carboidratos complexos, exemplificados pelos grãos integrais, com as dietas plenas de açúcares simples, ilustrados pela sacarose, observa-se um aumento na excreção renal de cromo nestas últimas dietas. Este efeito poderia explicar o maior aumento da secreção da insulina em resposta à ingestão dos açúcares simples, em comparação com a dos hidratos de carbono complexos.

Pela dificuldade em se determinar o estado nutricional do cromo, devida à inexistência de testes fidedignos, a prática ortomolecular recomenda, para os adultos, a prescrição do cromo, como suplemento alimentar, na ordem de 60 a 120 µg por dia, acima, portanto, da dose nutricional diária recomendada. Esta mesma faixa de dosagem pode ser usada para os idosos, ainda que pese alguma evidência de que o teor de cromo, no cabelo, no suor e na urina, diminua com o decorrer da idade.

Algumas substâncias que, por participarem sinergicamente com o cromo, merecem ser consideradas no momento da formulação ortomolecular são as vitaminas B_3, B_5, B_6 e C e os aminoácidos L-cisteína, L-glicina e o ácido glutâmico.

Enxofre

O enxofre é um elemento químico de número atômico 16, massa atômica 32,065(5) g.mol^{-1} e símbolo químico S. É uma substância não metálica multivalente que pode apresentar-se, na natureza, como uma forma cristalina sólida amarela ou combinada com outros minerais sob a forma de sulfitos e sulfatos.

O nome enxofre é a tradução portuguesa do latim *sulfur*, que provém do sânscrito *sulvari*, o qual, por sua vez, significa o inimigo do cobre. O prefixo tio advém da sua denominação grega, *thion* (θεῖον). Em temperatura ambiente, o enxofre é um cristal poliédrico, formado por um conjunto de oito átomos unidos na forma de uma coroa, macio, amarelo-brilhante e de odor semelhante ao do fósforo de cozinha. O famigerado cheiro de enxofre, ou fedor dos infernos, como querem alguns, é o odor característico de um dos seus compostos, o sulfeto de hidrogênio, H_2S.

Merece ser mencionada a bonita, e nociva, chama azul produzida pela queima do enxofre. A chama azul é a cor do gás dióxido de enxofre, proveniente da sua oxidação, e a sua reação com a umidade das mucosas transforma-o no corrosivo ácido sulfúrico. Admire a beleza dos cristais e da chama do enxofre nas Figuras 8.106 e 8.107, respectivamente.

O enxofre é amplamente empregado para a fabricação de fertilizantes, da pólvora, dos palitos de fósforos, de inseticidas, de fungicidas e de fogos de artifício. Os estados oxidativos do enxofre podem ser S^{-2}, S^{+2}, S^{+4} ou S^{+6}, e reagem com todos os outros elementos, excetuando-se os gases nobres. Outra característica interessante do enxofre diz respeito à sua viscosidade no estado líquido. O seu ponto de fusão ocorre em 115,21ºC e a sua ebulição, em 444,6ºC. O enxofre líquido, ao contrário da maioria dos outros líquidos, aumenta a sua viscosidade quando submetido a uma temperatura maior de 200ºC, e altera a sua cor para um tom vermelho-escuro, que também pode ser visto na Figura 8.103. Elevando-se ainda mais a temperatura, a sua viscosidade volta a diminuir. A razão para este comportamento plástico do enxofre é que a 200ºC se inicia a formação de polímeros de enxofre, e em temperaturas muito mais altas ocorre a despolimerização. O enxofre também é capaz de manifestar mais de 30 formas alotrópicas diferentes, além da sua forma cristalina mais comum, em forma de coroa, observada na Figura 8.108.

Alotropismo é a propriedade que alguns elementos químicos apresentam de tomarem formas diferentes, dependendo do modo como os seus átomos se combinam ao cristalizarem-se. Exemplo clássico é o do carbono que, ao cristalizar-se em formas tetraédricas, dá origem ao diamante e, ao formar cristais hexaédricos, manifesta-se como grafite. Tão versátil é o enxofre que, desde a Antiguidade, faz parte da história da medicina. Já Homero cita, na Odisseia, a queima do enxofre para a purificação de ambientes. Hipócrates empregava o enxofre no tratamento da peste. Ainda hoje, o

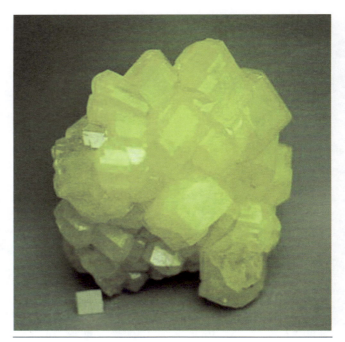

Figura 8.106 – *Cristais de enxofre.*

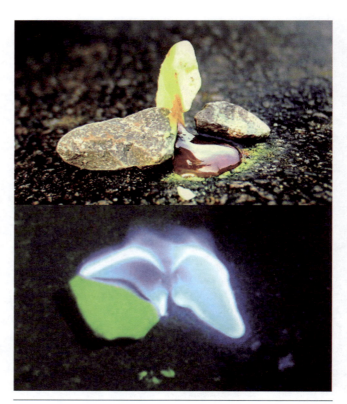

Figura 8.107 – *Enxofre fundido, com a sua cor vermelha, e a chama azul proveniente da sua oxidação.*

povo o conhece como um antisséptico intestinal e utiliza-o para realizar a limpeza intestinal da primavera, ingerindo uma mistura de enxofre e melaço.

O uso menos folclórico do enxofre pela medicina atual restringe-se às suas ações fungicidas, parasiticidas e secativas.

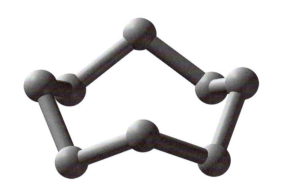

Figura 8.108 – *Forma cristalina mais comum do enxofre, dita em coroa.*

Neste tópico ocuparemo-nos, apenas, da utilidade deste mineral como macronutriente.

• Funções Bioquímicas do Enxofre

O enxofre é um elemento químico presente em todos os tecidos orgânicos e é de extrema importância para a integridade e função do corpo humano. Está presente em nossa alimentação sob as formas orgânica e inorgânica. Como composto inorgânico, o enxofre apresenta-se como sais sulfatos, de sódio, de potássio e de magnésio. Sob a forma orgânica, apresenta-se nos alimentos, ligado, principalmente, aos aminoácidos metionina, cisteína e cistina, mas também ocorre, em menor quantidade, nas glicoproteínas e nos lípides sulfurados.

A absorção do enxofre, tanto o orgânico quanto o inorgânico, ocorre no intestino delgado proximal. A taxa hemática de enxofre varia entre 3 e 6,5%, e a sua excreção é realizada, principalmente, pelos rins, mas também pelas fezes e com a queratina descamada da pele, do cabelo e das unhas. Muitas das nuances bioquímicas do enxofre já foram estudadas nos tópicos referentes aos aminoácidos cisteína, cistina, metionina e taurina, bem como no Capítulo 4 – Quelação, sob os tópicos DMSO, MSM, DMSA, DMPS e Glutation. Ele é um nutriente essencial para a vida de toda a célula viva.

O enxofre participa dos agrupamentos tioferrosos de numerosas e importantes enzimas, entre elas a nicotinamida-adenina-dinucleotídeo-de-hidrogenase (NADH-de-hidrogenase), a coenzima-Q, a citocromo-C redutase, a succinato-coQ redutase além de outras hidrogenases e nitrogenases. A ilustração de alguns destes grupos ferro-sulfúricos pode ser vista na Figura 8.109.

Além de participar destes aglomerados tioferrosos, o enxofre também forma pontes com o cobre da citocromo-C-oxidase, a enzima básica para a utilização do oxigênio na vida aeróbica. Assim, o enxofre participa da construção e reparação dos tecidos; nas reações de oxirredução celulares; na desintoxicação orgânica, através do processo de sulfoconjugação, e no metabolismo da biotina e da tiamina. O mecanismo da sulfoconjugação pode ser, sucintamente, explicado deste modo:

- quando as proteínas alimentares, que contêm o enxofre, são catabolizadas, há a liberação do enxofre, o qual é convertido em sulfatos inorgânicos;
- estas mesmas proteínas, decompostas pela ação bacteriana intestinal, formam substâncias fenólicas, derivadas da fenilalanina e da tirosina, e os derivados do triptofano indol e escatol;
- estes derivados, frutos da decomposição intraluminal, são tóxicos e absorvidos pela mucosa intestinal;
- transportados ao fígado, através da circulação portal, estes compostos tóxicos são conjugados com os sulfatos, formando sulfoésteres;
- finalmente, estes sulfoésteres são eliminados por via renal, completando o processo de desintoxicação orgânica.

• Carência de Enxofre

Como o enxofre é um macronutriente essencial, a sua carência absoluta é incompatível com a vida. Assim, as manifestações da sua deficiência são gerais, como a presença de doenças inflamatórias crônicas e, do que as mulheres mais se queixam, as unhas e os cabelos quebradiços, e a pele e os fâneros sem viço. As causas mais frequentes da sua deficiência nutricional são a baixa ingestão de proteínas; o vegetarianismo estrito; as síndromes que cursam com má absorção intestinal dos nutrientes ou com aminoacidúria; a carência de cisteína, cistina e metionina; e a insuficiência vitamínica de biotina e/ou timina. As alterações tiocarenciais vão afetar, principalmente:

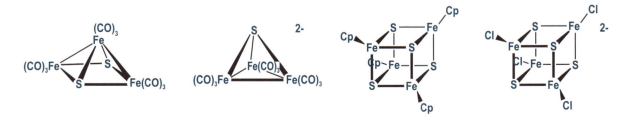

Figura 8.109 – *Exemplos estruturais dos grupos ferro-sulfúricos.*

- as proteínas celulares;
- as glicoproteínas extracelulares;
- o humor vítreo ocular;
- os tendões;
- as cartilagens;
- o tecido conjuntivo, pelo comprometimento do ácido condroitin-sulfúrico;
- a mucina, tanto salivar quanto a gastrintestinal;
- a composição biliar, especialmente pelo comprometimento do ácido taurocólico;
- a composição salivar, representada pelo sulfocianeto;
- além de comprometer a estrutura e inúmeras outras moléculas, como a da insulina, do glutation, da cocarboxilase, dos sulfolípides, da melanina, do urocromo etc.

• Doses Nutricionais Recomendadas para o Enxofre

Não existem doses nutricionais recomendadas estabelecidas para o enxofre. As doses que consideramos adequadas estão baseadas nas avaliações da retenção sulfúrica alimentar pelo organismo. Esta retenção varia com a idade, e obtivemos apenas os seguintes valores, em mg:

Bebês	8 mg/dia.
Crianças até 12 anos de idade	144 mg/dia.
Mulheres grávidas	205 mg/dia.

Estas doses referem-se, obviamente, ao enxofre elementar, assim, nós, particularmente, preferimos prescrever as moléculas enxofradas mais simples, como o metil-sulfonil-metano, o qual contém 33% deste mineral.

• Indicações Terapêuticas do Enxofre

As indicações terapêuticas do enxofre estão descritas nos tópicos, já mencionados, sobre a cisteína, a cistina, a metionina, a taurina, o DMSO, o MSM, o DMSA, o DMPS e o glutation. Resumidamente, destacamos:

- a indicação da moda, antienvelhecimento;
- a ação desintoxicante, contra o álcool, o fumo e as drogas;
- no tratamento das hepatites;
- das doenças inflamatórias crônicas, como a artrite reumatoide e as osteoartrites em geral, as miopatias, a fibromialgia, as miocardiopatias;
- a quelação de metais pesados;
- como auxiliar nutriente na depressão, esquizofrenia, Parkinson e Alzheimer;
- como varredor de radicais livres e antioxidante;
- no tratamento das alergias;
- como antiparasitário;
- como antifúngico etc.

As doses terapêuticas variam:

- para a L-cisteína e a N-acetil-L-cisteína, entre 500 e 1.500 mg diários;
- para a L-metionina, entre 500 e 3.000 mg por dia;
- para a L-taurina, de 70 a 2.000 mg diários;
- para o metil-sulfonil-metano entre 200 e 2.000 mg por dia.

A ação germicida do enxofre é muito leve, pois depende da sua transformação em ácido sulfídrico, H_2S, e/ou no ácido pentatiônico, $H_2S_5O_6$. O seu efeito queratolítico deve-se a esta mesma reação do enxofre com a água das células epidérmicas.

• Fontes de Enxofre

As fontes nutricionais de enxofre são os alimentos proteicos, especialmente a carne de boi, aves e peixes; os derivados das carnes; o leite; os laticínios; os ovos; os cereais integrais e os produtos manufaturados destes cereais.

• Cuidados com o Uso do Enxofre

O único cuidado maior com o excesso de enxofre é a ocorrência de cálculos urinários de cistina em pacientes geneticamente predispostos, quando a cistina ou a cisteína são empregadas como repositoras do mineral. O enxofre elementar, em pó, não é utilizado para a reposição nutricional e nem no tratamento ortomolecular, seja por via oral ou parenteral. De qualquer modo, achamos interessante abordar os cuidados relativos ao uso do enxofre coloidal.

Enxofre coloidal é nome que se dá à preparação farmacêutica que fragmenta o enxofre elementar em partículas tão pequenas que são capazes de formar soluções coloidais aquosas estáveis. A solução coloidal de enxofre, administrada por via oral, converte-se, parcialmente, em sulfuretos de efeito laxativo. O sulfureto eventualmente absorvido é eliminado como sulfato, porém, em alguns indivíduos, o sulfureto pode reagir com a hemoglobina, formando a sulfemoglobina, responsável por uma cianose intermitente. O emprego do enxofre coloidal tópico, na pele, por tempo prolongado, pode provocar uma dermatite característica, descamativa furfurácea. A sua solução coloidal já foi utilizada, parenteralmente, para o tratamento de várias moléstias, entre elas a artrite, a psoríase, a dermatite seborreica, o eczema e o lúpus eritematoso. O uso parenteral do enxofre coloidal, entretanto, pode provocar diversos efeitos adversos, como fadiga, mal-estar, febre, cefaleia, torpor e dor articular frustra.

As vitaminas que interagem com o metabolismo do enxofre e que merecem consideração para a prescrição ortomolecular são as B_1, B_3, B_6 e a biotina. Também merecem atenção particular os aminoácidos enxofrados cisteína, cistina, metionina e taurina.

Estanho

Colocamos o estanho nesta relação apenas porque encontramos algumas, poucas, citações a respeito da sua função como micronutriente. O estanho é um elemento químico de símbolo Sn, do latim *stanum*, que à época denominava o *plumbum candidum*, ou chumbo branco.

O seu número atômico é 50 e a sua massa atômica é 118,710(7) g.mol^{-1}. É um metal pobre, dúctil e maleável, prateado, resistente à oxidação e à corrosão. É empregado na galvanização e em ligas metálicas, nestas, quando associado ao cobre, faz o bronze. Quando uma barra de estanho é dobrada, ouve-se um ruído característico, conhecido como berro do estanho, devido à quebra dos seus cristais.

• Funções Bioquímicas do Estanho

Quase todas as publicações se referem ao estanho como um elemento tóxico, apenas recentemente, Schwarz e cols., citados pelo professor Osman Gioia, demonstraram a essencialidade do estanho para o crescimento de ratos de laboratório. Também foram comprovadas as ações deste elemento sobre a heme-oxigenase na cisão do grupo heme pelos rins.

Em solução, o estanho age como um catalisador do oxigênio, facilitando as suas reações. Também se combina com o cloro e o oxigênio das soluções ácidas, liberando o hidrogênio.

• Carência de Estanho

Não são descritas doenças carenciais do estanho em seres humanos.

• Doses Nutricionais Recomendadas para o Estanho

Não existem doses nutricionais recomendadas, nem doses adequadas estabelecidas para o estanho.

• Indicações Terapêuticas do Estanho

Não existem, presentemente, indicações terapêuticas para o estanho.

• Fontes de Estanho

A única fonte nutricional de estanho que temos referência são os alimentos enlatados, mesmo assim, resultante de falhas na manufatura das embalagens.

Os dentifrícios branqueadores, aos quais se adicionam o fluorito de estanho, como agente abrasivo, também podem servir como fonte do estanho. Os cremes dentais que ainda são fornecidos em tubos metálicos também podem conter este mineral.

• Cuidados com o Uso do Estanho

Ainda não recomendamos o uso terapêutico, nem mesmo nutricional, do estanho. As precauções devem-se aos efeitos tóxicos do estanho e devem ser revistas no tópico sobre a sua intoxicação no Capítulo 6 – Metais Tóxicos.

Estrôncio

O estrôncio é um metal alcalino terroso de número atômico 30, massa atômica 87,62(1) g.mol^{-1} e símbolo químico Sr. O seu nome advém da cidade escocesa de Strontian, onde foi descoberto nas minas de chumbo em 1787, e foi descrito por Thomas Charles Hope, em 1798.

É um elemento de aspecto metálico branco-prateado, que se torna amarelado quando em contato com o ar. O estrôncio é um mineral tão macio quanto o cálcio e mais reativo do que ele na presença da água. Quando finamente pulverizado, o estrôncio, em contato com o ar, inflama-se espontaneamente, produzindo uma chama vermelha carmesim.

O estrôncio é utilizado na produção dos tubos da televisão, nos cátodos dos aparelhos de raios X e na fabricação de fogos de artifício, entre outras numerosas aplicações. Em medicina, o estrôncio radioativo é empregado para o tratamento das metástases ósseas do adenocarcinoma de próstata. Também pela emissão de raios beta e pela sua longa meia vida ele é ideal para a radioterapia de superfície.

• Funções Bioquímicas do Estrôncio

A absorção do estrôncio é muito lenta, no intestino proximal, e a taxa de absorção varia entre 19 e 27%. Ele compete com o cálcio, o qual mantém a preferência na absorção e reduz a biodisponibilidade do estrôncio em cerca de 60 a 70%. A vitamina D não influencia a sua absorção. O estrôncio liga-se às proteínas plasmáticas em menos de 25% e possui alta afinidade pelo tecido ósseo. O cátion divalente do estrôncio não é metabolizado e não inibe as enzimas do citocromo P450. A excreção do estrôncio não depende da dose e nem do tempo de permanência no organismo, sendo a sua meia-vida de aproximadamente 60 horas. A sua eliminação ocorre pela urina e pelas fezes.

Estudos em laboratório mostram que o estrôncio aumenta a formação óssea nas culturas de osteócitos, através da multiplicação dos osteoblastos e da síntese de colágeno. Também diminui a reabsorção óssea nestas culturas, reduzindo a diferenciação dos osteoclastos. Trabalhos realizados com animais, especialmente ratos, mostram que o estrôncio aumenta a quantidade e a espessura das trabéculas ósseas, elevando a densidade mineral óssea e, consequentemente, a resistência do osso. O estrôncio substitui alguns átomos de cálcio na superfície cristalina do osso sem alterar as características cristalinas da apatita.

• Carência de Estrôncio

Muito pouco sabemos sobre a deficiência nutricional do estrôncio. Temos algumas referências relatando a incidência de um maior número de cáries dentárias e de osteoporose provocadas pela carência de estrôncio. Talvez ele também se relacione com a osteomalacia.

Com relação ao crescimento, há notícias de que a insuficiência de estrôncio possa provocar um atraso do crescimento esquelético. Ainda são citadas a ocorrência de cardiopatia e de anemia aplástica associadas à carência do estrôncio.

• Doses Nutricionais Recomendadas para o Estrôncio

Não existem doses nutricionais recomendadas estabelecidas para o estrôncio. Costumamos empregar o estrôncio elementar, como suplemento alimentar, na dosagem de 0,6 a 6 mg por dia.

• Indicações Terapêuticas do Estrôncio

A indicação precípua do estrôncio é para o tratamento da osteoporose. A osteoporose é definida pela densidade mineral óssea menor ou igual a 2,5 desvios-padrões abaixo do valor médio, estabelecido como normal para a população jovem. Os fatores de risco para a osteoporose incluem as mulheres de pequena massa óssea (as baixinhas), uma densidade mineral óssea baixa (osteopenia), a menopausa precoce, o tabagismo e a história familiar de osteoporose, não se esquecendo de que os homens também podem apresentar osteoporose.

Tem-se descrito a redução da incidência de fraturas da coluna vertebral e dos quadris nas mulheres osteoporóticas submetidas ao tratamento com o estrôncio. A administração do estrôncio a pacientes com osteoporose tem mostrado uma melhora na densidade mineral óssea, avaliada pela absorciometria dupla com raios X (DEXA, do inglês *dual energy X-ray absorbtiometry*), maior do que a observada com a prescrição do cálcio.

Após 3 meses de tratamento com o estrôncio, aumentam os níveis séricos dos marcadores bioquímicos da neoformação óssea, a fosfatase alcalina e o pró-peptídeo C-terminal do procolágeno do tipo I. Bem como diminui os indicadores da reabsorção óssea, o telepeptídio-C sérico e o N-telepeptídio urinário. A terapêutica da osteoporose com o estrôncio também mostra um leve decréscimo dos teores séricos do cálcio e do paratormônio e um pequeno aumento nas concentrações do fósforo e da fosfatase alcalina, confirmando a neoformação óssea.

Um trabalho controlado por placebo, envolvendo 1.649 mulheres na pós-menopausa, com idade média de 70 anos e com o diagnóstico firmado de osteoporose, através da densitometria óssea e da ocorrência prévia de fratura vertebral, foi conduzido por 1 ano. Neste estudo as pacientes receberam ou placebo ou 2.000 mg de ranelato de estrôncio associado ao cálcio e à vitamina D. A conclusão a que se chegou foi a de que o estrôncio reduziu o risco relativo de fratura vertebral em 49% no primeiro ano e em 41% após 3 anos de seguimento. Também se observou que o decréscimo da altura corporal foi 38% menor no grupo tratado do que no grupo placebo, considerando-se a diminuição de pelo menos 1 cm.

Uma outra pesquisa, acompanhando 5.091 mulheres com osteoporose femoral e idade média de 77 anos, metade delas com antecedente de fratura do colo do fêmur, também controlada com placebo e com duração de 1 ano, mostrou uma redução de 36% no risco relativo de fratura do quadril após 3 anos e uma diminuição de 39% no de fratura vertebral, no mesmo período. Nesta pesquisa também se empregou o ranelato de estrôncio associado à vitamina D e ao cálcio.

Considerando-se ambos os trabalhos, 23% dos pacientes apresentavam mais de 80 anos de idade na ocasião da sua inclusão nos estudos, ou sejam 1.556 velhinhos. Neste grupo, a redução do risco relativo de fratura vertebral foi de 32% após os 3 anos. A menção repetida destes 3 anos de seguimento refere-se a que a afinidade do estrôncio pelo tecido ósseo atinge um platô após 3 anos de tratamento. A dose terapêutica recomendada para o ranelato de estrôncio varia de 1.000 a 2.000 mg por dia, que corresponde a 340 a 680 mg de estrôncio elementar.

• Fontes de Estrôncio

Como o estrôncio é muito parecido com o cálcio, ele é incorporado do solo, junto com o cálcio, pelas plantas e, presente nos vegetais, é consumido pelos animais, estando, portanto, presente nos mesmos alimentos, para os seres humanos, nos quais está presente o cálcio.

Como para o cálcio, as fontes de estrôncio são o leite, os laticínios, o ovo, o salmão, os cereais integrais, a couve, o brócolis, o repolho, o nabo, a mostarda, o agrião, o grão-de-bico, as sementes de gergelim *etc*. As fontes farmacêuticas de estrôncio são o citrato de estrôncio, o carbonato de estrôncio e o ranelato de estrôncio, disponíveis para uso oral.

• Cuidados com o Uso do Estrôncio

O estrôncio não apresenta efeitos colaterais até a dose de 11.000 mg. Alguns trabalhos mencionam, como efeitos adversos, a náusea, a diarreia, dermatites e mialgias, porém estes achados não difeririam, significativamente do grupo-placebo. Recomenda-se evitar o uso do ranelato de estrôncio em pacientes com insuficiência renal severa, ou usá-lo com monitoramento da função renal.

Alguns trabalhos empregando o ranelato de estrôncio mostraram uma associação com a incidência de eventos tromboembólicos venosos. A causa destes episódios continua desconhecida e citamo-los apenas para que se redobre a atenção nos pacientes predispostos. Alguns casos de hipersensibilidade tardia, relacionados com o uso do ranelato de estrôncio, foram descritos, porém nestes casos o mineral estava associado ao aspartame, à maltodextrina e ao manitol, além, é claro, do ácido ranélico da própria molécula. O ácido ranélico apresenta uma molécula grande e que pode ser vista na Figura 8.110, unida aos dois átomos de estrôncio.

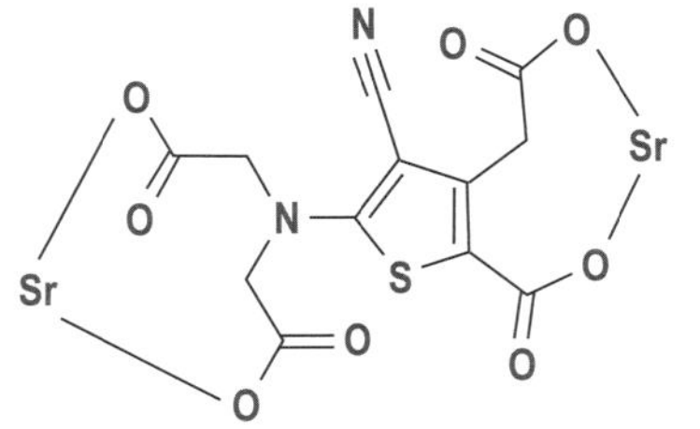

Figura 8.110 – *Ácido ranélico.*

O uso crônico de 4.000 mg diários de estrôncio, em ensaios clínicos por até 147 dias, não mostrou nenhum evento adverso relevante. Por outro lado, experiências realizadas em roedores, com altas doses do ranelato por tempo prolongado, induziram ao aparecimento de deformidades ósseas e dentárias, como fraturas espontâneas e atraso na remineralização, quando o nível ósseo do estrôncio atingiu um patamar duas a três vezes maior do que o esperado. Estas alterações foram reversíveis com a suspensão do tratamento. Digna de menção, também, é a presença do estrôncio no leite materno das lactantes que fazem uso dele.

Em ratos e coelhos, o uso do estrôncio em altas doses durante a gestação provocou alterações ósseas reversíveis em suas proles. Estas anormalidades ósseas foram ondulações das costelas e má implantação dentária, que se realinharam após 8 semanas da interrupção da administração do ranelato de estrôncio. Pela semelhança química com o cálcio, o estrôncio pode interferir com as dosagens colorimétricas do cálcio, assim, os melhores métodos para se aferir as concentrações sanguíneas e urinárias do cálcio são a espectrometria por absorção atômica e a espectrometria de emissão atômica por plasma acoplado indutivamente. Em alguns casos, a atividade da enzima creatinina cinase pode aumentar em mais de três vezes o limite superior da normalidade, porém os valores retornam à normalidade sem qualquer alteração na posologia do estrôncio.

Com relação às interações medicamentosas, o estrôncio forma complexos com a tetraciclina e com as quinolonas, diminuindo a absorção destas drogas. Os antiácidos à base de hidróxido de alumínio ou magnésio diminuem a absorção do estrôncio em 20 a 25%, contudo podem ser usados, preferencialmente em tomadas distantes. Não existem evidências clínicas de interações do estrôncio com outros medicamentos comumente prescritos, como anti-inflamatórios, analgésicos, anti-histamínicos, bloqueadores da bomba de prótons, diuréticos, cardiotônicos, vasodilatadores, bloqueadores dos canais de cálcio, betabloqueadores, inibidores da enzima de conversão da angiotensina, antagonistas da angiotensina II, anticoagulantes, antiagregantes plaquetários, estatinas, fibratos e benzodiazepínicos.

A assimilação do estrôncio é pobre e pode sofrer interferência dos alimentos que contêm cálcio, por competição pelos sítios de absorção, assim o cálcio necessário deve ser fornecido, preferencialmente, em tomadas separadas.

Ferro

O ferro é o sexto elemento mais abundante do universo, formado pela fusão nuclear do carbono na fase final da formação nuclear das estrelas densas. Apresenta uma das maiores energias de ligação nuclear do universo, sobrepujada apenas pela do isótopo 62 do níquel. Conforme o ferro vai esfriando, ele se cristaliza à temperatura de 1.538ºC e, na de 770ºC, chamada de ponto de Curie, ele se torna magnético. Nesta temperatura, 770ºC, ele altera as suas propriedades estruturais, alinhando todos os seus *spins* eletrônicos, sem, entretanto, mudar a sua formação cristalina. Juntamente com o níquel, o ferro é o metal mais abundante nos meteoritos metálicos e nos núcleos metálicos planetários, como é o da Terra. A razão para Marte ser conhecido como o planeta vermelho é a grande quantidade de ferro presente no seu solo.

Embora o ferro seja o elemento químico mais abundante da Terra, na crosta terrestre ele ocupa apenas o quarto lugar, sendo que a principal forma metálica natural do ferro, presente na superfície do nosso planeta, é constituída pelos meteoritos aqui precipitados. "Estupefactos" com estas curiosidades interplanetárias, voltemos ao nosso mundinho, declarando, humildemente, que o número atômico do ferro é 26, a sua massa atômica é 55,845(2) g.mol^{-1} e o seu símbolo químico, Fe. É um metal prateado, brilhante, maleável e um dos poucos elementos com características magnéticas.

O ferro é um elemento-traço indispensável para a maioria dos organismos vivos, as únicas exceções são aqueles que vivem em ambientes pobres em ferro e evoluíram utilizando-se de outros elementos, como o manganês, para os seus processos metabólicos. No ser humano, o ferro é um componente essencial para centenas de proteínas e enzimas e, dentre os micronutrientes, é o que tem a história mais longa e mais bem descrita.

O ferro já é empregado, empiricamente, para o tratamento da fraqueza há muito tempo. Há referências da sua utilização na medicina indiana através do ferro calcinado misturado a óleo, leite, vinagre e urina de vaca. Os antigos esculápios gregos usavam-no na tentativa de transmitir ao paciente a força do ferro, atribuída a Ares, o deus da guerra, Marte dos romanos. Celso recomendava que os pacientes pálidos e enfraquecidos bebessem a água das ferrarias, na qual se resfriavam as espadas durante a forja, e assegurava que os animais que bebiam dessa água mantinham os seus baços pequenos.

Sydenham foi, provavelmente, foi o primeiro a empregar o ferro de modo mais higiênico em 1681. Prescrevia limalhas de ferro, banhadas em vinho do Reno frio, na dose de 0,5 a 1 g por dia e afirmava que, com este tratamento, os pacientes prostrados ganhavam força, o pulso se fortalecia e a face, antes cadavérica, tomava uma cor rosada. Somente em 1713, Lemery e Goeffy demonstraram que o ferro está presente no sangue. Em 1746, Menghini demonstrou que os alimentos ricos em ferro aumentam a sua quantidade no sangue. Em 1831, Pierre Blaud identificou a natureza da clorose (anemia) e instituiu o seu tratamento, que poderia ser considerado adequado nos dias de hoje, através das "verdadeiras pílulas do Dr. Blaud", uma mistura de sulfato ferroso com carbonato de potássio.

Na última década do século XIX, o tratamento da anemia pelo ferro caiu no descrédito, com a afirmação de que o ferro inorgânico não era absorvido, reabilitando-se somente na segunda metade do século XX, quando as lições dos médicos antigos foram reaprendidas, por volta de 1939.

• Funções Bioquímicas do Ferro

A absorção do ferro ingerido ocorre em todo o tubo digestivo, principalmente no duodeno, e diminui, progressivamente, no sentido distal. O ferro é mais facilmente absorvido na sua forma ferrosa. O mecanismo da assimilação intestinal do ferro obedece a dois processos, um ativo, com características enzimáticas e um passivo, talvez por difusão. A acidez gástrica, com certeza, é determinante para a solubilidade e para a disponibilidade do ferro alimentar, assim como a presença do fator intrínseco gástrico, um composto orgânico semelhante à vitamina B_{12} e ao grupo heme, que estudaremos adiante.

O ferro absorvido é transportado no plasma sanguíneo por uma beta$_1$-globulina glicoproteica denominada transferrina, ou siderofilina, e armazena-se no fígado, complexado com a ferritina. Cerca de 200 a 1.500 mg de ferro são armazenados no organismo, seja como ferritina ou hemossiderina, 1/3 no fígado, outro na medula óssea e 1/3 no restante dos tecidos, principalmente no baço e na musculatura. As células que armazenam o ferro são, principalmente, as reticuloendoteliais e, por este motivo, é que os órgãos ricos neste tecido o estocam em maior quantidade. Calcula-se que a quantidade total de ferro no corpo de um homem adulto seja de, aproximadamente, 50 mg para cada kg de peso corporal e, na mulher, de 35 mg por kg de peso.

O ferro é perdido apenas através das hemorragias, inclusive menstrual, e é excretado em muito pequena quantidade através das fezes, do suor e da esfoliação da pele e dos fâneros. O ferro fecal provém do ferro não absorvido, da bile e das células esfoliadas da mucosa do trato digestório.

O excesso de ferro nas células parietais intestinais é convertido à sua forma férrica, a qual reage com a apoferritina, formando a ferritina que, por sua vez, é excretada nas fezes através da esfoliação mucosa, o que ocorre em um prazo médio de 3 dias. A excreção diária de ferro é de aproximadamente 1 mg nos homens adultos e nas mulheres não menstruadas é um pouco menor. A perda menstrual de ferro varia em torno de 0,5 mg por dia. A perda de ferro por meio do suor pode alcançar a cifra adicional de 1 mg por dia. O ciclo do ferro no corpo humano pode ser observado na Figura 8.111.

As funções biológicas mais importantes do ferro são:

- o transporte e o armazenamento do oxigênio;
- a transferência eletrônica e o metabolismo energético;
- a sua atuação nas reações de oxidorredução;
- como componente de sensores de oxigênio;
- a síntese do ácido desoxirribonucleico (ADN), entre outras.

Um dos compostos do ferro mais importantes da biologia é o grupo prostético heme, que faz parte de diversas moléculas com atividade bioquímica. Grupamento prostético é um radical químico não peptídico que se liga fortemente à proteína e é necessário para a sua atividade biológica. Uma proteína sem o seu grupamento prostético característico é denominada de apoproteína. O grupamento heme é formado por um átomo de ferro no centro de uma estrutura orgânica. Esta estrutura, uma protoporfirina, é constituída por quatro anéis pirrólicos, ligados por pontes metênicas (=CH–), formando um anel maior tetrapirrólico. Neste anel maior estão apensos quatro radicais metila (–CH3), dois vinila (–HC=CH$_2$) e quatro cadeias laterais de propionato (–CH$_2$–CH$_2$–COO$^-$).

O ferro, unido aos quatro nitrogênios centrais do anel protoporfirínico, pode formar mais duas ligações adicionais, uma em cada lado do plano determinado pelo grupo heme. Este átomo de ferro pode estar no estado de oxidação ferroso (+2) ou no férrico (+3). É com satisfação que lhes apresento o grupo heme na Figura 8.112.

A hemoglobina e a mioglobina são alguns destes compostos proteicos que contêm o grupo heme e estão envolvidas no transporte e na estocagem do oxigênio. A hemoglobina, a principal proteína das hemácias, contém, aproximadamente, 2/3 de todo o ferro do corpo. O papel vital da hemoglobina no transporte do oxigênio deriva da sua capacidade única de captar rapidamente o oxigênio, durante a sua breve passagem pelos pulmões, e de liberá-lo, conforme as necessidades, na circulação periférica, aos diversos tecidos do corpo.

A hemoglobina, no estado ferroso (Fe^{++}), recebe o nome de ferro-hemoglobina e, no estado férrico (Fe^{+++}), de ferri-hemoglobina ou meta-hemoglobina. Somente a ferro-hemoglobina é capaz de se ligar ao oxigênio. A mioglobina recebe uma nomenclatura semelhante, ferromioglobina e ferrimioglobina, e a sua função também é similar. Ela atua na condução e no armazenamento, a curto prazo, do oxigênio nas células musculares, auxiliando na adequação do suprimento à demanda do oxigênio, exigida pelo trabalho muscular.

É o grupamento heme que dá à hemoglobina e à mioglobina as suas cores características. Os citocromos também são substâncias que contêm o grupo heme e são essenciais para a produção de energia celular, sendo, portanto, indispensáveis à vida. Os citocromos exercem os seus papéis no transporte eletrônico mitocondrial, onde atuam como transportadores de elétrons durante a síntese do trifosfato de adenosina, o ATP, famoso por ser o principal manancial de ener-

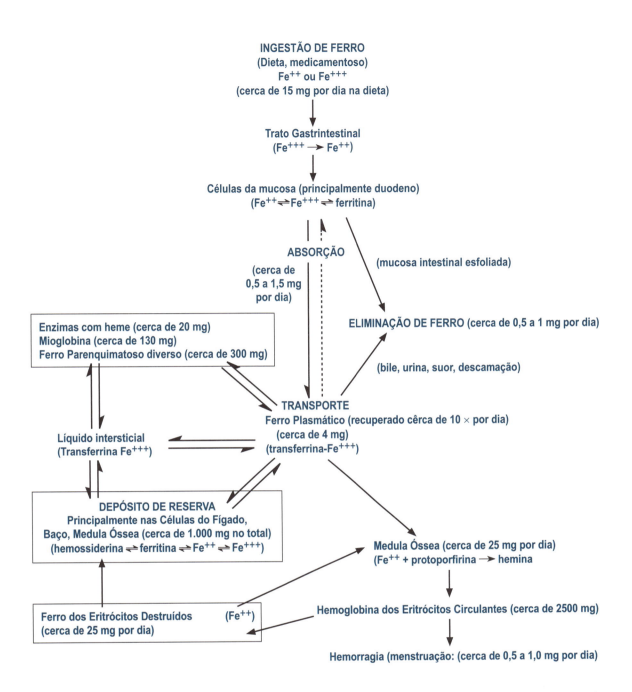

Absorção, vias metabólicas e eliminação normais do ferro. (Todas as quantidades representam o conteúdo em ferro.)

Figura 8.111 – *Ciclo do ferro.*

gia celular. Alguns destes citocromos constituem a família citocromo P450 e são muito importantes pelas suas funções no metabolismo de inúmeras substâncias biológicas, entre estas funções, a desintoxicação e o metabolismo de drogas e poluentes.

Só para lembrar, existem outras enzimas, que não possuem o grupo heme, e que também são críticas no metabolismo energético celular, entre elas a nicotinamida-adenina-dinucleotídeo desidrogenase e a succinato desidrogenase. A catalase e as peroxidases são enzimas antioxidantes que, do mesmo modo, apresentam o grupo heme nas suas constituições moleculares. Elas protegem as células do acúmulo de peróxido de hidrogênio, catalisando a sua conversão em água e oxigênio. Recordando, o peróxido de hidrogênio, ou água oxigenada, é uma das espécies tóxicas reativas do oxigênio. Reveja o capítulo sobre os radicais livres.

Como parte do sistema de defesa imunitário, alguns leucócitos, ao fagocitarem uma bactéria, expõem-na a estas

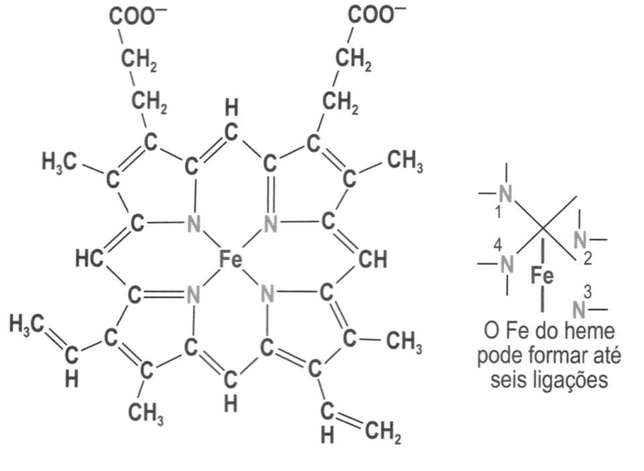

Figura 8.112 – *Grupo heme, ou ferro-protoporfirina-9.*

espécies tóxicas reativas do oxigênio, com a finalidade de destruí-las. Uma destas espécies reativas é o ácido hipocloroso, que é produzido pelos neutrófilos durante a sua explosão respiratória (releia o mesmo capítulo). O ácido hipocloroso lisossomal é produzido, nos fagócitos, sob a catálise da mieloperoxidase, a qual, também, inclui o grupo heme na sua molécula. O ferro catalisa a conversão do betacaroteno em vitamina A, participa da síntese do colágeno e da produção de anticorpos. O ferro ainda atua no mecanismo de regulação da tensão do oxigênio circulante.

Quando ocorre a hipóxia, como a que ocorre aos habitantes de grandes altitudes, ou aos enfermos de doenças pulmonares crônicas, a oferta inadequada de oxigênio induz respostas fisiológicas compensatórias. Entre estes reflexos incluem-se o aumento da produção de eritrócitos, o incremento na formação de novos vasos sanguíneos, ou neoangiogênese, e a síntese das enzimas necessárias para o metabolismo anaeróbico.

Sob condições de hipóxia, os fatores proteicos, de transcrição genética, denominados fatores induzíveis pela hipóxia (FIPHI, para os íntimos), ligam-se aos elementos responsivos genéticos, os quais ativam os genes codificadores das diversas proteínas envolvidas na compensação da hipóxia, aumentando as suas sínteses. A enzima que controla a FIPHI é a prolil hidroxilase. Esta enzima depende do ferro para a sua função catalítica e é essencial para a resposta fisiológica à hipóxia.

Quando a tensão de oxigênio celular já se adequou, as subunidades recém-sintetizadas dos fatores induzíveis pela hipóxia, estas chamadas de FIPHI-a, são rapidamente degradadas pela propil hidroxilase ferro-dependente. Caso a tensão celular do oxigênio caia abaixo do limiar crítico, a prolil hidroxilase não consegue degradar a FIPHI-a por muito tempo, permitindo que esta subunidade se combine com outra subunidade do fator induzível pela hipóxia, esta nomeada FIPHI-b, formando o fator de transcrição ativo. Este fator de transcrição, então completamente formado e ativo, é capaz de alcançar o núcleo celular e ligar-se ao elemento responsivo genético, ativando, assim, a síntese proteica.

A ribonucleotídeo redutase é, também, uma enzima dependente do ferro. Ela é necessária para a síntese do ácido desoxirribonucleico, o ADN, comprovando a essencialidade do ferro em inúmeras funções vitais, como o crescimento, a reprodução, a cicatrização e a imunocompetência. Os estoques orgânicos do ferro são controlados pelos elementos responsivos ao ferro, semelhantes aos já citados no mecanismo do controle da hipóxia. Estes elementos são sequências curtas de nucleotídeos localizadas no ácido ribonucleico mensageiro (ARNm), responsável pela codificação das proteínas específicas para o controle do metabolismo e do armazenamento do ferro. Estas proteínas reguladoras do ferro são capazes de bloquear estes mesmos elementos responsivos ao ferro, impedindo a tradução do ácido ribonucleico mensageiro e controlando, desse modo, a sua própria síntese.

Quando a oferta de ferro é grande, mais ferro se une às proteínas reguladoras do ferro, impedindo-as de se ligarem aos elementos responsivos ao ferro do ácido ribonucleico mensageiro. Quando a oferta de ferro diminui, menos ferro se combina com as proteínas reguladoras do ferro, liberando-as para se ligarem aos elementos responsivos ao ferro. Dessa maneira, quando menos ferro está disponível, a tradução do ácido ribonucleico mensageiro que codifica a ferritina é reduzida, porque não há ferro livre para a armazenagem.

Analogamente, a tradução do ácido ribonucleico mensageiro codificador da enzima específica para a síntese do grupo heme nos reticulócitos também se reduz, devido à indisponibilidade do ferro.

Só para lembrar, reticulócitos são as células vermelhas imaturas, precursoras das hemácias.

Em contrapartida, as proteínas reguladoras do ferro, ligando-se aos elementos responsivos ao ferro do ácido ribonucleico mensageiro que codifica os receptores da transferrina, impedem o seu bloqueio, resultando no incremento da produção dos receptores da transferrina, o que possibilitará o aumento do transporte de ferro para o interior da célula.

• Carência de Ferro

A carência de ferro é a mais comum das deficiências nutricionais em todo o mundo. Existem três níveis, de gravidade crescente, de deficiência de ferro. No primeiro, há apenas um esgotamento da reserva de ferro do organismo, mas ainda não há comprometimento do estoque funcional. O diagnóstico deste estágio é laboratorial, através das dosagens das proteínas reguladoras ferritina e transferrina, e classifica-se como *depleção dos estoques de ferro*. No segundo nível, a insuficiência já atinge algumas funções metabólicas, podendo, inclusive, comprometer a formação dos eritrócitos, porém, ainda não há anemia mensurável. O diagnóstico ainda é analítico laboratorial e pode ser denominado de *deficiência funcional precoce de ferro.* No último nível, o suprimento de ferro já está tão comprometido e afeta tanto a produção das hemácias que ocorre a anemia. É de diagnóstico clínico e comumente chamado de *anemia ferropriva.*

A anemia ferropriva é laboratorialmente caracterizada como hipocrômica e microcítica, o que significa que as hemácias estão descoradas, pelo mínimo conteúdo de hemoglobina, e são menores do que o normal. Neste terceiro estágio, os sintomas clínicos são decorrentes tanto da hipóxia tecidual decorrente da anemia, quanto do comprometimento funcional das enzimas ferro-dependentes. Nunca é demais lembrar que a deficiência de ferro não é a única causa da anemia e que a correção de uma carência de ferro, isoladamente, pode não ser suficiente para tratá-la.

A insuficiência do ferro, no segundo estágio, já pode comprometer o desempenho dos atletas e a capacidade física para o trabalho, porém, é a anemia que manifestará a maioria dos sintomas carenciais. Estes sintomas costumam ser a fadiga crônica; a palpitação, manifestando a taquicardia, e a dispneia aos esforços físicos. O comprometimento funcional e do desempenho físico na sideropenia deve-se a diversos fatores:

- a redução do conteúdo de hemoglobina nos glóbulos vermelhos, determinando uma menor oferta de oxigênio aos tecidos;
- a diminuição do teor de mioglobina nas células musculares, limitando a quantidade de oxigênio que pode ser liberada à mitocôndria para o metabolismo oxidativo;
- a redução do conteúdo condrossomal dos citocromos e das outras enzimas ferro-dependentes, comprometendo a transferência de elétrons e a síntese da adenosina trifosfato, o ATP.

Consequentemente se eleva a produção do ácido lático e a manutenção da temperatura corpórea é prejudicada, especialmente em climas frios. A anemia ferropriva severa pode acarretar unhas e cabelos quebradiços, dedos em baqueta de tambor, comissurite oral, atrofia das papilas gustativas e estomatites. Mais raramente, nos casos de anemia ferropriva profunda, pode ocorrer disfagia, devida à formação de bridas cicatriciais na faringe e no esôfago. Estas bridas esofágicas caracterizam a síndrome de Plummer-Vinson e dependem, também, de uma predisposição genética. Um sintoma clássico e muito conhecido pelo povo em geral é a pica. Trata-se de uma perversão do apetite caracterizada pelo consumo de produtos não alimentares, como terra e tijolos, numa busca, inconsciente, pelo mineral insuficiente. Portanto, através da pica, pode-se suspeitar da anemia ferropriva. Alguns indivíduos estão mais propensos a apresentarem sideropenia, entre eles destacaremos:

- *os bebês, dos 6 meses até os 4 anos de idade* – Logo após o nascimento pode ocorrer uma anemia fisiológica, porém, o recém-nascido a termo geralmente herda, da mãe, ferro suficiente para suprir as suas necessidades por um período de 6 meses. Nesta idade há grande necessidade de ferro para manter o rápido crescimento da criança;
- *os adolescentes* – a adolescência também é um período de crescimento rápido e que requer uma maior quantidade de nutrientes, ainda mais nas meninas, com o início das menstruações;
- *as gestantes* – obviamente as necessidades de ferro aumentam durante a gravidez, devido a sua utilização no desenvolvimento do feto e da placenta, além da significante expansão do volume sanguíneo circulante;
- *os pacientes com hemorragia crônica* – tanto a hemorragia crônica quanto a aguda podem resultar em sideropenia. Um mililitro de sangue, com a concentração de hemoglobina de 15 g/dL, contém 0,5 mg de ferro. Por aí, já se compreende que, mesmo as pequenas perdas crônicas de sangue, podem acarretar a deficiência de ferro. A principal etiologia da perda crônica de sangue, conduzindo à carência de ferro, nos países em desenvolvimento é a parasitose intestinal. Os doadores frequentes de sangue, especialmente as mulheres em idade fértil, também podem ser incluídos neste grupo. A boa alma que doa 0,5 L de sangue, doa, também, cerca de 200 a 250 mg de ferro;
- *os enfermos com doença celíaca* – a doença celíaca, ou espru celíaco, é uma enfermidade autoimune que afeta aproximadamente 1% da população. Quando estes doentes ingerem alimentos contendo glúten, a resposta alérgica lesa as microvilosidades intestinais e desencadeia uma síndrome de má absorção que pode levar, também, à sideropenia;
- *os portadores da bactéria* Helicobacter pylori – este microrganismo está associado à anemia ferropriva, especialmente em crianças, mesmo na ausência de úlcera gastrintestinal.
- *os indivíduos submetidos à gastrectomia* – a gastrectomia e alguns tipos de cirurgia bariátrica, aquelas com desvio gástrico, aumentam a incidência da sideropenia, não apenas pela exclusão do fator intrínseco, como também pela síndrome de má absorção que acarretam;
- *os vegetarianos* – o ferro de fontes vegetais é muito menos assimilado que o de origem animal. Calcula-se que a biodisponibilidade do ferro proveniente de uma dieta vegetariana atinja somente 10%, enquanto a de uma dieta mista alcance 18%;
- *os atletas* – os atletas e os indivíduos que praticam, regularmente, atividades físicas intensas, perdem ferro diariamente. Tanto mais quanto maior a intensidade do exercício, culminando nos atletas envolvidos em treinamentos de alta resistência. Esta perda ocorre pelas micro-hemorragias traumáticas, ocasionadas pelas compressões e por deslocamentos inerciais do trato gastrintestinal, principalmente pelas microlesões musculares e pelo aumento da fragilidade e hemólise dos eritrócitos. A necessidade de ferro nestes atletas de alta *performance* e resistência mostrou-se 30% maior do que a dos atle-

tas que se submetem aos treinamentos de intensidade regular.

É interessante observar, também, que existem doenças "carenciais" de ferro com teores de ferro normais ou até aumentados no organismo. São defeitos metabólicos que podem ludibriar os meus amigos. A atransferrinemia congênita exemplifica bem esta doença carencial sem carência. Nesta malformação metabólica dissimulada, a absorção do ferro é perfeita, mas o seu transporte para a medula óssea não ocorre, o que provoca o aparecimento da anemia microcítica e hipocrômica, típica da anemia ferropriva, e o depósito intenso de ferro em todos os outros órgãos. Um outro defeito congênito causa os mesmos efeitos, trata-se de uma disfunção das células reticulares da medula óssea que, apesar da transferrina saturada normal, não consegue transferir o ferro para o éritron, devido a um mau funcionamento da rofeocitose, que é um processo análogo à pinocitose, ou englobamento de micropartículas.

É, ainda, conveniente salientar que a concentração plasmática de ferro pode variar, acentuadamente, sob diversas condições, normais e patológicas. Por exemplo:

- a concentração de ferro plasmático é maior nos homens do que nas mulheres;
- é maior pela manhã e menor à noite;
- é menor em várias doenças infecciosas;
- a hipoferremia obviamente caracteriza a anemia ferropriva;
- a hiperferremia caracteriza a hemocromatose, a hemosiderose transfusional, algumas anemias hipocrômicas, outros tipos de anemias e a hepatite aguda.

Tudo isto pode ocorrer porque o líquido intersticial, incluindo a linfa, o edema, o líquido ascítico e o derrame pleural constituem um repositório extravascular importante de ferro. Analise o gráfico da Figura 8.113.

• Doses Nutricionais Recomendadas para o Ferro

As doses nutricionais recomendadas para o ferro foram revistas em 2001. Estas doses, a seguir elencadas, foram calculadas com a finalidade de se manter uma adequada reserva orgânica de ferro, através de uma dieta mista, onívora.

Bebês até 6 meses de idade	0,27 mg/dia*.
Bebês de 7 até 12 meses de idade	11 mg/dia.
Crianças de 1 a 3 anos de idade	7 mg/dia.
Crianças de 4 a 8 anos de idade	10 mg/dia.
Crianças de 9 a 13 anos de idade	8 mg/dia.
Adolescentes masculinos dos 14 aos 18 anos de idade	11 mg/dia.
Adolescentes femininos dos 14 aos 18 anos de idade	15 mg/dia.
Adultos masculinos dos 19 aos 50 anos de idade	8 mg/dia.
Adultos femininos dos 19 aos 50 anos de idade	18 mg/dia.
Adultos de ambos os sexos com mais de 51 anos de idade	8mg/dia.
Gestantes de todas as idades	27 mg/dia.
Lactantes menores de 18 anos de idade	10 mg/dia.
Lactantes maiores de 18 anos de idade	9 mg/dia.

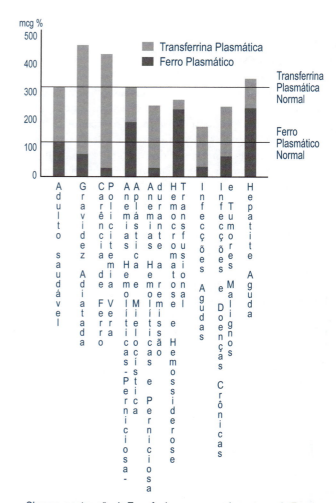

Observe a saturação da Transferrina com cerca de um terço de Ferro

Figura 8.113 – *Gráfico das relações entre o ferro e a transferrina sob diversas condições. A razão Fe:Transferrina normal é 1:3.*

* Dose adequada, estimada quando a dose diária recomendada não pode ser determinada.

Às pessoas vegetarianas recomenda-se uma ingestão maior de ferro, pelo simples fato de o ferro das fontes vegetais ser menos biodisponível que o de origem animal. Às crianças, às gestantes e às lactantes não se recomenda uma dieta estritamente vegetariana sem a supervisão de um especialista. A lista seguinte corrige as doses nutricionais para os vegetarianos estritos.

Adolescentes vegetarianos femininos	26 mg/dia.
Adultos vegetarianos masculinos dos 19 aos 50 anos de idade	14 mg/dia.
Adultos vegetarianos femininos dos 19 aos 50 anos de idade	33 mg/dia.
Adultos vegetarianos de ambos os sexos com mais de 51 anos de idade	14 mg/dia.

• Indicações Terapêuticas do Ferro

Os principais usos terapêuticos do ferro, além do óbvio tratamento da sideropenia, estão no comprometimento do crescimento e do desenvolvimento intelectual das crianças, na intoxicação pelo chumbo, nas complicações gestacionais, nas disfunções do sistema imunitário e na síndrome das pernas inquietas. Diversos estudos observacionais mostraram que há relação entre a anemia ferropriva infantil e a dificuldade de aprendizado, o baixo rendimento escolar e os distúrbios do comportamento. Entretanto, estes trabalhos apresentam muitos vieses, especialmente porque a carência de ferro costuma estar associada a outras deficiências nutricionais.

Considerando-se as crianças com anemia ferropriva com menos de 2 anos de idade, apenas uma única pesquisa, randomizada e duplo-cega, mostrou o benefício da administração do ferro sobre os índices mensuráveis do desenvolvimento cognitivo. Acima dos 2 anos de idade, contudo, quatro trabalhos, randomizados e controlados, demonstraram o efeito benéfico, estatisticamente significante, da administração do ferro sobre o desenvolvimento cognitivo e o desempenho escolar das crianças. Dois outros estudos semelhantes não conseguiram comprovar estes efeitos na mesma faixa etária.

Muitas teorias tentam explicar os mecanismos pelos quais a anemia ferropriva afeta a cognição, dentre elas destacamos quatro:

- a primeira considera que a criança anêmica tende a ser mais indolente, movimentando-se menos e explorando menos o ambiente do que as crianças normais, o que a levaria ao atraso do desenvolvimento do aprendizado;
- a segunda teoria leva em conta o achado de que a velocidade de condução nervosa no segundo e no oitavo pares cranianos, nervos ópticos e auditivos, respectivamente, é mais lenta nas crianças com anemia ferropriva do que nas normais;
- a terceira pondera que os distúrbios do aprendizado possam estar relacionados com alterações na mielinização da bainha nervosa, como as que têm sido observadas em animais submetidos à restrição de ferro;
- e, finalmente, a quarta teoria apregoa que a síntese de neurotransmissores é afetada pela carência de ferro.

Nós, humildemente, consideramos que as quatro teorias podem coexistir. A sideropenia pode facilitar a intoxicação infantil pelo chumbo. Diversos estudos epidemiológicos têm demonstrado que a carência de ferro está associada a um maior teor de chumbo no sangue dos pequenos infantes.

Tanto a deficiência de ferro quanto a intoxicação pelo chumbo compartilham uma série idêntica de fatores de risco, além disso, ficou demonstrado, em animais e nos seres humanos, que a insuficiência de ferro aumenta a absorção intestinal do chumbo. Apesar desta constatação, a prescrição do ferro, no saturnismo, deve estar restrita aos pacientes realmente carentes de ferro ou àqueles que permanecem expostos ao chumbo, como, por exemplo, os que residem em habitações contaminadas pelo chumbo.

Alguns estudos epidemiológicos mostraram evidências expressivas da associação entre a anemia severa e a ocorrência de complicações da gravidez, tais como baixo peso do recém-nascido, parto prematuro e mortalidade materna. Apesar de a deficiência de ferro ser um dos principais fatores causais da anemia profunda, ainda não se pode afirmar, com certeza, que ela é um fator causal destes resultados fatídicos gestacionais, muito embora se considere o controle da anemia materna essencial na assistência pré-natal.

Por outro lado, a ocorrência de hiper-hemoglobinemia também está relacionada com estas intercorrências da prenhez, especialmente no final da gravidez. Este excesso de hemoglobina não parece estar associado à maior ingestão ou suplementação de ferro, mas, mais provavelmente, a aquelas condições subjacentes que podem induzir a hipertensão gravídica e a pré-eclâmpsia.

O ferro é necessário, tanto para o organismo se defender, imunologicamente, dos agentes agressores, quanto é essencial para muitos agentes infecciosos. Isto dá margem a algumas reflexões. Existe uma necessidade mínima, crítica, de ferro para diversas funções imunes, entre elas a diferenciação e a proliferação dos linfócitos e a produção das espécies reativas tóxicas do oxigênio, necessárias para a lise dos agentes patogênicos. Todas estas funções mediadas por enzimas ferro-dependentes. Durante um processo infeccioso agudo, os níveis séricos de ferro caem, enquanto os teores de ferritina aumentam. Considerando que a ferritina é a proteína de armazenamento do ferro, acreditamos que haja um sequestro do ferro dos agentes patogênicos, o que constituiria uma importante resposta do hospedeiro à infecção.

Existe, realmente, uma controvérsia envolvendo a deficiência de ferro e a suscetibilidade às infecções, principalmente no que diz respeito à malária. Estudos epidemiológicos realizados nas regiões tropicais têm associado a administração de doses altas de ferro com o aumento da incidência de malária e outras infecções, como a pneumonia, especialmente em crianças. Também trabalhos em animais e com cultura de tecidos têm mostrado que a sobrevivência dos agentes infecciosos que fazem parte do seu ciclo vital em células hospedeiras, como os plasmódios (malária) e as micobactérias (tuberculose, lepra), é estimulada pela adição do ferro à ração ou à cultura. Concluindo, mais pesquisa é necessária para se esclarecer a influência do ferro sobre as moléstias infecciosas, incluindo a síndrome da imunodeficiência humana adquirida (SIDA), além da malária, tuberculose, lepra e tifo.

A síndrome das pernas inquietas tornou-se uma doença da moda, trata-se de um distúrbio neuromotor associado às dissonias, que são as alterações do sono. O paciente com esta síndrome experimenta sensações desagradáveis, como ansiedade e angústia, e um impulso irresistível para movimentar as pernas. Estes sintomas são mais comuns ao deitar e geralmente interferem com o próprio sono ou com o do cônjuge. Também podem ocorrer no trabalho, sentado na bancada ou na escrivaninha, e mesmo durante as horas de lazer, no cinema, por exemplo. Alguns pacientes com carência de ferro apresentam, também, a síndrome das pernas inquietas e, dentre eles, alguns obtiveram alívio dos seus sintomas sindrômicos com a correção da sideropenia.

Ultimamente se tem analisado o liquor dos pacientes com a síndrome das pernas inquietas e constatou-se que as concentrações de ferritina estão abaixo do normal, enquanto os teores de transferrina estão elevados, comprovando uma relação entre esta síndrome e o baixo teor de ferro encefálico. As imagens da ressonância eletromagnética também podem mostrar uma diminuição das concentrações de ferro em determinadas regiões do cérebro dos pacientes com esta síndrome. O mecanismo pelo qual a insuficiência cerebral de ferro contribui com a síndrome das pernas inquietas ainda não está definido, porém, sabe-se que a atividade da enzima dependente do ferro tirosina hidroxilase é um fator crítico para a síntese do neurotransmissor dopamina.

As doses terapêuticas de ferro variam de 15 a 200 mg por dia. Para o tratamento da anemia ferropriva recomenda-se a dose diária de 1,5 a 2 mg por kg de peso corporal. Outra base de cálculo para o tratamento da anemia sideropênica consiste na necessidade de 7,5 mg de ferro para se incrementar a taxa sérica de ferritina em 1 µg por litro. Exemplificando, para se elevar a taxa de ferritina a 20 µg/L, em um paciente com a ferritina inicial de 10 µg/L, necessita-se de uma dose diária de ferro de 75 mg. Alguns autores consideram que doses superiores a 100 mg por dia não têm valor hematopoético. A efetividade do tratamento confere-se, inicialmente, pela diminuição da anisocitose (RDW, do inglês *red cell distribution width*) e, posteriormente, pela elevação da hemoglobina a uma velocidade maior do que 1 g/dL, por semana.

• Fontes de Ferro

A quantidade de ferro aproveitado dos alimentos, e dos suplementos nutricionais, pelo organismo depende do estado nutricional do indivíduo e da forma química sob a qual o ferro é ingerido. A absorção da forma química heme é muito menos afetada por outros fatores nutricionais e muito melhor que a das formas não heme. Isto ocorre poque os mecanismos de transporte intestinal são diferentes. Os pacientes anêmicos e aqueles com deficiência de ferro assimilam uma porcentagem maior do ferro não heme ingerido do que os indivíduos com um suprimento orgânico normal de ferro. Como exemplo, R. Hussain afirmou que indivíduos normais absorvem 7% do ascorbato de ferro, enquanto os carentes de ferro assimilam seis vezes mais. O ferro heme também é ainda melhor absorvido pelas pessoas sideropênicas.

As fontes de ferro heme são principalmente a hemoglobina e a mioglobina, presentes nas carnes e nas vísceras de mamíferos, aves e peixes; e, também, em outras carnes de caça. As fontes de ferro não heme são o levedo de cerveja, os alimentos vegetais, especialmente os folhosos verdes, o germe de trigo, a gema do ovo, as ostras, as favas, algumas frutas, os laticínios, as mesmas carnes e os sais de ferro adicionados aos alimentos processados e aos suplementos alimentares. O ferro presente na gema do ovo é muito mal aproveitado, devido a sua forte ligação com o fosfato das suas fosfoproteínas.

A absorção do ferro não heme é muito influenciada por outras substâncias presentes nos alimentos. Por exemplo, a vitamina C, os ácidos orgânicos presentes nos alimentos e as carnes facilitam a absorção do ferro não heme; por outro lado, o ácido fítico, os polifenóis e a proteína da soja prejudicam a sua assimilação.

Nos Estados Unidos da América, a maioria dos produtos cereais é enriquecida com ferro e, lá, uma pesquisa nacional mostrou que a ingestão média diária de ferro na dieta é de 16 a 18 mg para os homens, 12 mg para as mulheres e cerca de 15 mg para as gestantes. Através desta averiguação, constatou-se que, apesar da fortificação dos alimentos, a maioria das mulheres em idade fértil e das gestantes consome menos ferro do que a dose diária recomendada e a maior parte dos homens, mais do que a dose nutricional recomendada. A Tabela 8.21 é de origem americana e o enriquecimento dos alimentos deve ser considerado.

Tabela 8.21 Conteúdo de Ferro em Alguns Alimentos		
Alimento	Porção	Ferro
Ameixa seca	100 g (~ 1 dúzia)	2,49 mg
Atum enlatado	100 g	1,53 mg
Batata cozida com a pele	1 média	2,75 mg
Camarão cozido	8 grandes	1,36 mg
Carne de boi cozida	100 g	2,72 mg
Carne escura do frango	100 g (cozida)	1,33 mg
Castanha de caju	50 g	3,00 mg
Feijão cozido	1/2 xícara (100 mL)	2,60 mg
Fibras de cereais com uvas passas	1 xícara, seca (200 mL)	5,00 mg
Lentilha cozida	1/2 xícara (100 mL)	3,30 mg
Melaço de cana	1 colher de sopa (15 mL)	3,50 mg
Ostra	6 médias	5,04 mg
Suco de ameixa	1 xícara (200 mL)	2,66 mg
Tofu	1/4 do queijo (~ 125 mg)	6,22 mg
Uva passa sem semente	100 g	1,05 mg

Os suplementos nutricionais com ferro estão indicados, apenas e tão somente, para as pessoas carentes de ferro ou que estão sob risco de sua deficiência. Os indivíduos que não apresentam risco de sideropenia não devem suplementar a sua dieta com o ferro. Deste modo, os suplementos nutricionais que contêm ferro só devem ser prescritos pelo médico. Existem muitos suplementos alimentares de ferro disponíveis no mercado, de forma isolada ou em associações vitamínico-minerais, e a proporção de ferro elementar varia muito entre eles. Os mais comuns são:

- o sulfato ferroso hepta-hidratado, com 22% de ferro elementar, dos quais apenas 4 a 6% são absorvidos;
- o sulfato ferroso mono-hidratado, com 33% de ferro elementar;
- o carbonato de ferro, com 48% de ferro elementar;
- o óxido de ferro, FeO (ferroso), com 78% de ferro elementar. A forma férrica (Fe_2O_3), com 70% de ferro elementar, é muito mal absorvida;
- o gluconato de ferro, com 12% de ferro elementar;
- o lactato ferroso, com 12% de ferro elementar;
- o fumarato ferroso, com 33% de ferro elementar;
- o cloreto de ferro, com 44% de ferro elementar;
- o glicinato de ferro, com 18% de ferro elementar, mas apresentando uma absorção 380% maior do que o sulfato ferroso, 360% maior do que o carbonato de ferro e 490% maior do que o óxido de ferro.

• Cuidados com o Uso do Ferro

O principal cuidado na prescrição do ferro deve ser com a superdosagem e com a sua ingestão acidental. A ingestão acidental de produtos contendo ferro é a principal causa dos eventos fatais por envenenamento em crianças menores de 6 anos de idade. Embora a dose letal, por via oral, do ferro elementar seja de 200 a 250 mg por quilograma de peso corpóreo, eventos fatais já foram reportados com doses muito menores. Os sintomas de intoxicação aguda já podem ocorrer com doses de 20 a 60 mg/kg de peso. A superdosagem de ferro é sempre uma emergência médica, porque a severidade dos sintomas da intoxicação depende muito da quantidade do ferro elementar absorvida, o que é muito variável. A sintomatologia do envenenamento pelo ferro é, didaticamente, dividida em quatro fases:

- a primeira fase ocorre entre a primeira e a sexta hora após a ingestão e manifesta-se com náuseas, vômitos, dores abdominais, fezes verdes e posteriormente negras pela melena, prostração, pulso rápido e fraco, hipotensão arterial, febre, dispneia e coma;
- no segundo estágio, caso não ocorra a morte, os sintomas podem persistir por cerca de 24 horas;
- na terceira etapa, os mesmos sintomas podem retornar em um prazo de 12 a 48 horas após a ingestão, podendo, ainda, estar agravados por sinais de falência de múltiplos órgãos. Os órgãos e sistemas mais comumente afetados são o cardiovascular, os rins, o fígado, o hematopoético e o sistema nervoso central;
- na quarta e última fase, que se desenvolve em 2 a 6 semanas após a ingestão, há lesão do sistema nervoso central, do estômago e cirrose hepática.

O tratamento do envenenamento pelo ferro, ainda no domicílio, deve ser a indução do vômito seguida da ingestão de ovos e leite, para formar complexos proteicos com o ferro. Até a primeira hora após a ingestão deve-se proceder a lavagem gástrica com uma solução de bicarbonato de sódio a 1%, para transformar o ferro em uma forma menos solúvel, ou com uma solução de desferrioxamina a 10% em soro fisiológico. A lavagem gástrica está contraindicada após a primeira hora, em virtude de uma possível perfuração do estômago, caso ocorra a necrose gástrica. Concomitantemente, administra-se a mesma desferrioxamina em soro glicosado, na dose de 1 a 2 g por dia, durante 3 dias, sob gotejamento lento e contínuo. Outros agentes quelantes, como o EDTA, também podem ser usados, porém o dimercaprol (BAL) deve ser evitado, porque forma um complexo mais tóxico com o ferro.

Mesmo em doses terapêuticas, o ferro pode provocar irritação gastrintestinal, com náusea, vômito, diarreia e obstipação, e as fezes habitualmente escurecem. Para se evitar esta irritação é aconselhável ingerir o ferro durante as refeições sob a forma de sais ferrosos, já que os sais férricos são os que mais comumente provocavam estes sintomas, pelas suas ações adstringentes e irritantes sobre as mucosas e por precipitarem as proteínas.

As apresentações ferrosas líquidas também podem tingir, temporariamente, os dentes. Para prevenir esta intercorrência indesejável recomenda-se diluir o produto. A administração parenteral do ferro raramente é utilizada, apenas nos casos de incapacidade de absorção por via oral, e a resposta terapêutica, tanto à via oral quanto pelas vias intramuscular e endovenosa, é praticamente a mesma. As doses máximas toleráveis para o ferro foram estabelecidas para a prevenção destes distúrbios gastrintestinais, porém não se aplicam aos enfermos sob tratamento médico. As doses, nutricionais, máximas toleráveis vão a seguir enumeradas.

Bebês até 12 meses de idade	Não estabelecida.
Crianças de 1 a 13 anos de idade	40 mg/dia.
Adolescentes de 14 a 18 anos de idade	45 mg/dia.
Adultos maiores de 19 anos de idade	45 mg/dia.
Gestantes de qualquer idade	45 mg/dia.
Lactantes de qualquer idade	45 mg/dia.

Sempre é bom advertir que os indivíduos com hemocromatose hereditária ou com qualquer outra afecção que acumule o ferro, bem como os alcoólatras cirróticos e os outros hepatopatas, podem experimentar os efeitos colaterais do ferro, mesmo em dosagens inferiores à dose máxima tolerável. Nunca é demais lembrar, também, que o excesso de ferro pode facilitar a proliferação dos agentes infecciosos, especialmente aqueles de ciclo vital intracelular.

Achamos importante, ainda neste tópico, citar algumas doenças associadas ao excesso de ferro, são elas a hemocromatose hereditária, a hemocromatose africana subsaariana, as anemias hereditárias não ferroprivas, as doenças cardiovasculares, o câncer e as doenças neurodegenerativas. Muitas alterações genéticas podem levar ao acúmulo patológico do ferro. A hemocromatose hereditária o faz independentemente de uma ingestão normal de ferro, enquanto a hemocromatose africana requer a combinação da predisposição genética com o consumo exagerado de ferro. O excesso de ferro, mesmo após suplementação prolongada, é muito raro nas populações sem predisposição genética. Este fato enfatiza a precisão com que o organismo humano controla a absorção intestinal do ferro, protegendo-nos contra os seus efeitos tóxicos. Mesmo assim, deve-se evitar a administração de ferro às pessoas que não apresentem a sua deficiência, não só porque existem casos de hemocromatoses não diagnosticados, como também os consensos mais recentes nos advertem sobre os efeitos mais sutis da hiperferremia.

Com relação à hemocromatose hereditária, mais de 0,5% dos descendentes nórdicos europeus apresentam esta doença genética, cuja mutação só foi identificada em 1996. Até o momento não se conhece o exato mecanismo pelo qual a proteína codificada por esta mutação genética influencia a absorção intestinal do ferro. A hemocromatose hereditária é caracterizada pelo depósito de ferro no fígado, e em outros tecidos, como resultado de um pequeno, mas constante, aumento da absorção intestinal do ferro. Caso não seja tratado, este acúmulo de ferro leva à cirrose hepática, ao diabete, à miocardiopatia e à artrite.

O tratamento da hiperferremia é realizado através de sangrias periódicas, drenando cerca de 500 mL de sangue por vez, com uma frequência que depende da severidade da doença. Ao mesmo tempo em que o paciente é aconselhado a evitar a suplementação de ferro e o consumo de álcool e carne vermelha. O aconselhamento genético é também recomendado aos indivíduos com histórico familiar de hemocromatose.

Já a hemocromatose africana subsaariana ocorre nos negros da África do Sul expostos, cronicamente, a uma dieta com excesso de ferro, proveniente, principalmente, das panelas de ferro e dos barris de aço usados na fermentação da cerveja. Esta forma de hiperferremia costuma ser mais grave nos homens adultos que consomem muita cerveja e cuja ingestão de ferro ultrapassa os 100 mg diários. Do mesmo modo que a hemocromatose hereditária, esta enfermidade também evolui para a cirrose hepática e o diabete. Ao contrário da hemocromatose hereditária, a subsaariana ainda não tem o seu fator genético identificado. A população afro-americana também tem mostrado uma ocorrência significativamente maior de hiperferremia e, apesar de a real incidência e as causas do excesso de ferro ainda não estarem determinadas, supõe-se que exista uma mutação associada à hemocromatose africana subsaariana. Há, ainda, a hipótese de existir um terceiro tipo de hemocromatose, distinta das anteriores, ocorrendo entre os habitantes da região do Mediterrâneo.

O excesso de ferro também pode ocorrer em doentes com anemias hereditárias não ferroprivas. Nestes enfermos, com anemia severa, a absorção aumentada do ferro ocorre em resposta aos esforços do organismo para produzir as hemácias. As anemias hereditárias, não ferroprivas, que podem cursar com excesso de ferro, principalmente quando tratadas com transfusões de sangue, são a anemia sideroblástica, a anemia por deficiência da piruvato cinase e a talassemia *major*.

A anemia sideroblástica é caracterizada pelo acúmulo de ferro nas mitocôndrias dos reticulócitos, os precursores das hemácias. Estes reticulócitos não conseguem maturar e muitos deles são destruídos na própria medula óssea, não conseguindo a liberação para a circulação. A deficiência da piruvato cinase provoca uma anemia hemolítica. A talassemia é uma anemia de natureza genética, resultante da síntese defeituosa da porção globina da hemoglobina. A talassemia *major*, mais grave, desenvolve-se nos indivíduos homozigotos, ou seja, nas pessoas que portam um par de genes para a doença. A talassemia *minor*, mais branda ou mesmo assintomática, ocorre nos indivíduos que apresentam apenas um alelo do gene. As talassemias *major* e *minor* são comuns entre os descendentes da zona do mar Mediterrâneo. A talassemia *minor* e a anemia esferocítica hereditária não costumam evoluir com siderose, a menos que sejam, erroneamente, tratadas como anemias ferroprivas por muitos anos. A anemia esferocítica, como o próprio nome sugere, é caracterizada pela presença de hemácias globosas e frágeis que se hemolisam facilmente.

Já mencionamos várias vezes o papel do ferro no estresse oxidativo e diversos trabalhos realizados com animais sugerem que ele desempenha o mesmo papel na patogenia da aterosclerose e do enfarte miocárdico. Os estudos epidemiológicos entre os seres humanos, entretanto, têm-se mostrado conflitantes ao tentar demonstrar a relação entre o estado nutricional do ferro e a ocorrência de doenças cardiovasculares. A revisão sistemática de 12 trabalhos prospectivos de coorte, incluindo 7.800 casos de coronariopatias, não encontrou evidência segura de que exista uma forte correlação entre os diferentes estados nutricionais do ferro e as doenças coronarianas cardíacas.

A concentração sérica da ferritina é medida que melhor reflete os estoques de ferro do organismo. Esta mesma revisão não encontrou diferença no risco para coronariopatia entre os indivíduos com níveis de ferritina iguais ou maiores do que 200 μg por litro e aqueles com teores menores do que este valor, nos cinco trabalhos que consideraram os valores séricos da ferritina. Por outro lado, dois outros grandes estudos prospectivos demonstraram que existe uma associação entre o aumento da ingestão de ferro heme e a maior incidência do enfarte do miocárdio. Note que estes trabalhos relacionaram o ferro heme com o enfarte e não a quantidade total de ferro na dieta. Quando os estoques de ferro estão altos, a absorção do ferro não heme é inibida com muito mais eficácia do que a assimilação do ferro heme, o que sugere que é o ferro de origem animal o maior responsável pelo risco de coronariopatias. Apesar das relações entre o excesso de ferro e as doenças cardiovasculares ainda necessitarem de mais estudos, é prudente que se evite a administração de ferro às pessoas que não apresentam deficiência deste elemento, principalmente se forem homens adultos e mulheres após a menopausa.

Com relação ao câncer, já está bem documentada a dramática elevação da incidência do carcinoma do fígado entre os enfermos com cirrose hepática devida a hemocromatose hereditária, contudo, entre os indivíduos não portadores desta condição genética esta associação é menos evidente. Muitos estudos epidemiológicos mostraram uma associação entre o excesso de ferro e a incidência de carcinoma colorretal e de lesões pré-cancerosas, como os adenomas polipoides da mesma região. Algumas considerações, porém, devem ser levadas em conta nestes trabalhos.

Parece que a quantidade total de ferro ingerida na dieta está mais consistentemente relacionada com a ocorrência do carcinoma colorretal do que as avaliações do estado nutricional e do estoque orgânico de ferro. Realmente, o grande consumo de carne vermelha tem sido associado a este tipo de câncer, porém, existem muitos outros fatores predisponentes, envolvidos na carne vermelha, e que também poderiam explicar este potencial oncogênico, além do ferro. Por exemplo, a ingestão exagerada de carne vermelha estimula a secreção dos ácidos biliares, os quais podem tornar-se tóxicos para as células parietais colônicas, ao expô-las aos compostos carcinogênicos produzidos na cocção da carne. O conteúdo aumentado de ferro no cólon, mais do que o estoque corpóreo elevado de ferro, também aumenta o risco de câncer, ao expor as células colônicas às espécies reativas tóxicas do oxigênio, ainda mais se a dieta também for rica em gordura.

Já mencionamos que o ferro é necessário para o funcionamento de todo o sistema nervoso, envolvendo não só o metabolismo celular neuronal como a síntese da mielina e dos neurotransmissores, contudo, o acúmulo excessivo de ferro no tecido nervoso aumenta o estresse oxidativo. O cérebro é particularmente sensível às lesões oxidativas, as quais têm sido consideradas causadoras potenciais de diversas doenças neurodegenerativas, entre elas o mal de Alzheimer e a doença de Parkinson. O depósito anormal de ferro no cérebro não parece dever-se à ingestão aumentada deste mineral, mas a uma ruptura do complexo processo celular de regulação do ferro. O estudo deste processo regulador é, atualmente, uma das áreas mais ativas na pesquisa biomédica.

Após todas estas considerações, a abordagem ortomolecular recomenda que o ferro não seja administrado indiscriminadamente, devendo ser prescrito apenas àqueles pacientes com carência ou, pelo menos, com risco de desenvolverem deficiência de ferro. Apoiando esta posição, trabalhos recentes têm mostrado que, na população idosa, o excesso de ferro é muito mais comum do que a sua deficiência, indicando que os suplementos alimentares contendo ferro devem ser evitados, a menos que a carência de ferro esteja diagnosticada. Além de tudo isso, é muito mais importante o diagnóstico da causa da carência de ferro do que simplesmente a tratar com a administração do mineral.

Com relação às interações medicamentosas, os medicamentos antiácidos estomacais, como o carbonato de cálcio e os hidróxidos de magnésio e de alumínio; os antagonistas dos receptores histamínicos H2, como a cimetidina e a ranitidina; e os inibidores da bomba de prótons, como o omeprazol e o lansoprazol, podem prejudicar a absorção do ferro. A resina hipocolesterolêmica colestiramina também interfere com a assimilação do ferro e deve ser ingerida separadamente, com, pelo menos, 2 horas de intervalo. O ferro, por sua vez, prejudica a absorção da levodopa, da levotiroxina, da metildopa, da penicilamina, das quinolonas, das tetraciclinas e dos bisfosfonatos. O alopurinol, empregado no tratamento da gota, pode interferir com o metabolismo hepático do ferro, aumentando os seus estoques no fígado.

Existem, ainda, interações alimentares com o ferro. Favorecem a absorção do ferro não heme a vitamina C, alguns ácidos orgânicos e as carnes. Inibem-na o ácido fítico, os polifenóis e a proteína de soja. A vitamina C favorece enormemente a assimilação do ferro, ao reduzir os íons férricos (Fe^{+++}) a íons ferrosos (Fe^{++}), formando um complexo ferroascórbico absorvível. Os ácidos orgânicos que melhoram a absorção do ferro não heme são o ácido cítrico, o ácido málico, o ácido tartárico e o ácido lático. As carnes de boi, de peixe e das aves, além de proverem o ferro heme, altamente absorvível, ainda estimulam a assimilação do ferro não heme, através de um mecanismo ainda não conhecido.

O ácido fítico e os fitatos, presentes nas leguminosas e nos cereais, inibem a absorção do ferro não heme mesmo em pequenas quantidades. Cinco a 10 mg do ácido fítico são suficientes para reduzir a assimilação do ferro não heme em 50%. A absorção do ferro proveniente das leguminosas, como a soja, o feijão preto, a lentilha, o feijão verde (mungo) e a ervilha, é da ordem de apenas 2%. Os polifenóis, presentes em algumas frutas, verduras, no café, chá, vinho e especiarias, inibem, acentuadamente, a absorção do ferro não heme, porém este efeito é reduzido na presença da vitamina C. A proteína de soja e o tofu inibem a absorção do ferro por um mecanismo independente do ácido fítico.

A deficiência da vitamina A pode agravar a anemia ferropriva e, ao contrário, a sua associação ao ferro é mais efetiva no tratamento dessa anemia do que o ferro ou a vitamina A isoladamente. A vitamina A também melhora o estado nutricional do ferro em crianças e gestantes. O cobre, igualmente, é um oligoelemento nutricional necessário para o metabolismo normal do ferro e para a formação eritrocitária, inclusive a anemia pode ser um sinal clínico carencial do cobre. Experiências em animais demonstram que o cobre participa na absorção intestinal do ferro e que a deficiência do cobre leva ao acúmulo hepático de ferro, fatos que indicam que o cobre também é necessário no transporte de ferro à medula óssea, para a hematopoese.

Outro fato interessante com relação às interações nutricionais do ferro é que ele, quando ingerido juntamente com o zinco, com o estômago vazio, inibe a absorção deste último. Quando ambos são ingeridos com alimentos, entretanto, não há esta inibição. Os alimentos enriquecidos com ferro também não afetam a assimilação do zinco. O cálcio também pode prejudicar a absorção do ferro, contudo, este efeito se reflete muito pouco sobre o estoque de ferro, ou seja, sobre o estado da ferritina sérica, até o nível de ingestão de 1.500 mg diários de cálcio.

Outros nutrientes que agem sinergicamente com o ferro, e que podem ser estudados nos tópicos correspondentes, são o ácido fólico, as vitaminas B_{12} e B_6, a niacina, a vitamina E e a L-carnitina. Um fato interessante sobre a vitamina B_6 é que a sua carência favorece a absorção do ferro, independentemente da concentração plasmática de ferro e apesar do retardamento da síntese da hemoglobina.

Flúor

O flúor é o elemento químico de número atômico 9, massa atômica 18,9984032(5) $g.mol^{-1}$ e símbolo químico F, proveniente da palavra latina *fluere*, que significa fluir. O átomo univalente do flúor é o mais eletronegativo e reativo de todos os elementos. O flúor, isolado em sua forma pura, F_2, é um gás venenoso marrom-amarelado claro que, como os outros elementos halógenos, apresenta uma poderosa ação oxidante, provocando queimaduras químicas graves quando em contato com a pele e as mucosas.

A sua grande eletronegatividade, aliada ao seu pequeno raio atômico, conferem-lhe uma característica química importante, que é a capacidade de formar compostos químicos muito estáveis. A reatividade do flúor é tão grande que ele se combina inclusive com gases nobres, como o argônio, o criptônio, o xenônio e o radônio. O gás flúor é tão reativo que muitas substâncias, inclusive os metais e a água, queimam com uma chama brilhante quando são submetidas a sua presença. Em contato com a umidade do ar, o gás flúor forma o, também perigoso, ácido fluorídrico. Mesmo no escuro total e em temperaturas baixas, como as do hidrogênio líquido, que ademais solidificam o flúor, o hidrogênio e o flúor reagem explosivamente.

Uma observação farmacêutica interessante é que o flúor necessita da autorização do exército para ser manipulado, pois ele é empregado, na indústria bélica, para a fabricação das espoletas das bombas militares. Em contrapartida, os compostos derivados do flúor costumam formar sais iônicos cristalinos muito estáveis, estando os metálicos fluorados entre os sais mais estáveis. Os fluoretos estão amplamente distribuídos pela natureza, mas os solos das diversas regiões do planeta variam muito no teor de fluoretos e, consequentemente, na concentração de flúor na água e nos vegetais. Industrialmente, o flúor é empregado na indústria de semicondutores; na fabricação de lâmpadas halogenadas; na produção de plásticos antiaderentes, como o teflon; de gases para a refrigeração, como o freon, banido da indústria por destruir a camada estratosférica de ozônio e substituído pelos "gases verdes" HFCs (hidro-flúor-carbonados); de inseticidas, especialmente os baraticidas *etc*.

Na farmacologia, o flúor entra na composição de diversos medicamentos, potencializando a ação das substâncias que lhes deram origem, tornando-as mais estáveis e resistentes à metabolização, entre eles destacamos a flúor-hidrocortisona, o fluorouracil, o fluconazol, as fluoroquinolonas, a fluoxetina *etc*. Na ortomolecular, o flúor é considerado um oligoelemento essencial, por ser um mineral necessário para a higidez do esqueleto e por apresentar-se, no corpo de um homem adulto, na quantidade aproximada de 2,6 g. Os autores, em geral, não consideram o flúor como um nutriente essencial, isto porque ele não é indispensável para o crescimento e para a manutenção da vida; nós, entretanto, consideramos que a prevenção de doenças crônicas constitui um critério de suma importância para determinar a sua essencialidade como elemento-traço nutricional.

• Funções Bioquímicas do Flúor

O flúor é absorvido no estômago e no intestino delgado. Uma vez na corrente sanguínea, ele rapidamente alcança os ossos e os dentes, onde permanece cerca de 95% do flúor assimilado. A excreção do flúor se dá, preponderantemente, através das vias urinárias, entretanto, quantidades menores também são eliminadas pelo suor, através do leite e pelas fezes. Sob condições de sudorese excessiva, a quantidade de flúor eliminada no suor pode chegar a 50% do total excretado. Não se conhece, exatamente, o mecanismo de excreção renal do flúor. Presume-se que não haja secreção tubular do flúor, mas que exista, sim, um mecanismo de reabsorção tubular do flúor filtrado pelos glomérulos.

O flúor promove a retenção de cálcio, diminuindo a sua excreção renal e fecal. No esqueleto, o flúor, devido a sua alta reatividade, desloca o radical hidroxila (–OH) do cristal de hidroxiapatita para formar a fluoroapatita. A hidroxiapatita é o sal fosfatado de cálcio que forma os ossos e os dentes, cristalizando-se em pares. A sua fórmula química é $Ca_5(PO_4)_3OH$. A fluoroapatita é um sal fosfatado de cálcio halogenado, também chamado de cálcio flúor-fosfato. A fórmula química deste halofosfato de cálcio é $Ca_5(PO_4)_3F$.

Por ser um átomo muito pequeno, o flúor alcança os espaços entre os cristais de hidroxiapatita, desloca o radical hidroxila, muito maior, e forma a fluoroapatita, que apresenta uma cristalização hexagonal muito mais densa e resistente. Em razão da alta eletronegatividade do flúor, a fluoroapatita é mais estável e menos solúvel do que a hidroxiapatita, o que torna o osso menos suscetível à ação dos osteoclastos e dos agentes agressores do esmalte dentário. A Figura 8.114 ilustra um cristal de fluoroapatita.

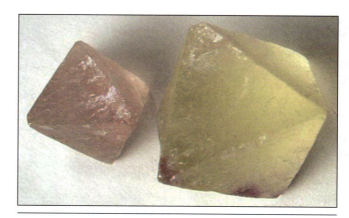

Figura 8.114 – *Cristal de fluoroapatita.*

O flúor também é capaz de inibir diversos sistemas enzimáticos, afetando a respiração celular e a glicólise anaeróbica, diminuindo o consumo de oxigênio e a produção do dióxido de carbono no tecido muscular. Também é útil como anticoagulante *in vitro*, especialmente quando se deseja interromper a atividade biológica do sangue, como a glicólise nos eritrócitos.

• Carência de Flúor

É muito difícil a pesquisa da carência de flúor. Devido a sua ubiquidade, é impossível a composição de dietas isentas de flúor e que contenham todos os outros nutrientes essenciais. O único sinal descrito da carência de flúor nos seres humanos é o aumento na incidência de cáries dentárias, o que ocorre em todas as faixas etárias.

Estudos epidemiológicos, realizados nos Estados Unidos da América, correlacionando os diferentes padrões da água potável, de diversas regiões, com a prevalência da cárie dentária, levaram ao reconhecimento de uma concentração ótima de flúor para a água de consumo humano, que foi, então, estabelecida entre 0,7 e 1,2 parte por milhão, ou mg por litro. O valor mais baixo, recomendado para as áreas de clima mais quente, onde o consumo de água é maior, e a concentração mais alta para as regiões de clima mais frio.

Antes do advento dos cremes dentais fluorados, as pesquisas demonstravam que a prevalência das cáries dentárias era 40 a 60% menor nas comunidades que consumiam água com um teor de flúor dentro do padrão de concentração recomendado. A primeira cidade a fluoretar o seu fornecimento de água foi Grand Rapids, em Michigan, em 1945. Dez anos depois, a Procter & Gamble lançou o primeiro dentifrício fluorado com fluoreto de estanho, SnF_2. No Brasil, a primeira cidade a distribuir água potável fluoretada à população foi Baixo Guandu, no Espírito Santo, em 31 de outubro de 1953.

As pessoas que consomem água de poço podem estar consumindo menos flúor do que o desejável, porque a quantidade deste mineral na água de poço varia muito de terreno para terreno. O ideal seria que se procedesse à análise técnica da água do poço em um laboratório competente. O mesmo pode acontecer com os indivíduos que bebem a água filtrada por alguns sistemas de tratamento hídricos domésticos. Apesar de os filtros suavizadores não serem capazes de alterar o teor de flúor da água, alguns outros sistemas, como o de reversão osmótica, as unidades de destilação e alguns outros filtros, podem remover quantidades significativas de flúor da água. Os filtros suavizadores são empregados para o tratamento da água dura, rica em minerais e de sabor salobro. Os filtros comuns de areia e de cerâmica não removem o flúor.

O consumo de água engarrafada, mineral ou não, muito comum nos dias de hoje, também contribui para a ingestão insuficiente de flúor, pois, como na de poço, o teor de flúor varia em conformidade com teor deste mineral no solo da mina de água. Como um exemplo ilustrativo, a análise de 78 marcas diferentes de água engarrafada, coletadas em Iowa, nos Estados Unidos da América, mostrou que 80% delas apresentavam concentrações de flúor menores do que 0,3 parte por milhão, enquanto 10% delas continham concentrações superiores a 0,7 parte por milhão, recomendadas para aquela região do país.

• Doses Nutricionais Recomendadas para o Flúor

Não existem doses nutricionais recomendadas estabelecidas para o flúor devido à insuficiência de dados epidemiológicos. No entanto, o Conselho de Alimento e Nutrição do Instituto de Medicina norte-americano estabeleceu, em 1997, as doses adequadas, baseadas na estimativa de que a ingestão de 0,05 mg de flúor, por cada quilo de peso corporal, é suficiente para reduzir a incidência da cárie dentária sem a ocorrência da fluorose dental, que mencionaremos, novamente, adiante.

A tabela seguinte enumera estas doses adequadas* para o flúor.

Bebês até 6 meses de idade	0,01 mg/dia.
Bebês de 7 até 12 meses de idade	0,5 mg/dia.
Crianças de 1 a 3 anos de idade	0,7 mg/dia.
Crianças de 4 a 8 anos de idade	1,0 mg/dia.
Crianças de 9 a 13 anos de idade	2,0 mg/dia.
Adolescentes dos 14 aos 18 anos de idade	3,0 mg/dia.
Adultos masculinos maiores de 19 anos de idade	4,0 mg/dia.
Adultos femininos maiores de 19 anos de idade	3,0 mg/dia.
Gestantes de todas as idades	3,0 mg/dia.
Lactantes de todas as idades	3,0 mg/dia.

* Dose adequada, estimada quando a dose diária recomendada não pode ser determinada.

• Indicações Terapêuticas do Flúor

O flúor é empregado, principalmente, para a prevenção da cárie dentária e da osteoporose. Atribui-se a etiologia da cárie a uma bactéria específica, colonizada na placa dentária, capaz de metabolizar os hidratos de carbono a ácidos orgânicos capazes de corroer o esmalte dentário. Caso esta infecção não seja detectada, a bactéria alcança as camadas mais profundas do dente, podendo progredir até o seu núcleo pulposo, o que provoca dor intensa. Não tratada, a cárie pode evoluir para um abscesso com a perda do dente, a infecção pode-se espalhar pelos tecidos adjacentes e mesmo causar uma septicemia. Concomitantemente, instalam-se as alterações nutricionais, devidas à dificuldade de mastigação e deglutição.

São duas as espécies de bactérias implicadas na etiopatogenia da cárie dentária, a primeira, costumeiramente isolada das cáries dentárias, é o *Streptococcus mutans*. A outra, encontrada em algumas famílias, nas quais a cárie dentária é comum, é o *Streptococcus sobrinus*. Ambos os microrganismos costumam estar presentes na boca dos familiares acometidos pela cárie, dos pais aos filhos.

O flúor, presente na água de beber, comumente adicionado por fluoretação dos reservatórios, tem-se mostrado muito eficiente na redução da incidência de cáries dentárias, tanto em adultos quanto em crianças. Nas crianças, o fluoreto, ingerido com a água, age sistemicamente na formação dos dentes até a sua erupção e, após a erupção dentária, tanto nas crianças quanto nos adultos, o fluoreto continua exercendo, topicamente, o seu efeito protetor anticárie. No período entre 1950 e 1980, inúmeros trabalhos, realizados em 20 países, confirmaram cabalmente que a fluoretação dos reservatórios de água potável, na proporção de 0,7 a 1,2 partes por milhão, reduz a ocorrência de cáries dentárias em 40 a 50% dos dentes decíduos e em 50 a 60% dos dentes permanentes.

Apesar de não haver dúvidas quanto à prevenção das cáries dentárias com o uso do flúor, os mecanismos deste efeito não estão inteiramente esclarecidos. De início, acreditava-se que o flúor só era incorporado ao esmalte dentário durante a formação dos dentes, tornando-os mais resistentes à ação ácida. Atualmente acredita-se que o flúor age nos dentes, sobretudo, por uma ação de superfície, após a erupção dentária. Quando o esmalte dentário é atacado pelos ácidos orgânicos ele se desmineraliza parcialmente, então, o flúor, presente na saliva, promove a remineralização do esmalte com a fluoroapatita, mais resistente à erosão ácida. Também se demonstrou que o flúor, presente na saliva, inibe as enzimas bacterianas produtoras dos ácidos cariogênicos.

Com relação à prevenção da osteoporose, entretanto, a situação não está tão clara. Apesar de o flúor, em doses terapêuticas, mostrar-se um potente agente terapêutico para aumentar a densidade mineral óssea vertebral, existem poucas evidências de que a fluoretação da água potável, nas concentrações habituais, seja útil para a prevenção desta doença. A maioria dos trabalhos falhou ao tentar encontrar diferenças significativas na densidade mineral óssea e na incidência de fraturas entre os habitantes de comunidades servidas com água fluoretada e os residentes em áreas cujos reservatórios são carentes de flúor. Dois estudos, contudo, mostraram que a ingestão da água fluoretada está associada a uma diminuição na incidência das fraturas do quadril em idosos.

Outro trabalho, realizado na Itália, comparou os habitantes de uma região com baixo índice de fluoretação da água, correspondente a 0,05 parte por milhão, com uma população similar, de uma outra área, naturalmente suprida por água fluoretada a 1,45 parte por milhão, maior, portanto, do que o recomendado para a fluoração artificial da água. Neste trabalho encontrou-se um risco para fraturas do quadril significativamente maior no grupo com baixa fluoração do que no de maior fluoretação. Um quarto trabalho, este alemão, não encontrou diferença significativa, nas densidades minerais ósseas, entre os residentes de uma comunidade suprida com água potável fluoretada a uma parte por milhão e os habitantes de outra comunidade servida com água sem flúor. Entretanto, este mesmo estudo menciona que a incidência de fraturas do quadril, entre homens e mulheres acima de 85 anos de idade, foi significativamente menor no grupo da água fluoretada, apesar da presença de altos índices de cálcio na água não fluoretada.

O quinto trabalho que mencionaremos, mais recente e com uma população de 1.300 mulheres, foi realizado analisando-se as concentrações séricas do flúor em duas comunidades, uma suprida com água fluorada a 52,6 µmol por litro e outra a 210,4 µmol por litro. Neste trabalho, não foi encontrada nenhuma relação entre o nível sérico do flúor e a densidade mineral óssea, tampouco com a incidência de fraturas osteoporóticas.

Com relação ao tratamento da osteoporose, entretanto, a situação é um pouco diferente. Habitualmente, a baixa densidade mineral óssea está associada a um maior risco de fratura, entretanto isto nem sempre é verdadeiro quando doses farmacológicas de flúor são empregadas para o tratamento da osteoporose. A maioria dos recursos para o tratamento da osteoporose, como a reposição hormonal, a calcitonina e os bisfosfonatos, apenas diminuem a reabsorção óssea, inibindo a ação dos osteoclastos, com pouca, ou nenhuma, ação sobre a formação óssea.

As altas doses de flúor, ao contrário, são capazes de aumentar a massa óssea, comprovadamente, através da densitometria mineral óssea lombar. Apesar disso, as pesquisas não têm sido consistentes em demonstrar a diminuição da ocorrência das fraturas vertebrais osteoporóticas, a despeito do dramático aumento da massa óssea lombar. Uma metanálise de 11 trabalhos, controlados, incluindo 1.429 indivíduos, confirma esta afirmação e, inclusive, associa as altas concentrações do flúor a um aumento do risco para fraturas não vertebrais. Isto pode ser explicado por trabalhos mais recentes, mostrando que as altas doses de fluoreto de sódio, maiores de 75 mg por dia, na ausência de um adequado suprimento de cálcio e vitamina D, podem induzir uma rápida mineralização óssea, resultando, porém, em ossos densos mecanicamente mais fracos. Quero lembrar, aqui, que a presença de ossos densos mas mecanicamente frágeis pode significar uma matriz colágena pobre. A matriz proteica é a responsável pela resiliência óssea, a capacidade do osso se deformar e retornar ao seu estado original. Aí, então, também, a importância da avaliação do estado nutricional proteico do paciente, como tenho acentuado aos meus pupilos.

Outros estudos controlados, empregando doses mais baixas ou apresentações de liberação entérica lenta, têm demonstrado um aumento na densidade mineral óssea lombar e uma diminuição na incidência das fraturas osteoporóticas.

O estudo da arquitetura óssea também tem lançado alguma luz sobre este efeito, aparentemente paradoxal, do flúor sobre a osteoporose. As pesquisas mais recentes indicam que a osteoporose pode estar associada a uma alteração estrutural óssea irreversível, denominada união trabecular deficiente. O osso normal é formado por uma série de placas interconectadas por hastes compactas. O osso osteoporótico tem poucas placas e as suas hastes são frágeis e descontínuas, caracterizando a união trabecular deficiente. A fluorterapia aumenta a densidade mineral óssea, porém não restaura a união trabecular do osso doente. Assim, nos pacientes com osteoporose severa, nos quais a união trabecular está muito comprometida, a prevenção das fraturas pela fluorterapia pode ser menos efetiva. A dose de flúor empregada para o tratamento da osteoporose costuma ser de 50 mg diários, associados a 1.000 mg de cálcio e 800 UI de vitamina D, estes dois últimos ingeridos, preferencialmente, em tomadas separadas.

Como otorrinolaringologista, empregamos o fluoreto de sódio, em cápsulas de liberação entérica, para a estabilização das lesões da otospongiose, uma doença óssea da orelha interna que pode determinar uma deficiência da audição. Esta hipoacusia pode ser condutiva, pela fixação do estribo, um dos três ossículos da orelha média, pode ser uma hipoacusia de percepção coclear, pela ação das enzimas tóxicas provenientes do foco otospongiótico pericoclear, ou pode haver uma associação destes dois mecanismos, determinando uma hipoacusia denominada mista. As doses habitualmente utilizadas para o tratamento clínico da otospongiose, também conhecida pelo nome de otosclerose, variam de 25 a 80 mg diários, ingeridos em jejum. Este tratamento deve-se prolongar por aproximadamente 6 meses, que é o tempo estimado para o amadurecimento das lesões otospongióticas, quando, então, passam a ser chamadas de focos de otosclerose. A partir daí a dose deve ser reduzida para 25 mg diários por tempo indefinido.

O tratamento com flúor deve, sempre, estar associado a, no mínimo, 500 mg diários de cálcio e 400 UI diárias de vitamina D. Os casos de hipoacusia condutiva por foco de otosclerose podem ser beneficiados pela microcirurgia otológica. Os de hipoacusia coclear pela indicação de aparelho auditivo ou, eventualmente, pelo implante coclear. Desde que as lesões não estejam em atividade. Shambaugh preconiza doses semelhantes para o tratamento da otospongiose, 50 a 75 mg divididos em três tomadas diárias. Para os menores de 16 anos de idade, aconselha o uso de 25 mg diários, também divididos em três tomadas, e para as gestantes recomenda o uso apenas na segunda metade da gravidez, na dose de 8,3 mg por dia.

Altas doses de fluoreto de sódio também podem ser usadas para o tratamento da fragilidade óssea determinada pelo mieloma múltiplo e para o controle da osteíte deformante de Paget. A otospongiose apresenta uma fisiopatologia semelhante à doença de Paget, apenas está localizada no osso temporal e o esquema terapêutico para o mal de Paget pode ser o mesmo. Um fato digno de ser mencionado é que os habitantes das localidades abastecidas com água de grande teor de flúor apresentam uma prevalência muito menor de calcificações na aorta e nas valvas cardíacas, em comparação com os residentes de outros locais.

• Fontes de Flúor

A maior fonte de flúor na dieta é a água potável, pelo menos na cidade de São Paulo, onde a água distribuída é fluoretada a 0,7 parte por milhão, sendo tolerada uma variação entre 0,6 e 0,8 ppm. O mesmo ocorre para 62% da população dos Estados Unidos da América, onde a concentração de flúor varia de região para região entre 0,7 e 1,2 parte por milhão. Este espectro de concentrações foi escolhido por ter sido considerado efetivo para a prevenção da cárie dentária e de risco mínimo para a ocorrência da fluorose dental. Os sais de flúor habitualmente usados para a fluoração da água são os sílico-fluoretos, como o sal do ácido hexa-flúor-silícico, derivado da fabricação de fertilizantes, por serem os mais baratos.

Calcula-se que a ingestão média diária de flúor, pelos adultos que vivem nas comunidades servidas com a água fluorada, flutue entre 1,4 a 3,4 mg por dia. A quantidade de flúor presente nos alimentos é muito pequena, menor do que 0,05 mg por 100 g (0,05 parte por milhão). As melhores fontes de flúor são as folhas do chá-verde e os peixes marinhos, desde que consumidos com as suas espinhas. Neste último aspecto, levam vantagem a sardinha, a manjubinha e o pirão de peixe baiano, no qual as espinhas são trituradas com o peixe. Os alimentos mecanicamente processados, como a carne de frango desossada, a carne de boi enlatada, a salsicha e os alimentos infantis também servem como fontes de flúor. Dentre as frutas, parece que somente o suco de toranja fornece uma quantidade apreciável de flúor. Os alimentos contribuem com cerca de 0,3 a 0,6 mg de flúor por dia. Considerando-se a população que vive em comunidades servidas com água fluorada, a ingestão média diária de flúor alcança 1,7 a 4,0 mg. O consumo diário de flúor nas regiões não fluoradas é menor do que 1 mg. A Tabela 8.22 mostra o conteúdo de flúor de alguns alimentos.

O flúor está disponível apenas sob prescrição médica controlada. Pode ser receitado às crianças que vivem nas áreas não supridas com a água fluoretada nas doses adequadas, anteriormente referidas, ou segundo a Tabela 8.23.

A apresentação mais comum para a prescrição médica está disponível sob a forma de fluoreto de sódio, que contém flúor elementar na proporção de 45%, assim, para cada miligrama de flúor elementar serão necessários 2,2 mg do fluoreto de sódio. Os dentifrícios atuais também são fontes de flúor e devem ser considerados como tal, principalmente entre as crianças que engolem a pasta de dentes. Calcula-se que as crianças menores de 6 anos de idade engulam, em média, 0,3 mg de flúor a cada escovação de dentes. Por esse motivo, caso a criança ingira mais do que duas a três vezes a dose adequada de flúor, ela pode vir a apresentar manchas ou mosqueamento dos dentes permanentes.

Os sais de flúor usados na manufatura dos cremes dentais são o monofluorfosfato de sódio e o fluoreto de estanho, em concentrações que variam de 600 a 1.500 partes por milhão, estando as mais comuns entre 1.000 e 1.500 ppm. Outras apresentações comerciais do flúor são as soluções para bochechos, com 0,05 a 0,2% de flúor, e que devem ser de uso apenas semanal; os vernizes dentais com flúor, de uso exclusivo pelos dentistas; e o diamino-fluoreto de prata, um agente cariostático de uso tópico, usado somente em casos de extrema gravidade, pois escurece o dente no qual é aplicado.

Tabela 8.22
Conteúdo de Flúor de Alguns Alimentos

Alimento	Porção	Flúor
Água de torneira, fluoretada	100 mL	0,071 mg
Batata roxa assada	100 g	0,045 mg
Cachorro-quente	100 g	0,048 mg
Café coado, com água fluoretada	100 mL	0,091 mg
Caldo de galinha	100 g	0,061 mg
Cerveja*	100 mL	0,045 mg
Chá de camomila, flores	100 g	0,013 mg
Chá-preto	100 g	0,373 mg
Chá-verde, folhas	100 g	0,100 a 0,600 mg
Coca-Cola *diet**	100 mL	0,060 mg
Creme de milho	100 g	0,032 mg
Farinha de milho	100 g	0,033 mg
Frango	100 g	0,060 a 0,100 mg
Leite desengordurado a 2%	100 mL	0,003 mg
Molho de carne	100 g	0,099 mg
Peixe sem espinhas	100 g	0,010 a 0,170 mg
Picolé	100 g	0,074 mg
Queijo *cheddar*	100 g	0,035 mg
Sardinha em lata, com espinhas	100 g	0,200 a 0,400 mg
Siri enlatado	100 g	0,210 mg
Sorvete de chocolate	100 g	0,023 mg
Suco de maçã	100 mL	0,109 mg
Suco de mirtilo	100 mL	0,073 mg
Suco de toranja	100 mL	0,020 a 0,280 mg
Uva passa	100 g	0,234 mg
Vinho branco	100 mL	0,202 mg

* com água de mina.

Tabela 8.23
Academia Americana de Odontologia Pediátrica

Idade	Teor de Flúor na Água Potável		
	< 0,3 ppm	0,3 a 0,6 ppm	> 0,6 ppm
Bebês até 6 meses de idade	0,00 mg/dia	0,00 mg/dia	0,00 mg/dia
Bebês de 6 meses a 3 anos	0,25 mg/dia	0,00 mg/dia	0,00 mg/dia
Crianças de 3 a 6 anos	0,50 mg/dia	0,25 mg/dia	0,00 mg/dia
Crianças de 6 a 16 anos	1,00 mg/dia	0,50 mg/dia	0,00 mg/dia

• Cuidados com o Uso do Flúor

A fluoração da água potável iniciou-se há mais de 60 anos e, desde então, algumas intercorrências têm sido atribuídas a esta adição, porém, diversas pesquisas científicas, sérias e extensas, falharam ao tentar descobrir qualquer evidência de um risco maior para o câncer, cardiopatias, nefropatias, hepatopatias, doença de Alzheimer, malformações congênitas e para a síndrome de Down.

No tratamento clínico com altas doses de flúor, entretanto, alguns efeitos adversos podem ocorrer. O flúor é tóxico se ingerido em grande quantidade, por este motivo, os produtos com grande concentração de flúor devem ser armazenados com a cautela de se evitar a possibilidade de envenenamento agudo, especialmente em crianças, em outras pessoas suscetíveis e em animais. Vale lembrar, ainda, que o fluoreto de sódio, assim como o flúor silicato de sódio (Na_2SiF_6) e a criolita (Na_3AlF_6) também são usados como inseticidas.

A dose mínima de flúor considerada potencialmente fatal corresponde a 15 mg por quilo de peso corporal, entretanto, considera-se a dose letal de fluoreto de sódio, para um homem adulto, como estando em torno de 5.000 mg. Apesar disso, há relatos de pacientes que ingeriram doses muito maiores do que esta última e recuperaram-se e, também, de indivíduos que tomaram uma dose fatal de 2.000 mg. A dose mínima de flúor considerada capaz de desencadear algum sintoma adverso é de 5 mg por quilo de peso corporal. Assim, um indivíduo, de 70 quilos de peso, precisaria ingerir 350 mg de flúor para desencadear algum sinal de intoxicação. Os principais sintomas da intoxicação aguda pelo flúor são náuseas, dores abdominais e vômitos. Outros sintomas que também a podem acompanhar são diarreia, sialorreia, lacrimejamento, sudorese, prostração, parestesias, alterações dos reflexos nervosos, hipotensão e convulsões. O centro respiratório é primeiramente estimulado para, depois, deprimir-se e a morte poderá ocorrer por paralisia respiratória ou insuficiência cardíaca. Os exames laboratoriais costumam mostrar hipocalcemia.

Com a finalidade de se evitar a intoxicação aguda pelo flúor, a Associação Americana de Dentistas recomenda que não se forneça mais do que 120 mg de flúor elementar por embalagem, o que corresponde a 224 mg do fluoreto de sódio. O tratamento da intoxicação aguda pelo flúor deve-se iniciar pela punção venosa, para a administração de uma solução isotônica glicosada, não só para manter a glicemia, como também para manter um canal venoso disponível. Em segundo lugar, deve-se promover a lavagem gástrica com uma solução de hidróxido de cálcio a 0,15%, continuamente. Em terceiro lugar, deve-se dispor de cálcio para uso endovenoso caso haja sinais de tetania ou hipocalcemia. No quarto tempo deve-se manter um alto volume urinário, através da administração parenteral de líquidos. E, no quinto tempo, deve-se remover, rapidamente, os vômitos, fezes e urina, com a finalidade de se evitarem as queimaduras.

A intoxicação crônica pelo flúor é denominada de fluorose, e passou a ser estudada já no início do século passado. Na primeira década do século XX, Frederick McKay investigava as manchas dentárias marrons do Colorado, no oeste dos Estados Unidos da América. Juntamente com G.

V. Black, da Faculdade de Odontologia da Universidade do Noroeste americano, McKay descobriu que as crianças nascidas na cidade de Colorado Springs, no Colorado, apresentavam os dentes manchados, ao contrário dos adultos que para lá se mudavam. Também observaram que as crianças mais novas, cujos dentes permanentes ainda não haviam irrompido e formado o seu esmalte, desenvolviam mais manchas dentárias.

McKay anotou, como um fato curioso, que os dentes manchados eram, surpreendentemente, resistentes a cárie e atribuiu estas máculas a alguma substância desconhecida, presente na água potável da cidade. Esta substância permaneceu desconhecida até 1930, quando McKay foi investigar os dentes manchados no Estado de Arkansas, em uma cidade chamada Bauxita, sede da Alcoa (*Aluminium Company of America*), uma companhia industrial exploradora do alumínio. Com receio de que o alumínio pudesse estar contaminando a água local e temendo uma retaliação legal, o químico da Alcoa, H. V. Churchill, analisou a água e descobriu aquilo que McKay deixara escapar, a ocorrência dos altos teores de fluoreto. Rapidamente, McKay testou os outros reservatórios de água suspeitos e descobriu que, em todos os locais, onde o teor de fluoreto era maior do que 2,5 mg por litro, as manchas dentárias marrons do Colorado predominavam. Assim nasceu o termo fluorose.

A forma discreta da fluorose dentária é diagnosticada somente pelo especialista e é caracterizada por pequenas manchas brancas e opacas, ou pontos, como papel, no esmalte dos dentes. A forma moderada da fluorose dentária diferencia-se pelo aspecto mosqueado e por um leve tingimento dos dentes. Já a fluorose dentária severa distingue-se pelas manchas intensas, pardas ou negras, e pela irregularidade na superfície dos dentes.

As manchas marrons dos dentes são devidas às proteínas retidas na matriz do dente em formação, por ocasião da calcificação muito rápida proporcionada pelo flúor. A fluorose torna-se um problema cosmético quando as formas severa e moderada atingem os dentes incisivos e caninos, mais anteriores e aparentes. A fluorose dos incisivos pode ser observada na Figura 8.115.

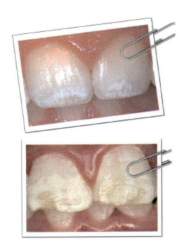

Figura 8.115 – *Fluorose dos incisivos.*

A fluorose dentária soe ocorrer, então, pela ingestão excessiva do flúor antes da erupção dos primeiros dentes permanentes, o que geralmente acontece antes dos 8 anos de idade. É uma afecção dose-dependente, quanto maior a ingestão de flúor, mais pronunciados são os efeitos sobre os dentes. A incidência da fluorose dentária leve e moderada começa a aumentar, significativamente, a partir da ingestão de duas a três vezes as doses adequadas para as crianças suscetíveis, e a ocorrência da fluorose severa, a partir de doses cinco vezes maiores do que as adequadas. Isto tem ocorrido, nos últimos 50 anos, principalmente pela ingestão de cremes dentais fluorados pelas crianças e, também, pelo abuso dos suplementos fluoretados.

Com o objetivo de prevenir a fluorose dentária moderada, o Conselho de Alimentos e Nutrição do Instituto de Medicina americano estabeleceu, em 1997, as doses máximas toleráveis para o flúor, a seguir elencadas:

Bebês de 0 a 6 meses de idade	0,7 mg/dia.
Bebês de 7 a 12 meses de idade	0,9 mg/dia.
Crianças de 1 a 3 anos de idade	1,3 mg/dia.
Crianças de 4 a 8 anos de idade	2,2 mg/dia.
Crianças de 9 a 13 anos de idade	10,0 mg/dia.
Adolescentes de 14 a 18 anos	10,0 mg/dia.
Adultos maiores de 19 anos	10,0 mg/dia.

A fluorose generalizada do esqueleto também pode ocorrer, em qualquer idade, pela ingestão excessiva e contínua do flúor. Inicialmente, a fluorose generalizada mostra um aumento da massa óssea, que pode ser detectado através de uma radiografia comum. Caso a ingestão do flúor persista por muitos anos, podem surgir dores e rigidez articulares, podendo até provocar alterações esqueléticas. A forma mais severa da fluorose generalizada é a fluorose incapacitante, na qual ocorre calcificação dos ligamentos, atrofia muscular, imobilidade e alterações neurológicas consequentes à compressão óssea da medula espinal. Esta forma incapacitante da fluorose é extremamente rara, existindo apenas cinco casos confirmados nos últimos 35 anos.

Uma informação adicional interessante é que em muitas comunidades onde a água, naturalmente, contém concentrações superiores a 20 partes por milhão (20 mg/L) e, consequentemente, a ingestão diária de flúor é maior do que 20 mg diários, não foram encontradas evidências da fluorose incapacitante. Esta concentração hídrica de flúor é muito maior do que aquelas que foram associadas à fluorose incapacitante fora dos Estados Unidos da América, o que sugere que outros fatores, metabólicos ou dietéticos, estejam envolvidos na suscetibilidade de algumas pessoas à fluorose.

Afora a fluorose, alguns outros efeitos colaterais têm sido associados às altas doses de flúor empregadas no tratamento da osteoporose e da otospongiose. O mais comum e importante é a irritação gastrintestinal, seguido das dores articulares podais e de uma possível deficiência de cálcio com fraturas de estresse. A fratura de estresse é caracterizada por uma linha de fratura fina, como um fio de cabelo ou mesmo microscópica, que ocorre como consequência de esforços repetitivos. São habitualmente indolores e invisíveis aos raios X e, apesar de poderem acontecer em qualquer osso, geralmente acometem a tíbia e os metatarsos. A razão para as dores nas articulações dos pés e para as fraturas de estresse é atribuída à rápida formação óssea sem um suporte adequado de cálcio para tal incremento. Assim, um adequado suprimento de cálcio e de vitamina D deve ser fornecido, de modo apropriado, com o flúor. Os sintomas gastrintestinais do flúor podem ser minimizados com o uso de cápsulas de desintegração entéricas, tanto para o fluoreto de sódio quanto para monofluorfosfato. A combinação de doses menores de flúor com outros agentes antiabsortivos ósseos, como o estrógeno, os bisfosfonatos e o estrôncio, também pode ajudar a minimizar os efeitos colaterais do flúor e a melhorar o resultado terapêutico.

Aos farmacologistas, é conveniente que se saliente a absorção pulmonar e dérmica do flúor, produzindo os mesmos efeitos da ingestão oral, além da irritação da pele e das mucosas. Com relação às interações medicamentosas, vale lembrar que os suplementos de cálcio, bem como os antiácidos à base de cálcio, alumínio e magnésio, podem diminuir a absorção do flúor e devem ser administrados com, pelo menos, 2 horas de diferença. Tanto o cálcio quanto o magnésio formam complexos insolúveis com o fluoreto de sódio, diminuindo, significativamente, a sua absorção, caso sejam ingeridos na mesma refeição. A absorção do flúor sob a forma de monofluorfosfato não é afetada pelo cálcio. A dieta pobre em cloro, com pouco sal de cozinha, aumenta a retenção do flúor, por diminuir a sua excreção urinária. Concluindo, devido ao risco da fluorose, qualquer prescrição de flúor deve ser cuidadosamente monitorada por um médico ou dentista especializado.

Fósforo

Trata-se de um elemento químico multivalente, não metal, de número atômico 15, massa atômica 30,973762(2) g.mol^{-1}, e símbolo químico P, como abreviatura de *phosphorus*. A palavra fósforo deriva do grego phos, que significa luz, e de phorus, portador, as mesmas sílabas que deram origem ao nome latino Lúcifer, o portador da luz, e epônimo de Estrela D'Alva, o planeta Vênus, o qual era, na mitologia grega, chamado de Eosphorus ou Hesperus, de onde, ainda, o nome Vésper.

Após esta suspirosa digressão poética vamos ao tema que nos interessa!

Devido a sua alta reatividade, o fósforo não existe como elemento livre no planeta Terra. Uma das formas químicas do fósforo, o fósforo branco, quando exposta ao oxigênio do ar, emite um brilho esverdeado débil, o qual, justamente, deu origem ao seu nome grego.

O fósforo é essencial a todas as formas de vida, pois é um elemento indispensável na constituição dos ácidos desoxirribonucleico (DNA) e ribonucleico (RNA). Na agricultura é um produto básico para a produção de fertilizantes e, na indústria, é matéria-prima para a fabricação de explosivos, bombas incendiárias, gases de guerra (gases nervosos e o Napalm), palitos de fósforo, fogos de artifício, pesticidas, pastas de dentes e detergentes.

Ops! Para onde foi a poesia?

O fósforo é um excelente exemplo de alotropia. Os seus alótropos mais frequentes são o fósforo branco, o fósforo vermelho, o fósforo escarlate, o fósforo negro e o difósforo. O fósforo branco (P_4), altamente tóxico, cuja estrutura cristalina está ilustrada na Figura 8.116, é muito instável e, gradualmente, converte-se no fósforo vermelho, não tóxico. Esta transformação é acelerada pela luz e pelo calor.

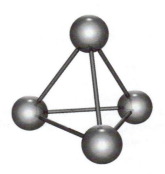

Figura 8.116 – *Estrutura cristalina do fósforo branco.*

A gradual transformação do fósforo branco ao vermelho torna a mistura amarelada, fazendo com que ela seja chamada de fósforo amarelo, que não caracteriza um alótropo. A Figura 8.117 mostra uma cadeia de átomos de fósforo exibindo as formas vermelha e fibrosa, também chamada de fósforo de Hittorf, o nome do químico que a descobriu.

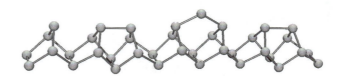

Figura 8.117 – *Fósforo vermelho fibroso de Hittorf.*

O fósforo foi descoberto em 1669, por Henning Brand, um alquimista alemão, destilando-o da própria urina. Ao verificar que o material branco brilhava no escuro, ele acreditou que tivesse isolado uma espécie de essência vital, a pedra filosofal. Em 1680, Robert Boyle escreveu que o fósforo debilitava o ar, na realidade o oxigênio era consumido pela queima do fósforo branco, que, por não produzir calor, não era reconhecida.

A luminescência do fósforo tem sido, impropriamente, chamada de fosforescência, nome que, aliás, deriva da mesma palavra grega. Fisicoquimicamente, quimiluminescência é a luminosidade emitida de uma reação química, e fosforescência é a reemissão da luz previamente armazenada como energia em uma substância.

• Funções Bioquímicas do Fósforo

O fósforo é um mineral essencial para o funcionamento de cada célula do corpo humano. Aproximadamente 85% do fósforo estão no esqueleto e a maior parte do fósforo presente no organismo está sob a forma de fosfatos (PO_4). O principal componente estrutural dos ossos, a hidroxiapatita, é o fosfato de cálcio. Também algumas substâncias fundamentais das membranas celulares são formadas com o fósforo, tratam-se dos fosfolípides, como exemplo a fosfatidilcolina, precursora da colina, a qual, acetilada, forma a acetilcolina, o mais importante dos neurotransmissores.

O fósforo é transferido de molécula a molécula no metabolismo dos hidratos de carbono, dos lípides e das proteínas. Todo o mecanismo de produção e armazenamento de energia celular depende de compostos fosforilados, como o ATP, adenosina trifosfato, e a creatina fosfato. Os ácidos nucleicos, portadores do código genético e responsáveis pela transmissão da informação genética, são longas cadeias de moléculas fosfatadas. Um sem-número de enzimas, hormônios e moléculas sinalizadoras celulares depende da fosforilação para a sua ativação.

O fósforo também participa do equilíbrio ácido-básico do organismo, atuando como um dos mais importantes tampões. Além de tudo, o fósforo também está na molécula 2,3-difosfoglicerato, que se liga à hemoglobina dos eritrócitos, regulando o fornecimento de oxigênio para os tecidos de todo o corpo. O fósforo da dieta é prontamente absorvido, por transporte ativo, no intestino delgado, e o que for assimilado em excesso é excretado pelos rins. Durante o crescimento, o balanço do fósforo é positivo mas, na adultice, os 2/3 do fósforo ingerido, que são absorvidos, são excretados quase na mesma quantidade. O controle do fósforo na circulação sanguínea, assim como o do cálcio, é exercido pelas ações do hormônio paratiroidiano e da vitamina D e ambos estão intimamente relacionados.

Uma queda da calcemia, ainda que suave, ativa a glândula paratiroide, aumentando a secreção do hormônio paratiroidiano. Este hormônio, por sua vez, ativa a enzima 1-hidroxilase renal, a qual converte a vitamina D em calcitriol, a sua forma ativa. O calcitriol aciona o sistema de transporte da vitamina D dependente no intestino delgado, incrementando a absorção do fósforo e do cálcio, presentes na dieta. Tanto o hormônio paratiroidiano quanto o calcitriol estimulam a reabsorção óssea, aumentando a fosfatemia e a calcemia. Antagonicamente, o paratormônio diminui a excreção renal de cálcio e aumenta a de fósforo. Esta ação tem a sua razão de ser, porque um teor mais alto de fosfato no sangue suprime a conversão renal da vitamina D para a sua forma ativa, o que dificulta o restabelecimento do nível normal da calcemia. Veja a Figura 8.118.

A absorção intestinal do fósforo depende da presença do cálcio na dieta e é acelerada pela presença do potássio. O excesso de cálcio no intestino, entretanto, atrapalha a sua assimilação, por formar o fosfato de cálcio, que é insolúvel. O íon cianeto e a anaerobiose também diminuem a absorção intestinal do fósforo. Para que o fósforo alcance a circulação, ele precisa estar complexado a uma proteína transportadora e, para isso, é necessária a presença da vitamina D. O fósforo é então levado, pelo plasma sanguíneo, a todos os tecidos do organismo, distribuindo-se pelos líquidos extra e intracelular e pelas membranas celulares.

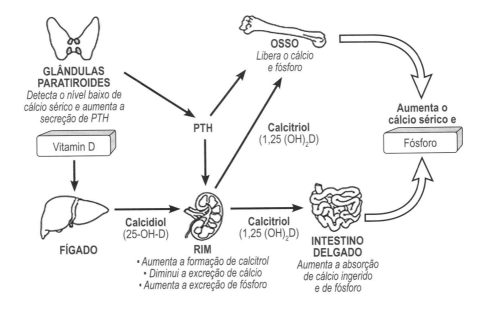

Figura 8.118 – *Controle extracelular do fósforo.*

No líquido extracelular, o fósforo ocorre, principalmente, sob a forma inorgânica estando apenas uma pequena porção sob a forma de éster-fosfato. A concentração do fósforo inorgânico no plasma varia com a idade, dentro de limites detalhadamente estudados por B. G. Greenberg em 1960. São considerados valores de referência para o fósforo plasmático:

de 0 a 10 dias de idade	4,5 a 9 mg/dL;
de 11 dias a 2 anos de idade	4,5 a 6,7 mg/dL;
de 3 a 12 anos de idade	4,5 a 5,5 mg/dL;
de 13 a 60 anos de idade	2,7 a 4,5 mg/dL;
homens maiores de 60 anos de idade	2,3 a 3,7 mg/dL;
mulheres maiores de 60 anos de idade	2,8 a 4,1 mg/dL.

A relação entre o fosfato dissódico e o monossódico no líquido extracelular é de 4:1, em pH de 7,4. O quociente tampão, naturalmente, varia acompanhando o pH, mas, devido a sua baixa concentração no líquido extracelular, o fosfato extracelular contribui pouco como substância tamponadora. Já o fosfato intracelular tem papel-tampão muito mais importante, devido às concentrações nas quais se encontra dentro das células. O ânion fosfato representa, ainda, o mais abundante sistema tampão dos túbulos renais distais. Neste local do néfron, a secreção de prótons de hidrogênio, pelas células tubulares, é permutada por cátions de sódio, convertendo o fosfato básico de sódio (Na_2HPO_4) em fosfato ácido de sódio (NaH_2PO_4). Deste modo, grandes quantidades de ácido podem ser excretadas sem diminuir excessivamente o pH urinário.

• Carência de Fósforo

A carência nutricional de fósforo leva a níveis insuficientes de fosfatos no soro, caracterizando a hipofosfatemia. Os sintomas da hipofosfatemia podem abranger perda do apetite, fadiga, distúrbios cognitivos e da memória, anemia, fraqueza muscular, dores nos ossos, raquitismo nas crianças ou osteomalacia nos adultos, aumento da suscetibilidade a infecções, insensibilidade e prurido nas extremidades, e dificuldade em deambular. A hipofosfatemia severa pode levar à morte. Felizmente, a hipofosfatemia é muito rara, porque o fósforo está amplamente presente na alimentação, e apenas acontece nos casos de desnutrição extrema.

São pacientes de risco para a hipofosfatemia os alcoólatras crônicos, os diabéticos que se recuperam de uma crise de cetoacidose, os pacientes anoréticos, os desnutridos, os nefropatas e os enfermos que estão sendo realimentados com uma dieta rica em calorias, mas pobre em fósforo. H. DeWayne Ashmead afirma que o desbalanço metabólico entre o cálcio e o fósforo favorece o desenvolvimento do vírus da poliomielite. O mesmo autor cita Charles Bronsen, quando diz que os fosfatos presentes na saliva, apesar de não serem reconhecidos como bactericidas, são capazes de inativar as bactérias acidogênicas através do controle do pH salivar. Segundo este último, os fosfatos salivares inativam diversas bactérias patogênicas, além das cariogênicas, e poderiam ser considerados entre os mais potentes agentes bacteriostáticos fisiológicos conhecidos.

• Doses Nutricionais Recomendadas para o Fósforo

As doses nutricionais recomendadas para o fósforo estão fundamentadas na manutenção do nível normal de fosfatos no sangue circulante de jovens adultos, o que, acredita-se, representa a quantidade adequada de fósforo para as necessidades nutricionais dos tecidos e para a formação e remodelação do esqueleto. As doses nutricionais recomendadas para o fósforo, vão, então, a seguir, listadas:

Bebês até 6 meses de idade	100 mg/dia*.
Bebês de 7 até 12 meses de idade	275 mg/dia*.
Crianças de 1 a 3 anos de idade	460 mg/dia.
Crianças de 4 a 8 anos de idade	500 mg/dia.
Crianças de 9 a 13 anos de idade	1.250 mg/dia.
Adolescentes dos 14 aos 18 anos de idade	1.250 mg/dia.
Adultos maiores de 19 anos de idade	700 mg/dia.
Gestantes menores de 18 anos de idade	1.250 mg/dia.
Gestantes maiores de 18 anos de idade	700 mg/dia.
Lactantes menores de 18 anos de idade	1.250 mg/dia.
Lactantes maiores de 18 anos de idade	700 mg/dia.

* Dose adequada, estimada quando a dose diária recomendada não pode ser determinada.

• Indicações Terapêuticas do Fósforo

A indicação terapêutica precípua para o fósforo é a ocorrência da hipofosfatemia, já que uma dieta variada provê, facilmente, as necessidades diárias de fósforo para a grande maioria das pessoas.

• Fontes de Fósforo

Reafirmamos que o fósforo é ubíquo na maioria dos alimentos, justamente por ser um elemento essencial à vida de todos os organismos vivos. Os laticínios e as carnes de boi, de aves e de peixes, e a gema do ovo são fontes caracteristicamente ricas em fósforo. O fósforo também entra na composição de numerosos aditivos alimentares, como polifosfatos, e na maioria dos refrigerantes, como ácido fosfórico. Aliás, a quantidade de fósforo proveniente dos aditivos alimentares não é calculada na maioria das tabelas de alimentos, fazendo com que a dose total de fósforo, presente na dieta média americana, seja difícil de ser aferida.

Por conta disso, uma ampla pesquisa sobre o consumo de nutrientes, realizada nos Estados Unidos da América, averiguou que a média de ingestão do fósforo está em 1.495 mg diários para o homem e em 1.024 mg por dia para a mulher. O Conselho de Alimento e Nutrição do Instituto de Medicina calcula que o consumo de fósforo, pela população norte-americana, aumentou de 10 a 15% nos últimos 20 anos.

Com relação ao fósforo presente nos alimentos vegetais, todos os alimentos provenientes de sementes, como os feijões, a ervilha, a lentilha, o grão-de-bico, os cereais e as sementes oleaginosas, o contêm sob uma forma de fosfato denominada ácido fítico, ou fitato. Somente metade do fósforo proveniente do fitato torna-se disponível para os seres humanos, porque nós não possuímos enzimas, fitases, capazes de liberá-lo deste tipo de fosfato. As leveduras sintetizam fitases, por este motivo, os grãos incorporados aos pães confeccionados com fermento biológico fornecem-nos mais fósforo biodisponível do que os grãos adicionados aos cereais matinais e ao pão sírio, ázimo. A Tabela 8.24 nos enumera alguns alimentos ricos em fósforo.

Tabela 8.24
Alguns Alimentos Ricos em Fósforo

Alimento	Porção	Fósforo
Amêndoa*	100 g (~81 unidades)	473 mg
Amendoim*	100 g	377 mg
Carne de boi assada	100 g	203 mg
Frango assado	100 g	182 mg
Halibute (peixe, *Hippoglossus hippl.*)	100 g	285 mg
Iogurte natural desengordurado	200 mL	903 mg
Leite desnatado	200 mL	580 mg
Lentilha cozida*	1/2 xícara (100 g)	178 mg
Mozzarella, parcialmente desnatada	100 g	462 mg
Ovo cozido	1 grande	104 mg
Pão de farinha branca enriquecida	1 fatia	25 mg
Pão de farinha integral	1 fatia	57 mg
Peru assado	100 g	203 mg
Refrigerante de cola	350 mL	41 mg
Salmão grelhado	100 g	296 mg

* O fósforo presente nas oleaginosas, sementes e grãos, é 50% menos biodisponível.

Os sais fosfatos sódico e potássico são as fontes habituais para o tratamento da hipofosfatemia e requerem, sempre, supervisão médica. O fosfato de cálcio é o sal mais utilizado para a suplementação alimentar, e o fósforo complexado com aminoácidos é a apresentação mais frequentemente empregada nas formulações ortomoleculares. Algumas poucas apresentações multivitamínicas-minerais comerciais contêm mais do que 15% da dose diária recomendada para o fósforo (700 mg).

• **Cuidados com o Uso do Fósforo**

O efeito colateral mais importante do excesso de fósforo é a calcificação dos tecidos moles do corpo, o que ocorre pela deposição de sais de fosfato de cálcio, desencadeada pela hiperfosfatemia. A calcificação dos tecidos leva à lesão dos órgãos, especialmente dos rins. A hiperfosfatemia que ocorre nos pacientes que ingerem apenas as quantidades nutricionais de fósforo acontece, somente, nos enfermos com falência renal ou com hipoparatiroidismo, isto porque é o rim o principal e o mais eficiente órgão de eliminação dos fosfatos.

Na insuficiência renal, sob uma dieta normal, apenas quando a função renal cai a 20% do saudável é que pode advir a hiperfosfatemia. No hipoparatiroidismo, obviamente, a hiperfosfatemia ocorre pelo decréscimo da excreção renal do fósforo. A hiperfosfatemia também pode advir por um aumento da absorção intestinal dos fosfatos ingeridos e pela absorção colônica dos sais de fósforo introduzidos por enemas. Com o intuito de se evitar os efeitos colaterais da hiperfosfatemia, o Conselho de Alimentos e Nutrição, já tantas vezes citado, estabeleceu as doses máximas toleráveis para a ingestão do fósforo por pessoas saudáveis. Estas doses máximas toleráveis não se aplicam aos enfermos com insuficiência renal ou com qualquer outra doença que represente um risco de hiperfosfatemia. As doses máximas toleráveis para o fósforo, consideradas as diversas faixas etárias, estão a seguir elencadas.

Bebês de 0 a 12 meses de idade	Não foi possível estabelecer*.
Crianças de 1 a 3 anos de idade	3.000 mg/dia.
Crianças de 4 a 8 anos de idade	3.000 mg/dia.
Crianças de 9 a 13 anos de idade	4.000 mg/dia.
Adolescentes de 14 a 18 anos	4.000 mg/dia.
Adultos de 19 a 70 anos de idade	4.000 mg/dia.
Adultos maiores de 70 anos	3.000 mg/dia**.

* Ficando determinado que as quantidades ingeridas devem ser aquelas normalmente presentes nos alimentos e nas preparações lácteas apropriadas.
** A dose menor para os adultos maiores de 70 anos reflete a maior probabilidade de os anciãos apresentarem comprometimento da função renal.

A ingestão de grandes quantidades de fosfatos tem efeito catártico. Os fosfatos são, inclusive, farmacologicamente usados como laxativos brandos, fosfato de sódio hexa-hidratado na dose de 4 a 8 g. A intoxicação pelo fósforo só ocorre na indústria, pela inalação dos vapores do fósforo branco ou pela sua ingestão acidental.

Com relação às interações medicamentosas, destacamos a atenção que se deve ter com os antiácidos à base de alumínio, os diuréticos poupadores de potássio e o calcitriol. Os antiácidos preparados com o alumínio reduzem a assimilação do fósforo ao reagirem com ele, formando o fosfato de alumínio, que é inabsorvível. Assim, o consumo exagerado destes medicamentos alumínicos pode acarretar níveis anormalmente baixos de fosfatos no sangue, ou mesmo agravar uma hipofosfatemia preexistente. Como um exemplo, apenas duas colheres de sopa de hidróxido de alumínio, tomadas três vezes por dia, durante algumas semanas, são suficientes para diminuir a fosfatemia e aumentar a calciúria.

Os diuréticos poupadores de potássio, assim como os medicamentos à base de cloreto de potássio, como os expectorantes e os suplementos de potássio, se tomados ao mesmo tempo em que o fósforo é ingerido, podem elevar os níveis sanguíneos do potássio. A hipercalemia pode-se tornar um problema de saúde muito sério, provocando até a morte por arritmia cardíaca. Por este motivo, os pacientes que necessitarem desta combinação devem ter os seus níveis séricos de potássio checados regularmente. Ainda, o calcitriol e outros análogos ativos da vitamina D, quando prescritos em doses altas, podem provocar a hiperfosfatemia.

Também causam preocupação algumas interações nutricionais com o fósforo. Uma delas com a frutose. Uma pesquisa, realizada com 11 homens, descobriu que uma dieta contendo um alto teor de frutose acarreta um balanço negativo do fósforo, com uma perda urinária diária de fósforo maior do que a sua ingestão. Este efeito foi ainda maior quando a dieta era pobre em magnésio. É considerada uma dieta com alto teor de frutose aquela na qual este açúcar representa, pelo menos, 20% do total das calorias. A razão deste efeito é atribuída à ausência de controle da inibição da conversão hepática da frutose para a frutose-1-fosfato. Por este mecanismo biológico, a frutose-1-fosfato acumula-se nas células e não inibe a enzima que fosforila a frutose, consumindo, assim, grandes quantidades de fósforo. Este fenômeno é chamado, bioquimicamente, de armadilha para o fosfato.

Esta pesquisa mostrou-se relevante porque o consumo de frutose nos Estados Unidos da América vem aumentando muito rapidamente, desde a introdução do xarope de milho, rico em frutose, na alimentação, em 1970; ao mesmo tempo em que a ingestão de magnésio vem decrescendo no decorrer dos últimos 100 anos. Uma outra dúvida crucial é se a grande ingestão de fósforo prejudica a calcificação do esqueleto. Alguns pesquisadores estão preocupados com o aumento da quantidade dos fosfatos presentes na dieta moderna, principalmente pelo consumo do ácido fosfórico, presente nos refrigerantes, e dos aditivos fosfatados, adicionados nos alimentos industrializados.

Pelo fato de o fósforo não ser regulado de forma tão rígida pelo organismo quanto o cálcio, os níveis séricos dos fosfatos podem aumentar ligeiramente após uma refeição rica em fósforo. A hiperfosfatemia pós-prandial reduz a produção renal da forma ativa da vitamina D, diminui a calcemia e induz a liberação do paratormônio. Por outro lado, a hiperfosfatemia também diminui a excreção renal do cálcio. Caso a secreção do paratormônio mantenha-se elevada, haverá a desmineralização do esqueleto, porém, este efeito só foi observado nos seres humanos submetidos a uma dieta rica em fósforo e pobre em cálcio. Além disso, o hiperparatiroidismo também ocorre nas pessoas sob dietas pobres em cálcio e sem o excesso de fósforo.

Uma pesquisa recente e bem controlada, realizada com mulheres jovens, mantendo uma dieta rica em fósforo, 3.000 mg diários, e com 2.000 mg diários de cálcio, não encontrou nenhuma alteração nos níveis hormonais relacionados com o metabolismo ósseo, nem nos marcadores bioquímicos da reabsorção óssea. Até o presente momento, não existem evidências de que uma dieta rica em fósforo possa afetar adversamente a densidade mineral óssea de indivíduos que ingerem a dose diária recomendada para o cálcio. De qualquer modo, não se recomenda que os alimentos ricos em cálcio sejam substituídos por refrigerantes e guloseimas.

Os diversos caminhos metabólicos do fósforo dependem, ainda, das vitaminas A e B_6, além da vitamina D, e estas também devem ser consideradas na avaliação das necessidades dos pacientes.

Germânio

O germânio é o elemento químico de número atômico 32, massa atômica 72,64(1) g.mol^{-1} e símbolo químico Ge. O germânio é um metaloide parecido com o estanho, duro, brilhante, branco-prateado e tem a mesma estrutura cristalina do diamante. É uma das poucas substâncias que se expandem ao passar do estado líquido para o sólido. Neste aspecto acompanham o germânio o silício, o gálio, o bismuto, o antimônio e a água. Dimitri Mendeleev, em 1869, ao publicar a lei periódica dos elementos químicos, previu a existência de diversos elementos químicos, ainda desconhecidos. Entre eles estava o elemento número 32 de massa atômica 72, o qual batizou de *ekasilicon* (Es), porque calculou que ele estivesse logo abaixo do silício, na tabela periódica.

No verão de 1885, em uma mina perto de Freiberg, na Saxônia, foi descoberto um novo mineral, logo chamado de argirodite. Em 1886, Clemens Winkler isolou deste minério um elemento semelhante ao antimônio. Antes de publicar o seu trabalho, Clemens cogitou em batizar o novo elemento de netúnio (Np), porque a existência do planeta Netuno, descoberto em 1846, também foi previamente conjeturada através de cálculos matemáticos. Este nome, porém, já havia sido dado a um outro elemento químico, que não é o netúnio que nós hoje estudamos, e que só foi descoberto em 1949. Clemens, então, resolveu chamá-lo de Germânio, o nome latino da sua terra natal, a Alemanha.

O germânio inaugurou a era dos transistores como material semicondutor, e forma uma grande quantidade de compostos organometálicos. A primeira vez em que o germânio foi empregado como semicondutor foi em 1941, na fabricação dos diodos que substituiriam as válvulas eletrônicas nos radares da Segunda Guerra Mundial. Após a Segunda Grande Guerra, Kazuhiko Asai desenvolveu, no Japão, o processo para a produção industrial de um composto orgânico de germânio, idêntico ao extraído dos vegetais, o bis-carboxi-etil-germânio-sesquióxido. Esta substância é usada, como nutracêutica, no Japão desde 1967, e foi patenteada, em 1986, por Shiro Toda. O bis-carboxi-etil-germânio-sesquióxido (GeCH$_2$CH$_2$COOH)$_2$O$_3$) também é denominado, carinhosamente, de germânio sesquióxido, germânio-L32, germânio orgânico e de vitamina O.

Hoje, o germânio é utilizado em um sem-número de aplicações eletrônicas, na produção de fibras óticas, lentes, microscópios, dos sistemas de visão noturna por infravermelho, como catalisador de polímeros, na fabricação de baterias nucleares *etc*. O germânio já foi, também, detectado na atmosfera do planeta Júpiter e em algumas estrelas, o que será ótimo quando nos mudarmos para lá.

• **Funções Bioquímicas do Germânio**

As plantas que concentram o germânio orgânico apresentam a propriedade de aumentar a imunidade e estimular os processos cicatriciais, isto levou os cientistas asiáticos a pesquisarem a ação deste elemento na prevenção e no tratamento do câncer. Estas pesquisas concluíram que o germânio é capaz de aumentar a oxigenação do sangue, acelerar a circulação sanguínea e o metabolismo.

O germânio também se mostrou capaz de induzir a produção do gama-interferon. O interferon é uma glicoproteína produzida pelas células infectadas por vírus, esta substância é capaz de inibir a fixação e a multiplicação viral, ativar os linfócitos e macrófagos e destruir as células neoplásicas malignas. Acredita-se que estas propriedade do germânio se deva a sua capacidade de transferência eletrônica. Observaram, também, que o germânio diminui os sintomas da aterosclerose, melhora a intolerância à glicose, estabiliza o metabolismo ósseo, diminui a proliferação dos coliformes intestinais, além de agir como um varredor de radicais livres.

Cientistas russos, em uma conferência internacional sobre a síndrome da imunodeficiência adquirida (SIDA), em 1989, afirmaram que algumas substâncias orgânicas do germânio inibem, em laboratório, a reprodução do vírus desta síndrome. O germânio está ligado a três átomos de oxigênio, na molécula do germânio sesquióxido e, segundo Stephen A. Levine, ele pode agir como um substituto alternativo para a oxigenação dos tecidos.

O prêmio Nobel na pesquisa contra o câncer, Otto Warburg, afirma que a melhora da oxigenação do tumor retarda o crescimento das células neoplásicas. Lembra-se do capítulo sobre radicais livres? No qual mencionamos que as oncocélulas são deficientes em enzimas antioxidantes. O germânio orgânico age como um carreador de oxigênio para o interior das células, facilitando o transporte do oxigênio através das diversas membranas celulares. Também está demonstrada a habilidade do germânio em estimular a atividade dos leucócitos, através da explosão respiratória, reveja o capítulo sobre os radicais livres, especialmente das células exterminadoras naturais (NK, do inglês *natural killer*).

O germânio sesquióxido também exerce a sua ação por meio de transferências eletrônicas, deslocando os elétrons entre as suas duplas ligações e roubando prótons do meio, recorde no mesmo capítulo sobre radicais livres e na próxima Figura 8.119.

Um trabalho, publicado no Jornal de Pesquisas sobre o Interferon, conclui que o germânio orgânico restaura as funções normais dos linfócitos timo e bursa-dependentes, das células exterminadoras naturais e as quantidades normais dos plasmócitos, sem nenhum efeito colateral significante. O germânio ainda parece ser eficaz no tratamento da osteoporose, tendo sido relacionado com a elevação dos níveis séricos do paratormônio. Doses baixas de germânio aumentam a produção do glutation reduzido, o que justifica a sua ação contra os radicais livres. Os compostos de germânio são bem absorvidos pela via oral.

Trabalhos realizados por Lekim e Kehlbeck mostram que, após 1 hora, 50% do germânio ingerido são absorvidos pelo trato gastrintestinal. Ele é solúvel nos líquidos intersticiais, não se liga às proteínas e é uniformemente distribuído por todo o organismo, não havendo diferença entre os sexos.

A excreção do germânio é intensa e ocorre de forma linear por via renal. A média da eliminação renal do germânio é de 8% por hora, nas primeiras 8 horas, e os 36% restantes são eliminados em 3 dias.

• Carência de Germânio

Não existe a descrição de um quadro clínico carencial próprio do germânio em humanos, mesmo porque este mineral não tem a sua essencialidade nutricional estabelecida, apesar de estar presente na dieta habitual. Experiências realizadas em animais têm mostrado que o germânio é biologicamente ativo. Ratos submetidos a uma dieta deficiente em germânio mostram alterações hepáticas e da composição mineral óssea, inclusive uma diminuição do conteúdo de ácido desoxirribonucleico (DNA) das tíbias.

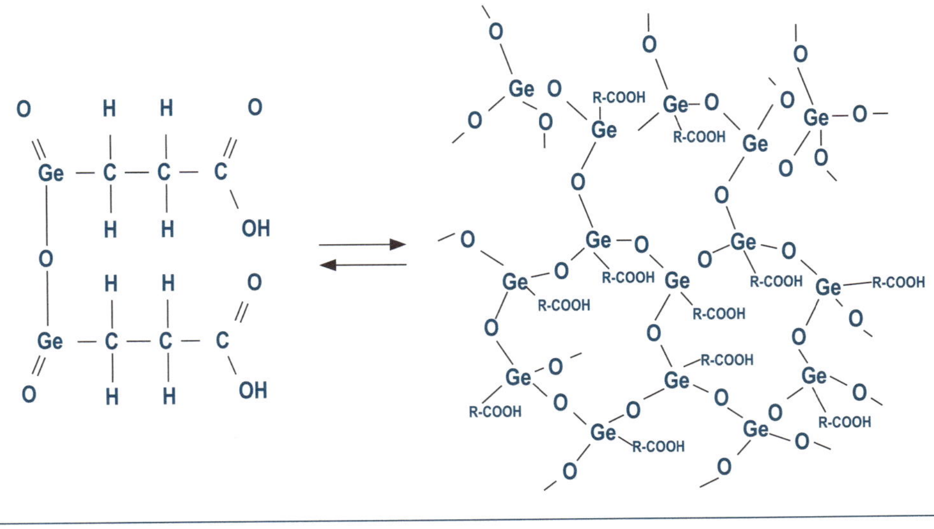

Figura 8.119 – *Germânio.*

• Doses Nutricionais Recomendadas para o Germânio

Por não ser considerado um mineral essencial à vida, não existem doses nutricionais oficialmente estabelecidas para o germânio. Admite-se que a dieta de um norte-americano adulto forneça de 0,4 a 3,4 mg de germânio por dia. Nós, porém, temos observado, durante todos estes anos em que vimos exercendo a prática ortomolecular, que a maioria dos paulistanos, e, arriscaria a dizer, dos paulistas, apresenta insuficiência alimentar de germânio. Supomos que seja devido à baixa concentração deste mineral em nosso solo e, consequentemente em nossa cadeia alimentar.

Isto foi confirmado pelo Prof. Dr. Cássio Roberto da Silva, geólogo, chefe do Departamento de Gestão Territorial do Serviço Geológico do Brasil durante o Simpósio de Oxidologia realizado no XX Congresso Brasileiro de Nutrologia, em 8/10/2016.

Quando encontramos a dosagem do germânio muito baixa no mineralograma capilar, menor do que 0,045 µg por grama (ou partes por milhão), costumamos prescrever uma suplementação nutricional que varia entre 5 a 25 mg por dia.

• Indicações Terapêuticas do Germânio

A principal indicação para a terapêutica com o germânio tem sido as enfermidades oncológicas, mas também é empregado como estimulante do sistema imunitário e no tratamento de diversas doenças degenerativas.

Em 1921, o médico fisiologista francês, Nobel de fisiologia, Alexis Carrel impressionou-se, sobremaneira, com a cura de um jovem tuberculoso tratado com água rica em germânio. Água esta que continua sendo utilizada até hoje para o tratamento de inúmeras doenças.

As principais indicações para o germânio são, então, o câncer; a síndrome da imunodeficiência adquirida (SIDA); as viroses; a asma; as doenças autoimunes, como a artrite reumatoide, o lúpus eritematoso, a tiroidite de Hashimoto; o mal de Parkinson; o diabete; a aterosclerose; entre outras. Até como agente antienvelhecimento o germânio tem sido preconizado.

Treze publicações independentes, de trabalhos realizados com animais, afirmam que o germânio orgânico inibe, consistentemente, o crescimento de tumores, aumentando, também significativamente, a sobrevivência dos animais. Em 1985, alguns pesquisadores japoneses publicaram um trabalho sugerindo que a ação antitumoral do germânio orgânico está relacionada com a indução da atividade do interferon. Outros trabalhos, realizados em seres humanos, mostram que o germânio orgânico, além de estimular a produção do interferon, também aumenta a atividade das células exterminadoras naturais, restaura a função do sistema imunitário e é de toxicidade extremamente baixa.

Ainda um outro trabalho, duplo-cego e placebo-controlado, realizado no Japão, estudou o efeito do germânio sobre enfermos com câncer pulmonar inoperável e que estavam sendo submetidos à quimioterapia e/ou à radioterapia. Os pacientes que receberam o germânio orgânico apresentaram uma grande melhora do seu estado geral e um aumento da sua sobrevida, especialmente nos casos do carcinoma de células pequenas. Os autores também relataram que não houve efeitos colaterais maiores associados ao uso deste mineral. Quando o germânio é usado em associação à imunoquimioterapia, além dos benefícios da inibição do crescimento tumoral, do desenvolvimento de metástases e do aumento da sobrevida, o mineral também promoveu a recuperação do peso corporal, perdido por causa da quimioterapia.

No Ocidente, o interesse pelos complexos organometálicos no tratamento do câncer nasceu do sucesso terapêutico de um outro complexo orgânico, este da platina, o conhecido oncoterápico cisplatina. Um estudo ocidental de diversos complexos organometálicos com possibilidades oncoterapêuticas foi publicado no Jornal Europeu de Clínica Farmacológica em 1994, por Kopf-Maier. Duas substâncias organometálicas do germânio foram estudadas, o espirogermânio e o germânio sesquióxido, ambas eficazes no tratamento de alguns tipos de câncer.

O espirogermânio mostrou-se eficiente na lise das células cancerosas, mesmo fora do organismo, em meios de cultura. Já o germânio sesquióxido não extermina as células tumorais diretamente, mas estimula o sistema imunitário do hospedeiro, aumentando a atividade das células exterminadoras naturais e a ativação dos macrófagos. A literatura coreana reforça a indicação deste sesquióxido para o tratamento dos cânceres de mama, do colo de útero, do endométrio, do esôfago e do sistema nervoso. Pesquisadores chineses observaram que o germânio orgânico também inibe o crescimento anormal de fibroblastos no olho.

A revista médica Chest, de fevereiro de 2000, publicou o caso de uma paciente, de 47 anos de idade, com câncer inoperável de pulmão e que recusou qualquer outro tratamento médico. Ela passou a tomar 7.200 mg diários do germânio-L32. Em poucos dias, passou a respirar melhor, então, diminuiu a dose e, após 7 meses, a sua radiografia do tórax mostrava um quase completo desaparecimento do câncer. Os autores deste artigo ficaram intrigados e mencionaram a possibilidade de um milagre ou de uma cura espontânea, refutando esta última devido à natureza extremamente agressiva do câncer em questão. Não podemos deixar de mencionar que eles recomendaram mais estudos sobre o uso terapêutico do germânio sesquióxido. Na mesma revista, os editores publicaram um editorial com o título: "Terapias Oncológicas não Convencionais – O que Nós Necessitamos são Pesquisadores Capazes e não Mentes Fechadas".

As doses terapêuticas preconizadas para o germânio sesquióxido variam, habitualmente, entre 250 e 750 mg diários. Há relatos de tratamentos efetuados com doses de 1.500, 2.000 e até 7.200 mg por dia. O Dr. Asai recomendava, para crianças e adultos, doses diárias que variavam entre 40 a 80 mg por quilograma de peso corporal, divididas em quatro tomadas.

• Fontes de Germânio

Muitos vegetais contêm o germânio na sua forma orgânica, especialmente o ginseng coreano, o *Ganoderma lucidum* ou cogumelo do imperador, o cogumelo shiitake, o champignon, o alho, o agrião, a *Aloe vera* ou babosa, o medLar, o confrei e várias outras plantas da tradicional medicina chinesa. A Figura 8.120 ilustra o cogumelo do imperador. A Figura 8.121 identifica o medLar, que é o fruto da *Mespilus germanica*, uma planta da família das rosas.

A quantidade de germânio presente nas plantas depende do solo no qual ela cresce, caso o terreno seja pobre em germânio, o vegetal também será carente neste mineral. Muito interessante também é o fato de que, se adicionarmos germânio ao solo, as plantas crescem mais e com maior vigor. A seguir, na Tabela 8.25 relacionamos alguns alimentos e fitoterápicos, fontes de germânio.

Para as formulações ortomoleculares, o germânio está disponível como germânio sesquióxido e como germânio quelato, este último muito diluído na molécula, o que torna necessária a ingestão de um volume muito grande da substância. Os suplementos alimentares de germânio são livremente

Tabela 8.25
Alguns Alimentos e Fitoterápicos, Fontes de Germânio

Alimento	Germânio
Alho	754 ppm*
Broto de bambu	15 a 20 ppm
Chorella (*Spirulina sp.*)**	76 ppm

* ppm = partes por milhão (mg/kg).
** Chorella, antigamente tida como uma cianofita, ou alga azul, na realidade é uma cianobactéria que se coloniza em formas filamentosas, ou tricomas.

Fitoterápico	Germânio
Babosa (*Aloe vera*)	77 ppm
Bandai Udo (*Aralia cordata*)	72 ppm
Baternut (*Trapajaponica Flerov*)	239 ppm
Cevada pérola (*Coicis semen*)	50 ppm
Cogumelo de prateleira (*Trametes cinnabarina*)*	800 a 2000 ppm
Confrei (*Symphytum officinale*)	152 ppm
Ginseng japonês (*Panax ginseng*)	260 a 320 ppm
Gromwell (*Lithosemi radix* – *Lithospermum officinale*)	88 ppm
Musgo bandai	255 ppm
Sanzukon (*Codonopsis tangshen*)	257 ppm
Semente de *Boxthorn* (*Lycium chinense*)	124 ppm
Sushi (*Angelica pubescens Maxim.*)	262 ppm
Wisteria (*Wisteria floribunda*)	108 ppm

* Ilustrado na Figura 8.122.

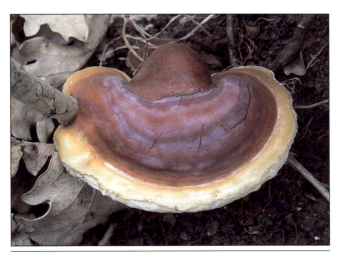

Figura 8.120 – *Cogumelo do imperador,* Ganoderma lucidum.

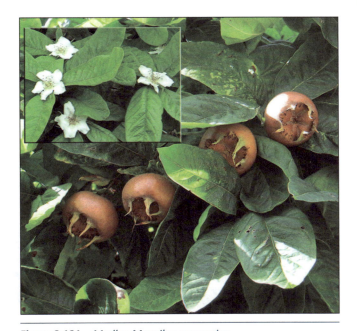

Figura 8.121 – *Medlar,* Mespilus germanica.

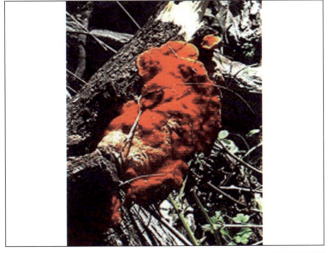

Figura 8.122 – *Cogumelo de prateleira,* Trametes cinnabarina.

Capítulo 8

comercializados sob a apresentação de cápsulas, que variam, no seu conteúdo, de 35 a 500 mg. O germânio sesquióxido está disponível no mercado sob a forma de cápsulas de 25 mg.

Uma fonte de germânio inusitada é a água de Lourdes, uma pequena cidade francesa situada nos Pirineus, famosa pelas aparições da Virgem Maria e pela sua água milagrosa, a mesma que tanto impressionou Alexis Carrel. Daí o nome germânio L32. O pesquisador Kazuhiko Asai, nas suas investigações sobre o germânio, também analisou a água de Lourdes e nela encontrou uma concentração de germânio muito maior do que nas outras águas.

Outra água considerada como tendo efeitos curativos é a da fonte de Yamabuki-no-Omizu, localizada em um distrito xintoísta na montanha ao norte da ilha de Honshu, no Japão. A água desta fonte é recolhida, através de canos feitos de bambu, de um terreno que contém minério de ferro, ouro, prata, cobre e zinco e, como se sabe, o germânio é obtido, industrialmente, como um subproduto da fundição do minério de cobre e de zinco.

• Cuidados com o Uso do Germânio

O germânio tem sido estudado em diversas espécies animais, entre elas ratos, camundongos, coelhos, cães e humanos e, também, sob as várias formas de administração, oral, intramuscular, subcutânea, endovenosa e intraperitoneal. Muitos trabalhos publicados asseguram que o germânio orgânico é uma substância não tóxica incomum. Outros, entretanto, afirmam que o germânio orgânico é relativamente seguro para a terapia oncológica, mas deve ser prescrito apenas sob a supervisão de um médico qualificado e com a monitoração da função renal. Alguns efeitos colaterais relacionados ao germânio podem ocorrer em pacientes graves, especialmente nos oncológicos. Estão, geralmente, associados à piora temporária dos sintomas próprios das suas doenças. Outros efeitos adversos que podem acontecer são erupções cutâneas, cefaleia, tontura, náusea, poliúria, febre, diarreia, sonolência, prostração, dor ou edema de alguma parte do corpo não afetada pela doença. Estes sintomas em geral desaparecem dentro 3 dias a 3 semanas. O germânio sesquióxido puro tem-se mostrado um produto muito seguro e é completamente excretado pelos rins em 72 horas. A dose máxima tolerável para o germânio é considerada estar entre 50 e 100 mg por quilograma de peso corporal, por dia.

Os produtos contaminados com germânio inorgânico, entretanto, podem provocar intoxicação séria. O germânio inorgânico deposita-se nos rins e pode causar insuficiência renal. O principal contaminante, inorgânico, do germânio orgânico de baixa qualidade tem sido o dióxido de germânio. Além do dióxido de germânio, também foram descritos casos de intoxicação, aguda e crônica, com o oncoterápico alquil-germânio, e um caso de nefropatia causada pelo lactato-citrato de germânio obtido ilegalmente. Este último caso, além da insuficiência renal, apresentava derrame pericárdico, anemia, plaquetopenia, polineuropatia e diabete. Este paciente havia ingerido 426.000 mg do lactato-citrato de germânio em um período de 6 meses e, após outros 6 meses de tratamento de suporte, ainda persistiam o diabete, a polineuropatia e a disfunção renal. Estas observações todas ressaltam, mais uma vez, que o germânio, em doses terapêuticas, só deve ser prescrito por um médico especialista qualificado.

Iodo

O iodo, cujo nome provém do grego *iodés*, que denomina a cor violeta, é o elemento químico de número atômico 53 e massa atômica 126,90447(3) g.mol^{-1}. O seu símbolo químico é I. É o menos reativo dos halogenados e o mais eletropositivo, depois do astatínio. Não ocorre de forma livre na natureza e, como os outros halogenados, quando separado dos seus compostos, adquire a forma molecular diatômica I_2. O iodo é um não metal raro, não só na crosta terrestre como também em todo o sistema solar.

Quanto mais antigo e exposto às intempéries é o terreno, maior é a possibilidade de o iodo ser carregado pela erosão; assim, as regiões montanhosas, como as do Himalaia, dos Andes e dos Alpes, e as planícies inundadas pelos rios, como as do Ganges, do Nilo e do Amazonas, são as zonas mais severamente depletadas de iodo no mundo. Como é muito solúvel em água, o iodo concentra-se na água do mar. Sólido à temperatura ambiente, o iodo apresenta uma cor marrom-escura, ou púrpuro-escura, com reflexos metálicos. O iodo sublima-se à temperatura de 113,7ºC, com uma cor rosa-violeta muito bonita, porém irritante. A hidrossolubilidade do iodo é muito aumentada pelo iodeto de potássio, porque o iodo molecular reage, reversivelmente, com o íon negativo (I^-), formando o ânion tri-iodo (I_3^-), muito mais hidrossolúvel do que o I_2. É assim que se prepara a solução de Lugol.

O iodo foi descoberto em 1811, por Bernard Courtois, durante a preparação do salitre para a produção da pólvora, durante as guerras napoleônicas. Existem 37 isótopos do iodo, dos quais apenas o I^{127} é estável. Os isótopos I^{123} e I^{125} são utilizados como marcadores funcionais na cintilografia da tiroide. O I^{131}, de meia-vida de 8,0207 dias, é um radioisótopo artificial empregado na radioterapia da tiroide.

Atualmente o iodo é empregado para a fabricação de antissépticos, medicamentos, contrastes radiológicos, corantes, catalisadores, lâmpadas halogenadas *etc*. Também é utilizado para a purificação da água; a identificação do amido; em fotografia como iodeto de prata, fotossensível; e como iodeto de tungstênio, para estabilizar os filamentos das lâmpadas incandescentes. Como purificador de água e vegetais, temos recomendado aos nossos pacientes o uso de três gotas da tintura de iodo por litro de água, por 30 minutos.

• Funções Bioquímicas do Iodo

O iodo é absorvido no trato gastrintestinal sob a forma de aminoácidos iodados ou de iodetos, assim o iodo elementar, muitas vezes utilizado farmacologicamente, precisa ser reduzido a iodeto para ser assimilado. Uma vez absorvido, o iodo apresenta uma ampla distribuição intra e extracelular, sendo a concentração plasmática praticamente idêntica à dos eritrócitos, e acumula-se, principalmente, na glândula tiroide, onde a concentração do iodeto é cerca de 50 vezes maior que a do plasma sanguíneo. O iodo também se concentra nas secreções salivar e gástrica. O iodo é excretado em cerca de 98% pela urina e, em menor quantidade, por meio de suor, fezes e leite.

O iodo é um elemento-traço essencial para a síntese dos hormônios tiroidianos tri-iodotironina (T3) e tetraiodotironina, ou tiroxina (T4). A glândula tiroide captura o iodo da circulação sanguínea, incorpora-o aos seus hormônios e estoca-os nos folículos coloides, liberando-os quando há demanda pelo organismo. Nos tecidos-alvo, a tri-iodotironina, que é o hormônio fisiologicamente ativo, liga-se aos tirorreceptores nucleares e regula a expressão genética celular. A tetraiodotironina, que é o hormônio tiroidiano circulante mais abundante, é convertida, nos tecidos-alvo, a tri-iodotironina, por meio de enzimas que contêm selênio, as deiodinases. Através deste mecanismo, os hormônios tiroidianos regulam diversos processos fisiológicos, entre eles o crescimento, o desenvolvimento, o metabolismo e a função reprodutiva.

A função reguladora dos hormônios tiroidianos é complexa e envolve, além da glândula tiroide, o hipotálamo e a hipófise. Como todos nos lembramos, o hipotálamo produz o fator liberador da tireotrofina (TRF, sigla inglesa de *thyrotrophin releasing factor*), que estimulará a hipófise a secretar o hormônio estimulante da tiroide (TSH, do inglês, *thyroid stimulating hormone*), este, por sua vez, induzirá a glândula tiroide a capturar o iodo, a sintetizar os hormônios e a liberar a tri-iodotironina (T_3) e a tetraiodotironina (T_4) na circulação sanguínea. A presença da tetraiodotironina (T_4), em quantidade adequada, na circulação diminui a sensibilidade da hipófise ao fator liberador da tireotrofina (TRF), o que limitará a secreção do hormônio estimulante da tiroide (TSH) por esta glândula.

Quando o nível sanguíneo da tetraiodotironina (T_4) diminui, a hipófise aumenta a produção do hormônio estimulante da tiroide (TSH), o qual acarretará uma elevação na liberação dos hormônios tiroidianos tri-iodotironina (T_3) e a tetraiodotironina (T_4) no sangue. Acompanhe na Figura 8.123.

Teores persistentemente elevados do hormônio estimulante da tiroide (TSH) levam à hipertrofia da glândula tiroide, também denominada bócio e popularmente conhecida como papeira. O bócio geralmente acontece na carência nutricional crônica do iodo, a qual impossibilita a síntese suficiente dos hormônios tiroidianos, o que, consequentemente, acarreta a maior liberação do hormônio estimulante da tiroide (TSH).

• Carência de Iodo

A carência de iodo é a maior causa, passível de prevenção, de lesão cerebral no mundo. De acordo com a Organização Mundial da Saúde, as alterações carenciais do iodo afetam 740.000.000 de pessoas em todo o mundo; destas, aproximadamente 50.000.000 sofrem com algum grau de deficiência cerebral.

O espectro das alterações carenciais do iodo incluem o retardo mental, o hipotiroidismo, o bócio, a fadiga crônica, a apatia, a pele seca, a intolerância ao frio, a obesidade e diversos outros tipos de distúrbios do crescimento e do desenvolvimento. Estima-se que mais de 35% da população mundial apresentam ingestão insuficiente de iodo, avaliada pela dosagem da excreção urinária de iodo.

A mensuração da excreção urinária de iodo é considerada um indicador do estado nutricional do iodo, sendo caracterizada a carência quando os seus valores estiverem abaixo dos 100 µg por litro. Com a utilização deste indicador, estima-se que 36,5% das crianças em idade escolar, de toda a Terra, apresentem uma ingestão alimentar insuficiente de iodo. Na década de 1990 foi realizada a maior campanha mundial para a correção desta deficiência. Foi, também, aquela que produziu os melhores resultados na correção da carência de iodo e isto ocorreu, principalmente, através da iodização do sal de cozinha e do óleo vegetal. Hoje, 70% das

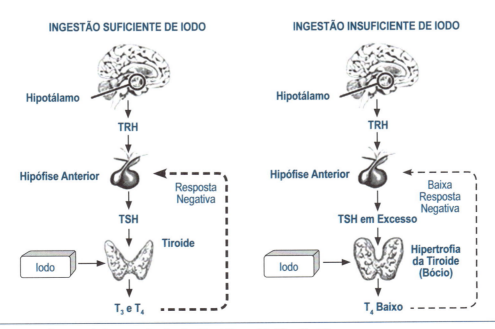

Figura 8.123 – *Esquema do controle hormonal pelo eixo hipotálamo-hipófise-tiroidiano.*

famílias de todo o planeta se servem do sal iodado para o preparo da sua alimentação.

O bócio é o mais visível e um dos mais precoces sinais da carência de iodo. Esta hipertrofia da glândula tiroide é uma reação de adaptação à deficiência de iodo na alimentação e pode ser suficiente para suprir as necessidades orgânicas dos hormônios tiroidianos nos casos de insuficiências leves e moderadas. Nos casos de insuficiência mais severos, entretanto, o quadro clínico de hipotiroidismo manifesta-se. Uma adequada suplementação alimentar com o iodo geralmente reduz o tamanho do bócio, mas os efeitos sobre o hipotiroidismo dependem do estágio de desenvolvimento em que o paciente se encontra.

A carência de iodo afeta todos os estágios do crescimento e do desenvolvimento de todos os órgãos do corpo humano, mas os seus danos são maiores sobre o desenvolvimento cerebral. No sistema nervoso central, além da regulação do crescimento e do desenvolvimento, o hormônio tiroidiano é muito importante para o processo de mielinização, principalmente antes do nascimento e logo após o parto. A deficiência de iodo fetal é consequência da carência de iodo materna. Uma das sequelas mais devastadoras da insuficiência materna de iodo é o hipotiroidismo congênito, mais comumente denominado cretinismo, pois determina um retardo mental irreversível. Existem duas formas de hipotiroidismo congênito, muito embora também exista uma considerável sobreposição dos dois quadros: a forma neurológica e a forma mixedematosa. A forma neurológica é caracterizada por retardo do desenvolvimento físico e mental e pela surdez. É determinada pela carência materna de iodo sobre o feto que ainda não apresenta a sua própria tiroide funcionante. A forma mixedematosa, também chamada de forma hipotiroideana, caracteriza-se pela baixa estatura e pela deficiência mental. Está, geralmente, associada com a deficiência de selênio e com a presença de substâncias bociogênicas na dieta materna.

A ocorrência do hipotiroidismo nos recém-nascidos aumenta a mortalidade infantil nas regiões carentes de iodo, do mesmo modo como a correção da deficiência nutricional de iodo aumenta a sobrevivência destas crianças, conforme diversos estudos o demonstram. A infância é um período de crescimento e desenvolvimento encefálico muito rápido e, para que isto aconteça de maneira normal, é necessário que haja hormônio tiroidiano suficiente, o que depende de uma oferta adequada do iodo nutricional. Mesmo que o bebê não nasça com o hipotiroidismo congênito, a carência nutricional de iodo na infância afetará o desenvolvimento normal do cérebro e determinará, por conseguinte, um prejuízo no desenvolvimento intelectual da criança.

Já nos guris maiores e nos adolescentes, a deficiência alimentar de iodo está, mais frequentemente, associada ao bócio. Os escolares das zonas carentes em iodo mostram um pior desempenho escolar, uma maior incidência de dislexia e quocientes de inteligência mais baixos do que os grupos pareados dos escolares das regiões com suprimento adequado de iodo. Uma metanálise de 18 trabalhos concluiu que a insuficiência de iodo, sozinha, diminui o quociente de inteligência infantil em 13,5 pontos.

Nos adultos, a deficiência de iodo também determina o bócio e o hipotiroidismo. Embora os efeitos do hipotiroidismo sejam mais sutis no cérebro adulto, os pesquisadores têm achado tempos de resposta mais lentos aos estímulos e prejuízo da função mental nestes pacientes. Durante a gestação e a lactação, as necessidades de iodo estão aumentadas e a deficiência no seu suprimento, durante a gestação, tem sido associada a uma maior incidência de aborto, natimortalidade e malformações congênitas, além do já mencionado hipotiroidismo congênito. Durante a lactação, a insuficiência de iodo no leite da mãe, carente deste mineral, torna o bebê vulnerável aos efeitos desta mesma deficiência.

A carência de iodo faz com que a glândula tiroide aumente a sua capacidade de captar e de metabolizar o iodo, por este motivo, estes pacientes, de todas as idades, apresentam uma maior suscetibilidade para o desenvolvimento de hipertiroidismo, induzido pelo tratamento com o iodo, e de câncer de tiroide, provocado pelas radiações ionizantes. Apesar da obrigatoriedade da venda do sal de cozinha iodado, ainda existem algumas subpopulações que não ingerem as quantidades adequadas de iodo, mesmo nos países considerados suficientes neste quesito:

- as dietas vegetarianas, e mesmo as não vegetarianas que excluem o sal iodado, os peixes, as algas marinhas e os demais frutos do mar, contêm muito pouca quantidade de iodo;
- diversos trabalhos, analisando a excreção urinária de iodo, têm mostrado um declínio no consumo deste mineral na Suíça, na Nova Zelândia e nos Estados Unidos da América. Atribuem este resultado à aderência às recomendações dietéticas para reduzirem o consumo do sal de cozinha.

• Doses Nutricionais Recomendadas para o Iodo

As doses nutricionais recomendadas para o iodo foram reavaliadas em 2001 pelo Conselho de Alimentos e Nutrição do Instituto de Medicina norte-americano em concordância com as recomendações do Conselho Internacional para o Controle das Doenças Carenciais do Iodo, da Organização Mundial da Saúde e do Fundo das Nações Unidas para a Infância – UNICEF. Estas doses vão, então, a seguir listadas:

Bebês até 6 meses de idade	110 μg/dia*.
Bebês de 7 até 12 meses de idade	130 μg/dia*.
Crianças de 1 a 3 anos de idade	90 μg/dia.
Crianças de 4 a 8 anos de idade	90 μg/dia.
Crianças de 9 a 13 anos de idade	120 μg/dia.
Adolescentes dos 14 aos 18 anos de idade	150 μg/dia.
Adultos maiores de 19 anos de idade	150 μg/dia.
Gestantes de todas as idades	220 μg/dia.
Lactantes de todas as idades	290 μg/dia.

* Dose adequada, estimada quando a dose diária recomendada não pode ser determinada.

• Indicações Terapêuticas do Iodo

Recentemente, o iodo tem sido empregado na profilaxia do câncer de tiroide induzido por radiação e no tratamento da doença fibrocística das mamas. O iodo radioativo, especialmente o iodo-131, pode contaminar o meio ambiente como consequência de acidentes ocorridos nos diversos reatores nucleares espalhados pelo mundo. O acúmulo do iodo radioativo pela tiroide aumenta o risco de aparecimento de neoplasia nesta glândula, especialmente em crianças.

Na carência de iodo, o aumento da atividade captadora de iodo pela glândula tiroide eleva, também, a captação do iodo radioativo e, por este motivo, os pacientes com deficiência de iodo são mais suscetíveis a desenvolverem o câncer de tiroide. Nós, particularmente, não duvidamos, nem um pouco, de que o aumento da incidência do adenocarcinoma de tiroide possa ser atribuído à presença do iodo radioativo no meio ambiente, especialmente após o acidente no reator nuclear de Chernobyl, em 1986. O emprego rápido e generalizado do iodeto de potássio na Polônia, logo após o acidente de Chernobyl, explica a ausência de um aumento significativo na ocorrência do câncer infantil de tiroide neste país, ao contrário do que houve em outras regiões, também atingidas pela chuva radioativa, que não utilizaram extensivamente a profilaxia com o iodeto de potássio.

A Comissão Reguladora Nuclear dos Estados Unidos da América recomenda que se administre, como medida preventiva, o iodeto de potássio a toda a população, caso haja vazamento radioativo em qualquer usina ou indústria nuclear. A dose farmacológica preconizada do iodeto de potássio, com a finalidade de diminuir a captação do iodo radioativo pela tiroide no caso de um acidente nuclear, é de 50 a 150 mg, administrados 48 horas antes ou até 8 horas depois da exposição à radiação. A dose deve ser repetida diariamente, por um período de 3 a 10 dias, não ultrapassando a dose total máxima de 12 g. Para lactentes até 1 ano de idade a dose profilática recomendada é de 65 mg diários e para crianças maiores, 130 mg.

A doença fibrocística mamária é uma afecção benigna caracterizada pelo aparecimento de nódulos e desconforto nas mamas. Podem ser nódulos únicos ou múltiplos, uni ou bilaterais. Experiências realizadas com ratos tratados com estrógeno mostram que a depleção do iodo leva a alterações similares àquelas da doença fibrocística da mama e que a repleção do iodo reverte estas lesões. Um trabalho, não controlado, realizado com 233 mulheres portadoras desta afecção, mostrou uma melhora da mastalgia e outros sintomas em 70% das senhoras tratadas com uma solução aquosa de iodo molecular, na dose de 80 µg de I_2 por quilograma de peso corporal, por dia, durante 6 a 18 meses.

Já um outro estudo, este duplo-cego e controlado por placebo, realizado em 56 mulheres com adenoma fibrocístico de mama, mostrou que 65% das pacientes que usaram, diariamente, 70 a 90 µg de iodo molecular por quilograma de peso corporal, durante 6 meses, melhoraram dos seus sintomas, contra 33% do grupo-placebo. Uma terceira pesquisa, também placebo-controlada e duplo-cega, envolvendo 111 mulheres comprovadamente portadoras de mastalgia cíclica, documentou o desaparecimento total da dor mamária com doses que variaram entre 3.000 e 6.000 µg diários de iodo molecular durante 5 meses. Nesta pesquisa clínica, mais da metade das mulheres que receberam a dose mais alta referiu uma redução da dor igual ou superior a 50%, em uma escala de autoavaliação, contra 8,3% no grupo-controle. As doses terapêuticas aqui utilizadas foram muito maiores que a dose máxima tolerável, como se verá adiante, e devem ser empregadas, sempre, sob supervisão médica.

Não podemos deixar de mencionar o emprego do iodeto de potássio como expectorante, agindo como fluidificante das secreções brônquicas e antisséptico das vias respiratórias, na dose de 300 a 600 mg, dividida em três tomadas diárias. A ação expectorante do iodo se dá por irritação das glândulas mucosas da árvore respiratória. Também não esqueçamos do uso do iodo molecular como antisséptico tópico, em soluções aquosas (solução de Lugol) ou alcoólicas e, nos tempos de antanho, quando ainda não tínhamos disponíveis os antifúngicos menos tóxicos, usávamos o iodeto de potássio como antifúngico sistêmico, em doses que chegavam a 4 e mesmo 6 g por dia.

• Fontes de Iodo

O conteúdo de iodo na maioria dos alimentos depende da quantidade de iodo presente no solo de cultivo. Os alimentos de origem marinha, por sua vez, são ricos em iodo porque a água do mar concentra o iodo lavado da terra pela erosão da chuva e dos rios. Alguns tipos de algas marinhas são muito ricos em iodo, em especial a *wakame*, conhecida na farmacopeia brasileira como *kelp*. Na realidade, *kelp* é a denominação de um grupo de algas longas, castanho-esverdeadas, constituído de mais de 30 espécies, sendo a *wakame* a espécie *Undaria pinnatifida*.

Os alimentos processados podem conter quantidades levemente maiores de iodo devido à adição do sal iodado ou de aditivos como o iodeto de cálcio e o iodeto de potássio. Os laticínios costumam ser boas fontes de iodo porque este elemento é, habitualmente, acrescentado à ração animal. Na Inglaterra e no norte da Europa, o teor de iodo nos laticínios tende a diminuir no verão, quando o gado é levado a pastar em campos pobres deste mineral. O mesmo pode ocorrer com qualquer animal alimentado exclusivamente no pasto, sem a suplementação no cocho. A Tabela 8.26 elenca alguns alimentos ricos em iodo, porém, como o teor deste elemento é muito variável, os valores referidos são aproximados.

Tabela 8.26
Alguns Alimentos Ricos em Iodo

Alimento	Porção	Iodo
Algas marinhas secas	10 g	6,4 µg
Atum enlatado em óleo	100 g	20 µg
Bacalhau	100 g	116 µg
Batata assada com a pele	1 média	60 µg
Camarão	100 g	41 µg
Feijão branco cozido	1/2 xícara (100 mL)	32 µg
Leite de vaca	1 xícara (200 mL)	49 µg
Ovo cozido	1 grande	12 µg
Palitos de peixe (*fisch sticks*)	2 unidades	35 µg
Peito de peru assado	100 g	40 µg
Sal iodado	1 g	77 µg

O iodo presente nos suplementos alimentares e nas formulações vitamínico-minerais está sob a forma de iodeto de potássio, o qual contém, aproximadamente, 77% de iodo elementar. A maioria dos suplementos que contêm 100% da dose diária recomendada provêm 150 µg de iodo elementar. Isto deve ser levado em consideração, pois, somado ao consumo do sal iodado, a dose pode ser excessiva. Ao sal de cozinha pode ser adicionado o iodo sob a forma de iodeto de potássio (KI) ou iodato de potássio (KIO$_3$).

No Canadá e nos Estados Unidos da América, o sal de cozinha contém 77 µg de iodo por cada grama de sal, ou 77 partes por milhão. Nos outros países, a concentração varia entre 20 e 40 µg de iodo por grama de sal, ou 20 e 40 ppm. No Brasil houve uma época em que o sal deixou de ser iodado, apesar da lei que obriga a iodação do sal de cozinha, nós detectávamos isso através do mineralograma capilar e, meses depois, percebemos a denúncia nos jornais. Citamos o evento para o caso de acontecer novamente. Em alguns países também se costuma iodar os óleos vegetais de uso culinário.

• Cuidados com o Uso do Iodo

O envenenamento agudo pelo iodo é raro e ocorre somente com a ingestão de muitos gramas. Os sintomas do envenenamento agudo pelo iodo são queimaduras na orofaringe, no esôfago e estômago, febre, náuseas, vômitos, diarreia, pulso fraco e coma. A intoxicação pelo excesso de iodo alimentar também é rara, mas pode acontecer com dietas que suprem mais do que 2.000 µg de iodo elementar por dia, e são raras as dietas naturais que conseguem suprir mais do que 1.000 µg por dia.

Por outro lado, os habitantes da costa norte do Japão alimentam-se com grandes quantidades de algas marinhas e, estima-se, ingerem entre 50.000 a 80.000 µg diários de iodo, quebrando as nossas estatísticas. O excesso de iodo pode ocorrer tanto em decorrência do tratamento da carência de iodo quanto sob condições de suficiência de iodo.

Os programas de suplementação de iodo, para as populações deficientes neste elemento, têm sido associados a um aumento da incidência de hipertiroidismo iodo-induzido, principalmente entre os idosos e os portadores de bócio multinodular. A carência de iodo eleva a incidência dos nódulos tiroidianos autônomos, que não respondem ao controle normal da tiroide, como ilustrado na Figura 8.122, e que produzem mais hormônios do que o necessário quando o iodo se torna disponível pela suplementação. Alguns especialistas consideram o hipertiroidismo iodo-induzido como uma das alterações carenciais do iodo.

As doses de iodo passíveis de provocar o hipertiroidismo iodo-induzido nos indivíduos carentes deste mineral estão entre 150 e 200 µg diários. Os benefícios dos programas de iodação compensam, amplamente, o pequeno risco de hipertiroidismo iodo-induzido. Nas regiões suficientes em iodo, o excesso de ingestão de iodo geralmente se associa à elevação dos níveis hemáticos do hormônio estimulante da tiroide (TSH) com o hipotiroidismo e com o bócio. Embora o hormônio estimulante da tiroide (TSH) levemente aumentado não signifique, necessariamente, uma produção inadequada dos hormônios tiroidianos, ele pode ser o primeiro sinal de um excesso na ingestão alimentar do iodo. Em adultos, tem sido encontrado o hormônio estimulante da tiroide (TSH) elevado com a ingestão de iodo situada entre 1.770 e 1.800 µg por dia.

As doses farmacológicas de iodo também desencadeiam o bócio, através do mesmo mecanismo estimulante da glândula tiroide pelo hormônio estimulante da tiroide (TSH). Para minimizar o risco de hipotiroidismo, o Conselho de Alimentos e Nutrição do Instituto de Medicina norte-americano estabeleceu as doses máximas toleráveis, a seguir elencadas. Estas doses máximas toleráveis não se aplicam aos pacientes tratados com doses farmacológicas sob supervisão médica.

Bebês de 0 a 12 meses de idade	Não foi possível estabelecer*.
Crianças de 1 a 3 anos de idade	200 µg/dia.
Crianças de 4 a 8 anos de idade	300 µg/dia.
Crianças de 9 a 13 anos de idade	600 µg/dia.
Adolescentes de 14 a 18 anos	900 µg/dia.
Adultos maiores de 19 anos	1100 µg/dia.

* Ficando determinado que as quantidades ingeridas devem ser aquelas normalmente presentes nos alimentos e nas preparações lácteas apropriadas.

Os pacientes com carência de iodo, bócio nodular, tiroidite autoimune de Hashimoto e as crianças com fibrose cística podem ser mais sensíveis aos efeitos adversos do iodo. Para estes enfermos, as doses máximas toleráveis podem ser demasiadamente altas. Alguns estudos observacionais associaram o excesso de ingestão de iodo com o câncer papilífero da tiroide. As razões desta associação ainda não estão esclarecidas, mas as populações das regiões carentes em iodo, quando assistidas pelos programas de iodação do sal de cozinha, mostram uma elevação relativa na incidência do adenoma papilífero da tiroide e uma diminuição na ocorrência do adenocarcinoma folicular da tiroide. O câncer papilífero da tiroide costuma ser menos agressivo e de melhor prognóstico que o folicular.

Outras reações adversas que podem ocorrer com a ingestão de iodo são as erupções cutâneas, por hipersensibilidade, a acne e a sialoadenite com sabor metálico na boca. Existem algumas interações medicamentosas com o iodo; a amiodarona, empregada no tratamento da disritmia cardíaca, contém níveis elevados de iodo e pode afetar a função tiroidiana. O propiltiouracil e o metimazol, drogas utilizadas na terapêutica do hipertiroidismo, podem provocar o hipotiroidismo. Doses terapêuticas de lítio associadas às doses farmacológicas de iodeto de potássio também podem ocasionar o hipotiroidismo. As doses farmacológicas do iodeto de potássio podem, ainda, diminuir o efeito anticoagulante da varfarina e produzir hiperpotassemia, quando associadas aos diuréticos poupadores de potássio e ao enalapril.

Com relação às interações nutricionais, merece menção a carência de selênio, que acentua os efeitos da deficiência de iodo. As enzimas iodotironina deiodinases são selênio-dependentes e necessárias para a conversão do hormônio tetraiodotironina (T_4) na sua forma ativa tri-iodotironina (T_3). Também as deficiências de ferro e de vitamina A exacerbam os efeitos carenciais do iodo.

Ainda alguns alimentos contêm substâncias que interferem com a utilização do iodo na produção dos hormônios tiroidianos, estes compostos são chamados de bociogênicos. Na República Democrática do Congo tem sido descrita a ocorrência do bócio relacionado ao consumo da mandioca, que contém um composto metabolizado à tiocianato, o qual bloqueia a captação do iodo pela tiroide. Algumas espécies de gramíneas e vegetais crucíferos, como a couve, o brócolis, a couve-flor e a couve-de-bruxelas, contêm substâncias bociogênicas. Além destes alimentos, as isoflavonas da soja, a genisteína e a daidzeína, também têm-se mostrado capazes de inibir a síntese dos hormônios tiroidianos. A maioria destes alimentos bociogênicos não tem expressão clínica, a não ser que sejam consumidos em muito grande quantidade ou coexista a carência de iodo. O tabagismo também tem sido associado a uma maior incidência de bócio nas zonas endêmicas, carentes de iodo.

Lítio

O lítio é o elemento químico de símbolo Li, proveniente do grego *lithos* que significa pedra. É o elemento mais esotérico que eu conheço, tem o número atômico 3, da Trindade, e a massa atômica 7, da Perfeição, mais precisamente 6,941(2) g.mol^{-1} e 4 nêutrons, da Matéria, representando a perfeita união de Deus com a sua Criação. Observe o seu perfeito equilíbrio na Figura 8.124.

De acordo com a teoria do início do Universo, o lítio foi um dos poucos elementos criados no *Big-Bang*, e as razões do seu desaparecimento após a grande explosão e do modo como, novamente, o lítio é criado no Universo continuam sendo importantes objetos de estudo da astronomia.

Voltando ao pau-pau, pedra-pedra, o lítio (*lithos*) é um metal alcalino macio, de cor branco-prateada. É o mais leve dos metais, sendo a sua densidade apenas a metade da da água. Como todos os metais alcalinos, o lítio é altamente reativo e oxida-se facilmente em contato com o ar ou com a água. Por este motivo é sempre armazenado sob uma camada de óleo. O lítio é o trigésimo terceiro (33º) elemento mais abundante na Terra, mas, devido a sua alta reatividade, aparece naturalmente apenas sob a forma de compostos de lítio. No teste da chama, o lítio emite uma cor vermelha, porém, caso a combustão ocorra violentamente, a flama adquire uma coloração branca brilhante. Admire na Figura 8.125.

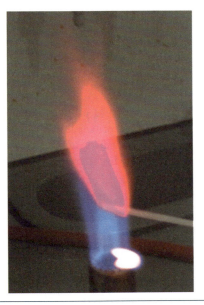

Figura 8.125 – *Chama vermelha do lítio, oxidado em um bico de Bunsen.*

O lítio foi descoberto em 1800, pelo cientista brasileiro José Bonifácio de Andrade e Silva, ao encontrar a petalita, ou silicato de lítio-alumínio, $LiAl(Si_2O_5)_2$, em uma mina sueca na ilha de Utö. Posteriormente, em 1817, Johan August Arfwedson, ainda aluno de Jöns Jakob Berzelius, identificou o novo elemento enquanto estudava o minério de petalita. Foi Berzelius quem denominou lítio o novo elemento descoberto. Apenas em 1821, William Thomas Brande conseguiu isolar este elemento, a partir da eletrólise do óxido de lítio.

O lítio, como os outros metais alcalinos, possui um único elétron na sua camada de valência, que pode ser facilmente cedido para formar um cátion. É o elemento que possui o menor raio atômico e a maior eletronegatividade no grupo alcalino. É um metal inflamável e potencialmente explosivo quando exposto ao ar e, especialmente, à água.

Em medicina, o lítio foi utilizado pela primeira vez em meados da década de 1800 para o tratamento da gota e dos

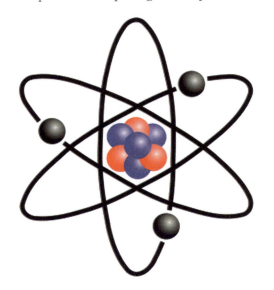

Figura 8.124 – *Representação atômica do lítio.*

cálculos vesicais de uratos. Em 1949, J. F. J. Cade empregou-o para o tratamento dos transtornos maníaco-depressivos.

• Funções Bioquímicas do Lítio

Os sais solúveis de lítio são facilmente absorvidos pelo trato gastrintestinal e rapidamente captados pelo fígado e pelos rins, os outros órgãos e sistemas o captam de forma mais lenta. O carbonato de lítio, sal comumente usado na prática médica, tem uma taxa de absorção que varia de 95 a 100% nas primeiras 6 horas após a sua ingestão. Além do fígado e dos rins, as glândulas hipófise e tiroide também concentram este elemento e o cerebelo retém mais lítio do que o encéfalo. O cérebro, os músculos e os ossos demoram de 8 a 10 dias para alcançar o equilíbrio com as doses plasmáticas do lítio. Após o 10º dia de tratamento, a concentração encefálica de lítio é igual à do plasma sanguíneo. Quando o tratamento é descontinuado, o teor de lítio no soro cai mais rapidamente que o do encéfalo.

O lítio atravessa a barreira placentária e também pode alcançar o lactente através do leite materno. A concentração do lítio no leite materno varia entre 30 a 100% da do soro materno. O lítio não se liga às proteínas plasmáticas, não é metabolizado e é excretado principalmente pela urina. A taxa de excreção renal do lítio, avaliada nos indivíduos que tomam 1.500 mg de carbonato de lítio por dia, varia entre 40 e 91%.

E. M. Trautner e cols. afirmam que 90 a 95% de uma dose de lítio podem ser recuperados na urina em 14 dias, e que a taxa de filtração glomerular é de 3% a 60% nas primeiras 6 a 8 horas, sendo a sua meia-vida de cerca de 24 horas. A taxa de excreção do lítio diminui nas dietas restritivas do sal de cozinha.

O lítio, por ter um diâmetro atômico pequeno, pode deslocar facilmente os cátions potássicos (K^+), sódicos (Na^+) e cálcicos (Ca^{++}) e ocupar os seus lugares em várias enzimas neurais e nos diversos receptores dos neurotransmissores. Embora o lítio não consiga, normalmente, deslocar o magnésio e o zinco das suas moléculas, quando está presente em altas concentrações farmacológicas ele pode, também, ocupar o sítio destes cátions em várias outras enzimas.

O seu mecanismo de ação no sistema nervoso central ainda não está totalmente esclarecido, mas parece que o lítio age sobre o metabolismo dos fosfolípides do inositol na membrana celular. Os fosfolípides do inositol são precursores dos mediadores intracelulares, liberados em resposta a sinalizadores extracelulares. Um destes mediadores intracelulares é o inositol-1,4,5-trifosfato, cuja produção é controlada, fisiologicamente, por um mecanismo de retroalimentação. O descontrole deste sistema regulador seria o responsável pelo transtorno bipolar. A produção excessiva do inositol-1,4,5-trifosfato induziria ao estímulo prolongado do efetor, ocasionando a mania, e a diminuição da sensibilidade dos receptores da membrana celular daria lugar à depressão. O metabolismo celular depende de um aporte constante de inositol, que é mantido por três vias: a reciclagem do inositol-1,4,5-trifosfato, a ressíntese do inositol a partir da glicose-6-fosfato e a obtenção do inositol do plasma.

O lítio modularia a atividade neuronal através da inibição não competitiva das enzimas envolvidas no metabolismo do inositol-1,4,5-trifosfato, porém, sem afetar a capacidade de captar o inositol extracelular, cujo acesso é restringido pela barreira hematoencefálica. Do mesmo modo, o lítio agiria sobre os receptores da serotonina e da noradrenalina, reduzindo, substancialmente, síntese do inositol-1,4,5-trifosfato. A descoberta de um receptor intracelular específico para o inositol-1,4,5-trifosfato, cuja função é mobilizar o íon cálcio dos seus depósitos intracelulares, e o fato de que alguns oligoelementos, como o lítio, podem interferir com o seu metabolismo permitiu a descoberta de outras alterações não cogitadas até então. Uma delas é a cronodependência e outra é a estimulodependência. A cronodependência indica que o lítio afeta a resposta celular mediada pelo inositol-1,4,5-trifosfato apenas sob a sua influência prolongada (sob tratamento crônico), porque a sinalização se mantém até que a reserva celular de inositol se esgote e o lítio bloqueie a sua ressíntese. A estimulodependência, exclusiva do lítio, foi caracterizada pela supressão da síntese do inositol-1,4,5-trifosfato sob a ação da carbamilcolina; isto significa que a potência do lítio depende da intensidade da disfunção do receptor celular, e que ele não age quando os receptores operam normalmente.

A carbamilcolina, ou carbacol, é um agonista colinérgico empregado no tratamento do glaucoma, que age na placa muscular e inibe a colinesterase. A seguir, relacionamos algumas ações biológicas do lítio, segundo H. Klemfuss e K. E. Greene, citado por Gerhard N. Schrauzer:

- inibe a adencilato-ciclase;
- inibe a inositol-fosfatase;
- estimula a tirosina-hidroxilase;
- estabiliza a triptofano-hidroxilase;
- aumenta a atividade do ácido gama-aminobutírico (GABA);
- aumenta a liberação das encefalinas;
- inibe a liberação da vasopressina;
- antagoniza a aldosterona;
- atrasa a ação da melatonina;
- inibe a tiroide;
- estimula a paratiroide;
- diminui a sensibilidade da retina;
- interfere com as ligações químicas dos cátions;
- despolariza os neurônios;
- atenua ou atrasa os ritmos circadianos;
- bloqueia canais iônicos;
- altera a composição lipídica;
- inibe a guanosina-monofosfato cíclica (GMP-c);
- liga-se com o complexo proteico da guanosina;
- dessensibiliza o receptor do 5-hidroxi-L-triptofano;

- aumenta a viscosidade da água;
- aumenta o ciclo da acetilcolina;
- promove a contração da actina;
- previne a hipersensibilidade;
- inibe a translocação da proteína-cinase cálcio-dependente;
- aumenda a fluidez das membranas celulares;
- diminui o potássio intracelular;
- inibe o transporte da colina;
- modula, estimulando ou inibindo, a bomba de sódio e potássio (Na-K-ATPase);
- inibe a bomba de sódio e cálcio (Na-Ca-Antiport);
- modula, estimulando ou inibindo, a síntese da prostaglandina E1 (PGE1);
- altera os neurotransmissores;
- bloqueia as ligações vanadato.

• Carência de Lítio

A ingestão dietética do lítio varia muito de região para região, depende da sua presença no solo, na água e, consequentemente, nos alimentos consumidos. No final do século XIX detectou-se a presença do lítio nos tecidos fetais e em diversos órgãos do corpo humano, sugerindo uma possível função específica deste elemento no organismo. Mas, somente um século depois, nas décadas de 1970 a 1990, pesquisas realizadas com ratos e cabritos alimentados com rações privadas de lítio confirmaram a ocorrência de uma maior mortalidade e distúrbios comportamentais e reprodutivos nestes animais.

Nos seres humanos, a deficiência regional de lítio tem sido associada a uma maior taxa de suicídios, homicídios, consumo de drogas e outros crimes. O lítio parece desempenhar um importante papel no desenvolvimento fetal, evidenciado, principalmente, pelos altos teores de lítio encontrados nos embriões no primeiro trimestre da gravidez. No final do terceiro trimestre, a concentração de lítio no feto cai para 1/3 da encontrada no primeiro. Estudos realizados em animais demonstram que o lítio é necessário para o desenvolvimento das células-tronco pluripotenciais.

A carência de lítio em ratos provoca aberrações comportamentais, diminuição da prole, do peso dos ratinhos ao nascer e da sobrevida da ninhada após 1 semana. Nas cabras, a deficiência de lítio diminuiu a fertilidade, aumentou a frequência dos abortos, provocou a atrofia do baço, diminuiu a imunidade, aumentou a incidência das inflamações crônicas e da hemossiderose, além de promover a calcificação dos vasos sanguíneos. Ainda nas cabras, a insuficiência experimental de lítio provocou o aparecimento de cistoadenomas mamários, adenomas das glândulas salivares, adenomas das adrenais e ovários policísticos.

Em humanos, os estudos ainda são incipientes, porém, uma pesquisa realizada no Texas, Estados Unidos da América, observou uma relação inversa entre o conteúdo de lítio na água encanada e as admissões em hospitais psiquiátricos, suicídios, homicídios e alguns outros crimes menores. Nesta pesquisa, as principais razões para a internação psiquiátrica foram, em ordem decrescente, neuroses, esquizofrenia, psicoses e personalidade homicida.

A concentração urinária de lítio também mostrou uma associação inversa, estatisticamente significante, sobretudo com a esquizofrenia, mas também com psicoses, neuroses e homicídios. A associação com suicídios também ocorreu, mas não foi significante.

No Estado de São Paulo, acreditamos, o solo deve ser muito pobre em lítio, pois, habitualmente, encontramos teores muito baixos deste mineral no mineralograma capilar e, quando o vemos elevado, o paciente está sendo medicado com este elemento, geralmente para o tratamento do transtorno bipolar. Além dos indivíduos que moram em regiões de solo pobre em lítio, os mais suscetíveis de desenvolverem a carência de lítio são os nefropatas crônicos, inclusive os submetidos à diálise. A carência de lítio parece afetar a atividade da monoamina oxidase, a qual é estimulada com a suplementação deste elemento, e o transporte do ácido fólico e da cianocobalamina para o interior das células. Estes três fatores estão inter-relacionados na bioquímica do humor e da depressão.

• Doses Nutricionais Recomendadas para o Lítio

Embora o lítio seja, indiscutivelmente, essencial para a nutrição dos animais superiores, as necessidades das diferentes espécies ainda não foram determinadas. Em 1985, a Agência de Proteção Ambiental dos Estados Unidos da América estimou a ingestão média diária, para um homem adulto, de 70 kg de peso, estar entre 0,65 e 3,1 mg.

Calcula-se que a dose nutricional recomendada, para um adulto de 70 kg de peso, seja de 1 mg por dia. Para as diversas faixas etárias, as doses nutricionais recomendadas podem ser calculadas na base de 0,0143 mg por kg de peso, por dia (14,3 µg/kg/dia). Estas doses podem ser facilmente alcançadas apenas com a dieta, nas regiões adequadamente supridas com o lítio. Obviamente os habitantes das áreas naturalmente pobres em lítio devem ter este mineral suplementado na sua dieta.

• Indicações Terapêuticas do Lítio

O estudo da bioquímica do lítio levou à descoberta de diversas outras propriedades terapêuticas deste mineral. Dentre as possibilidades terapêuticas do lítio destacamos, além do óbvio transtorno bipolar, a tirotoxicose, as metástases de carcinomas diferenciados da tiroide, a intolerância à glicose, os transtornos nutricionais e a imunodepressão.

A inibição da síntese dos hormônios tiroidianos pelo lítio, considerada um efeito indesejável, transformou-se em uma possibilidade terapêutica para a tirotoxicose. O lítio aumenta a captação e a retenção de iodo pela glândula tiroide.

Este efeito acarreta uma vantagem na sua associação ao iodo 131, não somente para o estudo da função tiroidiana, com também para o tratamento do hipertiroidismo e do adenocarcinoma da tiroide. O lítio prolonga o efeito do radioisótopo de iodo na glândula tiroide, ao mesmo tempo em que diminui a exposição do resto do corpo à radioatividade.

As drogas antitiroidianas clássicas inibem a síntese dos hormônios sem afetar a liberação daqueles já produzidos e armazenados. O lítio, em dose alta, também suprime a liberação dos hormônios tiroidianos, acumulando-os nos folículos coloides. O efeito antitiroidiano do lítio é muito eficaz e faz desaparecer todos os sinais e sintomas do hipertiroidismo, exceto o exoftalmo, e não tem efeito sobre os níveis hormonais séricos eutiroidianos. A tri-iodotironina normaliza-se em uma semana de tratamento, e a tetraiodotironina em duas, permanecendo, ambas, no decurso do tratamento, dentro dos padrões da normalidade.

O lítio aumenta a consistência da glândula tiroide e diminui a sua vascularização. O lítio é considerado uma droga de segunda linha para o tratamento da tireotoxicose. Também pode ser empregado, em conjunto com o iodo radioativo, para o tratamento dos carcinomas bem diferenciados da tiroide e das suas metástases, mesmo que hipocaptantes e disseminadas.

Em 1924, antes do descobrimento da insulina, H. Weiss demonstrou que o lítio produz um efeito hipoglicemiante nos diabéticos. Em 1964 este efeito foi confirmado em experiências de laboratório com ratos, coelhos e culturas de adipócitos. O lítio, ao substituir alguns cátions, pode ativar, ou inibir, a ação de algumas enzimas envolvidas no metabolismo dos hidratos de carbono. Experiências em animais têm mostrado que o lítio ativa a hexocinase, aumentando a utilização da glicose no cérebro, no diafragma e no fígado. O lítio também pode substituir o zinco da glicose-1,6-P_2-sintetase, diminuindo a sua atividade. Ambas as ações são similares às da insulina e melhoram a tolerância à glicose. Em seres humanos, os resultados não foram tão conclusivos. Nos diabéticos não dependentes de insulina, o lítio estimula a glicogênio sintetase, revertendo o defeito metabólico da síntese do glicogênio, que é o maior determinante da resistência à insulina.

Outros trabalhos encontraram outras explicações para a melhora da sensibilidade à insulina, como a hidrólise do inositol-fosfato, a distribuição do cálcio intracelular e a concentração do adenosina monofosfato cíclico (AMPc), modificadas pelo lítio e relacionadas com a hiperglicemia. Também existem estudos demonstrando a utilidade do lítio no tratamento da anorexia nervosa e da bulimia, causadas por alterações hipotalâmicas do controle da ingestão de alimentos. Nestes casos, nem a dose, nem a concentração sérica do lítio, nem o gênero são preditores significativos do sucesso terapêutico. A diminuição do índice de massa corporal pode ocorrer em 27% dos pacientes, sugerindo a ineficácia do tratamento.

O lítio apresenta uma ação bloqueadora dos receptores da serotonina e dos seus mecanismos de recaptação. Este mineral também mostra uma influência protetora contra a aterosclerose, diminuindo as concentrações hepáticas dos triglicérides e aumentando os ácidos graxos livres no soro. Nas áreas geográficas de maior concentração de lítio, constata-se a menor prevalência da aterosclerose.

Com relação ao sistema imunitário, tem-se observado que os pacientes psiquiátricos sob tratamento com lítio apresentam, frequentemente, a remissão de outras enfermidades bacterianas, virais e alérgicas. O lítio bloqueia, em diversos órgãos, a síntese e a ação da prostaglandina E1, que age por intermédio da adenosina monofosfato cíclico (AMPc). Em laboratório, o lítio estimula vários mecanismos imunitários, como a formação das rosetas das células timo-dependentes, a fagocitose pelos macrófagos e a proliferação dos linfócitos sob o estímulo de mitógenos. Nos seres humanos, o lítio aumenta a produção de linfócitos e eleva as imunoglobulinas. Como agente terapêutico, este elemento inibe a replicação viral intracelular do herpes simples e também restaura a síntese proteica das células endoteliais.

O papel do lítio no controle da proliferação celular parece ser produto da ativação da adenosina trifosfatase (ATPase) e do estímulo do fator estimulador de colônias de monócitos e granulócitos (CSF-1). Nos pacientes portadores de câncer de pulmão com leucopenia consequente à quimioterapia, o tratamento com lítio diminui a febre e as mortes relacionadas com as infecções, ainda que não apresente efeito sobre a cura ou a sobrevivência. Esta ação estimuladora das colônias dos leucócitos pode fazer do lítio um agente adjuvante no tratamento, não só da granulocitopenia associada à quimioterapia, como também dos pacientes imunodeprimidos em geral.

A dose terapêutica de lítio varia de 900 a 2.000 mg por dia, dividida em três tomadas, em posologia progressiva, até alcançar a litemia de 0,7 a 1,4 miliequivalentes por litro (mEq/L), este último sendo o limite terapêutico. O limite terapêutico para pacientes idosos deve ser considerado de 0,2 mEq/L. A litemia deve ser verificada semanalmente até que se alcance o equilíbrio terapêutico e, depois, conforme o bom senso.

• Fontes de Lítio

Em geral, a ingestão de cereais, legumes e verduras é mais rica em lítio que a de proteínas animais, porém, a dieta vegetariana não garante a suficiência do lítio, porque a sua distribuição pela crosta terrestre é muito irregular. Assim, a água torna-se a principal fonte nutricional do lítio. O lítio é encontrado, principalmente, no solo argiloso e, em menor quantidade, na fração orgânica do solo, em quantidades que variam de 7 a 200 µg por grama. Nas águas de superfície a concentração de lítio varia de 1 a 10 µg por litro. Na água do mar a sua concentração é de 0,18 µg por litro. A água de terrenos ricos em lítio pode alcançar 500 µg por litro.

Os rios da região norte do Chile apresentam concentrações de lítio de 1.508 e 5.170 µg por litro. Algumas águas minerais naturais podem conter mais de 100 mg de lítio por litro. Algumas plantas de uso medicinal concentram o lítio em quantidades notáveis. O cardo das vinhas, ou *Cirsium arvense*, e a *Solanum dulcamara* acumulam três a seis vezes mais lítio do que as outras plantas do mesmo terreno. O *Holoschoenus vulgaris* chega a armazenar 226,4 µg de lítio por grama e o *Carduus arvense*, 99,6 µg/g. As quantidades estimadas de lítio em alguns alimentos estão assinaladas na Tabela 8.27. Os valores são muito relativos, pois dependem da quantidade de lítio disponível em cada região geográfica considerada.

Tabela 8.27
Quantidades Estimadas de Lítio em Alguns Alimentos

Alimento	Porção	Lítio
Carnes	100 g	0,0012 mg*
Grãos e vegetais	100 g	0,05 a 0,34 mg*
Laticínios	100 g	0,05 mg*
Levedo de cerveja	10 g	1,15 mg**

* Dados alemães.
** Dados dos Estados Unidos da América.

A apresentação comercial mais comum do lítio é o carbonato de lítio, disponível em comprimidos de 300, 400 e 450 mg, disponível, no Brasil, apenas nas dosagens de 300 e 450 mg e sob prescrição médica estrita. O orotato de lítio está disponível em diversos países, como suplemento alimentar, sob a forma de comprimidos de 135 mg. Não é comercializado no Brasil. Existe, ainda, uma apresentação líquida de citrato de lítio, a uma concentração de 8 miliequivalentes por litro, também não disponível no Brasil.

• Cuidados com o Uso do Lítio

A toxicidade do lítio, por via oral, é relativamente baixa. A LD50 do lítio varia, entre as espécies, de 422 a 1.165 mg por kg de peso corporal, lembrando que a LD50 (LD do inglês *letal dose*) é a dose de uma substância que vai matar 50% dos animais de um grupo experimental.

As reações adversas passíveis de ocorrerem com o lítio, quando empregado em doses terapêuticas, são poliúria e polidipsia, náuseas, emagrecimento, lipotimia, taquicardia, pulso irregular, dispneia de esforço, hipertensão arterial, edema de membros inferiores, acne, alopecia, tremores das extremidades, tiques nervosos, tonturas, ataxia, sonolência e confusão. A teratogenia pode ocorrer quando doses farmacológicas de lítio são usadas no primeiro trimestre da gestação.

O emprego, cada vez mais frequente, do lítio para o tratamento das enfermidades psiquiátricas tem mostrado alguns efeitos adversos, especialmente para o sistema endócrino. O lítio inibe a ação da enzima adenilciclase, que converte a adenosina trifosfato (ATP) em adenosina monofosfato (AMP). Este efeito, aliado à sua ação sobre a neurotransmissão que regula a atuação dos fatores hipotalâmicos sobre a hipófise, aumenta a probabilidade da ocorrência de inúmeros efeitos neuroendócrinos. O tratamento com doses farmacológicas de lítio aumenta as concentrações do fator liberador das gonadotrofinas e do fator liberador da tirotrofina. A elevação do hormônio estimulante da tiroide ocorre em 15% dos pacientes psiquiátricos tratados com o lítio. O lítio também pode inibir a síntese da dopamina, o principal inibidor da secreção da prolactina. A secreção do hormônio do crescimento é estimulada pelo lítio, quando ele substitui o sódio extracelular que despolariza as células somatotróficas e promove a entrada de cálcio nestas células, através do sistema da adenosina monofosfato cíclica, que também é ativado pelo fator liberador do hormônio do crescimento. O lítio também pode afetar a secreção do hormônio antidiurético.

Sobre a tiroide o lítio, em altas doses, inibe a biossíntese e a liberação dos hormônios tiroidianos. Cerca de 60% dos pacientes submetidos ao tratamento prolongado com doses altas de lítio apresentam bócio e 10% apresentam hipotiroidismo, que pode chegar à cifra de 42%. Ambos desaparecem com a suspensão do medicamento. Também se tem encontrado um aumento na incidência de tiroidite autoimune nos pacientes psiquiátricos sob a terapêutica com o lítio, de 24% contra 12% da população normal. Isto tem sido atribuído ao acúmulo e escape de coloide dos folículos tiroidianos em indivíduos suscetíveis.

Por outro lado, Tom Bschor e cols. concluíram, no seu estudo com pacientes com depressão unipolar, mantendo a litemia entre 0,5 e 1,0 milimoles por litro, que o lítio diminui a atividade do eixo hipotálamo-hipófise-tiroide, mas não afeta a função glandular própria da tiroide. Em 1973, passou-se a descrever alguns casos de hiperparatiroidismo induzido pelo lítio. Alguns autores consideram um evento sem relação causal. Outros consideram que a interrupção da litioterapia melhora a hipercalcemia em 1 semana, o que pode servir como um teste diagnóstico. O cálcio, na presença do lítio, pode elevar a síntese do inositol-1,3,4,5-tetrakisfosfato, mediador da atividade da célula paratiroidea, o qual poderia explicar a hipercalcemia e o hiperparatiroidismo.

O inositol-1,3,4,5-tetrakisfosfato, o nome esquisito é este mesmo, como outros fosfatos do inositol, são moléculas sinalizadoras importantes em inúmeras funções celulares. Conheça este figuraço na Figura 8.126.

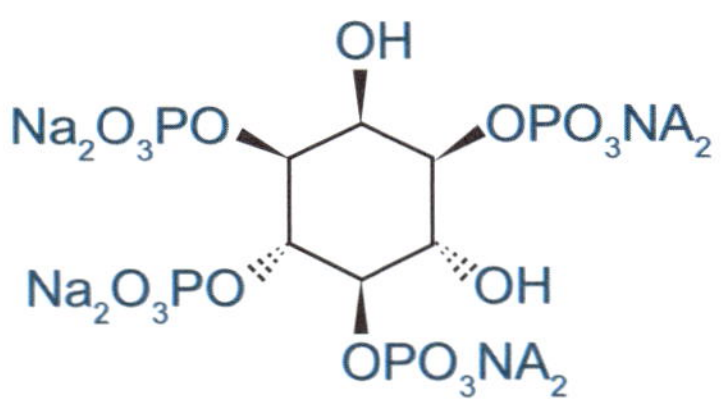

Figura 8.126 – *Inositol-1,3,4,5-tetrakisfosfato.*

Cerca de 60% dos pacientes que iniciam o tratamento farmacológico com lítio desenvolvem uma síndrome de poliúria e polidpsia, e destes, 20 a 25% mantêm este diabete insípido nefrogênico. O lítio inibe a interação da adenilciclase com o hormônio antidiurético no túbulo distal, estimula a adenosina monofosfato cíclico diesterase e inibe a proteína cinase-C. Esta inibição da adenilciclase acaba, então, por elevar o hormônio antidiurético, diferente do diabete insípido hipofisário, no qual este hormônio está diminuído. Apenas as poliúrias muito intensas obrigam a interrupção do tratamento. A ocorrência da síndrome nefrótica em decorrência da terapêutica com lítio é muito rara.

Apenas em animais as doses terapêuticas do lítio provocaram diminuição do volume testicular e da espermatogênese. Isto ocorreu por inibição da atividade das células de Leydig, sem afetar o eixo hipotálamo-hipófise-gonadal e sem modificar a secreção da testosterona.

A hipertensão arterial também pode acometer os pacientes que recebem doses farmacológicas de lítio, por afetar o balanço do sódio, mas este efeito é moderado e reversível. O lítio, por inibir a anidrase carbônica, interage com a clorotiazida e tem a sua excreção aumentada em 25%, ou seja, a clorotiazida diminui a atividade do lítio. Os inibidores da enzima conversora da angiotensina II, pelo contrário, aumentam a excreção urinária do lítio. A associação com o haloperidol, que é frequente na clínica psiquiátrica, pode acarretar lesão neurológica irreversível em alguns casos.

Os anti-inflamatórios não hormonais têm os seus efeitos exacerbados porque o lítio diminui a excreção renal destas drogas. E, como já tivemos a oportunidade de estudar, o lítio potencializa os efeitos dos medicamentos antitiroideos. As vitaminas que, habitualmente, associamos à suplementação alimentar com o lítio são o ácido ascórbico e o tocoferol.

Magnésio

Magnésio, elemento químico de símbolo Mg e número atômico 12, apresenta a massa atômica de 24,3050(6) g.mol^{-1}. O seu nome deriva da cidade grega, tessalônica, Magnésia. Os alemães o chamam de *elektron*. É o nono elemento mais abundante no Universo, o sétimo no planeta Terra, o terceiro na água do mar e constitui 2% da crosta da terrestre. Especula-se que o mar primitivo era rico em magnésio e potássio, o que favoreceu o surgimento da vida, hoje, predomina o sódio nos oceanos.

No corpo humano, apresenta-se na 11ª posição, com cerca de 25 g. Este metal alcalino terroso não é encontrado na forma livre na natureza. Humphry Davy foi o primeiro a isolá-lo, em 1808, e deu-lhe o nome de *magnium*.

O magnésio é um metal branco-prateado, bastante forte e muito leve, com 2/3 da densidade do alumínio. Oxida-se levemente em contato com o ar e não se inflama, como os outros metais alcalinos, porque o seu óxido é bastante impermeável e difícil de remover. Reage, porém, em temperatura ambiente, lentamente com a água, liberando hidrogênio. Com os ácidos o magnésio também reage exotermicamente, isto é, liberando calor. O magnésio em pó é facilmente inflamável e produz uma luz branca brilhante, que até hoje é útil nas lâmpadas fotográficas descartáveis, nas luzes de sinalização e nos fogos de artifício.

Os vegetais utilizam o magnésio, como átomo central das porfirinas, para a síntese da clorofila. As clorofilas a e b são fotorreceptores muito eficientes nas faixas de onda em que atuam e as suas fórmulas estruturais estão ilustradas na Figura 8.127.

Todos os seres vivos necessitam do magnésio como coenzima em diversos processos bioquímicos, inclusive para a síntese dos ácidos nucleicos.

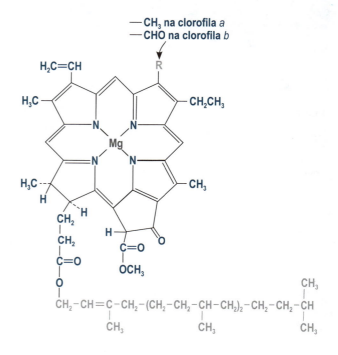

Figura 8.127 – *Fórmula estrutural das clorofilas a e b.*

• Funções Bioquímicas do Magnésio

O magnésio é absorvido em cerca de 35 a 45% no intestino delgado, principalmente no íleo e no jejuno distal, por difusão facilitada e por difusão simples. A difusão facilitada ocorre quando a quantidade intraluminal intestinal é baixa. Circula dissolvido no soro sanguíneo a uma concentração de 1,9 a 2,5 mg por dL e distribui-se por todo o organismo. Cerca da metade do magnésio circulante apresenta-se livre no plasma, da outra metade, 1/3 está ligado à albumina e os outros 2/3 estão complexados com o citrato ou ligados com outros íons. As 25 g do magnésio se difundem em mais de 60% para o esqueleto, cerca de 27% para os músculos, 6 a 7% para os outros tecidos e menos de 1% para o compartimento extracelular.

A excreção do magnésio é preponderantemente renal, mas também ocorre pelas fezes. A eliminação urinária é resultante da filtração glomerular do magnésio não ligado às proteínas, menos a reabsorção tubular. O rim é um excelente poupador do magnésio. Durante a lactação, quando as necessidades de magnésio estão aumentadas, a perda urinária deste elemento é extremamente baixa.

O magnésio está envolvido em mais de 300 processos metabólicos, entre eles a produção de energia, a síntese molecular, a função estrutural, o transporte transmembranas celular, a sinalização celular e a migração celular.

Para a produção da energia celular, a partir dos hidratos de carbono e dos lípides, são necessárias numerosas enzimas dependentes do magnésio. Entre elas o trifosfato de adenosina, o popular ATP mitocondrial, que é essencial para prover a energia necessária para quase todos os processos metabólicos. A adenosina trifosfato ativa é formada por um complexo proteico composto com o magnésio, ou com o manganês. Na Figura 8.128 pode-se apreciar a família n-fosfato de adenosina.

Inúmeros passos da síntese molecular dependem do magnésio, não só para a produção dos ácidos nucleicos, como também para a de várias proteínas, hidratos de carbono e ácidos graxos. A síntese do glutation, um dos nossos heróis antioxidantes, é um dos exemplos da necessidade do magnésio como fator coenzimático.

O magnésio desempenha um importante papel no arcabouço estrutural das membranas celulares e dos cromossomos. Ainda nas membranas celulares, o magnésio é imprescindível para o transporte iônico transmembranas, exemplificado pelo do cálcio e do potássio, e, nesse aspecto influi na condução nervosa, na contração muscular e na função cardíaca. Na contração muscular, assim como nos canais de cálcio das membranas celulares, o magnésio é um antagonista do cálcio. No músculo, o cálcio provoca a contração muscular e o magnésio, o relaxamento.

Para a sinalização celular é necessária a utilização de adenosina trifosfato, ativada pelo magnésio (ATP-Mg), para a formação da molécula sinalizadora adenosina monofosfato cíclica (AMPc). Esta molécula está envolvida em muitos processos bioquímicos, inclusive na secreção do hormônio paratiroideo. O magnésio intersticial, assim como o cálcio, afeta a migração de diversos tipos de células, influenciando a inflamação e a cicatrização de lesões.

• Carência de Magnésio

A carência de magnésio é bastante rara nos indivíduos saudáveis e que consomem uma dieta balanceada. Isto porque o magnésio está presente, em quantidade suficiente, em todos os alimentos de origem vegetal e animal, além disso, os rins são capazes de poupar a excreção do magnésio, no caso de uma insuficiência alimentar deste mineral.

Por outro lado, algumas alterações da saúde aumentam a possibilidade de uma deficiência de magnésio. Alguns distúrbios gastrintestinais, como a diarreia prolongada, a doença de Crohn, as síndromes de má-absorção, a doença celíaca, as ressecções cirúrgicas do intestino e a mucosite provocada pela radioterapia podem determinar a carência de magnésio, do mesmo modo como a alimentação parenteral sem a adição deste elemento. As doenças renais podem permitir o desperdício do magnésio. O diabete e o uso crônico de diuréticos podem consentir a excreção renal exagerada do magnésio, assim como diversos outros tipos de medicamentos. O alcoolismo, a ingestão inadequada de magnésio, outras doenças gástricas ou intestinais, bem como a maior excreção urinária de magnésio, comuns nos etilistas, também contribuem para a deficiência deste mineral.

O próprio processo de envelhecimento leva, paulatinamente à insuficiência de magnésio. Não somente pela diminuição progressiva da absorção intestinal como, também, pela perda gradual da capacidade renal de reter o magnésio.

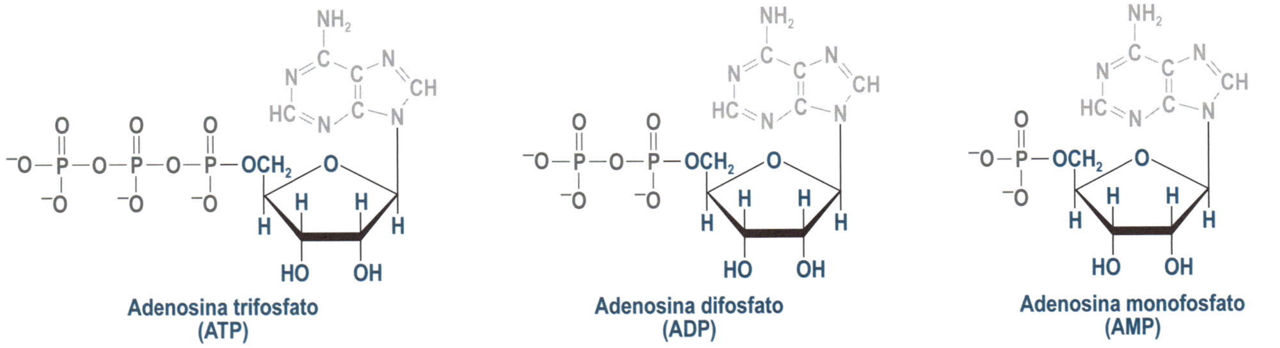

Adenosina trifosfato (ATP)

Adenosina difosfato (ADP)

Adenosina monofosfato (AMP)

Adenilatos constituídos de adenina, em cinza-claro, ribose, em preto, e de um grupo de tri, di ou mono fosfato, em cinza-escuro. O átomo de fósforo mais interno é designado Pα, o do meio Pβ e o mais externo de Pγ.

Figura 8.128 – *Famíla n-fosfato de adenosina.*

Além disso, muitos trabalhos documentam que os idosos ingerem quantidades dietéticas relativamente baixas de magnésio, o que aumenta o risco para esta carência nutricional.

Embora a carência severa de magnésio seja, naturalmente, incomum, ela pode ser induzida experimentalmente para estudos. Na indução da carência magnesiana, em seres humanos voluntários, o primeiro sinal a aparecer é a diminuição do nível sérico do magnésio. Em seguida cai, também, o teor sérico do cálcio, independentemente da sua presença, em quantidade adequada, na dieta. Esta hipocalcemia persiste apesar da elevação da secreção do hormônio paratiroideo. Normalmente, o aumento da secreção do paratormônio mobilizaria, rapidamente, o cálcio dos ossos para manter a calcemia. Com a persistência da hipomagnesemia, a produção do paratormônio retorna ao nível normal e aparecem os sinais da deficiência severa de magnésio. Estes sinais incluem, além da hipocalcemia, a hipocalemia, a hipernatremia, o hipoparatiroidismo secundário e os sintomas clínicos neurológicos e musculares, representados, principalmente, por tremores, espasmos musculares e tetania, perda do apetite, náuseas e vômitos, e alterações da personalidade. Auxiliando os leitores das outras áreas profissionais, a hipocalemia refere-se ao potássio (*kalium*) e a hiponatremia ao sódio (*natrium*).

Apesar de a carência de magnésio ser incomum, a sua deficiência marginal não é tão rara e, dentre os grupos humanos mais suscetíveis de a apresentarem estão os idosos, os pacientes submetidos à restrição calórica, os diabéticos, os enfermos submetidos ao tratamento com diuréticos e digitálicos, os alcoólatras, as gestantes e os atletas de grande desempenho.

Os sintomas mais brandos de uma necessidade aumentada de magnésio podem ser: suscetibilidade a infecções, fadiga, depressão, recrutamento auditivo (sensibilidade ao ruído), dificuldade de concentração, irritabilidade, nervosismo, insônia, hiperatividade, tensão pré-menstrual, angina precordial, palpitações, hipertensão, cólicas renais, cólicas menstruais, disfagia, tremores, tiques nervosos, mialgias, cãibras, inapetência *etc*.

• Doses Nutricionais Recomendadas para o Magnésio

Com base em trabalhos rigidamente controlados e utilizando os mais modernos e acurados métodos de mensuração bioquímica, o Conselho de Alimentos e Nutrição do Instituto de Medicina norte-americano estabeleceu, em 1997, as doses nutricionais recomendadas para o magnésio, que vão listadas a seguir.

Bebês até 6 meses de idade	30 mg/dia*.
Bebês de 7 até 12 meses de idade	75 mg/dia*.
Crianças de 1 a 3 anos de idade	80 mg/dia.
Crianças de 4 a 8 anos de idade	130 mg/dia.
Crianças de 9 a 13 anos de idade	240 mg/dia.
Adolescentes masculinos dos 14 aos 18 anos de idade	410 mg/dia.
Adolescentes femininos dos 14 aos 18 anos de idade	360 mg/dia.
Adultos masculinos dos 19 aos 30 anos de idade	400 mg/dia.
Adultos femininos dos 19 aos 30 anos de idade	310 mg/dia.
Adultos masculinos maiores de 31 anos de idade	420 mg/dia.
Adultos femininos maiores de 31 anos de idade	320 mg/dia.
Gestantes menores de 18 anos de idade	400 mg/dia.
Gestantes dos 18 aos 30 anos de idade	350 mg/dia.
Gestantes maiores de 31 anos de idade	360 mg/dia.
Lactantes menores de 18 anos de idade	360 mg/dia.
Lactantes dos 18 aos 30 anos de idade	310 mg/dia.
Lactantes maiores de 31 anos de idade	320 mg/dia.

* Dose adequada, estimada quando a dose diária recomendada não pode ser determinada.

• Indicações Terapêuticas do Magnésio

O magnésio está indicado para a profilaxia e o tratamento da hipertensão arterial e das demais doenças cardiovasculares, da toxemia gravídica e eclâmpsia, do diabete melito, da osteoporose, da enxaqueca e da asma. Muitos trabalhos epidemiológicos extensos sugerem a relação entre o magnésio e a pressão arterial, entretanto, o fato de os alimentos ricos em magnésio, em geral frutas, verduras e cereais integrais, serem, também, boas fontes de potássio e fibras torna difícil a avaliação dos efeitos do magnésio dietético, por si só, sobre a pressão sanguínea.

Uma pesquisa prospectiva de coorte, envolvendo mais de 30.000 profissionais de saúde, do sexo masculino, mostrou uma associação inversa entre o conteúdo de fibras, potássio e magnésio na dieta e a incidência da hipertensão arterial em um acompanhamento de 4 anos.

Um outro trabalho similar, este envolvendo 40.000 enfermeiras, mostrou que o magnésio e as fibras alimentares estiveram inversamente relacionados com os níveis pressóricos, sistólicos e diastólicos, naquelas mulheres que não desenvolveram a hipertensão arterial durante o seguimento de 4 anos, porém não se relacionaram com o risco para o desenvolvimento da hipertensão arterial daquelas outras enfermeiras.

O trabalho epidemiológico sobre o risco da aterosclerose nas comunidades americanas estudou a ingestão do magnésio dietético, a magnesemia e o risco para o desenvolvimento da hipertensão arterial em 7.731 indivíduos, de ambos os sexos, por um período de 6 anos. Neste trabalho, o risco para o desenvolvimento da hipertensão mostrou-se inversamente proporcional aos níveis séricos do magnésio, tanto para os homens quanto para as mulheres, porém, esta tendência só foi estatisticamente significativa entre as mulheres. Concluindo, embora não haja uma associação irrefutável entre o consumo alimentar de magnésio e a ocorrência da hipertensão arterial, os investigadores sugerem que os teores plasmáticos do magnésio podem estar envolvidos no desenvolvimento da hipertensão.

Muitos trabalhos demonstram uma diminuição na mortalidade por doenças cardiovasculares nas populações que consomem, rotineiramente, água dura. Água dura é uma água alcalina, geralmente rica em magnésio, cálcio e flúor, comum em muitas regiões. Esta presença de diversos minerais na água dura também dificulta a análise do efeito cardioprotetor do magnésio isoladamente. Um trabalho prospectivo, com quase 14.000 pessoas, mostrou uma tendência significativa para a associação inversa entre doença coronariana e a magnesemia nas mulheres, mas não nos homens. Todavia, o risco para a coronariopatia no mais baixo quartil da ingestão magnesiana não foi significativamente maior do que no quartil mais alto, tanto em homens quanto em mulheres.

Ainda um outro estudo, grande e prospectivo, envolvendo mais de 35.000 mulheres, afirmou que a ingestão alimentar de magnésio, avaliada através de questionários nutricionais, não estava relacionada com as diversas enfermidades cardiovasculares, incluindo o acidente vascular cerebral, o enfarte miocárdico não letal e a doença coronariana. Ainda hoje a relação entre a ingestão alimentar do magnésio e o risco para doenças cardiovasculares permanece nebulosa.

Passaremos, agora, a estudar as doses terapêuticas, farmacológicas, do magnésio e as suas indicações. Como estas doses estão, geralmente, acima da dose máxima tolerável recomendada pelo comitê americano, elas devem, sempre, ser prescritas e acompanhadas por um médico.

O uso exclusivo do magnésio para o tratamento da hipertensão arterial tem mostrado resultados conflitantes em muitos estudos. Em geral, as pesquisas controladas por placebo não são autorizadas para o estudo do efeito anti-hipertensivo do magnésio. Dois trabalhos controlados por placebo, realizados com pacientes hipertensos moderados, durante 2 meses, demonstraram uma modesta, mas significante melhora da pressão arterial empregando a dose de 485 mg diários de magnésio. Kawano e cols. sugerem a dose diária de 800 mg de magnésio. Outro estudo, duplo-cego e placebo-controlado, mostrou que o magnésio foi benéfico no tratamento da hipertensão arterial de pacientes com hipomagnesemia devida ao uso crônico de diuréticos, à carência alimentar ou a ambos os fatores. Os estudos clínicos com o emprego do magnésio para o tratamento da doença hipertensiva arterial continuam muito conflitantes, e duas revisões recentes concluíram que mais pesquisas, bem construídas, controladas e de longa duração, são necessárias para determinar a real utilidade terapêutica do magnésio nesta enfermidade.

A pré-eclâmpsia e a eclâmpsia são doenças, exclusivas das gestantes, que podem acontecer em qualquer momento da gravidez entre a 20ª semana da gestação e a sexta semana após o parto. Cerca de 7% das gestantes norte-americanas são acometidas por uma destas moléstias. A pré-eclâmpsia é caracterizada pela presença da hipertensão arterial, proteinúria e edema severo durante a gestação. A eclâmpsia define-se pela ocorrência de convulsões acrescidas à tríade sintomática mencionada e é uma importante causa de morte materna. Cerca de 5% das mamães com pré-eclâmpsia evoluem para a eclâmpsia.

Há muitos anos, o magnésio endovenoso tem sido utilizado como tratamento de escolha para a toxemia gravídica e a prevenção das convulsões da eclâmpsia, durante a gravidez, no parto e no pós-parto. Acredita-se que o magnésio relaxa o vasospasmo cerebral e aumenta o fluxo sanguíneo encefálico. A dose inicial de sulfato de magnésio empregada na eclâmpsia é de 10.000 mg por via intramuscular, seguida de infusão endovenosa de 5.000 mg a cada 6 horas. Caso ocorram sintomas de hipermagnesemia, o antídoto é o gluconato de cálcio, 1.000 mg, por via endovenosa.

Com relação ao enfarte agudo do miocárdio, uma metanálise de diversos ensaios randomizados, controlados por placebo, indica que a infusão endovenosa precoce do magnésio pode diminuir o risco de morte. A pesquisa mais importante, incluída nesta metanálise, incluía 2.316 pacientes e mostrou uma redução significante da mortalidade no grupo de enfermos que recebeu o sulfato de magnésio dentro das primeiras 24 horas após a suspeita diagnóstica do enfarte do miocárdio. A mortalidade no grupo do magnésio foi de 7,8% e, no grupo-placebo, de 10,3%. No seguimento dos pacientes por 1 a 5 anos, a mortalidade por doença cardiovascular foi 21% menor no grupo tratado com o magnésio.

Por outro lado, um outro estudo controlado por placebo, realizado com 58.000 pacientes, não encontrou redução significante da mortalidade, nas 5 primeiras semanas, nos pacientes tratados precocemente com magnésio. Um levantamento norte-americano dos prontuários de mais de 173.000 pacientes acometidos pelo enfarte agudo do miocárdio mostrou que somente 5% deles receberam o magnésio nas primeiras 24 horas após o enfarte, e que a mortalidade entre estes foi maior do que entre aqueles que não foram tratados com o magnésio.

Outra revisão sistemática de 26 trabalhos clínicos, incluindo 73.363 pacientes, concluiu que, provavelmente, o magnésio endovenoso não reduz a mortalidade após o enfarte do miocárdio e, por isso, não deve ser empregado no seu tratamento. Assim, o emprego do sulfato de magnésio endovenoso para o tratamento do enfarte do miocárdio permanece controverso.

O revestimento endotelial das paredes arteriais funciona, normalmente, como um órgão regulador da microcirculação, promove a vasodilatação quando necessária, por exemplo, durante o exercício físico, regula a permeabilidade vascular periférica e inibe a formação de coágulos sanguíneos. Nas enfermidades cardiovasculares há uma disfunção deste revestimento endotelial que pode levar à formação das placas ateroscleróticas. A aterosclerose agrava, ainda mais, a disfunção endotelial e aumenta o risco de vasoconstrição e trombose vascular, o que pode determinar o enfarte do miocárdio ou o acidente vascular cerebral. As pesquisas mais recentes indicam que doses farmacológicas de magnésio podem melhorar a função endotelial dos pacientes cardiovasculopatas.

Um trabalho, duplo-cego, randomizado e controlado por placebo, realizado com 50 coronariopatas, de ambos os sexos, tratados com 730 mg diários de magnésio, por via oral, mostrou 12% de melhora no fluxo da artéria braquial, em contraste com o placebo, inferindo-se, também, uma melhora similar do fluxo coronariano. Neste estudo, também se comprovou a melhora da tolerância ao exercício físico, no teste ergométrico, o que não ocorreu no grupo-placebo. Outro estudo, envolvendo 42 coronariopatas que já estavam sendo tratados com aspirina, como agente antiagregante plaquetário, adicionou ao tratamento 800 a 1.200 mg diários de magnésio por 3 meses. Esta ação proporcionou uma redução de 35% na incidência da trombose dependente das plaquetas.

Um trabalho, investigando a saúde do pessoal da enfermagem americana, abrangeu 657 enfermeiras e concluiu que a ingestão alimentar do magnésio estava inversamente relacionada com a selectina-E, que é um marcador da disfunção endotelial. Pesquisas de laboratório com culturas de tecido endotelial também associam a baixa concentração de magnésio, no meio de cultura, com a disfunção endotelial, no caso, denominada inibição da proliferação endotelial. Estes dados, embora incipientes, autorizam-nos a afirmar que o magnésio é útil no tratamento da disfunção endotelial dos enfermos cardiovasculopatas.

Para o tratamento do acidente vascular cerebral isquêmico, Yair Lampl e cols. empregam, nas primeiras 24 horas, 4.000 mg de magnésio, diluídos em 100 mL de soro fisiológico, para uma infusão endovenosa em 15 minutos. Em seguida, procedem a uma infusão contínua de 35.000 mg em 1.000 mL, a cada 24 horas, por 5 dias.

A carência de magnésio é, frequentemente, relacionada com a diabete melito, tanto a insulino-dependente quanto a não insulino-dependente. Dentre os pacientes diabéticos, 25 a 38% apresentam níveis séricos de magnésio abaixo do normal. Uma das causas desta depleção pode ser a perda urinária de magnésio, que acompanha a excreção urinária da glicose nos diabéticos descompensados, ou mal controlados. A depleção do magnésio tem-se mostrado influir na resistência à insulina e pode comprometer o controle da glicemia nos pacientes diabéticos. A administração oral de 400 mg diários de magnésio tem-se mostrado eficiente em melhorar a tolerância à glicose nos indivíduos idosos.

Um trabalho, duplo-cego, randomizado e controlado por placebo, abordando 63 diabéticos do tipo II, portadores de hipomagnesemia, demonstrou que aqueles que foram medicados com 2.500 mg diários de cloreto de magnésio, por 16 semanas, melhoraram a sensibilidade à insulina e o controle glicêmico, em contrapartida ao grupo-placebo. Aos interessados, informamos que a resistência à insulina se calcula multiplicando a insulina de jejum, em mU/mL, pela glicemia de jejum, em nmol/L e dividindo o produto por 22,5. Como habitualmente os resultados da glicemia nos são fornecidos em mg/dL, eles devem ser multiplicados por 0,05551, para expressá-los em nmol/L, assim, RI = (IJ x GJ x 0,05551)/22,5. Os valores normais para este índice de resistência à insulina deverão ser menores que 2,71.

A denominação inglesa deste índice de resistência insulínica é HOMA-IR (*Homeostatic Model Assessment Insulin Resistance*), em português Modelo de Determinação Homeostática da Resistência à Insulina (DHoRIs).

Outro trabalho, com diabéticos do tipo II, relata que o uso de 300 mg diários de magnésio por via oral, durante 30 dias, melhorou os níveis da insulina de jejum, mas não afetou os teores da glicemia de jejum nestes pacientes. Por outro lado, uma metanálise de nove estudos randomizados, duplo-cegos e controlados, concluiu que a administração oral do magnésio pode diminuir os níveis glicêmicos dos pacientes diabéticos.

Apesar de não haver dúvida de que a correção da hipomagnesemia pode melhorar o metabolismo da glicose e a sensibilidade à insulina nos pacientes diabéticos, ainda se cogita a necessidade da suplementação alimentar com o magnésio no tratamento dos diabéticos com teores plasmáticos normais de magnésio.

Embora a densitometria óssea ainda seja o principal método diagnóstico da osteoporose, devemos pensar, também, nos outros parâmetros que podem influenciar a matriz colagenosa do esqueleto, incluindo os seus componentes minerais, e que, no seu desbalanço, podem tornar os ossos frágeis e suscetíveis às fraturas. O magnésio é um destes minerais que, apesar de representar apenas 1% da massa mineral do esqueleto, sabidamente participa, tanto da síntese da matriz óssea cartilaginosa, quanto do seu metabolismo mineral propriamente dito.

Quanto menos magnésio contém o osso, maiores e mais quebradiços são os seus cristais de hidroxiapatita, fato esse confirmado por diversos trabalhos que compararam os ossos de mulheres com osteoporose com os de grupos-controle sem osteoporose. Os níveis séricos inadequados de magnésio, sabidamente, levam aos níveis séricos insuficientes de cálcio, à resistência ao paratormônio e ao bloqueio de algumas ações da vitamina D. Todos estes efeitos podem levar à perda da massa mineral óssea. Releia o tópico sobre o cálcio.

Um trabalho, observando mais de 900 anciãos, concluiu que uma dieta rica em magnésio aumenta a densidade mineral óssea dos quadris, tanto nos homens quanto nas mulheres.

Voltamos a ressaltar que a avaliação do magnésio alimentar apresenta um viés, que é a presença do potássio nos mesmos tipos de alimentos, o que impede o estudo isolado do magnésio. Estudaremos a influência do potássio na osteoporose no tópico correspondente.

Outro extenso trabalho, incluindo mais de 2.000 idosos, concluiu que o magnésio aumenta a densidade mineral óssea total na raça branca, mas não na raça negra, independentemente do sexo.

Poucos estudos foram realizados com a prescrição do magnésio para o tratamento da osteoporose em humanos. Em um destes trabalhos, administrou-se o magnésio a mulheres com osteoporose após a menopausa, 750 mg diários nos primeiros 6 meses e, depois, 250 mg por dia por mais

18 meses. A avaliação da densitometria óssea do pulso, após 1 ano de tratamento, mostrou um aumento na densidade mineral radial, porém, não houve maior incremento com a continuidade da terapêutica. Outro estudo, comparando mulheres na pós-menopausa, recebendo apenas terapia de reposição hormonal, com mulheres, nas mesmas condições, sob terapia com reposição hormonal, multivitaminas e recebendo, também diariamente, 500 mg de magnésio e 600 mg de cálcio, mostrou, neste último grupo, um aumento na densidade mineral óssea do calcâneo.

Com relação à enxaqueca, demonstrou-se que as células sanguíneas, tanto os leucócitos quanto os eritrócitos, apresentam baixos teores de magnésio nos padecentes de crises de migrânea recidivantes, ao contrário das outras pessoas. O tratamento da enxaqueca com magnésio tem-se mostrado promissor, diminuindo a frequência e a severidade das crises álgicas destas pobres vítimas.

Dois trabalhos, controlados por placebo, demonstraram alguma diminuição na frequência das crises de enxaqueca com a administração de 600 mg diários de magnésio. Por outro lado, outro estudo, também placebo-controlado, não mostrou o mesmo efeito com uma dose, menor, de 485 mg diários.

Mais recentemente, uma pesquisa, ainda controlada por placebo, avaliou o efeito do magnésio no tratamento de 86 crianças com crises frequentes de migrânea e verificou uma redução na frequência das crises, após 16 semanas de tratamento, com uma dose diária de 9 mg/kg de peso corporal. Apesar das doses relativamente altas de magnésio, não houve nenhum efeito adverso mais importante nestes pequenos pacientes, apenas ocorrendo irritação gastrenteral em cerca de 19 a 40% das crianças, em razão, provavelmente, do sal de magnésio usado na pesquisa, o óxido de magnésio.

Na bronquite asmática não se observa a mesma queda do magnésio hemático ou sérico, nem durante as crises, ainda assim, muitas pesquisas clínicas foram elaboradas para verificar o efeito do magnésio, administrado por via endovenosa, no tratamento das crises agudas da asma. Uma destas pesquisas, duplo-cega e controlada com placebo, estudou 38 pacientes asmáticos adultos que não responderam ao tratamento inicial no pronto-socorro e concluiu que, quando o sulfato de magnésio era infundido na veia, havia uma melhora da função pulmonar e diminuía a probabilidade da internação hospitalar, ao contrário do que ocorria quando se infundia o placebo. Contudo, outro trabalho, também controlado por placebo e duplo-cego, observou 48 adultos asmáticos e não notou nenhuma melhora da função pulmonar quando o magnésio era administrado, endovenosamente, durante as crises de asma.

Ainda assim, uma revisão sistemática de sete trabalhos, controlados e randomizados, cinco deles observando adultos e dois crianças, concluiu que o emprego endovenoso do sulfato de magnésio é útil no tratamento da crise aguda e severa da asma. Outra metanálise de cinco estudos randomizados e controlados com placebo, englobando 182 crianças asmáticas graves, ponderou que a administração do sulfato de magnésio, por via endovenosa, reduziu em 71% a necessidade da internação hospitalar. No momento, existem evidências suficientes para se indicar o uso endovenoso do magnésio, como um tratamento eficaz, nas crises aguda e grave da asma.

O emprego do magnésio em nebulizações para a inalação ainda está sob investigação, embora já exista uma revisão sistemática de seis trabalhos, randomizados e controlados, com 296 pacientes incluídos, concluindo que a inalação do sulfato de magnésio, juntamente com agonistas beta$_2$-adrenérgicos, pode melhorar a função pulmonar dos pacientes em crise aguda de asma. O uso oral do magnésio na crise de asma não tem valor derterminado.

• Fontes de Magnésio

Uma ampla e extensa pesquisa nacional, realizada nos Estados Unidos da América, mostrou que a ingestão média diária de magnésio, cerca de 320 mg para os homens e 230 mg para as mulheres, está muito abaixo das doses nutricionais recomendadas, 420 mg e 320 mg, respectivamente. A ingestão de magnésio mostrou-se especialmente baixa na faixa etária superior aos 70 anos de idade. Assim sendo, supõe-se que a deficiência marginal de magnésio seja relativamente comum também em nosso meio.

Os vegetais de folhas verdes são ricos em magnésio, pois, como já mencionamos, o magnésio é um elemento constituinte da clorofila, o pigmento verde das plantas. As leguminosas, inclusive o tofu, e os vegetais folhosos verdes são as melhores fontes de magnésio. Os cereais integrais e as frutas secas oleaginosas também são ricos em magnésio.

As carnes e o leite são fontes intermediárias de magnésio. Os alimentos refinados e processados geralmente são pobres em magnésio, pois perdem cerca de 80% do mineral. A água pode ser uma fonte variável de magnésio, dependendo do solo da região. A água dura habitualmente contém uma quantidade maior de sais de magnésio. A Tabela 8.28 relaciona alguns alimentos e o seu conteúdo de magnésio em mg.

Porém, botando lenha na fogueira, temos observado que os alimentos que ingerimos estão se depauperando em nutrientes, mesmo quando consumidos frescos, ao pé do vegetal. Em uma pesquisa realizada, durante 4 anos, em 11 estados norte-americanos verificou-se que o conteúdo mineral, em geral, vem diminuindo, ano após ano, nos alimentos de origem vegetal. Nas diversas colheitas, 1.000 amostras, de várias espécies vegetais, foram colhidas e analisadas por espectrofotometria de absorção atômica, confirmando a afirmação precedente. Só para exemplificar, vamos tabelar os resultados de uma das plantações estudadas, o milho (Tabela 8.29).

As explicações para isto estão na exaustão do solo e na reposição dos nutrientes minerais através de fertilizantes com altos teores de nitrogênio, fósforo e potássio (NPK), os quais competem biologicamente com outros minerais. Como ilustração, na bioquímica vegetal, o potássio é um

Tabela 8.28
Alguns Alimentos e o Seu Conteúdo de Magnésio

Alimento	Porção	Magnésio (mg)
Amêndoa	50 g (41 unidades)	137,6
Amendoim	50 g	84,7
Arroz integral cozido	100 g	86,0
Avelã	50 g (37 unidades)	81,1
Banana	1 média	32,0
Beterraba picada e cozida	100 g	75,0
Espinafre picado e congelado	100 g	78,0
Feijão manteiga (*Phaseolus limensis*)	100 g (cozido)	63,0
Fibra de aveia	100 g	96,0
Fibras de cereais (farelo)	100 g	93,1
Leite desengordurado a 1%	250 mL	37,4
Melaço de cana	1 colher de sopa (15 g)	48,0
Quiabo cozido e congelado	100 g	47,0
Quirela de trigo	2 barras (50 g)	61,0

Tabela 8.29
Resultados de uma das Plantações Estudadas, o Milho

Oligoelemento no Milho	Início do Estudo	Após 4 Anos	Porcentagem da Diminuição
Cálcio	0,047%	0,025%	– 41%
Cobre	2,56 ppm	0,82 ppm	– 68%
Ferro	21,20 ppm	15,70 ppm	– 26%
Fósforo	0,26%	0,24%	– 8%
Magnésio	0,128%	0,10%	– 22%
Manganês	4,88 ppm	3,23 ppm	– 34%
Potássio	0,34%	0,245%	– 28%
Sódio	0,022%	0,01%	– 55%
Zinco	22,01 ppm	19,90 ppm	– 10%

antagonista do magnésio, o que significa que, quanto maior o teor de potássio no solo, menos a planta absorve o magnésio. Os animais da nossa cadeia alimentar, alimentados com estes produtos vegetais, bem como os seus produtos derivados, como os ovos e os laticínios, também estarão deficitários em micronutrientes. Fato comprovado em estudos realizados com cavalos de raça, por motivos econômicos evidentes, com carência de magnésio.

Nisso passa a residir a necessidade das suplementações alimentares no mundo moderno, entre elas a do magnésio. Nos suplementos alimentares, o magnésio é encontrado, comercialmente, sob a forma de óxido de magnésio, gluconato de magnésio, cloreto de magnésio, citrato de magnésio, aspartato de magnésio, malato de magnésio, succinato de magnésio, fosfato de magnésio, glicerofosfato de magnésio, carbonato de magnésio, pidolato de magnésio *etc*.

Nas formulações ortomoleculares, empregamos o magnésio quelado com aminoácidos:

- o magnésio metalosato, com 18% de magnésio elementar;
- magnésio aspartato ou o magnésio glicinato, estes dois com 10% de magnésio elementar;
- o magnésio creatina, com 8% de magnésio;
- o magnésio glicil-glutamina, com 8,5%;
- e, para crianças, o magnésio *taste-free*, com 8% de magnésio elementar.

O magnésio quelado com aminoácidos é, pelo menos, 1,8 vezes melhor absorvido do que o carbonato de magnésio, 2,6 vezes melhor do que o sulfato e 4,1 vezes mais absorvido do que o óxido de magnésio. Ainda existem os sais hidróxido de magnésio e o trissilicato de magnésio, que habitualmente são empregados como medicação antiácida.

O óxido, o hidróxido e o cloreto de magnésio, de modo geral, provocam diarreia e são usados como laxativos; ao contrário, o carbonato de magnésio tem ação constipante e pode ser empregado em associações aos anteriores para a suplementação alimentar do magnésio. O estearato de magnésio ainda é usado em alguns dentrifícios e antissépticos bucais. Para o uso endovenoso, estão disponíveis ampolas de 10 mL, contendo 1.232 mg de sulfato de magnésio hepta-hidratado.

• Cuidados com o Uso do Magnésio

Não existem efeitos colaterais atribuíveis ao magnésio proveniente dos alimentos naturais, entretanto, existem alguns sintomas indesejados advindos da ingestão exagerada de alguns sais do magnésio. O principal deles é a diarreia, tanto que alguns destes sais magnesianos são usados, terapeuticamente, como laxantes. Os outros efeitos indesejáveis do magnésio soem ocorrer em doentes renais, os quais realmente apresentam um risco maior para os apresentarem, mesmo nas doses moderadas dos laxantes e antiácidos.

Os níveis séricos elevados do magnésio podem provocar a queda da pressão arterial e os efeitos colaterais atribuídos ao magnésio são consequências desta hipotensão, ou seja, sonolência, torpor, confusão mental, alterações do ritmo cardíaco e piora da função renal. Caso a hipermagnesemia persista, aparecem a fraqueza muscular e a dificuldade respiratória e, se for muito intensa, pode ocorrer a parada cardíaca.

Com o intuito de evitar estas ações indesejáveis, o Conselho de Alimento e Nutrição do Instituto de Medicina norte-americano estabeleceu a dose máxima tolerável para a ingestão alimentar do magnésio. Esta dose máxima representa a maior quantidade de magnésio que pode estar presente nos suplementos nutricionais e que exibe a menor probabilidade de provocar a diarreia ou outras alterações do sistema digestório na maioria dos indivíduos.

Este mesmo conselho avisa que os enfermos que apresentam comprometimento renal podem apresentar os efeitos colaterais do magnésio, mesmo com a dose máxima tolerável. Da mesma maneira, alerta que, sob algumas condições clínicas, doses maiores de magnésio são necessárias, mas devem ser orientadas e acompanhadas sob supervisão médica. A lista, a seguir, exibe a dose máxima tolerável do magnésio para as diversas faixas etárias, em mg por dia.

Bebês de 0 a 12 meses de idade	Não foi possível estabelecer*
Crianças de 1 a 3 anos de idade	65 mg/dia.
Crianças de 4 a 8 anos de idade	110 mg/dia.
Crianças de 9 a 13 anos de idade	350 mg/dia.
Adolescentes de 14 a 18 anos	350 mg/dia.
Adultos maiores de 19 anos	350 mg/dia.

* Ficando determinado que as quantidades ingeridas devem ser aquelas normalmente presentes nos alimentos e nas preparações lácteas apropriadas.

Com relação às interações medicamentosas, vale lembrar que o magnésio interfere com a absorção da digoxina, da nitrofurantoína, dos bifosfonatos e de algumas drogas antimalária. Para que não haja interação com os bifosfonatos, basta que o magnésio seja ingerido em dose separada por 2 horas, já em relação às outras drogas mencionadas as suas ações podem ser, potencialmente, reduzidas. O magnésio também pode reduzir a eficácia da clorpromazina, das penicilinas, dos anticoagulantes orais e dos antibióticos das classes das quinolonas e das tetraciclinas. Aos anestesistas cabe avisar que o magnésio aumenta o efeito de algumas drogas relaxantes musculares, mesmo nas doses comumente empregadas como laxantes e antiácidos.

Por outro lado, doses elevadas de diuréticos, como a furosemida e a hidroclorotiazida, se empregadas por tempo prolongado, podem acarretar a hipomagnesemia, assim como diversas outras medicações. A interação nutricional do magnésio ocorre, principalmente, com o zinco, o cálcio, a vitamina D, as fibras alimentares e as proteínas. As doses muito altas do zinco interferem com a absorção do magnésio; segundo um dos trabalhos publicados, a dose de 142 mg diários de zinco, administrada a homens adultos e saudáveis, foi suficiente para diminuir, significativamente, a absorção intestinal do magnésio e afetar o balanço nutricional deste elemento, ou seja, a relação entre a ingestão e a excreção do mineral.

Estudos experimentais têm mostrado que uma dieta exageradamente rica em fibras alimentares diminui a biodisponibilidade do magnésio. Fora do laboratório, com a dieta variada, entretanto, a influência destas fibras sobre este elemento ainda não está determinada.

Com relação às proteínas, notou-se que a absorção do magnésio é menor quando se ingere menos que 30 g de proteína de alto valor biológico por dia. Um trabalho, realizado com adolescentes, observou que, quando a ingestão proteica é alta, 93 g por dia, a absorção do magnésio é maior do que quando a ingestão é baixa, 43 g diários.

A vitamina D ativa, o calcitriol, pode elevar a absorção intestinal do magnésio, todavia, a assimilação do magnésio não parece ser dependente da vitamina D, como o é a absorção do cálcio e do fósforo.

A ingestão de grandes quantidades de cálcio não afeta o balanço do magnésio, porém, a hipomagnesemia sim, diminui a calcemia e acarreta a resistência ao hormônio da glândula paratiroide e resistência à vitamina D, como já mencionamos. A necessidade de algumas vitaminas deve ser considerada nos diversos caminhos metabólicos do magnésio, são elas as vitaminas do complexo B, B_1, B_2, B_3 e B_6; a vitamina C e a, mencionada no parágrafo anterior, vitamina D.

Manganês

O manganês é o elemento químico de símbolo Mn, número atômico 25 e peso atômico 54,938045(5) g.mol^{-1}. A origem do nome manganês remonta à antiguidade e merece uma novela. Quem sabe as redes de televisão se interessem!

Na antiga região da Tessalônica, atual Grécia, havia uma cidade chamada Magnésia, das minas desta cidade se extraiam dois minerais, ambos denominados *magnes*. Estes minérios eram considerados como se fossem de gêneros diferentes, o *magnes* macho era o que atraía o ferro e *magnes* fêmea, aquele que não atraía o ferro. Daí provém, também, o nome magnetita, dado ao óxido de ferro, e o termo magneto.

O *magnes* feminino, que não atrai o ferro, foi, posteriormente, chamado de *magnesia* e, no século XVI, de *manganesum*, pelos fabricantes de vidros que confundiam os minérios, ambos empregados para clarear o vidro. Mais tarde, os vidreiros e os alquimistas diferenciaram os minérios em *magnesia negra* e *magnesia alba*, até que, finalmente, Mercati denominou a *magnesia alba* de *magnesium* e a *magnesia negra* de *manganesa*, originando os respectivos nomes modernos do magnésio e do manganês. *Magnesia alba* era o nome dado ao óxido de magnésio e *magnesia negra* era a denominação do dióxido de manganês.

Na realidade, o manganês não apresenta um magnetismo permanente, porém, as suas apresentações metálicas e iônicas têm características paramagnéticas, ou seja, exibem fortes propriedades magnéticas sob a influência de um campo magnético externo. O manganês é um metal semelhante ao ferro, duro, cinza-esbranquiçado e brilhante, de alto ponto de fusão e facilmente oxidável. Ele é encontrado, na natureza, na forma livre, frequentemente associado ao ferro, e sob diversas formas minerais. Os estados oxidativos do manganês variam de +1 a +7 e, nos sistemas biológicos, o Mn^{2+} funciona como cofator enzimático, além de competir com o Mg^{2+}. Os outros estados oxidativos, que não o +2, são tóxicos para os organismos vivos.

Os compostos de manganês no estado oxidativo +7 são agentes oxidantes muito potentes. Os íons do manganês apresentam uma coloração variada e são empregados como pigmentos e agentes oxidantes. O Mn^{2+} tem cor rosa avermelhada, e o permanganato de potássio, que é um sal de Mn^{+7}, apresenta a cor púrpura. Existem pinturas rupestres com dióxido de manganês datadas de 17.000 anos. O óxido de Mn^{+5} é utilizado nas baterias secas de zinco e manganês, como receptor de elétrons, ou seja, é o polo positivo da pilha voltáica. Na indústria petrolífera, o metil-ciclo-pentadienil-manganês-tricarbonil, é um aditivo empregado para aumentar a octanagem da gasolina sem chumbo. Na metalurgia, é um elemento essencial para a fabricação de ligas metálicas de aço, aço inoxidável, alumínio, e também é usado na cunhagem de moedas, como as atuais de 1 e 2 euros. A excepcional dureza das espadas dos espartanos é atribuída à forja inadvertida de uma liga de ferro e manganês.

Também na agricultura, muitos fertilizantes contêm manganês, pois ele é um fator muito importante para a fotossíntese do oxigênio nos cloroplastos, os quais contêm quatro átomos de manganês no seu cerne.

• Funções Bioquímicas do Manganês

O manganês é um oligonutriente essencial para todas as formas de vida, mas, para os seres humanos, ele só foi reconhecido como nutriente essencial, em 1931. O manganês é muito pouco absorvido pelo intestino, chegando, no máximo, a 3% da quantidade ingerida. A sua absorção se dá, principalmente, por transporte ativo, em toda a extensão do intestino delgado, sendo apenas uma pequena parcela difundida passivamente. No sangue, o manganês é transportado por uma macroglobulina, pela transferrina e pela transmanganina. A sua excreção se dá, principalmente, pelas fezes, através da bile.

O manganês desempenha importantes papéis em diversos processos fisiológicos, não somente como constituinte de inúmeras enzimas como, também, como cofator de várias outras. As enzimas que possuem o manganês como cofator são muitas e variadas, entre elas incluem-se as oxidorredutases, as transferases, as hidrolases, as liases, as isomerases, as ligases, as lectinas e as integrinas. As transcriptases reversas de muitos retrovírus também contêm manganês.

As enzimas mais conhecidas que contêm o manganês ligado aos seus polipeptídios são a arginase, a toxina diftérica e a superóxido dismutase. A superóxido dismutase manganês-dependente está presente nas mitocôndrias das células eucarióticas e em muitas bactérias, repousando, aí, a teoria de que a origem das mitocôndrias celulares estaria em uma infecção bacteriana primordial que foi sendo transmitida, pela mãe, de geração a geração.

Este tipo de superóxido dismutase é, provavelmente, a mais antiga enzima existente nos organismos vivos, que subsistem na presença do oxigênio, para o controle do radical livre superóxido, produzido pela redução monoeletrônica do oxigênio molecular. Exceções a esta regra são representadas pelo *Lactobacillus plantarum* e por outros lactobacilos, que se valem de mecanismos distintos, não enzimáticos, para o controle deste radical livre, processos estes também dependentes do manganês complexado com polifosfatos.

O corpo humano contém, aproximadamente, 10 mg de manganês, distribuídos por todo o organismo, principalmente no fígado, na hipófise e nos rins. A primeira e fundamental função fisiológica do manganês nutricional é a sua ação antioxidante, justamente por compor a manganês-superóxido dismutase, a principal enzima antioxidante mitocondrial humana e responsável pelo controle do vazamento dos radicais livres durante a síntese energética do ATP, a adenosina trifosfato, nossa velha conhecida. Só para lembrar, a manganês-superóxido dismutase catalisa a dismutação do radical superóxido em peróxido de hidrogênio, o qual, por sua vez, será reduzido a oxigênio molecular e água pelas catalases e peroxidases. Rememore voltando à Figura 3.12.

Muitas outras enzimas humanas são ativadas pelo manganês e desempenham papéis muito importantes no metabolismo dos hidratos de carbono, dos aminoácidos e do colesterol. A piruvato carboxilase, uma enzima que tem o manganês presente em sua molécula, e a fosfoenol-piruvato carboxicinase, que é ativada pelo manganês, são essenciais para a gliconeogênese, ou seja, para a produção da glicose a partir de moléculas outras que não os seus precursores habituais. A arginase é uma outra enzima, com o manganês na sua molécula, necessária no ciclo hepático da ureia, para a desintoxicação da amônia gerada durante o metabolismo dos aminoácidos.

O manganês ainda participa do desenvolvimento do esqueleto de diversas espécies animais, entre elas a humana. Ele é o cofator preferido das glicosiltransferases, as enzimas necessárias para a síntese dos proteinoglicanos, indispensáveis para a formação de cartilagens e ossos saudáveis. Do mesmo modo, o processo cicatricial requer a produção do colágeno e, nesse processo, o manganês, além de ativar as glicosiltransferases, é também o cofator da prolidase, que é a enzima providente do aminoácido L-prolina, necessário para a formação do colágeno pelos fibroblastos. Existe uma doença genética do metabolismo do manganês que, entre outras disfunções, determina a deficiência de prolidase, com a consequente cicatrização anormal das feridas, entre outras alterações da saúde.

As glicoproteínas, sintetizadas pelas ações das glicosiltransferases e da galactiltransferase, na dependência do manganês, tomam parte na estrutura das membranas celulares, e algumas glicoproteínas específicas são responsáveis pela defesa celular contra o ataque de vírus e determinados tipos de neoplasias. O interferon, que é uma glicoproteína, também depende da presença do manganês.

Ainda a tiaminocinase, que viabiliza a ação da vitamina B$_1$, transformando-a em tiamina pirofosfato, é ativada pelo manganês. O manganês ainda participa da síntese e da liberação dos hormônios tiroidianos e evita a desgranulação dos mastócitos, inibindo a liberação da histamina nos processos alérgicos.

• Carência de Manganês

A carência de manganês tem sido observada em numerosas espécies animais; no homem, porém, ela não está suficientemente estudada, pois somente em 1972 houve o primeiro relato de carência mangânica em humanos. Nos animais, a deficiência de manganês provoca atraso do crescimento, infertilidade, deformidades esqueléticas, intolerância à glicose e outras alterações do metabolismo dos hidratos de carbono e dos lípides. Everson e Shrades demonstraram que, em cobaias, a carência de manganês determina intolerância à glicose por reduzir as granulações das células beta das ilhotas pancreáticas de Langerhans.

Nos seres humanos é mais difícil a indução e a demonstração de uma síndrome carencial do manganês. Uma criança mantida sob nutrição parenteral total por longo tempo, sem a suplementação do manganês, desenvolveu desmineralização óssea e parou de crescer. Estes efeitos regrediram quando se cogitou a carência do mineral e passou-se a suplementá-lo. Um trabalho ilustrativo refere a deficiência de manganês em rapazes que se alimentavam com uma dieta carente deste mineral e, por este motivo, desenvolveram hipocolesterolemia, dermatite e desmineralização esquelética, esta evidenciada pela hipercalcemia, pela hiperfosfatemia e pela fosfatase alcalina elevada. Outro estudo observou que moças, também submetidas a uma dieta pobre em manganês, desenvolveram intolerância à glicose. Rubstein e cols. observaram um jovem banto, portador de diabete, que apresentou hipoglicemia grave, atribuída ao tratamento popular com chá de alfafa, rico em manganês, adicionado de cloreto de magnésio. DeWayne também cita, como manifestações do estado carencial mangânico, além das alterações ligamentares, do diabete e das convulsões, a ataxia, a miastenia grave, a esclerose múltipla, a labirintite e os distúrbios endócrinos.

• Doses Nutricionais Recomendadas para o Manganês

Devido às dificuldades para a determinação das doses nutricionais recomendadas, o Conselho de Alimentos e Nutrição do Instituto de Medicina dos Estados Unidos da América estabeleceu as doses adequadas para a ingestão do manganês, com base na ingestão média diária deste mineral na dieta americana. Estas doses adequadas para a ingestão do manganês vão, então, assim elencadas:

Bebês até 6 meses de idade	0,003 mg/dia.
Bebês de 7 até 12 meses de idade	0,6 mg/dia.
Crianças de 1 a 3 anos de idade	1,2 mg/dia.
Crianças de 4 a 8 anos de idade	1,5 mg/dia.
Crianças masculinas de 9 a 13 anos de idade	1,9 mg/dia.
Crianças femininas de 9 a 13 anos de idade	1,6 mg/dia.
Adolescentes masculinos dos 14 aos 18 anos de idade	2,2 mg/dia.
Adolescentes femininos dos 14 aos 18 anos de idade	1,6 mg/dia.
Adultos masculinos maiores de 19 anos de idade	2,3 mg/dia.
Adultos femininos maiores de 19 anos de idade	1,8 mg/dia.
Gestantes de todas as idades	2,0 mg/dia..
Lactantes de todas as idades	2,6 mg/dia.

• Indicações Terapêuticas do Manganês

A ingestão insuficiente do manganês e os baixos teores deste mineral no sangue e nos tecidos (cabelo) têm sido associados a diversas doenças crônicas e muita pesquisa ainda é necessária para verificar o quanto o estado nutricional subótimo do manganês pode contribuir para o aparecimento de diversas outras enfermidades.

Apesar de a carência de manganês não ser considerada a causa etiológica da osteoporose, da diabete, e da disritmia cerebral, queremos destacar o papel que este mineral desempenha na fisiopatologia e no tratamento destas moléstias. Está, já muito bem documentado, que as mulheres com osteoporose apresentam os níveis plasmáticos de manganês diminuídos e que estes teores são facilmente restabelecidos com a administração oral deste elemento. Estes fatos sugerem, fortemente, que as portadoras de osteoporose estão em um estado nutricional do manganês muito abaixo daquele das mulheres sem osteoporose.

Uma pesquisa, realizada com mulheres saudáveis na pós-menopausa, demonstrou que o tratamento com uma formulação contendo 5 mg de manganês, 2,5 mg de cobre, 15 mg de zinco e 1 g de cálcio, administrada diariamente, foi muito mais eficaz, do que a terapêutica isolada de cálcio, para a prevenção da desmineralização óssea lombar, em um período de 2 anos. Peca, neste trabalho, a presença dos outros minerais, além do manganês, impedindo a determinação do seu real papel na manutenção da densidade mineral óssea.

Trabalhos recentes, controlados com placebo, têm demonstrado que a associação do ascorbato de manganês com o sulfato de condroitin e com o sulfato de glucosamina, ou o hidrocloreto de glucosamina, é eficaz no alívio da dor da osteoartrite medianamente severa dos joelhos. Nenhum destes trabalhos comparou o efeito da associação da glucosamina com o condroitin, sem o manganês, e com o manganês isoladamente, o que torna impossível afirmar se esta combinação obteria a mesma eficácia sem as altas doses do manganês. As doses de manganês elementar empregadas nestes estudos variaram de 30 a 40 mg por dia, por períodos que variaram de

8 a 24 semanas, sem nenhum efeito colateral. Os níveis hemáticos do manganês não foram mensurados nestes trabalhos.

A carência de manganês determina a intolerância à glicose em algumas espécies animais; na espécie humana, entretanto, os trabalhos têm mostrado resultados contraditórios. Em alguns destes trabalhos, a avaliação do nível sanguíneo total do manganês não diferiu, significativamente, entre diabéticos e não diabéticos, porém, a sua excreção urinária foi levemente maior entre os diabéticos. Outro estudo, avaliando o estado funcional do manganês, demonstrou que a atividade antioxidante da enzima manganês-superóxido dismutase é menor nos leucócitos dos pacientes diabéticos do que nos dos indivíduos normais. Ainda uma outra pesquisa não mostrou nenhuma melhora nas curvas de tolerância à glicose dos pacientes diabéticos, nem nas dos indivíduos controles não diabéticos, tanto com a administração de 15 mg quanto com a de 30 mg de manganês, por ocasião da sobrecarga de glicose. Um trabalho ulterior, caso-controlado, envolvendo 250 indivíduos, mostrou que os diabéticos do tipo II apresentam os níveis séricos de manganês mais elevados do que os controles não diabéticos. Concluindo, embora o manganês possa participar do metabolismo da glicose, existem poucas evidências de que a sua prescrição melhore a tolerância à glicose, tanto em diabéticos quanto em não diabéticos.

Com relação à epilepsia, pesquisas, realizadas com ratos demonstraram que os animais carentes em manganês são mais suscetíveis às convulsões do que os ratos suficientes neste mineral. Também observaram que os ratos geneticamente propensos à epilepsia apresentam teores de manganês mais baixos, tanto no sangue quanto no cérebro. Estudos *in anima nobili*, do mesmo modo, constataram que certos tipos de epilepsia também são acompanhados por um teor mais baixo de manganês no sangue total, quando comparados com os grupos-controles normais. Um destes estudos comprovou que a manganemia é menor na epilepsia de origem desconhecida, idiopática, do que nas epilepsias de causa orgânica comprovada, traumática, tumoral, isquêmica, degenerativa *etc.*, e sugere a possibilidade da existência de uma alteração genética no metabolismo do manganês determinando a epilepsia primária.

Alguns trabalhos indicam que o manganês melhora o estado dos pacientes esquizofrênicos, podendo ser empregado como um nutracêutico coadjuvante no tratamento da esquizofrenia. Ele competiria com o cobre e o ferro, elevados no cérebro dos esquizofrênicos, quelando-os e diminuindo o estresse oxidativo encefálico.

• Fontes de Manganês

A quantidade média de manganês ingerida, pela população norte-americana, é estimada entre 2,1 a 2,3 mg diários para os homens e 1,6 a 1,8 para as mulheres. Os vegetarianos e os granívoros, os adeptos da dieta ocidental que enfatiza o consumo alimentar dos grãos integrais, podem ingerir uma dose de manganês tão alta quanto 10,9 mg por dia.

As fontes mais ricas em manganês são os cereais integrais, as frutas secas oleaginosas, como as nozes, os vegetais folhosos verdes, os chás, as vísceras, os moluscos e o leite.

Os alimentos com alto teor de ácido fítico, como os feijões, as sementes, as nozes, os cereais integrais e os derivados da soja, bem como os ricos em ácido oxálico, como o repolho, a couve, o espinafre e a batata-doce, podem prejudicar a absorção intestinal do manganês. Também o tanino, presente em muitos chás, pode reduzir, um pouco mais intensamente, a assimilação do manganês.

O solo no qual os alimentos são cultivados também influi na quantidade de manganês; em geral, quanto mais alcalino for o solo, menos manganês terá o cultivar. A Tabela 8.30 arrola alguns alimentos ricos em manganês.

Tabela 8.30 Alguns Alimentos Ricos em Manganês		
Alimento	Porção	Manganês
Abacaxi	100 g	0,91 mg
Amêndoa	100 g	2,54 mg
Amendoim	100 g	1,94 mg
Arroz integral cozido	1 xícara (200 mL)	1,76 mg
Batata-doce cozida e amassada	1 xícara (200 mL)	1,00 mg
Chá-preto	1 xícara (200 mL)	0,16 a 0,68 mg
Chá-verde	1 xícara (200 mL)	0,36 a 1,39 mg
Espinafre cozido	1 xícara (200 mL)	1,68 mg
Feijão branco cozido	1 xícara (200 mL)	0,96 mg
Feijão manteiga (*Phaseolus limensis*) cozido	1 xícara (200 mL)	0,98 mg
Feijão rajadinho cozido	1 xícara (200 mL)	0,78 mg
Granola	1 xícara (200 mL)	1,88 mg
Mingau de aveia (feito com água)	1 pacote (34 g)	1,68 mg
Noz-pecã (*Carya ilinoensis*)	100 g	4,51 mg
Pão de trigo integral	1 fatia	0,60 mg
Suco de abacaxi	200 mL	1,11 mg

O manganês também está disponível em suplementos nutricionais, isoladamente e em combinações vitamínico-minerais, sob a forma de gluconato, sulfato, ascorbato e mesmo de aminoácidos quelatos.

Na prescrição ortomolecular, damos preferência ao manganês quelado com aminoácidos. Os mais utilizados são o manganês quelado com a arginina e o manganês quelado com a glicina, os quais são cerca de 250% melhor absorvidos do que o manganês inorgânico. O ascorbato de manganês vem, frequentemente, associado a produtos que contêm a condroitina e a glucosamina, comumente empregados para o tratamento das artrites e da osteoporose.

• Cuidados com o Uso do Manganês

A toxicidade do manganês é conhecida, na medicina do trabalho, por desencadear múltiplas disfunções cerebrais nos trabalhadores da indústria da mineração que inalam a poeira do manganês. Ao contrário do que ocorre na ingestão, o manganês inalado é prontamente absorvido pela mucosa respiratória e transportado para o cérebro, antes de passar pelo fígado e ser metabolizado. Os sintomas da intoxicação pelo manganês são, geralmente, insidiosos, ocorrendo no decorrer de meses ou anos de exposição.

A intoxicação mangânica, na sua pior forma, pode determinar lesões neurológicas permanentes com tremores, dificuldade para caminhar e espasmos faciais, sintomas parecidos com os da doença de Parkinson. Esta síndrome precede, às vezes, os sintomas psiquiátricos, como irritabilidade, agressividade e alucinações, denominados "loucura mangânica".

Uma possível causa, moderna e civilizada, para a intoxicação pelo manganês é a inalação, nas grandes cidades, do MMT, o metilciclopentadienil-manganês-tricarbonil, o já mencionado aditivo antidetonante da gasolina. Embora o metilciclopentadienil-manganês-tricarbonil tenha sido usado com este propósito, no Canadá, por mais de 20 anos, a incerteza quanto aos efeitos adversos à saúde da inalação dos gases de emissão dos automóveis contendo o manganês levou a Agência de Proteção Ambiental norte-americana a adiar o seu uso na gasolina sem chumbo. Apenas em 1995, a corte dos Estados Unidos da América liberou o uso do metilciclopentadienil-manganês-tricarbonil na gasolina.

Um estudo realizado na cidade de Montreal, no Canadá, onde o metilciclopentadienil-manganês-tricarbonil estava sendo usado há mais de 10 anos, mostrou que a concentração de manganês no ar era similar à das outras regiões onde o MMT não era utilizado. O impacto da inalação, por tempo prolongado, dos produtos derivados da combustão do metilciclopentadienil-manganês-tricarbonil, entretanto, ainda não foi devidamente avaliado e requer maior atenção.

Existem poucas evidências sugestivas da intoxicação pelo manganês, ingerido com a água contaminada, associadas a sintomas neurológicos semelhantes ao mal de Parkinson, dentre elas, destacamos 25 casos de intoxicação subcrônica, pela ingestão, durante 2 a 3 meses, de água contaminada pelo manganês e outros contaminantes provenientes de baterias secas. O teor de manganês encontrado nesta água, quase 2 meses após o início dos sintomas, foi de 14 mg por litro e, muito provavelmente, já havia sido maior.

Um trabalho, realizado com anciãos gregos, mostrou uma alta prevalência de sintomas neurológicos naqueles idosos expostos à água com teores de manganês situados entre 1,8 e 2,3 mg por litro. Em contrapartida, outro estudo, realizado na Alemanha, não encontrou nenhuma diferença na incidência de sintomas neurológicos entre as pessoas que bebem água com teores de manganês variando de 0,3 a 2,2 mg por litro e os indivíduos que consomem água com menos de 0,05 mg de manganês por litro. Nos Estados Unidos da América, 0,05 mg por litro de água potável é a concentração máxima de manganês permitida pela Agência de Proteção Ambiental.

Há, porém, um viés em ambos os estudos: em nenhum deles o consumo dietético do manganês foi calculado, ficando, assim, desconhecida a ingestão total de manganês em todos os grupos. Além deste viés, o manganês ingerido na água potável pode ser mais biodisponível do que o manganês alimentar.

Apenas dois casos de intoxicação oral pelo manganês foram comprovados, o primeiro, em uma pessoa que ingeria grandes quantidades de suplementos minerais por anos seguidos e, o segundo, em um indivíduo tratado com ervas chinesas. A intoxicação exclusiva pelo manganês de origem alimentar nunca foi descrita nos seres humanos, mesmo nas dietas vegetarianas mais específicas, as quais podem prover quantidades deste elemento superiores a 20 mg por dia. Já a neurotoxicidade do manganês foi documentada em pacientes sob nutrição parenteral, tanto pelo excesso de manganês na solução, quanto por contaminação acidental.

Alguns pacientes podem apresentar uma maior suscetibilidade à intoxicação pelo manganês, são eles os hepatopatas e os recém-nascidos. Os hepatopatas, porque o manganês é excretado, principalmente, através da secreção biliar e o manganês acumulado, por causa da insuficiência hepática ou da cirrose, pode desencadear os sintomas neurológicos. Os neonatos, pela imaturidade dos seus sistemas metabólicos. O cérebro do bebê é mais suscetível à intoxicação pelo manganês porque a expressão dos receptores da proteína transportadora do manganês, a transferrina, é maior nas células nervosas em desenvolvimento. Além disso, há a imaturidade enzimática do seu sistema hepatobiliar. "É ou não é uma sinuca?"

Preocupado com estas possíveis implicações neurotóxicas, o Conselho de Alimentos e Nutrição do Instituto de Medicina norte-americano estabeleceu as doses máximas toleráveis para a ingestão oral do manganês. Estas doses máximas toleráveis são muito conservadoras e estão elencadas a seguir.

Bebês de 0 a 12 meses de idade	Não foi possível estabelecer*
Crianças de 1 a 3 anos de idade	2 mg/dia.
Crianças de 4 a 8 anos de idade	3 mg/dia.
Crianças de 9 a 13 anos de idade	6 mg/dia.
Adolescentes de 14 a 18 anos	9 mg/dia.
Adultos maiores de 19 anos	11 mg/dia.

* Ficando determinado que as quantidades ingeridas devem ser aquelas normalmente presentes nos alimentos e nas preparações lácteas apropriadas.

Com relação às interações medicamentosas, sabe-se que a absorção do manganês é diminuída pelas medicações antiácidas e laxativas que contêm magnésio e por alguns antibióticos, como a tetraciclina; assim, aconselha-se que tais drogas sejam administradas em tomadas distintas do nutriente. As interações nutricionais mais importantes ocorrem com o ferro, o magnésio e o cálcio.

Embora os detalhes dos mecanismos de absorção e transporte do manganês ainda não estejam totalmente esclarecidos, as evidências indicam que ele compartilha com o ferro os mesmos sistemas. A absorção do manganês de uma refeição é inversamente proporcional à presença do ferro na mesma refeição. A administração de 60 mg diários de ferro, durante 4 meses, diminuiu a manganemia e a atividade da manganês-superóxido dismutase nos leucócitos, o que indica um prejuízo do estado nutricional do manganês. Também o estado nutricional do ferro afeta a biodisponibilidade do manganês. A absorção intestinal do manganês aumenta na carência do ferro e, ao contrário, quando há uma elevação da ferritina, há uma diminuição da absorção mangânica. Os homens, em geral, absorvem menos manganês do que as mulheres, o que tem sido relacionado ao fato de eles, habitualmente, apresentarem estoques maiores de ferro. "Os homens, realmente, são mais ferrados."

O cobalto também compete com o manganês pelos sítios de absorção intestinais. A administração de magnésio, em doses superiores a 300 mg por dia, também diminui, levemente, a biodisponibilidade do manganês, pela inibição da sua absorção ou pelo aumento da sua excreção. Uma série de estudos atesta que a adição de 500 mg diários de cálcio à dieta também diminui discretamente a biodisponibilidade e afeta o metabolismo do manganês. A intensidade destes efeitos depende da fonte do cálcio; o leite exerceu o mínimo efeito, enquanto o carbonato e o fosfato de cálcio apresentaram a máxima influência. Além destes nutrientes citados, uma grande ingestão de cobre, zinco e fosfatos, bem como de fibras, fitatos, tanino e ácido oxálico, pode diminuir a absorção do manganês. A vitamina K compartilha com o manganês alguns dos seus caminhos metabólicos.

Uma observação final, que não gostaríamos de omitir, baseada em nossa experiência particular, consiste em que o manganês melhora a qualidade do sono dos pacientes, fato referido espontaneamente por eles. Comprovamos, posteriormente, nas anamneses de outros pacientes, um outro fato interessante: os indivíduos inicialmente carentes e que não sonhavam, ao prescrevermos o manganês, passaram a sonhar; os que já sonhavam passaram a apresentar sonhos mais vívidos, e aqueles que padeciam de pesadelos tiveram-nos piorados.

Molibdênio

O molibdênio é um elemento de transição do grupo VI, da tabela periódica, com o número atômico 42 e massa atômica de 95,94(2) g.mol^{-1}. O seu símbolo químico é Mo e o seu nome provém da antiga palavra grega *molybdos*, que era usada para denominar o chumbo, porque durante muito tempo se acreditava que a molibdenita (MoS_2), o minério do qual se obtém o molibdênio, fosse um minério de chumbo. Foi apenas em 1754 que Bengt Qvist descobriu que a *molybdena*, como a molibdenita era então conhecida, não contém chumbo. Também durante muito tempo a *molybdena* foi confundida com o grafite, até que, em 1778, o químico sueco Carl Wilhelm Scheele concluiu que ela também não era uma pedra de grafite e, juntamente com outros químicos, presumiu que se devesse tratar de um novo elemento químico, ao qual deu o nome de molibdênio.

Em 1781, finalmente, Peter Jacob Hjelm isolou o molibdênio, que na sua forma pura é um metal branco prateado, mais dúctil que o tungstênio, de dureza 5,5 na escala Mohs, e ponto de fusão de 2.623ºC, entre os metais, superado apenas pelo tântalo, ósmio, rênio e tungstênio.

O molibdênio permaneceu sem utilidade conhecida até 1894, quando uma indústria francesa, a Schneider Eletrics, produziu a primeira liga de aço-molibdênio da história. Mas foi somente na Segunda Guerra Mundial que as placas de aço-molibdênio, de 25 mm de espessura, vieram a substituir, nos tanques de guerra, as placas de aço-manganês, de 75 mm de espessura, o que barateou a produção do molibdênio. Esta fabricação em massa de tanques de guerra foi o que diminuiu o custo da exploração do molibdênio. O molibdênio não reage com o oxigênio nem com a água, à temperatura ambiente, prestando-se à fabricação do aço inoxidável. Dentre os metais de uso comercial, é também o que apresenta o menor coeficiente de dilatação térmica.

Os estados oxidativos do molibdênio podem variar de +2 a +6, sendo o mais comum o +2. Conforme o estado oxidativo, o molibdênio pode fornecer diversos pigmentos para a indústria, assim, o cloreto de molibdênio-II ($MoCl_2$) é um pigmento de cor amarela, o $MoCl_3$ de cor vermelha-escura, $MoCl_5$ verde-escura e o $MoCl_6$ marrom. O bissulfeto de molibdênio é empregado como lubrificante de motores e o seu sal trióxido, como adesivo de metais e esmaltes.

O molibdênio é o 42º elemento mais abundante no Universo, o 25º mais abundante nos oceanos da Terra e, em quantidades-traço, é encontrado em todas as plantas e nos animais. A essencialidade do molibdênio só foi aceita em 1953, quando se identificou a primeira enzima contendo este elemento em seu grupo prostético, a xantina oxidase. O excesso de molibdênio pode ser tóxico para algumas espécies animais.

• Funções Bioquímicas do Molibdênio

O molibdênio é um nutriente-traço essencial a todas as formas de vida e a sua função mais importante nestes organismos é a sua ação como um heteroátomo metálico no sítio ativo de inúmeras enzimas, denominadas molibdoenzimas. Alguns pesquisadores acreditam que a escassez do molibdênio, nos oceanos primitivos, foi um fator limitante da evolução das espécies eucarióticas que não conseguiam fixar o nitrogênio, já que este elemento deve estar presente no sítio ativo da enzima nitrogenase, que reduz o nitrogênio molecular para a sua fixação nos aminoácidos.

Em um homem de 70 kg existem cerca de 9,3 mg do molibdênio, que se concentram, principalmente, no fígado, nos rins e, em menor proporção, nas vértebras, isto representa cerca de 0,0001% da sua massa corporal.

O molibdênio também está presente no esmalte dentário e parece prevenir a perda precoce dos dentes. A absorção do molibdênio ocorre, por difusão passiva e através do transporte ativo, no estômago e no intestino delgado, especialmente no intestino delgado proximal, e varia de 25 a 80% do total ingerido.

Embora o molibdênio forme compostos com várias moléculas orgânicas, incluindo os hidratos de carbono e os aminoácidos, ele é transportado, no corpo humano, como tetraóxido (MoO_4). A sua excreção ocorre, principalmente, pela urina e muito pouco pela bile. O molibdênio está presente em aproximadamente 20 enzimas, entre elas a xantina oxidase, a sulfito oxidase e a aldeído oxidase.

A atividade da xantina oxidase, que catalisa a oxidação da xantina para ácido úrico, no catabolismo das purinas, é diretamente proporcional ao estado nutricional do molibdênio; no entanto, uma concentração muito alta deste mineral reverte esta tendência e age como inibidora do catabolismo das purinas, entre outros efeitos metabólicos. A sulfito oxidase catalisa a transformação dos sulfitos a sulfatos, e está presente no metabolismo dos aminoácidos enxofrados metionina e cisteína. Os sulfitos, muito usados como conservantes de alimentos e drogas, é neurotóxico e pode provocar náuseas vômitos, diarreia, asma, podendo inclusive levar ao coma e à morte. Os bissulfitos destroem a vitamina B_1. A aldeído oxidase, assim como também a xantina oxidase, catalisa as reações de hidroxilação de diversas moléculas de estruturas semelhantes. Ambas as enzimas representam um importante papel no metabolismo de drogas, álcool, xenobióticos e toxinas. Destas três enzimas, apenas a sulfito oxidase parece ter uma dependência crucial do molibdênio, nas outras duas, acredita-se que ele possa ser substituído pelo ferro ou pelo vanádio.

O estado nutricional do molibdênio afeta, ainda, a síntese proteica e a oxidação de pequenas moléculas nos ciclos do nitrogênio, do carbono e do enxofre, repercutindo, desse modo, em todo o metabolismo e no crescimento.

• Carência de Molibdênio

A carência de molibdênio é rara em seres humanos. Um único caso foi documentado, era o de um paciente com doença do Crohn, alimentado parenteralmente, por tempo prolongado, sem a suplementação com molibdênio. Este enfermo apresentou taquicardia, taquipneia, cefaleia, cegueira noturna e evoluiu para o coma. As alterações bioquímicas encontradas foram a hiperuricemia, uma excreção urinária diminuída do ácido úrico e um teor de sulfitos aumentado na urina, comprovando as alterações no metabolismo do ácido úrico e dos aminoácidos sulfurados. O paciente começou a melhorar e a intolerância aos aminoácidos desapareceu quando foi interrompida a alimentação parenteral e administrados 160 µg de molibdênio.

Os sintomas da insuficiência liminar do molibdênio podem ser alergias, cáries, intoxicações, alterações dos ritmos cardíaco e respiratório, cefaleias, desorientação, náuseas, vômitos e tumores. O conceito da essencialidade do molibdênio apoia-se, fundamentalmente, nos estudos dos pacientes com um erro congênito do metabolismo muito raro, que é a deficiência da molibdoenzima sulfito oxidase.

Foram identificadas duas formas de deficiência da sulfito oxidase, uma forma isolada, na qual apenas a atividade desta enzima está afetada, e uma forma denominada deficiência do cofator molibdênio, na qual também as molibdoenzimas xantina e aldeído oxidases estão comprometidas.

Estas duas formas inatas da deficiência da sulfito oxidase já foram identificadas em mais de 100 pessoas ao redor do mundo, todas com indícios de herança recessiva, o que significa que somente indivíduos homozigóticos (que herdaram um gene doente do pai e o outro alelo doente da mãe) desenvolvem a doença. Aqueles que herdam apenas um gene doente são considerados portadores da enfermidade, mas não apresentam os seus sintomas. Os sintomas destas duas formas de deficiência da sulfito oxidase são idênticos e atribuídos ao dano cerebral severo, não estando claro se as lesões neurológicas são devidas aos efeitos tóxicos do sulfito ou à produção inadequada dos sulfatos.

Estes defeitos do metabolismo molibdoenzimático podem ser investigados já entre a 10ª e a 14ª semana da gestação, através de biópsias dos vilos coriônicos. Também exames genéticos podem ser realizados para a identificação dos portadores sãos e para o diagnóstico dos fetos doentes. Não existe cura para a deficiência da sulfito oxidase, muito embora, em alguns casos, a administração de anticonvulsivantes e a restrição alimentar dos aminoácidos sulfurados possam aliviar os sintomas.

• Doses Nutricionais Recomendadas para o Molibdênio

As doses nutricionais recomendadas para o molibdênio foram revisadas em janeiro de 2001, com base na avaliação, sob controle laboratorial rigoroso, do estado nutricional de pessoas saudáveis. As doses adequadas do molibdênio para os bebês foram baseadas na ingestão média deste mineral através da amamentação materna exclusiva.

Estas doses estão relacionadas na lista seguinte.

Bebês até 6 meses de idade	2 µg/dia*.
Bebês de 7 até 12 meses de idade	3 µg/dia*.
Crianças de 1 a 3 anos de idade	17 µg/dia.
Crianças de 4 a 8 anos de idade	22 µg/dia.
Crianças de 9 a 13 anos de idade	34 µg/dia.
Adolescentes dos 14 aos 18 anos de idade	43 µg/dia.

Capítulo 8

Adultos maiores de 19 anos de idade   45 μg/dia.
Gestantes de todas as idades   50 μg/dia.
Lactantes de todas as idades   50 μg/dia.

* Dose adequada, estimada quando a dose diária recomendada não pode ser determinada.

• Indicações Terapêuticas do Molibdênio

A principal indicação do uso terapêutico do molibdênio está na prevenção do carcinoma gastresofágico. A lebre foi levantada quando se descobriu que a incidência dos carcinomas de esôfago e de estômago é muito alta na cidade de Li-Chian, situada na província de Ho-Nan, no norte da China. Nesta cidade estes cânceres são cerca de dez vezes mais prevalentes do que no restante da China e 100 vezes mais do que nos Estados Unidos da América.

Estudando este assunto, observou-se que, diferentemente das outras populações, o solo desta região é muito pobre em molibdênio e em outros elementos minerais nutricionais, o que vale dizer que a ingestão do molibdênio também é baixa. Tendo-se constatado o fato, contruiu-se o seguinte raciocínio:

- sabe-se que a ingestão de nitrosaminas, substâncias reputadamente carcinogênicas, pode ser um dos diversos fatores predisponentes ao desenvolvimento do carcinoma gastresofágico;
- os vegetais necessitam do molibdênio para sintetizar a nitrato redutase, uma molibdoenzima indispensável para a conversão dos nitratos do solo a aminoácidos;
- a falta do molibdênio no terreno fará com que as plantas convertam os nitratos do solo em nitrosaminas, ao contrário de utilizá-los para a síntese de aminoácidos, que seria o normal e esperado;
- o consumo alimentar destas plantas resultará em um aumento da exposição da população local às nitrosaminas, predispondo-a ao carcinoma gastresofágico;
- a correção do terreno dos cultivares, com o molibdenato de amônio, melhoraria a produtividade dos alimentos, diminuiria a exposição às nitrosaminas e atenuaria a incidência dos cânceres do estômago e do esôfago.

Isto, porém, não se comprovou, e não ficou claro, também, se a suplementação alimentar com o molibdênio diminuiria a ocorrência do câncer gastresofágico. Ao contrário, um grande estudo intervencionista, administrando 30 μg de molibdênio e 120 mg de vitamina C aos habitantes de Li-Chian, por um período superior a 5 anos, não mostrou nenhum decréscimo na incidência de qualquer tipo de câncer entre os moradores desta cidade.

O molibdênio é considerado um poderoso antioxidante porque o ácido úrico, fruto da ação enzimática da molibdoenzima xantina oxidase, é um poderoso varredor do radical livre hidroxila e do oxigênio singular. Ainda é considerado um agente anticárie, conforme um trabalho realizado na Inglaterra, onde o grupo de crianças que ingeriam menos molibdênio apresentava 20% mais cáries dentárias do que as crianças que consumiam mais molibdênio.

• Fontes de Molibdênio

O estudo anual da dieta típica norte-americana indica que a ingestão alimentar diária de molibdênio está em torno de 76 μg diários, entre as mulheres, e ao redor de 109 μg diários, entre os homens, muito acima, portanto das doses nutricionais recomendadas. As principais fontes alimentares de molibdênio são as leguminosas, como os feijões, lentilhas e ervilhas. Os cereais integrais e as nozes são considerados fontes razoáveis de molibdênio, enquanto os produtos de origem animal, as frutas e a maioria das verduras são, em geral, provedores pobres deste mineral.

A quantidade de molibdênio nos alimentos de origem vegetal varia muito, porque a quantidade deste mineral também varia consideravelmente no solo, além de depender de outros fatores ambientais (que não descobri quais sejam).

Entre os alimentos de origem animal, calcula-se que a carne de porco, a carne de carneiro e o fígado contenham, aproximadamente, 1,5 parte por milhão de molibdênio, ou seja, 0,0015 μg por quilograma, o que significa 0,00015 μg por porção de 100 g.

Os suplementos nutricionais de molibdênio habitualmente o contêm sob a forma de molibdato de sódio ou molibdato de amônio. As prescrições ortomoleculares costumam conter o molibdênio metalosato. Metalosato é o metal quelado com proteínas de baixo peso molecular, ao contrário do quelato, que é o mineral ligado a aminoácidos.

• Cuidados com o Uso do Molibdênio

A toxicidade dos compostos do molibdênio é relativamente baixa nos seres humanos. Nos ruminantes, o excesso de molibdênio pode causar diarreia, anemia, retardo do crescimento e acromotriquia (descoloração dos pelos). A LD50, dose letal para 50% dos animais, de ratos é de 180.000 μg por kg (180 mg/kg). Nos seres humanos, observou-se que os trabalhadores expostos à poeira de molibdenita apresentam níveis séricos de ácido úrico e de ceruloplasmina elevados. Há também um relato da ocorrência de artrite gotosa em uma população da Armênia que consome, na alimentação, 10.000 a 15.000 μg diários de molibdênio.

Diversos outros trabalhos, investigando a ingestão de doses maiores que 1.500 μg diários deste elemento, não encontraram alterações nos níveis sanguíneos e urinários do ácido úrico. Apenas uma publicação citou a ocorrência de toxicidade aguda atribuída ao molibdênio; tratava-se de um homem que ingeriu 13.500 μg de molibdênio em 18 dias (300 a 800 μg/dia) e desenvolveu uma psicose aguda, com alucinações, convulsões e outros sintomas neurológicos menores. Entretanto, um trabalho bem controlado, realizado com rapazes, aos quais foi administrado o molibdênio em doses variando de 22 a 1.490 μg diários, por 24 dias, não demonstrou nenhum efeito adverso digno de nota.

Por encontrar algumas evidências, ainda que fracas, de que o excesso de molibdênio pode provocar algumas alterações na saúde de indivíduos hígidos, o Conselho de Alimentos e Nutrição do Instituto de Medicina norte-americano estabeleceu as doses máximas toleráveis para este mineral. Para determinar estas doses, este conselho escolheu, como o índice mais sensível da toxicidade do molibdênio, a influência deste metal sobre a função reprodutiva dos ratos, aplicando um discutível fator de correção, por se tratarem de dados obtidos com animais e utilizados em seres humanos. Deste modo, as doses máximas toleráveis para o molibdênio ficaram assim estabelecidas:

Bebês de 0 a 12 meses de idade	Não foi possível estabelecer*.
Crianças de 1 a 3 anos de idade	300 µg/dia.
Crianças de 4 a 8 anos de idade	600 µg/dia.
Crianças de 9 a 13 anos de idade	1.100 µg/dia.
Adolescentes de 14 a 18 anos	1.700 µg/dia.
Adultos maiores de 19 anos	2.000 µg/dia.

* Ficando determinado que as quantidades ingeridas devem ser aquelas normalmente presentes nos alimentos e nas preparações lácteas apropriadas.

Apenas em ratos se observou uma interação medicamentosa do molibdênio, inibindo o metabolismo hepático do acetaminofen. O excesso de molibdênio provoca a deficiência de cobre nos animais ruminantes. Os compostos formados pelo enxofre e o molibdênio, os tiomolibdatos, inibem a absorção intestinal do cobre nestes animais. Esta interação dos tiomolibdatos com o cobre não ocorre, de modo significante, nos seres humanos.

Um único trabalho publicado refere o aumento da excreção renal de cobre com a ingestão de 500 a 1.500 µg diários de molibdênio proveniente do sorgo; por outro lado, um outro estudo, posterior e muito bem construído, realizado com jovens saudáveis, não encontrou nenhum efeito do molibdênio, em doses superiores a 1.500 µg por dia, sobre o estado nutricional do cobre. Podemos inferir, portanto, que o molibdênio pode não servir como o apregoado recurso terapêutico para o tratamento do excesso de cobre, ou doença de Wilson. Ao contrário, o cobre diminui a absorção do molibdênio e é empregado para o tratamento do excesso de molibdênio, tanto na medicina humana quanto na veterinária.

Ainda com relação às interações nutricionais, não queremos deixar de mencionar o tungstênio, cogitado por alguns como um nutriente oligoelementar, que inibe o molibdênio por competição bioquímica, e a sua ação sinérgica com o flúor no metabolismo ósseo e dentário.

Níquel

O níquel é um elemento metálico, de símbolo químico Ni, número atômico 28 e massa atômica 58,6934(2) g.mol^{-1}. Trata-se de um metal do grupo de transição, duro, dúctil, resistente à corrosão e que se torna branco-prateado após intenso polimento. Como o alumínio, o cromo e o titânio, também o níquel é um elemento muito reativo, apesar de, na atmosfera, sob condições normais de pressão e temperatura, reagir muito lentamente. É exatamente por esta propriedade de se oxidar muito lentamente que o níquel se tornou conhecido nas moedas, como metal de revestimento do ferro e do latão e na prata germânica, uma liga metálica de cobre e níquel, no Brasil conhecida como alpaca, muito empregada nos talheres de antanho. Esta mesma característica o levou a ser empregado na fabricação do aço inoxidável, tão comum nos dias de hoje.

O níquel é, ainda, um metal com propriedade magnética, sendo um material magnetostritivo, o que significa que, sob a ação de um campo magnético, ele apresenta uma alteração do seu volume. No caso do níquel, ocorre uma constrição do seu volume, denominada magnetostrição negativa. O estado oxidativo do níquel é, geralmente, +2, porém, existem complexos de níquel 0, +1, +3, e +4, especulando-se ainda a existência do estado oxidativo +6.

A unidade cristalina do níquel é um cubo de 0, 352 nanômetros de lado, o que o torna um dos elementos mais estáveis da natureza. O seu isótopo Ni^{62}, com 28 prótons e 34 nêutrons, é o elemento mais estável do universo, o que faz dele o produto final de muitas reações nucleares e justifica a sua relativa abundância no cosmo. O níquel já é conhecido da humanidade há muito tempo, podendo-se rastrear o seu uso até o ano 20 antes de Cristo, quando os sírios já fabricavam objetos de níquel com quase 100% de pureza. Existem alguns manuscritos chineses que se referem ao pai-tung, o cobre branco, utilizado entre 1700 e 1400 a.C. O nome níquel provém do alemão *kupfernickel*, que significa cobre falso, ou cobre do diabo, porque *nickel* também era o nome de um espírito do mal da mitologia germânica.

• Funções Bioquímicas do Níquel

O níquel exerce numerosas funções biológicas entre os microrganismos e os vegetais, apesar de isto ter sido descoberto apenas na década de 1970. Dentre as enzimas que contêm o níquel, destacamos:

- a coenzima níquel-tetrapirrólica F430, presente na metil-coenzima-M-redutase dos microrganismos que produzem metano;
- a monóxido de carbono desidrogenase, que consiste em um grupo químico contendo ferro, níquel e enxofre;
- as níquel-ferro-hidrogenases e outras hidrogenases, que oxidam o hidrogênio molecular;
- a urease, que hidrolisa a ureia;
- alguns tipos de superóxido dismutase;
- as glioxalases, que inativam o metilglioxal e outros aldeídos produzidos pelo metabolismo dos xenobióticos;

- a acetil-coenzima-A sintetase;
- a ribonuclease-A e muitas outras.

O níquel metálico é mal absorvido pelo trato gastrintestinal, já os sais de níquel o são no intestino delgado, principalmente por transporte ativo, mas também por difusão passiva. A fração dos sais de níquel absorvida, em jejum, varia entre 20 a 25%, porém, cai a menos de 1% se a dose for ingerida com uma refeição ou com a vitamina C. O chá e o café também inibem a absorção do níquel.

No sangue, liga-se à albumina, às globulinas e aos aminoácidos, especialmente à histidina, distribuindo-se por todos os tecidos, especialmente aos ossos, pulmões, rins, fígado e às glândulas endócrinas. O níquel pode ser encontrado no leite materno, na saliva e dosado nas unhas e nos cabelos. Nos roedores, o níquel pode ser transferido à prole através da placenta. O níquel não absorvido é excretado pelas fezes, juntamente com uma pequena fração excretada pela bile. A principal via de eliminação do níquel ocorre através da urina, sob a forma de complexos de baixo peso molecular. O níquel também é excretado pelo suor.

A similaridade química do níquel com o ferro e o cobalto faz supor uma atividade bioquímica maior do que a conhecida nos seres humanos, especialmente sobre o metabolismo hematopoético. Osman Gioia alude a ação do níquel, assim como a do cobalto, sobre a função exócrina do pâncreas e, como o cobre e o zinco, sobre o efeito hipoglicemiante da insulina. Acredita-se, ainda além, que o níquel seja um fator coenzimático no metabolismo do propionato dos aminoácidos de cadeia ramificada e dos ácidos graxos de cadeia carbônica ímpar.

• Carência de Níquel

Não existem relatos de carência de níquel nos seres humanos, porém observou-se que a deficiência da vitamina B_{12} aumenta a necessidade de níquel, tanto no homem quanto nos animais. Nos animais, a deficiência de níquel está relacionada com atraso do crescimento, alterações da função reprodutora e com a redução da hematopoese. Nas galinhas, a privação do níquel provoca diminuição do crescimento. Pesquisas com ratos mostraram que a carência de níquel provoca atraso do crescimento, anemia, diminuição da função oxidativa hepática, aumento da mortalidade perinatal, uma pelagem áspera e seca, dermatites, atraso da puberdade e má absorção do zinco. A exclusão experimental do níquel da dieta do gado ovino, caprino, porcino e bovino provoca anemia e atraso do crescimento. Entre os caprinos e os suínos observou-se, também, uma diminuição da capacidade reprodutiva e, ainda, entre os caprinos, a alteração dos estados nutricionais de cálcio, ferro, zinco e vitamina B_{12}.

• Doses Nutricionais Recomendadas para o Níquel

Não existem doses nutricionais estabelecidas para o níquel. Calcula-se que o homem ingira, na sua alimentação, uma média de 130 µg por dia. Em 1997, estimou-se que 97,5% da população americana consumiam 210 µg diários de níquel. A água potável fornece, ao homem, um máximo de 40 µg de níquel por dia. Os suplementos alimentares disponíveis comercialmente fornecem mais de 5 µg diários de níquel.

Somando-se estas informações (130 + 40 + 5), estimou-se o consumo diário de níquel em 175 µg diários e estabeleceu-se a dose máxima tolerável em 260 µg por dia (210 + 40 + 5 + 5 de lambujem).

• Indicações Terapêuticas do Níquel

Não existem, atualmente, indicações terapêuticas formais para o níquel. Alguns autores o recomendam como auxiliar no tratamento das anemias, das enfermidades infecciosas, dos diversos estados carenciais e na convalescença.

• Fontes de Níquel

O níquel alimentar é obtido, principalmente, dos grãos dos vegetais leguminosos, nos quais está ligado aos fitatos, e da aveia. A concentração de níquel em uma porção, de 100 g, destes alimentos está estimada em 18 µg. As nozes são fontes alimentares especialmente ricas de níquel, apresentando cerca de 177 µg em uma porção de 100 g. Os derivados do cacau podem conter até 1.000 µg de níquel em 100 g do produto. Nas margarinas hidrogenadas e nas gorduras *trans* dos alimentos processados industrialmente o níquel também está presente, em pequenas quantidades, pois este metal é utilizado como catalisador na fabricação destas gorduras.

Os poucos suplementos minerais de níquel existentes no mercado contêm 5 µg por dose. Não se deve esquecer que o níquel, ainda, pode ser absorvido pela pele em contato com objetos niquelados e moedas.

• Cuidados com o Uso do Níquel

O níquel pode ser tóxico se inalado ou absorvido pela pele, podendo desencadear, principalmente, alergias. Este tipo de exposição ao níquel costuma ter razão ocupacional. A estrutura atômica do níquel favorece a sua reação com peptídeos e proteínas, formando haptenos, que desencadeiam o processo alérgico.

A inalação crônica dos compostos de níquel aumenta o risco para o câncer de pulmão, pela ligação do níquel com as histonas proteicas, gerando radicais livres de oxigênio lesivos ao DNA (ácido desoxirribonucleico). Outros mecanismos que explicam a oncogenicidade do níquel são a inibição do reparo cromossômico, a interferência na sinalização celular e com os fatores de transcrição genética, e a influência no metabolismo do cálcio.

Os principais sintomas e sinais de uma intoxicação pelo níquel são náusea, vômitos, desconforto abdominal, diarreia, hemianopsia passageira, cefaleia, tosse e sibilos. Os sintomas gastrintestinais são devidos mais ao efeito irritativo do níquel do que à toxicidade propriamente dita. Em animais de laboratório, o níquel pode desencadear efeitos colaterais com dosagens que variam de 5.000 a 10.000 µg/kg de peso corpóreo, por dia.

A menor dose de níquel relacionada com efeitos colaterais, nos seres humanos, foi de 50 µg/kg de peso corporal (3.500 µg para uma pessoa de 70 kg), dependendo muito da sensibilidade de cada um. Doses de 600 µg podem desencadear eczema em indivíduos já sensibilizados. As pessoas alérgicas ao níquel não devem receber nenhuma suplementação com este mineral, pois, mesmo a quantidade presente na dieta normal é suficiente para desencadear a alergia.

Por outro lado, T. Menne e H. I. Maibach, em 1991, revisaram 12 trabalhos sobre o níquel, publicados entre 1975 e 1988, e concluíram que existe uma dose oral mínima, necessária para desencadear a dermatite nos indivíduos sensibilizados. Uma minoria de pacientes alérgicos ao níquel reagiu às doses menores do que 1.250 µg, mas a maioria reagiu às doses orais maiores do que 5.500 µg.

Nós, humildemente, concordamos com K. Kaaber e cols., na afirmação de que os pacientes alérgicos ao níquel não devem receber suplementação alimentar com este metal e, indo ainda mais longe, acrescentamos que estes doentes devem evitar a ingestão dos alimentos, sabidamente, mais propensos ao acúmulo deste mineral, como os mencionados no tópico sobre as fontes de níquel.

Estudos em animais, ratos e cães Beagle, recebendo até 125.000 µg de sulfato hexa-hidratado de níquel, por quilograma de peso corporal, por dia, durante 2 anos, mostraram, em relação aos grupos-controles, uma diminuição do peso corporal, hipertrofia cardíaca e hipotrofia hepática. Um aumento do peso renal ocorreu apenas nos cães. Em nenhuma das duas espécies animais ocorreram alterações nos exames hematológicos, urinários e histológicos. Nos ratos que receberam doses maiores de 50.000 µg diários, por quilo de peso, aconteceu um aumento na natimortalidade da prole.

Quando o níquel é absorvido em grande quantidade, ele pode prejudicar a absorção e a utilização do ferro. Analogamente, indivíduos sideropênicos apresentam uma maior absorção intestinal de níquel. O níquel também interage com o metabolismo do magnésio, mas esta interação não parece ser nociva. O selênio é um antagonista do níquel e a pectina inibe a absorção intestinal do níquel, ambos são empregados quando há intoxicação por este metal, acrescidos de altas doses de vitamina C, vitamina E e aminoácidos sulfurados.

Potássio

O potássio é o elemento químico de símbolo K, do latim *kalium*, que, por sua vez, deriva da palavra árabe *qaliy*, a qual significa freixó calcinado. Freixó é uma árvore. Daí provém a palavra álcali, *al qaliy*. O nome potássio advém do inglês *potassium*, que resulta do nome, também inglês, *potash*, dado ao material alcalino obtido pela calcinação da madeira e das folhas das árvores. Daí o nome *potash*, de *pot* e *ash*, literalmente pote de cinzas, e potassa, que pode ser o hidróxido de potássio (KOH) ou o carbonato de potássio (K_2CO_3). A massa atômica do potássio é 39,0983(1)g.mol^{-1} e o seu número atômico 19. É um metal alcalino macio, branco-prateado, que aparece, nos oceanos e em muitos minérios, ligado a outros elementos.

O potássio oxida-se muito rapidamente em contato com a atmosfera e é muito reativo na água, gerando calor suficiente para queimar o hidrogênio da água. Por este motivo, o potássio nunca é encontrado na forma livre e, por ser muito eletropositivo, é muito difícil de isolá-lo dos seus minerais. O potássio metálico puro é obtido pela eletrólise do seu sal hidróxido e por intermédio do processamento térmico do cloreto de potássio. É o hidróxido de potássio o sal empregado nos aparelhos dos anestesistas para remover o dióxido de carbono do circuito.

Em diversos aspectos o sódio e o potássio são muito semelhantes. O potássio representa cerca de 1,5% da crosta terrestre, ocupando o 70º lugar entre os seus elementos. Ocupa o penúltimo lugar na escala de densidade dos metais; menos denso do que o potássio apenas o lítio. É tão macio que se pode cortá-lo com uma faca e, ao ser cortado, apresenta uma bonita aparência prateada que se oxida rapidamente, tornando-se cinza e sem brilho. A chama do potássio aquecido apresenta uma bonita e característica coloração violeta-pálida, a qual pode ser admirada na Figura 8.129 e utilizada para a sua identificação na espectrometria. O potássio é um nutriente mineral vital a todos os animais e vegetais.

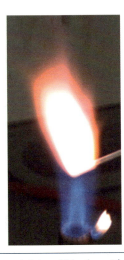

Figura 8.129 – *Chama violeta pálida do potássio.*

• Funções Bioquímicas do Potássio

A quantidade de potássio no organismo humano é de cerca de 0,25% do peso corporal, o que significa que um indivíduo de 70 kg contém 175 g deste mineral.

Seguindo a absorção intestinal, o potássio é distribuído por todos os tecidos corporais, na proporção de 90% para o compartimento intracelular, 1% para o líquido transcelular, 1% para o líquido intersticial e linfa, 0,5% para o plasma sanguíneo, 0,5% para o tecido conjuntivo denso e cartilagem e 7% para o tecido ósseo. A sua excreção se dá principalmente pela urina, 90%, e pelas fezes, 10%.

O potássio é um eletrólito catiônico muito importante para o equilíbrio osmótico entre o meio intracelular e o líquido extracelular e para o controle das funções das membranas celulares, especialmente na despolarização dos neurônios e na contração muscular.

É o cátion que se apresenta em maior concentração no interior das células animais, ao contrário do sódio, que é o cátion mais abundante no fluido extracelular. O teor de potássio no interior da célula é cerca de 30 vezes maior que o extracelular, enquanto o teor de sódio intracelular é mais de dez vezes menor que o do líquido intersticial.

Esta diferença de concentrações iônicas entre o sódio e o potássio, através das membranas celulares, cria um gradiente eletroquímico denominado potencial de membrana. Este potencial de membrana é mantido por bombas iônicas proteicas, constituintes das membranas celulares, das quais a mais importante é a bomba de sódio-potássio, também denominada sódio-potássio-adenosina-trifosfatase (Na-K-ATPase). Estas bombas necessitam da energia, fornecida pelo ATP (adenosina trifosfato), para transferir os cátions de um lado para outro da membrana celular. Observe no diagrama simplificado da Figura 8.130 o funcionamento da bomba de sódio-potássio: uma molécula do trifosfato de adenosina fornece energia suficiente para bombear três íons de sódio para fora da célula, em troca de dois íons de potássio, que entram na célula.

Estima-se que a energia consumida para a atividade das bombas de sódio-potássio, de todo o organismo, corresponda a 20 a 40% do gasto energético basal de um adulto de 70 kg de peso, o que enfatiza a importância desta função para a manutenção da vida. A explicação para este gasto energético, tão alto, está na observação de que a bomba de sódio-potássio não permite a passagem de partículas maiores do que 15 Angstrons. Acontece, porém, que, apesar de os íons sódio e potássio terem um diâmetro muito menor do que esse, respectivamente 1,9 Å e 2,66 Å, eles carregam consigo um séquito de moléculas de água, o que os torna impermeáveis à membrana celular. Justamente a desidratação destes íons é que consome energia, 72 kcal por moleculagrama de sódio e 55 kcal por moleculagrama de potássio, porque o sódio agrega mais moléculas de água do que o potássio. O estrito controle funcional do potencial de membrana pela sódio-potássio-adenosina-trifosfatase garante a transmissão dos impulsos nervosos, a contração muscular e o ritmo cardíaco.

Além da sódio-potássio-adenosina-trifosfatase que requer, além do sódio, o potássio como cofator enzimático, poucas outras enzimas necessitam do potássio para a sua ativação, entre elas se destaca a piruvato-cinase, essencial para o metabolismo dos hidratos de carbono. Rememore a via glicolítica e a síntese do ATP na Figura 8.131.

O potássio ainda é um importante fator na regulação do equilíbrio ácido-básico dos eritrócitos, através de três sistemas-tampões:

- sistema hemoglobina reduzida/hemoglobinato de potássio,
- sistema oxiemoglobina/oxiemoglobinato de potássio e
- fosfato ácido de potássio/fosfato alcalino de potássio.

Uma característica interessante do potássio na área da otorrinolaringologia é que ele pode despertar três tipos diferentes de sensações do paladar, dependendo da sua concentração nas soluções. As soluções mais leves de potássio proporcionam um sabor adocicado, como o do leite e dos sucos de frutas, conforme as concentrações dos cátions de potássio se elevam, o gosto se torna mais amargo e alcalino e, nas grandes concentrações o paladar torna-se salgado.

• Carência de Potássio

A carência de potássio é caracterizada pela baixa concentração plasmática de potássio, denominada hipocalemia. A causa mais comum da hipocalemia é a perda excessiva de potássio, que pode acontecer por episódios repetidos de vômito, pelo uso de alguns tipos de diuréticos, em decorrên-

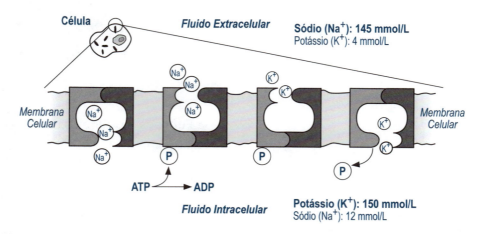

Figura 8.130 – *Bomba de sódio e potássio, Na-K-ATPase.*

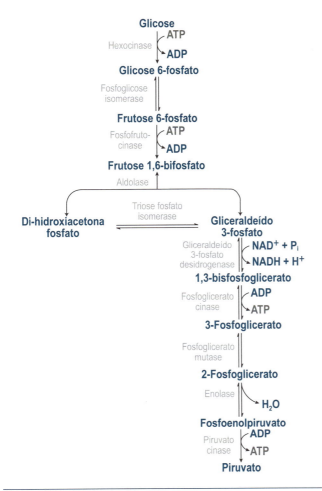

Figura 8.131 – *Síntese do ATP, adenosina trifosfato, a partir da glicose.*

cia de algumas formas de doenças renais e por alterações do metabolismo.

Os sintomas da hipopotassemia estão relacionados com as duas enzimas já mencionadas e, portanto, com as alterações do potencial de membrana e do metabolismo celulares. Os sinais e sintomas da hipocalemia, por conseguinte, incluem a fadiga, a fraqueza muscular, o edema, a sede, a pele seca, as cãibras e a paralisia intestinal, a qual pode evoluir para a distensão abdominal, a obstipação e as cólicas abdominais. Caso a hipopotassemia se agrave, é possível ocorrerem paralisia muscular e arritmias cardíacas, que podem ser fatais.

As situações clínicas mais frequentemente relacionadas com a hipocalemia são o emprego dos diuréticos espoliadores de potássio, como os tiazídicos e a furosemida; o etilismo; as crises severas de vômito ou diarreia; o abuso de laxantes; a anorexia nervosa; a bulimia; a carência de magnésio e a insuficiência cardíaca congestiva.

O consumo crônico de grandes quantidades de alcaçuz negro também pode, em raras ocasiões, provocar a hipocalemia. Isto porque o ácido glicirrízico, contido no alcaçuz, apresenta um efeito fisiológico semelhante ao da aldosterona, o hormônio da glândula suprarrenal que aumenta a excreção urinária de potássio. Habitualmente, as dietas com baixos teores de potássio não determinam a hipocalemia, entretanto, as pesquisas indicam que a insuficiência alimentar de potássio aumenta o risco para o desenvolvimento de diversas doenças crônicas.

• Doses Nutricionais Recomendadas para o Potássio

Não foi possível determinar as doses nutricionais recomendadas para o potássio, assim o Conselho de Alimentos e Nutrição do Instituto de Medicina norte-americano estabeleceu as doses adequadas para este nutriente, calculadas sobre as quantidades ingeridas de potássio associadas a níveis normais de pressão arterial, a uma sensibilidade reduzida ao sal de cozinha e ao risco mínimo de litíase renal. Deste modo, as doses adequadas para a ingestão de potássio vão assim elencadas:

Bebês até 6 meses de idade	400 mg/dia.
Bebês de 7 até 12 meses de idade	700 mg/dia.
Crianças de 1 a 3 anos de idade	3.000 mg/dia.
Crianças de 4 a 8 anos de idade	3.800 mg/dia.
Crianças de 9 a 13 anos de idade	4.500 mg/dia.
Adolescentes dos 14 aos 18 anos de idade	4.700 mg/dia.
Adultos maiores de 19 anos de idade	4.700 mg/dia.
Gestantes dos 14 aos 50 anos de idade	4.700 mg/dia.
Lactantes dos 14 aos 50 anos de idade	5.100 mg/dia.

• Indicações Terapêuticas do Potássio

Os hábitos alimentares da civilização moderna são muito diferentes da dieta alimentar dos homens pré-históricos, a qual persiste, apenas, em alguns povos primitivos que permanecem isolados. Uma, entre tantas diferenças nutricionais, é a ingestão diária de sal de cozinha, que, na civilização industrializada, é, em bases molares, cerca de três vezes maior do que a ingestão do potássio. Nas culturas primevas o consumo do cloreto de sódio era sete vezes menor do que a ingesta de potássio. A insuficiência alimentar relativa do potássio, na dieta moderna, pode estar envolvida na fisiopatologia de algumas doenças crônicas, entre elas a hipertensão, a osteoporose e a litíase urinária, além dos acidentes vasculares.

Vários e importantes estudos epidemiológicos têm sugerido que uma maior ingestão de potássio está associada a um menor risco de acidente vascular cerebral. Um trabalho prospectivo, acompanhando mais de 43.000 homens por um período de 8 anos, demonstrou que os indivíduos que estavam no quintil mais alto da ingestão de potássio, cerca de 4.300 mg diários, apresentaram somente 62% da probabilidade de apresentarem um derrame cerebral, mostrada por aqueles que se encontravam no quintil mais baixo, ingerindo uma média de 2.400 mg diários de potássio. Esta associação inversa foi mais evidente entre os hipertensos.

Outro estudo prospectivo semelhante, realizado com 85.000 mulheres acompanhadas por quatorze anos, entretanto, mostrou uma relação inversa muito mais modesta entre a ingestão de potássio e o acidente vascular cerebral.

Ainda um outro trabalho, seguindo 9.000 pessoas por cerca de 16 anos, demonstrou que o consumo de potássio está inversamente relacionado com o acidente vascular cerebral somente entre os negros e os hipertensos. Considerando-se ambos os sexos, os negros analisados realmente ingeriam muito menos potássio do que os brancos, 1.606 contra 2.178 mg diários. Dados mais recentes, de uma mesma população, indicam que os indivíduos que ingerem mais de 1.352 mg diários de potássio apresentam somente 72% da probabilidade de sofrer um acidente vascular cerebral, apresentada pelos consumidores de quantidades menores do que esta. Juntando todos estes dados epidemiológicos em um mesmo saco, podemos concluir que um modesto aumento no consumo de frutas e verduras, alimentos naturalmente ricos em potássio, pode reduzir, significativamente, a incidência dos acidentes vasculares cerebrais, sobretudo entre os hipertensos e os carnívoros.

Com relação à osteoporose, quatro trabalhos transversais cruzados mostraram uma associação positiva entre o consumo dietético de potássio e a densidade mineral óssea das mulheres na pré-menopausa, na perimenopausa, na pós-menopausa e nas anciãs. Nestes trabalhos, a ingestão alimentar média de potássio estava entre 3.000 e 3.400 mg diários, as ingestões maiores estavam acima de 6.000 mg diários, e as menores, situadas entre 1.400 e 1.600 mg diários. Nos quatro trabalhos a densidade mineral óssea associou-se, positiva e significativamente, com o consumo de frutas e verduras.

Outro trabalho, único, avaliando as alterações da densidade mineral óssea no decorrer de 5 anos, demonstrou que uma dieta rica em frutas e verduras, vale dizer rica em potássio, está associada a uma significante diminuição da perda óssea dos quadris masculinos, mas não nos femininos. Vale também observar que os alimentos ricos em potássio também são ricos em precursores dos íons bicarbonato, que agem como tampões dos ácidos orgânicos. A dieta ocidental moderna tende a ser relativamente pobre em fontes alcalinas, as mesmas frutas e verduras, e ricas em fontes ácidas, como a carne de boi, os queijos e os peixes. Caso os íons bicarbonato sejam insuficientes para manter o equilíbrio ácido-básico (pH) do corpo, neutralizando os ácidos provenientes da dieta e gerados pelo metabolismo, o próprio organismo mobiliza sais alcalinos de cálcio, removidos do esqueleto.

Esta afirmação está respaldada em um estudo realizado com mulheres na pós-menopausa, às quais foi administrado o bicarbonato de potássio, o qual, por sua vez, determinou a diminuição da acidez urinária, a redução da excreção renal de cálcio e a queda dos marcadores da reabsorção óssea, ao mesmo tempo em que elevou os biomarcadores da neoformação óssea. O consumo adequado de frutas e verduras reduz a proporção ácida da dieta e coopera para a preservação dos ossos intactos.

Uma dieta alcalina, rica em potássio, plena de frutas e verduras, diminui a excreção urinária de cálcio e, ao contrário, uma dieta ácida, pobre em potássio, aumenta a calciúria. A hipercalciúria é um fator de risco para o desenvolvimento de cálculos renais, fato comprovado nos indivíduos que apresentam antecedentes de litíase urinária e que adotam uma dieta ácida.

Um grande estudo prospectivo, avaliando mais de 45.000 homens, por um período de 4 anos, demonstrou que aqueles que ingeriam mais de 4.042 mg diários de potássio apresentaram apenas a metade da probabilidade de manifestarem os sintomas de uma calculose renal, em comparação com os homens que consumiam menos que 2.895 mg por dia.

Outro trabalho semelhante, este seguindo mais de 90.000 mulheres, durante mais de 12 anos, observou que as senhoras que se encontravam no mais alto quintil de ingestão de potássio, cerca de 3.458 mg diários, apresentaram somente 65% da probabilidade de desenvolver litíase renal sintomática, em relação àquelas do mais baixo quintil, ao redor de 2.703 mg de potássio por dia. Nestes dois trabalhos prospectivos, a fonte alimentar de potássio foi, quase exclusivamente, proveniente de frutas e verduras.

Diversos estudos indicam que as populações que consomem uma dieta rica em potássio apresentam a pressão arterial em níveis mais baixos do que os grupos populacionais que ingerem uma alimentação pobre em potássio. Os dados coletados de mais de 17.000 adultos, que participaram do NHANES III, do inglês *Third National Health and Nutrition Examination Survey*, ou, em português, Terceiro Levantamento Nacional para a Avaliação da Saúde e Nutrição, mostraram que um alto consumo alimentar de potássio está associado a pressões significativamente mais baixas.

O estudo DASH, *Dietary Approaches to Stop Hypertension*, Proposta Alimentar para Deter a Hipertensão, em português, comprovou os efeitos benéficos da dieta rica em potássio no tratamento e na prevenção da hipertensão arterial. Neste trabalho comparou-se uma dieta-controle, ofertando apenas 3,5 porções diárias de verduras e frutas mais 1.700 mg diários de potássio, com outra dieta, esta servindo 8,5 porções de frutas e verduras mais 4.100 mg de potássio por dia. O resultado foi que a dieta mais rica em potássio diminuiu as pressões arteriais, sistólica e diastólica, em uma média de 2,8:1,1 mmHg entre os normotensos e de 7,2:2,8 entre os hipertensos. Ainda no estudo DASH, acrescentando-se 800 mg diários de cálcio à dieta, houve um efeito sinérgico, diminuindo ainda mais as pressões sistólica e diastólica dos participantes.

Em 1997, foi realizada uma metanálise de 33 trabalhos controlados e randomizados, envolvendo 2.609 pessoas, voltados ao estudo dos efeitos do consumo de suplementos de potássio sobre a tensão arterial. A principal forma de apresentação do potássio nesta metanálise foi o cloreto. A ingestão adicional de potássio, na ordem de 2.300 a 3.900 mg diários, redundou em uma leve, mas significante, queda da pressão arterial. Cerca de 1,8:1,0 mmHg entre os normotensos e de 4,4:2,5 entre os hipertensos (sistólica:diastólica). A análise dos subgrupos mostrou que o efeito hipotensor do potássio foi mais pronunciado entre os indivíduos que ingeriam as maiores quantidades de sal de cozinha e naquelas pesquisas nas quais a raça negra predominava.

Ainda com relação à raça, uma pesquisa envolvendo 150 chineses, de ambos os sexos, hipertensos leves e moderados, mostrou que a administração de uma quantidade modesta de potássio, 500 mg diários, por 12 semanas, foi suficiente para uma redução significativa, de 5 mmHg, da pressão arterial sistólica, quando comparada ao placebo. Não houve alteração significativa da pressão diastólica entre estes chineses. A explicação do efeito hipotensor do potássio está no fato de que a secreção tubular renal do potássio deprime acentuadamente a troca do sódio pelo hidrogênio, no mesmo túbulo renal. Isto provoca a eliminação de uma urina alcalina, com poucos íons hidrogênio, e contendo íons de sódio, que levam consigo a água extracelular (Conforme R. W. Berliner e cols., citado por Gilbert H. Mudge em Goodman & Gilman).

- **Fontes de Potássio**

Como já mencionamos por diversas vezes, as fontes mais ricas de potássio são os vegetais, destacadamente as frutas e as verduras. Os vegetarianos consomem grandes quantidades de potássio, cerca de 8.000 a 11.000 mg por dia. A média diária do consumo alimentar de potássio, na população adulta norte-americana, está entre 2.300 mg, entre as mulheres, e 3.100 mg, entre os homens. O conteúdo de potássio em alguns alimentos, considerados boas fontes de potássio, está na Tabela 8.31.

Os suplementos vitamínicos e minerais disponíveis comercialmente não contêm mais do que 99 mg de potássio por dose. Doses maiores são consideradas terapêuticas e empregadas em situações especiais, necessitando de prescrição médica e monitoramento das concentrações séricas. Os sais de potássio disponíveis comercialmente são o cloreto, o citrato, o gluconato, o bicarbonato, o aspartato e o orotato de potássio.

Nas prescrições ortomoleculares usualmente empregamos o complexo aminoácido de potássio, com 18% de potássio elementar. O cloreto de potássio é usado como substituto do sal de cozinha, para aqueles pacientes sob dietas com restrição de sódio. O principal constituinte do fermento químico, usado em nossas cozinhas, é o tartarato sódico de potássio, $KNaC_4H_4O_6$, industrialmente conhecido como sal de Rochelle.

Em muitos países é empregado, como melhorador da massa dos pães, o bromato de potássio, $KBrO_3$. O uso deste sal foi banido do nosso país, e em outros, por ser potencialmente oncogênico. A sua presença, no rótulo dos produtos de panificação, pode ser reconhecida pela sigla E924. Este

Tabela 8.31
Fontes Nutricionais de Potássio

Alimento	Porção	Potássio
Abacate	1 médio	770 mg
Abóbora cozida	1/2 xícara (100 mL)	448 mg
Aipo picado	1 xícara (200 mL)	300 mg
Alcachofra cozida	1 média	425 mg
Ameixa seca	1/2 xícara (100 mL)	633 mg
Amêndoa	50 g	372 mg
Banana	1 média	467 mg
Banana nanica brasileira	1 média	630 mg
Batata, cozida com a pele	1 média	721 mg
Cereais integrais com uvas passas	100 g	1.541 mg
Espinafre cozido	1/2 xícara (100 mL)	419 mg
Feijão manteiga (*Phaseolus limensis*) cozido	1/2 xícara (100 mL)	478 mg
Laranja	1 média	237 mg
Laranja Bahia	1 média	365 mg
Leite humano	200 mL	100 mg
Leite de vaca	200 mL	300 mg
Melaço	1 colher de sopa (15 mL)	293 mg
Melão	1 médio	1.770 mg
Repolho picado	1 xícara (200 mL)	230 mg
Semente de girassol	50 g	425 mg
Suco de ameixa	200 mL	622 mg
Suco de laranja	200 mL	415 mg
Suco de tomate	200 mL	469 mg
Tomate	1 médio	273 mg
Uvas passas	1/2 xícara (100 mL)	598 mg

mineral também está presente no bissulfito de potássio, $KHSO_3$, um preservativo de alimentos usado, principalmente, nos vinhos e nas cervejas. Pode ser reconhecido, nos rótulos, como o aditivo E228.

- **Cuidados com o Uso do Potássio**

O cuidado que se deve ter com a administração terapêutica do potássio é não exceder a capacidade da sua excreção renal, do contrário, haverá elevação dos seus teores séricos, a hipercalemia. A dose oral maior do que 18.000 mg, administrada de uma só vez às pessoas não habituadas, pode levar à hipercalemia severa, mesmo nos indivíduos com a função renal normal. A insuficiência renal, aguda ou crônica, o uso de diuréticos poupadores de potássio e o hipoaldosteronismo podem, também, diminuir a eliminação renal do potássio e induzir a hipercalemia.

A hipercalemia ainda pode ser causada pela liberação do potássio intracelular para a circulação, que pode ocorrer durante uma crise de hemólise maciça ou nos grandes traumatismos, como nas queimaduras extensas, nos politraumatismos e nas grandes cirurgias.

Entre os sintomas precoces da hiperpotassemia destacam-se o formigamento e o entorpecimento das extremidades, a fraqueza muscular e os episódios de paralisias musculares frustras. As complicações mais sérias da hipercalemia são a confusão mental e a arritmia cardíaca, que pode provocar a parada cardíaca.

Com relação aos efeitos colaterais das doses terapêuticas de potássio, os sintomas mais comuns são náusea, vômito, desconforto abdominal e diarreia. A prescrição do cloreto de potássio com as refeições ou em cápsulas de desintegração entérica reduz a ocorrência dos efeitos adversos gástricos, porém, as cápsulas entéricas podem provocar úlceras intestinais. Muitas drogas podem interferir com a calemia, ou seja, com a concentração sérica do potássio e, dada a importância médica do fato, destacaremos as principais. Entre os medicamentos que podem levar à hipercalemia:

- diuréticos poupadores de potássio, como a espironolactona, o triantereno e a amilorida;
- inibidores da enzima conversora da angiotensina, como o captopril, o enalapril e o fosinopril;
- bloqueadores dos receptores da angiotensina, como o losartam, o valsartam, o irbesartam e o candesartam;
- anti-hipertensivos dos grupos dos betabloqueadores e dos alfabetabloqueadores;
- drogas anti-inflamatórias não esteroidais, como a indometacina, o ibuprofeno e o cetorolaco;
- agentes anti-infecciosos, como a pentamidina e a associação sulfametoxazol e trimetoprim;
- o anticoagulante heparina;
- glicosídeos miocárdio-estimulantes, como os digitálicos.

Entre as drogas que podem desencadear a hipocalemia:

- agonistas beta-adrenérgicos, como a epinefrina;
- descongestionantes nasais, como a pseudoefedrina e a fenilpropanolamina;
- broncodilatadores, como o albuterol, a terbutalina, o pirbuterol, a isoetarina, o fenoterol, a efedrina, o isoproterenol, o metaproterenol e a teofilina;
- agentes tocolíticos, antiabortivos, como a ritodrina e a nilidrina;

- diuréticos espoliadores de potássio, como a acetazolamida, os tiazídicos, a clortalidona, o indapamide, a metolazona, a quinetazona, a bumetanida, o ácido etacrínico, a furosemida, o torsemide;
- glicocorticoides em doses altas, como a hidrocortisona, a prednisona, a metilprednisolona, a triancinolona, a betametasona, a dexametasona;
- mineralocorticoides como a fludrocortisona;
- medicamentos com efeitos de mineralocorticoide, como o alcaçuz, a carbenoxolona, o gossipol;
- antibióticos como a penicilina, a nafcilina, a carbenicilina, em doses altas;
- outras drogas, como a cafeína, a fenoftaleína, o sulfonato de polistireno sódico.

Dentre os minerais nutrientes, interage com o potássio o sódio e, dentre as vitaminas, as mais envolvidas no metabolismo do potássio estão a B_3 e a B_6.

Selênio

O selênio é o elemento químico, representado pelo símbolo Se, de número atômico 34 e massa atômica 78,96(3) g.mol^{-1}. É um não metal quimicamente relacionado com o enxofre e o telúrio e, na natureza, raramente é encontrado no seu estado elementar. O selênio pode ser encontrado sob várias formas alotrópicas, duas amorfas e uma cristalina:

- a forma vítrea, amorfa, negra, é obtida ao resfriá-lo rapidamente, após a sua fusão a 221 graus Celsius (ºC). O selênio negro volta a fundir-se aos 180ºC e apresenta uma densidade de 4,28 g por centímetro cúbico (g/cm³);
- a forma vermelha, coloidal, é obtida através de reações de redução, tem a densidade de 4,39 g/cm³ e se funde a 221ºC;
- a forma de cor cinza é a mais comum, apresenta estrutura cristalina hexagonal com a densidade de 4,81 g/cm³ e funde-se a 220,5ºC.

O selênio, na sua forma alotrópica cristalina, tem propriedade fotoelétrica, ou seja, converte luz em eletricidade. Abaixo do seu ponto de fusão, é um material semicondutor, e sua condutibilidade elétrica aumenta quando exposto à luz. Em 1817, Jöns Jakob Berzelius deu-lhe o nome de *Selene*, que, em grego, significa Lua, por tê-lo descoberto associado ao já conhecido telúrio, cujo nome em latim, *Tellus*, significa Terra. Em 1941 apareceram as primeiras evidências de que o selênio exerceria alguma função biológica nas aves.

O professor Eric Underwood, uma das maiores autoridades em nutrição mineral na sua época, escreveu, em 1956, no seu livro "Elementos-Traço na Nutrição Humana e Animal", que o interesse pelo selênio se limitava, praticamente, às suas propriedades tóxicas. Porém, em 1962, publicou, na segunda edição da mesma obra, que o selênio acabara de ser descoberto como um nutriente essencial, e, em 1977, novamente escreveu sobre o selênio, desta vez afirmando que ele é um elemento vital para o crescimento, para a fertilidade e para a prevenção de diversas doenças.

Foi, novamente, a experiência veterinária que, pela suplementação oficialmente sancionada do selênio nas rações animais, levou a medicina humana aos primeiros estudos epidemiológicos sobre o selênio.

• **Funções Bioquímicas do Selênio**

As algas azuis foram os primeiros organismos capazes de promover a fotossíntese do oxigênio, envenenando a atmosfera de então, há mais de três bilhões de anos. Estas algas já se utilizavam do selênio e do iodo como coenzimas das suas peroxidases, protegendo-se dos efeitos deletérios do oxigênio. De fato, ainda hoje, um grande número de algas marinhas, azuis, verdes, marrons e vermelhas, acumula enormes quantidades de selênio e iodo e, desde então, a maioria das formas de vida se utiliza do selênio como elemento protetor antioxidante, com exceção de algumas plantas.

Alguns vegetais acumulam o selênio em proporções tóxicas, apenas como forma de defesa, para não serem comidas pelos animais. Estas plantas incorporam o selênio nos compostos que usualmente conteriam o enxofre. Alguns exemplos destes vegetais são as plantas dos gêneros *Oxytropis* e *Astragalus*, tóxicas para equinos e bovinos. Marco Polo já descrevia uma planta que, se ingerida pelos cavalos, fazia-lhes perder os cascos.

Para o homem, o selênio é um oligoelemento essencial e que também pode ser tóxico se ingerido em maiores quantidades. O selênio é absorvido no intestino delgado e distribuído para todo o organismo, concentrando-se, principalmente, nos rins, fígado, no cabelo, no pâncreas, na hipófise, nas suprarrenais e, em menor quantidade, no sangue e nos músculos.

A sua excreção ocorre pelo sistema urinário, especialmente sob a forma de metabólitos do selênio, notadamente o trimetil de selenônio. Nos casos de ingestão exagerada de selênio, ele também é eliminado pelos pulmões, através do seu metabólito volátil dimetil selenido.

Homens e animais necessitam do selênio para a função de numerosas enzimas, denominadas selênio-dependentes ou selenoproteínas. Para a síntese das selenoproteínas o selênio toma o lugar do enxofre na cisteína, formando a selenocisteína, a qual, por sua vez, é incorporada a uma sequência específica de aminoácidos, de modo a constituir uma forma proteica funcional, esta, sim, a selenoproteína. Onze selenoproteínas já foram identificadas e há evidências de que muito mais delas existam, porém, mencionaremos apenas a selenofosfato sintetase, as glutation peroxidases, a tiorredoxina redutase, as iodotironinas deiodinases, a selenoproteína P, a selenoproteína W, e a selenoproteína N. A incorporação da selenocisteína às selenoproteínas é instruída por um código genético que necessita da participação da enzima selenofosfato sintetase.

A selenofosfato sintetase catalisa a síntese do fosfato monosselênio, um precursor da selenocisteína, indispensável para a produção de todas as selenoproteínas, entre elas a própria selenofosfato sintetase. Dentre as glutation peroxidases, quatro já foram bem caracterizadas:

- a glutation peroxidase celular, também denominada glutation peroxidase citosólica e glutation peroxidase clássica;
- a glutation peroxidase plasmática, ou a glutation peroxidase extracelular;
- a fosfolípide-hidroperóxido glutation peroxidase;
- a glutation peroxidase gastrintestinal.

Embora cada uma destas glutation peroxidases seja uma selenoproteína diferente, todas elas são enzimas antioxidantes que neutralizam as espécies reativas tóxicas do oxigênio, como o peróxido de hidrogênio e os hidroperóxidos lipídicos. Observe a ação da glutation peroxidase na Figura 8.132, que ilustra a redução de uma molécula de peróxido de hidrogênio a duas moléculas de água, enquanto duas moléculas de glutation reduzido perdem, cada uma, um próton de hidro-

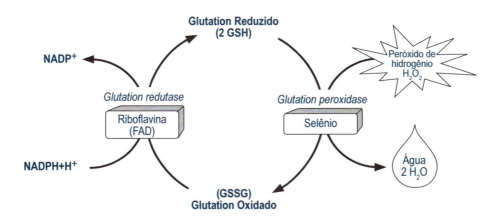

Figura 8.132 – *Ciclo do glutation.*

Capítulo 8

gênio e juntam-se, formando uma molécula de glutation oxidado. No outro lado do ciclo, na mesma figura, o glutation reduzido é recuperado pela enzima glutation redutase, esta, dependente da vitamina B$_2$. FAD é a abreviatura de flavina adenina dinucleotídeo, NADP a sigla de nicotinamida adenina dinucleotídeo fosfato na sua forma oxidada e NADPH o acrograma do mesmo dinucleotídeo na sua forma reduzida. Reveja os tópicos sobre as vitaminas B$_2$ e B$_3$.

A glutation peroxidase citosólica reduz o peróxido de hidrogênio e os peróxidos orgânicos livres no interior da célula. A glutation peroxidase plasmática constitui uma barreira antioxidante no sangue e protege as células endoteliais do dano oxidativo. Também está presente no leite materno.

A glutation peroxidase fosfolípide-hidroperóxido neutraliza os peróxidos dos ácidos graxos das membranas celulares, tanto dos eicosanoides quanto das moléculas de colesterol das membranas. Também reduz os ésteres de colesterol oxidados das LDL, as lipoproteínas de baixa densidade. A glutation peroxidase gastrintestinal reduz os peróxidos na luz do sistema digestório, provenientes do metabolismo dos alimentos e dos xenobióticos.

A selenoproteína capsular mitocondrial espermática é uma enzima que protege o espermatídio dos danos oxidativos e, em uma etapa posterior, dará origem a uma outra proteína estrutural do espermatozoide maduro. Inicialmente se considerava que esta fosse apenas mais uma selenoproteína, mas se sabe, hoje, que é uma enzima antioxidante do grupo das glutation peroxidases, a fosfolípide-hidroperóxido glutation peroxidase. Apenas para lembrar, observe a Figura 8.133, que ilustra a espermiogênese e as principais modificações pelas quais passa o espermatídio.

A tiorredoxina redutase mantém a tiorredoxina na sua forma reduzida e participa da regeneração de diversas substâncias antioxidantes, entre elas a vitamina C. A tiorredoxina é um carreador de elétrons de grande poder redutor. É uma proteína de 12 quilodaltons, com dois radicais de cistina expostos e próximos um do outro. Todas as tiorredoxinas, das arquebactérias aos seres humanos, apresentam a seguinte sequência de aminoácidos: triptofano – cistina – glicina – prolina – cistina. A transferência eletrônica mediada pela tiorredoxina ocorre desta maneira:

- os grupos sulfidrilas, das cistinas expostas da tiorredoxina, são oxidados em uma reação catalisada pela ribonucleotídeo redutase.
- a tiorredoxina oxidada é, então, novamente reduzida pelo fluxo de elétrons provenientes da nicotinamida adenina dinucleotídeo fosfato reduzida (NADPH), através de uma reação catalisada pela nossa tiorredoxina redutase. Observe na Figura 8.134. A tiorredoxina redutase é, assim, um importante fator de regulação do crescimento e da viabilidade celular. Estude as reações e as funções da tiorredoxina redutase na Figura 8.135.

As iodotironinas deiodinases removem um átomo de iodo da molécula da tetraiodotironina (T$_4$), o hormônio inativo produzido pela tiroide, transformando-a na tri-iodotironina (T$_3$), a forma ativa do tiro-hormônio. Existem três iodotironinas deiodinases, denominadas tipo I, tipo II e tipo III, cada uma delas ativa, ou inativa, os hormônios tiroidianos, dependendo da sua atuação, conforme aja sobre a tri-iodotironina, a tetraiodotironina ou algum dos seus metabólitos. As iodotironinas deiodinases estão presentes tanto no plasma quanto no interior das células. Também por intermédio das iodotironinas deiodinases, o selênio mostra-se um elemento essencial para o desenvolvimento, o crescimento e o metabolismo normais do ser humano.

A selenoproteína P é encontrada no plasma e está associada às células endoteliais. A sua função ainda não está perfeitamente esclarecida, mas parece estar relacionada ao transporte de proteínas e à proteção antioxidante do

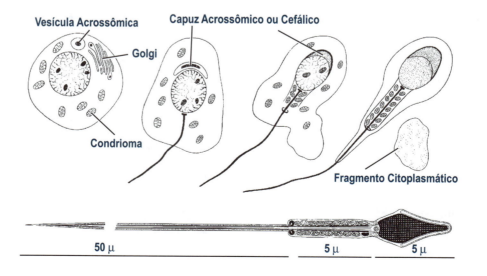

Figura 8.133 – *Espermatogênese*.

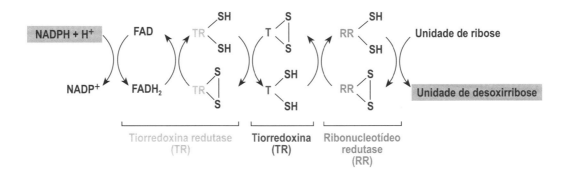

Figura 8.134 – *Transferência eletrônica pelas tiorredoxinas.*

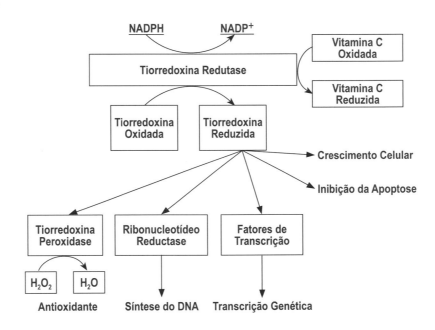

Figura 8.135 – *Funções da tiorredoxina redutase.*

endotélio, especialmente contra o efeito deletério do peroxinitrito, a espécie tóxica reativa do nitrogênio já estudada no capítulo sobre os radicais livres. A selenoproteína W foi identificada nos músculos e, apesar de ser muito pouco conhecida, supõe-se que a sua principal função seja mesmo no metabolismo muscular. Ela é constituída por 87 aminoácidos, está presente na maioria dos mamíferos, com muito poucas diferenças entre as espécies, e foi, inicialmente, isolada por Phil Whanger, talvez daí o W do seu nome, na Universidade Estadual de Oregon. No interior das células, a selenoproteína W liga-se ao glutation. A selenoproteína W está ausente na musculatura dos cordeiros carentes de selênio que desenvolvem uma miopatia denominada doença muscular branca. Por outro lado, a sua presença no cérebro destes animais está preservada, sugerindo que a selenoproteína W desempenha, também, um papel crucial no desenvolvimento e na função do tecido nervoso.

Alguns trabalhos mais recentes têm indicado que a selenoproteína W é um alvo molecular do metilmercúrio, o nosso famigerado tóxico ambiental. O metilmercúrio depleta, não somente os estoques neuronais da selenoproteína W, como também o seu acervo de glutation. As pesquisas também mostram que a presença da selenoproteína W nas células cancerosas ovarianas e pulmonares reduz, drasticamente, a sensibilidade das oncocélulas ao peróxido de hidrogênio. Na embriogênese, a doutora Chrissa Kioussi e cols. observaram que a selenoproteína W já está presente nos embriões de ratos recém-nidificados. Nestes embriões, a selenoproteína W foi encontrada nas células do folheto ectodérmico da notocorda, que dará origem ao neuroepitélio das pregas neurais cefálicas, as quais, por sua vez, desenvolvem-se no córtex cerebral, no tálamo, no hipotálamo e no cordão espinal. A selenoproteína W também foi detectada no coração e nos somitos mesodérmicos, que darão origem à musculatura esquelética destes embriões. No decorrer da gestação dos ratinhos, o teor da selenoproteína W vai, gradualmente, aumentando durante a segunda semana, o que equivale ao segundo trimestre da gestação humana, e eleva-se estupendamente no final da gestação, quando amadurecem o cérebro, o coração e os músculos estriados. Estudos com culturas celulares mostraram que os teores da selenoproteína W aumentam com a proliferação dos mioblastos, as células que darão origem ao tecido muscular, e diminuem quando ocorre a sua maturação.

Este perfil funcional da selenoproteína W sugere o seu envolvimento na transição do genoma embrionário para o desenvolvimento dos diversos órgãos e sistemas, especialmente do cérebro, do coração e da musculatura esquelética. Observe, na Figura 8.136, a ilustração fornecida pela doutora Chrissa Kioussi, no seu artigo:

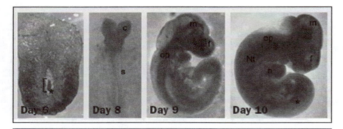

Figura 8.136 – *Selenoproteína W no desenvolvimento embrionário.*

- no sexto dia do desenvolvimento embrionário, a selenoproteína W é, inicialmente, detectada nas decíduas do embrião implantado, mostrado pelo colchete, o asterisco indica a localização do tecido ectodérmico;
- no oitavo dia, a selenoproteína W já se expressa nas pregas neurais cefálicas (c) e nos metâmeros somáticos (s);
- ao nono dia, a selenoproteína W pode ser revelada no cérebro anterior, ou prosencéfalo (f), no mesencéfalo (m), no tubo neural e na vesícula óptica (op);
- no décimo dia da embriogênese dos camundongos a selenoproteína W já está presente no prosencéfalo (f), no mesencéfalo (m), na vesícula óptica (op), no tubo neural (Nt), no coração (h) e nos brotos dos membros (*).

A exposição das culturas de mioblastos ao peróxido de hidrogênio determina uma diminuição da selenoproteína W, detectável após 30 minutos, em 2 horas a perda já alcança 56%. A inibição da síntese do glutation também determina uma queda dramática do nível da selenoproteína W nestas culturas de tecidos.

Esta resposta imediata da selenoproteína W ao peróxido de hidrogênio sugere o seu envolvimento nos processos metabólicos oxidativos e uma função antioxidante no tecido muscular.

Alguns cientistas observaram que a selenoproteína W é afetada negativamente pelo cádmio. O glutation participa da defesa metabólica contra o cádmio por intermédio do fator de transcrição MTF-1, do inglês *metal transcription factor-1* ou, em português, fator de transcrição da regulação de metais 1. O fator MTF-1 ativa uma sequência genética que codifica o promotor da selenoproteína W. Caso o fator MTF-1 seja usado, com o glutation, para bloquear o cádmio, a síntese da selenoproteína W será prejudicada. Estes efeitos do metilmercúrio, do peróxido de hidrogênio e do cádmio sobre a selenoproteína W sugerem que ela possa ser empregada como um marcador precoce do estresse tóxico-oxidativo.

A selenoproteína N também foi identificada no tecido muscular e está associada à distrofia muscular congênita. A selenoproteína N concentra-se no retículo endoplasmático, o qual participa do sequestro do cálcio para a contração muscular. Esta captura do cálcio também não ocorre no retículo sarcoplasmático muscular de animais portadores da doença muscular branca, nos quais, como já mencionamos, a selenoproteína W está ausente. Estas descobertas fazem-nos pensar que ambas as selenoproteínas, a W e a N, participam do desenvolvimento muscular e estão envolvidas em algumas miopatias.

• Carência de Selênio

Como pudemos depreender dos parágrafos anteriores, o selênio é, realmente, um nutriente essencial muito importante para a saúde do corpo humano e, em alguns lugares do mundo, como na China, por exemplo, a carência de selênio é um assunto muito sério. Os cordeiros e os bezerros carentes em selênio costumam ser vítimas da doença muscular branca e os homens, da doença de Keshan, uma miocardiopatia, da doença de Kashim-Beck, uma artrite deformante, e do cretinismo mixedematoso. Os animais criados em ambientes deficientes em selênio podem modificar o comportamento de diversas infecções virais, provocando, inclusive, mutações mais virulentas. Apesar disso, a carência isolada de selênio, mesmo que severa, é muito difícil de ser diagnosticada clinicamente.

Uma característica básica dos indivíduos deficientes em selênio parece ser a maior sensibilidade às sobrecargas fisiológicas, devido à diminuição da atividade das glutation peroxidases, o que os torna mais suscetíveis às doenças. A deficiência clínica de selênio tem sido observada nos doentes crônicos que recebem nutrição parenteral total, sem a suplementação com este mineral, por um longo período de tempo. Nestes enfermos nota-se fraqueza muscular, perda da massa muscular e miocardite. As preparações nutricionais parenterais modernas, suplementadas com o selênio, têm evitado este problema.

Apresentam risco aumentado de desenvolverem a carência nutricional de selênio os pacientes submetidos a ressecções extensas do intestino delgado e à cirurgia bariátrica; os portadores de doenças gastrintestinais crônicas, como a doença de Crohn e outras síndromes disabsortivas; e os doentes submetidos a dietas prolongadas, exemplificadas pela dieta da fenilcetonúria, as quais, frequentemente, são pobres em selênio.

A doença de Keshan é uma miocardiopatia que afeta crianças e mulheres jovens carentes de selênio. Foi identificada na China, em uma região de solo pobre deste mineral. A forma aguda da doença de Keshan é caracterizada pelo aparecimento súbito de uma insuficiência cardíaca, enquanto a sua forma crônica provoca um aumento progressivo do volume cardíaco, que pode ser severo, com graus variáveis de insuficiência cardíaca. A doença de Keshan foi comprovadamente associada a uma ingestão alimentar de selênio muito baixa e ao estado nutricional do selênio depauperado. A suplementação alimentar com selênio evita a piora da doença de Keshan, porém, não reverte as alterações miocárdicas presentes. Apesar de a deficiência de selênio ser o fator etiológico fundamental e evidente da doença de Keshan, parece haver um outro fator implicado na sua etiologia e que se manifesta pela variação sazonal anual desta patologia. Este segundo fator parece ser um agente infeccioso. Nos pacientes portadores da doença de Keshan foi isolado um vírus, do tipo Coxsackie, que, quando inoculado em ratos deficientes em selênio, é capaz de desenvolver o mesmo tipo de miocardite.

Outros trabalhos, também realizados com ratos, mostram que a sobrecarga oxidativa, induzida pela deficiência de selênio, determina uma alteração no genoma viral capaz de transformar cepas virais praticamente inócuas em cepas aptas a causarem miocardite. Até prova contrária, a doença de Keshan é uma miocardite provocada por uma cepa mais virulenta de um Coxsackievírus em pacientes carentes em selênio. Estes aspectos epidemiológicos me fazem pensar na virulência das gripes aviária e porcina na China, Influenza H1N1 e seus mutantes (não é um grupo de rock). Teriam relação com a carência do selênio?

A doença de Kashim-Beck é uma osteoartrite que afeta a população carente de selênio de regiões do norte da China, da Coreia do Norte e do este da Sibéria. Esta doença afeta as cartilagens articulares de crianças entre os 5 e os 13 anos de idade e, nas suas formas mais severas, pode determinar deformidades articulares e nanismo. Ao contrário do que ocorre com a doença de Keshan, a suplementação alimentar com selênio não parece prevenir a doença de Kashim-Beck, o que torna incerta a participação da insuficiência de selênio na etiologia desta doença. Outras causas aventadas para esta doença foram a intoxicação provocada pela contaminação fúngica dos cereais (flavotoxinas fúngicas), a carência de iodo e a contaminação da água potável.

Alguns pesquisadores russos observaram que o selênio eleva a produção de anticorpos, e aumenta, significativamente, a resposta imunológica às vacinas antimalárica e antileptospirose, reduzindo a taxa de mortalidade associada a estas enfermidades.

A deficiência subclínica do selênio pode ser suspeitada na hipercolesterolemia com diminuição da lipoproteína de alta densidade (HDL), nos casos de infecções de repetição, nas distrofias musculares, na catarata, nas hepatopatias, na infertilidade, nos déficits do crescimento e desenvolvimento, na pelagra infantil, na carência da vitamina E, nos cânceres, na baixa dos teores da ubiquinona (coenzima Q-X), no estresse oxidativo crônico das doenças reumáticas e dermatológicas e na intoxicação pelo mercúrio.

• Doses Nutricionais Recomendadas para o Selênio

As doses nutricionais recomendadas para o selênio foram revistas no ano 2000 pelo Conselho de Alimentos e Nutrição do Instituto de Medicina dos Estados Unidos da América. Foram consideradas as quantidades de selênio necessárias para a máxima atividade antioxidante da enzima glutation peroxidase plasmática. Estas doses vão a seguir listadas.

Bebês até 6 meses de idade	15 µg/dia*.
Bebês de 7 até 12 meses de idade	20 µg/dia*.
Crianças de 1 a 3 anos de idade	20 µg/dia.
Crianças de 4 a 8 anos de idade	30 µg/dia.
Crianças de 9 a 13 anos de idade	40 µg/dia.
Adolescentes dos 14 aos 18 anos de idade	55 µg/dia.
Adultos maiores de 19 anos de idade	55 µg/dia.
Gestantes de todas as idades	60 µg/dia.
Lactantes de todas as idades	70 µg/dia.

* Dose adequada, estimada quando a dose diária recomendada não pode ser determinada.

• Indicações Terapêuticas do Selênio

Como temos estudado, o selênio está envolvido em vários processos metabólicos celulares e implicado em diversas enfermidades, desde as tiropatias, miocardiopatias, mal de Alzheimer, doença de Parkinson, esclerose lateral amiotrófica, acidente vascular cerebral, distrofia muscular de Duchenne, estresse oxidativo e câncer. Como auxiliar profilático, costuma-se prescrever o selênio na deficiência do sistema imunitário, na prevenção das infecções virais, do câncer, das doenças cardiovasculares e do diabete tipo 2 e, como adjuvante terapêutico, o selênio é útil no tratamento das imunodeficiências, entre elas a síndrome da imunodeficiência adquirida (SIDA/AIDS).

A deficiência de selênio tem sido associada ao comprometimento do sistema imunitário e, além disso, a administração deste mineral aos indivíduos com estado nutricional de selênio normal parece estimular a resposta imune. Dois trabalhos controlados por placebo, um envolvendo pessoas saudáveis e o outro, enfermos imunossuprimidos, mostraram que a administração de 200 µg diários de selênio elementar, sob a forma de selenito de sódio, durante 8 semanas, aumentou a resposta imunitária celular aos antígenos testados.

Uma quantidade expressiva de pesquisas científicas básicas também indica que o selênio desempenha uma importante função na regulação da expressão molecular das citocinas, as sinalizadoras celulares que orquestram a resposta imune. A insuficiência de selênio parece exacerbar a virulência e agravar algumas infecções virais. De fato, o aumento do estresse oxidativo, consequente à deficiência de selênio, pode induzir mutações e alterações na expressão genética de alguns vírus. Conforme já mencionamos, ratos carentes de selênio, inoculados com cepas inocentes de Coxsackievírus, dão origem a linhagens virais mutantes, mais virulentas e patogênicas. Estes vírus mutantes isolados e inoculados em ratos saudáveis, com estado nutricional do selênio normal, continuam mostrando maior virulência e causando a miocardite, demonstrando que a patogenicidade aumentada foi devida à mutação genética viral e não somente à imunodeficiência provocada pela deficiência de selênio nos primeiros animais.

Um trabalho comparando ratos normais com ratos da linhagem GPx1-*knockout*, que são deficientes da enzima glutation peroxidase celular, demonstrou que esta diástase realmente protege os ratos da miocardite, provocada pela mutação dos vírus previamente benignos. Assim, concluímos que a carência de selênio diminui a atividade da glutation peroxidase, aumenta o dano oxidativo e a probabilidade de mutações no genoma viral. Raciocínio compatível com a hipótese de que o vírus Coxsackie é um cofator, associado à deficiência de selênio, na fisiopatologia da cardiopatia associada à doença de Keshan dos seres humanos.

Existem, também, pesquisas, com um alto grau de evidência, indicando que o selênio, administrado em altas doses, reduz a incidência de câncer em animais. Mais de 2/3 dos mais de 100 trabalhos publicados, envolvendo 20 espécies diferentes de animais, confirmam que a administração farmacológica do selênio reduz, significativamente, a incidência de neoplasias malignas, virais, induzidas quimicamente e espontâneas. As evidências apontam que a atividade antitumoral do selênio é determinada pelas formas metiladas do selênio, e que estas espécies metiladas só são produzidas em quantidades suficientes com a administração de megadoses.

A carência de selênio, por outro lado, não determina uma maior suscetibilidade ao desenvolvimento de tumores malignos, pelo menos nos estudos com animais. Nos seres humanos, entretanto, estudos epidemiológicos e geográficos observaram, de modo consistente, um maior índice de mortalidade por câncer entre os habitantes de regiões com o solo pobre em selênio e nas populações com baixa ingestão alimentar deste mineral. Na Venezuela, que tem um solo rico em selênio, por exemplo, a mortalidade pelo câncer de cólon é 75% menor do que a observada nos Estados Unidos da América. Os estudos epidemiológicos da incidência de câncer entre grupos com uma variação menor na ingestão de selênio não mostraram um resultado tão consistente, porém, também mostraram uma tendência, dos indivíduos com menor teor de selênio nos cabelos ou nas unhas, para uma maior prevalência de diversos tipos de neoplasias malignas. Interessante foi que esta tendência foi menos pronunciada entre as mulheres; por exemplo, em um dos trabalhos, realizado com mais de 60.000 enfermeiras, não houve associação entre o risco total para o câncer e o teor de selênio, medido nas unhas dos artelhos.

A baixa ingestão de selênio também pode elevar o risco das neoplasias desencadeadas pelo tabagismo e pelas hepatites virais B e C. Um trabalho realizado com chineses da ilha Formosa, masculinos e portadores de hepatite crônica viral, dos tipo B ou C, constatou que o baixo nível plasmático de selênio esteve associado a uma maior incidência do câncer hepático. Neste mesmo trabalho observou-se uma relação inversa muito significativa entre os teores plasmáticos de selênio e a ocorrência de câncer hepático entre os hepatopatas tabagistas e naqueles com níveis plasmáticos baixos de vitamina A e alguns carotenoides.

Em um outro trabalho, prospectivo e controlado caso a caso, envolvendo 9.000 finlandeses de ambos os sexos, os teores séricos de selênio foram dosados em 95 pessoas que desenvolveram câncer de pulmão e em 190 indivíduos-controles pareados. Os níveis séricos baixos de selênio estavam associados às neoplasias pulmonares e esta relação era muito mais pronunciada entre os fumantes. Nesta população finlandesa os teores séricos de selênio são 40% menores do que os observados nos outros países ocidentais.

Uma metanálise de 16 trabalhos indica que o selênio pode proteger contra o câncer pulmonar. Nestes estudos, a redução do risco para o câncer de pulmão, associado ao estado nutricional do selênio, foi de 54% quando a dosagem do mineral foi realizada nas unhas dos artelhos e de apenas 20% quando medida no sangue, enfatizando a acurácia do mineralograma ungueal e capilar sobre o hemático.

Alguns outros trabalhos também associaram a baixa ingestão alimentar de selênio com o câncer de próstata. Um destes trabalhos, um estudo prospectivo e controlado, envolvendo 50.000 homens norte-americanos, profissionais da área da saúde, relata uma significativa relação inversa entre os teores ungueais de selênio e o câncer de próstata. Neste trabalho foram diagnosticados 181 casos de adenocarcinoma da próstata que foram pareados com outros 181 indivíduos-controles. Comparando os dois grupos, observou-se que os pacientes que apresentavam teores ungueais compatíveis com uma ingestão alimentar média de 159 µg diários de selênio mostravam uma incidência de câncer prostático agressivo 65% menor do que aqueles com conteúdos compatíveis com uma ingestão média diária de 86 µg.

Outro trabalho semelhante, também prospectivo e controlado, com mais de 9.000 homens nipo-americanos, pareou 249 casos comprovados de adenocarcinoma de próstata com 249 controles e concluiu que a incidência do câncer foi 50% menor nos homens com níveis séricos de selênio no quartil mais elevado, em comparação com os do quartil mais baixo.

Para destacar, ainda mais, a importância do selênio no assunto, citaremos mais alguns trabalhos, um deles, caso-controlado, mostrou que os indivíduos com níveis plasmáticos de selênio previamente dosados, no mais baixo quartil, apresentaram uma probabilidade de desenvolver câncer de próstata quatro a cinco vezes maior do que os do quartil mais alto. Em contrapartida, um outro estudo, comparando 724 casos de adenocarcinoma prostático com 879 controles pareados, não relacionou os níveis *séricos* de selênio com o câncer. Outro trabalho caso-controlado maior mostrou uma relação inversa, significativa, entre os teores de selênio, *dosados nas unhas dos artelhos,* e o risco para o câncer de cólon, mas não observou nenhuma associação com o câncer prostático ou o de mama.

A metanálise de 20 estudos epidemiológicos confirma que as dosagens do selênio, tanto no sangue quanto nas unhas, são significativamente menores nos pacientes com câncer de próstata; entretanto um outro trabalho prospectivo com uma coorte de mais de 295.000 homens relatou que o uso frequente de suplementos com múltiplas vitaminas associadas ao selênio aumenta o risco para o câncer de próstata. Isto demonstra, claramente, que mais estudos, muito bem planejados e padronizados, são necessários para se compreender o real papel do selênio no câncer de próstata.

Uma pesquisa intervencionista, envolvendo 130.471 pessoas, foi levada a cabo em populações subnutridas de cinco cidades de Quidong, na China, uma área de alto risco para a hepatite B e para o câncer hepático. Este estudo distribuiu sal de cozinha enriquecido com selenito de sódio para a população de uma destas cidades, de 20.847 habitantes, e usou as populações das outras quatro cidades como controle. Durante os 8 anos que durou o estudo, a incidência do câncer de fígado foi reduzida em 35% na população da cidade que recebeu o sal fortalecido com o selênio, enquanto nas cidades-controle não houve nenhuma alteração.

Outro estudo, realizado na mesma região da China, controlado por placebo, administrou 200 μg de selênio elementar, sob a forma de tabletes de levedura de cerveja enriquecidos, a 226 portadores de hepatite crônica do tipo B. O placebo foi o mesmo tablete sem a adição do selênio. Nos 4 anos de seguimento do estudo, sete pacientes, dos 113, do grupo-placebo desenvolveram o câncer primário do fígado, enquanto nenhum dos 113 pacientes tratados com selênio apresentou o câncer.

Também se realiza uma pesquisa nas populações bem nutridas dos Estados Unidos da América. Este estudo, duplo-cego e controlado por placebo, abrangendo mais de 1.300 idosos com antecedente de câncer de pele, não melanoma, administra 200 μg diários de selênio sob a forma de levedo de cerveja enriquecido. Após o seguimento de uma média de 7,4 anos, observou-se, entre os homens, um decréscimo de 51% na incidência do câncer de próstata. O efeito protetor do selênio foi mais evidente nos homens que apresentavam os níveis plasmáticos mais baixos de selênio e de PSA, sigla do inglês *Prostate Specific Antigen*, o antígeno prostático específico. Surpreendentemente, os resultados mais recentes deste mesmo trabalho mostraram que o tratamento com o selênio aumentou o risco para um dos tipos de câncer de pele, o carcinoma espinocelular, em 25%, e não diminuiu significativamente o risco para o câncer de pulmão.

Para esclarecer estes achados conflitantes, este e diversos outros estudos, amplos, controlados por placebo e bem planejados, continuam sendo executados. Por enquanto, admitem-se quatro mecanismos para a ação antioncogênica do selênio:

- a otimização da atividade antioxidante das selenoenzimas, que melhora o estado antioxidante do organismo;
- o estímulo funcional do sistema imunitário;
- a ação do selênio sobre o metabolismo dos carcinógenos;
- o aumento dos teores dos metabólitos do selênio que inibem o crescimento tumoral.

Com base nestes quatro princípios, foi proposto um modelo terapêutico anticarcinogênico, de dois estágios, para o selênio:

- no primeiro estágio as doses nutricionais de selênio elementar, de 40 a 100 μg diários, maximizariam a atividade antioxidante das selenoenzimas, estimulariam a função do sistema imunitário e acelerariam o metabolismo dos carcinogênios potenciais;
- em um segundo estágio seriam necessárias doses farmacológicas de selênio elementar, de 200 a 300 mg por dia, doses que produziriam os metabólitos do selênio, principalmente as suas formas metiladas de efeito anticarcinogênico.

Alguns autores, fora deste protocolo, preconizam doses de até 1.000 μg de selênio elementar para o tratamento do câncer. Estas doses, de 300 a 1.000 μg por dia, são consideradas subtóxicas, dependendo da suscetibilidade individual e da duração do tratamento. Baseando-nos no que já estudamos neste livro, podemos inferir que otimizando a atividade das selenoenzimas também diminuímos o risco para as doenças cardiovasculares, não só por diminuir a peroxidação lipídica como, também, influenciando o metabolismo das prostaglandinas, que são moléculas sinalizadoras celulares. Um óbice, porém, aparece, os trabalhos prospectivos realizados em seres humanos não têm mostrado evidências significativas que suportem o preconizado efeito protetor cardiovascular do selênio.

Contraditoriamente, enquanto um trabalho encontrou um aumento significativo na incidência de doenças e morte de origem cardiovascular nos indivíduos com níveis sanguíneos de selênio abaixo de 45 µg por litro, quando comparados com os seus pares equalizados com selenemia superior aos mesmos 45 µg/L, um outro estudo, semelhante e com os mesmos valores de corte, encontrou diferença significante entre os grupos apenas com relação ao acidente vascular cerebral.

Outro trabalho, dinamarquês, avaliando homens de meia-idade e idosos, mostrou um aumento na incidência de doenças cardiovasculares no grupo de indivíduos com selenemia menor que 79 µg por litro. Muitos outros trabalhos, no entanto, não encontraram uma relação inversa tão clara entre o estado nutricional do selênio e o risco cardiovascular. Também um trabalho multicêntrico, realizado na Europa, analisando os teores ungueais de selênio e o risco de enfarte agudo do miocárdio, encontrou a associação presente apenas na região geográfica onde a concentração do selênio era mais baixa.

Com isso, concluímos que, apesar de alguns estudos epidemiológicos sugerirem evidências de que os baixos níveis de selênio possam aumentar o risco de enfermidades cardiovasculares, a relevância definitiva de que o selênio possa prevenir estas doenças ainda requer pesquisa clínica bem planejada e controlada. Nós, particularmente, acreditamos que o selênio possa agir como agente protetor cardiovascular quando empregado como antagonista do mercúrio e do cádmio, nos casos de intoxicação por estes metais.

Também com relação ao diabete as pesquisas com o selênio são conflitantes. Comparando os teores de selênio nas unhas dos artelhos de pacientes diabéticos do tipo 2 com os de indivíduos normais, um trabalho encontrou os níveis mais baixos nos pacientes diabéticos e, ao contrário, outro encontrou os níveis mais altos nos diabéticos. Existem poucos estudos avaliando a influência do selênio sobre o diabete do tipo 2, porém, um estudo controlado por placebo, duplo-cego e randomizado, envolvendo 1.202 pessoas de ambos os sexos, participantes de uma pesquisa sobre a prevenção nutricional do câncer, observou que a administração do selênio, na dose de 200 µg por dia, por um período médio de 7,7 anos, poderia estar ligada a um aumento na incidência deste tipo de diabete.

Uma indicação terapêutica do selênio parece ser indiscutível e esta se relaciona com a interação deste mineral com o vírus da imunodeficiência humana, o HIV, do inglês *human immunodeficiency virus*, o agente etiológico da síndrome da imunodeficiência adquirida, mais conhecida pela sua sigla inglesa AIDS (*acquired immunodeficiency syndrome*) e menos pela sigla aportuguesada SIDA. A queda dos teores de selênio nos portadores do vírus da imunodeficiência humana (HIV) é um marcador muito sensível da progressão e da severidade da doença, mesmo antes da má nutrição estar evidente. Os baixos níveis circulantes de selênio também estão associados ao aumento significativo do risco de morte nestes pacientes.

A adequação do estado nutricional do selênio não só pode aumentar a resistência ao vírus da imunodeficiência humana (HIV), pelo estímulo funcional das células timo-dependentes (células T), como também pela ativação da produção das citocinas mensageiras intracelulares. O estresse oxidativo, induzido pela infecção do vírus da imunodeficiência humana, parece favorecer a replicação viral, possivelmente pela ativação específica dos fatores de transcrição virais. Neste ponto, o selênio, como componente das glutation peroxidases e da tiorredoxina redutase, desempenha, nas células infectadas, a sua importante função antioxidante, possivelmente até suprimindo a replicação do vírus da imunodeficiência humana. As pesquisas mais recentes têm sugerido que o vírus da imunodeficiência humana é capaz de incorporar o selênio do hospedeiro nas suas próprias selenoproteínas virais, as quais apresentam atividade semelhante à da glutation peroxidase. O significado deste achado ainda precisa ser esclarecido, pois faz entender que o estado nutricional do selênio não só afeta a função do sistema imunitário humano como, também, o comportamento viral.

Apesar das evidências experimentais, poucos trabalhos clínicos documentando o uso do selênio em pacientes aidéticos foram publicados. Dois destes trabalhos, sem grupo-controle, relataram melhora subjetiva dos pacientes aidéticos, mas não demonstraram nenhum parâmetro biológico relacionado com a progressão da doença. As doses empregadas nestes estudos foram de 400 µg diários em um deles e de 25.000 µg por dia no outro, a dose maior acrescida de 25 mg de vitamina C. Outros trabalhos, melhor planejados, trouxeram-nos informações mais objetivas.

Um destes trabalhos acompanhou 15 pacientes aidéticos suplementados nutricionalmente com 100 µg diários de selenito de sódio e 22 pacientes não suplementados durante 1 ano. Os pacientes tratados com o selênio apresentaram uma evidente diminuição do estresse oxidativo e uma redução significativa do marcador biológico da atividade imunológica e da progressão da infecção viral, no entanto, não houve diferença na contagem das células CD4 e nem na mortalidade entre os dois grupos. As células CD4 são linfócitos timo-dependentes, macrófagos, células dendríticas ou monócitos que apresentam, na superfície da membrana celular, uma glicoproteína monomérica com quatro domínios do tipo imunoglobulina. O termo CD4 provém do inglês *cluster of differentation 4*, que significa, em português, grupo de diferenciação 4. Veja a representação do CD4 na Figura 8.137.

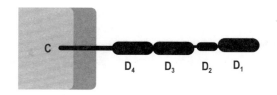

Figura 8.137 – *CD4 – Clã de diferenciação 4.*

Outro trabalho, randomizado e controlado, acompanhou 186 enfermos aidéticos, de ambos os sexos, por 2 anos, e observou que a administração de 200 μg diários de selênio diminuiu, significativamente, o número das internações hospitalares no grupo tratado. Ainda um outro estudo, controlado por placebo, duplo-cego e randomizado, envolvendo 174 pacientes infectados pelo vírus da imunodeficiência humana do tipo 1, observou que os indivíduos tratados com levedo de cerveja enriquecido com 200 μg de selênio, diariamente, por 9 meses, mostraram elevação dos teores séricos de selênio, aumento do número dos linfócitos timo-dependentes CD4 e não apresentaram progressão da carga viral. O selênio reduz a cardiotoxicidade dos quimioterápicos, como a doxorrubicina, sem afetar o seu efeito antineoplásico. O selênio também está indicado, nos casos de intoxicação, como antagonista do arsênico, do tálio, do níquel e da prata, além dos já mencionados mercúrio e cádmio.

- **Fontes de Selênio**

As fontes mais ricas de selênio são as vísceras e os frutos do mar, seguidos pelas carnes vermelhas. A quantidade de selênio nos vegetais varia muito, porque as plantas parecem não necessitar deste mineral para o seu metabolismo. Por este motivo, a quantidade de selênio presente nos alimentos de origem vegetal depende da quantidade de selênio presente no solo. Dependendo do terreno, a quantidade de selênio nos vegetais pode variar em até 200 vezes. A castanha-do-pará é reconhecida por conter mais de 100 μg de selênio por castanha porque cresce na região norte do Brasil, onde o solo é muito rico em selênio. As castanheiras cultivadas em outras regiões raramente produzirão castanhas com mais de 10 μg de selênio. Alguns cereais integrais também podem ser boas fontes de selênio. As frutas e verduras, no entanto, tendem a ser pobres deste mineral. O principal composto de selênio encontrado nos alimentos é a selênio-L-metionina. A concentração de selênio na água depende do teor deste mineral no solo. A água potável, em geral, não é uma fonte significativa de selênio, nem nos Estados Unidos da América, nem em São Paulo.

A ingestão média diária de selênio pela população norte-americana é de 80 a 100 μg por dia, isto porque o padrão de distribuição de mantimentos, nos Estados Unidos da América, permite que os alimentos produzidos nas regiões de solo rico em selênio cheguem à maioria das mesas. Em São Paulo, a grande maioria dos nossos pacientes apresenta ingestão insuficiente de selênio. A seguir, arrolamos a quantidade de selênio em algumas fontes alimentares.

Os suplementos alimentares contêm selênio sob diversas formas, orgânicas e inorgânicas. O selenito de sódio e o selenato sódico são os compostos inorgânicos mais comuns nestes suplementos. O selenato de sódio é quase completamente absorvido pelo trato gastrintestinal, porém, também é excretado tão rapidamente pelos rins que não há tempo para ser incorporado às proteínas. O selenito de sódio apresenta uma absorção de apenas 50%, mas, uma vez assimilado, é retido por mais tempo no organismo e mais bem aproveitado que o selenato.

Tabela 8.32
Fontes Nutricionais do Selênio

Alimento	Porção	Selênio
Arroz integral (cozido)	1 xícara (200 mL)	19 μg
Camarão	100 g	40 μg
Carne de boi	100 g	19 μg
Carne de caranguejo	100 g	48 μg
Carne de porco	100 g	41 μg
Castanha-do-pará (cultivada no norte do país)	1 castanha	91 μg
Filé de frango	100 g	15 μg
Halibute (peixe, *Hippoglossus hippoglossus*)*	100 g	47 μg
Leite desnatado	1 xícara (200 mL)	4 μg
Noz negra (*Juglans nigra*)	100 g (descascadas)	18 μg
Pão de trigo integral	2 fatias	23 μg
Salmão	100 g	47 μg
Talharim enriquecido (cozido)	1 xícara (200 mL)	38 μg

* Conheça o bitelo na Figura 8.138.

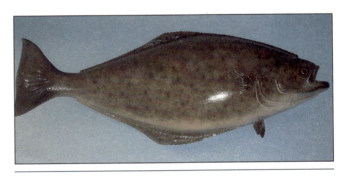

Figura 8.138 – *Halibute,* Hippoglossus hippoglossus.

Entre os compostos orgânicos de selênio, destacam-se a selenometionina, a levedura enriquecida com selênio, que também fornece a mesma selenometionina, a selenolisina e o selênio complexado com a glicina. Observem o processo de obtenção do levedo de cerveja enriquecido com selênio na Figura 8.139 e a fórmula estrutural da selenometionina na Figura 8.140.

O inconveniente da levedura enriquecida é que muitas das suas apresentações, disponíveis no mercado, retêm os compostos inorgânicos de selênio, empregados nos seus tambores de cultura. Tanto os compostos inorgânicos como os orgânicos de selênio são metabolizados a selenocisteína antes de serem incorporados às selenoproteínas do organismo. No geral, até o momento não foi estabelecido o

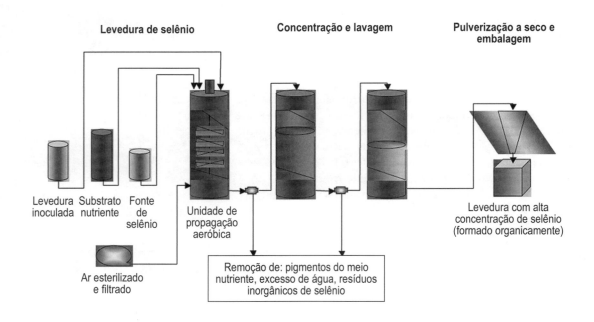

Figura 8.139 – *Obtenção da levedura rica em selênio.*

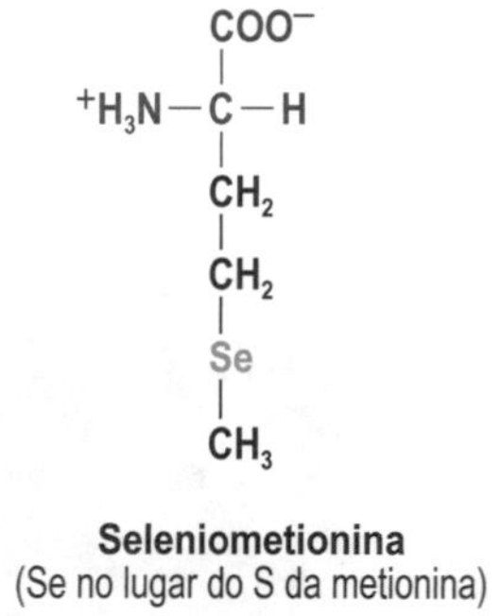

Figura 8.140 – *Fórmula estrutural da selenometionina.*

melhor composto de selênio para a suplementação nutricional. Muitos dos trabalhos realizados com animais empregam o selenito de sódio e para as pesquisas com seres humanos tem-se usado, principalmente, o selenito de sódio e a levedura enriquecida com o selênio.

O selênio complexado com a glicina é uma das formas orgânicas preferidas para as nossas prescrições ortomoleculares, juntamente com a selenometionina. A quantidade de selênio nos suplementos vitamínico-minerais disponíveis comercialmente varia muito e raramente ultrapassa os 70 μg por dose. Existem, também disponíveis, alguns vegetais enriquecidos com selênio. Estes vegetais selenoenriquecidos despertaram o interesse dos cientistas porque algumas das substâncias de selênio que eles produzem, como por exemplo, as formas metiladas do selênio, são potentes inibidores tumorais.

Os vegetais enriquecidos com selênio mais comuns são o alho e o alho-porró (*Allium tricoccum*). Estes vegetais são cultivados em solo de vermiculita, enriquecido com 300 mg de selenato de sódio por quilo do composto, ou em sistemas hidropônicos, enriquecidos com 120 mg de selênio elementar por litro da solução. O alho-porró, cultivado por estes métodos, chega a conter, em cada porção de 100 g, cerca de 70.000 μg de selênio, quando plantado em solo seco, e aproximadamente 60.000 μg, quando obtido através da hidroponia. As folhas contêm, aproximadamente, três vezes mais selênio do que os bulbos.

O professor P. D. Whanger, juntamente com o doutor Peter Uden, da Universidade de Massachusetts, isolaram alguns selenocompostos do alho-porró. Além do selenato de sódio, encontraram a seleno-metil-DL-selenocisteína, a seleno-DL-cistationina e a glutamil-selênio-metil-L-selenocisteína, sendo a seleno-metil-DL-selenocisteína a mais abundante.

Outras selenossubstâncias, incluindo a selenometionina, não puderam ser identificadas e os autores acreditam que as folhas do alho-porró contêm um grupo de selenocompostos completamente diferente daquele dos bulbos. Estes compostos orgânicos do selênio são produzidos como uma autodefesa do vegetal contra os efeitos tóxicos do selênio. É interessante ressaltar que estes três compostos, nas experiências com animais, foram os que mais se destacaram pela ação antitumoral, além de terem sido mais biodisponíveis do que as substâncias inorgânicas do selênio, em cerca de 15%.

• **Cuidados com o Uso do Selênio**

Embora o selênio seja um nutriente essencial para a saúde humana, ele pode ser tóxico quando ingerido em dose alta. Intoxicações agudas e fatais têm sido relatadas após a ingestão, acidental ou com intuito suicida, de quantidades da ordem de gramas de selênio. Treze casos de intoxicação clínica ocorreram por causa de um erro na fabricação de tabletes de um suplemento alimentar, os quais continham 27,3 mg de selênio, ou seja, 27.300 μg, por tablete. A intoxicação crônica pelo selênio, também denominada selenose, pode ocorrer através da ingestão contínua de pequenas doses do mineral.

Os principais sinais da selenose são a alopecia e as unhas e os cabelos quebradiços. Os outros sintomas são alterações gastrintestinais, exantemas, cor amarelada da pele, palidez, alteração da cor dos dentes, gosto metálico na boca, halitose com cheiro de alho, fadiga, irritabilidade e outras anormalidades do sistema nervoso. Na China também existe uma região onde prevalece a selenose e os efeitos tóxicos começam a aparecer quando a concentração sanguínea de selênio alcança o nível correspondente à ingestão de 850 μg diários.

Com base nos primeiros sinais da selenose e para a prevenção da alopecia e da fragilidade dos fâneros, o Conselho de Alimentos e Nutrição do Instituto de Medicina norte-americano estabeleceu a dose máxima tolerável do selênio em 400 μg diários, para adultos. As doses máximas toleráveis do selênio, estabelecidas no ano 2000, incluem tanto o selênio ingerido com a alimentação quanto o suplementado, e estão elencadas, a seguir, de acordo com a faixa etária.

Bebês de 0 a 6 meses de idade	45 μg/dia.
Bebês de 7 a 12 meses de idade	60 μg/dia.
Crianças de 1 a 3 anos de idade	90 μg/dia.
Crianças de 4 a 8 anos de idade	150 μg/dia.
Crianças de 9 a 13 anos de idade	280 μg/dia.
Adolescentes de 14 a 18 anos	400 μg/dia.
Adultos maiores de 19 anos	400 μg/dia.

Existem poucas interações medicamentosas com o selênio. O anticonvulsivante ácido valproico pode diminuir os níveis plasmáticos do selênio. Os estudos com animais indicam que o selenito de sódio diminui a toxicidade da nitrofurantoína e do herbicida paraquate. A interação do selênio com os inibidores da 3-hidroxi-3-meti-glutaril-coenzima-A redutase, as estatinas, está sob investigação, porque, em uma pesquisa controlada e randomizada, acompanhando 160 coronariopatas por 3 anos, a associação da sinvastatina com a niacina aumentou os níveis do colesterol de alta densidade (HDL), inibiu a progressão da estenose coronariana e diminuiu a incidência do enfarte do miocárdio e do acidente vascular cerebral, mas, surpreendentemente, quando uma fórmula antioxidante, contendo 1.000 mg de vitamina C, 800 UI de vitamina E, 25 mg de betacaroteno e 100 μg de selênio, foi adicionada à associação da sinvastatina-niacina estes efeitos protetores arrefeceram. Já as interações nutricionais do selênio são rotineiras e importantes.

O selênio, como parte das moléculas das glutation peroxidases e da tiorredoxina redutase, interage com todos os nutrientes envolvidos no balanço de oxidorredução celular. Entre estes nutrientes estão os minerais cobre, zinco e manganês, nas superóxido dismutases, e o ferro, nas catalases. Como integrante da glutation peroxidase, o selênio auxilia a vitamina E no controle da oxidação lipídica. Estudos de laboratório, com modelos animais para a investigação do estresse oxidativo, indicam que o selênio e o alfatocoferol são sinérgicos e que o selênio previne alguns dos danos provocados pela carência da vitamina E.

Como componente da tiorredoxina redutase, o selênio mantém a atividade antioxidante da vitamina C, catalisando a regeneração das suas formas oxidadas, o ácido de-hidroascórbico e o radical livre ascorbil, para a sua forma reduzida, ascorbato. A vitamina C reage com o selenito de sódio, na luz do sistema digestório, diminuindo a absorção do selênio. Participante das moléculas das iodotironinas deiodinases, o selênio também age sinergicamente com o iodo e a carência de selênio agrava os efeitos da deficiência de iodo.

O arsênico e os sulfatos diminuem a toxicidade do selênio. O arsênico, por aumentar a excreção biliar do selênio e por diminuir a sua retenção nos tecidos. Os sulfatos, por aumentarem o consumo do selênio. A metionina também diminui a toxicidade do selênio, por reagir com o selênio, formando a selenometionina. O lítio aumenta a absorção do selênio e vice-versa. A abordagem ortomolecular não recomenda doses maiores de 200 μg diários como suplemento profilático, ainda que doses maiores sejam empregadas com finalidade terapêutica. Não há qualquer necessidade de suplementação extra de selênio, nem para o homem, nem para a mulher, estando normal o estado nutricional deste mineral. Como para qualquer exposição prolongada à luz do sol, também recomendamos o uso de protetores solares quando prescrevemos doses maiores de selênio, pois, como já mencionamos, ele pode sensibilizar a pele à degeneração actínica.

Silício

O silício é o elemento químico mais comum entre os metaloides, ou semimetais, da tabela periódica. O seu símbolo químico é o Si, o seu número atômico 14 e a sua massa atômica 28,0855(3) g.mol^{-1}. É um semimetal tetravalente, análogo ao carbono, porém menos reativo do que este. É o oitavo elemento mais comum do Universo, raramente na sua forma elementar pura, mas largamente distribuído como silicatos, entre eles o dióxido de silicone, também denominado sílica. A sílica está presente na poeira interestelar, nos planetoides e nos planetas. Na crosta terrestre o silício é o segundo elemento mais abundante, depois do oxigênio, perfazendo 25,7% da sua massa.

O silício já é velho conhecido da humanidade, pelo menos desde a Idade da Pedra, quando o homem pré-histórico já se utilizava das ferramentas confeccionadas com o sílex, nome que também provém do latim *silicium*. O silício foi identificado pela primeira vez, em 1787, por Antoine Lavoisier, e isolado como um elemento em 1823, por Jöns Jakob Berzelius. Hoje os compostos de silício são empregados na fabricação de um sem-número de vidros, cimentos, cerâmicas e plásticos, estes últimos também conhecidos pelo termo silicone.

O silício é também um nutriente mineral essencial, tanto no reino vegetal quanto no animal. Na sua forma cristalina pura, o silício tem uma cor cinza metálica lustrosa, e, semelhantemente ao vidro, é muito duro, quebradiço e fácil de lascar. Do mesmo modo que o carbono e outros elementos do grupo IV da tabela periódica, o silício puro forma cristais com estrutura cúbica de face central, como o diamante. Observe a estrutura cristalina do silício na Figura 8.141.

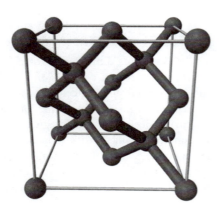

Figura 8.141 – *Estrutura cristalina do silício.*

Por outro lado, o dióxido de silício pode-se cristalizar de modos diversos, os mais conhecidos são a areia, a ametista, a ágata, o quartzo, o cristal de rocha, a calcedônia, o sílex, o jaspe e a opala. Outros silicatos, que não o dióxido de silício, também bastante conhecidos, são o feldspato, a argila, o arenito, o granito, o amianto, as hornblendas (uma mistura isomorfa de diversos silicatos) e a mica. Estes silicatos são denominados litogênicos, em contraste à sílica biogênica, a qual é o objeto do nosso estudo.

A camada eletrônica orbital externa do silício tem a mesma estrutura da mesma camada orbital do carbono, o que confere a estes elementos alguma similaridade química. Ambos são semicondutores e têm facilidade para doar e trocar elétrons. Apresentando a possibilidade de quatro ligações eletrônicas, como o carbono, o silício também pode, sob determinadas circunstâncias, reagir com vários outros elementos e substâncias. O silício reage com substâncias halogenadas, dilui álcalis, mas resiste à maioria dos ácidos, com exceção dos ácidos nítrico e fluorídrico. O silício apresenta, ainda, um efeito piezorresistivo, que representa a base do seu emprego na indústria eletrônica. O efeito piezorresistivo é caracterizado pela variação da resistência elétrica de um material submetido a uma ação mecânica. Difere do efeito piezoelétrico por não produzir um potencial elétrico.

Com relação aos silicatos biogênicos, os estudos têm demonstrado, inicialmente na área agronômica, os efeitos extraordinários do silício no aumento do crescimento vegetal e na resistência das plantas às agressões físicas, climáticas e biológicas. Estudos posteriores também evidenciaram a sua essencialidade para os animais, entre eles o homem.

Nos animais, por exemplo, o silício é essencial para a produção da lã e para a formação das moléculas de queratina dos chifres. Em 1972, Carlisle demonstrou que a deficiência de silício nos ratos e nos frangos desencadeia alterações do crescimento e do desenvolvimento dos ossos.

• Funções Bioquímicas do Silício

Essencial para o crescimento de algumas bactérias, de certas plantas unicelulares, dos vegetais em geral e dos animais, o silício também é o terceiro oligoelemento essencial mais abundante no corpo humano, logo após o ferro e o zinco. Os teores mais altos de silício ocorrem no tecido conjuntivo, principalmente na artéria aorta, na traqueia, nos tendões, nos ossos e na pele, mas também foi estudado no timo, nas glândulas suprarrenais, no pâncreas, no fígado, no coração, nos músculos esqueléticos, no pulmão e no baço.

A biossíntese do colágeno, assim como a formação e a calcificação do esqueleto, dependem do silício. O silício também está envolvido no metabolismo dos fosfolípides e afeta o teor de cálcio no organismo, estando intimamente relacionado ao envelhecimento. A ação do silício na formação do esqueleto, tanto na constituição da matriz óssea quanto na sua calcificação, independe da vitamina D. Na formação das cartilagens e do tecido conjuntivo, o silício está particularmente envolvido com a síntese dos proteoglicanos.

• Carência de Silício

A carência de silício não é comum, porém, alguns fatores contribuem para que a ingestão de silício seja subótima, induzindo a um estado carencial marginal. Este estado deficitário marginal pode acarretar a fragilidade dos tendões, ossos, pele e fâneros. A insuficiência de silício aumenta a suscetibilidade às doenças, especialmente as artrites e a aterosclerose, acelera o envelhecimento e favorece o enfraquecimento das unhas e dos cabelos.

Alguns fatores contribuem para o mau estado nutricional do silício e estes estão ligados, principalmente, à produção agrícola dos alimentos. As causas mais comuns para as plantas conterem baixos teores de silício são:

- a retirada do silício do solo agrícola por meio de colheitas repetidas sem a devida reposição do elemento, uma vez que as cultivares modernas têm um potencial de extração de nutrientes do solo cada vez maior;
- um solo agrícola já naturalmente carente em silício. Os solos naturalmente pobres em nutrientes também são, em geral, deficientes em silício e o terreno arenoso possui este elemento sob uma forma difícil de ser assimilada pelas plantas;
- o uso crescente de defensivos agrícolas faz diminuir a população de microrganismos do solo que atuam como solubilizadores dos silicatos.

Outro fator que favorece a carência de silício é o pouco consumo de fibras pela população, já que é nelas que se concentra a maior parte do silício dos alimentos. Além disso, há que se lembrar que o ser humano está geneticamente condicionado a consumir grandes quantidades de silício, pois a sua dieta tem sido rica em fibras há milhares de anos. O terceiro fator a ser considerado diz respeito à água potável disponível para a população. O teor de silício na água, logicamente, depende da sua origem geológica, porém, com o advento do tratamento da água, o processo de floculação também remove o silício da água a ser distribuída.

Nos trabalhos realizados com frangos, comparando-se com o grupo-controle nutrido normalmente, observou-se que os animais carentes em silício apresentavam atrofia de todos os órgãos examinados, inclusive as cristas, os ossos longos e o crânio.

• Doses Nutricionais Recomendadas para o Silício

Ainda não foram estabelecidas as doses nutricionais recomendadas para o silício, mas estima-se que as necessidades humanas estejam em torno de 20 a 30 mg diários.

• Indicações Terapêuticas do Silício

O teor de silício nos diversos tecidos diminui com a progressão da idade e os franceses Loeper e cols., em 1966 e 1978, mostraram que a concentração de silício nas paredes arteriais diminuía conforme se acentuava a arteriosclerose nos animais estudados. Ademais, Becker, em 1979, observou que ratos senis e hipertensos apresentavam uma diminuição no teor do silício nas fibras de colágeno das suas paredes arteriais. O ácido hialurônico das fibras colágenas necessita do silício para a sua produção. Para Charnot e Peres, a aterosclerose, a hipertensão e a insuficiência hormonal, corolários do envelhecimento, são indicativos da necessidade terapêutica pelo silício. São, atualmente, consideradas indicações para a prescrição do silício as alterações da formação e da neoformação óssea, como a osteoporose, a osteomalacia e o raquitismo; os processos inflamatórios reumáticos, como as artrites, tendinites e fibrosites; as doenças cardiovasculares e a senilidade. A dose terapêutica preconizada de silício costuma ser de aproximadamente 200 mg por dia.

• Fontes de Silício

As principais fontes de silício são os cereais integrais, a maçã, o aipo e os frutos do mar. O silício também pode ser obtido das apresentações comerciais da pectina. Os sais de uso farmacológico mais comuns do silício são o trissilicato de magnésio e o dióxido de silício. A forma mais empregada na abordagem ortomolecular é o silício quelado a glicina, em doses que variam de 5 a 35 mg diários. Com a mesma indicação também se usa o dióxido de silício em diluições homeopáticas. Como fitoterápico, utiliza-se o extrato de cavalinha (*Equisetum arvense*), também comercializado com o nome de sílica vegetal.

A simeticona, ou dimeticona, comumente empregada como droga antifisética, também é um polímero rico em silício, porém não é absorvida pelo trato gastrintestinal. A fórmula estrutural da polidimetilsiloxana, o nome de batismo da simeticona, é muito interessante porque dá uma ideia da sua função e da quantidade de silício que contém. Veja a ilustração da Figura 8.142.

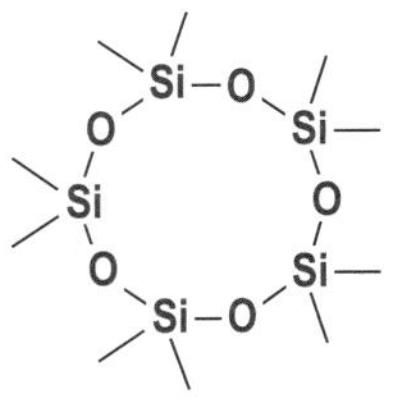

$(H_3C_3)SiO[Si(CH_3)_2O]_nSi(CH_3)_3$
Polidimetilsiloxane

Figura 8.142 – *Fórmula estrutural da simeticona.*

• Cuidados com o Uso do Silício

Existem alguns relatos de que o uso prolongado de antiácidos de trissilicato de magnésio poderia contribuir para a formação de cálculos urinários, isto, porém, é muito raro. É muito pouco provável que o silício ingerido como suplemento alimentar provoque efeitos adversos. O silício é tóxico, sim, caso seja inalado, provocando, então a silicose pulmonar, uma doença profissional séria.

Sódio

O sódio é o elemento químico de símbolo Na, abreviatura do latim *natrium*, o qual provém do egípcio *natron*, que denominava o sal mineral, cujo principal ingrediente era o carbonato hidratado de sódio. O *natron* era uma das substâncias empregadas no embalsamamento das múmias egípcias. A palavra sódio, cujo vocábulo latino é *sodanum*, deriva do árabe *suda*, que significa dor de cabeça, porque, à época, empregava-se o carbonato de sódio para o tratamento da cefaleia. O carbonato de sódio, ainda nos dias atuais, é chamado de soda.

O seu número atômico é 11 e a sua massa atômica padrão é 22,98976928(2) g.mol^{-1}. O sódio é um metal alcalino do grupo IA da tabela periódica, macio, de cor branca-prateada e altamente reativo. Existem 33 isótopos do sódio, mas apenas um estável, o Na^{23}. O Na^{23}, normalmente presente no sangue, sob a influência da radiação de nêutrons, converte-se no Na^{24}, que pode ser mensurado para se calcular a intensidade da exposição de uma possível vítima a um acidente nuclear.

Sir Humphry Davy foi quem isolou o sódio pela primeira vez em 1807, ao passar uma corrente elétrica através do hidróxido de sódio fundido. O sódio oxida-se rapidamente em contato com o ar e reage violentamente na água, como, provavelmente, todos nós tivemos a oportunidade de testemunhar nas aulas clássicas de laboratório do segundo grau. É por este motivo que o sódio metálico é armazenado imerso em querosene. Ele reage exotermicamente com a água. Pedaços milimétricos de sódio colocados na água ficam saltando na superfície até serem consumidos, já pedaços maiores podem explodir em contato com a água.

Enquanto as pedras irregulares de sódio metálico reagem com a água, à temperatura ambiente, o calor liberado pela reação é suficiente para fundir o sódio e transformá-lo em uma esfera. Esta reação forma o hidróxido de sódio e libera o gás inflamável hidrogênio. Em contato com o ar, o sódio reage produzindo o peróxido de sódio, Na_2O_2; caso a oferta de oxigênio seja baixa, o óxido de sódio, Na_2O; e, sob alta pressão de oxigênio, o superóxido de sódio, NaO_2. O sódio queima com uma característica, bonita e intensa chama amarela, que pode ser admirada na Figura 8.143.

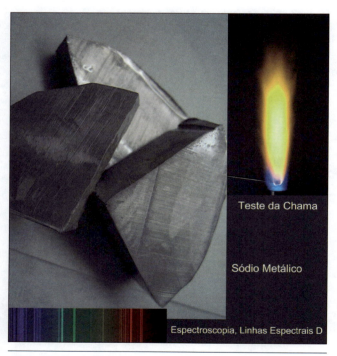

Figura 8.143 – *Chama amarela do sódio.*

O sódio é muito comum nas estrelas e as suas linhas espectrais D estão entre as luzes estelares mais proeminentes. Ele também está presente em grande quantidade nos oceanos da Terra, sob a forma de cloreto de sódio, o nosso sal de cozinha. A densidade dos metais alcalinos, em geral, aumenta com o número atômico, mas o sódio, excepcionalmente, é mais denso do que o potássio. Ainda considerando os metais alcalinos, o sódio é menos reativo que o potássio e mais que o lítio, de acordo com a lei periódica.

O sódio está presente em uma infinidade de produtos, desde vidros, papéis, tecidos, ligas metálicas, lâmpadas, derivados de petróleo até os sabões e xampus, onde juntamente com o potássio, contamina o nosso mineralograma capilar. A ubiquidade do sódio ocorre também em todos os seres vivos, sendo ele um macronutriente essencial à vida. Nos seres humanos corresponde a 2% do conteúdo mineral total do organismo, sendo 30 a 45% desta porcentagem encontrados nos ossos.

• Funções Bioquímicas do Sódio

O estômago absorve o sódio em pequena quantidade, já o intestino delgado o absorve muito eficientemente e, em condições de emergência, a via retal pode ser empregada para a administração de soluções salinas, gota a gota, através da sonda de Murphy. Metade do sódio ingerido é assimilada pelo intestino delgado em 6 minutos, a outra metade também o é no decorrer do tempo. A sua taxa normal no sangue, ou natremia, está situada entre 316 e 334 mg%, o que equivale a 135 a 146 miliequivalentes por litro. No organismo, o sódio equilibra-se, principalmente, com o cloro e o ácido carbônico, formando, respectivamente, o cloreto de sódio e o bicarbonato de sódio.

A sua excreção ocorre, mormente, por via renal, em torno de 90 a 95%, o restante é eliminado através das fezes, do suor, das lágrimas e do leite materno. O sódio, juntamente com o cloro, constitui o principal grupo de íons do fluido extracelular e participa de numerosas funções essenciais para a manutenção da vida, entre elas a manutenção do potencial da membrana celular, a absorção e o transporte de nutrientes, a manutenção do volume e da pressão sanguínea e o controle da diurese. O sódio, o cloro e o potássio são eletrólitos que contribuem para a conservação das diferenças de concentração e carga elétrica através das membranas celulares. O sódio e o potássio guardam entre si uma relação constante igual a 1,7. Esta proporção recebe o nome de quociente sódio-potássico e é representada pela fórmula: quociente sódio-potássico = $Na^+ \div (K^+ \times 10) = 1,7$.

O potássio é o principal íon de carga positiva no interior da célula, enquanto o sódio é o mais importante cátion do fluido extracelular. A concentração de potássio é, aproximadamente, 30 vezes maior no interior da célula do que no meio extracelular, e a de sódio, dez vezes maior fora da célula, em relação ao conteúdo intracelular, também aproximadamente. São estas diferentes concentrações de sódio e potássio, de um lado e de outro da membrana celular, que criam o gradiente eletroquímico denominado potencial de membrana. O potencial de membrana é mantido pelas bombas iônicas da membrana celular, principalmente pela bomba de sódio e potássio, estas bombas utilizam o trifosfato de adenosina (ATP) como fonte de energia. Releia o tópico sobre o potássio e reveja a Figura 8.129. O controle estrito do potencial de membrana é crucial para a transmissão dos impulsos nervosos e para a função muscular, inclusive do miocárdio.

A excitabilidade neuromuscular é estimulada pelos cátions monovalentes sódio, potássio e hidrogênio e inibida pelos cátions bivalentes cálcio, magnésio e pelo ânion hidroxila. Assim, a fórmula da excitabilidade neuromuscular catiônica fica representada na fórmula: ENM = (NA$^+$ + K$^+$ + H$^+$) ÷ (Ca^{++} + Mg^{++} + OH$^-$).

Observe a relação desta fórmula da excitabilidade neuromuscular com algumas das interpretações do mineralograma capilar, releia o capítulo se necessário, e note que, no decorrer do estudo deste livro, muitos dos axiomas firmados no início estão sendo esclarecidos. A absorção do sódio pelo intestino delgado também participa, de maneira muito importante, da absorção do cloro, dos aminoácidos, da glicose e da água. Ainda, de modo similar, participa da reabsorção destes mesmos nutrientes após a filtração glomerular. Além disso, não podemos deixar de mencionar que, absorvido juntamente com o sódio, o cloro, na forma do ácido clorídrico, é o principal componente do suco gástrico, auxiliando na digestão e na absorção de muitos outros nutrientes.

No duodeno, o sódio participa da ação enzimática da amilase pancreática. Justamente pelo fato de o sódio ser o principal íon determinante do volume do fluido extracelular e, consequentemente do volume sanguíneo, os diversos mecanismos fisiológicos reguladores do volume e da pressão arterial atuam, justamente, controlando o conteúdo e a distribuição do sódio no organismo.

Os sensores de pressão do sistema circulatório, ou barorreceptores, detectam as variações da pressão sanguínea e enviam sinais para o sistema nervoso central e para as glândulas endócrinas, com a finalidade de liberar ou reter a excreção renal de sódio. Em geral, a retenção de sódio resulta na retenção de água e, a excreção de sódio, na perda de água, acarretando, respectivamente, o aumento e a queda do volume e da pressão no sistema circulatório. Dois, dentre os muitos sistemas fisiológicos que regulam o sistema circulatório por intermédio do sódio, são o sistema renina-angiotensina-aldosterona e o renal-hipofisário. Ambos são deflagrados em resposta a uma queda significativa do volume e da pressão no aparelho circulatório, seja por hemorragia ou por desidratação. O sistema renal-hipofisário é acionado quando os osmorreceptores hipotalâmicos, e/ou os barorreceptores, estimulam a glândula pituitária posterior para produzir o hormônio antidiurético, o qual atuará nos rins, aumentando a reabsorção de sódio e água.

O sistema renina-angiotensina-aldosterona é encetado quando os rins liberam a renina na circulação. A renina é uma enzima que quebra o angiotensinogênio, produzido pelo fígado, para formar um pequeno peptídeo denominado angiotensina I. A angiotensina I é também partida para formar um outro peptídeo, ainda menor, chamado angiotensina II. A enzima responsável por esta segunda lise é a famosa ECA, ou enzima conversora da angiotensina, esta diástase está presente no endotélio, nos pulmões, fígado e rins. A angiotensina II provoca a constrição das pequenas artérias, o que eleva a pressão sanguínea, e estimula, energicamente, a síntese da aldosterona pelas glândulas suprarrenais. A aldosterona é um hormônio esteroide que atua nos rins, aumentando a reabsorção do sódio e a excreção do potássio. A retenção do sódio armazena, também, a água e eleva o volume e a pressão sanguínea. Acompanhe, para melhor compreensão, o esquema do sistema renina-angiotensina-aldosterona na Figura 8.144.

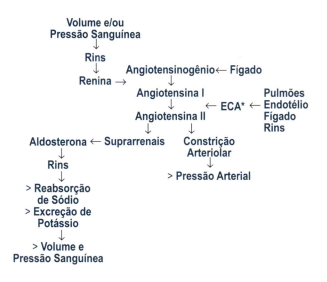

Figura 8.144 – *Croqui do sistema renina-angiotensina-aldosterona.*

Voltando à regulação da pressão osmótica e do equilíbrio ácido-básico, o sódio também intervém como um dos componentes dos três sistemas de Tauy:

- o primeiro sistema depende da relação do ácido carbônico com o bicarbonato de sódio;
- o segundo, da proporção entre o fosfato ácido de sódio e o fosfato básico de sódio;
- e o terceiro sistema é regulado pelo quociente proteinato *versus* proteinato de sódio.

• Carência de Sódio

A carência de sódio, assim como a de cloro, quando ocorrem, não é por ingestão insuficiente, mesmo nas dietas restritivas de sal. A deficiência de sódio é classicamente denominada de hiponatremia e é definida como uma concentração sérica de sódio menor que 136 milimolares por litro. A hiponatremia geralmente acontece em decorrência de uma perda aumentada de sódio ou como consequência de uma retenção hídrica excessiva, também denominada hiponatremia dilucional. A diluição hiponatrêmica soe ocorrer por insuficiência do hormônio antidiurético, decorrente da ação de drogas ou por doenças do sistema nervoso central. Em casos excepcionais a ingestão excessiva de água também pode levar à hiponatremia dilucional. A perda excessiva de sódio, e cloro, geralmente advém de vômitos e diarreia intensos e persistentes, de sudorese também intensa e contínua, do uso de alguns tipos de diuréticos e de algumas formas de doenças renais.

Atualmente, a hiponatremia também tem sido diagnosticada em atletas de alto desempenho, como maratonistas, ultramaratonistas e triatletas. Em 1997, 25 atletas, dentre 650 participantes do Ironman Triathlon, representando cerca de 4%, necessitaram de atendimento médico por causa da hiponatremia. Os triatletas que desenvolveram a hiponatremia mostravam sinais de hiper-hidratação, a despeito da modesta quantidade de líquido ingerida. Isto sugere que a excreção de água foi inadequada ou que as necessidades de hidratação destes atletas de ultradistâncias foram superestimadas. Outro fato interessante, que se tem especulado, é que o uso de drogas anti-inflamatórias não hormonais pode aumentar o risco de hiponatremia induzida pelo exercício. Os sintomas da hiponatremia são cefaleia, náusea, vômitos, cãibras, fadiga, desorientação e fraqueza. A hiponatremia severa e de evolução rápida pode levar a edema cerebral, convulsões, coma e lesões cerebrais permanentes. A hiponatremia aguda ou severa podem ser fatais se não tratadas apropriadamente e em tempo hábil.

• Doses Nutricionais Recomendadas para o Sódio

Em 2004, o Conselho de Alimentos e Nutrição do Instituto de Medicina dos Estados Unidos da América estabeleceu as doses nutricionais adequadas para o sódio e para o sal de cozinha, ou cloreto de sódio. Este conselho optou por recomendar doses adequadas baseando-se, principalmente, na quantidade de sódio perdida pela transpiração, em uma amostragem populacional moderadamente ativa, uma vez que as doses nutricionais recomendadas para este elemento são muito difíceis de serem calculadas. As doses adequadas para o consumo do sal de cozinha e do sódio estão estabelecidas na Tabela 8.33, para ambos os sexos e de acordo com a faixa etária.

• Indicações Terapêuticas do Sódio

Excetuando-se a hiponatremia, não há outra indicação para o uso nutracêutico do sódio. Por este motivo é que só encontramos no mercado farmacêutico, para uso médico, as soluções salinas, de uso endovenoso, para a expansão do volume circulante, nos casos de desidratação e hemorragias menos graves, principalmente, e as soluções hidroeletrolíticas para a reidratação oral de crianças e atletas de alta *performance*.

A grande maioria das indicações terapêuticas relacionadas ao sódio refere-se à restrição dietética do sal de cozinha. As principais indicações para a restrição salina são as neoplasias gástricas, a osteoporose, a litíase renal e a hipertensão arterial. Diversos estudos epidemiológicos, realizados principalmente nos países asiáticos, indicam que o grande consu-

**Tabela 8.33
Doses Diárias Adequadas para o Sódio**

Faixa Etária	Sódio	Cloreto de Sódio
Bebês até 6 meses de idade	120 mg/dia	300 mg/dia
Bebês de 7 até 12 meses de idade	370 mg/dia	930 mg/dia
Crianças de 1 a 3 anos de idade	1.000 mg/dia	2.500 mg/dia
Crianças de 4 a 8 anos de idade	1.200 mg/dia	3.000 mg/dia
Crianças de 9 a 13 anos de idade	1.500 mg/dia	3.800 mg/dia
Adolescentes dos 14 aos 18 anos de idade	1.500 mg/dia	3.800 mg/dia
Adultos dos 19 aos 50 anos de idade	1.500 mg/dia	3.800 mg/dia
Adultos dos 51 aos 70 anos de idade	1.300 mg/dia	3.300 mg/dia
Adultos maiores de 71 anos de idade	1.200 mg/dia	3.000 mg/dia
Gestantes de todas as idades	1.500 mg/dia	3.800 mg/dia
Lactantes de todas as idades	1.500 mg/dia	3.800 mg/dia

Estas doses adequadas estão bastante abaixo da quantidade média ingerida pela maioria da população norte-americana.

mo de sal de cozinha, assim como o de alimentos defumados e em conserva, aumenta o risco para o desenvolvimento do câncer de estômago. Porém, estes alimentos, além de conterem uma grande quantidade de sal, contêm, também, outras substâncias que podem ser carcinogênicas, como, por exemplo, as nitrosaminas. Além disso, as pessoas que ingerem alimentos muito salgados, geralmente, comem menos frutas e verduras, o que também se relaciona com uma maior incidência de neoplasias gástricas.

O risco para o desenvolvimento de um câncer gástrico aumenta na gastrite crônica e na infecção pelo *Helicobacter pylori*, e a alta concentração de sódio nos alimentos pode lesar as células do revestimento estomacal, facilitando a infecção por esta bactéria e a alteração genética da mucosa gástrica pelas substâncias oncogênicas presentes nos alimentos. Embora haja poucas evidências científicas de que o sal de cozinha seja, por si só, carcinogênico, o seu consumo exagerado deve ser evitado, pois pode precipitar a ocorrência de câncer gástrico em indivíduos suscetíveis.

O sódio é um dos fatores que contribuem para o aparecimento e o desenvolvimento da osteoporose, que, como já tivemos a oportunidade de comentar, é um distúrbio do metabolismo ósseo que aumenta o risco de fraturas. O consumo exagerado de sódio aumenta a excreção urinária do cálcio, tanto que alguns estudiosos consideram o seu consumo como um marcador biológico da reabsorção óssea. Para cada 2.300 mg de sódio (5.800 mg de sal) excretados pelo rim, vão pelo ralo, também, 24 a 40 mg de cálcio. Talvez lhe convenha reler o tópico sobre o cálcio. Pelo mesmo motivo, o alto consumo de sódio também está implicado na gênese dos cálculos renais.

Um grande trabalho prospectivo acompanhou mais de 90.000 mulheres, por um período maior que 12 anos, e observou que aquelas que ingeriam sódio em uma média de 4.900 mg diários, equivalentes a 12.600 mg de sal de cozinha, apresentaram um risco 30% maior para desenvolver litíase renal sintomática do que as que consumiam cerca de 1.500 mg de sódio por dia, ou 4.000 mg diários de sal.

Um outro trabalho semelhante realizado com homens, por sua vez, não encontrou associação entre o consumo de sódio e os sintomas dos cálculos renais. Os trabalhos clínicos, em geral, têm demonstrado que a restrição salina reduz a calciúria nos indivíduos propensos à litíase renal. Inclusive, uma pesquisa randomizada, com 5 anos de acompanhamento, analisando duas dietas diferentes, em pacientes masculinos que apresentavam cálculos urinários recorrentes de oxalato de cálcio, demonstrou que a dieta com baixos teores de sal e de proteína animal diminui, significativamente, a recorrência da litíase, quando comparada com a dieta pobre em cálcio.

Com relação à hipertensão arterial, a indicação da restrição do sal de cozinha ainda é controversa entre os cientistas e os clínicos, apesar de estar sendo recomendada na prática médica por quase 30 anos. Estudos realizados com animais e os trabalhos transversais epidemiológico-culturais têm sugerido que o aumento do consumo do sal de cozinha está associado ao aumento da pressão arterial. Estes trabalhos epidemiológico-culturais, entretanto, mostram diversos vieses que podem afetar a pressão sanguínea arterial.

Nos estudos populacionais, a influência do consumo de sal de cozinha na pressão arterial também é nebulosa, tanto entre os pacientes hipertensos quanto entre os indivíduos normotensos, apesar das inúmeras pesquisas clínicas bem planejadas e randomizadas. Tentando superar esta indefinição, diversos investigadores empregaram a metanálise para analisar os dados disponíveis, coletados destas pesquisas.

Uma destas metanálises mais recentes, de 1991, avaliou os dados de mais de 100 trabalhos, envolvendo mais de 5.000 indivíduos, normo e hipertensos, e concluiu que, no geral, a redução do consumo do sal de cozinha para cerca de 6.000 mg diários diminuiu a pressão arterial dos pacientes hipertensos em aproximadamente 3,9 e 1,9 mmHg nas pressões sistólica e diastólica, respectivamente. Esta mesma metanálise, analisando os dados relativos às pessoas normotensas, observou que até grandes restrições da ingestão de sal determinaram uma redução das pressões sistólica e diastólica de apenas 1,2 e 0,3 mmHg, respectivamente. Apesar desta modesta redução da pressão sanguínea entre os hipertensos, a revisão dos estudos prospectivos e randomizados sugere que o declínio da pressão diastólica, mesmo que modestamente ao redor de 2 mmHg, é suficiente para diminuir a incidência, na população norte-americana, do enfarte agudo do miocárdio em 6%, do acidente vascular cerebral em 15% e da hipertensão em 17%, o que já representa um grande benefício.

Aproximadamente 30 a 60% dos hipertensos respondem, significativamente, ao tratamento com dietas hipossódicas, enquanto apenas 25 a 50% dos normotensos têm a pressão arterial diminuída com a restrição alimentar de sódio. Esta diferença no efeito da restrição salina sobre a pressão arterial dos pacientes hipertensos e dos indivíduos normotensos indica que devem haver graus diferentes de suscetibilidade da pressão sanguínea ao sal de cozinha. Esta sensibilidade tensional arterial ao cloreto de sódio tem sido observada, principalmente, entre os obesos, os insulinorresistentes, os negros, os idosos e as mulheres hipertensas.

Uma pesquisa multicêntrica, analisando 624 pacientes hipertensos sensíveis à restrição de sódio, mostrou que, restringindo-se o consumo de sal de cozinha em 5.000 a 6.000 mg diários, as tensões sistólica e diastólica diminuem, em média, 10 e 7 mmHg, respectivamente. Esta redução foi clinicamente significante e similar ao efeito de muitas drogas anti-hipertensivas. Apesar de o mecanismo fisiológico da sensibilidade ao sódio ainda não estar esclarecido, as pesquisas já se dirigem às bases genéticas da hipertensão e da sensibilidade ao cloreto de sódio, suspeitando de polimorfismos genéticos, que são as variações genéticas específicas mais comuns, dos genes produtores de substâncias envolvidas no sistema renina-angiotensina-aldosterona.

A hipertensão crônica acarreta lesão do coração, dos vasos sanguíneos e dos rins, podendo levar à insuficiência cardíaca, ao enfarte agudo do miocárdio ou à insuficiência renal. Porém, inúmeras pesquisas mais recentes têm indicado que o abuso do sal de cozinha pode provocar estes mesmos efeitos lesivos, independentemente da presença da hipertensão arterial. Muitos estudos clínicos também têm mostrado uma significativa correlação entre a hipertrofia ventricular esquerda e o exagero no consumo do sal. Outros trabalhos, realizados com animais e também em seres humanos, do mesmo modo, associaram a ingestão excessiva de sódio com alterações fisioestruturais patológicas das grandes artérias elásticas, independentemente da presença da hipertensão arterial.

Uma pesquisa multicêntrica e randomizada sobre a influência alimentar na hipertensão, denominada DASH, demonstrou que uma dieta que enfatiza o consumo de frutas, verduras, cereais integrais, aves domésticas, peixes, nozes e laticínios desengordurados diminui substancialmente a pressão arterial, quando comparada com a dieta típica norte-americana. Como se pode observar, a dieta DASH é muito mais rica em potássio e cálcio do que a dieta controle norte-

-americana. O teor de sódio, no entanto, foi mantido constante nos dois grupos.

Só para lembrar, o nome da pesquisa DASH provém do inglês *Dietary Approaches to Stop Hypertension*, que significa, em português, abordagens dietéticas para o tratamento da hipertensão, e já foi mencionada neste livro. A dieta DASH atenua, na população hipertensa, a tensão arterial sistólica em torno de 11,4 mmHg e a diastólica em cerca de 5,5 mmHg; e, no conjunto dos normotensos, 3,5 mmHg na sistólica e 2,1 mmHg na diastólica.

Posteriormente, a dieta típica norte-americana, contendo, em média, 8.700 mg diários de cloreto de sódio, foi comparada com a dieta DASH modificada, com três níveis de ingestão de cloreto de sódio, nível baixo com 2.900 mg diários, nível médio com 5.800 mg diários e nível alto com os mesmos 8.700 mg diários da dieta-controle. A dieta DASH modificada também diminuiu, significativamente, as pressões sistólicas e diastólicas, tanto no conjunto dos hipertensos quanto no dos normotensos, nos três níveis da pesquisa, ao contrário do que ocorreu no grupo-controle.

A associação da dieta DASH com a restrição do sal de cozinha reduz a pressão arterial com mais eficiência do que qualquer uma das duas intervenções isoladamente. A redução das tensões sistólica e diastólica no grupo DASH de nível baixo de ingestão de sal, comparadas com o grupo-controle, foi, em média, 8,9 e 4,5 mmHg, respectivamente. As pesquisas DASH e a DASH modificada vêm confirmar a ideia de que a alimentação saudável provê uma ferramenta eficaz para a prevenção e o tratamento da hipertensão arterial. O Programa Nacional de Educação de Hipertensos e o Instituto Nacional Hematocardiopulmonar do Instituto Nacional de Saúde norte-americano não recomendam um consumo de sal de cozinha superior a 6.000 mg diários. O Conselho de Alimentos e Nutrição do Instituto de Medicina dos Estados Unidos da América, por sua vez, restringe o consumo de cloreto de sódio a 5.800 mg por dia.

• Fontes de Sódio

A fonte alimentar mais comum do sódio, assim como a do cloro, é o próprio sal de cozinha, ou cloreto de sódio. Estima-se que 75% da ingestão do sódio, na dieta norte-americana, provenham da adição do sal na produção industrial dos alimentos. Mais do que o sal empregado à mesa ou na cozinha doméstica.

Os censos mais recentes têm mostrado que a ingestão diária média de sal de cozinha, pela população norte-americana adulta atual, está entre 7.800 e 11.800 mg por dia, para os homens, e entre 5.800 e 7.800 mg diários para as mulheres. Estes valores estão, seguramente, subestimados, porque estas pesquisas não levaram em consideração o consumo do sal à mesa da refeição. Os menores teores de sódio estão nos alimentos não processados, como as frutas, as verduras e os legumes. A Tabela 8.34 elenca o conteúdo de sódio e sal de cozinha em alguns alimentos e separa os alimentos considerados de baixo teor salino daqueles julgados com alto teor de sal.

Tabela 8.34
Conteúdo de Sódio e Sal de Cozinha em Alguns Alimentos, Separando os Alimentos Considerados de Baixo Teor Salino Daqueles Julgados com Alto Teor de Sal

Alimento	Porção	Sódio	Sal de Cozinha
Alimentos com Baixo Teor de Sódio			
Óleo de oliva	1 colher de sopa (15 mL)	0 mg	0 mg
Pera	1 média	0 mg	0 mg
Pipoca sem sal	1 xícara (200 mL)	0 mg	0 mg
Amêndoas sem sal	1 xícara (200 mL)	1 mg	3 mg
Arroz integral cozido	1 xícara (200 mL)	2 mg	5 mg
Suco de laranja	1 xícara (200 mL)	2,64 mg	7,04 mg
Manga	1 fruta	4 mg	10 mg
Tomate	1 médio	11 mg	28 mg
Salada de frutas em lata	1 xícara (200 mL)	15 mg	38 mg
Batata frita sem sal	1 pacote (250 g)	19,84 mg	49,60 mg
Cenoura	1 média	21 mg	53 mg
Suco de tomate sem sal	1 xícara (200 mL)	21,12 mg	52,80 mg
Alimentos com Alto Teor de Sódio			
Cachorro-quente	1 sanduíche médio	460 mg	1.200 mg
Bife	100 g	460 mg	1.200 mg
Suco de tomate com sal	1 xícara (200 mL)	774,4 mg	1.936 mg
Picles	100 g	830 mg	2.100 mg
Cheeseburguer de peixe	1 sanduíche	940 mg	2.400 mg
Cachorro-quente frito	1 lanche (empanado)	970 mg	2.400 mg
Bife à parmegiana	200 g	1.000 mg	2.500 mg
Bolinho *pretzel* salgado	10 unidades*	1.000 mg	2.500 mg
Canja de galinha enlatada	1 xícara (200 mL)	1.100 mg	2.800 mg
Presunto	100 g	1.176 mg	2.939 mg
Macarronada enlatada	1 xícara (200 mL)	1300 mg	3.300 mg
Batata frita salgada	1 pacote (250g)	1.433 mg	3.638 mg

* Veja a ilustração do pretzel na Figura 8.145.

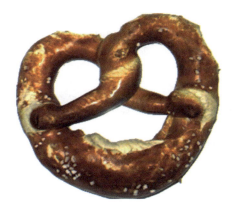

Figura 8.145 – *Pretzel*.

A quantidade de sal contida em um alimento industrializado pode ser estimada multiplicando-se o teor de sódio informado no rótulo por 2,5 (NaCl = 2,5 x Na). Analogamente, para se saber a quantidade de sódio em uma porção de sal de cozinha, basta dividi-la por 2,5 (Na = NaCl ÷ 2,5). Por exemplo: uma colher de chá de sal de cozinha, que corresponde a 5 g, quanto terá de sódio elementar? – Resposta: 5.000 mg de sal ÷ 2,5 = 2.000 mg de sódio.

- **Cuidados com o Uso do Sódio**

O consumo excessivo do cloreto de sódio leva a um aumento do volume do compartimento extracelular, desidratando as células, com a finalidade de manter normal, com a água retirada das células, a concentração de sódio extracelular. Ao mesmo tempo, conforme a necessidade de água é suprida, para saciar a sede consequente, os rins vão excretando o excesso de sódio e restaurando o equilíbrio do sistema.

A ingestão de grandes quantidades de sal pode provocar náusea, vômito, diarreia e cólicas abdominais. A concentração de sódio anormalmente elevada no plasma, denominada hipernatremia, e que pode seguir estes sintomas, é geralmente secundária à desidratação, ocasionada pela perda excessiva de água, pela dificuldade de acesso à água ou por falha no mecanismo de acionamento da sede. Quando ocorre a hipernatremia, além dos sinais de perda excessiva de líquido, podem surgir tonturas, vertigens, fraqueza, hipotensão arterial e até a interrupção da produção de urina, denominada anúria. Com a progressão da severidade da hipernatremia aparecem edema, hipertensão arterial, taquicardia, dispneia e convulsões, que podem evoluir para o coma e a morte.

Mas, relaxem! Raramente a hipernatremia ocorre pelo abuso alimentar de sódio, ocasionalmente acontece pela ingestão de grandes quantidades de água do mar e, ainda mais esporadicamente, pela infusão venosa de soluções salinas concentradas. Uma observação, entretanto, faz-se necessária, a retenção urinária de sódio pode ocorrer no estágio final de uma nefropatia e, caso a ingestão de sal e água não seja controlada, pode advir a hipernatremia com retenção hídrica, edema, hipertensão arterial e insuficiência cardíaca congestiva. Com base nos efeitos adversos do abuso alimentar do sódio sobre a pressão arterial e sobre o risco de doenças cardionefrovasculares, o Conselho de Alimentos e Nutrição do Instituto de Medicina dos Estados Unidos da América estabeleceu as doses máximas toleráveis de ingestão para este elemento, escalonadas na Tabela 8.35, conforme as faixas etárias.

Tabela 8.35
Doses Máximas Toleráveis para a Ingestão de Sódio e Sal de Cozinha

Faixa Etária	Sódio	Cloreto de Sódio
Bebês até 12 meses de idade	Indeterminada*	Indeterminada*
Crianças de 1 a 3 anos de idade	1.500 mg/dia	3.800 mg/dia
Crianças de 4 a 8 anos de idade	1.900 mg/dia	4.800 mg/dia
Crianças de 9 a 13 anos de idade	2.200 mg/dia	5.500 mg/dia
Adolescentes dos 14 aos 18 anos de idade	2.300 mg/dia	5.800 mg/dia
Adultos maiores de 19 anos de idade	2.300 mg/dia	5.800 mg/dia

* Ficando determinado que as quantidades ingeridas devem ser aquelas normalmente presentes nos alimentos e nas preparações lácteas apropriadas.

Com relação às interações medicamentosas, arrolamos algumas drogas que podem provocar hiponatremia:

- diuréticos, como a hidroclorotiazida e a furosemida;
- anti-inflamatórios não esteroidais, como o ibuprofeno e o naproxeno sódico;
- opiáceos, como a codeína e a morfina;
- fenotiazinas, como a procloroperazina e a prometazina;
- inibidores da recaptação da serotonina, como a fluoxetina e a paroxetina;
- antidepressivos tricíclicos, como a amitriptilina e a imipramina;
- carbamazepina;
- cloropropamida;
- clofibrato;
- ciclofosfamida;
- desmopressina;
- oxitocina;
- vincristina.

A abordagem ortomolecular recomenda uma dieta rica em frutas e verduras e limitada com relação aos alimentos industrializados, o que vale dizer rica em potássio e pobre em sódio. Especialmente os idosos, os hipertensos e aqueles com antecedentes familiares de enfermidades cardiovasculares e renais devem limitar a ingestão de sódio à dose máxima tolerável (5.800 mg diários para os adultos) e consumir um mínimo de 4.700 mg de potássio por dia.

Vanádio

O vanádio, cujo nome provém de Vanadis, o outro nome de Freya, a deusa escandinava da fertilidade, é o elemento, de símbolo químico V, número atômico 23 e peso atômico 50,9415(1) g.mol^{-1}. É um metal de transição cinza-prateado, macio, dúctil, ocorre em cerca de 65 minerais naturais e é um dos 26 elementos constituintes dos organismos vivos. É muito resistente à corrosão pelos álcalis e pelos ácidos sulfúrico e clorídrico. O vanádio também é resistente à oxidação até 660ºC, quando, então, reage facilmente com o oxigênio.

O vanádio apresenta uma boa resistência estrutural e baixa permeabilidade aos nêutrons, o que o torna muito útil para aplicações nucleares. Assim como o cromo e o manganês, o vanádio também apresenta a característica de formar os seus óxidos polivalentes com propriedades ácidas. Os estados oxidativos mais comuns do vanádio são V^{+2}, V^{+3}, V^{+4} e V^{+5} e o estado oxidativo V^{+1} raramente é observado. V^{+3} é muito semelhante, quimicamente, com o íon Fe^{+3}, e por este motivo é que o vanádio pode substituir o ferro nas reações químicas, tanto orgânicas quanto inorgânicas.

O vanádio foi descoberto, em 1801, pelo mineralogista mexicano André Manuel Del Rio, ao analisar a amostra de uma pedra que lhe foi enviada à cidade do México. Este minério, à época chamado de "chumbo marrom", é hoje denominado vanadinita. Inicialmente, André Manuel Del Rio deu a este elemento o nome grego de *panchromium*, porque ele forma sais com uma ampla variedade de cores. Posteriormente, ele denominou-o *erithronium*, porque estes sais se tornavam vermelhos quando aquecidos. Observe uma fotografia da Vanadinita na Figura 8.146.

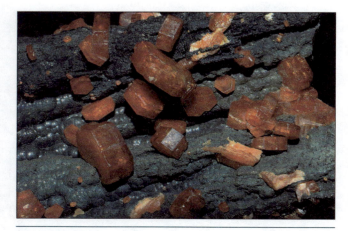

Figura 8.146 – *Vanadinita*.

Em 1831, o sueco Sefström redescobriu o vanádio, porém Friedrich Wöhler, no mesmo ano, afirmou a anterioridade de Del Rio e, pouco tempo mais tarde, o primeiro geólogo norte-americano George William Featherstonhaugh, sugeriu que se nomeasse este novo elemento de *rionium*, em homenagem a Del Rio. Interessante o nome deste último, Featherstonhaugh poderia ser traduzido como soberba da pedra leve, muito próprio para um geólogo. Finalmente, o vanádio recebeu o seu nome definitivo, derivado da mitologia escandinava, por causa dos seus belos e multicoloridos compostos.

Industrialmente, este elemento é empregado em ligas metálicas, especialmente na confecção do ferro-vanádio, um tipo de aço inoxidável, também chamado de aço rápido, muito utilizado em serras, brocas e material cirúrgico. Na indústria eletrônica o vanádio é muito usado na produção de supercondutores magnéticos e nas superbaterias de lítio. Na indústria óptica é aproveitado para a confecção de filtros bloqueadores da radiação infravermelha. O vanádio foi considerado um micronutriente essencial apenas em 1968.

• Funções Bioquímicas do Vanádio

Na biologia em geral, o vanádio é um elemento essencial de algumas enzimas, particularmente da vanádio-nitrogenase, que é a diástase usada por alguns microrganismos para fixar o nitrogênio e da proteína cromagênica de vanádio, também essencial para os ascídios marinhos. Os ascídios são invertebrados que se fixam às rochas e às ostras marinhas, são usados como especialidades culinárias na França, com o nome de figo do mar; na Itália, denominados limões ou uvas do mar; no Chile, nomeados de *piure*; na Coreia, como *meongge*; e no Japão com os nomes de *hoya* e *maboya*. A Figura 8.147 ilustra alguns destes ascídios.

A concentração do vanádio nestes invertebrados marinhos é cerca de 100 vezes maior que a da água do mar que os circunda; nos vertebrados, como as aves e os mamíferos, ao contrário, o vanádio está presente em quantidades muito diminutas, porém a sua deficiência provoca retardo do crescimento e diminuição da fertilidade. Dez por cento da vanabina, o pigmento amarelo das células sanguíneas do pepino do mar, são constituídos pelo vanádio, analogamente às células hemáticas azuis do límulo, cujo pigmento cúprico é a hemocianina. O límulo, para quem não lembra, é aquele tipo de caranguejo que estudamos como exemplo de fósseis vivos nos livros de biologia da escola secundária, rememore na Figura 8.148.

Nas algas e liquens, dependem do vanádio, além da nitrogenase, que reduz o nitrogênio a amônia, a iodoperoxidase e a bromoperoxidase, que catalisam a oxidação dos íons haloides pelo peróxido de hidrogênio, facilitando a ligação carbono-halogênio. Nos seres humanos, o vanádio influencia o crescimento e a reprodução e parece funcionar como um agente oxidante. A absorção do vanádio parece ser muito pequena, menos que 5%, sendo a maior parte da porção ingerida excretada pelas fezes e uma parte mínima, pela urina.

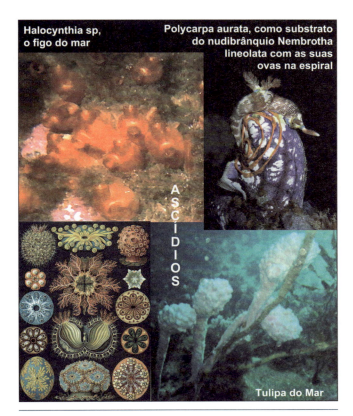

Figura 8.147 – *Ascídios.*

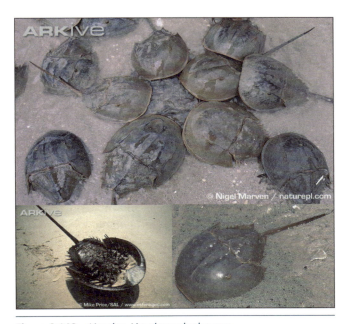

Figura 8.148 – *Limolos, Limulus polyphemus.*

Em ratos, entretanto, tem-se observado taxas de absorção gatrintestinal do vanádio de até 10%.

O sais de vanádio pentavalentes são absorvidos de três a cinco vezes mais efetivamente do que os tetravalentes, assim, os componentes da dieta, a forma do vanádio ingerido e a velocidade com a qual ele se transforma em vanádio tetravalente influem na taxa de absorção. A parcela absorvida é distribuída e retida, principalmente, pelos rins, ossos, fígado, tecido adiposo e pulmões. No organismo, o vanádio tetravalente e o pentavalente coexistem em equilíbrio, regulados pela tensão de oxigênio, pelo pH e pela presença de agentes redutores, como a vitamina C, o glutation e as catecolaminas.

Em condições fisiológicas, a forma predominante é a pentavalente, denominada ortovanadato ($H_2VO_4^-$), que possui a estrutura semelhante ao grupo fosfato. A forma tetravalente, denominada vanadil (VO^{+2}), é ubíqua dos ambientes intracelulares, e a sua estrutura assemelha-se à do magnésio bivalente. O estado de oxidação do vanádio parece ser fundamental para as suas ações biológicas, e os vanadatos peroxidados assumem formas geométricas complexas, pentagonais, bipiramidais ou octaédricas, o que lhes confere capacidades de reação diversas.

Em pesquisas de laboratório, foi demonstrada a ação do vanádio sobre a contração das fibras musculares cardíacas, sobre a atividade da bomba de sódio e potássio e sobre o metabolismo da glicose e dos lípides. No final da década de 1970, comprovou-se que o vanádio é um potente inibidor da bomba de sódio e potássio e, nas décadas de 1980 e 1990, descobriu-se a sua ação insulinomimética. Muito interessante, porém, é saber que, em 1899, antes da descoberta da insulina, já havia trabalhos demonstrando a melhora clínica do diabete melito com o tratamento pelo vanadato de sódio. Em 1979, demonstrou-se que o vanádio aumenta o transporte e a oxidação da glicose e estimula a síntese do glicogênio no fígado e no músculo diafragma. No tecido adiposo, o vanádio ativa a lipogênese, inibe a lipólise e aumenta a liberação da lipoproteína lipase.

Digno de observação, também, é que os efeitos insulinomiméticos do vanádio são potencializados pela adição de peróxido de hidrogênio aos compostos de vanádio e que, ao contrário da insulina, o vanádio não altera a síntese e o catabolismo proteico. O mecanismo de ação insulinomimético do vanádio ainda não está completamente esclarecido. Embora alguns trabalhos demonstrem a sua ação ativando o receptor tirosina quinase, muito outros sugerem que ela não aja sobre o receptor da insulina. A maioria deles aponta para a inibição das proteína-tirosinas fosfatases, por competição com o grupo fosfato. A inibição da proteína-tirosina fosfatase estimularia, indiretamente, a fosforilação da tirosina.

Outro fato muito interessante, com relação ao vanádio, é que os seus compostos peroxidados são de 100 a 1.000 vezes mais potentes em oxidar o domínio essencial da cisteína. A cisteína é um aminoácido comum a todas as proteína-tirosinas fosfatases. Além de estimular a fosforilação da tirosina, o vanádio pode estimular, diretamente, as proteínas envolvidas na sinalização pós-receptor da insulina e no substrato para receptor de insulina.

Um dos efeitos de maior importância do vanádio é a indução do transportador de glicose-4, do seu compartimento intracelular para a superfície da membrana, aumentando a captação da glicose. Outros trabalhos estão sendo realizados, *in anima nobili*, estudando a ação do vanádio na atividade cerebral, no crescimento e na reprodução humana. A dificuldade tem sido a aparente adaptação do metabolismo à presença ou ausência do vanádio na dieta.

Além de poder substituir o ferro em algumas enzimas, o vanádio ainda se mostra capaz de se colocar no lugar do fósforo em algumas enzimas de transferência fosforilativa, como a fosforil-transferase e a sódio-potássio-adenosina trifosfatase. O vanádio é também um cofator para algumas enzimas, como a adenilciclase, as proteínas quinases, as transaminases e algumas haloperoxidases da tiroide. O envolvimento do vanádio com o sistema endócrino tem-se manifestado, em animais de laboratório, pela extirpação glandular, da hipófise, da tiroide, ou da paratiroide, através do comprometimento das enzimas a ele relacionadas.

Trabalhos recentes têm demonstrado várias propriedades do vanádio relacionadas com a oncogênese, entre elas a modulação da atividade de enzimas xenobióticas, a inibição da síntese dos ácidos nucleicos, e geração de espécies reativas do oxigênio, e interrupção do ciclo celular e a modulação do potencial metastático das células neoplásicas. Alguns estudos ainda exploram a ação do vanádio sobre o FN-KB, fator nuclear kappa-B, que regula a transcrição e a expressão de vários genes responsáveis pela resposta imunitária e inflamatória e pelo ciclo celular. Esta ação sobre o fator nuclear kappa-B poderia, ou não, levar à morte celular por apoptose.

Tem sido relatada a existência de um antagonismo bioquímico entre o vanádio e o manganês e o vanádio e o lítio. Uma das hipóteses para o seu antagonismo com o lítio estaria na ação sobre as proteínas das membranas celulares, especialmente sobre a adenosina trifosfatase (ATPase). O lítio a ativaria, ao contrário do vanádio, que a inibiria. Alguns autores chegam a responsabilizar o vanádio pela gênese de alguns tipos de depressão, relacionando-o com algumas funções das aminas cerebrais. Com efeito, nestes pacientes têm-se encontrado níveis elevados de vanádio no sangue. Além disso, sabe-se que certas drogas psicotrópicas reduzem a biodisponibilidade do vanádio.

• Carência de Vanádio

Galinhas e ratos submetidos à dieta restrita em vanádio apresentaram distúrbios de crescimento, inclusive das penas, que foram corrigidos com o aporte deste micronutriente. Nos ratos houve também diminuição da fertilidade, com queda significativa do número de gestações e aumento da mortalidade perinatal.

Nas regiões ricas em vanádio tem-se notado uma menor prevalência de cáries dentárias, encontrando-se uma maior quantidade deste micronutriente na dentina. Também em ratos, cobaias e *hamsters*, alimentados com uma dieta cariogênica, o vanádio mostrou-se protetor. No entanto, até hoje não se descreveu um quadro carencial para o vanádio e questiona-s dos trabalhos que abordam os sinais de deficiência de vanádio.

• Doses Nutricionais Recomendadas para o Vanádio

As taxas de vanádio no organismo humano são muito baixas, variando de 0,018 a 0,065 μg por grama. A ingestão média diária de vanádio é da ordem de 10 μg e varia amplamente, na ordem de múltiplos de dez. O trabalho sobre dieta total no Reino Unido, envolvendo dez tipos de dieta, observou a ingestão média diária de 13 μg de vanádio. O mesmo tipo de estudo nos Estados Unidos da América mostrou uma variação entre 6,2 e 18,3 μg por dia.

A maioria dos seres humanos consome cerca de 15 μg diários de vanádio, o que parece suprir qualquer necessidade básica de vanádio. A dose nutricional de vanádio, que nós usamos na prática ortomolecular, varia de 1.000 a 10.000 μg diários, dependendo do grau de deficiência do mineral.

• Indicações Terapêuticas do Vanádio

A principal indicação terapêutica do vanádio continua sendo o controle do diabete, já bastante justificada nos tópicos anteriores. Em segundo lugar, ainda é indicado nas dislipidemias, com o intuito de aumentar a lipoproteína de alta densidade, ou colesterol-HDL, e diminuir a de baixa densidade, ou colesterol-LDL. A terceira recomendação ainda seria para assegurar a fixação de cálcio nos ossos e dentes, provavelmente trocando de lugar com o fósforo, na molécula de apatita. A quarta indicação, mais atual, seria para a indução da apoptose e inibição da proliferação celular nos casos de câncer. Com relação a esta última recomendação, teceremos algumas considerações.

Já mencionamos a ação do vanádio sobre o fator nuclear kappa-B e o seu potente efeito inibidor, reversível, das proteína-tirosinas fosfatases, especialmente esta última ação é capaz de induzir a parada da proliferação celular. Quando o nível de glutation reduzido diminui, fato comum no câncer, a concentração de fosfotirosina não se modifica, porém as células se tornam mais sensíveis aos vanadatos, pela peroxidação destes compostos, como já explicamos. Nestas condições, o vanádio provoca uma inibição irreversível das proteína-tirosinas fosfatases, o que acarreta uma maior fosforilação da tirosina e a consequente inibição da multiplicação celular. Siga o resumo esquemático:

<GSH → >H_2O_2 → peroxivanadato → < PTP → > fosfotirosina → < proliferação celular

GSH = glutation reduzido, H_2O_2 = peróxido de hidrogênio, PTP = proteína-tirosina fosfatase

Com base neste mecanismo, Cortizo e cols. estudaram o efeito do vanádio sobre a linhagem UMR-106 de células osteossarcomatosas humanas. Neste trabalho, o vanádio aumentou a geração das espécies reativas tóxicas do oxigênio, dependente da concentração do vanádio, levando à diminuição da proliferação celular e provocando a apoptose. Cortizo também observou que a vitamina E inibe significativamente a produção dos radicais livres e a formação do malondialdeído, porém não interfere com a ação do vanádio sobre as células malignas, como nós já estudamos nos capítulos pertinentes, e conclui que a citotoxicidade do vanádio não depende somente da produção dos radicais livres.

No ano seguinte, em 2001, Cortizo demonstrou que o complexo vanádio-aspirina potencializa a lipoperoxidação das células UMR-106. Também em 2001, Ghol demonstrou que o vanadocene acetil-acetonato é um potente agente antiangiogênico e antimitótico. Ainda no câncer hepático, o vanádio mostrou-se eficiente. Administrado em associação à vitamina D_3, inibiu a glutation-S-transferase, bloqueando a hepatocarcinogênese provocada. O vanádio com a vitamina D também se mostraram capazes de atenuar a frequência dos nódulos hepáticos e de manterem a arquitetura hepática destes nódulos quase normal. Em ratas, o monovanadato de amônio, na concentração de 0,5 parte por milhão, na água, *ad libitum*, confere uma proteção substancial contra a indução do câncer de mama pelo antraceno. As doses terapêuticas de vanádio, para o diabete, variam de 50.000 a 200.000 µg por dia.

• **Fontes de Vanádio**

O vanádio está presente na maioria das frutas e legumes, mas os teores variam na dependência do terreno onde são cultivados. As oleaginosas e as nozes são particularmente ricas em vanádio, assim como a pimenta do reino, o endro, a salsa, o espinafre, os cogumelos, os cereais integrais e a uva. O endro, também chamado de aneto, é um tipo de funcho, ou erva-doce. Apresentam, ainda, teores apreciáveis de vanádio o rabanete, a alface e, em quantidades menores, a batata, a couve-flor e a cenoura. Dentre os alimentos de origem animal, destacam-se as ostras, os mexilhões, os crustáceos e os peixes, mas o leite, laticínios e as carnes também contêm vanádio.

Dentre os cogumelos, destaca-se como fonte do vanádio a *Amanita muscaria*, concentrando-o em teores maiores do que 500 mg por quilo de peso seco. A amanita, entretanto, não pode ser utilizada como fonte alimentar, devido ao seu alto potencial tóxico e alucinógeno, sendo empregada apenas pela indústria farmacêutica. O belo aspecto da *Amanita muscaria* pode ser visto na Figura 8.149 e justifica, plenamente, o emprego da sua imagem para a ilustração dos livros infantis.

As apresentações comerciais do vanádio mais comuns são o vanadil sulfato, $VOSO_4$, também conhecido por sulfato-óxido-hidratado de vanádio, o monovanadato de amônio, NH_4VO_3, o vanadato de sódio, o metavanadato de sódio, o ortovanadato de sódio e o vanádio-niacinamida-glicina-quelato. O vanádio quelado com aminoácidos é três a quatro vezes mais eficaz no tratamento do diabete do que os compostos inorgânicos do vanádio.

Também é comercializada um tipo de água mineral, obtida de fontes minerais do monte Fuji, no Japão. A água do Fujiyama contém cerca de 150 partes por bilhão de vanádio, ou 150 µg por grama, solubilizado das rochas basálticas da região vulcânica próxima ao seu cume. A truta arco-íris, que vive no monte Fuji, apresenta um grande teor de vanádio, especialmente nos seus rins e suas espinhas.

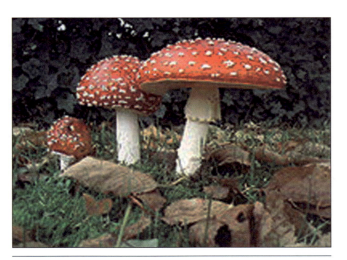

Figura 8.149 – *Amanita,* Amanita muscaria.

• **Cuidados com o Uso do Vanádio**

Como já estudamos, o vanádio é muito pouco absorvido pelo trato gastrintestinal, porém, ele é tóxico se inalado, o que soe ocorrer apenas como resultado da exposição industrial ao pó ou à fumaça de vanádio. Destaco a sua toxicidade por via pulmonar com o intuito de alertar os farmacêuticos, que podem lidar com este produto na forma de pó. O vanádio tetravalente ($VOSO_4$) é cerca de cinco vezes mais tóxico, por via pulmonar, do que o trivalente (V_2O_3). O vanádio inalado é lesivo, principalmente para o tecido pulmonar.

Em ratos, ele também se mostrou nocivo para o fígado, sistema nervoso e alguns outros órgãos, como os rins. Os principais efeitos tóxicos nos ratos foram a redução no consumo da água e do alimento e a diarreia. A administração do vanádio, por via oral, aos ratos, por 1 ano, não provocou nenhuma alteração hematológica, hepática ou renal. Dietas com 14 a 20 partes por milhão (14.000 a 20.000 µg por quilograma de ração) inibem o crescimento de frangos e as dietas com mais de 25 ppm (25.000 µg/kg) provocam a redução do tamanho dos ovos.

Existem poucas evidências de que o vanádio seja teratogênico e não existem indícios de que ele seja carcinogênico. Os exames laboratoriais dos pacientes diabéticos tratados com vanádio não identificaram nenhuma alteração na função renal, hepática e tiroidiana. Apenas alguns distúrbios gastrintestinais, como vômito e diarreia, foram mencionados.

Trabalhos mais recentes têm demonstrado que os compostos orgânicos de vanádio são melhor absorvidos e menos tóxicos do que os inorgânicos. Com relação às interações medicamentosas, sabe-se que alguns psicotrópicos, o EDTA e o hidróxido de alumínio reduzem a biodisponibilidade do vanádio. A absorção gastrintestinal do vanádio é prejudicada pela vitamina C, pelo cromo, pelo cloro, pelo íon ferroso (Fe^{++}) e por alguns tipos de proteína. Existe, ainda, um antagonismo bioquímico entre o vanádio, o lítio e o manganês.

Zinco

O elemento de número atômico 30 e peso atômico 65,38(4) g.mol^{-1}, denominado zinco, é um metal conhecido, em muitos países, também como mago negro, ou *spelter*, feiticeiro em inglês, este último nome se justifica pelo fato de ter sido empregado, na Antiguidade, para a fundição de pequenas estatuetas utilizadas em rituais mágicos. O nome latino, *zincum*, foi mencionado pela primeira vez, pelo que se sabe, no século XVI, por Philippus Theophrastus Aureolus Bombastus Von Hohenheim, um médico alquimista suíço que, na Alemanha, trocou o seu nome de batismo pelo nome latino Paracelsus, que significa 'tão grande quanto Celsus', este último um médico romano famoso pelo seu tratado de medicina. Zinco, em alemão, significava 'semelhante ao dente canino', nome considerado apropriado, porque os cristais metálicos do zinco têm esta aparência pontiaguda.

O zinco é um metal não magnético, cinza-azulado, moderadamente reativo, que se oxida com a umidade do ar e queima com uma chama turquesa brilhante e uma fumaça branca de óxido de zinco. Ele também reage com ácidos, bases e outros elementos não metálicos. O estado oxidativo mais comum do zinco é o +2. O zinco é o 23º elemento mais abundante na crosta terrestre, mas estima-se que o suprimento terrestre do zinco, considerando-se o consumo deste metal no ano de 2007, estará exaurido em 2037.

A aplicação industrial mais comum do zinco é a galvanização do aço, mas ele é também empregado na fabricação de baterias e ligas metálicas, como o latão. O isótopo 64 do zinco pode ser usado para a fabricação de uma bomba nuclear muito potente, capaz de irradiar um fluxo de nêutrons de alta energia, de produzir o isótopo Zn^{65}, que tem uma meia-vida de 244 dias, e de produzir 2,27 MeV de radiação gama por vários dias. Não se sabe se esta arma nuclear foi jamais construída, testada ou usada, de qualquer modo se a considera capaz de extinguir a vida no planeta.

Voltando ao nosso interesse em manter a vida, e vida exuberante, lembramos que o zinco é, também, um nutriente mineral essencial para todas as formas de vida. As primeiras minas de zinco históricas estavam em Zawar, perto de Udaipur, no Rajasthan, na Índia, em 400 antes de Cristo, e a primeira referência ao uso medicinal do zinco encontra-se no Charaka Samhita, de 300 antes de Cristo. A Charaka Samhita Sutra é o texto mais antigo dos três tratados de medicina Ayurvédica clássicos conhecidos. Charaka aplica-se a discípulo distraído, Samhita à coleção e Sutra àquilo que se carrega consigo, ou manual. Punarvasu Atreya foi o mestre daquele que compilou os seus ensinamentos e autodenominou-se Charaka.

A carência clínica de zinco, porém, só veio a ser descrita por Prasad e cols., em 1961, quando as dietas com baixa disponibilidade de zinco, devidas aos teores de ácido fítico, foram associadas ao nanismo nutricional dos adolescentes do meio-oeste dos Estados Unidos da América.

• Funções Bioquímicas do Zinco

O zinco é um íon primariamente intracelular, concentrando-se, especialmente, no citosol. Muitos caminhos metabólicos celulares dependem do zinco e ele desempenha funções muito importantes para o crescimento e o desenvolvimento do organismo e para os sistemas imunitário, nervoso e reprodutivo. Estima-se que cerca de 3.000, dentre as centenas de milhares de proteínas do corpo humano, contêm o zinco nos seus grupos prostéticos, além do zinco presente nos músculos e ossos.

Como já mencionamos, grupamento prostético é um radical químico não peptídico fortemente ligado à proteína, necessário para a sua atividade biológica. O zinco dá a estas proteínas uma característica especial, denominada coordenação geométrica, que lhes proporciona a flexibilidade peculiar de se conformar rapidamente às diversas situações espaciais, necessárias para as reações biológicas.

Há, ainda, mais de 300 metaloenzimas humanas que têm no zinco o seu cofator de ativação ou o têm presente nos seus sítios ativos. Alguns exemplos são a anidrase carbônica, que transporta o dióxido de carbono no sangue dos vertebrados, a desidrogenase lática, a superóxido dismutase, nossa velha conhecida, a fosfatase alcalina, a carboxipeptidase, a aminopeptidase, álcool desidrogenase, a catalase, a leucina peptidase, a DNA polimerase, a RNA polimerase, a timidina quinase e a retinol desidrogenase.

No pâncreas dos bovinos, foram identificadas as carboxidases A e B, no fígado dos equinos, a desidrogenase alcoólica e na bactéria *Escherichia coli* uma fosfatase alcalina, todas estas, metaloenzimas dependentes do zinco. Além de tudo isso, no corpo humano existem mais de uma dúzia de células especiais que secretam zinco iônico. As atividades sinalizadoras celulares desta secreção iônica de zinco ainda estão sendo estudadas, mas alguns especialistas os consideram como neurotransmissores, outros os encontraram como sinalizadores celulares nas glândulas salivares, nos receptores olfatórios, na próstata, sistema imunitário e nos intestinos.

O zinco é absorvido no intestino delgado, especialmente no duodeno, sob controle homeostático. A sua absorção varia de 15 a 40% da quantidade ingerida, dependendo do estado nutricional do zinco, se for baixo, a absorção é maior. Uma dieta rica em proteínas facilita a absorção do zinco pela formação de quelatos zinco-aminoácidos, mais facilmente assimiláveis. Uma vez absorvido, ele é retido nas reservas de metalotioneínas existentes nos intestinos e no fígado. O zinco também é 'politicamente correto', sendo reciclado pelo pâncreas, que o secreta nas suas enzimas digestivas e o recupera, posteriormente, através de um processo que se denomina circulação enteropancreática.

Na circulação sanguínea, o zinco é transportado principalmente pela albumina, mas também pela transferrina e pela alfa-2-macroglobulina, para todos os tecidos do organismo.

O zinco acumula-se, particularmente, nas coroides oculares, nos ossos e dentes, e na pele e nos fâneros, mas armazena-se também no fígado e no tecido muscular.

A maior parte do zinco presente no sangue está contida nos eritrócitos e nos leucócitos. O zinco plasmático varia muito, por ser metabolicamente ativo e variar em resposta à dieta e a outros fatores fisiopatológicos, como lesões e inflamações. Por exemplo: O seu teor plasmático diminui em cerca de 50% na fase aguda da resposta aos eventos traumáticos, provavelmente pelo sequestro de zinco pelo fígado. A sua concentração sérica também diminui após uma refeição pobre em zinco, porque o pâncreas o retira da circulação para a síntese das metaloenzimas necessárias para a digestão e absorção dos alimentos.

A excreção do zinco se dá, sobretudo, pelas fezes, mas também através da urina, do sêmen, dos cabelos e por meio da descamação cutânea. No âmbito celular, as funções do zinco podem ser classificadas em catalítica, estrutural e reguladora. A função catalítica envolve as aproximadamente 100 metaloenzimas, já citadas, que dependem do zinco como cofator para a sua atividade química. Estas enzimas dependentes do zinco encontram-se distribuídas por todas as classes de diástases conhecidas. A função estrutural do zinco é de crucial importância para as proteínas e para as membranas celulares. Uma estrutura de conformação digital do zinco, ilustrativamente chamada de 'dedo de zinco', estabiliza a estrutura de diversas proteínas. O dedo de zinco consiste de duas fitas proteicas paralelas, orientadas em sentidos opostos, e uma outra estrutura proteica helicoidal, unidas por um átomo de zinco. Estude o dedo de zinco na Figura 8.150.

Um exemplo da função estrutural do zinco está na enzima antioxidante cobre-zinco superóxido dismutase, onde o cobre é o cofator da sua atividade catalítica, e o zinco, o estabilizador crítico da sua estrutura. O zinco também induz a dimerização do hormônio do crescimento, de forma que dois átomos de zinco estão associados, de modo cooperativo, a cada dímero do hormônio. O hormônio do crescimento dimérico, Zn_2-GH, é mais estável do que o monomérico, GH, e é o complexo hormonal armazenado nos grânulos secretores das células hipofisárias. Do mesmo modo, a insulina monomérica assume a forma dimérica, no interior das células beta das ilhotas pancreáticas, sob a catálise do zinco.

Na indústria farmacêutica, o zinco também é empregado para produzir a insulina lenta e a insulina zinco-protamina, hexaméricas, formadas pela união de três unidades diméricas. A estrutura e a função das membranas celulares necessitam do zinco e a perda do zinco das membranas biológicas acarreta uma maior suscetibilidade às lesões oxidativas e o comprometimento das suas funções.

No esqueleto, o zinco é encontrado não só nas enzimas ósseas, participando da atividade osteoblástica, como também na estrutura cristalina dos ossos. Também no processo cicatricial o zinco participa da incorporação da cistina e da conversão da glicina e da prolina em colágeno. A função reguladora do zinco foi descoberta na ação de proteínas

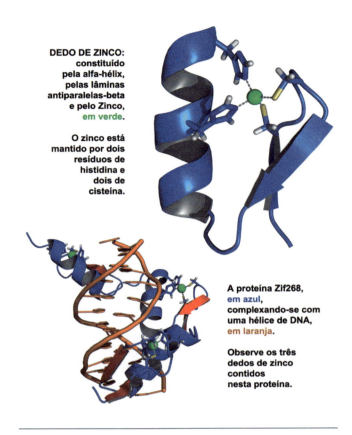

Figura 8.150 – *Dedo de zinco.*

contendo dedos de zinco sobre a expressão genética. Estas proteínas agem como fatores de transcrição, ligando-se ao ácido desoxirribonucleico e regulando a transcrição de genes específicos. O receptor da vitamina D_3 apresenta dois dedos de zinco no sítio de interação com o ácido desoxirribonucleico (DNA), potencializando a interação do complexo receptor-vitamina D_3 com o DNA.

O zinco ainda ativa, diretamente, a aminoacil-tRNA sintetase dos osteoblastos e estimula a síntese proteica. Além disso, ele inibe a maturação dos osteoclastos, diminuindo, consequentemente, a reabsorção óssea. A sua função reguladora também se manifesta na sinalização celular, influenciando a liberação de hormônios e a transmissão dos impulsos nervosos. O zinco modula a transmissão nervosa glutaminérgica, inibe os receptores ionotrópicos do tipo N-metil-D-aspartato, bloqueia os receptores do ácido gama-aminobutírico-A, GABA-A, por um mecanismo alostérico, e aumenta a captação da serotonina. Recordando: O glutamato é um neurotransmissor excitatório do sistema nervoso central que atua, juntamente com a glicina, nos receptores ionotrópicos do tipo N-metil-D-aspartato. O estímulo excessivo destes receptores, entretanto, pode provocar uma excitotoxicidade e levar à morte dos neurônios. Os gabaérgicos, por sua vez, são os principais receptores inibidores do sistema nervoso central.

Capítulo 8

Os receptores dos hormônios esteroidais também possuem dedos de zinco nas suas estruturas, o que facilita a ligação dos fatores de transcrição ao ácido desoxirribonucleico. O zinco também se mostrou atuante na apoptose, a morte celular geneticamente programada, caracterizando-se, também, como um elemento essencial ao mecanismo de controle do crescimento e da proliferação celular. O zinco é essencial para a mobilização da vitamina A hepática, para a maturação sexual, para a libido e para a fertilidade, o que o torna um mineral muito *sexy*, como afirmou Ashmead em seu livro.

Vários trabalhos revelaram que o zinco desempenha um importante papel na regulação e no desenvolvimento do apetite, do paladar, da visão, do olfato e da pele, dos cabelos e das unhas. O zinco ainda interage com a insulina e os seus receptores, melhorando a solubilidade da insulina nas células beta pancreáticas e otimizando a sua ação pós-receptor. A secreção do fator de crescimento semelhante à insulina 1, IGF-I, do inglês *insulin like growth factor I*, é, igualmente, regulada pelo zinco.

A necessidade do zinco também se faz presente na absorção e na atividade das vitaminas, especialmente da vitamina A e das do complexo B. A proteína que transporta a vitamina A, armazenada no fígado, para os olhos e para os outros tecidos, por exemplo, é zinco-dependente.

• Carência de Zinco

A maior parte do que se conhece sobre a carência severa do zinco provém do estudo dos pacientes com acrodermatite enteropática congênita, uma alteração genética que afeta a absorção e o transporte do zinco. Os principais sinais e sintomas da carência explícita do zinco são o retardo ou a interrupção do crescimento e do desenvolvimento infantis, o atraso ou a ausência da maturação sexual na adolescência, erupções cutâneas, diarreia crônica e intensa, comprometimento do sistema imunitário, atraso da cicatrização de ferimentos, anorexia, diminuição do paladar e do olfato, cegueira noturna, ceratite e opacificação das córneas e alterações comportamentais.

Antes de o fator etiológico da acrodermatite enteropática congênita ser conhecido, todos os pacientes acometidos faleciam na infância. Assim que a terapia com zinco, por via oral, passou a ser instituída a estes pequenos enfermos, de maneira contínua e por toda a vida, obteve-se a total remissão da doença. A carência severa de zinco de causa alimentar, em não portadores deste defeito genético, é relativamente rara, porém pode ocorrer nas doenças disabsortivas e nos casos de perda patológica de zinco, como nos queimados e na diarreia crônica. Já a carência moderada de zinco é mais frequente e contribui para o aparecimento de diversos problemas de saúde, principalmente nas crianças dos países em desenvolvimento.

A dificuldade de acesso a métodos sensíveis e baratos para o diagnóstico destas carências moderadas de zinco tem atrapalhado a identificação e o estudo deste problema de saúde. O único método aceito para a determinação do estado nutricional do zinco era o mineralograma capilar por espectroscopia de massa por indução acoplada, até 2005, quando um novo método, envolvendo a transcrição reversa seguida da reação em cadeia da polimerase (RT-PCR, do inglês *reverse transcriptase – polymerase chain reaction*), mostrou-se promissor.

O mineralograma capilar ainda permanece atual e extremamente útil à nossa prática ortomolecular. No caso do zinco há alguns macetes de interpretação que devem ser dominados e já foram expostos no capítulo pertinente. A dosagem plasmática do zinco é um indicador muito grosseiro do seu estado nutricional, porque o organismo a mantém em uma faixa homeostática muito estreita. Algumas pesquisas clínicas controladas, no entanto, comprovaram que a suplementação alimentar com doses moderadas de zinco contribui para a melhora do desenvolvimento físico e neuropsicológico das crianças, bem como diminui a suscetibilidade destes infantes às infecções.

A deficiência de zinco também pode comprometer a síntese da insulina, alterando o teste de tolerância à glicose. Mesmo a carência moderada de zinco pode causar a atrofia do timo, a involução do baço e dos gânglios linfáticos, diminuindo os fatores tímicos circulantes e provocando o aparecimento de células T (timo-dependentes) imaturas e linfocitopenia.

Outros sinais e sintomas associados à deficiência de zinco são as infecções frequentes e/ou severas, insônias, parassonias, alterações do comportamento, atraso na cicatrização, doenças psiquiátricas, gastrenterites, a síndrome plurimetabólica, a intolerância à glicose, a síndrome da má absorção intestinal, a falta de apetite ou anorexia, a hipertrofia prostática, impotência, esterilidade, acne, alterações menstruais, caspas e queda de cabelos, manchas brancas nas unhas, doenças reumáticas, estomatites, halitose, exaustão adrenal, prostração e osteoporose. A carência de zinco pode associar-se a uma perda de 45% na massa óssea. Consideram-se no grupo de risco para a deficiência de zinco:

- os bebês e as crianças;
- as gestantes e as lactantes, especialmente as mães adolescentes;
- os pacientes sob nutrição parenteral total;
- os desnutridos, incluindo aqueles que se alimentam com uma dieta pobre em proteínas e carboidratos, os anoréticos e os bulímicos;
- os enfermos com diarreia crônica;
- os portadores de síndromes de má absorção, como a doença celíaca, a síndrome do intestino curto e a insuficiência pancreática;
- os indivíduos com enfermidades intestinais inflamatórias, como o intestino em goteira (*leaky gut*), a doença de Crohn e a colite ulcerativa;
- os alcoólatras com comprometimento do fígado, os quais apresentam a sua capacidade hepática de armazenamento

do zinco diminuída e uma maior excreção renal de zinco e os hepatopatas em geral;
- os pacientes com anemia falciforme;
- os anciãos, maiores de 65 anos;
- os vegetarianos radicais; a necessidade de zinco para estas pessoas é cerca de 50% maior, porque a grande quantidade de ácido fítico, presente na dieta vegetariana estrita, reduz a absorção do zinco;
- os diabéticos;
- os politraumatizados e os queimados;
- aqueles que ingerem fibras exageradamente;
- aqueles que apresentam um hábito alimentar com alta razão dietética entre cálcio e zinco e/ou ferro e zinco;
- os pacientes submetidos à terapia com agentes quelantes;
- os pacientes submetidos à diálise;
- os enfermos portadores de acloridria ou hipocloridria;
- os portadores de perda sanguínea crônica;
- os portadores da acrodermatite enteropática.

• Doses Nutricionais Recomendadas para o Zinco

As doses nutricionais recomendadas para o zinco não foram estabelecidas tão facilmente, elas estão baseadas em diferentes indicadores do estado nutricional do zinco, considerando gênero e idade e, provavelmente, compensam as necessidades diárias da maioria dos indivíduos. Frisamos, como já escrevemos, que os bebês, as crianças, as gestantes e as nutrizes estão no grupo de risco para a carência de zinco.

As doses nutricionais recomentadas para o zinco são:

Bebês até 6 meses de idade	2 mg/dia*.
Bebês de 7 até 12 meses de idade	3 mg/dia.
Crianças de 1 a 3 anos de idade	3 mg/dia.
Crianças de 4 a 8 anos de idade	5 mg/dia.
Crianças de 9 a 13 anos de idade	8 mg/dia.
Adolescentes masculinos dos 14 aos 18 anos de idade	11 mg/dia.
Adolescentes femininos dos 14 aos 18 anos de idade	9 mg/dia.
Adultos masculinos maiores de 19 anos de idade	11 mg/dia.
Adultos femininos maiores de 19 anos de idade	8 mg/dia.
Gestantes menores de 18 anos de idade	12 mg/dia.
Gestantes maiores de 18 anos de idade	11 mg/dia.
Lactantes menores de 18 anos de idade	13 mg/dia.
Lactantes maiores de 18 anos de idade	12 mg/dia.

* Dose adequada, estimada quando a dose diária recomendada não pode ser determinada.

• Indicações Terapêuticas do Zinco

Como o zinco está presente em milhares de tipos de proteína do corpo humano há, também, inúmeras aplicações terapêuticas para este elemento. Destacaremos principalmente algumas indicações relacionadas com o crescimento e o desenvolvimento neuropsicomotor infantil, a resistência imunológica, incluindo a síndrome da imunodeficiência adquirida (SIDA – AIDS), as complicações da gravidez, a degeneração macular senil e o diabete melito. A principal característica da carência moderada de zinco, nas crianças, é o atraso do desenvolvimento pôndero-estatural.

Nas décadas de 1970-80, muitos trabalhos controlados por placebo e randomizados estudaram a ação do zinco no tratamento de crianças com significante atraso do crescimento. A análise destes estudos mostrou que a administração de 5,7 mg diários de zinco às crianças elevou a taxa de crescimento, em relação às crianças do grupo-placebo. Trabalhos mais recentes confirmam estes achados, apesar de não se conhecerem, exatamente, os mecanismos bioquímicos que envolvem o zinco e a limitação do desenvolvimento pôndero-estatural. As pesquisas mais recentes indicam que o zinco poderia afetar os sistemas de sinalização celular implicados na coordenação da resposta hormonal ao hormônio do crescimento e ao fator de crescimento semelhante à insulina IGF-1 (*insulin-like growth factor-1*).

A carência nutricional materna de zinco também tem sido relacionada com o atraso do desenvolvimento neuro--psicomotor dos recém-nascidos, até os 6 meses de idade. Um estudo, realizado com populações índias norte-americanas e guatemaltecas, demonstrou que a administração de zinco aos bebês nascidos com peso muito baixo, durante 6 meses, melhorou a atividade motora, tornando-os mais ativos e vigorosos que os do grupo-placebo.

Um outro trabalho, realizado com estudantes chineses do primeiro grau tratados com micronutrientes, mostrou uma melhora da atenção e da função neuropsíquica apenas no grupo que recebeu o zinco somado aos outros nutrientes. Dois outros trabalhos, entretanto, falharam na tentativa de mostrar uma melhora na atenção de estudantes com o diagnóstico de retardo do crescimento. Assim, embora os estudos iniciais indiquem que a carência de zinco pode comprometer o desenvolvimento cognitivo dos bebês, mais pesquisas são necessárias para determinar se a prescrição suplementar de zinco às crianças seria benéfica.

Por outro lado, não há dúvida de que a ingestão suficiente de zinco é essencial para a manutenção da integridade funcional do sistema imunitário e de que os indivíduos carentes de zinco apresentam uma maior suscetibilidade às infecções. Um dos efeitos da deficiência de zinco sobre a função imunitária é a maior predisposição das crianças à diarreia infecciosa, e a diarreia persistente contribuiu para a piora da carência do zinco e da má nutrição, em um ciclo vicioso que precisa ser rompido, já que mais de três milhões de crianças, no mundo, morrem, por ano, por causa da diarreia. As pesquisas mais recentes também têm mostrado que a carência de zinco potencializa os efeitos das toxinas produzidas pela *Escherichia coli*, uma das bactérias causadoras da infecção intestinal. A administração do zinco em combinação com a reidratação oral reduz, significativamente, a duração e a severidade da diarreia infantil, aguda ou crônica, e aumenta a sobrevida dos pequenos enfermos. Fato comprovado em numerosos trabalhos randomizados e controlados com placebo.

O zinco também pode reduzir a incidência de infecções das vias aéreas, inclusive da pneumocócica. Uma grande quantidade de metanálises, incluindo inúmeros trabalhos, demonstrou que o zinco diminui, substancialmente, a incidência de pneumonias em crianças. Do mesmo modo, muitos outros trabalhos indicam que o zinco diminui a incidência das crises febris da malária infantil. Uma pesquisa, controlada com placebo, realizada em pré-escolares de Papua Niugini, na ilha de Nova Guiné, mostrou que o zinco diminuiu, em 38%, as consultas ao centro de atendimento médico para o tratamento da malária pelo *Plasmodium falciparum*. Além disso, o número de episódios febris, causados pela parasitemia, decresceu em 68%, no grupo tratado com o zinco. Na África ocidental, entretanto, em uma pesquisa de 6 meses de duração, placebo-controlada e envolvendo 700 crianças, o zinco não mostrou essa eficácia no tratamento das crianças parasitadas pelo *Plasmodium falciparum*.

A deficiência imunitária associada à carência de zinco é semelhante àquela relacionada ao envelhecimento e causa espécie o fato de os idosos representarem o grupo mais vulnerável à deficiência moderada de zinco. Os resultados das pesquisas que investigam a ação do zinco sobre a função imunitária do idoso, entretanto, têm sido confusos. Algumas funções imunes do idoso são estimuladas com a administração do zinco, enquanto outras são inconclusivas. Um dos aspectos positivos do zinco sobre a imunidade dos anciãos, documentado por um trabalho randomizado e controlado por placebo, envolvendo indivíduos maiores de 65 anos, de ambos os sexos, tratados com 25 mg diários de zinco elementar, por um período de 3 meses, foi a elevação dos níveis circulantes das células timo-dependentes CD4 e dos linfócitos citotóxicos, também timo-dependentes.

Para o resfriado comum, alguns médicos norte-americanos prescrevem pastilhas de zinco, que devem ser dissolvidas lentamente na boca, a cada 2 ou 3 horas, até o desaparecimento dos sintomas. A recomendação é de que o tratamento comece dentro das primeiras 24 horas do início dos sintomas, para que os sintomas e a duração da virose sejam reduzidos.

Dentre dez trabalhos controlados, investigando a ação das pastilhas de zinco no tratamento do resfriado viral comum, em adultos, cinco concluíram que as pastilhas foram eficazes para a redução da permanência dos sintomas, enquanto os outros cinco não encontraram diferenças entre os grupos tratado e o placebo, nem com relação à duração, nem com a severidade dos sintomas. Uma metanálise das pesquisas mais recentes, trabalhos randomizados, empregando pastilhas de gluconato de zinco e controlados por placebo, concluiu que ainda faltam evidências para se afirmar a eficácia do emprego de tais pastilhas para abreviar a duração dos sintomas desta virose.

Duas outras pesquisas clínicas, controladas com placebo, foram realizadas com pastilhas contendo 12,8 mg de acetato de zinco, as quais foram utilizadas a cada 2 ou 3 horas, enquanto o paciente estivesse acordado. Uma delas encontrou uma diminuição significativa na permanência de todos os sintomas do resfriado, 4,5 dias no grupo tratado contra 8,1 dias no grupo-placebo. A outra pesquisa não encontrou diferenças, nem na duração, nem na gravidade dos sintomas, entre os dois grupos.

Concluímos, então, que apesar dos numerosos trabalhos clínicos bem construídos, a eficácia das pastilhas de zinco no tratamento do resfriado comum continua questionável. Além disso, as bases fisiopatológicas que justifiquem o uso destas doses altas de zinco, para o tratamento do resfriado comum, ainda não são suficientemente conhecidas.

O uso de 70 a 100 mg diários de zinco, como o preconizado neste esquema terapêutico, por curto prazo, cerca de 5 dias, geralmente não causa problemas mais sérios, a não ser, em alguns pacientes, alterações gastrintestinais e irritação da mucosa oral. No entanto, o uso prolongado destas pastilhas, por 6 a 8 semanas, provavelmente resultará em deficiência de cobre, aí a importância do acompanhamento médico. Existem também, para uso popular, preparações intranasais de gluconato de zinco, em gel ou aerossol, para o tratamento de gripes e resfriados. Como no caso das pastilhas, este tipo de tratamento também apresenta resultados conflitantes quanto à duração e ao alívio dos sintomas da infecção viral.

O mais rigoroso e bem construído dos trabalhos controlados, investigando a eficácia do gluconato de zinco intranasal, no tratamento de voluntários inoculados com rinovírus, não encontrou diferença na severidade dos sintomas e nem na duração da virose entre os grupos-zinco e placebo. Uma observação importante é que diversos casos clínicos de anosmia, após a utilização destas soluções intranasais de zinco, já foram publicados, e esta perda do sentido do olfato pode ser irreversível, razão pela qual contraindicamos o uso de tais preparações.

Desde que o zinco é essencial para o perfeito desempenho do sistema imunitário, os pacientes aidéticos, obviamente, são especialmente suscetíveis à insuficiência deste mineral. A mortalidade dos aidéticos está inversamente relacionada com os níveis séricos do zinco, do mesmo modo como, quanto mais adiantada a doença, menor a zinquemia. Existem poucos trabalhos avaliando a prescrição do zinco aos pacientes aidéticos. Em um destes estudos, a administração de 45 mg diários de zinco, por 1 mês, diminuiu a incidência das infecções oportunistas, quando comparada ao placebo. O vírus da imunodeficiência humana adquirida também necessita do zinco e a sua prescrição excessiva, desafortunadamente, pode estimular a progressão da infecção.

Um estudo observacional de homens aidéticos constatou que a ingestão exagerada de zinco esteve associada à evolução mais rápida da doença e à menor sobrevida. Estes resultados indicam que devemos ser muito cautelosos na prescrição deste mineral aos aidéticos e que ainda são necessários muitos estudos para o estabelecimento da dose ótima de zinco para estes doentes, o que torna, atualmente, imprescindível a avaliação de um especialista ortomolecular.

Com relação ao zinco na gravidez, estima-se que 82% das gestantes consumam o zinco em quantidades inadequadas. A insuficiência materna de zinco está associada a diversas intercorrências gestacionais, entre elas o baixo peso ao nascer, o parto prematuro e outras complicações perinatais. Entretanto, poucos estudos sobre os efeitos da administração de zinco às gestantes de populações carentes neste elemento foram realizados, o que torna os resultados das pesquisas realizadas nos países mais desenvolvidos, conflitantes. Alguns trabalhos, realizados nos Estados Unidos da América, mostram que a prescrição do zinco às gestantes aumenta o peso do nascituro e diminui a probabilidade do parto prematuro. Por outro lado, dois outros estudos, um peruano e outro levado a cabo em Bangladesh, não mostraram diferenças entre os grupos, tratado com zinco e placebo, na incidência de partos prematuros e recém-nascidos de baixo peso.

Outra indicação terapêutica do zinco tem sido a degeneração macular senil, a principal causa de cegueira após os 65 anos de idade. As máculas estão localizadas no fundo dos olhos e são responsáveis pela visão central, mais nítida, da retina e o zinco desempenha um importante papel neste processo. As evidências da ação do zinco na visão central são, principalmente:

- existe uma alta concentração de zinco na mácula retiniana normal;
- este conteúdo de zinco macular diminui com o envelhecimento;
- a atividade de algumas enzimas retinianas também fenece com a idade, e estas enzimas são zinco-dependentes.

Estas evidências, entretanto, não são absolutas, e os indícios de que a insuficiência nutricional de zinco está associada à degeneração macular senil ainda não foram demonstrados. Um trabalho, randomizado e controlado por placebo, despertou grande interesse no assunto ao comprovar que o tratamento com 200 mg diários de sulfato de zinco, correspondente a 81 mg de zinco elementar, durante 2 anos, reduziu a perda da visão em pacientes com degeneração macular senil.

Outro trabalho, entretanto, realizado com idosos portadores de degeneração macular senil mais grave em um dos olhos, empregando a mesma dosagem e duração terapêutica do sulfato de zinco, não encontrou benefícios no tratamento. Por outro lado, uma grande pesquisa, também randomizada e controlada, empregou o zinco balanceado com o cobre em uma preparação antioxidante, o zinco isoladamente e o placebo para o tratamento de pacientes com degeneração macular senil, severa ou moderada, em pelo menos um dos olhos. O grupo antioxidante recebeu, diariamente, 80 mg de zinco, 2 mg de cobre, 500 mg de vitamina C, 400 UI de vitamina E e 15 mg de betacaroteno. O grupo zinco recebeu 80 mg de zinco isoladamente. Obviamente, o grupo-placebo recebeu uma cápsula de aspecto idêntico, porém inerte. A conclusão foi que, ao serem comparados com o grupo-placebo, o grupo antioxidante e o grupo do zinco isolado foram capazes de diminuir, significativamente, o progresso da degeneração macular senil.

A carência moderada de zinco também é comum entre os pacientes diabéticos. Tem sido observada uma maior excreção urinária de zinco nos portadores de diabete melito, o que contribui para uma deficiência marginal deste elemento. Há, também, várias publicações afirmando que a administração de zinco aos diabéticos melhora a função imunitária destes pacientes. Adversamente, porém, a prescrição de 50 mg diários de zinco tem atrapalhado o controle glicêmico dos diabéticos do tipo 1, dependentes da insulina. Por outro lado, o emprego de 30 mg diários de zinco por diabéticos do tipo 2, não dependentes da insulina, melhora o estresse oxidativo, mensurado pelo malondialdeído, e não afeta, significativamente, a glicemia. Estas informações são importantes e cautelares ao suprirmos as necessidades dos nossos pacientes diabéticos.

O zinco também tem sido empregado como auxiliar terapêutico e profilático do câncer, devido à sua ação estimulante da imunidade celular, especialmente os esofágicos, gástricos, intestinais, prostáticos e brônquicos. Como antagonista do cádmio, o zinco passa a apresentar uma importância ímpar na profilaxia do câncer pulmonar nos tabagistas, já que o cádmio é um metal pesado cancerígeno, inalado com a fumaça do cigarro, como já estudamos no capítulo sobre os metais tóxicos. Como lembrança, também destacamos que zinco antagoniza o mercúrio. Para acelerar a cicatrização, inclusive de úlceras gastroduodenais, preconiza-se uma dose diária de 150 mg de zinco. Aliás, um fato que nos chamou muito a atenção, no início da nossa prática ortomolecular, foi os pacientes referirem, espontaneamente, que haviam se curado das suas úlceras estomacais, quando o foco do tratamento não era esta patologia.

• Fontes de Zinco

As principais fontes de zinco são os crustáceos, a carne de boi e as outras carnes vermelhas. As nozes oleaginosas, as amêndoas, as sementes de abóbora e de girassol, a groselha negra (ou cassis, *Ribes nigrum*) e os legumes são fontes vegetais de zinco relativamente boas. A biodisponibilidade do zinco é boa nas carnes, nos ovos e alimentos marinhos, não só pela ausência de substâncias que inibem a sua absorção, como também pela presença dos aminoácidos sulfurados, cistina e metionina, que melhoram a sua assimilação.

O zinco dos alimentos de origem vegetal, lembrando, aí, os cereais integrais, tem um aproveitamento muito menor pelo organismo, porque o ácido fítico, presente nestes alimentos, inibe a sua absorção, diminuindo a sua biodisponibilidade. Neste ponto, é bom lembrar que a ação das leveduras reduz a quantidade do ácido fítico nos alimentos, assim, os pães de cereais integrais fermentados apresentam o zinco muito mais biodisponível do que os não fermentados.

Os pães de farinha refinada são pobres em zinco, mesmo fermentados, porque o zinco foi removido no processo industrial de refino.

As pesquisas nutricionais mais recentes, de âmbito nacional nos Estados Unidos da América, estimam, na população adulta, uma ingestão média diária de 9 mg de zinco pelas mulheres e 13 mg pelos homens. A Tabela 8.36 arrola alguns alimentos relativamente ricos em zinco e o seu teor em mg.

Tabela 8.36
Alguns Alimentos Relativamente Ricos em Zinco e o Seu Teor

Alimento	Porção	Zinco (mg)
Amêndoa	100 g	3,5
Amendoim	100 g	3,2
Caju	100 g	5,6
Caranguejo do mangue cozido	100 g	5,4
Carne de boi cozida	100 g	6,8
Carne de porco cozida	100 g	2,6
Carne escura de frango cozida	100 g	2,8
Carne escura de peru cozida	100 g	4,1
Feijão cozido	100 g	1,6
Grão-de-bico	100 g	1,1
Iogurte de frutas	1 xícara (200 mL)	1, 6
Leite de vaca	1 xícara (200 mL)	0,9 mg
Ostras cozidas	6 médias	43,4 mg
Queijo *cheddar*	100 g	3,8 mg

O zinco também está disponível em suplementos alimentares e pode ser magistralmente prescrito sob diversas formas, entre elas o acetato de zinco, o gluconato de zinco, o sulfato de zinco, o picolinato de zinco, o citrato de zinco, o aspartato de zinco, o orotato de zinco e as formas quelato: zinco metionina, zinco arginina, zinco histidina e zinco glicina. O picolinato de zinco é a forma aparentemente melhor absorvida do zinco, porém é também a mais rapidamente excretada, sendo retidos apenas 6,3% do seu zinco elementar.

Apenas para uma ideia comparativa, o cloreto de zinco faz reter 6,7% do seu zinco elementar e o zinco histidina, 12,9%. Nas formulações ortomoleculares damos preferência ao zinco quelado por aminoácidos, o zinco metionina e o zinco arginina com 10% de zinco elementar e o zinco histidina e o zinco glicina com 20%. O zinco glicina é o que possui a mais alta biodisponibilidade, porque a glicina, o menor dos aminoácidos, garante uma total absorção intestinal.

O óxido de zinco e o carbonato de zinco não são mais utilizados devido à quase insolubilidade e pobre absorção.

• Cuidados com o Uso do Zinco

O zinco tem-se mostrado um elemento seguro para a prescrição médica. O acompanhamento médico é importante porque o consumo excessivo e prolongado do zinco pode levar à deficiência de cobre e molibdênio. Só para se ter uma ideia, a suplementação alimentar com 50 mg diários zinco, sem os devidos cálculos e compensações ortomoleculares, acrescida dos cerca de 10 mg de zinco provenientes da dieta, já é capaz de deflagrar os primeiros sinais de uma deficiência de cobre.

A intoxicação pelo zinco é rara, alguns acidentes isolados de intoxicação aguda pelo zinco ocorreram pelo consumo de alimentos e bebidas armazenados em recipientes galvanizados. Os sintomas de uma intoxicação aguda pelo zinco são cólicas abdominais, náuseas, vômitos e diarreia. O uso contínuo de doses diárias de 50 a 150 mg de zinco já pode provocar algum desconforto abdominal. Já uma dose única de 225 a 450 mg de zinco geralmente provoca vômito, lembre-se que consideramos o zinco elementar.

A mais comum intoxicação pelo zinco ocorre na exposição industrial à fumaça contendo óxido de zinco. A inalação do fumo do óxido de zinco pode provocar febre, sudorese intensa, fraqueza, prostração e taquipneia. Estes sintomas manifestam-se nas primeiras 8 horas após a inalação do óxido de zinco e podem permanecer por até 24 horas após a exposição. O emprego de zinco por via intranasal tem provocado a perda do olfato em animais de laboratório e em algumas pessoas que usaram o gluconato de zinco sob a forma de aerossol ou gel de uso intranasal, por este motivo a utilização do zinco por via nasal deve ser proscrita.

Para prevenir a ingestão excessiva de zinco e a ocorrência da carência secundária do cobre, o Conselho de Alimentos e Nutrição do Instituto de Medicina norte-americano estabeleceu a dose máxima tolerável para adultos em 40 mg de zinco por dia. As doses máximas toleráveis em conformidade com a faixa etária vão, a seguir, elencadas.

Bebês de 0 a 6 meses de idade	4 mg/dia.
Bebês de 7 a 12 meses de idade	5 mg/dia.
Crianças de 1 a 3 anos de idade	7 mg/dia.
Crianças de 4 a 8 anos de idade	12 mg/dia.
Crianças de 9 a 13 anos de idade	23 mg/dia.
Adolescentes de 14 a 18 anos	34 mg/dia.
Adultos maiores de 19 anos	40 mg/dia.

O zinco pode interagir com algumas drogas. Os antibióticos, especialmente as quinolonas e as tetraciclinas, têm a sua absorção diminuída pelo zinco. As drogas anticonvulsivantes, principalmente o valproato de sódio, podem precipitar a carência severa de zinco. Para prevenir estas interações com os medicamentos, o zinco deve ser ingerido com, pelo menos, 2 horas de diferença entre a sua dose e a dos remédios. O uso crônico de diuréticos, como é comum, também aumenta a excreção urinária de zinco, podendo precipitar a sua insuficiência. O uso terapêutico de agentes quelantes, como a penicilamina, empregada no tratamento da doença de Wilson, e o dietileno-triamina-penta-acetato, ou DTPA, usado para tratar o excesso de ferro, captura também o zinco e pode provocar a sua carência severa, caso não se tenha considerado este efeito. O etambutol, empregado no tratamento da tuberculose, é um quelante de metais e pode, do mesmo modo, depletar o zinco do organismo.

Com relação às interações nutricionais, devemos lembrar que a mesma transferrina que transporta o ferro também carrega o zinco e o cobre, assim, uma dieta com excesso de um destes metais compromete o estado nutricional dos outros dois. A ingestão de grandes quantidades de zinco por mais de 2 semanas já interfere com a biodisponibilidade do cobre. Considera-se grande quantidade de zinco doses superiores a 50 mg por dia.

O consumo excessivo de zinco induz à síntese de uma proteína carreadora de cobre, denominada metalotioneína; esta proteína captura o cobre nas células da mucosa intestinal e impede a sua absorção sistêmica. O exagero alimentar do cobre não afeta a absorção do zinco e a ingestão normal, balanceada, do zinco com o cobre, não compromete a assimilação de nenhum dos dois elementos.

Considera-se um consumo balanceado destes dois elementos aquele que respeita a proporção de 1 mg de cobre para cada 15 ou 20 mg de zinco, porém esta proporção pode variar na dependência do estado nutricional do cobre. O excesso de ferro na dieta também pode diminuir a absorção intestinal do zinco. O excesso de ferro na dieta é caracterizado pela presença de quantidades superiores a 38 ou 65 mg de ferro elementar na alimentação diária. Talvez devido a esta interação do ferro com o zinco é que, em São Paulo, onde a terra é vermelha, ou seja, rica em ferro, encontre-se tanto excesso de ferro associado à carência de zinco. Esta interação do ferro com o zinco é uma das razões para a abordagem ortomolecular recomendar a prescrição de zinco às gestantes e lactantes, especialmente àquelas que ingerem mais de 60 mg diários de ferro.

Em animais comprovou-se que o cálcio em demasia compromete a absorção do zinco, nos seres humanos, entretanto, isto ainda não se confirmou plenamente. Verificou-se que a ingestão de mais de 1.360 mg diários de cálcio, provenientes da dieta somada à suplementação com 890 mg de cálcio, procedente do leite e do fosfato de cálcio, pelas mulheres após a menopausa, reduz a absorção intestinal do zinco e compromete o equilíbrio metabólico deste último elemento. O mesmo não ocorreu com as garotas adolescentes suplementadas, diariamente, com 1.000 mg de citrato-malato de cálcio, totalizando um consumo de 1.667 mg diários de cálcio.

Em contrapartida, a associação do cálcio com o ácido fítico restringe a absorção intestinal do zinco. Este efeito foi particularmente relevante entre as pessoas que consumiam uma dieta baseada em tortilhas preparadas com lima. Os mexicanos, tradicionalmente, preparam as suas tortinhas de milho socando o cereal com suco de lima em um pilão de pedra, este procedimento libera óxido de cálcio e ácido fítico na mistura.

O zinco também antagoniza o selênio e, conforme enfatiza Olszewer, isto deve ser levado em consideração, especialmente nos casos de câncer e de intoxicações por metais pesados. No passado acreditava-se que a carência de zinco reduziria a absorção dos folatos e que o tratamento com ácido fólico diminuiria a ação do zinco nos pacientes com deficiência marginal de zinco. Na realidade, a biodisponibilidade dos folatos, provenientes dos alimentos, é facilitada por uma enzima dependente do zinco, sugerindo uma possível interação entre o zinco e a vitamina B_9; entretanto, os estudos mais recentes mostram que nem o ácido fólico afeta o estado nutricional do zinco e nem o zinco afeta o do ácido fólico. As vitaminas que agem sinergicamente com o zinco são as vitaminas A, B_1, B_6 e a niacina.

Apesar de as doses nutricionais recomendadas para o zinco parecerem ser suficientes para prevenir a sua carência na maioria dos indivíduos, a abordagem ortomolecular recomenda que se prescreva uma suplementação alimentar diária de 15 mg de zinco, para manter uma saúde ótima. Isto porque há muita dificuldade em se estabelecer um indicador preciso para o estado nutricional do zinco.

Esta suplementação adicional é particularmente importante no idoso, devido à menor capacidade de absorção do zinco, à presença de enfermidades que demandam um maior consumo do zinco, ao uso de medicamentos que aumentam a excreção do zinco, além das dificuldades para a alimentação inerentes a esta faixa etária. Aos anciãos, para manter a higidez do sistema imunitário, de particular relevância para a saúde dos velhinhos, recomendamos a suplementação com 15 a 20 mg diários de zinco, devidamente balanceados com outros minerais e vitaminas pertinentes.

Zircônio

O zircônio é um metal de transição brilhante, cinza-esbranquiçado, resistente e que se assemelha ao titânio. O seu número atômico é o 40, o seu símbolo químico é Zr e o seu peso atômico é 91,224(2) g.mol^{-1}. O zircônio apresenta alta dureza, é muito resistente à corrosão e à tração e é empregado, industrialmente, para a fabricação de ligas metálicas. Na natureza, o zircônio é encontrado, principalmente, no minério zircão, que já era conhecido nos tempos bíblicos com o nome de jacinto ou *zargon* que, em árabe, significa dourado. Ainda hoje o jacinto, ou zargão ($ZrSiO_4$), e a zirconita (ZrO_2) são admirados como pedras de joalheria.

Não se sabia da existência deste elemento até 1789, quando Klaproth o identificou em um fragmento de zargão proveniente da ilha de Ceilão, no Oceano Índico. O próprio

Martin Heinrich Klaporth deu-lhe o nome de *zirkonerde*, mas, foi Jöns Jakob Berzelius quem, em 1824, isolou-o pela primeira vez.

• Funções Bioquímicas do Zircônio

Não se conhecem as funções biológicas do zircônio, se é que elas existem. A nossa curiosidade sobre o zircônio foi despertada pela sua menção em alguns mineralogramas capilares. Intrigados, buscamos o auxílio de universitários, colegas e laboratórios, e não encontramos respostas.

Recentemente, lendo um artigo da odontologia, é que descobrimos a sua utilidade na restauração dentária. Creio que seja esta a razão de este elemento estar aparecendo no mineralograma, mas ainda aguardamos a confirmação.

• Carência de Zircônio

Por se desconhecerem as funções biológicas do zircônio, também não se descreveram sintomas carenciais para este elemento.

• Doses Nutricionais Recomendadas para o Zircônio

Por ser um elemento químico de função biológica desconhecida, não há doses nutricionais recomendadas para o zircônio. O corpo humano contém, em média, apenas 1 mg de zircônio e calcula-se a sua ingestão diária em cerca de 50 µg. O teor de zircônio no sangue humano está abaixo de 10 partes por bilhão.

• Indicações Terapêuticas do Zircônio

Não existem indicações terapêuticas para o zircônio, a não ser o seu emprego da odontologia, para a reabilitação dentária, devido a sua biocompatibilidade, resistência e aparência, e na ortopedia, para a fabricação de próteses articulares. O principal composto de zircônio de uso na odontologia é o seu sal óxido, empregado na fabricação de uma metalocerâmica com propriedades mecânicas e estéticas muito interessantes para a restauração dentária.

O uso da cerâmica para a confecção de próteses dentárias já passa dos 200 anos, no século XVIII já se conseguia reproduzir a cor e a lucidez dos elementos dentários naturais. No final do século XIX, com a utilização da cerâmica feldspática, a única existente na época, houve um grande entusiasmo nas restaurações cerâmicas. A cerâmica feldspática, entretanto, apresenta algumas inconveniências, como a friabilidade e a alta resistência à abrasão. Com o surgimento das metalocerâmicas, as restaurações, inclusive unitárias, passaram a ser amplamente utilizadas. A estas metalocerâmicas, basicamente compostas por óxidos de silício, foram sendo adicionados vários outros elementos modificadores, como o potássio, o sódio, o alumínio e o boro, que atuam como arcabouço de reforço, tornando-as muito mais resistentes.

O zircônio é um destes elementos que atuam como bloqueadores da propagação de fendas, aumentando a resistência do material. As cerâmicas de zircônio são as únicas que apresentam uma propriedade chamada dureza transformacional. A cerâmica de zircônio apresenta uma estrutura cristalina tetragonal à temperatura ambiente. Sob uma situação de estresse do material, a energia aplicada leva, instantaneamente, à formação de uma estrutura em cristal monoclínica. Esta forma monoclínica do cristal de zircônio é cerca de 4% maior, em volume, do que a forma tetragonal e esta expansão age como um grampo, isolando a rachadura e evitando a sua propagação. O zircônio também é altamente biocompatível e menos bactérias acumulam-se ao seu redor do que em torno do titânio, por exemplo.

• Fontes de Zircônio

A sua principal fonte alimentar são as algas, que facilmente absorvem o zircônio dissolvido na água. Poucos vegetais terrestres contêm zircônio, no geral, 70% das plantas não o apresentam e, nos outros 30%, o seu teor não ultrapassa 5 partes por bilhão.

• Cuidados com o Uso do Zircônio

Os sais de zircônio são de baixa toxicidade. Apenas a ingestão, ou a inalação, do seu isótopo radioativo Zr^{93} pode provocar um discreto aumento do risco para o surgimento de um câncer. A exposição ao pó de zircônio pode acarretar irritação local, porém, apenas o seu contato com os olhos poderia requerer a atenção médica. A inalação da poeira do zircônio, por outro lado, pode provocar granulomas pulmonares e das vias aéreas superiores.

Recomenda-se que a exposição industrial ao pó de zircônio não seja superior a 5 mg/m^3 e que a exposição esporádica não ultrapasse os 10 mg/m^3, por 30 minutos.

OUTROS NUTRIENTES

Neste tópico, consideraremos alguns compostos que empregamos em nossa orientação ortomolecular. Alguns são substâncias nutrientes normalmente sintetizadas pelo organismo humano, porém, sob condições de estresse ou doença, podem ser necessárias quantidades maiores do que o corpo pode produzir. Habitualmente, as doenças crônicas e a senilidade aumentam o consumo destes outros nutrientes e requerem a sua suplementação alimentar.

Ácido Alfalipoico

O ácido alfalipoico é um composto orgânico enantiomérico que serve como cofator para diversos processos enzimáticos. Enantiômeros, sinônimo de estereoisômeros, são substâncias de mesma composição química e propriedades físico-químicas semelhantes, mas que diferem na habilidade de refratar a luz polarizada. Aqueles que desviam o plano da luz polarizada para a direita são denominados dextrógiros e os que o desviam para a esquerda, levógiros. A mistura dos dois enantiômeros não desvia o plano da luz polarizada, esta mistura é, então, denominada racêmica. Relembre observando a Figura 8.151. A molécula do ácido alfalipoico é formada por um ácido carboxílico e um anel bisulfurado, conforme se pode estudar na próxima Figura 8.152.

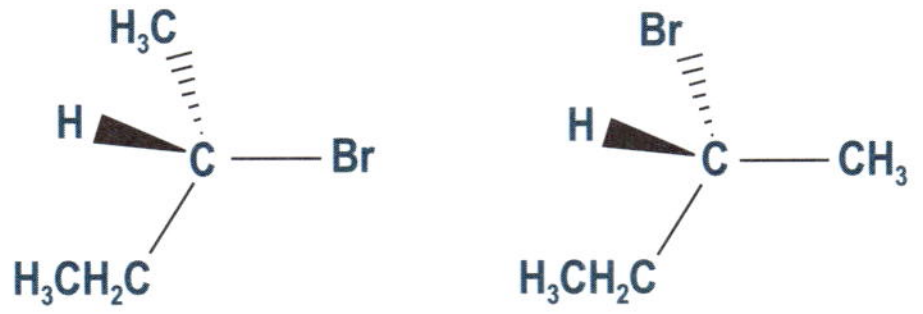

Figura 8.151 – *Enantiômeros.*

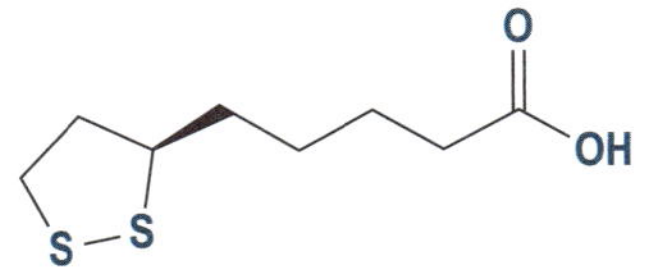

Figura 8.152 – *Esboço estrutural do ácido alfalipoico.*

Apenas o enantiômero D, ao contrário do que ocorre com os aminoácidos, tem significado biológico no metabolismo aeróbico. Os grupos tióis do anel enxofrado podem ser oxidados ou reduzidos. A forma reduzida é chamada de ácido di-hidrolipoico e a oxidada, de ácido alfalipoico, conforme a Figura 8.153.

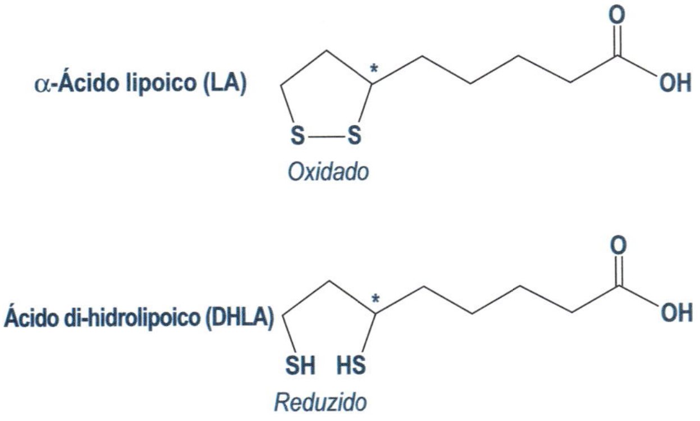

Figura 8.153 – *Ácido alfa lipoico nas suas formas oxidada e reduzida.*

O ácido alfalipoico foi, inicialmente, denominado fator oxidativo do piruvato e, atualmente, é conhecido pelos nomes de ácido pentaenoico, ácido tiótico, ácido tiocítico, metavitamina e vitamina condicional. Quimicamente é chamado pelo nome e sobrenome principesco de ácido 1,2-ditiolane-3-pentaenoico. Outras nobres cortes químicas agraciam-no com o nome de ácido 1,2-diotiolane-3-valérico. É um pó cristalino, levemente amarelado, de suave odor, solúvel em solventes orgânicos e insolúvel em água. O seu peso molecular é de 206,32 e ponto de fusão 59,5 ºC.

É sintetizado, em pequenas quantidades, por plantas e animais, inclusive o homem. A síntese endógena do ácido alfalipoico ocorre a partir de um ácido graxo com oito carbonos, o ácido octanoico, e está relacionada com algumas proteínas específicas, que funcionam como cofatores em diversos processos enzimáticos mitocondriais. Parece que o ácido alfalipoico pode ser ressintetizado, na própria mitocôndria, a partir do ácido octanoico já unido, covalentemente, às enzimas dependentes do mesmo ácido alfalipoico. A etapa final da síntese do ácido alfalipoico é a inserção dos dois átomos de enxofre na sua molécula, catalisada pela lipoil sintetase. A lipoil sintetase possui radicais tioferrosos capazes de cederem o enxofre ao ácido alfalipoico. O gene da lipoil sintetase foi recentemente clonado e outras novidades do seu metabolismo aparecerão.

O ácido alfalipoico exógeno, ingerido com a dieta, pode ser ativado pela adenosina trifosfato, o ATP, ou pela guanosina trifosfato, o GTP, através de uma enzima ativadora do lipoato. O ácido alfalipoico ativado é, então, transferido às enzimas dependentes do ácido alfalipoico pela ação catalítica da lipoil transferase.

• **Atividade Biológica do Ácido Alfalipoico**

A ingestão alimentar do ácido alfalipoico não é suficiente para elevar, de modo mensurável, a sua concentração plasmática livre ou o seu teor intracelular, ao contrário do que ocorre com a administração de doses farmacológicas. A ingestão de doses maiores de 50 mg são suficientes para aumentar, significativamente, o ácido alfalipoico plasmático livre e o intracelular, apesar de esta elevação ser fugaz.

A farmacocinética mostra que apenas cerca de 30 a 40% de uma mistura racêmica do ácido alfalipoico são absorvidos por via oral. Esta assimilação ocorre melhor com o estômago vazio. A ingestão do ácido alfalipoico racêmico com a comida alcança um pico plasmático de apenas 30% daquele possível de ser alcançado com a mesma dose em jejum. A concentração plasmática total não atinge 20% do teor obtido com a tomada em jejum. O pico plasmático do ácido alfalipoico dextrógiro é cerca de 40 a 50% mais alto do que o do levógiro, mostrando que o ácido alfalipoico dextrógiro é melhor absorvido do que o seu enantiômero levógiro. As concentrações plasmáticas do ácido alfalipoico alcançam o seu máximo em menos de 1 hora e declinam rapidamente. No interior das células os dois isômeros são rapidamente reduzidos a ácido di-hidrolipoico o qual, também aceleradamente, é eliminado para o meio extracelular.

Como *cofator enzimático*, o ácido alfalipoico dextrógiro é essencial para o funcionamento de diversos complexos

Capítulo 8

enzimáticos mitocondriais que catalisam as reações mais críticas para a produção da energia celular. Ainda como *cofator enzimático*, o ácido alfalipoico dextrógiro atua no catabolismo dos alfacetoácidos e dos aminoácidos. Em ambos os casos, o ácido alfalipoico dextrógiro liga-se, covalentemente, a um resíduo específico da lisina existente em uma das proteínas do complexo enzimático. Alguns exemplos da atuação do ácido alfalipoico dextrógiro como cofator enzimático são:

- a ação do complexo piruvato desidrogenase, que catalisa a conversão do piruvato a acetil-coenzima-A, esta um importante substrato para a produção de energia pela via do ciclo do ácido cítrico;
- a atividade do complexo alfacetoglutarato desidrogenase, catalisando a transformação do alfacetoglutarato na succinil coenzima-A, um outro intermediário importante no ciclo do ácido cítrico;
- a atuação do complexo cetoácido de cadeia ramificada desidrogenase, o qual age no catabolismo dos aminoácidos de cadeia ramificada, leucina, isoleucina e valina;
- e o sistema de clivagem da glicina, o qual é um complexo multienzimático que catalisa a oxidação da glicina para a produção do 5,10-metileno-tetra-hidrofolato, outro importante cofator para a síntese dos ácidos nucleicos.

A importância do conhecimento da atividade biológica do *ácido alfalipoico livre* destaca-se na prescrição ortomolecular como agente antioxidante, quelante e modulador da sinalização celular. É importante não esquecer que a atuação do ácido alfalipoico livre é muito fugaz e limitada, devido à rapidez com que ele é absorvido do plasma e metabolizado nos tecidos. O ácido alfalipoico livre age como varredor de radicais livres, tanto das espécies reativas do oxigênio (EROs), quanto das espécies reativas do nitrogênio (ERNs).

Tanto o ácido alfalipoico, quanto o ácido di-hidrolipoico neutralizam os radicais livres do oxigênio e do nitrogênio. Entretanto, devido à fugacidade da presença do ácido alfalipoico no plasma e nos tecidos, a sua ação varredora de radicais livres é muito difícil de ser mantida. Além disso, as concentrações tissulares do ácido alfalipoico, passíveis de serem obtidas com administração oral, são, no mínimo, dez vezes menores do que as obtidas com outros antioxidantes, como a vitamina C e o glutation.

Por outro lado, o seu metabólito, o ácido di-hidrolipoico, é um potente regenerador dos outros antioxidantes. Quando um antioxidante neutraliza um radical livre, ele oxida-se e torna-se incapaz de exercer a sua função varredora de radicais livres, até que seja reduzido à sua forma original. O ácido di-hidrolipoico é um agente redutor potente, capaz de reduzir as formas oxidadas dos antioxidantes mais importantes, como a vitamina C, o glutation e a coenzima Q-X. A coenzima Q-X, além de antioxidante, é um importante componente da cadeia de transporte eletrônico mitocondrial. A vitamina E oxidada também pode ser regenerada pelo ácido di-hidrolipoico de forma direta e indireta. De forma direta, reduzindo o alfatocoferil (ou alfatocoperoxil) novamente à sua forma oxidada alfatocoferol. E, de forma indireta, reduzindo a vitamina C oxidada (ou de-hidroascorbato) e a coenzima Q-X oxidada às suas formas antioxidantes ativas, as quais, como já sabemos, são os redutores clássicos do alfatocoferil. Até o presente, apesar dos testes positivos em laboratório, não se sabe se o ácido di-hidrolipoico é, efetivamente, capaz de regenerar outros antioxidantes *in vivo*. O ácido alfalipoico livre e o ácido di-hidrolipoico são, ambos, agentes quelantes de metais.

Os íons metálicos livres, especialmente os de ferro e cobre, apresentam uma grande capacidade de roubar elétrons, gerando radicais livres e induzindo à lesão oxidativa. O ácido alfalipoico livre e o ácido di-hidrolipoico são capazes de se ligarem a estes íons metálicos livres, prevenindo a geração dos radicais livres e auxiliando no tratamento de doenças neurodegenerativas e outras enfermidades crônicas. O glutation, o nosso famoso antioxidante intracelular, também atua na desintoxicação e na eliminação de carcinógenos e toxinas. Os estudos realizados com animais têm demonstrado que a síntese e o teor tecidual do glutation são significativamente menores nos animais envelhecidos, o que os torna mais suscetíveis ao estresse oxidativo e à exposição tóxica.

Outros trabalhos mostraram que o ácido alfalipoico livre aumenta a síntese do glutation, tanto em culturas celulares quanto nos tecidos dos animais senis tratados com o ácido alfalipoico. Uma pesquisa mais recente tem indicado que o ácido alfalipoico aumenta a síntese do glutation, estimulando a expressão genética da enzima gama-glutamilcisteína ligase e incrementando a captação celular da cisteína. Tanto esta enzima quanto este aminoácido são essenciais para a produção do glutation.

Como modulador da transcrição dos sinais celulares, o ácido alfalipoico mostrou-se atuante na sinalização insulínica, na sinalização dependente da proteína-quinase-B e na transcrição genética. O mecanismo da sinalização insulínica inicia-se com a ligação da insulina ao receptor da insulina, desencadeando a autofosforilação dos diversos resíduos de tirosina presentes no receptor da insulina. O receptor de insulina, assim ativado, inicia uma cascata de fosforilações proteicas que culminarão na translocação dos transportadores da glicose, GLUT4, para a membrana celular, resultando no aumento da captação celular da glicose. O ácido alfalipoico estimula a translocação dos transportadores da glicose até a membrana celular e aumenta a captação da glicose nas culturas de adipócitos e de miócitos.

O ácido alfalipoico, apesar de, aparentemente, não se ligar ao receptor da insulina, pode ativar esta cascata sinalizadora, atuando como um agente oxidante moderado. A fosforilação e a desfosforilação de outras moléculas sinalizadoras celulares afetam, à semelhança da sinalização insulínica, muitos outros processos celulares, entre eles o próprio metabolismo celular, a proliferação celular, a vitalidade celular e a resposta ao estresse.

Uma destas moléculas sinalizadoras é a proteína-quinase-B, muitas vezes mencionada apenas pelas suas abreviaturas PKB, Akt ou PKB/Akt. O uso do ácido alfalipoico em cultura de tecidos tem mostrado a ativação dos sinalizadores dependentes da proteína-quinase-B, aumentando a sobrevivência de neurônios. A administração do ácido alfalipoico a ratos envelhecidos aumenta a fosforilação da óxido nítrico sintetase endotelial, também dependente da proteína-quinase-B. A consequente produção aumentada da óxido nítrico sintetase endotelial incrementa a catálise do óxido nítrico, o qual, por sua vez, promoverá a vasodilatação nos ratos idosos.

Os fatores de transcrição são proteínas que se ligam a sequências específicas do ácido desoxirribonucleico (DNA), promovendo ou reprimindo a transcrição de determinados genes. Alguns fatores de transcrição são sequestrados fora do núcleo celular até que algum sinal induza a sua translocação até o núcleo. O estresse oxidativo, ou qualquer alteração do equilíbrio no sistema de oxirredução celular, pode provocar a translocação dos fatores de transcrição sensíveis para o núcleo.

Um grupo de fatores de transcrição sensível ao estado de oxirredução é constituído pela família conhecida como fator nuclear kappa-B (FN-KB), que regula diversos genes relacionados com o processo inflamatório e com o controle do ciclo celular. O fator nuclear kappa-B está envolvido na patogênese de diversas enfermidades, entre elas, o diabete, a aterosclerose e o câncer.

A adição de ácido alfalipoico, em quantidade suficiente, às culturas de tecidos tem inibido a translocação nuclear do fator nuclear kappa-B.

Um outro fator de transcrição sensível ao estado de oxirredução é o denominado Nrf2, que promove a transcrição dos genes que contêm uma sequência específica de bases nucleicas, conhecida como elementos de resposta antioxidante, ou ERAs. O ácido alfalipoico estimula a translocação nuclear do Nrf2 e a transcrição dos genes que contêm os elementos de resposta antioxidante, dentre eles o gene que codifica a enzima gama-glutamilcisteína ligase, essencial para a síntese do glutation.

• Indicações Terapêuticas do Ácido Alfalipoico

Apesar de não terem sido descritos casos de deficiência do ácido alfalipoico, o que significa que o organismo humano é capaz de sintetizar quantidades adequadas para as suas necessidades como cofator enzimático, o ácido alfalipoico livre é empregado, na prática ortomolecular, para o tratamento de diversas enfermidades, entre elas o diabete melito, as doenças cardiovasculares e as neuropatias, como a esclerose múltipla, a deficiência no aprendizado e a demência.

Apenas para esclarecer aos leitores não médicos que consultam este livro, o diabete melito, caracterizado pelo excesso de glicose no sangue, é classificado em dois tipos. O diabete do tipo 1 é caracterizado pela produção insuficiente de insulina, causada pela destruição autoimune das células beta das ilhotas pancreáticas de Langerhans, e é também denominado de diabete insulino-dependente. O diabete do tipo 2 caracteriza-se pela resistência à insulina, ou seja, as células têm dificuldade em captar a glicose que se lhe apresenta. O diabete do tipo 2 também é chamado de diabete não insulino-dependente, apesar de, eventualmente, ser necessária a aplicação da insulina, associada às diversas estratégias terapêuticas necessárias para a melhora da sensibilidade à insulina.

Existem algumas evidências de que o ácido alfalipoico, em altas dosagens, pode melhorar a utilização da glicose pelos diabéticos do tipo 2. Uma pesquisa clínica, realizada com 13 pacientes diabéticos do tipo 2, mostrou que uma única infusão endovenosa de 1.000 mg de ácido alfalipoico racêmico foi capaz de melhorar a sensibilidade à insulina em cerca de 50%, quando comparada com a infusão do placebo. A sensibilidade à insulina é aferida após estímulo com glicose.

Um estudo-piloto, envolvendo 20 pacientes diabéticos do tipo 2 que receberam uma infusão endovenosa diária de 500 mg de ácido alfalipoico racêmico, durante 10 dias, mostrou uma melhora na sensibilidade à insulina medida 24 horas após a última infusão. Outro trabalho, controlado por placebo, envolvendo 72 pacientes diabéticos do tipo 2, avaliou a sensibilidade à insulina após a administração oral, por 4 semanas, do ácido alfalipoico racêmico nas doses de 600, 1.200 e 1.800 mg diários. A melhora da sensibilidade à insulina foi de 25% nos três grupos tratados, sugerindo que a dose máxima efetiva pode ser a de 600 mg por dia.

Os estudos realizados com animais sugerem que a forma dextrógira do ácido alfalipoico é mais eficaz na melhora da sensibilidade à insulina do que o isômero levógiro. Este tipo de trabalho com seres humanos ainda não foi publicado. A ação do ácido alfalipoico no controle da glicemia por longos períodos ainda não foi suficientemente estudada. Um estudo-piloto, empregando uma forma oral do ácido alfalipoico racêmico, de liberação cronogramada, foi realizado com 15 diabéticos do tipo 2. Estes pacientes receberam, além das suas medicações habituais, 900 mg diários do ácido alfalipoico por 6 semanas, seguidos de outros 1.200 mg diários por mais 6 semanas. Ao final das 12 semanas as concentrações da frutosamina plasmática diminuíram em cerca de 10%, apesar de os níveis da hemoglobina glicosilada não terem sido alterados.

A frutosamina reflete o controle glicêmico nas últimas 2 ou 3 semanas, enquanto a hemoglobina glicada, o controle nos últimos 2 a 4 meses, por este motivo, este estudo-piloto não foi capaz de indicar se a terapia constante com o ácido alfalipoico seria capaz de melhorar o controle glicêmico dos pacientes diabéticos do tipo 2.

A função endotelial está, habitualmente, comprometida nos diabéticos, sejam eles do tipo 1 ou 2, e são estes pacientes, justamente, aqueles que apresentam alto risco para as doenças vasculares. Esta função pode ser avaliada, de modo não invasivo, pela eco-Doppler-angiografia, capaz de medir a variação do fluxo sanguíneo vascular devida à vasodilatação provocada pelo óxido nítrico, este último dependente da óxido nítrico sintetase endotelial.

Um dos trabalhos que aplicaram este método de investigação mostrou que a infusão do ácido alfalipoico racêmico, em 39 pacientes diabéticos, provocou uma vasodilatação dependente da função endotelial, enquanto a infusão do placebo não determinou nenhuma vasodilatação nos 11 pacientes do grupo-controle. Outra pesquisa controlada e randomizada, empregando o mesmo método não invasivo, estudou o efeito do ácido alfalipoico, administrado por via oral, em 58 pacientes com a síndrome metabólica. A administração de 300 mg diários do ácido alfalipoico, por 4 semanas, provocou uma vasodilatação de 44%, em relação ao grupo-placebo.

A síndrome metabólica, síndrome X ou síndrome plurimetabólica é caracterizada pelo dismetabolismo dos hidratos de carbono e das gorduras. Apesar destes resultados encorajadores, outras pesquisas bem planejadas são necessárias para determinar se, realmente, o ácido alfalipoico pode reduzir o risco de complicações vasculares nos indivíduos com diabete. Os diabéticos também apresentam um alto risco para o desenvolvimento de doença microvascular, a qual, por sua vez, contribui para o aparecimento da neuropatia diabética.

Abordando este aspecto, um trabalho mostrou que o uso de 1.200 mg diários de ácido alfalipoico racêmico, por 6 semanas, melhorou a medida da perfusão capilar digital em oito pacientes diabéticos portadores de neuropatia periférica. Este trabalho, infelizmente, não apresentou grupo-controle. Mais de 20% dos diabéticos desenvolvem esta neuropatia periférica, apresentando dores, perda da sensibilidade e fraqueza, especialmente nas extremidades. A neuropatia periférica é a principal causa das amputações dos membros inferiores nos pacientes diabéticos. Na Alemanha já se indica, rotineiramente, o uso do ácido alfalipoico, oral ou endovenoso, para o tratamento da neuropatia diabética, entretanto, apesar de todas as estratégias terapêuticas, não é possível um controle estrito dos níveis glicêmicos em todos os pacientes diabéticos.

Uma metanálise de quatro pesquisas controladas e randomizadas, incluindo 1.258 diabéticos, demonstrou que a infusão endovenosa de 600 mg diários de ácido alfalipoico racêmico, por 3 semanas, reduziu significativamente os sintomas clínicos da neuropatia diabética. Todavia, a eficácia do ácido alfalipoico por via oral, no tratamento da neuropatia diabética, é menos clara. Um trabalho, realizado com 24 diabéticos do tipo 2, observou que os sintomas da neuropatia periférica melhoraram naqueles que ingeriram 1.800 mg diários de ácido alfalipoico racêmico durante 3 semanas, enquanto no grupo-placebo não houve melhora. Uma pesquisa clínica muito maior distribuiu, randomizadamente, mais de 500 pacientes com diabete do tipo 2, portadores de neuropatia periférica sintomática, em três grupos de estudo:

- o primeiro grupo recebeu 600 mg diários do ácido alfalipoico racêmico, por via intravenosa, durante 3 semanas, seguidos por 1.800 mg diários do ácido alfalipoico racêmico, por via oral, por mais 6 meses;
- o segundo grupo recebeu 600 mg diários do ácido alfalipoico racêmico, por via intravenosa, durante 3 semanas, seguidos por placebo, por via oral, por mais 6 meses;
- o terceiro grupo recebeu diariamente o placebo, por via intravenosa, durante 3 semanas, e, depois, placebo, por via oral, por mais 6 meses.

Embora o placar dos sintomas não diferisse significativamente em qualquer um dos grupos, a avaliação médica dos déficits sensoriais e motores mostrou uma melhora significativa após as 3 semanas dos tratamentos endovenosos. A avaliação dos déficits sensoriais e motores após os 6 meses do tratamento oral também mostrou alguma melhora, porém sem significância estatística.

A pesquisa controlada mais longa, avaliando a terapia oral com o ácido alfalipoico, envolveu 299 pacientes com neuropatia periférica diabética distribuídos, randomicamente, em três grupos:

- um, recebendo 1.200 mg diários de ácido alfalipoico racêmico;
- outro, tomando 600 mg de ácido alfalipoico por dia;
- e, o último, ingerindo o placebo.

Após 2 anos de tratamento, contudo, apenas 65 dos participantes originais preencheram os critérios para serem incluídos na análise final. Os dois grupos tratados mostraram uma melhora relevante nos testes eletrofisiológicos da condução nervosa, ao contrário do que ocorreu no grupo-placebo.

Uma outra complicação do diabete é a neuropatia autonômica cardiovascular, que ocorre em mais de 25% dos diabéticos. Esta neuropatia autonômica é caracterizada pela redução da variabilidade da frequência cardíaca e está associada ao aumento da mortalidade nos pacientes diabéticos. Um trabalho controlado e randomizado, com 72 diabéticos do tipo 2, portadores da redução da variabilidade da frequência cardíaca, mostrou, no grupo tratado, que recebeu 800 mg diários do ácido alfalipoico racêmico, por via oral, uma significativa melhora em duas, dentre as quatro medidas da variabilidade da frequência cardíaca realizadas. No geral, as pesquisas indicam que o tratamento endovenoso, por 3 semanas, com 600 mg diários de ácido alfalipoico, alivia os sintomas da neuropatia periférica diabética. E, embora os benefícios da terapêutica oral prolongada com o mesmo ácido alfalipoico não sejam muito evidentes, existem indícios de que podem ser benéficos os tratamentos da neuropatia periférica diabética, com 600 a 1.800 mg diários, e da neuropatia autonômica cardiovascular, com 800 mg diários do ácido alfalipoico.

O ácido alfalipoico, em dosagem alta, mostrou-se capaz de minimizar a progressão da encefalomielite autoimune, induzida em ratos como modelo experimental da esclerose múltipla. Nestes animais, o ácido alfalipoico mostrou-se um inibidor da migração das células T (células timo-dependentes inflamatórias) para o cérebro e para a medula espinal, possivelmente através da inibição da enzima matriz metaloproteinase-9. Um pequeno estudo-piloto foi projetado para avaliar a segurança do ácido alfalipoico no tratamento de pacientes portadores de esclerose múltipla recidivante ou progressiva. Neste projeto-piloto, 30 pacientes foram tratados com o ácido alfalipoico por 2 semanas, em doses variando de 1.200 a 2.400 mg diários. No geral, todas as doses foram bem toleradas e, ao nível do pico sérico do ácido alfalipoico, observou-se que as concentrações da matriz-metaloproteinase-9 eram mínimas. Este trabalho-piloto não atesta os benefícios do ácido alfalipoico para o tratamento da esclerose em placas e a pesquisa ainda se encontra em andamento.

O ácido alfalipoico, isoladamente, em combinação com a carnitina ou associado a outros antioxidantes, tem sido empregado para o tratamento de distúrbios cognitivos associados à idade em modelos animais. As avaliações destes trabalhos têm mostrado que o ácido alfalipoico melhora os resultados dos testes de memória em camundongos, ratos e cães. Nos seres humanos, entretanto, ainda não está estabelecido que o ácido alfalipoico seja capaz de desacelerar o declínio cognitivo associado à senilidade. Um estudo aberto e sem grupo-controle observou nove pacientes com o mal de Alzheimer e outras demências, a ele relacionadas, tratados com 600 mg diários de ácido alfalipoico racêmico. Estes pacientes estiveram tomando, concomitantemente, inibidores da acetilcolinesterase. O ácido alfalipoico, associado ao inibidor da acetilcolinesterase, manteve a função cognitiva estável por mais de 1 ano, nestes pacientes.

Outra pesquisa, esta randomizada e controlada, não encontrou nenhum benefício no tratamento dos distúrbios da cognição associados à síndrome da imunodeficiência adquirida (SIDA/AIDS). Nesta pesquisa, o ácido alfalipoico racêmico foi empregado por 10 semanas, na dose diária de 1.200 mg. O ácido alfalipoico ainda tem sido empregado para o tratamento da insuficiência hepática, seja ela de origem tóxica, medicamentosa, viral ou autoimune. Aliás, o primeiro trabalho usando o ácido alfalipoico em seres humanos foi realizado, na década de 1970, por Frederick C. Bartter e cols., no tratamento da hepatite. Neste trabalho, a administração endovenosa do ácido alfalipoico recuperou, totalmente, a função hepática de 75 dos 79 pacientes acometidos pelas hepatites agudas, consideradas severas.

Ainda outra indicação primeva do ácido alfalipoico foi como antídoto para o envenenamento causado pelo altamente tóxico cogumelo *Amanita phalloides*, também conhecido pelo nome de cicuta verde. É prudente conhecê-lo, especialmente aqueles que, como nós, gostam de "caçar" cogumelos, observe, então a sua foto familiar na Figura 8.154.

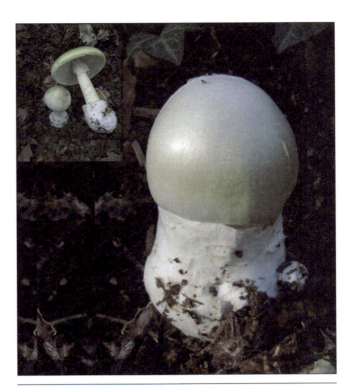

Figura 8.154 – Amanita phalloides, *cogumelo venenoso.*

• Fontes do Ácido Alfalipoico

O ácido alfalipoico dextrógiro é sintetizado endogenamente pelos seres humanos e ligado a proteínas, como já explanamos no preâmbulo deste assunto. O ácido dextroalfalipoico também ocorre naturalmente em uma ampla variedade de alimentos, tanto nos de origem animal quanto nos de procedência vegetal.

Nos alimentos, o ácido D-alfalipoico também se encontra ligado aos resíduos da lisina das proteínas, apresentando-se como lipoil-lisina, a nossa querida "Lili". Os alimentos de origem animal mais ricos em lipoil-lisina são as vísceras, especialmente os rins, o coração e o fígado. Dentre os vegetais, os de maior teor de lipoil-lisina são o espinafre, o brócolis, o tomate, a batata, a ervilha e a couve-de-bruxelas. São muito poucas as informações quantitativas das quais dispomos: as vísceras animais, como fígado, coração e rins, apresentam cerca de 1 a 3 μg de lipoil-lisina por cada grama de peso seco (0,1 a 0,3 mg/100 g); a ervilha, a couve-de-bruxelas e o tomate contêm, aproximadamente, 0,5 μg de lipoil-lisina por cada grama de peso seco (0,05 mg/100 g).

Como se pode observar, a quantidade do ácido alfalipoico nos alimentos é muito pequena para considerarmos doses nutracêuticas e, ao contrário do que ocorre nos alimentos, o ácido alfalipoico de origem farmacológica é o ácido alfalipoico livre, não ligado a proteínas.

Além disso, as quantidades prescritas do ácido alfalipoico são, pelo menos, um milhar de vezes maiores do que as passíveis de serem consumidas na dieta. O ácido alfalipoico está disponível comercialmente em comprimidos, ou cápsulas, de 200 mg e 600 mg e é vendido livremente, como suplemento alimentar. A biodisponibilidade do ácido alfalipoico foi estudada apenas em animais de laboratório, constatando-se que o ácido alfalipoico dextrógiro é melhor absorvido do que o levógiro. Além disso, estudos realizados com ratos mostraram que, para melhorar a sensibilidade à insulina, melhorar o metabolismo dos músculos esqueléticos e na prevenção da catarata, o D-ácido alfalipoico é mais eficaz que a sua mistura racêmica, a qual, por sua vez, também é mais eficiente do que o L-ácido alfalipoico.

A maioria das apresentações do ácido alfalipoico contém uma mistura racêmica (meio a meio) dos seus isômeros levógiro e dextrógiro. As apresentações puramente dextrógiras são muito mais caras e, geralmente, não há garantia da sua pureza. Recomenda-se que o ácido alfalipoico seja ingerido com o estômago vazio, 1 hora antes ou 2 horas após as refeições, porque o alimento diminui a sua biodisponibilidade, facilitando a sua ligação com os resíduos de lisina alimentar.

• Doses Preconizadas para o Ácido Alfalipoico

As doses farmacológicas preconizadas para o ácido alfalipoico racêmico variam, habitualmente de 100 mg a 600 mg por dia. Em casos excepcionais empregam-se até 1.200 mg diários.

• Cuidados com o Uso do Ácido Alfalipoico

São raros os efeitos colaterais mais graves do ácido alfalipoico. Não têm sido descrito efeitos colaterais importantes com o uso do ácido alfalipoico no tratamento da neuropatia periférica diabética, seja na dose endovenosa habitual de 600 mg por dia, seja na dose oral de até 1.800 mg diários, por até 2 anos de tratamento.

Os sintomas adversos mais comuns, atribuídos ao ácido alfalipoico, por via oral, foram prurido, exantema e urticária. Também foram descritos alguns sintomas gastrintestinais, como náusea, vômito, diarreia e dores abdominais. Doses iguais ou superiores a 1.200 mg diários podem causar um odor desagradável da urina. Apenas três casos de reações adversas graves, com o uso endovenoso do ácido alfalipoico, foram publicados, dois referindo reações do "tipo anafilactoide" menores e um relatando uma reação anafilática com espasmo laríngeo.

A segurança do emprego do ácido alfalipoico para gestantes e lactantes ainda não está estabelecida. Como há evidências de que o ácido alfalipoico melhora a sensibilidade à insulina, acredita-se que ele possa aumentar o risco de hipoglicemia nos diabéticos tratados com insulina ou outros agentes hipoglicemiantes. Entretanto, um trabalho realizado com 24 voluntários saudáveis, aos quais foram administrados 600 mg de ácido alfalipoico racêmico associados aos antidiabéticos acarbose e glibenclamida (Daonil®), em uma única dose, não mostrou qualquer interação significante entre as drogas.

Com relação às interações nutricionais, parece que o ácido alfalipoico, em altas dosagens, pode competir com a biotina pelo transporte através das membranas celulares. Isto acontece porque a estrutura química do ácido alfalipoico é similar à da biotina, observe na Figura 8.155.

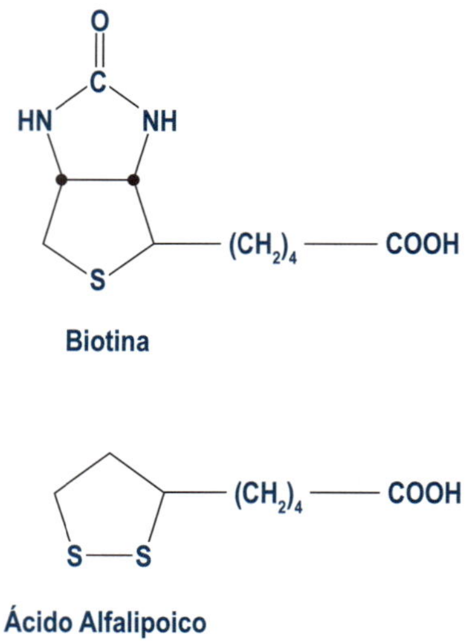

Figura 8.155 – *Semelhança estrutural entre a biotina e o ácido alfalipoico.*

A injeção de grandes doses do ácido alfalipoico aos ratos de laboratório provoca diminuição, em torno de 30 a 35%, da atividade de duas enzimas dependentes da biotina, a piruvato carboxilase e a beta-metil-crotonil-coenzima-A carboxilase, isto, porém, ainda não foi demonstrado nos seres humanos.

Algas

Há milhares de anos utilizam-se as algas marinhas na alimentação e, já no ano 600 de nossa era, Sze Teu escreveu "a alga marinha é uma iguaria própria para o rei e para os seus convidados mais ilustres". As algas, na realidade, não são vegetais, como muitos acreditam, embora muitas se pareçam com plantas. As algas marinhas são muito mais antigas e primitivas do que os vegetais. Até 1866, os seres vivos eram classificados em dois reinos, o vegetal e o animal, porém, devido à dificuldade em classificar alguns seres vivos mais simples, Ernst Heinrich Haeckel propôs a categoria protista, incluindo as algas, os fungos, os protozoários e as bactérias. No século XX a classificação dos seres vivos passou a apresentar cinco reinos:

- o reino Protista, incluindo os protozoários e algumas algas.
- o reino Monera, incluindo as bactérias procariontes* e as cianobactérias (ou algas azuis).
- o reino Fungi, incluindo os fungos e cogumelos.

- o reino Plantae, vegetal.
- e o reino Animalia, animal.

* Procarionte, palavra proveniente do grego, onde *pro* significa anterior e *karyon*, amêndoa ou núcleo. Assim procarionte são organismos unicelulares que não possuem núcleo nem organelas intracelulares delimitadas por membranas, ao contrário dos organismos eucarióticos, em cujo nome o prefixo *eu*, também grego, significa bom, ou verdadeiro. Mate a saudade de um ser vivo procarionte na Figura 8.156.

O estudo genético moderno fez nascer a proposta da criação de outros grupos taxonômicos, os mais recentes, de Cavalier e Smith, de 1998 e 2004, propuseram o sistema de seis reinos: Bacteria, Protista, Animalia, Fungi, Plantae e Chromista. O reino Chromista engloba as algas que possuem cloroplastos com quatro membranas, localizados no lume do retículo endoplasmático rugoso e oriundo de um processo simbiótico secundário. O cloroplasto é a organela intracelular, rica em clorofila, onde se realiza a fotossíntese. Semelhantemente às mitocôndrias, existem evidências de que ambas as organelas se originam de cianobactérias ancestrais, que teriam infectado as células eucarióticas precursoras. Estas evidências fundamentam a Teoria Endossimbiótica, que explica a origem das mitocôndrias e dos cloroplastos. Considere-se apresentado a um cloroplasto na Figura 8.157.

Considerando-se a fotossíntese, são justamente a presença e as características dos cloroplastos que definem as características das linhagens evolutivas nesta nova divisão de reinos.

Assim:

- as cianobactérias são organismos sem cloroplasto e, deste modo, apresentam o seu pigmento difuso no citoplasma;
- os vegetais apresentam os cloroplastos com duas membranas. Segundo a teoria endossimbiótica, uma simbiose primária de um protista com uma cianobactéria;
- os protistas são aqueles que têm os cloroplastos com três membranas. Conforme a mesma teoria, uma simbiose secundária, com um protista, ou terciária, com uma planta;
- os cromistas, os que evoluem com cloroplastos de quatro membranas. Em simbiose secundária com um protista ou uma planta.

As algas mais comumente empregadas na alimentação são a *hijiki*, *kombu*, *wakame* e *arame*, estas são algas marrons, ou Feofíceas. A *wakame* é utilizada para a preparação da sopa de *missô* (*missôshiru*), entre outros pratos culinários. Dentre as algas vermelhas, ou rodofíceas, empregadas como alimento destacamos a *nori*, o *agar-agar* e o *dulse*. A *nori* é a alga que, habitualmente envolve o *sushi*. O *kelp* é uma alga laminar gigante da classe das Feofíceas, especialmente rica em alginatos e iodo. A espirulina, uma cianofícea, ou alga azul, e a clorela, uma clorofícea, ou alga verde, também têm sido comercializadas como complementos alimentares. Conheça a espirulina e a kelp (*Laminaria sacharina*) na Figura 8.158.

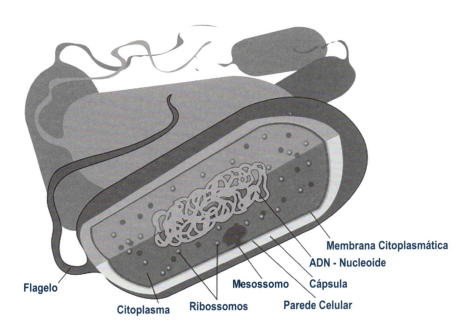

Figura 8.156 – *Saudade de um procarionte!*

Capítulo 8

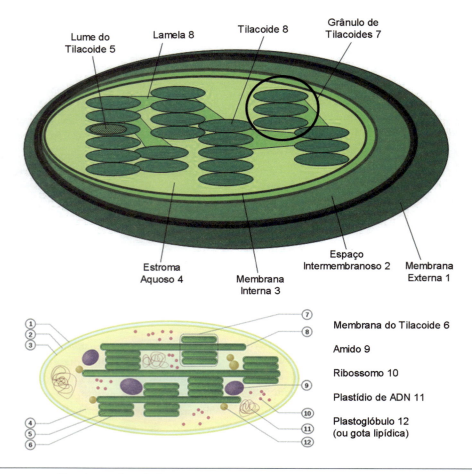

Figura 8.157 – *Estrutura esquemática de um cloroplasto.*

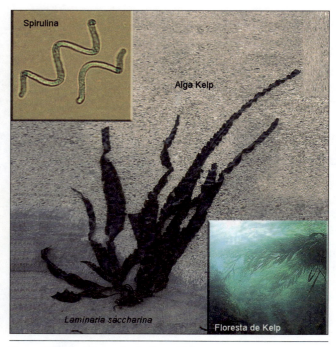

Figura 8.158 – *Algas – Espirulina e Kelp.*

• **Atividade Biológica das Algas**

Os alginatos, um dos polissacarídeos das algas, quelam metais como o estrôncio, o cádmio, o chumbo, o bário e o rádio. O musgo da Irlanda é um outro polissacarídeo, este sulfatado, derivado das algas vermelhas, que apresenta atividade antiviral. Existem três tipos principais de musgo da Irlanda, denominados kappa, lambda e iota. Todos estes demonstram, em testes laboratoriais, atividade antiviral contra os vírus do herpes simples, tanto o do tipo 1 quanto o do tipo 2, responsáveis pelas lesões orais e genitais, respectivamente. O musgo da Irlanda lambda mostrou-se, em especial, ser um potente inibidor do vírus da síndrome da imunodeficiência adquirida humana (SIDA – AIDS).

A fucoidina, ainda um outro tipo de polissacarídeo derivado das algas marinhas marrons, tem-se mostrado eficiente no retardo e na interrupção do crescimento de células tumorais. Em ratos, ela também se mostrou eficaz na inibição da oncogênese. A espirulina é rica em ácido gamalinolênico e betacaroteno, contém todos os aminoácidos essenciais, com alta biodisponibilidade, e apresenta uma elevada concentração de vitaminas, especialmente a vitamina B_{12}.

Considerando-se o peso seco da espirulina, 65% dele são constituídos por proteínas, 8 a 14%, por hidratos de carbono e 6%, por lipídios. Além disso, a espirulina oferece um baixo teor de ácidos nucleicos, o que a torna especialmente atraente para os pacientes uricêmicos. A clorela constitui um concentrado de nutrientes. Contém minerais, vitaminas, aminoácidos livres, proteínas, enzimas, polissacarídeos, fibras e, especialmente, clorofila. A clorofila e os seus derivados estimulam o metabolismo, a respiração celular e a formação dos eritrócitos. As vitaminas da clorela estão unidas a aminoácidos e são fácil e rapidamente assimiladas. Contém dez vezes mais betacaroteno do que a cenoura e é rica em vitaminas do complexo B, especialmente na vitamina B_{12}, por este motivo apresenta-se como um excelente complemento alimentar para os vegetarianos estritos. A clorela possui 18 aminoácidos, dos quais oito são essenciais. Alguns dos polissacarídeos da clorela são a galactose, a xilose, a ramnose e a arabinose.

A clorela é rica em ácidos nucleicos, contém cerca de dez vezes mais do que a sardinha, considerada o alimento com a maior concentração destas substâncias. Por este motivo a consideram um excelente alimento estimulante do crescimento e antienvelhecimento. A concentração de ácido desoxirribonucleico (DNA) na clorela é de 3% e a do ácido ribonucleico (RNA) varia de 0,2 a 0,3% do seu volume total. Pesquisadores japoneses identificaram, na clorela, uma substância que promove o crescimento das crianças e fortalece os seus tecidos, e a denominaram de fator clorela de crescimento. Vários autores japoneses, entre eles Sarkar, Hayatsu e Konishi, demonstraram, na década de 1990, que a clorela é um excelente estimulante do sistema imune, aumentando a produção de macrófagos e de linfócitos timo-dependentes (linfócitos T), auxiliando no combate às infecções e ao câncer.

Especialmente depois da pesquisa de Waladkhani e Clemens, em 1990, sobre os efeitos das substâncias fitoquímicas na terapêutica do câncer, aumentou o interesse nos benefícios da clorofila no tratamento do câncer de cólon e de mama e, consequentemente, a atenção sobre a clorela como fonte de clorofila. A clorela também se tem mostrado um bom agente desintoxicante, particularmente como quelante de metais pesados, como o mercúrio, e na inativação de pesticidas. Existem, ainda, algumas evidências de que a clorela aumenta a oxigenação do sangue e a multiplicação dos lactobacilos no intestino.

A alga *agar-agar*, ou ágar-ágar, são algas vermelhas da classe Rodophyta que produzem um polímero hidrocoloide conhecido como ágar ou agarose. A agarose é insolúvel em água fria, porém expande-se, absorvendo a água em cerca de 20 vezes o seu próprio peso, formando um gel não absorvível, não fermentável e atóxico. A composição do ágar consiste, principalmente, de fibras, mas contém também celulose, anidrogalactose, fósforo, ferro, potássio, cloro, iodo e uma pequena quantidade de proteínas. A estrutura química da agarose consiste na polimerização de subunidades de galactose, que é um componente da parede celular da alga. Esta estrutura pode ser melhor compreendida na Figura 8.159.

O ágar-ágar é muito utilizado, em microbiologia, como substrato para meios de cultura, mantendo-se gelificado na temperatura ótima para a cultura de bactérias, ou seja, 37ºC e como matriz para as técnicas de eletroforese. Para o consumo humano, o agar-agar é empregado apenas como mucilagem e sacietógeno.

• **Indicações Terapêuticas das Algas**

Vários produtos derivados das algas marinhas são amplamente empregados na indústria de alimentos, de cosméticos, de medicamentos *etc*. A espuma da cerveja, apenas como exemplo, deve-se ao efeito estabilizador do alginato, um dos polissacarídeos das algas marinhas. Desde a tradicional medicina chinesa à medicina ayurvédica, as algas marinhas têm sido empregadas no tratamento de doenças febris, eczema, traumatismos, hepatopatias, colelitíase, gota, dismenorreia, nefropatias, escabiose e até o câncer. Mas a principal razão do uso terapêutico moderno das algas marinhas é a sua capacidade de captar o iodo do mar.

Existem mais de 300 milhões de portadores do bócio endêmico no mundo que podem ser curados através da alimentação com algas marinhas. As algas marinhas, particularmente as vermelhas, foram, por mais de 1.000 anos, empregadas, com muito sucesso, no tratamento das parasitoses intestinais. Diversos produtos obtidos das algas marinhas são empregados em medicamentos para o tratamento de

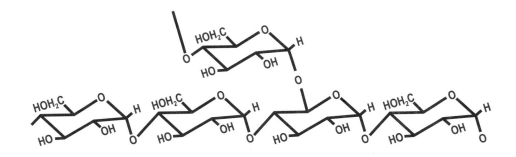

Figura 8.159 – *Estrutura polimérica da agarose.*

Capítulo 8

ferimentos, úlceras, gastrite, úlceras gastroduodenais e envenenamento por metais pesados. Menção especial merecem os alginatos, o musgo da Irlanda, a fucoidina e a agarose. Os polissacarídeos alginatos derivados das algas marrons (*kelp*) são amplamente usados como aditivos alimentares, na fabricação de cosméticos e na indústria farmacêutica. Também são utilizados para a confecção de moldes dentários.

Dentre as drogas, o alginato de cálcio está presente nos antiácidos estomacais e nas pomadas para o tratamento de úlceras exudativas, como as escaras de decúbito, a úlcera de perna, queimaduras e úlceras esclerodérmicas. Os marinheiros, há centenas de anos, valem-se das algas marinhas para o tratamento dos seus ferimentos. As vacas são, frequentemente, alimentadas com alginatos, especialmente para a eliminação do estrôncio radioativo proveniente dos acidentes nucleares. Nos seres humanos, os alginatos também são empregados no tratamento e na prevenção dos envenenamentos por estrôncio, bário, cádmio, chumbo e rádio.

Um bom exemplo do uso dos alginatos para a desintoxicação por metais pesados é o seu emprego no tratamento da doença do "ai-ai". Esta doença, assim denominada pelos japoneses, ocorre pelo envenenamento através da água contaminada pelo cádmio, que é utilizada na irrigação dos campos de arroz. Um dos seus principais sintomas são as dores articulares, daí a particularidade do seu nome. O musgo da Irlanda é amplamente utilizado na indústria alimentícia e tem sido investigado quanto à sua utilidade no tratamento das lesões herpéticas, da síndrome da imunodeficiência adquirida (SIDA-AIDS) e de outras infecções virais. E, nas pesquisas, a fucoidina tem-se mostrado eficaz no controle do crescimento de células tumorais e da oncogênese. A agarose, ou ágar-ágar, é empregada para o fabrico de gelatina, esta gelatina pode ser consumida como sobremesa ou como parte da dieta Kanten, no tratamento de obesidade, diabete e dislipidemias. A dieta Kanten, de origem asiática, vale-se do efeito sacietógeno da agarose, constituída por cerca de 80% de fibras, pela ausência de valor nutricional e pela sua ação laxativa.

• Fontes de Algas

Obviamente as fontes das algas marinhas são as florestas de *kelp*, ilustradas na Figura 8.152, as fazendas marinhas, onde o homem cultiva as diversas espécies de algas, moluscos, crustáceos e peixes. As algas, assim obtidas, são enviadas à indústria para o processamento e a comercialização, sob a forma de lâminas ou de pó para uso culinário e de cápsulas contendo entre 300 e 500 mg. A ágar-ágar é habitualmente comercializada sob a forma de pó ou de lâminas de algas secas, de aspecto translúcido esbranquiçado.

• Doses Preconizadas para as Algas

São consideradas seguras para o musgo da Irlanda as doses de até 5 g por dia. O *kelp*, também prescrito como *Fucus vesiculosus*, geralmente é recomendado em doses que variam entre 100 e 1.500 mg por dia. A dose da clorela costuma ser de 900 mg diários. A espirulina habitualmente é utilizada em doses que flutuam entre 1.000 e 2.500 mg diários. E a ágar-ágar é empregada na dosagem de 2.400 mg por dia.

• Cuidados com o Uso das Algas

Não são descritos efeitos colaterais atribuíveis ao uso alimentar das algas marinhas, os cuidados com a sua prescrição são ditados pelo bom senso.

Alho

O alho, cujo nome taxonômico é *Allium sativum*, tem sido empregado, tanto na culinária quanto com fins medicinais, por diversas culturas através dos séculos. Ele é particularmente rico em substâncias organossulfuradas que são as responsáveis pelo seu sabor e aroma. São também estes compostos sulfurados os responsáveis pelos efeitos benéficos do alho à saúde.

O uso popular do alho e dos seus derivados já está consagrado e os cientistas estão interessados em investigar o potencial terapêutico destas substâncias organossulfuradas derivadas do alho, especialmente para a prevenção e o tratamento das enfermidades crônicas, como o câncer e as doenças cardiovasculares.

• Atividade Biológica do Alho

Dois tipos de substâncias organossulfuradas foram isolados dos dentes de alho, as gamaglutamil-cisteínas e os sulfóxidos da cisteína. A aliína, ou alilcisteína-sulfóxido, responde por, aproximadamente, 80% dos sulfóxidos da cisteína presentes na cabeça de alho.

Quando os dentes de alho crus são esmagados, picados ou mastigados, é liberada uma enzima denominada aliinase. A aliinase catalisa a formação dos ácidos sulfênicos a partir dos sulfóxidos da cisteína. Estes ácidos sulfênicos reagem, espontaneamente, entre si e produzem outras substâncias instáveis denominadas tiossulfinatos. A formação dos tiossulfinatos é muito rápida, completando-se em cerca de 10 a 60 segundos após o alho ser esmagado.

No caso da aliína, o alilcisteína-sulfóxido, os ácidos sulfênicos resultantes da ação da aliinase reagem entre si e formam o tiossulfinato instável chamado alicina. A meia-vida da alicina no alho esmagado é de cerca de 60 horas, à temperatura de 23ºC. A instável alicina, por sua vez, quebra-se em uma variedade de compostos organossulfurados lipossolúveis, entre eles o dialilsulfito (DAS), o dialildissulfito (DADS) e o dialiltrissulfito (DATS). Na presença de óleo ou de solventes orgânicos, a alicina desdobra-se em ajoeno e vinilditiínas. Compreenda melhor esta cascata de reações observando a Figura 8.160.

O teor de gamaglutamilcisteínas não se altera com a espremedura do alho. Entretanto, alguns compostos organossulfurados hidrossolúveis se formam, a partir das gamaglutamilcisteínas, por ocasião da fabricação dos extratos de

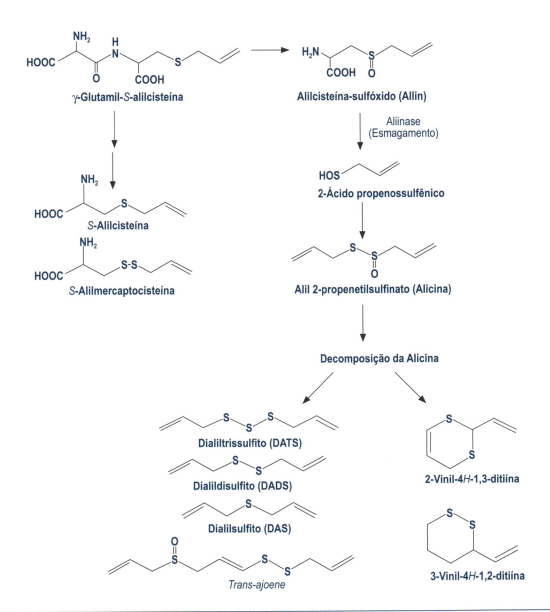

Figura 8.160 – *Cascata de reações no alho esmagado.*

alho ou quando o alho espremido é armazenado em soluções aquosas. Um destes organossulfurados é a S-alilcisteína.

A absorção e o metabolismo da alicina e dos seus derivados são apenas parcialmente compreendidos e, embora muitas atividades biológicas sejam a eles atribuídas, ainda não se compreende, claramente, como estes compostos alcançam e atuam nos seus tecidos-alvos. Estudos com a alicina marcada, realizados em animais, indicam que esta substância e os seus produtos de degradação são absorvidos pelo intestino. Todavia, nem a alicina, nem os seus derivados, como o dialilsulfito, o ajoeno e as viniliditiínas, puderam ser identificados no sangue, na urina ou nas fezes humanas, mesmo após a ingestão de quantidades superiores a 25 g de alho fresco ou 60 mg de alicina pura.

Estas pesquisas sugerem que a alicina e os seus derivados sejam muito rapidamente metabolizados. Por este motivo, tem-se proposto que a concentração do alilmetilsulfito no ar expirado seja considerada um indicador da biodisponibilidade da alicina e dos seus compostos derivados. O alilmetilsulfito é uma substância volátil, passível de ser quantificada no ar exalado pela respiração, que se acredita ser um metabólito da alicina e seus derivados. Já as gamaglutamilcisteínas parecem ser absorvidas intactas e posteriormente hidrolisadas a S-alilcisteína e S-1-propenil-cisteína, metabólitos estes que podem ser isolados da urina após a ingestão do alho.

O alho e os seus derivados organossulfurados atuam nos hepatócitos, diminuindo a síntese do colesterol. Diversos compostos organossulfurados derivados do alho, entre eles a S-alilcisteína e o ajoeno, inibem a 3-hidroxi-3-metil-

Capítulo 8

glutaril-coenzima-A redutase (HMG-CoA redutase), que é uma enzima essencial para a biossíntese do colesterol. Outra enzima que participa do mesmo caminho metabólico e que também, entre outras, é inibida por estes organossulfurados é a 4-alfa-metil oxidase. Em testes de laboratório, os produtos organossulfurados do alho se mostraram capazes de inibir a agregação plaquetária e a atividade das enzimas pró-inflamatórias ciclo-oxigenase e lipo-oxigenase, além de diminuir a expressão genética da enzima oxido nítrico sintetase induzida nos macrófagos.

Os organossulfurados do alho também diminuem a produção das moléculas sinalizadoras da inflamação, tanto em culturas de macrófagos quanto no sangue total. Algumas pesquisas realizadas com cultura de tecidos têm indicado que os produtos organossulfurados do alho são capazes de inibir a proliferação e a migração das células musculares lisas vasculares. Apesar do significado destes achados ainda não estar bem estabelecido, a proliferação e a migração destes miócitos lisos, normalmente quiescentes na parede arterial, são características centrais das doenças cardiovasculares e da reestenose coronária. Ainda no balcão do laboratório, diversos organossulfurados têm mostrado atividade antioxidante, estimulando a síntese do glutation.

Não se sabe, ao certo, se os derivados organossulfurados do alho apresentam esta atividade antioxidante, de forma clinicamente expressiva, nos seres humanos, apesar de um pequeno ensaio clínico ter mostrado uma diminuição do marcador da lipoperoxidação em hipertensos tratados com óleo de alho. O sulfeto de hidrogênio, ou ácido sulfídrico (H_2S), é uma molécula sinalizadora, produzida por algumas células do organismo, que atua como um agente vasodilatador e cardioprotetor.

Um trabalho recente descobriu que os eritrócitos são capazes de converter os compostos derivados do alho em sulfeto de hidrogênio, pelo menos nos tubos de ensaio. A ingestão de grandes quantidades de alho cru, entretanto, não aumenta o teor do sulfeto de hidrogênio no ar exalado pela respiração, o que faz supor não existir esta conversão química, de maneira expressiva, nos seres humanos.

Algumas substâncias químicas se tornam carcinogênicas após serem metabolizadas pelas enzimas da fase 1 da biotransformação hepática. Entre estas enzimas se encontram as da família do citocromo P450 e a inibição específica destas enzimas também impede o desenvolvimento do câncer em alguns modelos animais. O dialilsulfito e os seus metabólitos inibem a atividade da enzima citocromo P450-2E1, quando administrados, por via oral, em altas doses, a animais de laboratório e também nos tubos de ensaio. Nos seres humanos, tanto a ingestão do dialilsulfito quanto do óleo de alho também inibe a ação da citocromo P450-2E1.

Já as reações catalisadas pelas enzimas da fase 2 da biotransformação hepática geralmente inativam os medicamentos, as toxinas e as substâncias carcinogênicas. Consequentemente, estimulando a atividade das enzimas da fase 2, aqui representadas pela glutation S-transferase e pela quinona redutase, pode-se acentuar a eliminação dos compostos potencialmente oncogênicos e atuar na prevenção do câncer. Trabalhos realizados em animais mostram que a administração, por via oral, de preparados de alho e de compostos organossulfurados aumenta a atividade destas enzimas da fase 2 em diversos tecidos além do fígado. Os genes de várias enzimas desta fase 2 contêm uma sequência específica de bases nucleicas denominada elemento de resposta antioxidante.

Recentemente, descobriu-se que todos os alilsulfitos, particularmente o dialilsulfito, favorecem a translocação do fator de transcrição Nrf2 para o interior do núcleo. No núcleo, o Nrf2 liga-se ao elemento de resposta antioxidante e estimula a transcrição dos genes que o contêm. Embora doses muito altas dos compostos organossulfurados tenham sido administradas na maioria dos estudos animais, em pelo menos um trabalho a atividade da quinona redutase do trato gastrintestinal de camundongos foi estimulada com doses de dialildissulfito comparáveis à ingestão humana.

O nosso já famoso antioxidante intracelular glutation também é necessário para algumas reações de biotransformação da fase 2, e existem evidências de que os organossulfurados do alho aumentam as concentrações intracelulares do glutation. O gene da enzima crítica para a síntese do glutation também contém o elemento de resposta antioxidante, e é por este motivo que o alho estimula a síntese do glutation, justamente promovendo a translocação nuclear do fator de transcrição Nrf2 que ativará este gene. A perda do controle da divisão celular é a principal característica do câncer, assim, no organismo sadio, o ciclo celular é rigidamente controlado, com a finalidade de assegurar uma replicação fiel do ácido desoxirribonucleico (DNA) e uma segregação cromossômica perfeita, durante a divisão celular.

Caso ocorra uma lesão do ácido desoxirribonucleico (DNA), o ciclo celular pode ser transitoriamente interrompido, para permitir o reparo do DNA (ácido desoxirribonucleico) ou para a ativação dos mecanismos metabólicos que levam à morte celular, denominados apoptose. Os compostos gárlicos organossulfurados, entre eles o dialilsulfito, o dialildissulfito, o ajoeno e a S-alilmercaptocisteína (SAMC), são capazes de induzir a paralisação do ciclo celular quando, experimentalmente, células cancerosas são introduzidas nas cultura de tecidos.

A apoptose é um processo fisiológico normal que leva as células geneticamente danificadas, ou aquelas que não são mais necessárias fisiologicamente, à autodestruição. As células cancerosas e as pré-cancerosas são resistentes aos sinais indutores da apoptose, contudo, estes citados organossulfurados, incluindo a própria alicina, quando adicionados aos meios de cultura, têm-se mostrado capazes de induzir à apoptose as diversas linhagens de células cancerosas cultivadas em laboratório.

Ainda no laboratório, a administração do extrato aquoso de alho, ou da S-alilcisteína, tem aumentado a apoptose nos modelos animais de câncer de boca. Os extratos de alho ainda demonstram atividades antibacterianas e antifúngicas.

Acredita-se que os tiossulfinatos, em especial a alicina, são os responsáveis pela atividade antimicrobiana do alho. Os derivados da alicina, em particular a dialiltrissulfito e o ajoeno, têm mostrado atividade antimicrobiana em testes de laboratório.

A alicina tem apresentado, nas placas de Petri, uma atividade antibiótica superior à dos seus derivados sulfurados. Devemos mencionar que as pesquisas bem conduzidas, randomizadas e controladas, não foram capazes de mostrar, categoricamente, que as preparações gárlicas de uso oral apresentam atividade antibacteriana nos seres humanos. Estas pesquisas, entretanto, não experimentaram as preparações ricas em alicina. Um outro trabalho, randomizado e controlado, demonstrou que a aplicação do creme de ajoeno a 1%, duas vezes ao dia, à pele afetada pela *tinea pedis* (Figura 8.161) foi tão eficaz quanto a aplicação da terbinafina a 1%.

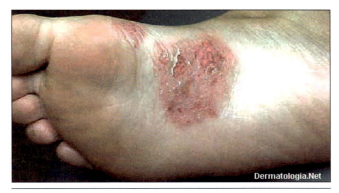

Figura 8.161 – *Tinha podal.*

• Indicações Terapêuticas do Alho

O alho tem sido usado como um suplemento alimentar que reduz a agregação plaquetária, melhora o perfil lipídico e reduz a aterosclerose, prevenindo, através destas ações, doenças cardiovasculares, como o enfarte do miocárdio e o acidente vascular cerebral. Além destas atuações no sistema circulatório, o alho também tem sido empregado como agente protetor contra o câncer gástrico e o câncer colorretal. Estudos com animais têm mostrado inibição do crescimento tumoral nos cânceres, induzidos quimicamente, de boca, esôfago, estômago, cólon, útero, mama, próstata e pele.

O principal interesse na utilização do alho, como agente nutracêutico, está no seu potencial para a prevenção das enfermidades cardiovasculares. O despertar deste interesse ocorreu pela observação das populações próximas ao mar Mediterrâneo, as quais apresentam os mais baixos índices de mortalidade por doenças do aparelho circulatório. Nesta região, o alho é um dos ingredientes mais comuns na cozinha. Além do alho, outras características culinárias associadas podem explicar estes efeitos protetores vasculares, levando à criação do termo dieta do Mediterrâneo. A dieta do Mediterrâneo compõe-se, basicamente, de frutas, legumes, verduras, alho, cereais integrais, nozes, do azeite de oliva como principal fonte de gordura, peixes, aves, vinho e parco consumo de carne vermelha.

Com relação ao perfil lipídico, mais de 40 trabalhos de pesquisa, controlados e randomizados, estudaram os efeitos do alho e dos seus derivados organossulfurados sobre o perfil lipídico de pessoas saudáveis e de pacientes hipercolesterolêmicos. Muitos destes trabalhos apresentam limitações metodológicas, porém os resultados de várias metanálises indicam que o consumo do alho realmente reduz, de 6 a 11%, o colesterol sérico total, a lipoproteína de baixa densidade (LDL) e os triglicérides, ao contrário do que ocorre com o placebo. A metanálise mais abrangente e atual dentre elas mostrou que esta modesta redução dos níveis séricos dos colesteroides, evidente nos primeiros 3 meses de tratamento, não se mostrou estatisticamente significante após o 6º mês de administração.

Muitos outros trabalhos clínicos também não obtiveram resultados clínicos, ou estatísticos, significantes no tratamento das dislipidemias com o alho, quando comparado com o placebo. O maior e o mais recente deles estudou o alho cru em altas doses e a alicina com alta biodisponibilidade e, no entanto, nenhum dos tratamentos, após 6 meses, mostrou eficácia significante na terapêutica da hipercolesterolemia moderada. Concluindo, o consumo do alho não parece exercer nenhum efeito sobre o perfil lipídico, exceto, talvez, naqueles pacientes com os níveis séricos do LDL-colesterol (*low density lipoprotein*) muito elevados.

A agregação plaquetária, uma das primeiras etapas fisiológicas da formação dos coágulos, pode, sob determinadas condições patológicas, levar à oclusão das artérias coronárias, causando o enfarte do miocárdio, ou das artérias cerebrais, provocando o acidente vascular isquêmico. Muitos trabalhos, controlados e randomizados, demonstraram que o consumo do alho reduz, significativamente, a agregação plaquetária. Quatro, dentre cinco estudos, demonstraram que a administração do alho desidratado, ou do alho macerado em óleo, diminui, significativamente, a agregação plaquetária espontânea, quando comparada com a do placebo. Mais recentemente, dois outros trabalhos comprovaram a inibição da agregação plaquetária induzida pelos seus ativadores fisiológicos, após a administração do extrato conservado de alho. A maioria dos estudos controlados, investigando o efeito do alho sobre a pressão arterial, não observou nenhum efeito sobre as pressões sistólica ou diastólica, seja nos indivíduos normais, seja nos pacientes hipertensos.

A revisão sistemática de 23 pesquisas, randomizadas e controladas por placebo, identificou somente três trabalhos mostrando uma redução, estatisticamente significante, da pressão arterial diastólica e apenas um estudo, reportando o mesmo efeito, sobre a pressão sistólica. Assim, concluímos que existem muito poucas evidências de que o alho possa ser empregado para tratar, ou mesmo prevenir, a hipertensão arterial.

Com relação à atuação do alho na aterosclerose, existem apenas dois trabalhos tentando avaliar os seus efeitos sobre a progressão da moléstia, ambos apresentando conflitos de interesse, por serem patrocinados por companhias que comercializam suplementos de alho. O primeiro deles é um estudo alemão, empregando a ultrassonografia para ponderar o efeito da administração diária de 900 mg de alho desidratado na evolução das placas ateroscleróticas das carótidas e das artérias femorais. Após 4 anos de tratamento, o aumento volumétrico das placas foi significativamente maior no grupo de mulheres que usou o placebo do que no grupo de mulheres tratado com o alho. Entre os homens, não houve diferença estatisticamente significante.

O outro trabalho foi um pequeno estudo-piloto, no qual os investigadores mediram o conteúdo de cálcio na artéria coronariana, empregando a tomografia por feixe de elétrons, também denominada tomografia ultrarrápida, para avaliar o efeito do extrato de alho em conserva associado à estatina. Neste estudo-piloto os autores avaliaram 19 pacientes que já eram tratados com drogas inibidoras da 3-hidroxi-3-metil-glutaril-coenzima-A redutase (HMG-CoA redutase, ou, genericamente, estatinas). Após 1 ano de tratamento, as placas coronarianas de cálcio apresentaram um aumento significativamente menor nos pacientes tratados com 4 mL diários do extrato de alho do que nos tratados com placebo associado às estatinas.

Embora as placas coronarianas de cálcio não se correlacionem com a severidade da estenose coronária, a tomografia ultrarrápida continua sendo estudada, com a finalidade de se avaliar o seu valor prognóstico. Um estudo epidemiológico chinês mostrou que, nas regiões onde a mortalidade pelo câncer de estômago é baixa, 82% dos homens e 74% das mulheres consomem o alho pelo menos três vezes por semana. Ao inverso, nos locais onde a mortalidade pelo câncer gástrico é elevada, apenas 1% da população consome o alho três vezes por semana.

Na Eurásia, a população que consome alho regularmente apresenta uma incidência menor de câncer gástrico do que o povo que não costuma ingeri-lo. Isto foi comprovado por 3/4 dos trabalhos, caso-controlados, realizados na Europa e na Ásia. Uma metanálise, dos resultados dos estudos caso-controlados sobre este assunto, revelou que os grupos que consumiam grandes quantidades de alho apresentaram uma incidência de câncer gástrico 50% menor que os grupos que ingeriam pequenas quantidades deste tempero.

Por outro lado, um estudo prospectivo de coorte, realizado nos Países Baixos, não encontrou nenhuma relação entre o câncer de estômago e o consumo dos suplementos à base de alho. Aqui, porém, cabe uma observação muito importante: a avaliação da quantidade de compostos organossulfurados na múltipla variedade de suplementos à base de alho, disponíveis comercialmente na Europa, varia enormemente, chegando a dobrar mais de 12 vezes.

Para desatar este nó, os chineses planejaram um trabalho intervencionista, controlado por placebo, randomizado, duplo-cego, empregando o extrato de alho em conserva e o óleo de alho destilado no vapor por um período de 7 anos e 4 meses. Eles chegaram à conclusão de que nem o extrato de alho, nem o óleo de alho, reduzem a incidência das lesões gástricas pré-cancerosas, nem a incidência do câncer do estômago. Destas informações, também depreendemos que a quantidade de substâncias organossulfuradas nos suplementos à base de alho, provavelmente, é muito menor do que a consumida com o alho alimentar e, por este motivo, recomendamos que o próprio alho cru seja consumido, diariamente, para que se obtenha os seus efeitos anticancerígenos.

Algumas cepas do *Helicobacter pylori* podem aumentar o risco para o câncer gástrico e, embora no laboratório algumas preparações com alho e algumas das suas substâncias organossulfuradas tenham mostrado um efeito inibidor do crescimento desta bactéria, existe apenas uma tênue evidência de que o consumo de grandes quantidades de alho, ou destes organossulfurados, possa prevenir ou erradicar esta infecção nos seres humanos.

Com relação ao câncer colorretal, 75% dos trabalhos caso-controlados pesquisados pelo Instituto Linus Pauling, da Universidade Estadual do Óregon, mostram que o consumo de alho pelos pacientes com este tipo de tumor é significativamente menor do que a ingestão do grupo-controle, livre do câncer. Também causando confusão, três trabalhos prospectivos de coorte não encontraram associação entre o consumo do alho e o câncer colorretal. No entanto, o consumo de alho, nestes estudos de coorte, foi muito baixo e, em um deles, estudou-se apenas um suplemento de alho.

Já uma metanálise dos resultados de trabalhos prospectivos caso-controlados demonstra que a incidência do câncer colorretal é cerca de 30% menor nos indivíduos que consomem grandes quantidades de alho. Outra metanálise semelhante, obtida de trabalhos, também controlados caso a caso, realizados na Itália e na Suíça, obteve um resultado similar, 26% de redução na incidência deste tipo de carcinoma nas pessoas que ingerem grandes quantidades de alho nas suas dietas.

Os pólipos intestinais, ou adenomas intestinais, são considerados lesões pré-cancerosas e um trabalho, controlado caso a caso, submetendo adultos à sigmoidoscopia, demonstrou que os pacientes que apresentavam pólipos colorretais consumiam muito menos alho do que aqueles indivíduos nos quais não se encontram tais adenomas.

Uma pequena pesquisa intervencionista preliminar, realizada com 37 pacientes com polipose colorretal, investigou se o consumo do extrato de alho em conserva, por 1 ano, afetou o tamanho e a recorrência dos pólipos intestinais. Tanto o número quanto o tamanho dos adenomas foram significativamente menores no grupo de pacientes tratados com 2,4 mL diários de extrato de alho do que no grupo que consumia quantidades menores que 0,16 mL diários.

Como curiosidade histórica, os índios da América do Norte, da tribo dos Cherokees, usavam o alho como expectorante e antitussígeno, até mesmo para o tratamento da difteria. De modo análogo ao nosso povo que, folcloricamente, emprega o chá de alho no tratamento de gripes e resfriados. O Dr. Louis Pasteur, em 1858, usava o alho como antisséptico, antibacteriano e antifúngico, do mesmo modo como, na Primeira e na Segunda Grande Guerra, ele era usado para prevenir a gangrena nos soldados feridos. O povo interiorano também usa, empiricamente, o alho para o tratamento das parasitoses intestinais.

Fontes de Alho

Os vegetais do gênero *Allium*, que incluem o alho, *Allium sativum*, e a cebola, *Allium cepa*, são ótimas fontes dietéticas dos compostos organossulfurados. A grande maioria dos dados científicos, obtidos nas pesquisas relativas aos efeitos salutares das substâncias organossulfuradas nos seres humanos, são provenientes destes dois vegetais. As quantidades médias dos compostos organossulfurados nos dentes de alho, em porcentagem de peso fresco, são:

Aliína, ou alilcisteína-sulfóxido	0,6 a 1,4%
Gamaglutamil-S-alilcisteína	0,2 a 0,6%

ou, em µg/g:

Alicina*	2.500 a 4.500 µg/g
Aliína, ou alilcisteína-sulfóxido	6.000 a 14.000 µg/g
Gamaglutamil-S-alilcisteína	2.000 a 6.000 µg/g

* A alicina, instável, desdobra-se em dialilsulfito (DAS), dialildissulfito (DADS), dialiltrissulfito (DATS), ajoeno e viniliditiínas. Conforme já estudamos no tópico Atividade Biológica do Alho. Um dente de alho fresco pesa, aproximadamente, 2 a 4 g, assim, um dente de alho contém:

Alicina	5.000 a 1.800 µg ou 5 a 18 mg
Aliína, ou alilcisteína-sulfóxido	12.000 a 56.000 µg ou 12 a 56 mg
Gamaglutamil-S-alilcisteína	4.000 a 24.000 µg ou 4 a 24 mg

Agora, aqui cabe uma observação importante: a enzima aliinase pode ser inativada pelo calor. A cocção em microondas dos dentes de alho, íntegros e com casca, destrói completamente a aliinase. O cozimento do alho, íntegro ou espremido, no fogo ou no vapor, por mais de 6 minutos suprime a inibição da agregação plaquetária. Porém, o alho espremido ainda retém alguma atividade antiagregante plaquetária, ao contrário do que acontece com o alho íntegro.

A administração do alho cru a ratos de laboratório diminui, significativamente, o dano aos ácidos nucleicos, causado por um agente carcinogênico químico. No entanto, se os dentes de alho íntegros forem aquecidos por 60 segundos no forno de microondas, ou por 45 minutos no vapor, eles perdem este efeito protetor do DNA (ácido desoxirribonucleico).

O efeito protetor genético do alho pode ser parcialmente conservado, durante a sua cocção, espremendo, ou picando, os dentes de alho e deixando-os repousar por 10 minutos antes de cozê-los, para dar tempo da aliinase catalisar a formação dos derivados organossulfurados da aliína. Além do alho na sua forma vegetal, existem inúmeras apresentações comerciais diferentes dos preparados gárlicos, cada uma delas oferecendo um perfil diferente dos compostos organossulfurados, dependendo de como o alho foi processado. Nem todas as preparações gárlicas são normatizadas e, mesmo as normatizadas, podem apresentar variações, no que diz respeito à quantidade e à biodisponibilidade dos seus compostos organossulfurados.

As principais apresentações gárlicas disponíveis comercialmente são o pó de alho desidratado, o extrato fluido de alho, o óleo de alho e o macerado oleoso de alho. O pó de alho desidratado é obtido dos dentes de alho fatiados e desidratados a baixa temperatura, para impedir a inativação da aliinase. O alho, então desidratado, pode ser pulverizado e apresentado sob a forma de tabletes ou cápsulas. Os suplementos de alho em pó devem conter, no mínimo, 0,1% (do peso seco) de gamaglutamilcisteína e não menos do que 0,3% de "aliína". Aliína entre aspas porque, apesar de estes suplementos, na realidade, não conterem a aliína, e nem a alicina, o fabricante deve mencionar, no rótulo do produto, o valor do potencial de alicina, também denominado equivalente de alicina ou campo de alicina. O equivalente de alicina é determinado dissolvendo-se a amostra do produto em água, na temperatura ambiente, e medindo-se a quantidade da alicina e dos seus derivados organossulfurados após 30 minutos.

Como a aliinase é inativada no pH ácido do estômago, muitas apresentações são revestidas com uma película ácido-resistente, para serem liberadas apenas no pH neutro do intestino delgado. A informação mais apropriada do potencial de alicina é a medida da liberação da alicina, obtida através do método adotado pela farmacopeia americana, que mede a liberação das drogas em condições laboratoriais que mimetizam as do estômago e dos intestinos. A medida da liberação da alicina por este método tem-se mostrado paralela à sua real biodisponibilidade. Vários fabricantes imprimem, nos rótulos dos seus produtos, o potencial de alicina, mas muito poucos informam a medida da liberação da alicina. Muitas apresentações do pó de alho têm mostrado pouca liberação de alicina, seja por apresentarem baixa atividade da aliinase, seja porque o seu tempo de desintegração entérica é muito lento.

O extrato fluido de alho é obtido pela incubação dos dentes de alho em uma solução hidroalcoólica por mais de 20 meses, por este processo a alicina é convertida, principalmente, nos alil-sulfitos, os quais se perdem por evaporação ou pela sua conversão em outros compostos. Os extratos assim obtidos contêm, sobretudo, os compostos organossulfurados hidrossolúveis, como a S-alilmercaptocisteína (SAMC) e a

S-alilcisteína (SAC). Os produtos do extrato fluido de alho são normatizados pelo seu conteúdo de S-alilcisteína.

O óleo de alho é extraído dos dentes de alho através da sua destilação em vapor e contém, principalmente o dialiltrissulfito (DATS), o dialildissulfito (DADS) e o dialilsulfito (DAS). O óleo de alho é, habitualmente, diluído em óleos vegetais para a sua comercialização sob a forma de pérolas gelatinosas. O macerado oleoso de alho é produzido pela incubação do alho macerado em óleo vegetal à temperatura ambiente. Este processo resulta na formação das vinilditiínas e do ajoeno, também derivados da alicina, e dos alilsulfitos dialildissulfito (DADS) e dialiltrissulfito (DATS).

Existe, ainda, no mercado, o extrato etéreo de alho, obtido pela maceração do alho em éter. A sua composição é semelhante à do macerado oleoso, porém muito mais concentrada. As apresentações dos preparados de alho oferecem cápsulas, tabletes, ou pérolas, contendo de 100 a 900 mg. A Tabela 8.37 arrola os principais compostos organossulfurados nas diversas apresentações comerciais do alho.

Tabela 8.37
Principais Compostos Organossulfurados nas Diversas Apresentações Comerciais do Alho

Produto	Organossulfurados mais Frequentes	Liberação dos Derivados da Alicina
Alho fresco	Sulfóxidos da cisteína (aliína) gamaglutamilcisteínas	Sim, quando picado, esmagado ou mastigado cru / Mínima, quando cozido antes de ser cortado ou espremido
Pó de alho	Sulfóxidos da cisteína (aliína) gamaglutamilcisteínas	Varia muito, dependendo do produto comercial / Verificar o coeficiente de liberação da alicina
Óleo de alho	Dialildissulfito (DADS) Dialiltrissulfito (DATS) Alilmetiltrissulfito	Sim
Macerado de alho	Vinilditiínas Ajoeno Dialiltrissulfito (DATS)	Sim
Extrato de alho	S-alilcisteína S-alilmercaptocisteína (SAMC) S-1-propenilcisteína	Mínima

• **Doses Preconizadas para o Alho**

As doses nutracêuticas recomendadas variam muito. Habitualmente nós recomendamos que se consuma de um a dois dentes de alho cru por dia, como alimentação saudável e preventiva contra as doenças cardiovasculares e como agente desintoxicante. As pérolas de óleo de alho de 250 mg de óleo correspondem, mais ou menos, a 3,6 g de alho cru. Considerando que um dente de alho cru pesa de 2 a 4 g, uma destas pérolas por dia seria suficiente como suplemento para uma alimentação saudável.

Já as doses nutracêuticas recomendadas para os diversos tipos de preparações comerciais do alho (pó, extrato, óleo e macerados) variam de 100 a 600 mg diários. Para o tratamento das doenças cardiovasculares, costuma-se recomendar o uso do pó de alho desidratado. As doses terapêuticas do pó de alho, habitualmente prescritas com esta finalidade, situam-se entre 600 e 900 mg por dia, quantidades estas que correspondem a 3,6 e 5,4 mg diários de alicina. Para diminuir a agregação plaquetária, o extrato fluido de alho é a preparação preferida e a sua dose terapêutica preconizada está entre 2.400 e 7.200 mg por dia.

• **Cuidados com o Uso do Alho**

O efeito colateral mais comum do uso do alho é a halitose característica, mas o suor, o muco vaginal e, mesmo o cerume dos ouvidos, também manifestam este odor próprio do alilmetilsulfito, tanto que, na cultura popular, além de espantar vampiros, o alho ainda é usado para afastar mosquitos e muriçocas. Alguns dos nossos pacientes, pescadores, referem que passam a ingerir dentes de alho, na véspera da pescaria, para espantar as cobras. Pessoalmente, acredito que seja para as esposas os expulsarem de casa, sem reclamar da pescaria.

Outros efeitos adversos do alho são os sintomas gastrintestinais, representados por queimação retroesternal, dores abdominais, náusea, vômito, meteorismo e diarreia. Mas, o mais sério dos efeitos colaterais do alho é a hemorragia. Já foram descritos muitos casos de sangramentos espontâneos e perioperatórios associados ao uso do alho ou seus derivados. O alho também pode desencadear fenômenos alérgicos em pessoas suscetíveis. Até mesmo a asma foi descrita como consequência da inalação do alho em pó e mesmo como afecção ocupacional devida à exposição ao pó de alho, durante a sua industrialização.

A exposição da pele ao alho também pode desencadear uma dermatite de contato ou uma fitofotodermatose. Também já foram publicadas algumas ocorrências de dermatites mais sérias, como bolhas e queimaduras, após o uso tópico do alho por mais de 6 horas. Em doses nutricionais, nunca foi publicado um caso de efeito colateral do alho, mesmo durante a gestação.

A segurança do uso terapêutico do alho durante a gestação, entretanto, ainda não foi estabelecida, apesar de um trabalho iraniano não ter encontrado nenhum efeito adverso com o emprego de 800 mg diários de alho desidratado, em tabletes, por 2 meses, durante o terceiro trimestre da gravidez. Agora, existem evidências de que o uso nutracêutico do alho altera o odor e o sabor do leite materno. Em uma pesquisa controlada, cruzada, constatou-se a alteração do odor do leite materno humano após o consumo oral de 1.500 mg do extrato de alho. Neste estudo, os lactentes que mamaram após a ingestão materna do extrato de alho demoraram mais para se satisfazer do que os bebês que se aleitaram nas mães do grupo-placebo. No entanto, nem a quantidade de leite consumido, nem o número de mamadas foram diferentes, de modo significativo, nos dois grupos.

Como informação adicional, não se sabe se o uso tópico do alho é seguro durante a gravidez ou a lactação. Com relação às interações medicamentosas, é importante ressaltar que o alho e os seus produtos derivados exacerbam o efeito anticoagulante da varfarina. Existem dois casos, descritos na literatura médica, de pacientes que tiveram o tempo de protrombina aumentado após ingerirem tabletes de alho desidratado e óleo de alho, respectivamente, sem alterar as doses de varfarina que vinham tomando. Já o extrato de alho não parece aumentar o risco de hemorragia, conforme um trabalho, mais recente, realizado em pacientes sob terapia com varfarina e cuidadosamente monitorados. Além do efeito anticoagulante sinérgico com a varfarina, existe ainda a possibilidade de o alho e os seus produtos derivados apresentarem um efeito aditivo, quando administrados em associação a outras substâncias que também inibem a agregação plaquetária, como o óleo de peixe e a vitamina E.

O alho é capaz de inibir o efeito dos inibidores da protease do vírus da imunodeficiência humana (HIV). Um estudo, realizado em voluntários saudáveis, observou que a administração de cápsulas de alho duas vezes ao dia, com um equivalente de alicina de 7,2 mg por dia, por 3 semanas, diminuiu, em 50%, a biodisponibilidade do saquinavir, um destes inibidores da protease viral. Apesar de, em voluntários sadios, o saquinavir ser metabolizado de modo significativo pelo citocromo P450 CYP3A4, a administração do extrato de alho por 2 semanas não altera, de modo significante, a atividade do CYP3A4 nestes indivíduos. O uso de 10 mg diários de extrato de alho por 4 dias também não alterou, significativamente, a farmacocinética de uma dose única do inibidor da proteinase viral, ritonavir. De qualquer modo, novas investigações são necessárias para se determinar a real interação entre o alho, e seus derivados, e os inibidores da protease do vírus da imunodeficiência humana. Uma última advertência importante é que o alho pode ser tóxico para os animais domésticos, especialmente os cães e gatos.

Clorofila

A clorofila é o pigmento que dá a cor verde às algas e aos vegetais, como o seu próprio nome grego já sugere: *chloros*, verde e *phyllon*, folha. Ela é usada para captar a energia luminosa necessária para a fotossíntese. A sua estrutura básica é um anel porfirínico, semelhante ao anel do grupo heme da hemoglobina, mas o átomo central da clorofila é o magnésio, enquanto o da heme é o ferro; tanto um quanto o outro estão ligados aos quatro átomos de nitrogênio dos grupos pirróis.

A clorofila, portanto, é uma magnésio-porfirina e a heme uma ferro-porfirina. Outra característica que distingue a clorofila é a presença de uma longa cadeia carbônica, como uma cauda, com 20 carbonos, denominada fitol. O fitol é um álcool altamente hidrófobo esterificado, com uma cadeia lateral ácida. Aprecie o rabo da clorofila na Figura 8.162.

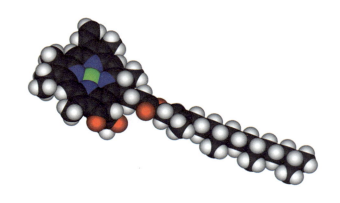

Figura 8.162 – *Maquete estrutural da clorofila.*

Existem dois tipos de clorofila nas plantas verdes, a clorofila-A e a clorofila-B. Em algumas algas e cianobactérias são encontradas, além das clorofilas A e B, as C1, C2 e D, que não estudaremos neste livro. A clorofila-A difere da clorofila-B por apresentar um grupo metil no lugar do grupo formila em um dos seus pirróis. É justamente esta pequena diferença estrutural que capacita os dois tipos de clorofila a absorverem luz de comprimentos de onda diferentes. Estude as estruturas das clorofilas A e B na Figura 8.163.

As clorofilas são moléculas fotorreceptoras muito eficientes porque são constituídas por uma rede de duplas ligações alternadas com ligações simples. As substâncias que apresentam este tipo de estrutura são denominadas polienos. Lembra-se do tópico em que estudamos os radicais livres? Recorda-se dos compostos, ricos em duplas ligações, capazes de captar o elétron solitário dos radicais livres, promovendo a estabilização por deslocamento? Pois bem, os polienos são alguns destes compostos capazes de captar elétrons, ou fótons. Assim, as clorofilas também são aptas a captarem os fótons do espectro visível da luz solar, que é, justamente, a faixa de radiação solar de maior fluxo sobre a superfície da Terra.

Os coeficientes molares de absorção, nos picos das curvas de absorção, de ambas as clorofilas alcançam valores maiores do que 10^5 cm^{-1} M^{-1}, como também pode ser observado na Figura 8.163.

Tais coeficientes de absorção estão entre os mais elevados dentre os observados nos compostos orgânicos. As faixas de absorção espectral das clorofilas A e B são diferentes, complementando-se uma à outra na absorção da luz solar. Por exemplo, a luz que não é aproveitada pela clorofila-A em 460 nanômetros (luz azul) é captada pela clorofila-B, que

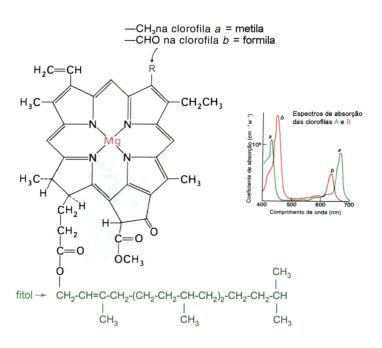

Figura 8.163 – *Diferença estrutural entre as clorofilas A e B com as suas respectivas curvas de absorção da luz.*

apresenta uma alta eficiência de absorção neste comprimento de onda.

A faixa do espectro de 500 a 600 nm (luz verde) é muito pouco aproveitada por estas clorofilas, mas isto não se tem mostrado problema para a maioria dos vegetais. Alguns, porém, como as algas vermelhas e as algas azuis, contornam esta limitação com outros pigmentos acessórios de captação de luz, pigmentos que os capacitam a aproveitar, com eficiência, o espectro da luz que não foi aproveitado pelos organismos fotossintetizadores que habitam na água acima delas. Relembre o espectro eletromagnético na Figura 8.164.

São necessárias, ainda, algumas palavras sobre a clorofilina. A clorofilina é uma mistura sintética de sais derivados da clorofila. A clorofilinina tem sido empregada como desodorante, de uso tópico e interno, por mais de 50 anos.

Na síntese da clorofilina, o átomo central de magnésio da clorofila é trocado por um átomo de cobre e o rabo fitol, hidrófobo, da clorofila é removido, transformando a clorofila, naturalmente insolúvel em água, na clorofilina hidrossolúvel. Este composto denominado clorofilina é uma mistura de partes variáveis de duas substâncias, a tri-sódio-cobre-clorina-e$_6$ e a di-sódio-cobre-clorina-e$_4$, cujas estruturas podem ser estudadas na Figura 8.165 e comparadas com o arcabouço da clorofila na Figura 8.163.

• **Atividade Biológica da Clorofila**

Pouco se conhece sobre a biodisponibilidade e o metabolismo da clorofila. O mesmo pode-se afirmar sobre a clorofilina. A ausência de toxicidade atribuída à clorofilina leva-nos a crer que ambas sejam muito pouco absorvidas,

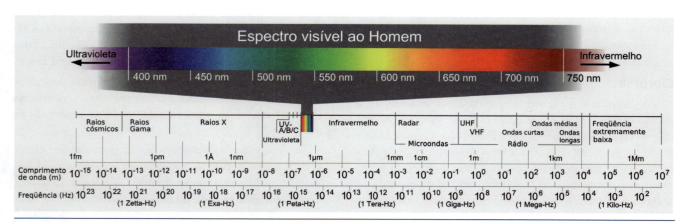

Figura 8.164 – *Espectro eletromagnético, incluindo o luminoso.*

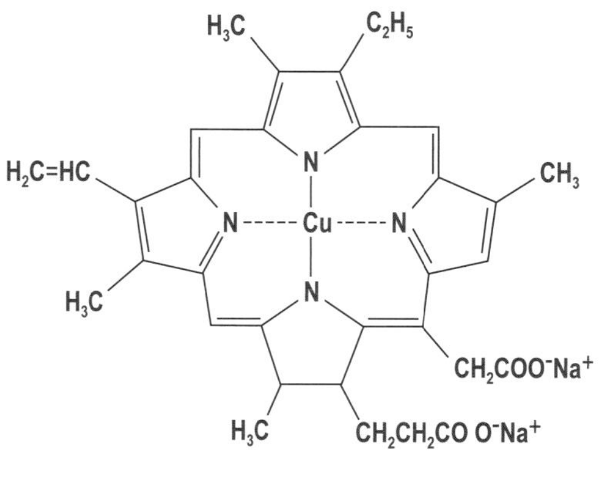

Cloro dissódico de cobre e₄

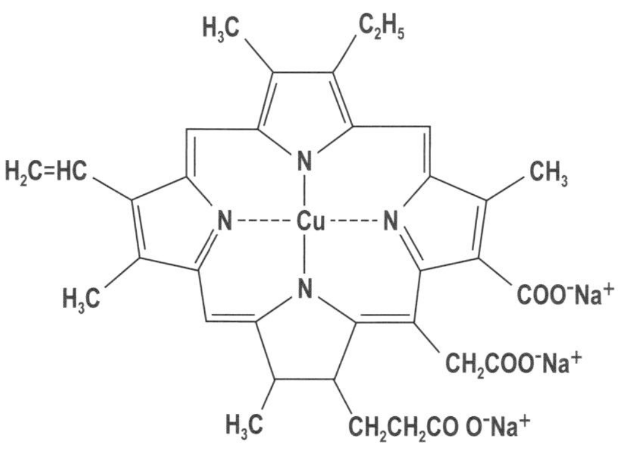

Cloro trissódico de cobre e₆

Figura 8.165 – *Clorofilina, composta por uma mistura de duas substâncias.*

apesar de dosarmos a cobre-clorina-e₄ no plasma dos indivíduos que usam a clorofilina. Tanto a clorofila quanto os compostos da clorofilina são capazes de se ligarem com algumas substâncias químicas potencialmente oncogênicas, formando complexos moleculares estáveis.

Algumas destas substâncias são os hidrocarbonetos aromáticos presentes na fumaça do cigarro, as aminas heterocíclicas encontradas na carne cozida e a aflatoxina-B$_1$. Os complexos formados pela reação da clorofila, ou clorofilina, com estes compostos potencialmente carcinogênicos não são absorvidos pelo trato gastrintestinal, reduzindo a exposição dos tecidos suscetíveis. A clorofilina também inibe o desenvolvimento do câncer, bloqueando a ação de alguns procarcinógenos. Procarcinógenos são substâncias químicas que precisam ser metabolizadas pelo organismo, antes de manifestarem a sua capacidade de lesar os ácidos nucleicos e as moléculas dos tecidos suscetíveis ao desenvolvimento do câncer. As enzimas necessárias para a ativação de alguns destes procarcinógenos são as da família do citocromo P450.

Os estudos em laboratório indicam que a clorofilina diminui a atividade das enzimas citocromo P450. As enzimas biotransformadoras da fase 2 eliminam as toxinas e os carcinógenos do organismo e existem alguns estudos, realizados em animais, que indicam que a clorofilina também aumenta a atividade destas enzimas da fase 2, em especial da quinona redutase.

Outra atividade importante da clorofilina é o seu potencial antioxidante. Os estudos, realizados em tubos de ensaio, mostram que a clorofilina é capaz de neutralizar muitos oxidantes de importância fisiológica e outros trabalhos, realizados em animais, indicam que ela reduz o dano oxidativo induzido pela radiação e pelas substâncias químicas carcinogênicas estudadas.

• **Indicações Terapêuticas da Clorofila**

As principais indicações terapêuticas da clorofila são como desodorizante interno, como cicatrizante e como agente protetor contra o câncer hepático. Desde a década de 1940, os médicos usam a clorofilina como medicamento tópico desodorizante das úlceras fétidas. Neste mesmo período a têm empregado, por via oral, para diminuir o odor fecal dos pacientes submetidos a colostomias e ileostomias. Um trabalho, controlado por placebo, mostrou que a administração, por via oral, de 75 mg de clorofilina, três vezes por dia, não diminuiu o odor fecal dos pacientes colostomizados.

Por outro lado, vários artigos publicados afirmam que o uso oral da clorofilina, nas doses de 100 a 300 mg diários, é capaz de diminuir a percepção subjetiva dos odores de urina e de fezes dos pacientes incontinentes. Um trabalho mais objetivo foi realizado em pacientes com trimetilaminúria. A trimetilaminúria é uma doença hereditária caracterizada pela excreção da trimetilamina, uma substância malcheirosa de odor semelhante a peixe. Este trabalho mostrou que a clorofilina, na dose oral de 60 mg três vezes por dia, diminuiu, significativamente, as concentrações urinárias da trimetilamina nestes pacientes.

Com relação ao poder cicatrizante da clorofilina, já na década de 1940 se demonstrou que ela inibe o crescimento de determinadas cepas de bactérias anaeróbicas, em placas de cultura. O sucesso do tratamento das úlceras experimentais infligidas em animais de laboratório com soluções tópicas de clorofilina caminhou, naturalmente, para o seu emprego, sob a forma de unguentos e soluções, no tratamento das feridas abertas e persistentes nos seres humanos. Durante as décadas de 1940 e 1950, inúmeros trabalhos, grandes, mas não controlados por placebo, corroboraram o sucesso do uso da clorofilina na cicatrização das úlceras dolentes, como as úlceras varicosas e as escaras de decúbito, em contraste com os métodos terapêuticos então em voga.

No final dos anos 1950, à clorofilina adicionou-se a papaína e a ureia. Os unguentos assim obtidos facilitavam o desbridamento químico das feridas, diminuíam a inflamação local e facilitavam a cicatrização, além de diminuírem o odor das chagas. Cremes contendo clorofilina, papaína e ureia ainda são disponíveis comercialmente nos Estados Unidos da América.

Com relação à prevenção do câncer, faremos algumas digressões. A aflatoxina B_1 é uma substância carcinogênica hepática produzida por algumas espécies de fungos que contaminam grãos e legumes armazenados, especialmente o milho, o amendoim e a soja. Nas regiões quentes e úmidas da África e da Ásia, onde os silos de armazenamento não são adequados, há uma grande ingestão de aflatoxina B_1 associada à incidência do carcinoma hepatocelular. A combinação da infecção pelo vírus da hepatite B com a ingestão exagerada da aflatoxina B_1 aumenta ainda mais o risco para o desenvolvimento do câncer hepático. Em modelos animais do carcinoma hepático induzido pela aflatoxina B_1, a administração da clorofilina, juntamente com a dieta contaminada, reduz significativamente as lesões cromossomais hepáticas, tanto nos ratos quanto nas trutas arco-íris. Nas trutas a inibição do câncer foi dose-dependente.

No homem este tipo de estudo é mais difícil, porque o tempo de exposição à aflatoxina B_1 necessário para o aparecimento do câncer é muito longo, sendo imprescindíveis mais de 20 anos de pesquisa para se poder determinar a eficácia da clorofilina neste tipo de prevenção. No entanto, existe um marcador da lesão cromossomal induzida pela aflatoxina B_1 que pode ser dosado na urina humana, trata-se da aflatoxina B_1-N^7-guanina. Para determinar se a clorofilina pode inibir a lesão dos ácidos nucleicos pela aflatoxina B_1 nos seres humanos, uma pesquisa intervencionista, randomizada e controlada por placebo foi realizada na China, envolvendo 180 adultos. Na região da China onde o estudo foi realizado há uma alta incidência do carcinoma hepatocelular, não só pela inevitável ingestão de grandes quantidades de aflatoxina B_1 como também pela alta prevalência da hepatite B. Os participantes deste trabalho tomaram, antes das três principais refeições do dia, ou 100 mg de clorofilina ou um placebo. Após 4 meses de tratamento, os níveis urinários da aflatoxina B_1-N^7-guanina estavam 55% mais baixos no grupo tratado do que no grupo-placebo, sugerindo que a clorofilina realmente diminuiu, substancialmente, a lesão cromossomal.

Embora ainda não se tenha demonstrado, cabalmente, que a clorofilina seja capaz de evitar o carcinoma hepatocelular, os cientistas estão otimistas com relação à possibilidade da prevenção deste tipo de câncer com o uso desta substância, especialmente nas populações de alto risco. Não se sabe se a clorofilina pode ser útil na prevenção de outros tipos de cânceres que não os causados pela exposição exagerada à aflatoxina B_1. Ainda persistem muitas dúvidas a respeito dos exatos mecanismos envolvidos na prevenção do câncer pela clorofilina, se ela serve para evitar outros tipos de neoplasias e se a clorofila da dieta também serve com este propósito. Estão em andamento, ainda mais, alguns estudos tentando identificar os fitoquímicos da dieta que efetivamente diminuem o risco de desenvolvimento de cânceres dos pulmões, do estômago e das mamas, induzidos pelos hidrocarbonetos aromáticos, do câncer colorretal, induzido pelas aminas heterocíclicas, bem como do tumor hepatocelular, induzido pela aflatoxina B_1.

• Fontes de Clorofila

A clorofila é o pigmento mais abundante nos vegetais. As verduras folhosas verde-escuras, como o espinafre, são especialmente ricas em clorofila. A Tabela 8.38 contempla o conteúdo de clorofila em alguns alimentos vegetais.

Tabela 8.38 Conteúdo de Clorofila em Alguns Alimentos Vegetais		
Alimento	Porção	Clorofila
Agrião	1 xícara (200 mL)	15,6 mg
Alho porro	1 xícara (200 mL)	7,7 mg
Chicória	1 xícara (200 mL)	5,2 mg
Ervilha	1 xícara (200 mL)	4,8 mg
Espinafre	1 xícara (200 mL)	23,7 mg
Repolho chinês	1 xícara (200 mL)	4,1 mg
Rúcula	1 xícara (200 mL)	8,2 mg
Salsa	1 xícara (200 mL)	38,0 mg
Vagem	1 xícara (200 mL)	8,3 mg

A clorofila também está disponível comercialmente como cápsulas ou tabletes da alga clorela, contendo aproximadamente 7% de clorofila natural. Concentrações maiores de clorofila não são disponibilizadas comercialmente devido ao seu alto custo e a parca estabilidade da clorofila natural. A maioria dos suplementos alimentares vendidos como contendo clorofila, na realidade, contém a clorofilina. As preparações orais da sódio-cobre-clorofilina, muitas vezes rotuladas como complexo cobre-clorofilina ou clorofilina cúprica, estão disponíveis no mercado em tabletes de 100 mg (Derifil®) e vendidas como desodorizantes internos. A clorofilina também é empregada como aditivo corante nas indústrias alimentícia, farmacêutica e cosmética.

• Doses Preconizadas para a Clorofila

As doses terapêuticas da clorofila situam-se entre 100 e 300 mg por dia, preferencialmente divididas em três tomadas. A apresentação que se deve prescrever é a da clorofilina, por ser mais estável e mais barata que a da clorofila natural.

• Cuidados com o Uso da Clorofila

A clorofila natural não é tóxica para o ser humano. A clorofilina também não tem mostrado nenhum sinal de toxicidade nestes quase 70 anos de uso médico. Alguns efeitos indesejáveis, entretanto, podem ocorrer. O mais comum é a coloração verde das fezes e da urina. A língua também pode tornar-se amarelada ou enegrecida. Existem alguns relatos, na literatura médica, de diarreia provocada pelo uso oral da clorofilina. O uso tópico da clorofilina sobre ferimentos, como agente cicatrizante, pode provocar, em alguns casos, uma sensação de queimação ou de prurido.

A administração oral da clorofilina pode provocar um resultado falso-positivo nos testes não imunológicos para a pesquisa de sangue oculto nas fezes. A segurança do uso da clorofila, tanto natural quanto a clorofilina, durante a gestação e a lactação, ainda não foi pesquisada. O bom senso recomenda que não sejam usadas nestes períodos da maternidade.

Coenzima Q10

A coenzima Q10 é uma substância da família das ubiquinonas. Todos os animais sintetizam as ubiquinonas, assim, a coenzima Q10 não pode ser classificada como uma vitamina. O nome ubiquinona deriva da sua presença universal, ubíqua, nos organismos vivos, e da sua estrutura química, que contém um grupo benzoquinona.

As ubiquinonas são substâncias lipossolúveis que apresentam uma longa cauda isoprenoide. O comprimento da cauda isoprenoide depende da espécie animal e varia de uma a 12 unidades isoprênicas. Na maioria dos mamíferos as ubiquinonas apresentam dez unidades de isopreno, daí a abreviatura Q10 da nossa coenzima. Isopreno é o nome químico de uma cadeia carbônica constituída por quatro átomos de carbono mais um átomo carbônico lateral, como pode ser visto na Figura 8.166.

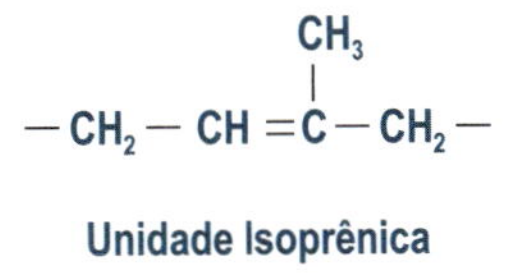

A ubiquinona humana, ou coenzima Q10, também é uma ubidecaquinona, ou seja, contém dez unidades isoprênicas na sua cauda, com um total de 50 átomos de carbono ligados ao seu corpo de benzoquinona. Você poderá apreciar este corpinho na próxima figura. Esta ubidecaquinona é uma substância de peso molecular relativamente alto, 863 g/mol, e, pela sua associação aos lipídios da dieta, apresenta uma absorção gastrintestinal limitada, que segue o mesmo processo de transporte das gorduras e da vitamina E.

• Atividade Biológica da Coenzima Q10

Por ser lipossolúvel, a coenzima Q10 é virtualmente encontrada em todas as membranas celulares, do mesmo modo como as lipoproteínas. A principal e fundamental habilidade da coenzima Q10 é a sua capacidade de aceitar e de doar elétrons, proporcionada pelo grupo benzoquinona, constituinte do seu corpo químico. No exercício das suas funções bioquímicas, a coenzima Q10 alterna-se em três estados oxidativos:

- sob a sua forma totalmente reduzida, denominada ubiquinol, ou coenzima Q10H$_2$;
- sob a sua forma intermediária, denominada semiquinônica, ou coenzima Q10H$^-$;
- sob a sua forma totalmente oxidada, ubiquinona propriamente dita, ou coenzima Q10.

Observe na Figura 8.167 a progressiva redução da coenzima Q10.

Assim, as principais funções biológicas da coenzima Q10 estão na produção da energia celular nas mitocôndrias, na digestão celular nos lisossomas e na sua atividade antioxidante. A presença da coenzima Q10 no interior da dupla membrana mitocondrial é essencial para a conversão dos hidratos de carbono e dos lipídios em trifosfato de adenosina (ATP), que é o combustível primordial para o metabolismo celular.

Como parte da cadeia de transporte eletrônico mitocondrial, a coenzima Q10 recebe os elétrons dos equivalentes de redução, gerados durante o metabolismo da glicose e dos ácidos graxos, e os transfere às outras substâncias receptoras de elétrons. Equivalente de redução é a quantidade de uma

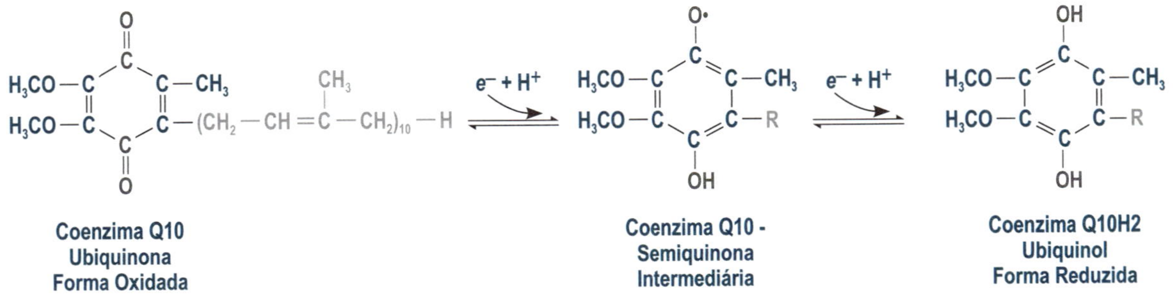

$$-CH_2-CH=\underset{\underset{CH_3}{|}}{C}-CH_2-$$

Unidade Isoprênica

Figura 8.166 – *Unidade isoprênica.*

Coenzima Q10
Ubiquinona
Forma Oxidada

Coenzima Q10 -
Semiquinona
Intermediária

Coenzima Q10H2
Ubiquinol
Forma Reduzida

Figura 8.167 – *Transferência eletrônica através da coenzima Q10. Observe a redistribuição das duplas ligações. Lembra-se da estabilização por deslocamento eletrônico no capítulo sobre os radicais livres?*

Capítulo 8

substância capaz de doar 1 mol de elétrons, ou 1 mol de prótons, em uma reação de oxidorredução. Concomitantemente, a coenzima Q10 transfere prótons de hidrogênio de um lado a outro da membrana mitocondrial, criando um gradiente protônico através desta membrana. A energia liberada, quando os prótons retornam para o interior da mitocôndria, é empregada para a síntese do ATP (adenosina trifosfato). Veja o esquema simplificado na Figura 8.168.

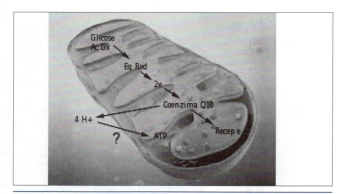

Figura 8.168 – *Transferências eletrônicas mitocondriais e a síntese do ATP.*

Três bombas de prótons são conhecidas.

Sabe-se que, na primeira, o fluxo de dois elétrons do NADH (nicotinamida adenina dinucleotídeo reduzido) para o ubiquinol, com a intermediação da NADH-Q redutase, leva ao bombeamento de quatro prótons de hidrogênio da matriz para o lado citosólico da membrana mitocondrial interna.

NADH (na membrana mitocondrial sob a ação da NADH-QR) → 2 e (na matriz mitocondrial) → 4 H+ (no citossol mitocondrial)

A complexidade da NADH-Q redutase, cujo tamanho molecular é maior do que um ribossomo, é assustadora e os maiores desafios consistem em delinear as alterações conformacionais induzidas por essas transferências eletrônicas e descobrir como elas estão acopladas ao bombeamento dos prótons.

Esta primeira bomba de prótons é também denominada Complexo I.

A segunda das três bombas de prótons da cadeia respiratória mitocondrial é a citocromo-C redutase, também denominada ubiquinol-citocromo-C redutase, complexo citocromo-BC ou complexo III. O fluxo de elétrons, aos pares, por este complexo III, leva a um balanço efetivo de transporte de dois prótons de hidrogênio para o lado citosólico. Este fluxo é a metade do obtido com a NADH-Q redutase, devido à menor força propulsora termodinâmica.

O terceiro e último conjunto de bombeadores de prótons mitocondriais catalisa a transferência eletrônica do ferro-citocromo-C reduzido para o oxigênio molecular, que é o aceptor final dos elétrons.

Esta terceira bomba protônica, da qual a coenzima Q10 não participa, é a citocromo oxidase ou Complexo IV.

A citocromo oxidase transfere quatro elétrons para o oxigênio molecular com a finalidade de reduzi-lo completamente a água, ao mesmo tempo em que bombeia prótons da matriz para o lado citosólico da membrana mitocondrial. A cada par de elétrons transferidos, por esta terceira bomba de prótons, correspondem quatro prótons translocados.

O ubiquinol é também o ponto de entrada para os elétrons do FADH2 (flavina adenina dinucleotídeo reduzido), dependente da riboflavina. Esta última proteína da membrana mitocondrial é denominada succinato desidrogenase ou Complexo II. O complexo II não transfere prótons para o lado citosólico da membrana mitocondrial. Acompanhe na Figura 8.169.

Também nos lisossomas, que são as organelas responsáveis pelo desdobramento dos debris celulares, a coenzima Q10 é responsável pelo transporte de prótons através da membrana lisossomal. As enzimas digestivas lisossomais apresentam o seu desempenho ótimo em pH ácido, o que significa que elas necessitam de um suprimento permanente de prótons de hidrogênio. Justamente por este motivo é que a membrana lisossomal, que isola estas enzimas do restante da célula, necessita e retém tanta coenzima Q10.

A coenzima Q10 é um excelente antioxidante lipofílico sob a sua forma totalmente reduzida ubiquinol. A presença de uma quantidade significativa do ubiquinol nas membranas celulares, juntamente com as enzimas capazes de reduzir a ubiquinona (coenzima Q10 oxidada) de volta ao ubiquinol, é que dá suporte ao conceito antioxidante do ubiquinol.

Em laboratório, o ubiquinol mostrou-se capaz de inibir a lipoperoxidação das membranas celulares e das lipoproteínas de baixa densidade (LDL-colesterol) submetidas às condições de estresse oxidativo. Ainda nos testes laboratoriais, quando as lipoproteínas de baixa densidade são oxidadas, o ubiquinol é o primeiro antioxidante a ser consumido. Além disso, enquanto o ubiquinol está presente, a peroxidação lipídica e o consumo do alfatocoferol (vitamina E ativa) ficam suprimidos.

Os estudos em mitocôndrias isoladas mostram que a coenzima Q10 protege as suas proteínas de membrana e o seu DNA (ácido desoxirribonucleico) das lesões oxidativas que acompanham a lipoperoxidação induzida. O ubiquinol, além de neutralizar diretamente os radicais livres, é também capaz de regenerar o alfatocoferil (vitamina E oxidada) em vitamina E ativa (alfatocoferol). Tanto a vitamina E quanto a coenzima Q10 são os principais antioxidantes lipofílicos celulares e as suas interações podem ser estudadas na Figura 8.170:

- quando a vitamina E (α-TOH) neutraliza um radical livre, por exemplo, o radical lipídico peroxil (LOO·), ela oxida-se e transforma-se no, também radical livre, alfatocoperoxil (α-TO·), o qual, do mesmo modo, pode promover a oxidação de outras lipoproteínas;

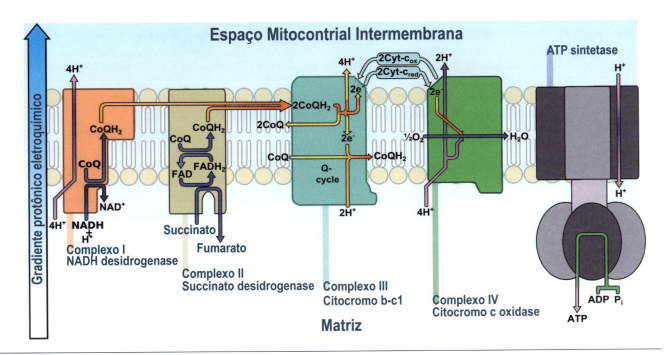

Figura 8.169 – *Usina metabólica mitocondrial. O bloco em tons de cinza é a caixa preta a ser desvendada para esclarecer o mecanismo através do qual o retorno dos prótons, do lado citosólico para o lado matricial do condrossoma, transforma o ADP (adenosina difosfato) em ATP (adenosina trifosfato).*

- quando a forma reduzida da coenzima Q10, ubiquinol, ($CoQH_2$) reage com o tocoperoxil (α-TO·), a vitamina E (α-TOH) é regenerada pela formação do radical livre semiquinona ($CoQH·$);
- esta ubissemiquinona ($CoQH·$) pode reagir com o oxigênio (O_2) produzindo o radical livre superóxido ($O_2^{-·}$), muito menos reativo que o radical livre lipoperoxil ($LOO·$). No entanto, a ubisemiquinona ($CoQH·$) também pode reduzir o tocoperoxil (α-TO·) de volta à vitamina E ativa (α-TOH), formando a coenzima Q10 totalmente oxidada (CoQ), que não reage com o oxigênio, produzindo o radical livre superóxido.

O ubiquinol também é o ponto de entrada para os elétrons do $FADH_2$ (flavina adenina dinucleotídeo reduzida) das flavoproteínas no ciclo do ácido cítrico.

• Indicações Terapêuticas da Coenzima Q10

Não existem sintomas de deficiência da coenzima Q10 descritos na literatura médica, e presume-se que a biossíntese e a dieta variada são capazes de prover a sua necessidade em indivíduos normais. Estima-se que a dieta contribui com cerca de 25% do conteúdo plasmático da coenzima Q10, no entanto não se sabe o quanto a alimentação contribui para o teor desta coenzima nos diversos tecidos do corpo humano. As alterações genéticas que alteram a biossíntese da coenzima Q10 são raras, somente quatro casos foram descritos na literatura médica até 2003.

A quantidade de coenzima Q10 nos diversos tecidos do organismo declina com a idade, no entanto isto ainda não caracteriza uma deficiência associada ao envelhecimento. Os teores plasmáticos da coenzima Q10, do mesmo modo, diminuem nos pacientes diabéticos, com câncer e com insuficiência cardíaca congestiva. Os pacientes que fazem uso dos medicamentos inibidores da HMG-CoA redutase (3-hidroxi-3-metil-glutaril-coenzima-A redutase), as vastatinas, também apresentam níveis plasmáticos menores de coenzima Q10. Isto porque esta enzima inibe não só a síntese do colesterol como também a da coenzima Q10.

O atual estado de conhecimento sobre a coenzima Q10 a faz ser empregada para a melhora do desempenho esportivo, na prevenção do envelhecimento e das doenças

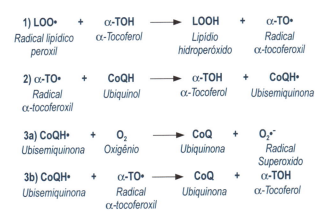

Figura 8.170 – *Atividade antioxidante da coenzima Q10.*

cardiovasculares e para o tratamento de diversas doenças crônicas. Dentre as doenças crônicas beneficiadas com o uso da coenzima Q10, destacamos as encefalomiopatias mitocondriais, a insuficiência cardíaca congestiva, o enfarte miocárdico, a insuficiência coronariana, a hipertensão arterial, a enxaqueca, as diversas doenças vasculares e disfunções endoteliais, o diabete melito, o mal de Parkinson, a doença de Huntington, a ataxia de Friedreich e o câncer.

De acordo com a teoria do envelhecimento, as degenerações tissulares ocorrem pelas lesões oxidativas das estruturas celulares determinadas pelas espécies reativas tóxicas do oxigênio, geradas no escape eletrônico durante a respiração mitocondrial, conforme já estudamos no capítulo pertinente aos radicais livres. Caso estas espécies reativas do oxigênio não sejam neutralizadas, elas danificarão as mitocôndrias, os quais, além de perderem a sua eficiência na produção energética, ainda deixarão escapar mais elétrons, que gerarão outras espécies reativas do oxigênio, perpetuando o ciclo. A coenzima Q10, além de participar da síntese da energia celular, também desempenha a importante função de ser um antioxidante das membranas mitocondriais.

Para nossa decepção, entretanto, tem sido constatado que os teores tissulares da coenzima Q10 diminuem com o passar dos anos e uma das características do envelhecimento é, justamente, o declínio do metabolismo energético. Esta decadência da produção energética associada à senescência foi documentada, particularmente, no fígado, no coração e nos músculos esqueléticos. A administração vitalícia da coenzima Q10 a ratos e camundongos não aumentou a duração das suas vidas, porém parece atenuar as alterações dos ácidos nucleicos relacionadas ao envelhecimento.

Para a espécie humana também não foram encontradas evidências científicas de que o uso da coenzima Q10 possa prolongar o tempo de vida ou evitar o declínio funcional associado à idade. A oxidação das lipoproteínas de baixa densidade (LDL-colesterol) depositadas nas paredes arteriais caracteriza o início da doença arteriosclerótica. A coenzima Q10 reduzida, ubiquinol, juntamente com a vitamina E, inibe a oxidação destas lipoproteínas. Já se demonstrou que a administração da coenzima Q10 aos seres humanos aumenta a concentração do ubiquinol nas partículas do LDL-colesterol.

Nos modelos animais de aterosclerose, como os camundongos deficientes em apolipoproteína-E, a administração de doses suprafarmacológicas de coenzima Q10 inibe, significativamente, a formação das placas ateromatosas. Nestes mesmos modelos animais, o tratamento com a coenzima Q10 associada à vitamina E foi muito mais eficiente do que a terapêutica com a coenzima Q10 ou a vitamina E isoladamente.

Outra etapa importante para o amadurecimento das placas ateromatosas é a quimiotaxia leucocitária, com o aumento da atividade monocitária nas paredes vasculares afetadas. Este recrutamento depende, em parte, da expressão genética das integrinas, um dos tipos de moléculas de adesão presentes na membrana celular dos monócitos. Um trabalho realizado com indivíduos saudáveis, de ambos os sexos, demonstrou que a administração de 200 mg diários de coenzima Q10, por dez semanas, diminuiu, significativamente, a expressão das integrinas nos monócitos, sugerindo que a coenzima Q10 também inibe a aterosclerose através deste mecanismo de ação.

As neuromiopatias mitocondriais constituem um grupo de várias alterações genéticas, hereditárias, que comprometem a cadeia de transporte eletrônico mitocondrial. Uma destas doenças mitocondriais é a neuropatia óptica hereditária de Leber, uma forma de cegueira, que aparece na meia idade, de herança materna. Algumas destas mutações prejudicam a utilização da nicotinamida adenina dinucleotídeo reduzida (NADH), enquanto outras bloqueiam a transferência eletrônica para a coenzima Q10.

A razão para a hereditariedade materna, não mendeliana, é que as subunidades afetadas da NADH-Q redutase são codificadas pelo ácido desoxirribonucleico (DNA) mitocondrial e o óvulo abriga várias centenas de milhares de genes mitocondriais, enquanto o espermatozoide apenas umas poucas centenas. Por esse motivo é que a herança paterna tem pouco efeito sobre o genótipo mitocondrial. Os órgãos mais vulneráveis às mutações mitocondriais são aqueles altamente dependentes da fosforilação oxidativa, como o sistema nervoso e o coração. As mutações mitocondriais sucessivas, acumuladas durante as várias décadas da vida, também contribuem para o envelhecimento e o aparecimento de outras doenças degenerativas.

Em uma pequena subpopulação de enfermos com neuromiopatia mitocondrial tem-se demonstrado a deficiência tissular generalizada da coenzima Q10, especialmente no tecido neuromuscular. Nos doentes afetados por esta rara mitocondriopatia genética, a administração da coenzima Q10 tem proporcionado uma melhora considerável, tanto clínica quanto metabólica.

A insuficiência cardíaca congestiva é a inabilidade do coração em bombear o sangue de forma eficiente para alimentar todo o corpo. A doença arterial coronariana, caracterizada pelo aparecimento de placas ateroscleróticas nas artérias de mesmo nome, impede que partes do músculo cardíaco recebam um suprimento sanguíneo adequado, o que acarreta isquemia e consequente prejuízo da sua função de recalque. Caso a isquemia ocasione um enfarte do miocárdio a parada cardíaca pode acontecer. O teste de tolerância ao exercício físico, ou exame ergométrico, é o mais frequentemente usado para monitorar a severidade de um ataque cardíaco, porque o esforço aumenta a demanda de oxigênio e nutrientes do coração. O ecodopplercardiograma é empregado para avaliar a fração de ejeção ventricular esquerda, que é a que se vai distribuir para todo o organismo, em última análise o seu objetivo é medir a eficiência do bombeamento cardíaco.

A dosagem da coenzima Q10 também tem se mostrado mais baixa nos pacientes que sofreram um ataque cardíaco mais grave do que naqueles que passaram por um acometimento moderado. Por este motivo, várias pesquisas passaram a sugerir que se tratasse os cardiopatas com a coenzima Q10. Alguns trabalhos intervencionistas administraram a coenzima Q10 para enfermos com insuficiência cardíaca congestiva, juntamente com o tratamento convencional, e demonstraram a melhora de algumas medidas objetivas da função cardíaca. As doses da coenzima Q10 nestes trabalhos variaram entre 100 e 200 mg diários e a duração dos estudos entre um e três meses.

Outros pesquisadores, entretanto, empregando o mesmo esquema terapêutico, não conseguiram obter uma melhora significativa na fração de ejeção ventricular esquerda, ou no teste ergométrico, nos cardiopatas assim tratados. Deste modo, concluímos que, apesar da coenzima Q10 parecer ser útil no tratamento da insuficiência cardíaca congestiva, são necessários mais estudos para estabelecer o seu real valor junto ao tratamento cardíaco convencional.

Além da doença arterial coronariana, as cirurgias cardíacas também provocam isquemia no músculo cardíaco. Esta privação do oxigênio leva à produção das espécies reativas tóxicas do oxigênio, que se exacerba, ainda mais, durante a reperfusão. A explosão respiratória na reperfusão causa um dano ainda maior ao miocárdio. Vale a pena reler o tópico 3.7.2. sobre o fenômeno isquemia-reperfusão.

Experiências realizadas em laboratório demonstraram que os animais, submetidos ao fenômeno isquemia-reperfusão, pré-tratados com a coenzima Q10 apresentaram lesões miocárdicas muito menores do que os animais controle. Outros trabalhos, estes efetuados com seres humanos, avaliaram o efeito da coenzima Q10 sobre o fenômeno isquemia-reperfusão produzido pelo clampeamento da aorta durante as cirurgias cardíacas.

Três, entre quatro destes trabalhos, controlados por placebo, demonstraram que o pré-tratamento com a coenzima Q10 exerceu um efeito protetor após as cirurgias de enxerto de pontes arteriais coronarianas. O esquema profilático empregado variou de 60 a 300 mg diários de coenzima Q10 durante sete a catorze dias antes da cirurgia.

No quarto trabalho, no qual não se observou o benefício da coenzima Q10, o grupo tratado recebeu 600 mg da coenzima Q10 12 horas antes das cirurgias, sugerindo que, para manifestar o seu benefício, o tratamento com a coenzima Q10 deve ser iniciado, pelo menos, uma semana antes dos enxertos das pontes coronarianas.

O tratamento da *angina pectoris* com a coenzima Q10 também foi objeto de estudo de vários pesquisadores. A angina de peito é a dor torácica provocada pela isquemia do músculo cardíaco, desencadeada por esforços físicos que demandam um aporte sanguíneo maior do que a circulação coronariana doente pode oferecer.

Cinco trabalhos, controlados por placebo, foram conduzidos para o estudo dos efeitos da coenzima Q10, administrada por via oral e adicionada ao tratamento convencional, sobre os pacientes com angina de peito crônica estabilizada.

As doses empregadas variaram entre 60 e 600 mg diários. Na maioria destes trabalhos, a coenzima Q10 mostrou-se capaz de melhorar a tolerância ao esforço físico e reduzir, ou adiar, o aparecimento das alterações eletrocardiográficas associadas à isquemia miocárdica. No entanto, somente dois destes estudos mostraram que a coenzima Q10 foi efetiva em diminuir, significativamente, a frequência dos sintomas isquêmicos e o consumo da nitroglicerina.

Muitos outros trabalhos, infelizmente sem grupos controle, sugerem que a coenzima Q10 pode ser útil no tratamento da hipertensão arterial. Em 1999, dois estudos, estes controlados por placebo, mostraram que a coenzima Q10 determina uma queda moderada da pressão arterial nos pacientes hipertensos. Em um destes estudos, a prescrição de 120 mg diários de coenzima Q10, em associação com os anti-hipertensivos convencionais, por oito semanas, a enfermos hipertensos e coronariopatas, determinou uma queda das pressões arteriais. A sistólica em torno de 12 mmHg e a diastólica ao redor de 6 mm de mercúrio. O grupo-controle deste estudo recebeu um complexo vitamínico B. O outro trabalho envolveu apenas enfermos com hipertensão arterial sistólica, sem outras patologias. O grupo tratado recebeu 120 mg da coenzima Q10 associados a 300 UI de vitamina E por dia e o grupo-controle recebeu apenas a vitamina E.

Após 12 semanas de tratamento, o grupo tratado apresentava uma queda média da pressão arterial sistólica de 17 mmHg, o que não ocorreu com o grupo-controle. A fisiologia normal do endotélio vascular desempenha um papel muito importante na prevenção das doenças cardiovasculares, como vimos repetindo neste livro.

A aterosclerose está associada ao comprometimento desta função endotelial, o qual afeta a capacidade de relaxamento vascular. Este relaxamento vascular dependente do endotélio está prejudicado nos enfermos coronariopatas, hipercolesterolêmicos e diabéticos. Uma pesquisa bem conduzida, controlada por placebo, demonstrou que o tratamento, por três meses, com 200 mg diários de coenzima Q10, provocou uma vasodilatação, dependente da função endotelial, nos diabéticos dislipidêmicos tratados, muito embora esta melhora na circulação sanguínea não tenha sido restabelecida aos níveis dos indivíduos saudáveis.

Outro trabalho, este sem grupo-controle, tratou 12 pacientes hipercolesterolêmicos com 150 mg diários de coenzima Q10 e não obteve nenhuma melhora na função endotelial. Ainda um terceiro trabalho, mais recente, prospectivo, randomizado e cruzado estudou 25 homens com diagnóstico firmado de disfunção endotelial e concluiu que os 150 mg diários de coenzima Q10 foram tão eficazes na melhora desta disfunção quanto a cerivastatina.

O diabete melito, além de afetar o metabolismo energético também aumenta, muito, o estresse oxidativo e os níveis plasmáticos da coenzima Q10 reduzida, o ubiquinol, estão diminuídos, mesmo quando os níveis do colesterol plasmático foram corrigidos. Apesar disso, o tratamento de diabéticos do tipo 1 com 100 mg diários da coenzima Q10, durante três meses, não apresentou nenhuma diferença, em comparação com o grupo-placebo, com referência a glicemia e ao consumo da insulina. Do mesmo modo, o tratamento de diabéticos do tipo 2, não dependentes da insulina, com 200 mg diários da coenzima Q10, por seis meses, também não melhorou o controle glicêmico e nem o perfil lipídico destes pacientes.

A despeito da coenzima Q10 não interferir no controle glicêmico, nestes trabalhos, nada impede que ela seja empregada, com segurança, como terapêutica adjuvante para as enfermidades cardiovasculares dos diabéticos. Uma exceção à regra constitui o diabete melito congênito associado à deficiência auditiva. Esta síndrome resulta da mutação genética mitocondrial e é de transmissão exclusivamente materna.

Apesar do diabete mitocondrial representar apenas 1% de todos os casos de diabete, existem evidências de que o tratamento contínuo, com 150 mg diários de coenzima Q10, estimula a secreção insulínica e evita a progressão da hipoacusia.

Os tremores, a rigidez muscular e a lentidão dos movimentos caracterizam a doença de Parkinson, que afeta cerca de 1% dos idosos norte-americanos, maiores de 65 anos de idade. A causa do mal de Parkinson ainda é desconhecida, apesar disso, existem evidências de uma diminuição da atividade do complexo I da cadeia de transporte eletrônico mitocondrial e de um aumento da atividade dos radicais livres na substância negra mesencefálica. A coenzima Q10 é o aceptor de elétrons do complexo I mitocondrial, além de ser um potente antioxidante e, ainda mais, detectou-se, nas plaquetas dos portadores do mal de Parkinson, uma diminuição na razão entre o ubiquinol e a ubiquinona, ou seja, entre a coenzima Q10 reduzida e a coenzima Q10 oxidada. Assim, passou-se a estudar os efeitos da coenzima Q10 no tratamento da doença de Parkinson e os resultados preliminares já são promissores. Um trabalho randomizado, controlado com placebo e que durou 16 meses, avaliou a segurança e a eficácia da coenzima Q10 no tratamento de oitenta pacientes parkinsonianos.

As doses estudadas foram de 300, 600 e 1.200 mg diários. Todas as doses foram muito bem toleradas e diminuíram a velocidade da deterioração motora da doença, ao contrário do que aconteceu com o grupo-controle. No entanto, apenas a dose de 1.200 mg por dia mostrou significância estatística. Outro trabalho, posterior, menor, com duração de 4 semanas, mas também controlado por um grupo-placebo, concluiu que a administração oral de 360 mg diários de coenzima Q10 beneficia os enfermos com o mal de Parkinson.

A doença de Huntington também é um processo neurodegenerativo hereditário e caracteriza-se pelo acometimento dos neurônios do corpo estriado. O corpo estriado forma um conjunto de neurônios que inclui alguns núcleos da base (o núcleo caudado e a porção lateral do núcleo lentiforme), o putamen e o globo pálido. O *striatum* é considerado como um importante centro da via motora extrapiramidal.

Os núcleos da base são blocos neuronais, situados profundamente nas bases dos hemisférios cerebrais. As lesões do corpo estriado determinam uma síndrome similar à do mal de Parkinson, manifestando tremores persistentes, mesmo em repouso, lentidão dos movimentos, rigidez plástica de toda a musculatura esquelética, face inexpressiva e comprometimento da função cognitiva.

A enfermidade de Huntington geralmente surge na quarta década de vida e se agrava com o decorrer do tempo. Os modelos de experimentação animal indicam que a patogênese da doença de Huntington inicia-se com a disfunção mitocondrial e a neurotoxicidade mediada pelo glutamato. O tratamento com a coenzima Q10 atenua as lesões cerebrais nos animais de experimentação e diminui os níveis de lactato cerebral nos pacientes com o mal de Huntington.

O tratamento dos ratos transgênicos que expressam a proteína da doença de Huntington, da linhagem HD-N171-82Q, com a associação da coenzima Q10 mais a remacemida melhora a sobrevida e a função motora destes animais. As doses da coenzima Q10 nestes experimentos representavam 0,2% da dieta dos animais e as da remacemida 0,007% da dieta. A remacemida é um antagonista neuronal do glutamato. Um modelo animal mais adequado e moderno para o estudo do mal de Huntington é a linhagem de camundongos R6/2, pois esta cepa animal exibe sintomas de deterioração comportamental e neurológica muito semelhantes aos da doença humana.

Os trabalhos com esta linhagem de camundongos mostraram que o tratamento com a coenzima Q10 (0,2% da dieta) melhorou o desempenho motor, diminuiu a perda de peso e aumentou a sobrevida dos animais. Além da melhora clínica, o exame após a morte dos camundongos corroborou a eficácia da coenzima Q10 no tratamento, demonstrando a redução das alterações características da doença de Huntington, como a atrofia cerebral, o aumento do volume dos ventrículos laterais e a atrofia do corpo estriado. Um outro dado interessante observado nestes trabalhos, foi que a administração conjunta da coenzima Q10 com a remacemida ou com a minociclina melhorou ainda mais os parâmetros avaliados na pesquisa.

Até o momento, só tomamos conhecimento de um único trabalho, avaliando a eficiência da coenzima Q10 para o tratamento do mal de Huntington, em seres humanos. Nesta pesquisa, randomizada, controlada com placebo e com duração de 30 meses, administrou-se a coenzima Q10, ou a remacemida, ou ambas, a 347 pacientes com doença de Huntington inicial. As doses utilizadas foram iguais para ambas as drogas, ou sejam, 600 mg por dia.

A conclusão a que se chegou foi a de que nem a coenzima Q10, nem a remacemida e nem a associação das duas mostrou um resultado significativo, inibindo em apenas 13% o progresso da doença. A ataxia de Friedreich é uma outra doença neurodegenerativa de herança autossômica recessiva. É causada pela mutação dos genes que codificam a frataxina, uma proteína mitocondrial de função desconhecida.

A diminuição da expressão genética da frataxina esta associada com o acúmulo de ferro na mitocôndria, o qual, por sua vez, aumenta o processo oxidativo, desequilibra as proteínas que contêm os grupamentos tioferrosos, como a aconitase mitocondrial, e diminui a atividade da cadeia respiratória mitocondrial.

Clinicamente, a Frida, o apelido carinhoso pelo qual os norte-americanos chamam a ataxia de Friedreich, apresenta-se como uma doença progressiva, caracterizada por alterações neurossensoriais, ataxia dos membros, fraqueza generalizada e outras anormalidades do sistema nervoso central. Além dos sintomas neurológicos, estes enfermos também acabam por apresentar uma miocardiopatia hipertrófica, como resposta à fraqueza muscular, e o diabete. Há apenas um estudo-piloto avaliando a eficácia da coenzima Q10, associada à vitamina E, em dez pacientes portadores da ataxia de Friedreich. Neste trabalho-piloto, a administração de 200 mg de coenzima Q10 e 2.100 UI da vitamina E, diariamente, mostrou uma melhora do metabolismo energético, cardíaco e muscular esquelético, com apenas 3 meses de tratamento.

O acompanhamento subsequente destes pacientes, por mais 47 meses, mostrou que esta melhora se manteve, comprovada pela alteração significativa das provas de função cardíaca.

Embora este trabalho se tenha mostrado promissor, há necessidade de outros estudos, mais abrangentes, para estabelecer o real valor do tratamento desta ataxia com a coenzima Q10 e a vitamina E, se ele pode ser curativo ou se apenas previne a evolução do processo degenerativo nervoso. O interesse pelo uso da coenzima Q10 no tratamento do câncer surgiu com a observação de que os enfermos com cânceres de pulmão, de pâncreas e, em especial, com o câncer de mama, apresentam teores plasmáticos de coenzima Q10 menores que os de indivíduos saudáveis.

Apenas alguns poucos relatos de casos e um único trabalho sem grupo-controle sugerem que a coenzima Q10 pode ser benéfica se associada ao tratamento oncológico tradicional para o câncer de mama. Já há algum tempo vimos sendo indagados sobre o emprego da coenzima Q10 para a melhora do desempenho físico dos atletas, mas, embora ela tenha mostrado-se eficaz para a melhora da tolerância ao exercício nos pacientes com encefalomiopatias mitocondriais, não existem evidências suficientes que comprovem que também melhore a *performance* atlética nos indivíduos saudáveis. Existem, pelo menos, sete pesquisas bem construídas, controladas com placebo, avaliando o efeito da coenzima Q10 sobre o desempenho físico de homens atletas e não atletas.

A maioria não encontrou diferença estatística significativa entre os grupos tratados com a coenzima Q10 e os grupos-placebo. Foram avaliados o consumo máximo de oxigênio e o tempo até a exaustão pelo exercício, como medidas do desempenho ao exercício aeróbico. As doses empregadas nestes estudos variaram entre 100 e 150 mg diários de coenzima Q10, por um período de tempo que flutuou entre 3 e 8 semanas. Somente um trabalho mostrou um discreto aumento na carga máxima suportada por ciclistas, após 8 semanas de uso da coenzima Q10, apenas 4% a mais que o grupo-placebo. Neste trabalho as avaliações da *performance* ao exercício aeróbico não se modificaram com o emprego da coenzima.

Dois outros trabalhos, na realidade, encontraram uma melhora muito significativa nos desempenhos, aeróbico e anaeróbico, após a administração do placebo, ao contrário do que se esperava. Os efeitos da coenzima Q10 sobre o desempenho atlético das mulheres nunca foram investigados, mas existem algumas suspeitas de que há diferença nas respostas à coenzima Q10 entre os dois gêneros.

• Fontes da Coenzima Q10

A principal fonte da coenzima Q10 é endógena, isto é, ela é sintetizada pelo próprio organismo humano. A biossíntese da coenzima Q10 ocorre em três etapas:

- inicialmente ocorre a síntese da sua estrutura básica, a benzoquinona, a partir dos aminoácidos L-tirosina ou L-fenilalanina;
- a segunda fase é a síntese da cadeia lateral dos isoprenos, a partir da acetil-coenzima-A, pela via do mevalonato;
- e, finalmente, ocorre a união destas duas estruturas características.

A vitamina B_6, na sua forma de piridoxal-5'-fosfato, é indispensável para a síntese da benzoquinona, atuando na conversão da L-tirosina ao ácido 4-hidroxi-fenil-pirúvico. Do mesmo modo a enzima hidroxi-metil-glutaril-coenzima-A redutase, também conhecida pela sua sigla HMG-CoA, é essencial para a produção da coenzima Q10, tanto quanto para a síntese do colesterol.

As fontes naturais secundárias da coenzima Q10 provêm da alimentação e constituem-se, primordialmente, das carnes de mamíferos, aves e peixes. Outras fontes relativamente importantes de coenzima Q10 são o óleo de soja, o óleo de canola e as nozes. Mananciais mais moderados desta coenzima são as frutas, as verduras, os ovos e os laticínios.

A coenzima Q10 não se altera com o cozimento dos alimentos, porém a sua fritura causa uma perda de 14 a 32% do teor de coenzima Q10. Algumas fontes dietéticas de coenzima Q10 vão elencadas na Tabela 8.39.

A maioria dos indivíduos ingere menos do que 10 mg diários de coenzima Q10. Um estudo dinamarquês estimou que a ingestão média diária da coenzima Q10 varia entre 3 e 5 mg. A coenzima Q10 também está disponível comercialmente em tabletes, comprimidos ou cápsulas contendo de 30 e 100 mg do princípio ativo. A ubiquinona, naturalmente um pó cristalino e insolúvel em água, também é disponibilizada em emulsão com óleo de soja, estabilizada com lecitina, e distribuída sob a forma de pérolas gelatinosas.

Tabela 8.39
Fontes Dietéticas de Coenzima Q10

Alimento	Porção	Coenzima Q10
Amendoim torrado	100 g	2,8 mg
Arenque marinado	100 g	2,7 mg
Bife frito	100 g	3,1 mg
Brócolis cozido no vapor	100 g	0,5 mg
Cavala fresco	100 g	4,1 mg
Coração fresco de arenque	100 g	1,1 mg
Coração fresco de cavala	100 g	1,5 mg
Couve-flor cozida no vapor	100 g	0,4 mg
Frango frito	100 g	1,6 mg
Gergelim torrado	100 g	2,5 mg
Laranja	1 média	0,3 mg
Morango	100 g	0,1 mg
Óleo de canola	1 colher de sopa (15 mL)	1,0 mg
Óleo de soja	1 colher de sopa (15 mL)	1,3 mg
Ovo cozido	1 médio	0,1 mg
Pistache torrado	100 g	2,1 mg
Truta arco-íris assada no vapor	100 g	1,1 mg

• Doses Preconizadas para a Coenzima Q10

Não existe uma dose nutricional recomendada estabelecida para a coenzima Q10 e ateremo-nos, apenas, ao seu emprego farmacêutico. O tratamento oral com a coenzima Q10 aumenta a concentração do ubiquinol tanto no sangue total quanto nas partículas lipoproteicas do plasma humano. No entanto, ainda não está claro se a sua administração oral é capaz de elevar o teor de ubiquinol nos outros tecidos dos indivíduos normais.

A experimentação com modelos animais, jovens e saudáveis, geralmente não mostra um aumento da concentração da coenzima Q10 em outros tecidos além do fígado, baço, sangue e vasos sanguíneos. Um estudo, realizado com homens saudáveis, não mostrou elevação dos teores musculares da coenzima Q10 após a administração de 120 mg diários por 3 meses.

Nos indivíduos enfermos, entretanto, o tratamento com a coenzima Q10 parece aumentar o teor de ubiquinol nos tecidos deficientes. Em laboratório, o tratamento de ratos idosos aumenta a concentração da coenzima Q10 cerebral. Em seres humanos, um trabalho, envolvendo 24 anciãos que foram submetidos à cirurgia cardíaca, observou que o tratamento com 300 mg diários de coenzima Q10, administrados por, pelo menos, 1 semana antes das cirurgias, aumentou, significativamente, o teor de ubiquinol no tecido atrial, especialmente nos pacientes maiores de 70 anos de idade. O mesmo não ocorreu no grupo-placebo.

As doses terapêuticas habituais da coenzima Q10, preconizadas para adultos, variam entre 100 e 300 mg diários. Em casos especiais, como por exemplo, na doença de Parkinson precoce, as doses terapêuticas podem alcançar até 3.000 mg diários, sempre sob supervisão médica. É oportuno, então, observar que a absorção intestinal da coenzima Q10 diminui com o aumento da dose. Por este motivo, doses maiores que 100 mg por dia devem ser divididas em três ou quatro tomadas diárias. Provavelmente, a absorção total da coenzima Q10 administrada aos seres humanos é menor do que 10%. Por ser lipossolúvel, a coenzima Q10 é melhor absorvida se ingerida durante as refeições.

• Cuidados com o Uso da Coenzima Q10

Não existem relatos, na literatura médica, de efeitos adversos significantes pelo uso oral da coenzima Q10 em doses de até 1.200 mg diários, por mais de 16 meses, ou de 600 mg por dia, por mais de 30 meses. Na realidade, a dose diária de 1.200 mg foi recentemente considerada como um limite seguro para o tratamento com a coenzima Q10. Algumas poucas pessoas podem apresentar determinados sintomas gastrintestinais com o uso da coenzima Q10, entre eles náusea, diarreia, diminuição do apetite, queimação retroesternal ou desconforto abdominal.

Os efeitos colaterais, nestas pessoas, podem ser minimizados dividindo-se a dose diária total necessária em três ou quatro tomadas. A segurança do uso da coenzima Q10 em gestantes e lactantes ainda não está estabelecida, porque não existem, ainda, para estes grupos populacionais, estudos de segurança devidamente controlados. Com relação às interações medicamentosas, merecem atenção as associações da coenzima Q10 com os anticoagulantes, com os hipocolesterolemiantes e com os betabloqueadores.

Existem quatro relatos, na literatura médica, de exacerbação do efeito anticoagulante da varfarina usada concomitantemente com a coenzima Q10. Caso haja necessidade do emprego desta associação, os testes de coagulação sanguínea, como o tempo de protrombina e a sua razão normatizada internacional, devem ser monitorados, principalmente nas duas primeiras semanas do tratamento. A Razão Normatizada Internacional, ou RNI, ou INR, do inglês *International Normalized Ratio*, é obtida do quociente entre o tempo de protrombina do paciente e o tempo de protrombina considerado normal.

RNI = TP do paciente/TP normal

Os valores normais do tempo de protrombina oscilam entre 85 e 100%, em até 13,8 segundos, e os da razão normatizada internacional, entre 1,0 e 1,2. Na maioria dos casos de uso de anticoagulação, a razão normatizada internacional deve ser mantida entre 2,0 e 3,0. Nos pacientes portadores de válvulas cardíacas mecânicas e nos enfermos com a síndrome antifosfolipídica, a razão normatizada internacional pode ser mantida acima de 3,0. A hidroxi-metil-glutaril-coenzima-A redutase (HMG-CoA), como já observamos, é tão essencial para a síntese do colesterol quanto para a da coenzima Q10, entretanto, hoje se sabe, existe um processo metabólico limitante proporcional para a biossíntese destas duas substâncias.

Os inibidores da hidroxi-metil-glutaril-coenzima-A redutase, que são largamente utilizados para o tratamento da hipercolesterolemia, também inibem a síntese endógena da coenzima Q10. Já foi demonstrado que o emprego terapêutico de qualquer um destes inibidores da hidroxi-metil-glutaril-coenzima-A redutase, seja ele a sinvastatina, a pravastatina, a lovastatina, atorvastatina ou a rosuvastatina, diminui as concentrações séricas e plasmáticas da coenzima Q10. No entanto, devemos considerar que a coenzima Q10 circula com as lipoproteínas, portanto, os seus níveis sanguíneos são altamente dependentes dos teores lipídicos circulantes, assim, alguns pesquisadores sugerem que a dosagem da coenzima Q10 circulante só deva ser considerada após a normalização dos lípides totais ou do colesterol séricos.

Paralelamente, existem muito poucos estudos avaliando o conteúdo de coenzima Q10 nos órgãos-alvo e nos tecidos em geral. Por estas e outras, realmente se torna muito difícil afirmar que as estatinas diminuem os teores da coenzima Q10 independentemente da redução dos lípides circulantes. Esta ambiguidade vale tanto para a coenzima Q10 hemática quanto para a dos demais tecidos corporais. Alguns betabloqueadores, por inibirem a síntese do mevalonato, o precursor intermediário dos isoprenos, também podem afetar a biossíntese da coenzima Q10.

Curcumina

A cúrcuma, ou curcumina, é uma especiaria obtida dos rizomas da *Curcuma longa*, uma planta da família do gengibre, nativa da Cochinchina e importada da Índia e da Jamaica. A cúrcuma também é conhecida como açafrão da Índia, açafroa, açafrão da terra, açafrão de raiz e falso açafrão. O rizoma do açafrão é o seu caule subterrâneo, de onde brotam as suas folhas e raízes. Observe a Figura 8.171.

A cor amarela vibrante do açafrão dimana, principalmente, dos seus pigmentos polifenólicos, denominados pigmentos curcuminoides. Aprecie a Figura 8.172.

A curcumina é o principal e o mais ativo, biologicamente, pigmento curcuminoide do açafrão. Os seus outros polifenóis curcuminoides são a demetoxicurcumina e a bis-demetoxicurcumina. Conheça os aspectos estruturais dos curcuminoides na Figura 8.173.

Além do seu conhecido uso culinário, como tempero e corante alimentar, o açafrão também vem sendo usado, du-

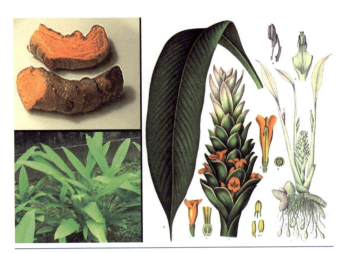

Figura 8.171 – *Açafrão,* Curcuma longa.

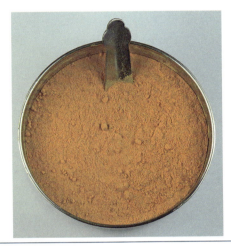

Figura 8.172 – *Açafrão em pó.*

rante séculos, como um medicamento anti-inflamatório e antitumoral pela medicina indiana ayurvédica.

• Atividade Biológica da Curcumina

As pesquisas realizadas com seres humanos indicam que a biodisponibilidade da curcumina, administrada por via oral, é relativamente baixa. A curcumina ingerida é rapidamente conjugada, ou reduzida, nos intestinos e no fígado. Nestes órgãos ela pode ser conjugada ao glicuronato de curcumina e ao sulfato de curcumina, ou reduzida ao hexa-hidrocurcumina, como ilustrado na Figura 8.174.

Estes metabólitos da curcumina não apresentam a mesma atividade biológica da curcumina original. Um dos trabalhos realizados neste sentido, utilizando-se de culturas de células do cólon humano, mostrou que estes metabólitos, sejam eles conjugados ou reduzidos, apresentam um efeito inibidor da expressão genética da enzima pró-inflamatória colônica menor que o da curcumina. Uma vez absorvida, a curcumina alcança o seu pico sérico em 1 a 2 horas após a sua ingestão. Uma pesquisa clínica realizada em Taiwan observou que, após a ingestão das doses de 4.000, 6.000 e 8.000 mg,

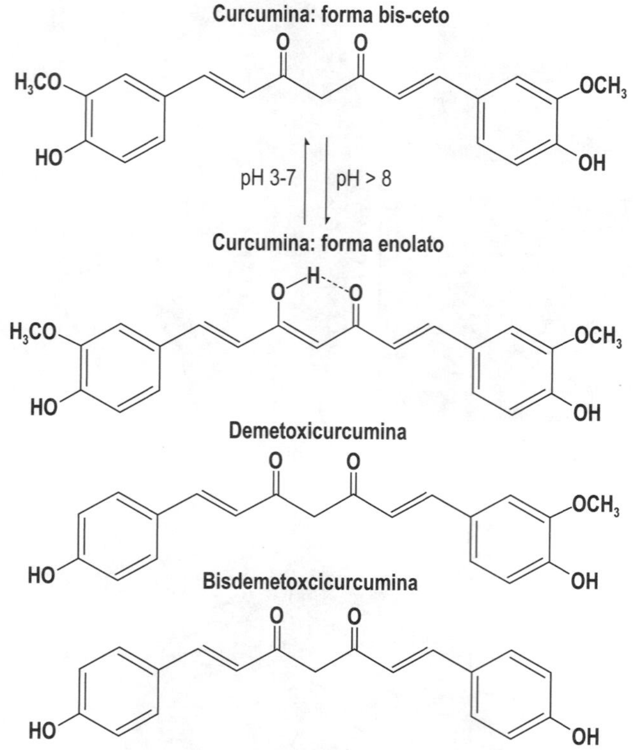

Figura 8.173 – *Aspectos estruturais dos curcuminoides.*

a concentração sérica máxima de curcumina alcançou as respectivas cifras de 0,5, 0,6 e 1,8 μmlo/L em 1 a 2 horas. A curcumina pode não ser detectada no soro após a ingestão de doses menores do que 4.000 mg.

Um trabalho mais moderno, com colorímetros mais sensíveis, realizado na Grã-Bretanha, conseguiu detectar a curcumina, o sulfato de curcumina e o glicuronato de curcumina no plasma em concentrações da ordem de 0,01 μmol/L, 1 hora após uma dose oral de 3.600 mg de curcumina. A detecção plasmática da curcumina e dos seus metabólitos ainda não é possível com doses menores que 3.600 mg. A curcumina e os seus metabólitos glicuronatados e sulfatados também podem ser mensurados na urina, desde que a dose seja maior do que 3.600 mg. A curcumina administrada por via oral também se acumula nos tecidos do trato gastrintestinal.

A análise dos tumores malignos colorretais, removidos de pacientes que ingeriam doses maiores que 3.600 mg diários de curcumina, ao menos nos 7 dias anteriores à cirurgia, revelou a presença da curcumina tanto nos tumores quanto no tecido normal adjacente. Ao contrário do esperado, a curcumina não foi encontrada nas metástases hepáticas destes pacientes, sugerindo que a curcumina pode não ultrapassar o trato gastrintestinal de maneira eficiente.

Em testes de laboratório *ex vivo* a curcumina tem-se mostrado como um excelente varredor de radicais livres do oxigênio e do nitrogênio; *in vivo*, entretanto, ainda há dúvi-

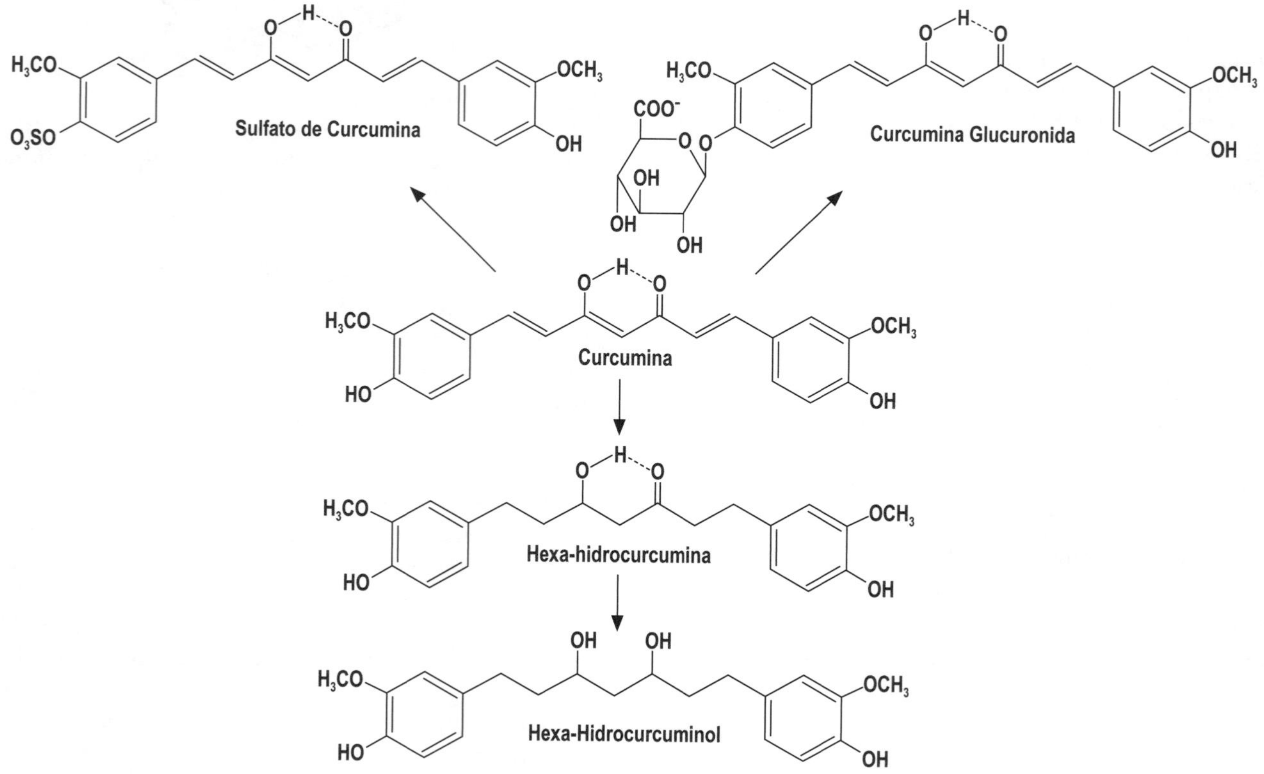

Figura 8.174 – *Metabolismo da curcumina.*

Capítulo 8

das quanto ao seu potencial antioxidante. Isto porque, devido a sua limitada biodisponibilidade por via oral, as suas concentrações plasmática e tissulares são muito menores do que as dos outros antioxidantes lipossolúveis, como a vitamina E, por exemplo.

Não obstante, a administração oral de 3.600 mg diários de curcumina, por 1 semana, foi suficiente para diminuir a quantidade de ácido desoxirribonucleico (DNA) oxidado no tecido tumoral maligno, obtido do carcinoma colorretal. Este fato indica que a curcumina ingerida pode alcançar teores gastrintestinais suficientes para inibir o dano oxidativo dos ácidos nucleicos. Além desta atividade antioxidante direta, a curcumina também pode atuar com antioxidante indireto, inibindo a atividade das enzimas pró-inflamatórias e estimulando a síntese do glutation.

Como já tivemos a oportunidade de estudar, o metabolismo do ácido araquidônico, na 'usina' membranosa celular, é o responsável pela produção dos eicosanoides, os potentes mediadores bioquímicos da inflamação. Nesta usina, os fosfolípides da membrana são hidrolisados pela enzima fosfolipase-A2, liberando o ácido araquidônico, o qual, por sua vez, pode ser metabolizado pelas enzimas ciclo-oxigenases, para produzir os tromboxanos e as prostaglandinas, ou pelas enzimas lipo-oxigenases, para formar os leucotrienos. Você pode rememorar estes passos na Figura 3.11. Pois bem, a curcumina é capaz de inibir tanto a fosfolipase-A2, quanto a ciclo-oxigenase-2 e a 5-lipo-oxigenase.

A curcumina bloqueia diretamente a atividade catalítica da 5-lipo-oxigenase, inibe a fosfolipase-A2 impedindo a sua fosforilação e bloqueia a ciclo-oxigenase-2 principalmente por impedir a sua transcrição genética. O fator nuclear kappa-B (NF-kB) é o fator de transcrição que se liga ao cromossoma e libera a transcrição do gene da ciclo-oxigenase-2. Do mesmo modo, este mesmo fator nuclear kappa-B libera a trancrição genética de outras enzimas pró-inflamatórias, como, por exemplo, da óxido nítrico sintetase induzida. A óxido nítrico sintetase induzida é a diástase que catalisa a síntese do óxido nítrico nos tecidos inflamados. Este óxido nítrico adicional reage, no tecido lesionado, com o radical livre superóxido, formando o peroxinitrito, uma das espécies reativas tóxicas do nitrogênio capaz de danificar o DNA (ácido desoxirribonucleico). Estes passos também podem ser relembrados na Figura 3.8 e no texto adjacente a esta ilustração. Enfim, a curcumina também é capaz de tolher a ação do fator nuclear kappa-B como gatilho para a transcrição genética.

A ação da curcumina na síntese do glutation, este importante agente antioxidante intracelular, está relacionada com a expressão genética da enzima glutamato-cisteína ligase, essencial para a produção do glutation. Os trabalhos, realizados com cultura de tecidos, indicam que a curcumina estimula a transcrição genética da glutamato-cisteína ligase, podendo, assim, aumentar o teor intracelular do glutation. Além da sua ação antioxidante, a curcumina atua, também, no mecanismo enzimático envolvido na carcinogênese, no ciclo celular, na apoptose, na invasão tumoral e na angiogênese.

A biotransformação enzimática é um importante mecanismo metabólico para a neutralização e a eliminação de uma grande variedade de substâncias biologicamente ativas, entre elas os produtos farmacêuticos e os compostos carcinogênicos.

Em geral, as enzimas de biotransformação da fase 1, entre as quais está a família do citocromo P450, catalisam as reações que tornam mais reativas as substâncias hidrofóbicas, ou lipossolúveis, preparando-as para as reações mediadas pelas diástases de biotransformação da fase 2. As biotransformações da fase 2, na maioria das vezes, aumentam a hidrossolubilidade das substâncias, facilitando a sua eliminação do organismo. Apesar de o aumento da atividade enzimática de biotransformação poder facilitar a eliminação dos carcinogênicos em potencial, alguns compostos pré-carcinogênicos são transformados em substâncias oncogênicas ativas, por estas mesmas enzimas da fase 1.

A enzima citocromo P450-1A1 é um exemplo destas diástases envolvidas na ativação metabólica das diversas substâncias químicas pré-oncogênicas. Geralmente, para contrabalançar esta ativação metabólica adversa, a atividade enzimática de biotransformação da fase 2 é, então, exacerbada. As pesquisas realizadas com culturas de tecidos e em animais de laboratório mostraram que a curcumina é capaz de inibir a atividade do citocromo P450-1A1 induzida pelos pré-carcinógenos.

Diversos outros trabalhos, realizados com animais de laboratório, revelaram que a elevação da curcumina na ração aumenta a atividade das enzimas de biotransformação da fase 2, entre elas as glutation tiotransferases. Os estudos realizados em seres humanos, com o emprego de 450 a 3.600 mg diários de curcumina, administrados por 4 meses, entretanto, não mostraram alteração da atividade das glutation tiotransferases leucocitárias. Depois de cada divisão celular, as células atravessam uma série de fases, até poderem dividir-se novamente. Estas etapas são coletivamente denominadas de ciclo celular.

Quando ocorre uma lesão do material genético, o ciclo celular pode ser temporariamente interrompido, com a finalidade de permitir o reparo do ácido desoxirribonucleico. Caso a restauração genética não seja possível, o ciclo celular permanece interrompido, para a ativação do mecanismo que leva à morte celular, denominado apoptose. Se, por desventura, este mecanismo regulador do ciclo celular apresentar defeito, as mutações genéticas serão propagadas e poderão contribuir para o aparecimento de uma neoplasia.

A curcumina também se mostrou capaz de interromper o ciclo celular e de induzir a apoptose em uma grande variedade de linhagens de células cancerosas mantidas sob cultura. Os mecanismos pelos quais a curcumina induz a apoptose são muito variados e incluem a inibição de diversos modos de sinalização celular. É importante que se observe, entretanto, que nem todas as pesquisas afirmam que a curcumina induz a apoptose das células tumorais. Como exemplos, citamos que a curcumina *inibe* a apoptose que seria induzida pela proteína supressora tumoral p53, nas culturas de células do câncer de cólon, e também inibe a apoptose induzida por diversos agentes quimioterapêuticos, nas culturas de tecido de câncer de mama. Tudo isso em concentrações que variam entre 1 e 10 μmol/L.

A invasão tumoral local ocorre, entre outros fatores, pela ação das enzimas denominadas matriz-metaloproteinases. Estudos, realizados com cultura de tecidos tumorais, demonstraram que a curcumina inibe a atividade de diversas destas matriz-metaloproteinases. O crescimento tumoral também depende do suprimento de sangue e, para que isto ocorra, os tumores invasivos promovem o desenvolvimento de novos vasos sanguíneos, através de um processo chamado angiogênese. A curcumina também inibe a angiogênese, tanto em culturas de células endoteliais quanto em modelos animais. É muito importante assinalar que muitas das atividades biológicas da curcumina, aqui mencionadas, foram observadas em culturas de tecidos e com concentrações de curcumina que, dificilmente, seriam obtidas nos seres humanos através do tratamento por via oral.

• Indicações Terapêuticas da Curcumina

A curcumina tem sido recomendada para a profilaxia do câncer e do mal de Alzheimer e, como auxiliar terapêutico, no tratamento do câncer, das doenças inflamatórias crônicas e da fibrose cística. A propriedade da curcumina de induzir a apoptose em culturas de células tumorais, por meio de diversos e diferentes mecanismos, gerou um grande interesse científico pelo seu potencial poder preventivo de alguns tipos de câncer. A administração oral da curcumina foi capaz de inibir o desenvolvimento de tumores induzidos quimicamente em modelos animais para os cânceres de boca, estômago, fígado e cólon.

Uma linhagem de camundongos, denominada APC$^{Min/+}$, apresenta uma mutação do gene APC (*adenomatous polyposis coli*, em português, polipose adenomatosa dos cólons), que é semelhante ao polimorfismo humano da polipose adenomatosa familiar, esta caracterizada pelo aparecimento de numerosos adenomas colorretais propensos a se malignizarem. A inclusão da curcumina na ração destes camundongos foi capaz de inibir o aparecimento dos adenomas intestinais. Por outro lado, o emprego da curcumina por via oral não se mostrou consistente na prevenção do câncer de mama nos modelos animais. Apesar de estes estudos com modelos animais serem promissores, ainda não há evidências claras de que a ingestão de grandes quantidades de curcumina, ou de açafrão, esteja associada a um menor risco para o desenvolvimento do câncer em seres humanos.

Uma pesquisa clínica de fase 1, realizada em Taiwan, com a finalidade principal de avaliar a biodisponibilidade e a segurança do uso da curcumina por via oral, obteve, também, como observação adicional, resultados interessantes. Nesta pesquisa foram prescritos 8.000 mg diários de curcumina, por 3 meses, a pacientes com lesões leucoplásicas pré-carcinomatosas de boca, a mulheres com neoplasia cervical intraepitelial de alto grau de malignidade, a pacientes com carcinomas espinocelulares de pele *in situ* e a enfermos com metaplasia do estômago ou intestino. As biópsias repetidas ao final do tratamento mostraram uma melhora do aspecto histológico em dois dentre os sete pacientes com leucoplasias, em uma entre as quatro mulheres com neoplasia cervical, em dois entre seis doentes com carcinoma de pele e em um dentre os seis enfermos com metaplasia intestinal. A interpretação destes resultados, entretanto, deve ser considerada com cautela, pois o estudo foi desenhado para a análise da biossegurança e não possui grupo-controle.

A doença de Alzheimer é caracterizada pelo depósito de placas amiloides no tecido cerebral. Estas placas são formadas pelo acúmulo de agregados oligoméricos formados por um peptídeo denominado beta-amiloide. As presenças de inflamação e do estresse oxidativo estão associadas ao desencadeamento e ao progresso desta enfermidade. Em laboratório, a curcumina mostrou-se capaz de inibir a formação do oligômero beta-amiloide e, em modelos animais para o mal de Alzheimer, ela também se mostrou apta a atravessar a barreira hematoencefálica, ao ser injetada perifericamente nos animais.

Neste mesmo modelo animal, a curcumina, administrada por via oral, foi capaz de diminuir os biomarcadores da inflamação e os indicadores do estresse oxidativo e de atenuar as placas amiloides cerebrais e o déficit de memória induzido pelo beta-amiloide. Nos seres humanos, entretanto, ainda não se sabe se a curcumina, tomada por via oral, atravessa a barreira meníngea, nem se ela é capaz de impedir o progresso do mal de Alzheimer.

Do ponto de vista terapêutico, a capacidade da curcumina de induzir a apoptose em diversas linhagens de câncer e a sua baixa toxicidade despertam um grande interesse científico na oncologia. No momento, a maioria das pesquisas clínicas bem planejadas, investigando o potencial da curcumina no tratamento oncológico, encontra-se na fase 1. A fase 1 das pesquisas caracteriza-se por ensaios clínicos, com um pequeno número de indivíduos, focados em determinar a biodisponibilidade, a dose mais adequada, a segurança e as primeiras evidências da eficácia de uma nova terapia.

Com relação à curcumina, os ensaios clínicos da fase 1 indicam que, em pacientes com carcinoma colorretal avançado, doses superiores a 3.600 mg diários, administradas por 4 meses, são muito bem toleradas, porém, a sua biodisponibilidade por via oral é baixa. Quando os enfermos com metástases hepáticas do carcinoma colorretal recebem 3.600 mg por dia de curcumina, por via oral, durante 7 dias, traços dos metabólitos da curcumina podem ser mensurados no tecido hepático, porém a mesma curcumina não pode ser detectada. No tecido intestinal, ao contrário, a curcumina está presente tanto no tecido tumoral quanto no tecido intestinal normal. Estes achados justificam o uso oral da curcumina como agente terapêutico auxiliar no tratamento dos cânceres do trato gastrintestinal.

As pesquisas da fase 2 são ensaios clínicos desenhados para se investigar a eficiência de uma nova terapia em um grande número de pessoas e observar o possível aparecimento de efeitos colaterais em curto prazo. Atualmente, as pesquisas da fase 2 com a curcumina estão sendo realizadas com pacientes portadores de câncer avançado de pâncreas.

Para o tratamento das doenças inflamatórias, a curcumina tem-se mostrado eficaz nas pesquisas com animais e em cultura de tecidos. Os trabalhos clínicos bem planejados, com humanos, são poucos. Um destes trabalhos comparou, por 2 semanas, a curcumina, na dose de 1.200 mg diários, com a fenilbutazona, 300 mg por dia, em 18 pacientes com artrite reumatoide. Os dois tratamentos mostraram-se semelhantes na eficácia em melhorar a rigidez matinal, o edema articular e a capacidade de caminhar.

Outro trabalho, este controlado com placebo, acompanhou 40 homens, submetidos à herniorrafia inguinal ou à correção de hidrocele, medicados, nos 5 primeiros dias do pós-operatório, com 1.200 mg por dia de curcumina, ou 300 mg diários de fenilbutazona, ou placebo. A curcumina foi tão eficaz quanto a fenilbutazona e ambas foram mais eficientes do que o placebo no controle da dor e da inflamação pós-cirúrgicas.

Dois outros estudos, estes, infelizmente, sem grupos-controle, indicam que a curcumina, na dose de 1.125 mg por dia, administrada por 12 semanas ou mais, melhora a uveíte anterior, a inflamação pseudotumoral idiopática da órbita, bem como outras doenças inflamatórias dos olhos. A fibrose cística é uma doença hereditária provocada pela mutação do gene regulador da proteína de condutância transmembranosa, denominado CFTCR, do inglês *cystic fibrosis transmembrane conductance regulator*.

Esta proteína de condutância transmembranosa atua como um canal de cloro, através da membrana celular, e desempenha um papel crucial no transporte hídrico e iônico entre os meios intra e extracelular. Nos pulmões, esta mutação determina um aumento na quantidade do muco pulmonar e uma diminuição do *clearance* mucociliar, levando, progressivamente, à insuficiência pulmonar. A mutação mais frequente deste gene é a denominada mutação delta-F508, que leva à produção de uma proteína de condutância transmembranosa defeituosa e que é degradada antes mesmo de ser incorporada à membrana celular.

No entanto, algumas destas proteínas mutantes conseguem reter a sua propriedade transportadora de íons cloro e conseguem ser inseridas na membrana celular. Em 2004, um estudo, realizado com camundongos portadores da mutação delta-F508, descobriu que a curcumina, administrada por via oral, restaura o transporte iônico destes animais aumentando-lhes a sobrevida. Infelizmente, ao contrário do que ocorre entre os homens, estes camundongos apresentam apenas as complicações digestivas da fibrose cística e o tratamento que beneficia estes animais nem sempre funciona na doença pulmonar do ser humano.

• Fontes de Curcumina

As principais fontes alimentares da curcumina são os temperos açafrão, também conhecido como cúrcuma, e o *curry*. A cúrcuma, como especiaria, é o pó desidratado do rizoma do açafrão. O *curry*, ou caril, em português, é um tempero em pó muito comum na culinária indiana e do sudeste asiático. Consiste em uma mistura do pó do tubérculo do açafrão com outras especiarias. A quantidade de curcumina no caril é muito variável e geralmente muito baixa. Já no pó de açafrão a quantidade de curcuminoides chega até a 9% do seu peso seco, variando entre 2 a 9%.

A curcumina é o curcuminoide mais abundante no açafrão tempero, representando cerca de 75% do total dos curcuminoides. A demetoxicurcumina representa ao redor de 10 a 20% dos curcuminoides da cúrcuma, enquanto a bis-demetoxicurcumina geralmente está abaixo de 5%. Deve-se observar, entretanto, que muitas das embalagens do açafrão são comercializadas em mistura, especialmente com o fubá, aparentemente com a finalidade de remover a umidade. Existe também no mercado um corante de alimentos à base do extrato de curcumina.

Os extratos de curcumina disponíveis comercialmente nos Estados Unidos da América, de acordo com os rótulos das suas embalagens, garantem uma quantidade padronizada de 95% de curcuminoides. Algumas apresentações comerciais da curcumina também contêm piperina.

A piperina é um alcaloide da pimenta que inibe o metabolismo da curcumina, podendo aumentar a sua biodisponibilidade.

• Doses Preconizadas para a Curcumina

Não existem doses terapêuticas ótimas estabelecidas para a curcumina. Tampouco as doses profiláticas foram determinadas. Ainda permanece obscuro se doses inferiores a 3.600 mg diários são biologicamente ativas nos seres humanos.

As doses recomendadas estão acima dos 4.000 mg diários e nós, em nossa clínica particular, recomendamos o uso de uma colher de chá, do açafrão de uso culinário, por dia.

• Cuidados com o Uso da Curcumina

O açafrão, como aditivo alimentar, é reconhecidamente um condimento seguro. Como agente terapêutico, em altas doses, a curcumina também não tem mostrado efeitos colaterais importantes. Em uma pesquisa da fase 1, realizada em Taiwan, a curcumina, empregada na dosagem de 8.000 mg diários, por um período de 3 meses, mostrou-se muito bem tolerada pelos pacientes portadores de câncer não invasivo e de lesões pré-cancerosas.

Outro trabalho clínico, este realizado no Reino Unido, mostrou que a curcumina, nas doses compreendidas entre 450 e 3.600 mg por dia, administradas durante 4 meses, foi muito bem tolerada pelos enfermos com câncer colorretal, à exceção de dois pacientes, um, que apresentou diarreia, e o outro, náusea. Muitos pacientes oncológicos apresentaram uma elevação da fosfatase alcalina e da desidrogenase lática séricas, mas não foi possível determinar se estes achados foram provocados pela curcumina ou pela progressão da doença.

O emprego da curcumina em doses tão altas quanto 20.000 ou 40.000 mg pode estimular as contrações da vesícula biliar, mesmo em pessoas saudáveis. A ação da curcumina sobre a vesícula biliar, promovendo o seu esvaziamento, pode ser utilizada como profilaxia do risco para a formação dos cálculos biliares. Por outro lado, esta mesma ação pode desencadear os sintomas nos pacientes que já apresentam a litíase biliar.

Não existem evidências de que o uso do açafrão, como condimento, apresente efeitos adversos à mulher grávida ou à lactante, porém a segurança do seu uso, em doses terapêuticas, nestas condições, ainda não está estabelecida. Com relação às interações medicamentosas: a curcumina inibe a agregação plaquetária nos testes de laboratório. Assim, o uso terapêutico da curcumina pode aumentar o risco de sangramento nos pacientes que fazem uso de drogas anticoagulantes ou antiagregantes plaquetários, entre elas a aspirina, o clopidogrel, a delta-heparina, a enoxaparina, a heparina, a ticlopidina e a varfarina.

Existe o risco teórico da curcumina inibir a apoptose induzida pela quimioterapia nas mulheres com câncer de mama. Isto porque, nas culturas de tecido de câncer de mama, a curcumina inibiu a apoptose induzida pela campotequina, pela mecloretamina e pela doxorrubicina; e, em modelos animais para o câncer de mama, ela dificultou a regressão tumoral promovida pela ciclofosfamida.

A piperina, adicionada a algumas apresentações comerciais da curcumina, com a finalidade de melhorar a sua biodisponibilidade, também pode aumentar a biodisponibilidade e diminuir a excreção de vários outros medicamentos, entre eles da fenitoína, do propanolol e da teofilina.

Edulcorantes

Este é um tópico diferente neste livro. Nunca havíamos visto, em publicação nenhuma, estas informações todas reunidas. Há muitos artigos, circulando na internet, criticando o uso dos edulcorantes, sejam eles naturais ou artificiais; a maioria não está assinada ou o está por não especialistas. Há, também, muitos conflitos de interesses neste assunto. Na tentativa de dirimir algumas dúvidas, arriscamo-nos a escrever o pouco que sabemos.

Os edulcorantes são substâncias químicas capazes de conferir o sabor doce ao paladar e empregadas como aditivos alimentares. Os adoçantes podem ser naturais ou artificiais. Os naturais são considerados aqueles extraídos das plantas e do leite, como o esteviosídeo, o manitol, o sorbitol e a lactose, e o mel. Os artificiais são os sintetizados em laboratório, como o acessulfame, o aspartame, o ciclamato e a sacarina.

São denominados açúcares os carboidratos edulcorantes naturais, presentes nas frutas, verduras, no mel e leite.

• Atividade Biológica dos Edulcorantes

Os edulcorantes podem pertencer às mais diversas classes de substâncias químicas e, devido a esta diversidade estrutural, muita pesquisa tem sido realizada para se conhecer a relação existente entre as suas propriedades físico-químicas e o sabor doce destes compostos. Do ponto de vista prático, os adoçantes são classificados como nutritivos e não nutritivos.

Os edulcorantes nutritivos são aqueles que podem ser digeridos e absorvidos pelo organismo, como os açúcares e o aspartame. Os adoçantes não nutritivos são aqueles que não são digeridos e nem absorvidos pelo corpo, estão representados pelo acessulfame, pelo ciclamato, pelo esteviosídeo, pela sacarina e pela sucralose. Os edulcorantes nutritivos ainda podem ser classificados em:

- sacarídeos, representados pela frutose, galactose, glicose, lactose e sacarose;
- não sacarídeos, o aspartame, o manitol, o sorbitol e o xilitol.

Os não nutritivos são diferenciados em:

- naturais, representado pelo esteviosídeo; e
- sintéticos, o acessulfame, o ciclamato e a sacarina.

O edulcorante ideal seria aquele tão ou mais doce do que a sacarose, de gosto agradável, inodoro, hidrossolúvel, estável, prático de se usar, que não deixe sabor residual e de baixo custo. Além destas características, o adoçante ideal deve ser atóxico, não promover a cárie dentária e ser excretado inalterado, sem ser metabolizado e sem contribuir para qualquer anormalidade metabólica ou funcional.

Este edulcorante não existe. O que mais se aproxima deste conceito de adoçante ideal é o uso combinado destas substâncias. Outra observação importante com relação aos edulcorantes é o conceito de agente de corpo. Agentes de corpo, ou veículo de um edulcorante, são compostos que, em princípio, não contribuem para o sabor doce, mas que servem como condutores ou carga de diluição para os adoçantes, dando o volume final do produto.

Geralmente os agentes de corpo são polióis e carboidratos, ambos calóricos, que contribuem com o fator massa para conferir textura aos alimentos. Os agentes de corpo mais comumente empregados são a dextrose, a lactose, a frutose, a maltodextrina, a sacarose e o sorbitol.

O amido, um polímero da glicose, constituído por 400 a 2.000 moléculas desta substância, também é um agente de corpo. O amido empregado como veículo, geralmente, é extraído do arroz, da batata ou da mandioca.

As diferenças entre os amidos procedentes dos diversos vegetais estão nas suas propriedades espessante, gelificante e modificadora da textura. No Brasil, os principais agentes de corpo presentes nos adoçantes são a lactose e a maltodextrina. Na Argentina, no Canadá, nos Estados Unidos da

América, na França, no Japão e no México o principal veículo dos edulcorantes é a dextrose. A Tabela 8.40 elenca as principais características dos agentes de corpo.

Muitos fatores afetam o sabor e a capacidade de adoçar destes compostos edulcorantes. Muitas artimanhas laboratoriais e diversos métodos organolépticos têm sido empregados para determinar o poder dulcificante destas substâncias. A medida do poder dulcificante dos diversos adoçantes depende da concentração da substância, da temperatura, do pH das soluções, do meio iônico e, principalmente, da experiência e sensibilidade do provador.

O açúcar da cana, a sacarose, é considerado o padrão de doçura, sendo-lhe atribuído o valor 1. A escala, a seguir, elenca a doçura relativa de alguns edulcorantes:

Lactose 0,4
Sorbitol 0,5
Galactose 0,6
Glicose 0,7
Manitol 0,7-1,4
Sacarose 1
Xilitol 1
D-Frutose 1,2 – 2
Ciclamato 30 – 40
Acessulfame-K 180 – 200
Aspartame 180 – 200
Esteviosídeo 200
Sacarina 200 – 400
Sucralose 600

- **Tipos de Edulcorantes**

Neste tópico estudaremos, sumariamente, alguns edulcorantes, obedecendo às classificações já mencionadas.

- *Edulcorantes Nutritivos Naturais*

Carboidratos Simples

Os edulcorantes nutritivos naturais do grupo dos carboidratos simples são os açúcares que ocorrem normalmente na natureza, apenas são isolados e concentrados para o uso industrial ou de mesa.

Frutose

A frutose, também denominada levulose e açúcar de fruta, é um carboidrato simples encontrado, principalmente, nas frutas e no mel. A frutose pode ser produzida pela isomerização enzimática de soluções de dextrose pura e também pode ser obtida a partir da inulina extraída das raízes da alcachofra e da chicória, além de poder ser extraída, diretamente, dos vegetais. Em escala industrial a frutose é fabricada através da inversão da sacarose, empregando-se técnicas de troca iônica, seguida da separação da glicose e da frutose por cromatografia.

A frutose é o mais doce dos açúcares naturais, permitindo que seja consumida em menor quantidade que a dos outros monossacarídeos, consequentemente com menor aporte calórico. A doçura da frutose é rapidamente percebida e apresenta efeito sinérgico tanto com os edulcorantes nutritivos quanto com os não nutritivos. A fórmula estrutural da frutose pode ser observada na Figura 8.175.

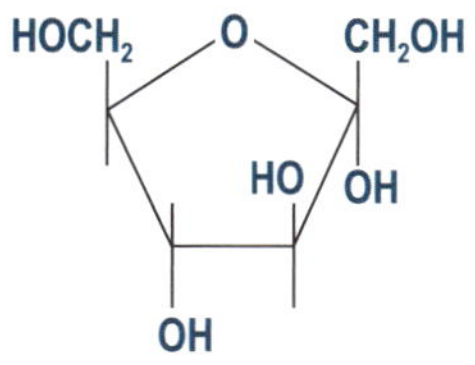

Figura 8.175 – *Frutose.*

Glicose

A glicose, ou glucose, também é chamada de dextrose, açúcar de uva e açúcar de cereais. Está naturalmente presente nas frutas e no mel. A glicose é a menor unidade constitucional de diversos polissacarídeos, como o amido, a celulose e o glicogênio. O processo mais econômico para a produção da glicose é a hidrólise do amido do milho, através de um sistema multienzimático envolvendo as glicomilases fúngicas. A palavra glucose é usualmente empregada para se referir a uma mistura de glicose, maltose e dextrina, obtida da hidrólise do amido e comercializada com o nome de xarope de glucose. O grau de doçura da glicose é menor que o da sacarose, apresenta doçura relativa de 0,7.

	Dextrose	Frutose	Lactose	Maltodextrina	Sacarose	Sorbitol
Açúcares	Glicose	Frutose	Glicose e galactose	Vários	Frutose e glicose	Nenhum
Dulçor relativo	0,5	1,3	0,16	0,5	1	2,4
Inulina	Depende	Independe	Depende	Depende	Depende	Independe
kcal/g	4	4	4	4	4	2,4
Tipo	Monossacarídeo	Monossacarídeo	Dissacarídeo	Polissacarídeo	Dissacarídeo	Poliol

Tabela 8.40
Principais Características dos Agentes de Corpo

Capítulo 8

A glicose não substitui a sacarose em razão de algumas diferenças físico-químicas que lhes são peculiares, como na hidrossolubilidade, no ponto de fusão e na estrutura cristalina. A glicose é cariogênica. A estrutura química da glicose pode ser estudada na Figura 8.176.

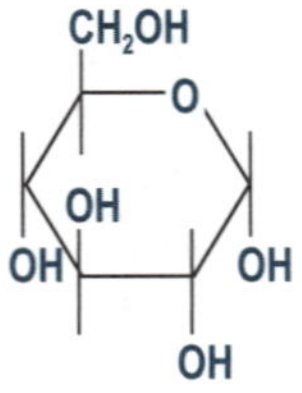

Figura 8.176 – *Glicose.*

Lactose

A lactose, também conhecida como lactobiose, é o açúcar que predomina no leite. O seu teor no leite humano é de cerca de 7% e, para o lactente, representa, aproximadamente, 40% das suas necessidades energéticas. Este dissacarídeo é formado pela união dos monossacarídeos galactose e glicose.

Habitualmente a lactose não é considerada como um adoçante, mas como um veículo e substância estabilizante de aromas e produtos farmacêuticos. A lactose é pouco solúvel em água, apenas 1/10 da hidrossolubilidade da sacarose, na temperatura ambiente. A doçura relativa da lactose varia entre 0,16 a 0,4 da sacarose. É o edulcorante de menor poder adoçante. É justamente por esta baixa doçura relativa que ela é empregada, nas indústrias farmacêutica e alimentícia, como um excelente suporte para outros produtos. O aspecto estrutural da lactose pode ser observado na Figura 8.177.

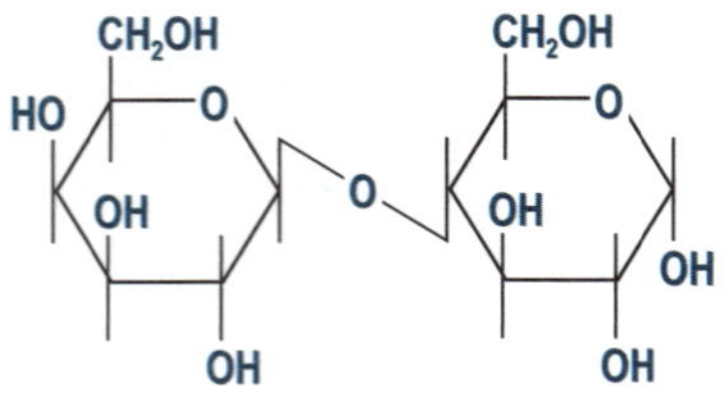

Figura 8.177 – *Lactose.*

Sacarose

A sacarose é considerada o edulcorante padrão. É um adoçante nutritivo, sacarídeo, comumente chamado de açúcar de mesa. O açúcar de mesa é formado por 99,9% de sacarose. A sacarose é produzida, principalmente, a partir da cana-de-açúcar e da beterraba com eficiência semelhante. A beterraba fornecendo cerca de 17% de sacarose e a cana de açúcar, aproximadamente 20%. Sessenta por cento da produção mundial do açúcar de mesa derivam da cana de açúcar e os restantes 40% provêm da beterraba. Os cristais de sacarose obtidos durante o processo de concentração dos extratos de cana e beterraba são purificados através de processos orgânicos e minerais.

A sacarose tornou-se o padrão da doçura relativa, recebendo o grau de poder edulcorante e perfil de sabor igual a 1, pela sua palatabilidade, aceitabilidade, alta disponibilidade e baixo custo de produção. A sacarose apresenta uma rápida percepção de doçura, sendo que o seu sabor doce é percebido em 1 ou 2 segundos e permanece na boca por aproximadamente 30 segundos. A fórmula estrutural da sacarose pode ser vista na Figura 8.178.

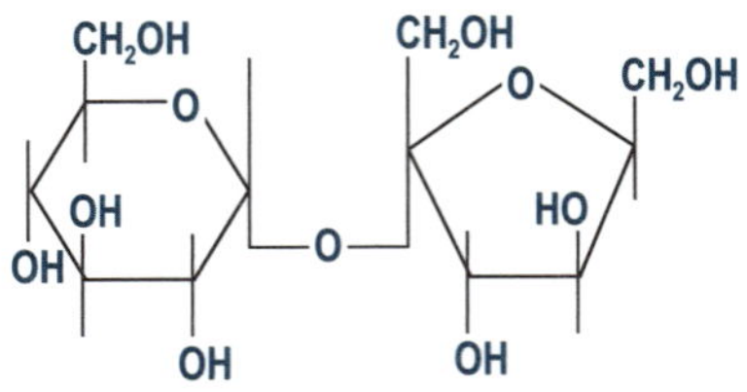

Figura 8.178 – *Sacarose.*

Polióis

Os polióis são álcoois adocicados, mal absorvidos pelo trato gastrintestinal e que, caso sejam consumidos em excesso, podem manifestar o seu efeito laxante.

Manitol

O manitol é um edulcorante nutritivo natural encontrado em vegetais como o aipo, a azeitona, a beterraba, a cebola, os cogumelos, o figo e as algas marinhas. O manitol é um açúcar hidrogenado análogo à manose; a sua obtenção industrial, entretanto, não provém deste carboidrato. A concentração do manitol na natureza é insuficiente para a sua extração comercial e a sua produção a partir da manose não é industrialmente viável, assim, a sua obtenção em larga escala advém da hidrólise do amido em meio alcalino, através da epimerização da glicose e da frutose. Eu não sabia o que é epimerização e, para que o leitor também não fique sem dormir à noite, aqui vai o esclarecimento:

- epimerização é a reação que cria epímeros;
- epímeros são diasteroisômeros;
- diástero-isômeros são estereoisômeros não enantioméricos;
- enantiômeros são moléculas de mesma composição química, porém com estruturas espaciais especulares. Exemplos de enantiômeros são os L-aminoácidos e os D-aminoácidos. Diasteroisômeros, portanto, são moléculas que apresentam a mesma fórmula química e estruturas espaciais diferentes e não especulares. Depois de

tantos palavrões, uma imagem vale mais do que todas estas palavras, a Figura 8.179 é autoexplicativa.

A hidrólise do amido em meio alcalino resulta em uma mistura de manitol e sorbitol, da qual o manitol é isolado através de sucessivas cristalizações, aproveitando-se da sua baixa hidrossolubilidade em relação ao sorbitol.

Historicamente, o sorbitol de início foi extraído do fruto do *Sorbus aucuparia*, mas, como as quantidades presentes na natureza não permitem a sua utilização comercial, ele é produzido industrialmente a partir do açúcar invertido (sacarose) e do xarope de glucose ou isoglucose. A sua obtenção através da hidrólise do amido, seguida da hidrogenação catalítica da d-glucose, proporciona um rendimento industrial maior do que por outros métodos. O sorbitol, assim como o manitol, é um hexitol, ou seja, um poliol com seis átomos de carbono. O sorbitol e o manitol são isômeros que se diferenciam, apenas, pela orientação espacial do radical hidroxila no segundo átomo da sua cadeia carbônica, este é o motivo pelo qual a hidrólise do amido fornece uma mistura destes dois polióis. Atente para esta diferença estrutural na Figura 8.180.

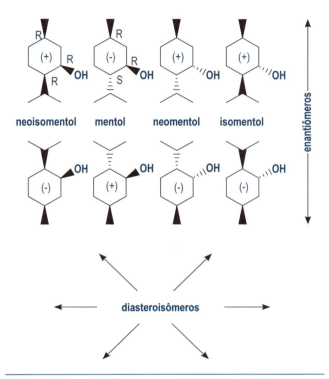

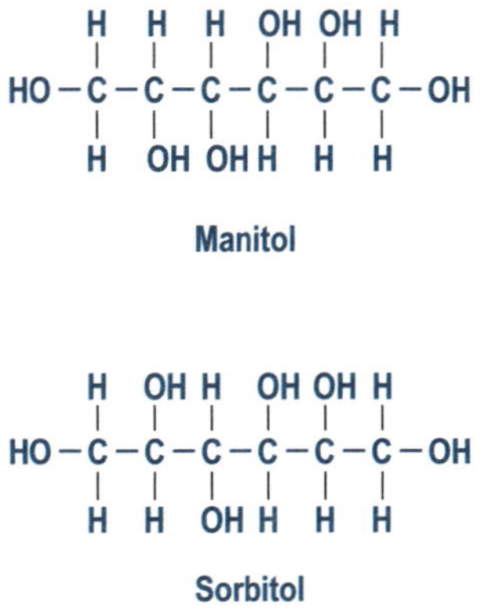

Figura 8.179 – *Enantiômeros e epímeros. Veja a explicação no texto.*

Figura 8.180 – *Os isômeros Manitol e Sorbitol.*

A principal aplicação do manitol na indústria de alimentos está na fabricação de gomas de mascar isentas de açúcar, onde atua como ingrediente inerte, antiaderente e inibidor da cristalização. A sua baixa solubilidade em água impede-o de ser empregado na produção de refrigerantes, sorvetes, conservas e produtos de confeitaria. O manitol de uso alimentar, em geral, está disponível em misturas com o sorbitol. A estrutura química do manitol poderá ser observada na Figura 8.179.

Sorbitol

O sorbitol é o poliol mais amplamente difundido na natureza. Ocorre em concentrações elevadas em maçãs, peras, pêssegos, ameixas, cerejas, algas marinhas e em bebidas fermentadas como a cidra.

Teor de sorbitol em algumas frutas:

- ameixa 1,7 a 4,5%;
- cidra fermentada 0,5 a 0,6%;
- maçã 0,2 a 1%;
- pera 1,2 a 2,8%;
- pêssego 0,5 a 1,3%.

O sorbitol pode ser comercializado na forma de xarope a 70% ou na sua forma pura, em pó. Ele é empregado na indústria de alimentos em razão das suas características espessante, inibidora da cristalização, estabilizadora, umectante, condicionadora da umidade, plastificante, anticongelante e crioprotetora. O sorbitol tem doçura relativa entre 0,5 e 0,7, apresenta um efeito refrescante quando dissolvido na boca e mascara o sabor residual amargo da sacarina. Além disso, o sorbitol tem a capacidade de fixar tenazmente os aromas e as cores e, por este motivo, é também empregado como diluente de corantes e aromatizantes dos alimentos. Na indústria alimentícia e farmacêutica, o sorbitol é habitualmente empregado como adoçante de confeitos e medicamentos isentos de açúcar e em produtos para diabéticos. Devido à sua propriedade umectante, o sorbitol também é utilizado na produção de pastas de uso odontológico e na elaboração de determinados alimentos.

Xilitol

O xilitol é um poliol obtido da xilose, um açúcar que ocorre naturalmente em madeiras, daí o seu nome, e também

Capítulo 8

em frutas, verduras, cogumelos, microrganismos e mesmo no organismo humano. A ameixa, a framboesa e a couve-flor contêm teores relativamente altos de xilitol, variando de 0,3 a 0,9% do seu peso seco. O xilitol é um álcool penta-hídrico que pode ser produzido por métodos químicos ou biológicos, mas é, habitualmente, obtido pela hidrogenação da xilose. A xilose é uma aldose derivada da hidrólise da hemicelulose, rica em xilana, obtida das cascas da amêndoa e do arroz, do caroço do algodão e das madeiras.

O processo de purificação da xilose e a separação do xilitol dos outros poliois tornam o xilitol um edulcorante caro, o que limita a sua utilização. A doçura relativa do xilitol é semelhante à da sacarose, porém a sua viscosidade é muito menor e, por este motivo, o xilitol não serve para ser empregado como agente de corpo. É o poliol de maior doçura relativa. Entre os polióis, o xilitol, na sua forma cristalina, é o que proporciona a maior sensação refrescante bucal.

A sua ação refrescante bucal apresenta sinergismo com o aroma de menta e intensifica os sabores de limão e tutifruti. O xilitol também apresenta sinergismo com outros edulcorantes de corpo e adoçantes intensos. Dentre os edulcorantes nutritivos, o xilitol é considerado o melhor preventivo das cáries dentárias.

Justamente pela sua propriedade cariostática, os principais usos do xilitol estão na produção de gomas de mascar, de balas duras, de chocolates e de geleias. Pelas suas características refrescante e acentuadora de sabores, também é empregado na fabricação de produtos à base de hortelã. A fórmula estrutural do xilitol está ilustrada na Figura 8.181.

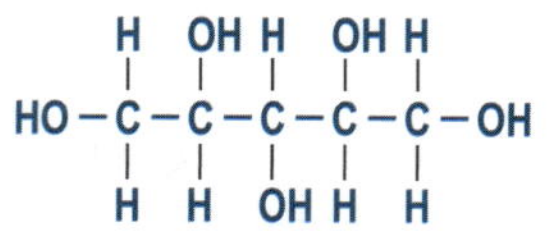

Figura 8.181 – *Xilitol.*

– Edulcorantes Nutritivos Sintéticos
Aspartame

O aspartame foi descoberto, acidentalmente, pelo químico James Schlatter, em 1965, durante uma tentativa para a síntese de um inibidor da gastrina; esperava-se um medicamento para o tratamento da úlcera gastroduodenal. Quimicamente, o aspartame é o éster metílico de dois aminoácidos naturais, a fenilalanina e o ácido aspártico. A sua fórmula estrutural pode ser estudada na Figura 8.182.

O aspartame é um edulcorante nutriente que é metabolizado como proteína, gerando 4 kcal por grama, mas, como a sua doçura relativa varia entre 180 e 200, é utilizado em quantidades 180 a 200 vezes menores do que o açúcar. O sabor do aspartame é muito parecido com o da

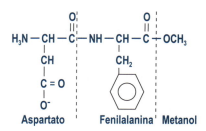

Figura 8.182 – *Aspartame.*

sacarose e não deixa gosto residual. O aspartame também apresenta a propriedade de realçar determinados sabores e, quando associado à sacarina, obtém-se um gosto mais doce e palatável.

Este edulcorante pode ser empregado em líquidos ácidos e em bebidas carbonatadas altamente ácidas, porém, em pH neutro ou alcalino ele perde a sua capacidade dulcificante. Temperaturas elevadas também desnaturam o aspartame. As principais vantagens do uso do aspartame são:

- a sua intensa doçura com baixa caloria;
- a sua propriedade realçadora de sabores e aromas, especialmente das frutas ácidas;
- a possibilidade de se adicionar outros ingredientes, uma vez que a quantidade necessária de aspartame é muito menor do que a de açúcar;
- a diminuição do volume final do produto, o que reduz o custo da embalagem e do transporte;
- o sinergismo do aspartame com outros edulcorantes e carboidratos.

Assim, o aspartame é largamente empregado em fármacos e alimentos como refrigerantes, iogurtes, gelatinas, pudins, sorvetes, geleias, pós para refresco, gomas de mascar e adoçantes de mesa.

Maltodextrina

A maltodextrina é constituída por polímeros de glicose obtidos pela hidrólise do amido do milho ou da mandioca. Esta hidrólise pode ser ácida ou enzimática. Na indústria de alimentos, a maltodextrina é empregada como substituto para os açúcares e as gorduras.

Polidextrose

A polidextrose também é um polímero da glicose, contudo apresenta, como grupo químico terminal, o sorbitol e/ou ligações cítricas monoésteres. A polidextrose é um agente de corpo que pode substituir parcialmente os açúcares e as gorduras nas preparações alimentares, desempenhando as funções de espessante, umectante e modificador da textura. A complexa estrutura química da polidextrose pode ser observada na Figura 8.183.

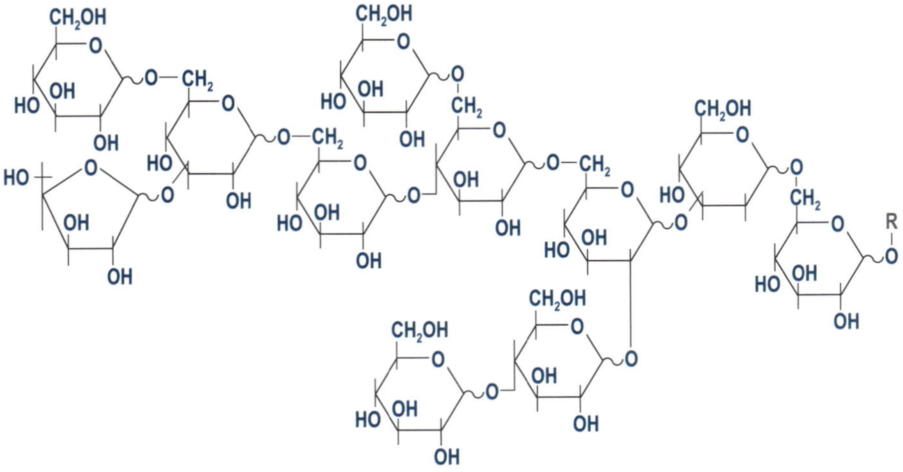

Figura 8.183 – *Polidextrose.*

– **Edulcorantes Não Nutritivos Naturais**

Este grupo está representado pelos produtos derivados da *Stevia reubadiana*, uma planta perene, da família *Compositae*, nativa do Paraguai e que possui um ciclo vegetativo de 90 a 120 dias. Os índios tupi-guaranis a chamavam de Kaá-hê-hê ou Caa-che, com o significado de erva-doce. A Kaá-hê-hê é o adoçante de uso mais antigo, com exceção, talvez, do mel. Os principais glicosídeos edulcorantes ativos da estévia são o esteviosídeo, os rebaudiosídeos A, B, C, D e E, os dulcosídeos A e B e o rubusosídeo. A Figura 8.184 ilustra as estruturas químicas dos diversos glicosídeos diterpênicos isolados das folhas da estévia.

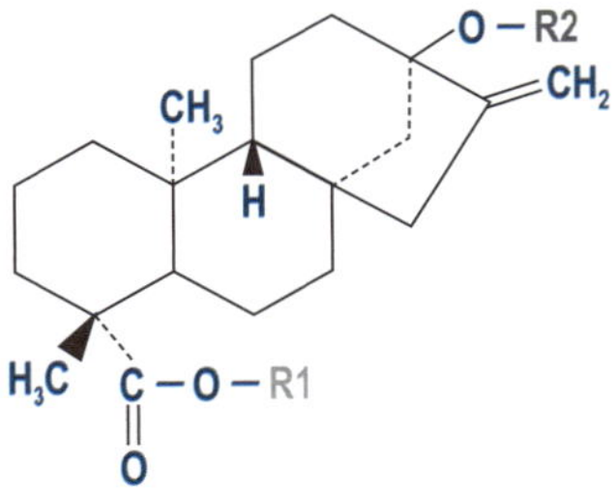

O esteviosídeo é o glicosídeo mais abundante nas folhas da estévia, representando, em média, 5 a 10% do seu peso seco e podendo alcançar até 22% do peso da folha seca. O rebaudiosídeo-A ocupa o segundo lugar em quantidade, alcançando 1 a 1,5% do peso seco. Os demais glicosídeos estão presentes em concentrações variáveis e o seu aproveitamento depende do método de extração utilizado. O rebaudiosídeo-A é o que apresenta as melhores características de sabor. O rebaudiosídeo-E proporciona o mesmo poder edulcorante do rebaudiosídeo-A. O esteviosídeo tem a doçura relativa 30% menor do que os rebaudiosídeos A e E. Os demais glicosídeos diterpênicos são de menor poder dulcificante.

Esteviosídeo

O esteviosídeo é classificado quimicamente como um glicosídeo diterpênico que, em função da sua estrutura tridimensional, apresenta potentes radicais glicóforos. São estes radicais glicóforos os responsáveis pelo estímulo das papilas gustativas responsáveis pela percepção do sabor doce, no terço anterior da língua. Observe na Figura 8.184. O edulcorante esteviosídeo de uso comercial, extraído das folhas da estévia, é uma mistura dos seus glicosídeos ativos, em especial o esteviosídeo propriamente dito, o esteviolbiosídeo, o rebaudiosídeo-A e o rebaudiosídeo-B. O método convencional de extração do esteviosídeo das folhas da planta *Stevia reubadiana Bertoni* é muito complicado.

Inicialmente, usa-se um solvente altamente polar, como a água, ou um solvente orgânico. Em seguida precipitam-se as impurezas com o auxílio de sais inorgânicos e troca iônica. A precipitação das impurezas também pode ser obtida pela mudança do pH e por polímeros adsorventes. Posteriormente, em coluna cromatográfica, procede-se à partição e extração eletrolítica para, a seguir, proceder-se à filtração por membranas. O esteviosídeo é, aproximadamente,

Dulcosídeo A:	R1 = β-glicose,	R2 = β-glicose-α-ramnose
Dulcosídeo B:	R1 = β-glicose,	
Esteviol:	R1 = H,	R2 = H
Esteviolbiosídeo:	R1 = H,	R2 = β-glicose-β-glicose
Esteviosídeo:	R1 = β-glicose,	R2 = β-glicose-β-glicose
Rebaudiosídeo A:	R1 = β-glicose,	R2 = β-glicose-β-glicose
Rebaudiosídeo A:	R1 = H,	R2 = β-glicose-β-glicose
Rebaudiosídeo B':	R1 = β-glicose,	
Rebaudiosídeo C:	R1 = β-glicose,	R2 = β-glicose-α-ramnose
Rebaudiosídeo D:	R1 = β-glicose-β-glicose,	R2 = β-glicose-β-glicose
Rebaudiosídeo E:	R1 = β-glicose-β-glicose,	R2 = β-glicose-β-glicose
Rubusosídeo:	R1 = β-glicose,	R2 = β-glicose

Figura 8.184 – *Glicosídeos diterpênicos da estévia.*

110, 160 ou 300 vezes mais doce do que uma solução de sacarose a 10%, 4% ou 0,4%, respectivamente.

Apresenta sinergismo quando associado ao aspartame, ao acessulfame-K e ao ciclamato, mas não é sinérgico com a sacarina. A doçura do esteviosídeo acentua-se ainda mais quando se o associa com o ácido aminopropiônico ou com a glicina. O seu sabor é semelhante ao da sacarose, apesar de mais persistente. Alguns provadores referem, também, um sabor metálico, semelhante ao da sacarina e do acessulfame-K e, ainda outros, um gosto de alcaçuz. O seu sabor residual amargo de mentol é inversamente proporcional à pureza da amostra.

Para melhorar o sabor do esteviosídeo, ele pode ser associado a outros adoçantes, naturais ou sintéticos, como a sacarose, a frutose, a glicose, a lactose, a maltose, o manitol, o sorbitol, o xilitol, o aspartame, o ciclamato ou a sacarina. As associações do esteviosídeo com o rebaudiosídeo-A, com o cloreto de sódio, ou com os ácidos cítrico, acético ou succínico também reduzem o seu sabor residual característico. As principais aplicações do esteviosídeo na indústria de alimentos estão na fabricação de balas, bombons, gomas de mascar, gelatinas, iogurtes, pudins, refrigerantes, sorvetes e adoçantes de mesa.

Rebaudiosídeo-A

O rebaudiosídeo-A pode ser obtido, assim como os outros glicosídeos diterpênicos, diretamente das folhas da *Stevia reubadiana Bertoni* ou através da hidrólise enzimática do esteviosídeo.

No processo de hidrólise enzimática, o esteviosídeo é convertido em um outro glicosídeo diterpênico adocicado, este denominado rubusosídeo, o qual passa por mais três etapas químicas até ser transformado no rebaudiosídeo-A. Esta tecnologia de hidrólise enzimática apresenta um rendimento de 75%.

O rebaudiosídeo-A é mais estável e mais doce que o esteviosídeo. É 1,5 vez mais doce que o esteviosídeo e 200 a 450 vezes mais doce que a sacarose. O perfil de sabor do rebaudiosídeo-A também é mais próximo ao da sacarose que o perfil do esteviosídeo. O rebaudiosídeo-A não deixa gosto residual desagradável, em razão de persistir por menos tempo na boca, não saturando, assim, as papilas gustativas para o sabor doce. Além disso, o rebaudiosídeo-A é menos adstringente, menos amargo, mais hidrossolúvel e de melhor aceitação que o esteviosídeo.

Extrato de Estévia

O extrato cru das folhas da *Stevia reubadiana* costuma apresentar um sabor doce mais agradável que o gosto dos seus glicosídeos purificados. Isto se deve à presença do rebaudiosídeo-A nas suas folhas. Quanto maior a proporção do rebaudiosídeo-A nas folhas da estévia, menor a percepção do residual amargo dos outros glicosídeos diterpênicos. A Tabela 8.41 elenca o poder dulcificante dos diversos glicosídeos diterpênicos da *Stevia reubadiana Bertoni*:

Tabela 8.41
Poder Dulcificante dos Diversos Glicosídeos Diterpênicos da *Stevia Reubadiana Bertoni*

Glicosídeo Diterpênico	Doçura Relativa
Rebaudiosídeo – A	250 a 450
Rebaudiosídeo – D	250 a 450
Rebaudiosídeo – B	300 a 350
Esteviosídeo	150 a 300
Rebaudiosídeo – E	150 a 300
Esteviolbiosídeo	100 a 125
Rubusosídeo	100 a 120
Dulcosídeo – A	50 a 120
Dulcosídeo – B	50 a 120
Rebaudiosídeo – C	50 a 120

– Edulcorantes Não Nutritivos Sintéticos

Acessulfame – K

O acessulfame de potássio foi descoberto na Alemanha, nos laboratórios da Hoescht, por Karl Clauss em 1967. Esta descoberta foi acidental. Enquanto o pesquisador desenvolvia outros produtos, ele encontrou uma substância doce que nunca havia sido sintetizada anteriormente.

Em 1988 o acessulfame-K foi oficialmente aceito como um edulcorante não nutritivo e passou a ser empregado como ingrediente de gelatinas, gomas de mascar, pudins, laticínios, como adoçante de mesa e de bases secas para bebidas, café e chá instantâneos. O acessulfame-K é um pó cristalino, branco, praticamente inodoro, hidrossolúvel e com doçura relativa de 180 a 200. O poder dulcificante do acessulfame-K é rapidamente perceptível e esvai-se lentamente, em um lapso de tempo ligeiramente superior ao da sacarose. O seu perfil de doçura é semelhante ao da glicose.

Devido a sua boa estabilidade ele tem sido utilizado para o preparo de produtos que requerem um processamento mais intenso, como a pasteurização, a esterilização ou o aquecimento em altas temperaturas. O acessulfame-K é obtido a partir de derivados do ácido acético, podendo ser sintetizado por condensação do fluor-sulfonil-isocianato com o acetoacetato de terbutila ou com o proprino. A sua fórmula estrutural pode ser vista na Figura 8.185.

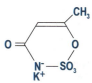

Figura 8.185 – *Acessulfame-K.*

O acessulfame-K, além de poder ser empregado como adoçante de mesa, também pode ser utilizado em bebidas semidoces, em bebidas carbonatadas e em mistura com outros edulcorantes, com a finalidade de conferir estabilidade e qualidade de doçura. A sua estabilidade à pasteurização o torna indicado para o preparo de produtos laticínios e enlatados. A estabilidade térmica do acessulfame-K, aliada à sua resistência aos meios ácido e alcalino, o torna vantajoso na produção de pós para bebidas quentes, derivados de cacau que serão aquecidos, pães, bolos, doces e demais produtos de confeitaria.

Ciclamato

A descoberta do ciclamato ocorreu em 1937, na Universidade de Illinois, pela contaminação acidental de um cigarro com um derivado da ciclohexilamina, daí passou-se à produção industrial do ciclamato a partir da sulfonação da ciclohexilamina.

As estruturas químicas do ácido ciclâmico e dos seus sais sódico e cálcico podem ser estudadas na Figura 8.186.

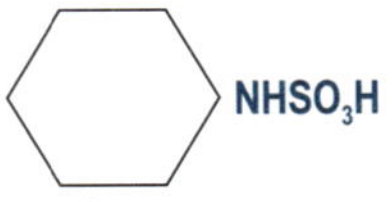

Ácido Ciclâmico

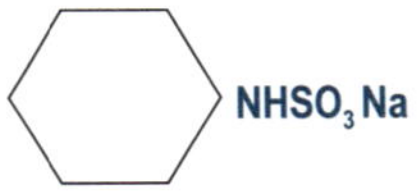

Ciclamato de sódio

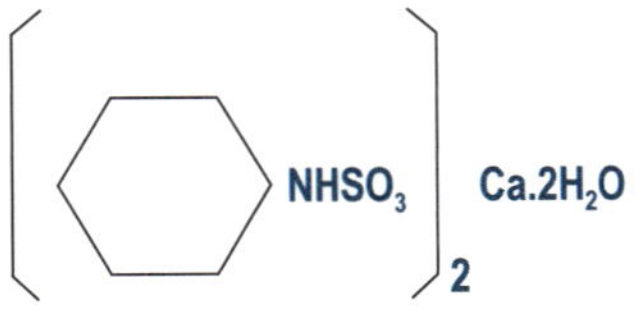

Ciclamato de cálcio

Figura 8.186 – *Ácido ciclâmico, ciclamato sódico e ciclamato cálcico.*

O ciclamato proporciona uma lenta percepção da sua doçura e deixa um sabor residual duradouro, o que torna difícil determinar a sua exata equivalência relativa com a sacarose. Ao contrário da sacarina, o ciclamato não apresenta gosto amargo, porém, o seu sabor residual é de um doce-azedo desagradável.

O ciclamato é sinérgico com outros edulcorantes intensos, como o acessulfame-K, o aspartame, a sacarina, a sacarose e a sucralose. Entre as principais vantagens do ciclamato, destacamos:

- é 30 a 50 vezes mais doce do que a sacarose;
- é estável em uma gama muito ampla de temperatura, resistindo à cocção prolongada;
- é estável na sua forma seca e em soluções aquosas;
- mantém a estabilidade na presença de gases, como nos refrigerantes;
- resiste a uma ampla faixa de pH, em soluções aquosas entre o pH 2 e o pH 10;
- resiste às variações físicas que ocorrem durante o processamento dos alimentos;
- é altamente hidrossolúvel;
- não apresenta efeito cariogênico, ao contrário do que ocorre com o acessulfame potássico, com o aspartame e com a sacarina;
- e apresenta uma longa vida de prateleira.

O ciclamato é empregado na fabricação dos adoçantes de mesa, de bebidas carbonatadas, de gelatinas, de geleias, de gomas de mascar, de sorvetes e de diversos outros tipos de sobremesas.

– *Sacarina*

A sacarina foi descoberta pelo químico norte-americano Constantin Fahlberg, em 1879, quando estudava a oxidação das sulfonamidas obtidas dos derivados do petróleo. As estruturas químicas da sacarina e dos seus sais cálcico e sódico estão ilustradas na Figura 8.187.

Inicialmente, a sacarina foi empregada como antisséptico e conservante dos alimentos e o seu uso como adoçante ocorreu gradualmente, após a virada do século dezenove. Foi

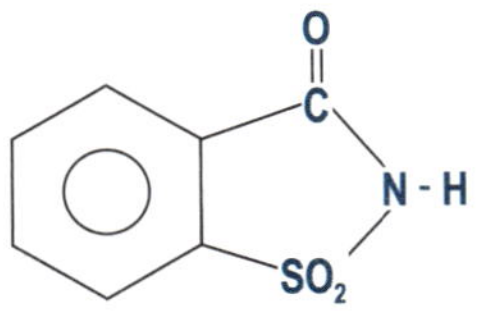

Sacarina

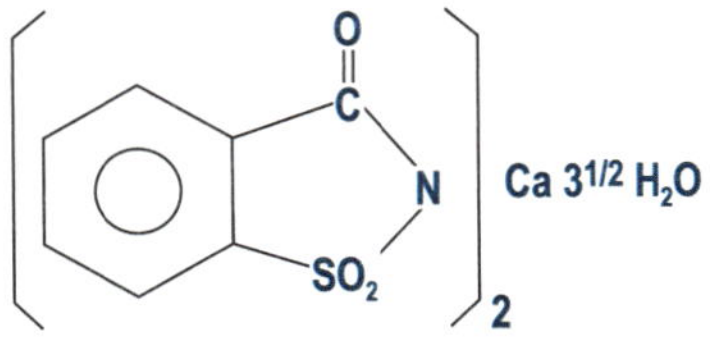

Sacarina cálcica

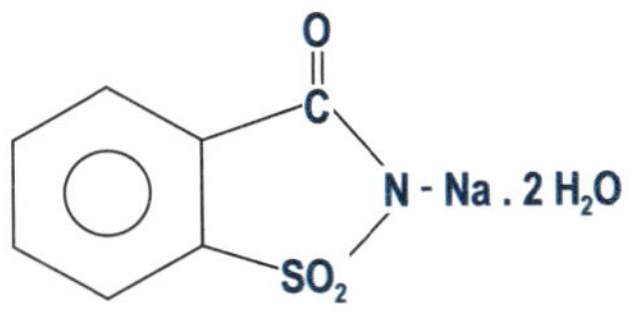

Sacarina sódica

Figura 8.187 – *Sacarina, sacarina cálcica e sacarina sódica.*

durante as duas guerras mundiais que a sua utilização como edulcorante se alastrou, em decorrência do racionamento do açúcar.

A doçura relativa da sacarina está ao redor 300, porém ela deixa um sabor residual amargo e, justamente por este motivo, é que ela está, em geral, misturada com o ciclamato, associação esta que diminui, significativamente, o gosto residual do adoçante obtido.

A sacarina não é metabolizada, não contribuindo com calorias na dieta, e é resistente ao calor e aos meios ácidos. A sua versatilidade permite que seja utilizada em diversos tipos de alimentos, bebidas, medicamentos e cosméticos, mormente em função da sua alta estabilidade ao armazenamento e ao aquecimento; por se combinar muito bem com outros edulcorantes e por se incorporar facilmente às misturas, sejam líquidas ou secas. A sacarina é também o adoçante mais econômico, não só quando se considera o custo por quilograma, como quando se relaciona o preço com o poder dulcificante.

Sucralose

A sucralose foi descoberta, na Inglaterra, em 1976, nos laboratórios da Tate & Lyle. Diz a lenda que por um estagiário que não seguiu corretamente as orientações do seu instrutor. Tem o nome químico pomposo de 4,1,6-triclorogalactossacarose e é obtida através da cloração seletiva dos grupos hidroxílicos das posições 4 e 6 da sacarose. A sua estrutura química pode ser comparada com a da sacarose na Figura 8.188.

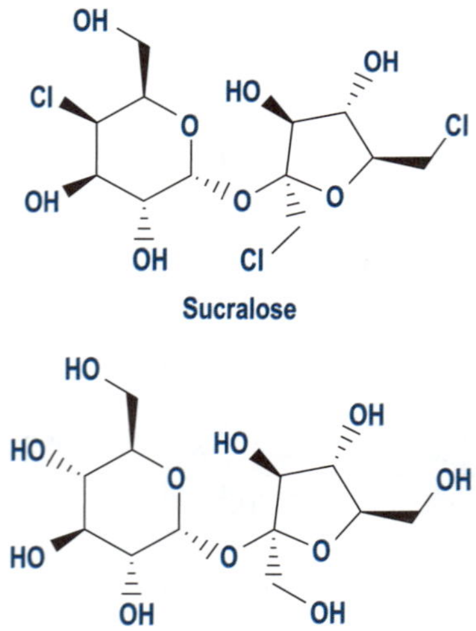

Figura 8.188 – *Sucralose comparada à sacarose.*

As suas ligações clorocarbônicas são estáveis e não são hidrolisadas durante a digestão sendo, a sucralose íntegra, rapidamente excretada nas fezes. O uso da sucralose como edulcorante foi aprovado, no Canadá, em 1991, na Austrália, em 1993, nos Estados Unidos da América, em 1998 e, no Brasil, somente em 2008.

Estudada durante 15 anos, período em que foram realizados cerca de 140 trabalhos em animais e seres humanos, não se observaram efeitos teratogênicos, tóxicos e nem cancerígenos com este adoçante. Apesar da sucralose ser uma substância organoclorada, ela não se mostrou tóxica até a dose diária de 3.000 mg por quilograma de peso, o que corresponde a cerca de 17.200 sachês da sucralose disponível comercialmente. A sucralose é mais estável que o aspartame nas altas temperaturas e sob a variação do pH e é altamente hidrossolúvel. Apresenta uma doçura relativa que varia de 400 a 800, e combina-se bem com o acessulfame-K, o aspartame e a frutose.

O seu perfil de sabor permite uma percepção rápida do paladar, com uma persistência ligeiramente maior do que a da sacarose, e não deixa sabor residual. Não é calórica e nem carcinogênica e tem sido indicada para o uso por diabéticos. A sucralose tem sido empregada para a fabricação de balas, barras de cereais dietéticas, refrigerantes, frutas em calda, geleias, pudins, gomas de mascar, molhos, iogurtes, sorvetes e adoçantes de mesa. A Tabela 8.42 exibe as principais características dos adoçantes mais utilizados.

• Indicações dos Edulcorantes

O emprego dos edulcorantes na indústria alimentícia se justifica na produção de alimentos destinados aos consumidores que necessitam de uma dieta com restrição calórica, aos diabéticos e para a profilaxia da cárie dentária.

Os edulcorantes também servem para substituir o açúcar, quando este não estiver disponível. Além do seu uso na manufatura dos produtos dietéticos, como pudins, geleias, sorvetes, refrigerantes, doces, chicletes, compotas, laticínios e adoçantes de mesa, os edulcorantes, especialmente aqueles não metabolizados pelas bactérias, também são empregados, na indústria farmacêutica para mascarar as características organolépticas dos medicamentos e dos produtos de higiene bucal.

• Doses Preconizadas para os Edulcorantes

Não existem doses preconizadas para os edulcorantes; existem, sim, estabelecidas as doses diárias admissíveis para alguns edulcorantes. Estas doses diárias admissíveis são, geralmente, abreviadas pela sigla IDA, de ingestão diária admissível, e estão expressas em mg por kg de peso corporal. A Tabela 8.43 elenca as doses diárias admissíveis para alguns edulcorantes.

Existem, também, estabelecidas as quantidades máximas de edulcorantes que podem ser adicionadas aos alimentos. Na Tabela 8.44, relacionamos os limites quantitativos máximos permitidos para os diversos tipos de alimentos e bebidas dietéticos, em g%.

Tabela 8.42
Principais Características dos Adoçantes mais Utilizados

	Acessulfame-K	Aspartame	Ciclamato	Esteviosídeo	Sacarina	Sucralose
Ano da descoberta	1960	1965	1939	1905	1879	1976
Doçura relativa	180-200	180-200	30-40	200	200-400	600
Efeito sinérgico	Com todos	Com todos	Com todos	Com todos	Com todos	Com todos
Estabilidade em pH neutro	Estável	Estável	Estável	Estável	Estável	Estável
kcal/g	0	4	0	0	0	0
Metabolização	Não	Sim	Não	Não	Não	Não
Origem	Sintética	Sintética	Sintética	Natural	Sintética	Sintética
Sabor	Residual leve	Agradável	Agradável	Desagradável	Desagradável	Agradável
Sensibilidade ao calor	Não	Sim	Não	Não	Não	Não

Tabela 8.43
Doses Diárias Admissíveis para Alguns Edulcorantes

Edulcorante	Ingestão Diária Admissível = IDA
Acessulfame-K	15,0 mg/kg
Aspartame	40,0 mg/kg
Ciclamato	11,0 mg/kg
Esteviosídeo	5,5 mg/kg
Sacarina	5,0 mg/kg
Sucralose	15,0 mg/kg

Tabela 8.44
Limites Quantitativos Máximos Permitidos para os Diversos Tipos de Alimentos e Bebidas Dietéticos, em g%

Edulcorante	Alimento	Bebida
Acessulfame-K	0,035 g/100 g	0,026 g/100 mL
Aspartame	0,075 g/100 g	0,075 g/100 mL
Ciclamato	0,13 g/100 g	0,13 g/100 mL
Esteviosídeo	0,06 g/100 g	0,06 g/100 mL
Manitol	Não há limite estabelecido	Não há limite estabelecido
Sacarina	0,03 g/100 g	0,03 g/100 mL
Sorbitol	Não há limite estabelecido	Não há limite estabelecido
Sucralose	0,045 g/100 g	0,025 g/100 mL
Xilitol	Não há limite estabelecido	Não há limite estabelecido

• Cuidados com o Uso dos Edulcorantes

Os cuidados com o uso dos edulcorantes são os do bom senso. Como no caso do açúcar, deve-se evitar o excesso. Costumo dizer aos nossos pacientes que o açúcar, na natureza, não está tão disponível quanto no açucareiro. Nos primórdios da história, para se obter o mel tínhamos que enfrentar as abelhas, hoje o encontramos no supermercado. Para experimentarmos a sacarose tínhamos de roer a cana de açúcar, hoje está na nossa mesa, refinado e à vontade. Esta facilidade levou ao abuso. Quem leu o livreto Sugar Blues, cito-o na bibliografia, para quem estiver interessado, fica com medo do açúcar. Não precisamos chegar a tanto, mas o bom senso deveria nos levar a considerá-lo como uma guloseima e não como um alimento essencial. O mesmo está acontecendo com os adoçantes, estamos abusando deles. Estão presentes nos alimentos, nas bebidas e como adoçante de mesa. Usamos e abusamos destas delícias e esquecemos que os doces deveriam ser apenas guloseimas, para o domingo depois da missa, como dizia às minhas crianças. Refrigerante não é para matar a sede, para hidratação. Para se refrescar use-se a água.

No final da década de 1990, passei a receber muitas mensagens, pela internet, perguntando sobre os riscos do aspartame. À época circulava pela rede uma denúncia da Senhora Nancy Markle, pretendendo associar o consumo do aspartame com o desenvolvimento de doenças crônicas como a esclerose múltipla, o lúpus eritematoso sistêmico, a fibromialgia, a síndrome da tempestade do deserto, convulsões e outras mais. Fomos estudar o assunto e não encontramos confirmação científica. Afirmava-se também, nesta época, que o aspartame provocaria um aumento significativo do metanol no organismo. Na verdade, como se pode observar na Figura 8.182, o aspartame apresenta, sim, um radical metanol em sua estrutura, mas a quantidade desprendida no seu metabolismo é ínfima, muitas vezes menor do que a necessária para causar efeitos neurológicos. Os sucos de frutas fornecem uma quantidade de metanol muito maior do que o aspartame nas doses habituais, e já consideramos o exagero destas doses.

Por outro lado, mais recentemente têm aparecido relatos de disfunções neurológicas provocadas pelo abuso do aspartame, e não só em animais de laboratório. Parece que o excesso do aspartato em relação ao glutamato, no cérebro, teria um efeito excitante sobre os neurônios. Até que esta controvérsia se esclareça, temos orientado os nossos pacientes a que não abusem deste adoçante, que evitem o excesso dos alimentos dietéticos que o contenham, que não abusem dos refrigerantes edulcorados com o aspartame e, principalmente, que não usem sempre o mesmo dulcificante, evitando, assim, os efeitos cumulativos de qualquer um deles.

O aspartame está, sim, contraindicado aos pacientes com fenilcetonúria, uma doença genética, autossômica-recessiva, caracterizada pela ausência da enzima fenilalanina hidroxilase. Esta enzima converte a fenilalanina em tirosina e a sua ausência leva ao acúmulo da fenilalanina. O excesso de fenilalanina provoca, na criança fenilcetonúrica, atraso do desenvolvimento neuropsicomotor, oligofrenia, convulsões, hiperatividade, tremores e microencefalia, já no primeiro ano de vida. No adulto, o excesso de ingestão da fenilalania poderia levar a sintomas semelhantes. O principal efeito colateral do sorbitol em excesso pode ser a diarreia osmótica, desencadeada pela sua ação colerética e laxante. Com relação ao manitol, devemos lembrar que este poliol é um diurético osmótico em doses maiores que 25 mg e, como o sorbitol, é um laxante suave.

Fibras

As fibras constituem um grupo de compostos que apresentam filamentos longos e contínuos, como o fio de um novelo de linha, ou filamentos alongados menos extensos. O conceito de fibra dietética, no entanto, é mais difícil. Apesar de, há muito tempo, haver um consenso, entre os cientistas, médicos e nutricionistas, de que uma dieta saudável deva incluir uma variedade de alimentos ricos em fibras, somente na década de 1970 se definiu o que é uma fibra dietética.

Nesta acepção, consideraram-se como fibra dietética os remanescentes das paredes celulares vegetais resistentes à digestão enzimática humana. Realmente, a maioria das fibras de uso dietético é de origem vegetal, porém este conceito omite as fibras não digeríveis derivadas dos alimentos de origem animal, como a quitina, as de origem sintética, como alguns frutoligossacarídeos, e outros carboidratos inacessíveis à digestão humana, como o amido resistente, insolúvel.

O conceito considerado neste capítulo engloba todas as fibras alimentares resistentes à digestão gástrica e à do intestino delgado, o que vale dizer: as fibras que chegam intactas ao intestino grosso. Dentro deste conceito, as fibras podem ser classificadas de acordo com vários critérios:

a. fibras viscosas e fibras não viscosas;
b. fibras fermentáveis e fibras não fermentáveis;
c. fibras solúveis e fibras insolúveis;
d. fibras dietéticas e fibras funcionais.

a. *Fibras viscosas e fibras não viscosas.* Nesta primeira classificação, as fibras são separadas de acordo com a sua capacidade de gelificar, quando adicionadas à água. Esta característica torna-se importante quando se pretende atrasar o esvaziamento gástrico ou a absorção de algum nutriente pelo intestino delgado. O exemplo clássico é o seu emprego para diminuir a assimilação das gorduras, no tratamento da hipercolesterolemia. A absorção do amido também é retardada pela presença das fibras viscosas que o isolam da amilase e auxiliam na manutenção da glicemia dos pacientes diabéticos. As fibras viscosas são representadas pelas pectinas, pelos betaglucanos, por algumas gomas como a goma-guar, e pelas mucilagens como o psílio. As fibras não viscosas são exemplificadas pela celulose, pela lignina e por algumas hemiceluloses.

b. *Fibras fermentáveis e fibras não fermentáveis.* Denominam-se fibras fermentáveis aquelas que são facilmente metabolizadas pelas bactérias da microbiota colônica, saudável ou comensal. Estas fibras fermentáveis têm a propriedade de aumentar a flora bacteriana dos cólons, proporcionando a formação dos ácidos graxos de cadeia curta e de gases intestinais. Os ácidos graxos de cadeia curta, como os acetatos, propionatos e butiratos, são absorvidos e utilizados para a produção de energia e, muito adequadamente, a fonte de energia preferida pelas células da mucosa do intestino grosso é o butirato. As pectinas, os betaglucanos, a goma-guar, a inulina e a oligofrutose são fibras prontamente fermentadas no cólon. A celulose e a lignina são resistentes à fermentação colônica. A aveia, a cevada, as frutas e as verduras são fontes ricas em fibras fermentáveis. Os cereais integrais, ricos em celulose, são mais resistentes à fermentação bacteriana.

c. *Fibras solúveis e fibras insolúveis.* Como os próprios nomes já definem, as fibras solúveis dispersam-se na água e as insolúveis não. Inicialmente se acreditava que as fibras solúveis fossem mais facilmente fermentadas pela flora bacteriana dos cólons, entretanto, posteriormente se descobriu que a solubilidade das fibras, na realidade, não prediz os seus efeitos fisiológicos. Apesar disso, os termos fibra solúvel e fibra insolúvel continuam sendo empregados no âmbito da nutrologia, da nutrição e nos rótulos da indústria de alimentos. Os betaglucanos, as gomas, as mucilagens, as pectinas e algumas hemiceluloses são fibras solúveis. A celulose, a lignina, outras pectinas e ainda outras hemiceluloses são fibras insolúveis. Alguns alimentos ricos em fibras solúveis são a aveia e os legumes, como o feijão, a lentilha e a ervilha.

d. *Fibras dietéticas e fibras funcionais.* Fibras dietéticas são aquelas que ocorrem, naturalmente, nos alimentos. Já as fibras funcionais são assim denominadas por serem isoladas ou produzidas artificialmente e adicionadas aos alimentos. Um conceito mais estrito de fibra funcional consiste em que seja um carboidrato filamentoso, não digerível, que pode ser obtido por extração de uma fonte natural, vegetal ou animal, ou produzido sinteticamente, e que apresente efeitos benéficos à saúde humana. Para que uma fibra possa ser comercializada como suplemento alimentar, ela precisa preencher estes requisitos conceituais da fibra funcional. As principais fibras dietéticas são:

- o *amido resistente*, que está naturalmente sequestrado dentro das paredes celulares vegetais e, por este motivo, é inacessível às enzimas digestivas humanas. A banana de vez e os legumes são as principais fontes naturais do amido resistente à digestão. Banana de vez é aquela que perdeu a adstringência mas ainda não está completamente madura. O amido resistente também pode ser produzido durante o processamento dos alimentos, especialmente pelo esfriamento e reaquecimento;
- os *betaglucanos*, que são polímeros da glicose que apresentam uma mistura de ligações glicosídicas beta-1,4 e beta-1,3, como podem ser observadas, adiante, na Figura 8.141. A aveia e a cevada são particularmente ricas em betaglucanos;
- a *celulose*, que é um polímero da glicose com ligações glicosídicas beta-1,4 e que se apresenta nas paredes celulares de todos os vegetais;
- as *gomas* são polissacarídeos viscosos habitualmente encontrados nas sementes;
- as *hemiceluloses* constituem um grupo variado de polissacarídeos formados por seis moléculas de hexoses e cinco moléculas de pentoses;
- *hexoses* são açúcares que contêm seis átomos de carbono, pentoses são açúcares com cinco átomos de carbono. Este polímero de açúcar, à semelhança da celulose, também é encontrado nas paredes celulares vegetais;
- a inulina, que é uma mistura polissacarídea formada por cadeias de frutose, de comprimentos variados, geralmente encerradas por uma molécula de glicose. As principais fontes de inulina são a cebola e o tupinambo. O tupinambo é o tubérculo do *Helianthus tuberosus*, também conhecido por alcachofra de Jerusalém. Observe a sua simpatia na Figura 8.189;
- a *lignina*, que é uma substância polifenólica com uma estrutura tridimensional complexa, e, portanto, não é um carboidrato, existente nas paredes celulares das plantas lenhosas e das sementes;
- a *oligofrutose*, semelhantemente à inulina, é uma mistura formada por cadeias de frutose, de comprimentos variados, porém mais curta do que as cadeias da inulina, que podem terminar ou com uma molécula de glicose ou com uma de frutose. As principais fontes de oligofrutose também são a cebola e o tupinambo;
- as pectinas são polissacarídeos viscosos, particularmente abundantes nas frutas, mais especialmente nas frutinhas vermelhas.

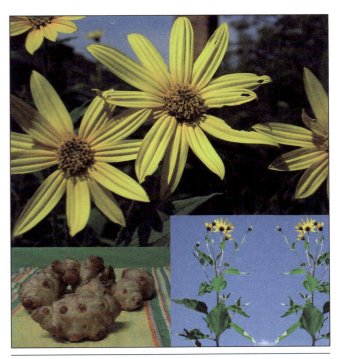

Figura 8.189 – *Tupinambo,* Helianthus tuberosus.

As principais fibras funcionais são:

- os *frutoligossacarídeos*, que são cadeias sintéticas curtas de frutose finalizadas com uma unidade de glicose. Na indústria alimentícia também são usadas como aditivos;
- as *maltodextrinas*, também estudadas sob o capítulo dos edulcorantes, são as dextrinas resistentes empregadas como aditivos alimentares no lugar do açúcar e das gorduras;
- *polidextrose e polióis*, como já estudamos no tópico sobre edulcorantes, são os polissacarídeos empregados como agentes de corpo e substitutos do açúcar;
- o *psílio* refere-se a uma mucilagem viscosa isolada das cascas das sementes do psílio, *Plantago psyllium*, *Plantago ovata*, *Plantago ispaghula* ou também conhecido como psílio dourado;
- a *quitina* é um carboidrato indigerível extraído dos exoesqueletos dos crustáceos, como os caranguejos e lagostas. Trata-se de um polímero muito longo formado por unidades de glucosamina acetilada unidas por ligações glicosídicas beta-1,4. A desacetilação da quitina forma o quitosan, ou chitosan, ou quitosana, disponível comercialmente.

Capítulo 8

395

• Atividade Biológica das Fibras

A maioria das fibras alimentares é de carboidratos, e um dos fatores que irão determinar a sua suscetibilidade à digestão enzimática pelo homem, talvez o mais importante, é a sua conformação química, determinada pelas ligações que unem as suas moléculas de açúcar, denominadas ligações glicosídicas. O sistema digestivo humano não secreta enzimas capazes de hidrolisar a maioria das ligações betaglicosídicas, o que explica porque a amilose, um polímero da glicose que possui ligações alfa-1,4-glicosídicas, é digerido pelas enzimas digestivas humanas e a celulose, que também um polímero da glicose, porém com ligações beta-1,4-glicosídicas, não o é. A Figura 8.190 ilustra a diferença entre as ligações alfa e betaglicosídicas.

Esta diferença química, aliada aos outros fatores físico-químicos, já mencionados no tópico anterior, determinará o comportamento das fibras alimentares no intestino e a sua atividade biológica. As principais atividades biológicas de interesse clínico das fibras residem na sua capacidade de diminuir o colesterol, de baixar a glicemia pós-prandial e de dar volume e maciez às fezes. A pectina, a goma-guar e a celulose unem-se aos ácidos biliares e reduzem a absorção das gorduras, bem como a reabsorção dos sais biliares. Inúmeras pesquisas clínicas bem controladas já demonstraram que o aumento da ingestão de fibras, especialmente das leguminosas, como o feijão, a ervilha e a lentilha, e dos cereais, como a aveia, é capaz de diminuir o colesterol total e o colesterol LDL (lipoproteínas de baixa densidade).

O uso de fibras viscosas, como as pectinas, a goma-guar e o psílio, também é adequado para diminuir o colesterol total e as lipoproteínas de baixa densidade, como o demonstram alguns trabalhos controlados por placebo. Embora muitos destes trabalhos avaliassem a ingestão de quantidades exageradas de fibras, uma metanálise de 67 pesquisas bem construídas mostrou que mesmo uma modesta ingestão de 10 g diários de fibras viscosas é suficiente para reduzir o colesterol total em cerca de 17 mg/dL e o colesterol de baixa densidade em aproximadamente de 22 mg/dL.

Ainda outras numerosas pesquisas clínicas controladas demonstraram que a associação de fibras dietéticas viscosas com suplementos de fibras funcionais viscosas isoladas, administradas em conjunto com uma refeição rica em carboidratos, melhora, significativamente, a resposta das curvas glicêmicas e insulinêmicas dos indivíduos testados. A ingestão de alimentos ricos em fibras e de fibras isoladas previne, e trata, a obstipação intestinal, por aumentar o volume fecal, por manter a consistência pastosa das fezes e, consequentemente, por acelerar a passagem da lia (resíduos fecais) pelo intestino grosso.

As fibras que mais dão volume ao bolo fecal e mais abreviam o trânsito intestinal são as fibras do trigo, também er-

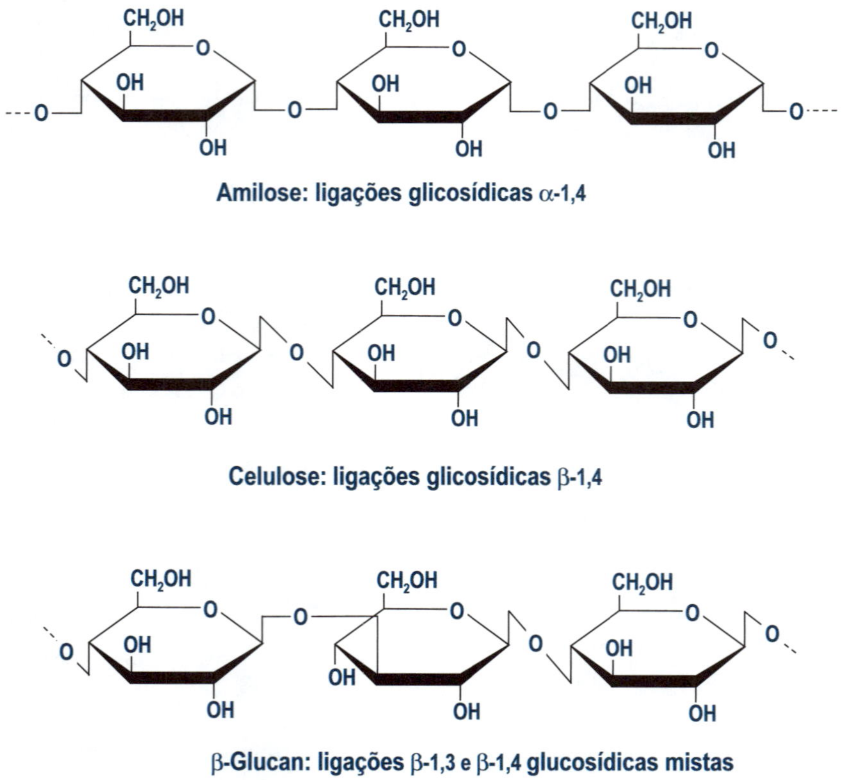

Amilose: ligações glicosídicas α-1,4

Celulose: ligações glicosídicas β-1,4

β-Glucan: ligações β-1,3 e β-1,4 glucosídicas mistas

Figura 8.190 – *Ligações alfa e beta glicosídicas.*

roneamente denominadas farelo de trigo, e as presentes nas frutas e verduras. Os suplementos alimentares constituídos por celulose e pelo psílio também são eficazes para o tratamento da constipação intestinal. Não se deve esquecer, entretanto, que se deve preconizar também, para otimizar o efeito das fibras na prisão de ventre, a ingestão de, pelo menos, 2 L de água por dia.

• Indicações Terapêuticas das Fibras

Muitos trabalhos têm mostrado que a ingestão de grandes quantidades de fibras reduz a incidência de diversas doenças crônicas. Entretanto, estes estudos geralmente se utilizam de alimentos ricos em fibras, o que torna difícil determinar se os benefícios obtidos estão realmente relacionados com as fibras alimentares ou com outros nutrientes e fitoquímicos presentes nestes alimentos. De qualquer modo, as principais indicações das fibras alimentares estão na prevenção das doenças cardiovasculares; do diabete melito do tipo 2; da doença diverticular; dos cânceres de cólon, reto e mama; da obesidade e no tratamento do diabete e da síndrome do cólon irritável.

Diversos estudos prospectivos de coorte têm mostrado uma associação consistente entre a ingestão de grandes quantidades de alimentos ricos em fibras e a redução da incidência de doença arterial coronariana. Uma análise recente de dez destes trabalhos, norte-americanos e europeus, mostrou que, a cada aumento de 10 g na ingestão diária de fibras alimentares, diminui em 14% a incidência de crises coronarianas e em 24% o número de mortes devidas à doença arterial coronariana. Esta relação inversa entre a ingestão de fibras e as mortes devidas à doença coronariana foi particularmente alta quando se avaliaram as fibras de cereais e as fibras das frutas. Os dados, obtidos dos três maiores dentre estes estudos, permitem calcular que a ingestão de 14 g de fibras alimentares, para cada 1.000 kcal da dieta, diminui em cerca de 16 a 33% o risco para doença arterial coronariana. Este benefício deve-se, principalmente, à propriedade hipocolesterolemiante e aos efeitos sobre as respostas glicêmica e insulinêmica das fibras alimentares. Além disso, a dieta rica em fibras também diminui os níveis séricos dos triglicérides, aumenta o teor plasmático do colesterol de alta densidade (HDL), protetor cardiovascular, e ajuda a reduzir os níveis pressóricos arteriais.

Realmente, alguns estudos observacionais notaram uma relação inversa entre a ingestão de fibras alimentares e a ocorrência de hipertensão arterial. Mais recentemente, duas pesquisas intervencionistas e controladas por placebos demonstraram que o aumento na quantidade de ingestão de aveia integral, ou de fibra de aveia, produz uma modesta, mas significante redução da pressão sanguínea arterial. Diversos e extensos estudos epidemiológicos também mostram evidências, fortes e consistentes, de que outros tipos de fibras alimentares, além das fibras dietéticas e funcionais isoladas, também reduzem o risco para doenças coronarianas. Entre estas fontes de fibras estão os cereais integrais, os legumes, as frutas e as verduras não amiláceas.

Nos Estados Unidos da América, o aumento na ingestão de carboidratos refinados e a diminuição da ingestão de fibras alimentares encontram um paralelo com a elevação da prevalência do diabete melito do tipo 2 a níveis de proporções epidêmicas. Inúmeros trabalhos prospectivos de coorte demonstram que as dietas ricas em fibras, especialmente as provenientes dos cereais integrais, estão associadas a uma redução significativa da incidência do diabete do tipo 2, não insulino-dependente. Embora nenhum estudo intervencionista tenha avaliado os efeitos das fibras dietéticas, isoladamente, na prevenção do diabete do tipo 2, dois importantes trabalhos deste tipo mostraram que a combinação entre as mudanças no estilo de vida com a elevação do consumo de fibras diminui o risco para o aparecimento do diabete no adulto e melhora a tolerância à glicose. Outros estudos, observacionais e intervencionistas, indicam que, apesar de múltiplos fatores, como a obesidade, a inatividade física e as características genéticas, elevarem o risco do diabete, as dietas ricas em fibras melhoram a intolerância à glicose e diminuem a incidência do diabete do tipo 2 nas populações de alto risco.

A maioria dos trabalhos caso-controlados realizados antes de 1990 mostra que a incidência do câncer colorretal é menor nos indivíduos que consomem grande quantidade de fibras alimentares. Paradoxalmente, os estudos de coorte, prospectivos, mais recentes não acharam significância nesta associação. Ademais, três pesquisas clínicas controladas também falharam na tentativa de demonstrar o efeito protetor das fibras sobre a recorrência dos pólipos adenomatosos colorretais, considerados lesões pré-cancerosas. A primeira pesquisa mostrou que a taxa de recorrência dos adenomas, nos pacientes acompanhados por um período de 4 anos, não diferiu, significativamente entre o grupo que seguiu uma dieta pobre em gorduras e consumiu 33 g diários de fibras, provenientes de frutas e verduras, e o grupo-controle, que ingeria cerca de 19 g por dia.

O segundo trabalho também não mostrou diferença significativa na taxa de recorrência do adenoma colorretal, após um período de observação de 3 três anos, entre o grupo suplementado com 13,5 g diários de fibra de trigo e o grupo suplementado com apenas 2 g por dia. No último trabalho, surpreendentemente, o grupo suplementado com 3,5 g diários de psílio, também por um período de 3 anos, mostrou um aumento significativo na recorrência dos adenomas, ao contrário do que ocorreu no grupo-placebo. As razões destas discrepâncias têm sido objeto de discussão acirrada entre os especialistas. As principais possíveis razões aventadas para a ausência do efeito protetor nestas pesquisas foram:

- a possibilidade do tipo de fibra alimentar empregado na pesquisa não ser o adequado;
- a quantidade de fibra consumida não foi suficiente;
- outros fatores dietéticos podem ter interferido nos resultados, um deles poderia ser o tipo de gorduras adsorvidas pelas fibras.

Evidentemente outros estudos devem ser realizados para esclarecer este aspecto. Com relação ao câncer de mama, embora numerosos trabalhos caso-controlados tenham mostrado uma relação inversa entre o consumo de fibras e este tipo de tumor, a maioria dos estudos prospectivos de coorte não tem confirmado este achado. A única exceção foi um acompanhamento de coorte realizado na Suécia, no qual as mulheres que consumiam a maior quantidade de fibras, ao redor de 26 g por dia, apresentaram uma incidência de câncer de mama 40% menor que as mulheres que ingeriram a menor quantia, uma média de 13 g de fibras por dia. Dentre as mulheres que consumiram a maior quantidade de fibras, o subgrupo que ingeriu os menores teores de gordura na dieta foi o que apresentou o menor índice de incidência do câncer de mama.

Os resultados de algumas pesquisas intervencionistas de curta duração, realizadas com mulheres na pré e pós-menopausa, sugerem que uma dieta pobre em gorduras, com apenas 10 a 25% de lípides, e rica em fibras, com 25 a 40 g por dia, pode diminuir o teor de estrógeno circulante. Esta redução estrogênica ocorreria por uma maior excreção estrogênica e pelo aumento do metabolismo dos estrógenos, entretanto, não se sabe ao certo se esta diminuição é suficiente para causar um impacto significativo sobre o risco de câncer de mama.

Já o efeito protetor das fibras sobre a doença diverticular do intestino é bastante evidente. A doença diverticular pode-se apresentar sob duas formas: como diverticulose e como diverticulite. A diverticulose é uma afecção comum, caracterizada pela formação de pequenas bolsas no intestino grosso, e geralmente assintomática. A diverticulite é a inflamação dolorosa do divertículo e ocorre em cerca de 15 a 20% dos portadores da diverticulose. Um enorme estudo prospectivo de coorte demonstrou que os homens com a maior ingestão alimentar de fibras apresentam um risco para o aparecimento de diverticulite 42% menor do que aqueles que consomem a menor quantidade de fibras na dieta. Na doença diverticular do intestino grosso, o tipo de fibra mais eficaz para a sua profilaxia é a não viscosa, especialmente a celulose.

O consumo de grandes quantidades de fibras pode prevenir a obesidade e auxiliar no seu tratamento, promovendo a saciedade, através da sensação de plenitude gástrica que acarreta, e por ser, praticamente, desprovido de calorias. Os trabalhos observacionais têm mostrado que a população adulta que ingere grandes quantidades de fibras é mais esguia e com menor propensão à obesidade do que os adultos que ingerem poucas fibras alimentares. Uma grande pesquisa de coorte, prospectiva, mostrou que as mulheres que aumentaram o consumo de fibras alimentares, para uma média de 9 g por dia, por um período de 12 anos, apresentaram a metade da probabilidade de um "ganho de peso extra" daquelas que diminuíram a ingestão de fibras para uma média de 3 g diários. O ganho de peso considerado, ao final dos 12 anos, foi um mínimo de 25 kg.

Já as pesquisas clínicas de curta duração, que avaliaram o efeito das fibras alimentares no tratamento da obesidade, mostram resultados conflitantes. A revisão sistemática dos trabalhos clínicos realizados até 2001 mostrou que a elevação na ingestão de fibras, provenientes da dieta ou de suplementos alimentares, para 14 g diários resultou em uma redução calórica na dieta de 10% e em uma perda de peso corporal na ordem de 1,9 kg, após 4 meses de tratamento. As pesquisas clínicas mais recentes, contudo, não confirmam a perda de peso com o consumo de cereais integrais ou suplementos de fibras. Deste modo, consideramos que, apesar de os indivíduos que ingerem grandes quantidades de alimentos ricos em fibras, especialmente cereais integrais, apresentarem uma maior probabilidade de manterem um índice de massa corpórea saudável, não se pode afirmar que uma dieta rica em fibras, sem outros cuidados de higiene, seja suficiente para o controle do peso corporal. Apenas para lembrança conceitual: a higiene não se refere apenas à limpeza e ao asseio corporal, mas também aos cuidados com a alimentação, com as atividades física, mental e espiritual e com o meio ambiente, físico, biológico e social.

Com relação ao diabete melito, de qualquer tipo, inúmeras pesquisas clínicas bem controladas têm comprovado que o aumento da ingestão de fibras, sejam alimentares ou provenientes de suplementos de fibras viscosas, melhora os indicadores do controle glicêmico, especialmente a glicemia pós-prandial, e o perfil lipídico.

Uma metanálise mais atual examinou os resultados de 23 trabalhos clínicos que compararam os efeitos da dieta rica em fibras com os da pobre em fibras. As dietas ricas em fibras foram capazes de diminuir a glicemia pós-prandial em cerca de 13 a 21%, a colesterolemia de baixa densidade (LDL) em 8 a 16% e a trigliceridemia em 8 a 13%. Foram consideradas dietas ricas em fibras aquelas que compreendiam uma concentração de fibras maior ou igual a 20 g por cada 1.000 kcal, e dietas pobres em fibras aquelas com menos de 10 g de fibras por cada 1.000 kcal. Os autores desta metanálise, com base nas evidências encontradas, recomendaram, então, para os indivíduos diabéticos, uma ingestão diária de 25 a 50 g de fibras, correspondendo a 15 a 25 g de fibras para cada 1.000 kcal da dieta. Esta recomendação está de acordo com a orientação da maioria das organizações internacionais de diabéticos. De modo geral, recomenda-se que os diabéticos optem por uma dieta rica em fibras, especialmente de cereais integrais, legumes, nozes, frutas e vegetais não amiláceos. Não existem evidências clínicas de que as fibras não viscosas, como a fibra de trigo, sejam úteis no tratamento do diabete.

A síndrome do intestino irritável é um distúrbio funcional dos intestinos caracterizado por crises de desconforto ou dores abdominais, acompanhadas de obstipação ou diarreia. Embora a grande maioria dos portadores desta síndrome seja encorajada a aumentar o consumo alimentar de fibras, as pesquisas clínicas controladas com o psílio, a metilcelulose e a fibra de trigo têm mostrado resultados conflitantes.

Uma revisão sistemática de 17 trabalhos controlados e randomizados, que investigaram a eficácia de diversos suplementos de fibras no tratamento da síndrome do intestino irritável, evidenciou que as fibras solúveis, como o psílio, melhoram, significativamente, os sintomas gerais desta síndrome, porém o uso das fibras insolúveis, como a fibra de milho e a fibra de trigo, não os melhoram. Em geral, as fibras melhoram a prisão de ventre destes pacientes, mas não melhoram as dores abdominais. E, naqueles pacientes nos quais predomina a diarreia, as fibras podem, ao final das contas, piorar estes sintomas. Por estes motivos, recomenda-se a terapia com fibras apenas para aqueles pacientes com síndrome do intestino irritável nos quais predomina a obstipação intestinal. As fibras preconizadas a estes doentes são as solúveis, ou viscosas, e devem ser introduzidas gradualmente no tratamento, até alcançar a dose ótima, geralmente entre 12 e 30 g por dia. Outro motivo para a introdução gradual das fibras viscosas é que elas são de fermentação rápida e costumam produzir flatulência e sensação de empachamento nestes enfermos.

- **Fontes de Fibras**

As principais fontes de fibras alimentares são os legumes, as frutas secas, os cereais integrais, os farelos de cereais, as frutas e as hortaliças não amiláceas. Em geral, os legumes, os cereais integrais e as frutas secas são fontes mais ricas em fibras do que as frutas e os outros vegetais comestíveis. Todos os alimentos de origem vegetal contêm uma mistura de fibras solúveis e insolúveis. A aveia e os legumes são ricos em fibras solúveis e viscosas. O farelo de trigo e os cereais integrais são ricos em fibras insolúveis e não viscosas. Os conteúdos de fibras presentes em alguns alimentos vão elencados na Tabela 8.45.

É importante observar que a prescrição de todos os suplementos de fibras deve ser acompanhada da orientação de se ingerir, pelo menos, dois litros de água por dia. Outro ponto importante é que os suplementos de fibras solúveis, provenientes da aveia integral, devem confirmar, no rótulo, a presença de, pelo menos, 0,75% destas fibras.

- **Doses Preconizadas para as Fibras**

O Conselho de Medicina e Nutrição do Instituto de Medicina dos Estados Unidos da América estabeleceu, em 2001, as primeiras recomendações sobre as quantidades diárias de fibras, adequadas para a redução do risco de doenças cardiovasculares. A dose adequada de ingestão diária de fibras recomendada por este instituto varia em torno de 14 g por cada 1.000 quilocalorias consumidas na dieta. Para os adolescentes e adultos até os 50 anos de idade, a recomendação é de 38 g diários de fibras para os homens e 25 g para as mulheres. Para os maiores de 50 anos de idade, a recomendação diária é de 30 g para os homens, e 21 g para as mulheres. As doses adequadas de fibras, nas diversas faixas etárias, vão a seguir elencadas.

Tabela 8.45
Conteúdo de Fibras em Alguns Alimentos

Alimento	Porção	Fibra
Cereais		
Arroz integral cozido	1 xícara (200 mL)	3,5 g
Aveia instantânea cozida	1 xícara (200 mL)	3,7 g
Bulgur cozido (*Triticum durum*)**	1 xícara (200 mL)	8,2 g
Cevada cozida	1 xícara (200 mL)	6,0 g
Fibra de aveia	1 xícara (200 mL)	5,7 g
Fibra de trigo	1 xícara (200 mL)	17,6 g
Quinoa (*Chenopodium quinoa*)*	1 xícara (200 mL)	9,3 g
Frutas		
Ameixa sem caroço	1 xícara (200 mL)	12,1 g
Amora	1 xícara (200 mL)	8,0 g
Framboesa	1 xícara (200 mL)	7,6 g
Goiaba picada	1 xícara (200 mL)	8,9 g
Pera	1 unidade	9,9 g
Frutas Secas		
Amêndoa	1 xícara (200 mL)	23,2 g
Amendoim	1 xícara (200 mL)	16,8 g
Noz-pecã	1 xícara (200 mL)	18,9 g
Pistache	1 xícara (200 mL)	20,3 g
Hortaliças		
Abóbora cozida	1 xícara (200 mL)	5,7 g
Alcachofra, miolo, cozida	1 xícara (200 mL)	9,1 g
Cogumelo cozido	1 xícara (200 mL)	3,4 g
Couve-de-bruxelas	1 xícara (200 mL)	6,4 g
Espinafre, congelado, cozido	1 xícara (200 mL)	7,0 g
Leguminosos		
Ervilha seca cozida	1 xícara (200 mL)	16,3 g
Feijão branco cozido	1 xícara (200 mL)	19,1 g
Feijão congelado	1 xícara (200 mL)	13,4 g
Feijão em lata	1 xícara (200 mL)	16,4 g
Lentilha cozida	1 xícara (200 mL)	15,6 g

* O quinoa, ou a quínua, é um cereal nativo dos Andes peruanos, é lá conhecido como o arroz dos pobres.
** O bulgur, ou burghul, é um cereal usado na culinária do Oriente Médio.
As outras fontes de fibras são os suplementos de fibras funcionais isoladas, relacionadas na Tabela 8.46.

Capítulo 8

Tabela 8.46
Fibras Funcionais Isoladas

Betaglucanos	São fibras solúveis, viscosas e facilmente fermentáveis
	Ocorrem naturalmente na aveia, na cevada, nos cogumelos, nas leveduras, nas bactérias e nas algas
	Os betaglucanos disponíveis nos suplementos alimentares são extraídos da aveia, dos cogumelos e das leveduras
Goma-guar	A goma-guar, também denominada galactomanana, é uma fibra viscosa e fermentável obtida do feijão guar indiano (*Cyamopsis tetragonolobus* – veja a Figura 8.191)
	Esta goma é empregada como espessante e emulsificante em muitos produtos alimentícios
	No mercado dos suplementos alimentares, a goma-guar é propagada como uma auxiliar nas dietas de emagrecimento. Porém, uma metanálise de 11 trabalhos controlados e randomizados não comprovou a sua eficiência neste propósito
Inulinas	As inulinas são fibras facilmente fermentáveis classificadas como pré-bióticos, ou seja, apresentam a capacidade de estimular o crescimento, no intestino grosso, das bactérias do gênero *Bifidobacteria*, potencializando os seus efeitos pró-bióticos benéficos
	O efeito pró-biótico das bifidobactérias colônicas caracteriza-se pela manutenção, ou pelo restabelecimento, da saúde intestinal; pela competição com as bactérias patogênicas, que poderiam causar a diarreia; e pelo estímulo das defesas imunológicas
	As inulinas são extraídas das raízes da chicória ou sintetizadas a partir da sacarose
	São usadas como aditivos na indústria de alimentos, especialmente na substituição de gorduras, como nos temperos para saladas
	Diversos suplementos alimentares também contêm a inulina em suas composições
Oligofrutose	A oligofrutose é uma fibra de fermentação fácil no intestino grosso e, portanto, também prebiótica
	É obtida, do mesmo modo como as inulinas, das raízes da chicória e por síntese a partir da sacarose
	A oligofrutose é utilizada como aditivo alimentar, em suplementos alimentares e como pré-biótico nas formulações ortomoleculares. Devido ao seu sabor doce, a oligofrutose é empregada, na indústria alimentícia, para a produção de iogurtes e sobremesas
Pectinas	As pectinas são fibras viscosas, a maioria delas extraída das cascas das frutas cítricas e da polpa da maçã
	São largamente utilizadas como agentes gelificantes
	Também estão presentes em suplementos alimentares
Psílio	O psílio, ou *psilium*, é uma fibra solúvel, viscosa, isolada das cascas da semente do psílio
	Está presente nos medicamentos de ação laxante, nas misturas de cereais disponíveis comercialmente para o tratamento da hipercolesterolemia, e nos suplementos alimentares
	Estas misturas de cereais devem conter, no mínimo, 1,7% de fibras de psílio; no entanto, para se obter o efeito cardioprotetor, a ingestão mínima destas fibras solúveis deve ser de 7 g por dia
Quitosana	A quitosana é um polímero da glucosamina, não passível de digestão, derivado da quitina dos crustáceos
	Administrada junto com as refeições, a quitosana inibe a absorção de gorduras
	Está disponível em diversos produtos, comercializados com o intuito de promover o emagrecimento e a diminuição do colesterol, e em suplementos dietéticos de uso popular
	O efeito emagrecedor da quitosana não é maior que o do placebo e o seu efeito hipocolesterolemiante não está definitivamente comprovado

Bebês até os 12 meses de idade	Indeterminada.
Crianças de 1 a 3 anos de idade	19 g/dia.
Crianças de 4 a 8 anos de idade	25 g/dia.
Meninos de 9 a 13 anos de idade	31 g/dia.
Meninas de 9 a 13 anos de idade	26 g/dia.
Adolescentes masculinos de 14 a 18 anos de idade	38 g/dia.
Adolescentes femininos de 14 a 18 anos de idade	26 g/dia.
Adultos masculinos de 19 a 50 anos de idade	38 g/dia.
Adultos femininos de 19 a 50 anos de idade	25 g/dia.
Adultos masculinos maiores de 51 anos de idade	30 g/dia.
Adultos femininos maiores de 51 anos de idade	21 g/dia.
Gestantes de todas as idades	28 g/dia.
Lactantes de todas as idades	29 g/dia.

Para alcançar estas doses diárias recomendadas, sugere-se a dieta dos cinco ques:

- que compreenda, pelo menos, cinco porções diárias de frutas e verduras;
- que substitua as farinhas refinadas, e os cereais beneficiados, por cereais integrais;
- que inclua a aveia integral e os demais cereais integrais, ou a fibra de cereais, no café da manhã;

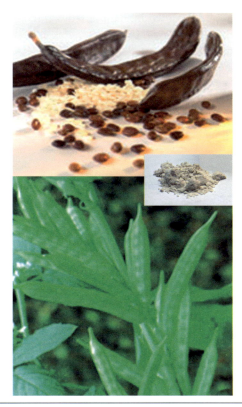

Figura 8.191 – *Feijão guar. Ao centro, a goma-guar.*

- que faça uso dos feijões, ou ervilha, ou lentilha, pelo menos uma vez por semana;
- que substitua as guloseimas e os "porcariitos" pelas frutas secas ou pela pipoca.

As doses pré-bióticas dos frutoligossacarídeos e da inulina são relativamente baixas, apresentando efeito bifidogênico já em torno de 4 a 8 g diários.

• Cuidados com o Uso das Fibras

A maioria dos leigos, à primeira vista, tem a impressão de que o uso e o abuso das fibras são inócuos, porém, não é exatamente assim e existem alguns efeitos colaterais. Alguns indivíduos apresentam cólicas intestinais, distensão abdominal e flatulência quando passam a consumir uma dieta mais rica em fibras alimentares. Estes sintomas podem ser minimizados, ou mesmo abolidos, com a introdução gradual das fibras na dieta e com o aumento da ingestão de água para, pelo menos, 2 L por dia.

Existem alguns raros relatos de casos de obstrução intestinal provocada pelo excesso na ingestão de fibras de trigo e aveia, geralmente em pacientes portadores de disfunção intestinal motora grave ou com distúrbios da mastigação. Apesar disso, não se considerou necessário estabelecer uma dose máxima de tolerância para as fibras alimentares. Já com relação aos suplementos de fibras funcionais isoladas, os efeitos adversos podem ser mais importantes.

A goma-guar, a inulina, a oligofrutose, os frutoligossacarídeos, a polidextrose, o amido resistente e o psílio podem causar desconforto gastrintestinal, cólicas intensas, distensão abdominal, flatulência e diarreia. Muitos casos de obstrução intestinal provocada pelo psílio já foram relatados, a maioria em pacientes com distúrbios da motilidade intestinal e ingestão insuficiente de líquidos, devida ao comprometimento da deglutição. É, ainda, importante lembrar que uma das pesquisas que avaliaram a evolução de pacientes com adenoma colorretal mostrou uma recorrência significativamente maior destes tumores no grupo suplementado com 3,5 g diários de psílo, por 3 anos, do que o grupo-placebo.

Os indivíduos com alergia aos frutos do mar devem evitar os produtos que contenham a quitina, ou o quitosan, porque estas fibras são extraídas dos exoesqueletos de crustáceos, como camarões, lagostas e caranguejos. Já foram descritos casos de anafilaxia provocados pela injeção endovenosa de inulina e pela ingestão de margarina contendo a inulina. O psílio pode desencadear crises de asma, especialmente como doença ocupacional em trabalhadores expostos ao pó de psílio. Também já foram descritos casos de anafilaxia após a ingestão de cereais contendo o psílio.

Existem, ainda, interações das fibras com diversos medicamentos. O psílio pode reduzir a absorção de antidepressivos, da carbamazepina, da digoxina e da varfarina. A goma-guar torna mais lenta a absorção da digoxina, do acetaminofen e do diurético bumetanida. Também diminui a assimilação do metformim, da penicilina e de alguns produtos hipoglicemiantes à base de gliburide. A pectina pode diminuir a biodisponibilidade intestinal da lovastatina. A administração concomitante do caulim com a pectina prejudica a absorção da clindamicina, das teraciclinas e da digoxina. Como regra geral, estas medicações devem ser administradas, pelo menos, 1 hora antes ou 2 horas depois da ingestão dos suplementos de fibras funcionais isoladas. Com relação às interações nutricionais, tem-se apregoado que as fibras de cereais podem diminuir a absorção do ferro, zinco, cálcio e magnésio, quando ingeridos na mesma refeição, isto está relacionado com a presença dos fitatos existentes nos cereais.

Em geral, a presença das fibras alimentares, nas doses recomendadas e em uma dieta normal e balanceada, não afeta o estado nutricional destes minerais nos indivíduos saudáveis. Já com relação às fibras funcionais isoladas, existem alguns trabalhos que sugerem que a inulina e a oligofrutose podem aumentar a absorção do cálcio. A pectina e a goma-guar podem reduzir, significativamente, a absorção do betacaroteno, do licopeno e da luteína, todos estes, carotenoides. O psílio pode diminuir a absorção do lítio, do qual já é carente a alimentação do paulistano.

Fitoesteroides

Os fitoesteroides, ou fitosteróis, constituem um grupo de substâncias derivadas dos esteróis e álcoois presentes nos vegetais. Estes compostos, quando isolados, apresentam-se como um pó branco de odor característico, insolúvel em água e solúvel em álcool. Os vegetais apresentam um amplo espectro de fitoesteroides, que atuam, principalmente, como componentes estruturais das suas membranas celulares. O betassitosterol é um fitoesteroide que está presente na maioria das plantas terrestres e muito raramente ocorre nas algas unicelulares, o que o torna um biomarcador da origem terrestre de uma determinada amostra de sedimento. Analogamente, a presença do colesterol pode ser um marcador de origem animal do material, no caso, de mamíferos.

O brassicasterol é um outro fitoesteroide usado como marcador auxiliar na detecção de adulterações nos óleos de soja e girassol, já que estas plantas não contêm este tipo de fitoesteroide, ao contrário da colza, cujo óleo é moderadamente tóxico para os seres humanos. Um breve parêntese, para sossegarmos os alarmistas de plantão, o óleo de colza, disponível para uso culinário, é obtido da colza selvagem modificada geneticamente e não contém o ácido erúcico e os glicosinolatos, responsáveis pela sua toxicidade. O nome comercial deste óleo transgênico, canola, deriva da expressão inglesa Can*adian* O*il* L*ow* A*cid*, que significa óleo canadense de baixo teor ácido.

Os fitoesteroides são esterificados naturalmente, nas células parietais dos intestinos, e, em laboratório, através da sua união aos ácidos graxos. A principal finalidade da esterificação industrial dos fitoesteroides é torná-los mais lipossolúveis, para serem incorporados aos alimentos gordurosos, margarinas e temperos, e, também, para servirem na produção de fármacos e cosméticos.

• **Atividade Biológica dos Fitoesteroides**

Existe uma grande probabilidade de que, durante a evolução da humanidade, os fitoesteroides desempenharam um importante papel na dieta e na saúde dos nossos ancestrais, especialmente pela particular semelhança estrutural com o colesterol. Uma evidência disto reside no fato de que a reintrodução dos fitoesteroides na alimentação moderna melhora o perfil lipídico humano e reduz a incidência das doenças cardiovasculares. Os fitosteroides estão classificados em dois tipos:

• os esteróis, que apresentam uma dupla ligação no anel esteroidal B;
• os estanóis, que não apresentam esta dupla ligação.

Estude a estrutura básica dos fitoesteroides e as diferenças entre alguns fitoesteroides e fitoestanoides nas Figuras 8.192, 8.193 e 8.194.

Os principais esteroides vegetais e, consequentemente, os presentes em maior quantidade na dieta humana são o sitosterol e o campesterol. Os estanóis representam apenas cerca de 10% dos fitoesteroides presentes na alimentação. O colesterol, presente no corpo humano, procede dos alimentos de origem animal, dos óleos vegetais processados, na indústria ou na cozinha, e da síntese endógena.

O organismo humano não está apto a sintetizar os fitoesteroides, assim, quando estes compostos são dosados, no sangue ou em qualquer tecido, está implícita a sua origem

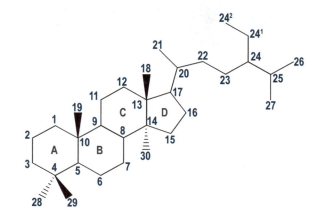

Figura 8.192 – *Estrutura básica dos fitoesteroides, fundamental para a sua nomenclatura.*

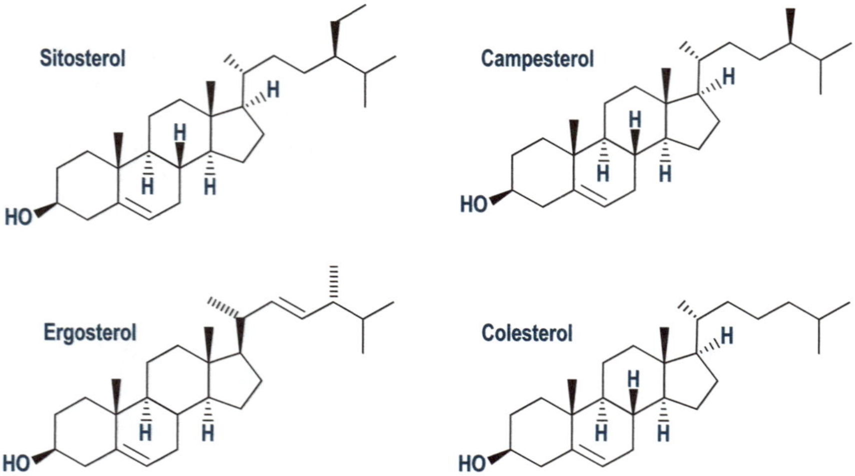

Figura 8.193 – *Dessemelhanças entre os esteroides.*

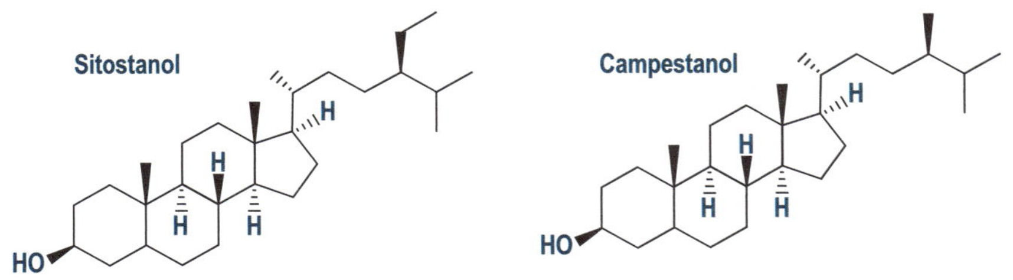

Figura 8.194 – *Observe a diferença entre estes estanóis e os seus esteróis análogos da figura anterior – a ausência da dupla ligação no anel B.*

dietética. Para ser absorvido pelos enterócitos da mucosa intestinal, o colesterol presente nos alimentos deve estar incorporado a um agregado de moléculas surfactantes, denominado micela. As micelas são constituídas por uma mistura de sais biliares, lípides e esteróis que se associam no intestino delgado após uma dieta gordurosa. Podemos entender melhor a estrutura de uma micela estudando a Figura 8.195.

Voltando ao enterócito, o colesterol, inicialmente adsorvido na micela, é esterificado e reincorporado às lipoproteínas ricas em triglicérides, então denominadas quilomicra, que serão liberadas na circulação sanguínea. Os quilomicra circulantes serão, gradualmente, despojados dos triglicérides e tornar-se-ão fragmentos a serem reaproveitados pelo fígado. Nos hepatócitos, o colesterol remanescente dos quilomicra pode ser reaproveitado em outras lipoproteínas, que serão liberadas no sangue, ou pode ser secretado com a bile no intestino delgado. Analogamente, os fitoesteroides também necessitam estar incorporados às micelas para serem captados pelos enterócitos. Já no interior dos enterócitos, a absorção sistêmica dos fitoesteroides é inibida por dois transportadores e efluxos, que consistem em um pacote de proteínas ligado a uma molécula de ATP (adenosina trifosfato). Estes invólucros proteicos recebem o nome de ABC e os dois transportadores são denominados ABCG5 e ABCG8.

Cada um destes transportadores de efluxo forma uma metade do veículo que secreta os fitoesteroides e o colesterol não esterificado para a luz intestinal. Os transportadores de efluxo ABCG5 e ABCG8 devolvem os fitoesteroides à luz intestinal com uma eficiência muito maior do que para com o colesterol, o que resulta em uma absorção sistêmica dos fitoesteroides muito menor que a do colesterol. A esterificação dos fitoesteroides pelos enterócitos também não é tão rápida quanto a do colesterol, assim, os fitoesteroides são incorporados aos quilomicra em concentrações muito menores que o colesterol. Os fitoesteroides, que foram incorporados aos quilomicra liberados na circulação sanguínea, serão captados pelo fígado e rapidamente secretados com a bile, através dos mesmos transportadores de efluxo, ABCG5 e ABCG8, também presentes nos hepatócitos.

Do mesmo modo, apesar do colesterol também ser secretado com a bile, a excreção dos fitoesteroides é muito maior do que a do colesterol. Este mecanismo explica porque, após uma refeição normal, que contém quantidades semelhantes de fitoesteroides e colesterol, a concentração sérica de fitoes-

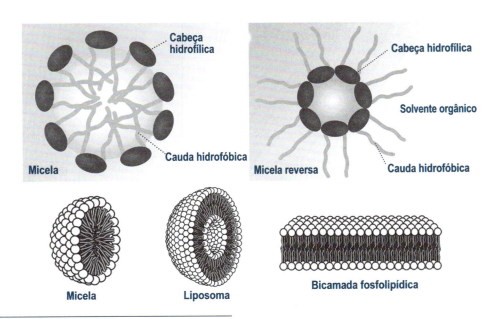

Figura 8.195 – *Estrutura de uma micela*

Capítulo 8

teroides é centenas de vezes menor do que a do colesterol. A absorção sistêmica dos fitoesteroides presentes na dieta é menor que 10%, enquanto a absorção do colesterol alcança 50 a 60%.

Como, então, o consumo de fitoesteroides pode melhorar o perfil lipídico? Já está bem estabelecido o fato de que a ingestão de grandes quantidades de esteróis e estanóis de origem vegetal pode reduzir o colesterol total e as lipoproteínas de baixa densidade (LDL) nos seres humanos, e a explicação que se dá é que os fitoesteroides, ainda na luz do intestino delgado, deslocam o colesterol das micelas, impedindo a absorção ativa do colesterol. O consumo de 1,5 a 1,8 g por dia de fitoesteroides é capaz de reduzir a absorção do colesterol em cerca de 30 a 40%. Em doses maiores, de cerca de 2,2 g por dia, a queda da absorção pode alcançar 60%.

Como resposta à diminuição da captação do colesterol de origem alimentar, a expressão genética do receptor tecidual para as lipoproteínas de baixa densidade (LDL-colesterol) aumenta, levando à depuração do LDL-colesterol circulante. A queda da colesterolemia, provocada pelos fitoesteroides, desencadeia o aumento da síntese endógena do colesterol; apesar disso, o resultado final é uma redução da concentração sérica do colesterol de baixa densidade.

Os trabalhos realizados com os fitoesteroides em culturas de tecidos e em modelos animais mostram, ainda, outras atividades biológicas. A significância destes achados para os seres humanos ainda não está estabelecida. Sabemos que o colesterol é um componente estrutural importante das membranas celulares dos mamíferos. Em cultura de tecidos observou-se que os fitoesteroides foram capazes de deslocar o colesterol das membranas celulares, alterando as suas propriedades físicas, reológicas, sinalizadoras e enzimáticas.

Em modelos animais para o acidente vascular cerebral hemorrágico observou-se, com o uso de doses muito elevadas de esteróis e estanóis vegetais, uma tendência à alteração das propriedades reológicas dos eritrócitos, com perda da capacidade de deformação das hemácias e aumento da sua fragilidade. Estes efeitos não foram observados nas hemácias humanas até a dosagem diária de 1 g para cada 1.000 kcal da dieta, durante 4 semanas.

Estudos realizados com animais de laboratório sugerem, também, que a administração de altas doses de fitoesteroides pode alterar o metabolismo da testosterona. Nestes experimentos, os fitoesteroides foram capazes de inibir a enzima 5-alfa-redutase, a proteína receptora da membrana celular que converte a testosterona no seu metabólito mais ativo, a di-hidroxitestosterona. Não se sabe se o mesmo ocorre com o metabolismo humano da testosterona. Nos seres humanos não foi observada nenhuma alteração dos teores de testosterona, livre ou total, com o consumo diário de 1,6 g de ésteres dos fitoesteroides ingeridos pelo período de 1 ano.

Ao contrário do que ocorre com as células normais, as células neoplásicas perdem a capacidade de responder aos sinais de morte celular programada, também chamada de apoptose. Trabalhos realizados com culturas de tecidos mostram que o sitosterol é capaz de induzir a apoptose quando adicionado às culturas de células tumorais humanas, como as do câncer de próstata, câncer de mama e neoplasias malignas do intestino grosso. Existem, ainda, evidências, obtidas de pesquisas realizadas com culturas de tecidos e com animais de experimentação, sugerindo que os fitoesteroides podem atenuar a atividade pró-inflamatória do sistema imunológico, incluindo a explosão respiratória dos macrófagos e dos neutrófilos.

• Indicações Terapêuticas dos Fitoesteroides

As principais indicações dos fitoesteroides estão na prevenção das doenças cardiovasculares e dos cânceres e no tratamento da hiperplasia benigna da próstata. Como já mencionamos, inúmeras pesquisas clínicas vêm demonstrando que o consumo diário de alimentos enriquecidos com esteróis ou estanóis de origem vegetal, sob as suas formas livre ou esterificada, diminui as concentrações séricas do colesterol total e do colesterol de baixa densidade (LDL).

Uma metanálise analisou as conclusões de 18 pesquisas clínicas muito bem controladas e considerou que o consumo de alimentos que provisionem uma média diária de dois g de esteróis ou estanóis vegetais diminui o nível do colesterol de baixa densidade em cerca de 9 a 14%. Outra metanálise, mais recente, avaliou os resultados de 23 trabalhos clínicos, também controlados, e confirmou que a ingestão de alimentos vegetais, que forneçam cerca de 3,4 g diários de fitoesteróis ou fitoestanóis, diminui em aproximadamente 11% a concentração sérica do colesterol de baixa densidade (LDL).

Ainda uma terceira metanálise, mais sofisticada, comparou os resultados de 23 pesquisas que empregaram alimentos enriquecidos com fitoesteróis, com as observações de 27 outros trabalhos, que se utilizaram de alimentos enriquecidos com fitoestanóis. As doses de, pelo menos, 2 g por dia diminuíram o nível do colesterol de baixa densidade (LDL) em cerca de 10%, tanto no grupo de trabalhos envolvendo os fitoesteróis quanto no grupo dos estudos com fitoestanóis. As doses superiores a 2 g diários não mostram efeito substancialmente maior, em nenhum dos dois grupos de pesquisas.

Uma outra metanálise, ainda mais atual, analisou os resultados de 59 trabalhos, randomizados e controlados, e notou que a redução do LDL-colesterol (de baixa densidade) foi tanto mais eficiente quanto maiores fossem os seus níveis iniciais. Os trabalhos que usaram as menores quantidades de fitoesteroides para o tratamento da hipercolesterolemia sugerem uma dosagem entre 0,8 e 1,0 g diário como dose mínima eficaz, tanto para os esteróis quanto para os estanóis. Foi considerada dose mínima eficaz aquela que proporcionou uma redução de, pelo menos, 5% nos teores séricos do colesterol de baixa densidade (LDL).

A maioria das pesquisas que investigaram a eficácia dos fitoesteroides no tratamento da hipercolesterolemia concluiu que os esteróis e os estanóis são equivalentes neste propósito. Poucos, dentre estes estudos, estenderam-se por mais de 4 semanas, mas, pelo menos dois deles prolongaram-se por mais de 1 ano. Um trabalho clínico controlado, que se estendeu por 5 anos, avaliou o uso tradicional das margarinas enriquecidas com fitoesteroides, sob condições livres, e concluiu que o seu consumo é benéfico para o controle da colesterolemia.

Alguns consensos atuais estabelecem que os fitoesteróis não são tão eficazes quanto os fitoestanóis no controle a longo prazo do colesterol, no entanto, mais pesquisas de longo prazo e que avaliem, comparativamente, os esteróis e os estanóis são necessárias para confirmar estes consensos. Os reais efeitos dos fitoesteroides sobre as doenças cardíacas coronarianas ainda não são suficientemente conhecidos, porém, os resultados de numerosos trabalhos intervencionistas sugerem que uma redução de apenas 10% do colesterol de baixa densidade (LDL), seja através de medicamentos, dieta ou suplementos de fitoesteroides, é capaz de reduzir o risco para doenças coronarianas em mais de 20%.

O Terceiro Painel para o Tratamento de Adultos, do Programa Nacional de Educação sobre o Colesterol, norte-americano, incluiu o emprego dos esteróis ésteres e dos estanóis ésteres vegetais, na dose de 2 g diários, como os principais componentes dietéticos no tratamento da hipercolesterolemia. Uma dieta saudável, pobre em gorduras saturadas, proficiente em frutas, vegetais, cereais integrais e fibras, aliada à suplementação com os fitoesteroides oferece um efeito aditivo substancial na redução do risco de doença cardíaca coronariana.

Uma dieta que substitua as gorduras saturadas por óleos mono e poli-insaturados, por apenas 1 mês, é capaz de reduzir em 9% o colesterol de baixa densidade (LDL), caso se acrescente a esta dieta 1,7 g diários de fitoesteroides, a redução deste colesterol será de 24%. Um outro trabalho, mais recente, mostrou que a adesão a uma dieta sugerida em um panfleto, relacionando os alimentos de baixo teor de colesterol e recomendando o consumo de proteína de soja, amêndoas, fibras viscosas e 1 g de fitoesteroides para cada 1.000 quilocalorias da dieta, diminuiu o colesterol de baixa densidade (LDL) em cerca de 30%. Não houve diferença significativa com o grupo que usava os inibidores da 3-hidroxi-3-metil-glutaril-coenzima-A redutase (vastatinas).

Por outro lado, a análise do seguimento dos pacientes que adotaram este programa terapêutico por 1 ano mostrou uma redução média do colesterol de baixa densidade de apenas 13%. Apenas 1/3 dos participantes obtiveram uma redução maior que 20%. Nós, particularmente, com base apenas em nossa experiência de consultório, acreditamos que é muito difícil para os pacientes manterem a dieta por muito tempo, o que poderia ser o viés deste trabalho; de qualquer modo, são os fitoesteroides os principais responsáveis pela queda do colesterol neste trabalho. Habitualmente, as pesquisas clínicas não levam em conta os fitoesteroides naturalmente presentes nos alimentos.

Em diversas amostras populacionais, o consumo natural dos fitoesteroides tem sido estimado entre 0,15 e 0,45 g por dia; por este motivo, são poucas as evidências de que os esteroides vegetais presentes nos alimentos possam representar um papel importante na redução da absorção intestinal do colesterol. Uma pesquisa transversal cruzada, realizada no Reino Unido, concluiu que a quantidade de fitoesteroides presentes na alimentação está inversamente relacionada com os níveis séricos do colesterol total e do colesterol de baixa densidade (LDL), mesmo após o ajuste das ingestões de fibras e gorduras saturadas.

Um trabalho semelhante, realizado na Suécia, encontrou a mesma relação inversa entre a ingestão alimentar de fitoesteroides e o colesterol total em ambos os sexos, mas, com relação ao colesterol de baixa densidade (LDL), apenas entre as mulheres. De qualquer modo, testes alimentares muito simples mostram que, em uma única refeição, a retirada de 50% do conteúdo de fitoesteroides do óleo de milho aumenta a absorção de colesterol em 38% e a remoção total dos fitoesteroides do germe de trigo aumenta a absorção do colesterol em 43%.

Com relação à prevenção do câncer, existem alguns dados provenientes de pesquisas com animais que sugerem que a ingestão de altas doses de fitoesteroides, em especial o sitosterol, pode inibir o crescimento de tumores de mama e próstata. Com referência aos seres humanos, entretanto, existem muito poucos estudos epidemiológicos avaliando a relação entre os fitoesteroides e o câncer, sobretudo porque só recentemente se tabulou uma base de dados informando o conteúdo de fitoesteroides nos alimentos consumidos com mais frequência.

Uma série de trabalhos uruguaios, todos caso-controlados, demonstrou que, ao contrário dos grupos-controle, livres de câncer, todos os grupos de indivíduos com câncer, do estômago, dos pulmões ou de mama, apresentavam um baixo consumo alimentar de fitoesteroides. Nos Estados Unidos da América, os estudos caso-controle demonstraram que as mulheres que apresentaram cânceres ginecológicos, de mama ou endométrio, também consumiam menos fitoesteroides na dieta do que as mulheres saudáveis.

Seguindo na contramão, um outro trabalho caso-controlado norte-americano observou que os portadores de adenocarcinoma prostático tinham uma dieta mais rica em campesterol do que os homens que não apresentavam este tumor. O consumo total de fitoesteroides, entretanto, não foi associado ao risco para o câncer de próstata. Resta a dúvida: Será que os fitoesteroides são, realmente, os fatores protetores contra as neoplasias ou serão outros compostos vegetais os verdadeiros oncoprotetores?

Diversos extratos vegetais são largamente empregados como fitoterápicos para o tratamento da hiperplasia benigna da próstata, aliviando, principalmente, a dificuldade para urinar, devida à pressão exercida pela próstata aumentada sobre a uretra.

Estes extratos vegetais contêm uma mistura de fitoesteroides, entre eles, o mais abundante, o betassitosterol; apesar disso, muito poucos trabalhos controlados investigaram a eficácia específica dos fitoesteroides no tratamento sintomático da hipertrofia benigna da próstata. Dentre estes trabalhos, destacamos um que avaliou, durante 6 meses, 200 homens, portadores de hipertrofia benigna de próstata sintomática, tratados com 60 mg diários de betassitosterol. Ao contrário do que ocorreu com o grupo-placebo, o grupo tratado apresentou uma melhora significativa, representada pelo aumento do fluxo urinário máximo e pela diminuição do volume urinário residual.

Uma outra publicação, relatando a continuidade deste estudo, informou que a melhora alcançada se manteve por mais de 18 meses, em 38 dos participantes, os quais mantiveram o tratamento com o betassitosterol. Outro trabalho placebo-controlado semelhante, envolvendo 177 homens com sintomas atribuídos à hipertrofia benigna de próstata, também acompanhados por um período de 6 meses, demonstrou a melhora do fluxo urinário máximo e a redução do volume urinário residual, proporcionadas pelo tratamento com uma apresentação diferente do betassitosterol, na dose de 130 mg por dia.

A análise sistemática destes trabalhos e de mais duas outras pesquisas, também controladas por placebo, concluiu que os extratos de betassitosterol são capazes de aumentar o fluxo urinário máximo em torno de 3,9 mL por segundo e de reduzir o volume urinário residual em cerca de 29 mL. É evidente que mais estudos são necessários, mas estes trabalhos sugerem que estas doses, relativamente pequenas, do betassitosterol são capazes de melhorar os sintomas do trato urinário distal relacionados à hipertrofia benigna da próstata.

• Fontes de Fitoesteroides

Ao contrário do que ocorre na maioria dos países desenvolvidos na atualidade, a dieta dos nossos ancestrais era muito rica em esteroides vegetais, fornecendo, muito provavelmente, mais de 1 g de fitoesteroides por dia. Hoje em dia, o consumo de fitoesteroides está estimado, nas mais variadas populações, entre 150 e 450 mg por dia. Os vegetarianos, em especial os vegavegetarianos (vegetarianos radicais), representam o grupo que ingere as maiores quantidades de fitoesteroides de origem alimentar. Os fitoesteroides são encontrados em todos os alimentos de origem vegetal, as maiores concentrações, porém, estão nos óleos vegetais não refinados. As frutas oleaginosas secas, as sementes, os cereais integrais e os legumes também são boas fontes alimentares de fitoesteroides.

Atualmente, os ésteres de esteróis e estanóis têm sido adicionados a diversos alimentos industrializados, como margarinas, maioneses, óleos vegetais, temperos para saladas, leite de soja, queijos desnatados (*ligth*), iogurtes desnatados, leites desnatados, chocolates, frios, sucos de laranja e barras de cereais. Uma metanálise recente concluiu que os fitoesteroides adicionados à margarina, à maionese, aos temperos, ao leite e ao iogurte são mais eficazes na redução do colesterol que os incorporados aos outros alimentos, como chocolate, sucos, queijos, frios e barras de cereais. Observe na Tabela 8.47, a concentração de fitoesteroides em alguns alimentos.

Tabela 8.47
Concentração de Fitoesteroides em Alguns Alimentos

Alimento	Porção	Fitoesteroides
Amêndoa	1/2 porção (50 g)	70 mg
Amendoim	1/2 porção (50 g)	111 mg
Benecol® (margarina sem colesterol)	1 colher de sopa (15 g)	536 mg (911 mg esterificados)
Couve-de-bruxelas	1 xícara (200 mL ~ 156 g)	68 mg
Fibra de trigo	1/2 xícara (100 mL ~ 29 g)	58 mg
Germe de trigo	1/2 xícara (100 mL ~ 57 g)	197 mg
Macadâmia*	1/2 porção (50 g)	59 mg
Óleo de canola	1 colher de sopa (15 g)	99 mg
Óleo de gergelim	1 colher de sopa (15 g)	126 mg
Óleo de milho	1 colher de sopa (15 g)	109 mg
Óleo de oliva	1 colher de sopa (15 g)	24 mg
Óleo de soja	1 colher de sopa (15 g)	49 mg
Pão de centeio	2 fatias (64 g)	33 mg
Take Control® (margarina sem colesterol)	1 colher de sopa (15 g)	1.071 mg (1.768 mg esterificados)

* Macadamia integrifolia, veja a Figura 8.196.

Suplementos com fitoesteroides também estão disponíveis no mercado, algumas vezes denominados de colestatinas. Uma destas colestatinas é uma mistura de fitoesteroides, extraídos de óleos vegetais, composta, principalmente, pelo campesterol, pelo estigmasterol e pelo brassicasterol. O betassitosterol é comercializado em doses que variam de 60 e 130 mg. Existem, também, gomas de mascar que contêm 500 mg de estanóis de origem vegetal, vendidas como chicletes para baixar o colesterol.

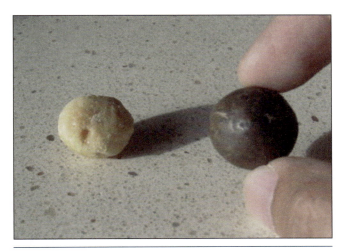

Figura 8.196 – *Macadâmia, Macadamia integrifolia.*

• Doses Preconizadas para os Fitoesteroides

As pesquisas indicam que a dose máxima eficaz para a redução do colesterol de baixa densidade (LDL) está ao redor de 2 g por dia. A dose mínima eficaz está entre 0,8 e 1,0 g por dia. A maioria dos trabalhos clínicos demonstra que o máximo efeito hipocolesterolemiante dos fitoesteroides é obtido quando a dose total é dividida em duas ou três tomadas durante as refeições.

Apesar disso, alguns poucos estudos clínicos também mostram a redução dos níveis do colesterol de baixa densidade (LDL) com o emprego de esteróis ou estanóis de origem vegetal ingeridos em dose única, em uma única refeição. Para o tratamento sintomático da hipertrofia benigna da próstata, o fitoesteroide preconizado é o betassitosterol, em dosagens que variam de 60 a 130 mg por dia. Os fitoesteroides devem, sempre, ser ingeridos com uma refeição que contenha gordura.

• Cuidados com o Uso dos Fitoesteroides

Em geral, os esteróis e os estanóis de origem vegetal, comumente adicionados a uma grande variedade de alimentos, são reconhecidos como seguros. O Comitê Científico para Alimentos dos Estados Unidos da América, entretanto, recomenda que a ingestão diária destes produtos não exceda a 3 g, porque não existem evidências de que doses maiores sejam benéficas à saúde e, também, porque podem ocorrer efeitos indesejáveis com doses tão altas. São poucos os efeitos colaterais associados ao consumo regular dos fitoesteroides por tempo prolongado.

Os indivíduos que consumiram margarina enriquecida com esteróis vegetais, na dose de 1,6 g diário, por 1 ano, não apresentaram qualquer efeito adverso maior do que o grupo-controle, que ingeriu margarina comum pelo mesmo período de tempo. O mesmo ocorreu em pesquisas semelhantes investigando o uso de margarina enriquecida com estanóis vegetais, provendo doses diárias de 1,8 a 2,6 g por dia. Também não se encontraram efeitos colaterais em pessoas saudáveis de ambos os sexos, sobre o perfil hormonal das mulheres e nem sobre a flora bacteriana destes indivíduos, com o consumo de doses superiores a 8,6 g diários de fitoesteroides, administrados através do uso de margarina, por 3 a 4 semanas. Mesmo assim, apesar de os fitoesteroides serem bem tolerados, devemos estar atentos à possibilidade de ocorrer náusea, má digestão, diarreia ou mesmo obstipação intestinal com o uso abusivo destes produtos.

Até o momento não foram encontrados efeitos indesejáveis pelo consumo exagerado de fitoesteroides de origem alimentar, como soe ocorrer com os vegetarianos, sobre a mulher grávida ou a lactante. De qualquer modo, como, nestes casos, a segurança dos fitoesteroides não foi estudada, o uso de suplementos ou alimentos enriquecidos com esteróis ou estanóis vegetais não é recomendável às gestantes e lactantes.

Menção especial merece a hipersitosterolemia, também denominada hiperfitoesterolemia. Trata-se de uma rara doença hereditária provocada pela mutação dos genes ABCG5 ou ABCG8. Os indivíduos homozigotos para a mutação de um destes dois genes apresentam uma exagerada elevação da concentração plasmática de fitoesteroides, provocada não só pelo aumento da sua absorção intestinal, como também pela redução da sua excreção biliar. Estes pacientes apresentam um risco elevado de aterosclerose prematura, apesar de a colesterolemia poder estar normal, e devem evitar o uso de suplementos e alimentos enriquecidos com fitoesteroides.

Dois trabalhos investigaram o efeito do consumo de fitoesteroides nos portadores heterozigotos desta mutação, que é a situação mais comum. A ingestão diária de 3 g de fitoesteroides, durante 4 semanas, por dois portadores heterozigotos, e o consumo de 2,2 g diários, durante 6 a 12 semanas, por outros 12 portadores heterozigotos, não foram suficientes para elevar o teor sérico dos fitoesteroides nestes indivíduos. Os fitoesteroides podem interagir com as drogas inibidoras da 3-hidroxi-3-metil-glutaril-coenzima-A redutase (HMG-CoA redutase), intensificando a ação destas estatinas.

Dois trabalhos clínicos controlados indicam que o consumo de 2 a 3 g diários de esteróis ou estanóis de origem vegetal, por pacientes submetidos ao tratamento com as estatinas, pode acarretar uma redução adicional de 7 a 11% do teor sérico do colesterol de baixa densidade (LDL), o que é comparável a dobrar a dose do medicamento. O consumo de 4,5 g diários de ésteres dos estanóis, durante 8 semanas, não afetou o tempo de protrombina dos pacientes sob tratamento anticoagulante. Como os fitoesteroides diminuem a absorção intestinal do colesterol, aventou-se a hipótese de também interferirem com a assimilação dos nutrientes lipossolúveis, especialmente as vitaminas A, D, E, K e os carotenoides. As concentrações plasmáticas do retinol, vitamina A, não foram afetadas pelo consumo dos ésteres de esteróis e estanóis por períodos de tempo superiores a 1 ano.

Com relação à vitamina D, a maioria dos trabalhos não encontrou alterações nos teores plasmáticos da 25-hidroxivitamina D_3. Apenas um estudo controlado por placebo encontrou uma pequena, mas estatisticamente significante, redução na concentração plasmática da 25-hidroxivitamina D_3. Esta diminuição foi de 7% nos indivíduos que consumiram 1,6 g por dia de ésteres de esteróis pelo período de 1 ano.

Existe uma pequena evidência de que o consumo dos fitoesteroides possa afetar adversamente o estado nutricional da vitamina K. A ingestão diária de 1,6 g de ésteres de esteróis, durante 6 meses, diminuiu em 14%, porcentagem não significante na estatística do trabalho, a concentração plasmática da vitamina K_1, porém, a osteocalcina carboxilada, um indicador funcional do estado nutricional da vitamina K, não foi afetada. Em outras pesquisas, de menor duração, o consumo dos fitoesteroides também não alterou de modo significante os níveis plasmáticos da vitamina K_1 e nem os fatores da coagulação dependentes da vitamina K.

Com relação à vitamina E, alguns estudos relataram uma diminuição dos teores plasmáticos do alfatocoferol com o uso de alimentos enriquecidos com esteróis ou estanóis de origem vegetal. No entanto, esta redução não se confirmou quando os valores foram corrigidos em sua relação com o colesterol de baixa densidade (LDL), concluindo-se, então, que esta diminuição foi devida, pelo menos em parte, à redução deste carreador de lipoproteínas, o LDL-colesterol. Em conclusão, pode-se afirmar que o uso de alimentos enriquecidos com fitoesteróis e fitoestanóis, até em doses diárias superiores a 1,5 g, não apresentam efeitos adversos sobre o estado nutricional das vitaminas lipossolúveis nos indivíduos saudáveis.

Os carotenoides também são fitoquímicos lipossolúveis carreados pelas lipoproteínas. Numerosos trabalhos já observaram uma redução de 10 a 20% na concentração plasmática dos carotenoides após o consumo de alimentos enriquecidos com fitoesteroides, seja por prazos curtos ou longos. Mesmo quando corrigidas em suas relações com os níveis séricos do colesterol total e do colesterol de baixa densidade (LDL), as quedas das concentrações plasmáticas do alfacaroteno, do betacaroteno e do licopeno se confirmam, sugerindo que os fitoesteroides podem inibir, também, a absorção destes carotenoides. Não se sabe ao certo se estas reduções dos teores plasmáticos dos carotenoides conferem algum risco para a saúde; no entanto, muitos trabalhos revelam que o simples aumento da ingestão de frutas e verduras ricas em carotenoides é suficiente para prevenir a hipocarotenoidemia induzida pelos fitoesteroides. De qualquer modo, aconselha-se às pessoas que consomem mais de 2,5 g por dia de ésteres de fitoesteróis ou fitoestanóis, o consumo de cinco porções diárias de frutas e verduras, incluindo nestas porções, pelo menos, 100 g de vegetais ricos em carotenoides.

Indol-3-Carbinol

O indol-3-carbinol é uma substância derivada da hidrólise da glicobrassicina, esta, um composto presente nos vegetais crucíferos. Vegetais crucíferos são plantas da família *Brassicaceae*, a mais numerosa em espécides de hortaliças, abrangendo o agrião, o brócolis, a couve, a couve-de-bruxelas, a couve-flor, a mostarda, o nabo, o rabanete, o rábano, o repolho, a rúcula, entre outras.

A principal característica das brássicas, além do fornecimento de fibras, vitaminas e minerais é a sua riqueza em substâncias antioxidantes, como a quercitina, os isotiocianatos e os glicosinolatos, ricos em ligações sulfúricas. O interesse despertado por estas hortaliças advém da observação de que as dietas ricas em crucíferas mostram uma atividade protetora contra o câncer. Com base nos estudos epidemiológicos que evidenciaram a potencial ação anticancerígena destes vegetais, os cientistas passaram a pesquisar os potenciais terapêuticos dos compostos derivados dos glicosinolatos brássicos, entre eles, do indol-3-carbinol, obtido pela hidrólise enzimática do indol-glicosinolato glicobrassicina.

• Atividade Biológica do Indol-3-Carbinol

A enzima que hidrolisa a glicobrassicina é a mirosinase. A mirosinase está presente nos lisossomas da planta intacta, sem contato físico com os glicosinolatos. Quando o vegetal é picado, ou mastigado, rompem-se as membranas celulares, a enzima entra em contato com o seu substrato e forma-se, então, o indol-3-carbinol. Como se pode acompanhar na Figura 8.197, a ação da mirosinase, em pH neutro, sobre a glicobrassicina produz o indol-isotiocianato, este, uma substância instável, degrada-se para formar o nosso herói, o indol-3-carbinol, liberando um íon tiocianato.

Quando o indol-3-carbinol alcança o pH ácido do estômago, as suas moléculas complexam-se entre si, formando uma mistura biologicamente ativa denominada, coletivamente, produtos da condensação ácida. Vários destes complexos do indol-3-carbinol já foram identificados, porém os de maior interesse são o dímero 3,3'-di-indol-metano, um trímero cíclico de nome complicado e o 5,11-di-hidro-indolol-[3,2-b]-carbazol, ilustrados na Figura 8.198 e carinhosamente apelidados, respectivamente, de DIM, TIC (tri-indol-ciclononal) e DIC.

As atividades biológicas dos vários produtos da condensação ácida diferem entre si, como divergem, também, da ação bioquímica do indol-3-carbinol e a somatória destas atuações biológicas é que constitui a gama de efeitos atribuída ao indol-3-carbinol. Caso a mirosinase seja inativada pela cocção, a hidrólise dos glicosinolatos ainda ocorre, em menor grau, catalisada pela mirosinase oriunda da flora intestinal bacteriana humana. Deste modo, mesmo que as crucíferas sejam cozidas, ainda há a produção de algum indol-3-carbinol, porém, a formação dos produtos da condensação ácida fica prejudicada, em razão do pH alcalino do intestino. As principais atividades biológicas dos produtos da condensação ácida do indol-3-carbinol estão no metabolismo de substâncias potencialmente carcinogênicas, na modulação da

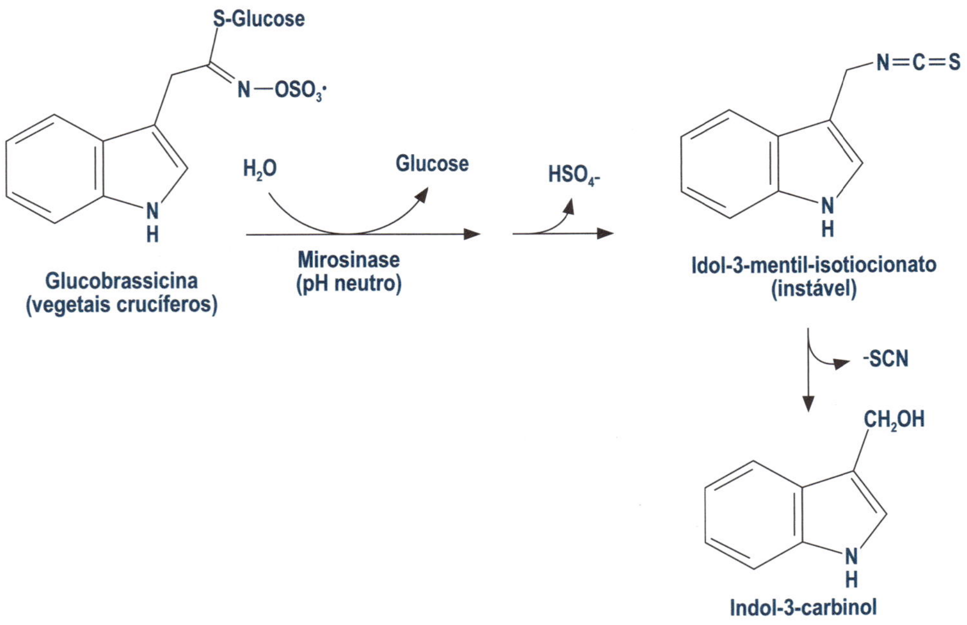

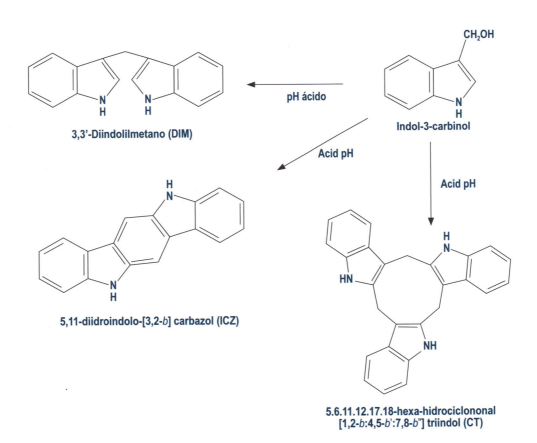

Figura 8.197 – *Ação da mirosinase.*

Figura 8.198 – *O trio DIM, TIC e DIC. Os complexos do indol-3-carbinol de maior interesse,*

Capítulo 8

atividade estrogênica e do ciclo celular e na inibição crescimento tumoral.

A biotransformação enzimática constitui o principal mecanismo de desintoxicação do organismo, promovendo a metabolização e a eliminação da maioria das substâncias biologicamente ativas, desde os hormônios esteroides até os medicamentos, as toxinas e os carcinógenos. Nunca é demais repetir, para que se fixe bem este importante mecanismo metabólico, as funções das duas fases da biotransformação enzimática:

- a fase 1, que inclui as enzimas da família do citocromo P450, habitualmente catalisa as reações que aumentam a reatividade das substâncias hidrofóbicas, preparando-as para as ações catalíticas das enzimas da fase 2;
- as enzimas da fase 2, em geral, catalisam as reações bioquímicas que tornam estas substâncias hidrossolúveis, de modo a facilitar a sua eliminação do organismo.

Os produtos da condensação ácida do indol-3-carbinol, em especial o DIM e o DIC (di-indol-metano e o di-hidro-indol-carbazol), são capazes de se ligarem a uma proteína do citoplasma chamada receptor aril-hidrocarbono. O produto desta união entra, então, no núcleo, onde vai formar um complexo com outra proteína, esta denominada transportadora aril-hidrocarbono nuclear. Este complexo, em continuação, liga-se a uma sequência específica de DNA (ácido desoxirribonucleico), ativando a transcrição de genes nomeados como elementos de resposta xenobiótica. Os genes responsáveis pela síntese de muitas das enzimas da família do citocromo P450 (fase 1) e de muitas outras diástases da fase 2 pertencem a este grupo de elementos de resposta xenobiótica. Através deste encadeamento bioquímico, o consumo do indol-3-carbinol, aliado à formação dos seus produtos da condensação ácida, pode aumentar a atividade das enzimas das duas fases da biotransformação enzimática.

Um efeito adverso potencial neste processo, entretanto, reside no fato de que alguns compostos pró-oncogênicos são transformados em carcinógenos ativos justamente por algumas destas enzimas de biotransformação da fase 1. Analogamente, os estrógenos exercem os seus efeitos ao se ligarem aos seus receptores celulares. No interior do núcleo, o complexo estrógeno-receptor liga-se ao DNA (ácido desoxirribonucleico) dos elementos responsivos ao estrógeno, recrutando as moléculas coativadoras que irão iniciar a transcrição dos genes estrógeno-reponsivos. É bom lembrar que alguns dos efeitos mediados pelos receptores de estrógeno promovem a proliferação celular nas glândulas mamárias e no útero, facilitando o desenvolvimento de cânceres estrógeno-dependentes nestes órgãos. Quando o indol-3-carbinol é adicionado às culturas de células do câncer de mama, ele inibe a transcrição dos genes estrógeno-reponsivos estimulados pelo 17-betaestradiol.

Os produtos da condensação ácida do indol-3-carbinol que ativam o receptor aril-hidrocarbono também inibem a transcrição dos genes estrógeno-responsivos, competindo com as moléculas coativadoras e aumentando a degradação dos receptores do estrógeno. Na contramão, outras pesquisas, realizadas com cultura de tecidos e com modelos animais, mostram que os produtos da condensação ácida do indol-3-carbinol, na realidade, aumentam a transcrição dos genes estrógeno-responsivos, o que torna necessários outros estudos para o esclarecimento desta questão.

O 17-betaestradiol pode ser metabolizado, de maneira irreversível, para 16-alfa-hidroxiestrona ou para 2-hidroxiestrona. A 16-alfa-hidroxiestrona, ao contrário da 2-hidroxiestrona, tem atividade altamente estrogênica e estimula a proliferação de diversas linhagens de células tumorais sensíveis ao estrógeno. Por este motivo se tem especulado a possibilidade de se estimular o metabolismo do 17-betaestradiol para a 2-hidroxiestrona, em detrimento do caminho para a 16-alfa-hidroxiestrona, reduzindo, desta maneira, o risco de desenvolvimento de tumores estrógeno-sensíveis, como o câncer de mama. Seguindo esta hipótese, alguns trabalhos clínicos foram realizados. Em uma destas pesquisas, controlada por placebo, foram administrados 300 a 400 mg diários de indol-3-carbinol a mulheres adultas e observou-se que os níveis de excreção urinária da 2-hidroxiestrona aumentaram consistentemente, do mesmo modo como se elevou a relação 2-hidroxiestrona/16-alfa-hidroxiestrona.

Um outro estudo foi realizado com mulheres na pós-menopausa, usando 108 mg diários de DIM (di-indol-metano), e também se observou a elevação da excreção urinária da 2-hidroxiestrona. Apesar destes resultados, a importância clínica da razão 2-hidroxiestrona/16-alfa-hidroxiestrona, no cálculo do risco para o desenvolvimento do câncer de mama ainda não está estabelecida. Muitos estudos caso-controlados pequenos têm mostrado uma razão 2-hidroxiestrona/16-alfa-hidroxiestrona baixa nas mulheres com câncer de mama. Por outro lado, os trabalhos caso-controle maiores e os estudos prospectivos de coorte não têm encontrado uma associação estatisticamente significante entre o câncer de mama e a proporção 2-hidroxiestrona/16-alfa-hidroxiestrona urinária.

O ciclo celular consiste em uma série de passos pelos quais as células passam no período compreendido entre uma divisão celular e a próxima. Caso ocorra um dano genético, o ciclo celular pode ser transitoriamente interrompido, para que ocorra o reparo da fita cromossômica ou, caso o dano genético seja irreparável, para que haja a ativação do mecanismo da apoptose, a morte celular programada. Um defeito neste mecanismo de controle do ciclo celular pode levar à propagação de mutações genéticas, as quais, por sua vez, podem contribuir para o desenvolvimento de um câncer.

As pesquisas realizadas com culturas de tecidos têm observado que, quando o indol-3-carbinol é adicionado às culturas de oncocélulas de próstata e de adenocarcinoma de mama, ocorre a interrupção do ciclo celular nestes tecidos. Estas pesquisas notaram, também, que o indol-3-carbinol induz a apoptose nas culturas de adenocarcinomas de próstata, mama, pâncreas e de carcinomas cervicais. Resta saber se estes achados das pesquisas são fisiologicamente relevantes, uma vez que existem poucas evidências, ou nenhuma, de que o indol-3-carbinol administrado por via oral alcance os tecidos, como já estudamos.

Mais animadora foi a descoberta de que o DIM, o di-indol-metano, um dos produtos da condensação ácida do indol-3-carbinol, foi capaz de devolver a capacidade de responder aos sinais de indução da apoptose, quando adicionado às culturas das oncocélulas dos adenocarcinomas de próstata, mama, pâncreas e carcinomas cervicais. Há, também, algumas evidências experimentais promissoras de que o indol-3-carbinol e o DIM (di-indol-metano) são capazes de inibir a invasão neoplásica e a angiogênese, necessárias para o rápido crescimento tumoral. Por último, parece, ainda, que os produtos da condensação ácida do indol-3-carbinol podem participar da síntese do triptofano, a partir do indol-3-glicerofosfato e da L-serina, como ilustrado na Figura 8.199. (Talvez por isso a flatulência faça tão alegres as reuniões dos machões.)

- **Indicações Terapêuticas do Indol-3-Carbinol**

Uma das indicações do indol-3-carbinol e seus derivados é a prevenção do câncer. As indicações terapêuticas estão direcionadas para as doenças relacionadas com a infecção pelo vírus do papiloma humano e para o lúpus eritematoso. Os estudos epidemiológicos dão suporte à hipótese de que o consumo de grandes quantidades de vegetais crucíferos está associado a um menor índice de incidência de alguns tipos de câncer. Mas, não podemos deixar de considerar que as brássicas também são boas fontes de outros fitonutrientes, igualmente importantes para a prevenção do câncer, como a vitamina C, o ácido fólico, o selênio, os carotenoides e as fibras.

Além destes fitonutrientes mencionados, os crucíferos também são mananciais de uma grande variedade de glicosinolatos, além do indol-3-carbinol que, do mesmo modo, podem ser hidrolisados em uma outra ampla gama de isotiocianatos, igualmente oncoprotetores potenciais. Como consequência destas características, não podemos deixar de considerar que as evidências de uma correlação entre o consumo dos vegetais crucíferos e a baixa incidência de câncer dão-nos uma informação muito pobre sobre o real efeito protetor do indol-3-carbinol sobre o câncer. A Tabela 8.48 fornece-nos uma relação de alguns glicosinolatos comumente encontrados nos vegetais crucíferos da família *Brassicaceae*.

Tabela 8.48
Relação de Alguns Glicosinolatos Comumente Encontrados nos Vegetais Crucíferos da Família *Brassicaceae*

Glicosinolato	Nome Químico
Glicobrassicina	3-indol-metil-glicosinolato
Glicoerucina	4-metil-tio-butil-glicosinolato
Glicoiberina	3-metil-sulfinil-propil-glicosinolato
Glicoiberverina	3-metil-tio-propil-glicosinolato
Gliconapina	Butil-3-enil-glicosinolato
Gliconasturtiína	2-fenil-etil-glicosinolato
Glicurafanina	4-metil-sulfinil-butil-glicosinolato
Hidroxiglicobrassicina	4-hidroxi-3-indol-metil-glicosinolato
Metoxiglicobrassicina	4-metoxi-3-indol-metil-glicosinolato
Neoglicobrassicina	1-metoxi-3-indol-metil-glicosinolato
Progoitrina	2-hidroxi-butil-3-enil-glicosinolato
Sinigrina	Propil-2-enil-glicosinolato

Em laboratório, a pesquisa com modelos animais mostra que, para se provocar uma neoplasia, é necessária a exposição prévia a uma substância química carcinogênica. Todavia, se antes, ou mesmo durante esta exposição ao agente oncogênico, administra-se, por via oral, o indol-3-carbinol, observa-se a inibição da ação oncogênica deste agente. Isto ocorre em uma série de modelos animais, além

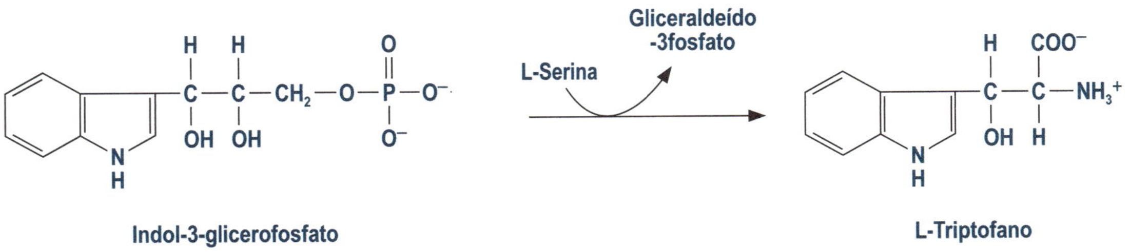

Figura 8.199 – *Síntese do L-triptofano a partir do indol-3-carbinol.*

de acontecer, também, em culturas de tecidos, entre eles os modelos para o câncer de mama, útero, estômago, cólon, pulmões e fígado. Por outro lado, inúmeras outras pesquisas também revelam que o indol-3-carbinol pode estimular o aparecimento do câncer quando administrado cronicamente *após* a exposição ao agente oncogênico. Este efeito carcinogenético do indol-3-carbinol foi observado, pela primeira vez, em trutas usadas como modelo para o câncer hepático. Posteriormente, observou-se o mesmo efeito em ratos empregados como modelo para os cânceres de fígado, tiroide, cólon e útero.

Em contraponto, a inclusão do indol-3-carbinol na dieta materna protege a ninhada do linfoma e das neoplasias pulmonares induzidas pelo dibenzopireno, um hidrocarboneto aromático policíclico utilizado nestas experiências. Os hidrocarbonetos aromáticos policíclicos são poluentes químicos produzidos pela combustão incompleta de substâncias orgânicas, como carvão, óleo, madeira e tabaco. Assim, estes efeitos contraditórios, observados nas pesquisas com animais, aliados à carência de estudos de longo prazo, investigando a ação do indol-3-carbinol sobre o risco de câncer, na espécie humana, levam os especialistas a recomendarem cautela na prescrição do indol-3-carbinol e do DIM (di-indol-metano) para os seres humanos.

O indol-3-carbinol tem sido recomendado para o tratamento das enfermidades relacionadas com a infecção pelo vírus do papiloma humano. Algumas cepas do HPV, do inglês *human papilloma virus*, constituem fatores de risco para o desenvolvimento do câncer cervical uterino. Os camundongos transgênicos, desenvolvidos para expressar os genes promotores de câncer induzidos pelo HPV (vírus do papiloma humano), realmente manifestam tumores cervicais uterinos quando tratados cronicamente com 17-betaestradiol. Nestes modelos animais, entretanto, a alimentação suplementada com o indol-3-carbinol reduz, drasticamente, o número de camundongos com câncer cervical uterino.

Um trabalho de pesquisa, controlado por placebo, investigou o efeito do indol-3-carbinol, administrado por via oral, sobre a evolução de lesões pré-cancerosas do colo uterino classificadas como NIC-2 ou NIC-3. NIC significando neoplasia intraepitelial cervical. Após 12 semanas de tratamento, quatro dentre as oito mulheres tratadas com 200 mg diários de indol-3-carbinol mostraram a remissão completa das lesões. Entre as pacientes medicadas com 400 mg diários, quatro entre nove mostraram-se livres das lesões. Nenhuma das dez mulheres do grupo-placebo esboçou uma regressão completa das lesões. O vírus do papiloma humano estava presente em sete dentre as dez mulheres do grupo-controle, em sete dentre as oito do grupo dos 200 mg e em oito dentre as nove do grupo dos 400 mg. Apesar do resultado animador deste trabalho preliminar, outros estudos, mais abrangentes, devem ser realizados para estabelecer a real eficácia do indol-3-carbinol no tratamento das lesões incipientes do câncer do colo uterino.

A infecção pelo vírus do papiloma humano também pode levar à neoplasia intraepitelial vulvar (NIV). Uma outra pesquisa randomizada, envolvendo 12 mulheres portadoras desta neoplasia vulvar intraepitelial, observou que o tratamento com 200 ou 400 mg diários de indol-3-carbinol, durante 6 meses, aliviou todos os sintomas e reduziu o tamanho e o grau de agressividade histopatológica destas lesões. Este resultado, ainda que promissor, também requer uma pesquisa mais intensa para corroborá-lo.

No âmbito otorrinolaringológico, a papilomatose respiratória recorrente também é uma afecção causada pelo vírus do papiloma humano. Os papilomas desta doença são tumores benignos, mas que também podem apresentar degeneração maligna, dependendo do tipo da infecção papilomatosa, que afetam sobretudo a laringe, podendo alcançar, mais raramente, a traqueia, os brônquios e os pulmões. Na laringe podem comprometer, ou não, as pregas vocais. O tratamento habitual da papilomatose respiratória é a remoção cirúrgica, realizada tantas vezes quantas necessárias. Com a finalidade de se evitar as recorrências, diversos métodos terapêuticos auxiliares podem ser empregados, entre eles o indol-3-carbinol poderia ser incluído.

Uma pesquisa realizada com camundongos imunocomprometidos, nos quais se transplantou tecido laríngeo infectado pelo vírus do papiloma humano, observou que apenas 25% dos camundongos imunodeficientes alimentados com indol-3-carbinol desenvolveram papilomas, ao contrário do que ocorreu com 100% dos camundongos do grupo-controle. Em humanos, um pequeno estudo observacional, de pacientes portadores da papilomatose respiratória recorrente, notou que a razão 2-hidroxiestrona/16-alfa-hidroxiestrona elevada, resultante do consumo elevado de vegetais crucíferos, estava associada a uma doença menos agressiva.

Um outro estudo-piloto mais recente, não controlado, avaliou a ação do indol-3-carbinol sobre a recorrência dos papilomas desta doença. Foram empregadas doses de 400 mg diários para os adultos e 10 mg por quilograma, por dia, para as crianças. Após 5 anos de seguimento, 11 dentre os 45 pacientes iniciais não apresentaram recorrência dos papilomas; dez mostraram uma redução na taxa de recorrências; 12 não obtiveram nenhuma melhora; e 12 foram perdidos no acompanhamento. O indol-3-carbinol mostra-se um auxiliar terapêutico sedutor no tratamento da papilomatose respiratória recorrente, no entanto, mais pesquisas clínicas bem construídas são necessárias para a comprovação destas observações preliminares.

O lúpus eritematoso sistêmico é uma doença inflamatória crônica, autoimune, caracterizada pelo comprometimento das articulações, da pele, dos vasos sanguíneos, dos rins, do coração e do cérebro. O estrógeno desempenha um papel importante na fisiopatologia desta enfermidade, uma vez que ela é muito mais comum nas mulheres do que nos homens e o seu início soe ocorrer no início da vida reprodutiva feminina, quando se deflagra a produção estrogênica endógena.

O interesse pelo uso do indol-3-carbinol no tratamento do lúpus eritematoso sistêmico foi despertado pela sua ação em favor da conversão do 17-betaestradiol para a 2-hidroxiestrona, menos estrogênica do que o metabólito 16-alfa-hidroxiestrona, como já estudamos. Os animais-modelo para o estudo do lúpus eritematoso sistêmico alimentados com o indol-3-carbinol apresentam lesões renais menos severas e maior sobrevida. Nos seres humanos, as mulheres lúpicas, medicadas com 375 mg diários de indol-3-carbinol, obtiveram uma elevação da razão 2-hidroxiestrona/16-alfa-hidroxiestrona, porém a pesquisa não encontrou alterações significantes na sintomatologia desta doença após 3 meses de tratamento. Também nesta enfermidade, a atuação do indol-3-carbinol necessita de maiores investigações.

• Fontes de Indol-3-Carbinol

O glicosinolato precursor do indol-3-carbinol, a glicobrassicina, é encontrado em diversos vegetais crucíferos, como já tivemos a oportunidade de afirmar e, respeitando o tópico, repetimos aqui. Entre os vegetais crucíferos destacamos em importância o agrião, o brócolis, a couve, a couve-de-bruxelas, a couve-flor, a mostarda, o nabo, o rabanete, o rábano, o repolho, a rúcula e a rutabaga. Esta última brássica, também conhecida como nabo sueco ou nabo amarelo, é o resultado do cruzamento do repolho (*Brassica oleracea*) com o nabo comum (*Brassica rapa*) e recebe a denominação taxonômica de *Brassica napobrassica*. Embora os glicosinolatos, em geral, estejam presentes em concentrações relativamente altas em todos os vegetais crucíferos, a glicobrassicina, em si, representa apenas cerca de 8 a 12% dos glicosinolatos.

A quantidade de indol-3-carbinol formada a partir da glicobrassicina dos crucíferos é muito variável e depende, também, do método de preparo e processamento destes alimentos. Os glicosinolatos são substâncias hidrossolúveis que podem ser perdidas na água da cocção. A fervura das brássicas por 9 a 15 minutos causa uma perda de 18 a 59% dos glicosinolatos. Este prejuízo pode ser minimizado através do cozimento no vapor, no forno de microondas ou com uma quantidade ínfima de água. Além da perda dos glicosinolatos pelo ralo, a mirosinase, a enzima que catalisa a hidrólise destes compostos, também pode ser inativada pela temperatura do preparo destes vegetais. Por este motivo, deve-se evitar a fervura e o cozimento das verduras crucíferas por tempo prolongado, mesmo no vapor, e, inclusive, o uso do forno de microondas em alta potência (850 a 900 Watts). Como parêntese, ampliamos a abrangência desta recomendação ao preparo das verduras em geral, para que conservem, ao máximo, as suas propriedades nutritivas. Ainda que a mirosinase vegetal seja inativada pela cocção, devemos lembrar que a atividade bacteriana intestinal humana é capaz de hidrolisar uma pequena porção dos glicosinolatos ingeridos. Apesar desta diástase alternativa, a biodisponibilidade do indol-3-carbinol e dos seus produtos da condensação ácida fica comprometida.

Também não deve passar despercebido o fato de que a inativação da mirosinase vegetal diminui a biodisponibilidade dos outros produtos da hidrólise dos glicosinolatos, entre eles dos isotiocianatos, os quais ainda teremos a oportunidade de estudar. A quantidade total de glicosinolatos presente em alguns alimentos está apresentada na Tabela 8.49 e o seu conteúdo de glicobrassicina pode ser calculado em cerca de 10%. Não aprendi a calcular o teor de indol-3-carbinol, contudo, dadas as semelhanças das moléculas, imagino que esteja em torno dos mesmos 10%.

Tabela 8.49
Quantidade de Glicosinolato e Glicobrassicina Presentes em Alguns Alimentos

Alimento	Porção	Glicosinolatos	Glicobrassicina
Agrião da água*	1 xícara (34 g)	30,6 mg	3,1 mg
Agrião da terra	1 xícara (50 g)	195,0 mg	19, 5 mg
Brócolis*	1 xícara (88 g)	52,8 mg	5,3 mg
Couve*	1 xícara (67 g)	67,0 mg	6,7 mg
Couve branca**	1 xícara (70 g)	35,0 mg	3,5 mg
Couve-de-bruxelas	1 xícara (88 g)	211,2 mg	21,1 mg
Couve-flor*	1 xícara (100 g)	40,0 mg	4,0 mg
Mostarda, folhas*	1 xícara (56 g)	156,8 mg	15,7 mg
Nabo***	1 xícara (130 g)	117,0 mg	11,7 mg
Rábano*	1 xícara (134 g)	67,0 mg	6,7 mg
Repolho branco*	1 xícara (90 g)	72,0 mg	7,2 mg
Repolho roxo*	1 xícara (90 g)	54,0 mg	5,4 mg
Saramago****	1 colher sopa (15 g)	24,0 mg	2,4 mg

* Picadas.
** Couve chinesa, bok-choi, veja a Figura 8.200.
*** Em cubos.
**** Rábano bastardo, raiz forte, Armoracia rusticana, wasabi, *veja a Figura 8.201*.

Existem, disponíveis no mercado, suplementos alimentares contendo o indol-3-carbinol em doses que variam de 200 a 400 mg. O 3,3'-di-indol-metano (DIM) também está comercialmente disponível, como suplemento alimentar e para a prescrição médica.

Capítulo 8

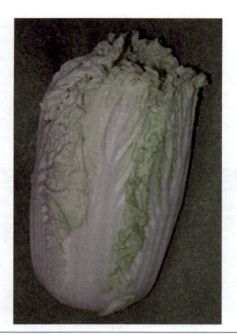

Figura 8.200 – *Couve chinesa,* bok-choi.

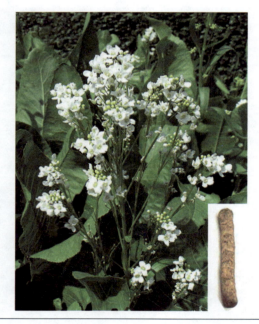

Figura 8.201 – *Rábano bastardo, raiz forte,* Armoracia rusticana, wasabi.

• Doses Preconizadas para o Indol-3-Carbinol

As doses terapêuticas do indol-3-carbinol estão bastante acima das doses nutricionais, as quais variam entre 20 e 120 mg por dia. Para o tratamento da neoplasia intraepitelial do colo do útero recomenda-se o uso de doses entre 200 e 400 mg diários de indol-3-carbinol. Para se obter um aumento da excreção urinária da 2-hidroxiestrona são necessárias doses de 300 a 400 mg por dia.

O tratamento da papilomatose respiratória recorrente exige dosagens superiores a 400 mg diários de indol-3-carbinol. A dose mínima do DIM (di-indol-metano), indicado para o tratamento do câncer de mama, necessária para aumentar a razão 2-hidroxiestrona estrona/16-alfa-hidroxiestrona, é de 108 mg por dia.

• Cuidados com o Uso do Indol-3-Carbinol

Alguns raros efeitos adversos podem ocorrer com o emprego de doses terapêuticas do indol-3-carbinol. Elevação discreta das concentrações plasmáticas da enzima alanina-aminotransferase, também denominada transaminase glutâmico-pirúvica (ALT/TGP), foi observada em duas mulheres tratadas com o indol-3-carbinol após 4 semanas. As doses utilizadas não foram especificadas. Um outro trabalho relatou a ocorrência de erupções cutâneas em um paciente que vinha sendo tratado com 375 mg diários de indol-3-carbinol. Doses muito altas de indol-3-carbinol foram associadas a episódios de desequilíbrio e tremores, estes sintomas desapareceram com a redução das doses. São consideradas doses altas de indol-3-carbinol aquelas maiores que 800 mg por dia.

Os estudos realizados com modelos animais mostraram um aumento na incidência de câncer, em algumas das espécies estudadas, quando o indol-3-carbinol era administrado após a exposição a um carcinógeno. Não é treta, lembre-se das trutas mencionadas no tópico sobre as indicações terapêuticas e considere que ainda não se sabe se o mesmo pode ocorrer em seres humanos tratados com o indol-3-carbinol ou o di-indol-metano (DIM). A segurança para a indicação de doses terapêuticas do indol-3-carbinol ou do di-indol-metano (DIM) durante a gestação e a lactação ainda não foi estabelecida. Nenhuma interação medicamentosa com o indol-3-carbinol, ou com o DIM (di-indol-metano), foi observada nos seres humanos, no entanto, algumas evidências sugerem que estas substâncias podem aumentar a atividade dos citocromos P450 1A2 e 3A4. Caso estas evidências se comprovem, haverá interação medicamentosa, reduzindo as concentrações séricas das drogas metabolizadas por estas enzimas, já que cerca de 50% dos medicamentos são metabolizados pela via do citocromo P450 3A4.

Isotiocianatos

O termo isotiocianato refere-se ao grupo químico – N=C=S, formado pela substituição do átomo de oxigênio do grupo isocianato pelo átomo de enxofre. Um exemplo de isotiocianato é o alil-isotiocianato, uma substância encontrada no óleo de mostarda, responsável pelo seu sabor picante. Os isotiocianatos geralmente são substâncias eletrofílicas que têm no átomo de carbono, entre as duas duplas ligações, o seu centro eletrofílico.

Os isotiocianatos de interesse médico são os compostos ativos derivados da hidrólise dos glicosinolatos sulfurados dos vegetais crucíferos, as mesmas plantas das quais provém o indol-3-carbinol que acabamos de estudar. Cada um dos glicosinolatos crucíferos produz um isotiocianato diferente, por exemplo, quando os glicosinolatos do brócolis, glicorafanina e sinigrina, são hidrolisados eles formam, respectivamente, o sulfurafano e o alil-isotiocianato. Ainda à guisa de exemplos, o agrião da água é rico no glicosinolato gliconasturtiina, precursor do fenetil-isotiocianato, enquanto o agrião da horta concentra o glicosinolato glicotropaeolina, que, hidrolisado, forma o benzil-isotiocianato.

• Atividade Biológica dos Isotiocianatos

A mesma mirosinase, envolvida na síntese do indol-3-carbinol, é a enzima que catalisa a hidrólise dos glicosinolatos para a formação dos isotiocianatos. Como já estudamos, a mirosinase está isolada dos glicosinolatos na planta intacta, apenas quando as plantas brássicas são picadas ou mastigadas esta enzima interage com o seu substrato, liberando os isotiocianatos. A Figura 8.202 serve de ilustração.

Apenas a mastigação da planta crua libera os isotiocianatos dos seus precursores. Ainda quando a mirosinase é completamente inativada pelo calor da cocção, alguns isotiocianatos podem ser liberados pela atividade enzimática da flora bacteriana intestinal.

De qualquer modo, a absorção dos isotiocianatos é muito prejudicada pelo cozimento das crucíferas. Uma vez absorvidos, os isotiocianatos são conjugados com o glutation e metabolizados em ácidos mercaptúricos. A ligação dos isotiocianatos com o glutation é catalisada por uma família de enzimas denominadas glutation tiotransferases. Os ácidos mercaptúricos podem ser dosados na urina e utilizados para quantificar, de modo muito preciso, a ingestão de vegetais crucíferos. Servem, também, para comprovar a atividade biológica dos isotiocianatos. Os isotiocianatos, como o fenetil-isotiocianato e o benzil-isotiocianato, são capazes de inibir a ativação das substâncias pré-oncogênicas através da ação das enzimas da família do citocromo P450. Os isotiocianatos também inibem as enzimas de biotransformação da fase 1; releia, se necessário, o tópico sobre a atividade biológica do indol-3-carbinol. Trabalhos realizados com cultura de tecidos mostram que o sulfurafano é capaz de inibir algumas enzimas do grupo citocromo P450. Uma pesquisa clínica, realizada com fumantes, mostrou que o consumo de 170 g diários de agrião d'água diminui a ativação dos pró-carcinogênios encontrados no tabaco.

Muitos isotiocianatos, em especial o sulfurafano, são potentes indutores das enzimas da fase 2 da biotransformação em culturas de tecidos humanos. As enzimas desta fase 2, entre elas as glutation tiotransferases, as uridina-difosfato-glicuronosil transferases, a quinona redutase e a glutamato-cisteína ligase, são muito importantes na proteção do DNA (ácido desoxirribonucleico) celular contra os radicais livres e outras substâncias carcinogênicas. Os genes destas, e de outras enzimas da fase 2, contêm uma sequência específica de ácidos nucleicos denominada elemento de resposta antioxidante. Este elemento de resposta antioxidante tem a sua transcrição genética estimulada pelos isotiocianatos, o que desperta a síntese destas enzimas.

Quando os tabagistas consomem os 170 g diários de agrião, a excreção urinária dos metabólitos da nicotina glicuronizada aumenta significativamente, indicando a elevação da atividade das enzimas uridina-difosfato-glicuronosil transferases. A couve-de-bruxelas é especialmente rica em glicosinolatos precursores do alil-isotiocianato e do sulfurafano, e o consumo de 300 g diários desta hortaliça, pelo período de apenas 1 semana, aumenta significativamente os teores plasmáticos e intestinais das enzimas glutation-tiotransferases (em não fumantes).

Os isotiocianatos também preservam o equilíbrio do ciclo celular normal. Quando o ciclo celular está desregulado pode haver a propagação de mutações potencialmente cancerígenas, pois bem, o alil-isotiocianato, o benzil-isotiocianato,

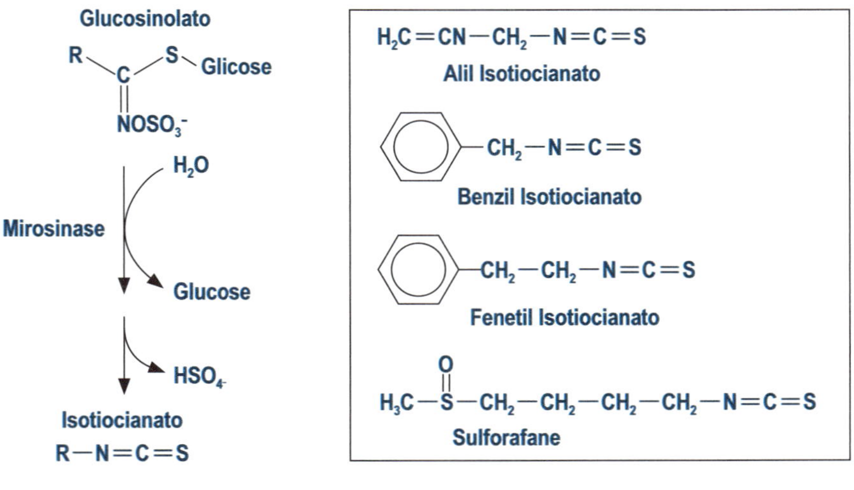

Figura 8.202 – *Ação da mirosinase.*

Capítulo 8

o fenetil-isotiocianato e o sulfurafano são capazes de induzir a interrupção do ciclo celular, inibindo a proliferação celular e possibilitando o reparo genético ou a indução da apoptose. Os ácidos nucleicos, no núcleo celular, espiralam-se ao redor de proteínas básicas denominadas histonas. A acetilação destas histonas torna o ácido desoxirribonucleico (DNA) mais acessível aos fatores de transcrição, os quais, ao se ligarem ao cromossomo, ativam a transcrição genética. A enzima catalisadora desta reação é a acetiltransferase.

Outras enzimas, denominadas histona-desacetilases, removem o radical acetil das histonas e restringem o acesso dos fatores de transcrição ao material genético nuclear. Este processo de acetilação e desacetilação das histonas nucleares constitui um importante mecanismo de regulagem da transcrição genética. Nas células neoplásicas, entretanto, o equilíbrio entre a atividade da acetiltransferase e a ação das histonas-desacetilases pode estar rompido. Os compostos que inibem as histonas-desacetilases podem suprimir a iniciação do câncer através da indução da transcrição genética de proteínas supressoras de tumores. Estas proteínas supressoras tumorais são capazes de promover a diferenciação celular e a apoptose das células pré-cancerosas.

Os metabólitos do sulfurafano e da alil-isotiocianato são capazes de inibir a ação das histonas-desacetilases em cultura de células tumorais. O sulfurafano também se mostrou hábil na inibição das histonas-desacetilases nos modelos laboratoriais que utilizam ratos enxertados com câncer de próstata. Em seres humanos, comprovou-se a inibição da atividade das histonas-desacetilases nas células do sangue após a ingestão de 68 g de brócolis, rico em sulfurafano.

Voltando às pesquisas com animais, demonstrou-se que os isotiocianatos e os seus metabólitos são capazes de inibir o desenvolvimento dos tumores, quimicamente induzidos, em modelos para o câncer de pulmões, fígado, esôfago, estômago, intestino delgado, intestino grosso e glândulas mamárias. Os isotiocianatos também mostram ação anti-inflamatória, uma vez que a inflamação também estimula a proliferação celular e inibe a apoptose. O sulfurafano e o fenetil-isotiocianato diminuem a liberação das moléculas sinalizadoras da inflamação pelos leucócitos e reduzem a ligação do fator de necrose kappa-B ao cromossoma. O fator de necrose kappa-B é um fator de transcrição genética pró-inflamatório e a inflamação crônica favorece a incidência de câncer nos tecidos afetados.

A infecção crônica pelo *Helicobacter pylori*, além da sua associação à úlcera gástrica, também favorece o aparecimento do câncer gástrico, como consequência da gastrite crônica. Inclua-se aí, também, a esofagite distal e a duodenite. Nos tubos de ensaio e nas culturas de tecidos, o sulfurafano purificado inibe o crescimento e erradica várias cepas do *Helicobacter pylori*, inclusive aquelas resistentes aos antibióticos. Em modelos animais, de camundongos imunodeprimidos implantados com mucosa gástrica humana, infectados pelo *Helicobacter pylori*, a administração do sulfurafano, por 5 dias, erradicou a infecção em oito, dentre 11 xenoenxertos. Nos seres humanos, entretanto, apenas três, entre nove pacientes com gastrite associada a esta infecção conseguiram erradicar a bactéria com o emprego de 56 g diários de brócolis. Dada a pequena significância deste trabalho clínico, outros estudos são necessários para determinar se o emprego dos isotiocianatos pode ser útil no tratamento da infecção pelo *Helicobacter pylori* em humanos.

• Indicações Terapêuticas dos Isotiocianatos

Os isotiocianatos e os seus metabólitos têm sido utilizados com a intenção de prevenir a ocorrência dos mais variados tipos de câncer. Embora os estudos epidemiológicos humanos proporcionem as evidências de que a ingestão de grandes quantidades de vegetais crucíferos está associada a uma baixa incidência de câncer, é muito difícil determinar se tais efeitos protetores se devem aos isotiocianatos ou a outros fatores presentes nestas brássicas. Muitos pesquisadores tentaram calcular a exposição humana aos isotiocianatos, baseando-se nas estatísicas sobre o consumo de vegetais crucíferos e nas medidas das quantidades máximas de isotiocianatos, passíveis de serem liberados por estas plantas.

Alguns trabalhos caso-controlados, utilizando-se desta técnica, observaram que o consumo alimentar de isotiocianatos é muito menor entre as mulheres chinesas e entre os homens norte-americanos com câncer de pulmão do que entre os grupos-controles saudáveis. Não podemos deixar de acentuar, novamente, que a exposição aos isotiocianatos provenientes da dieta pode não estar acuradamente avaliada, devido aos diversos fatores que influenciam na sua liberação e absorção. Assim, a mensuração da excreção urinária dos isotiocianatos e dos seus metabólitos constitui uma avaliação mais precisa da exposição a estes compostos.

No entanto, poucos trabalhos se ocuparam da relação entre a excreção urinária dos isotiocianatos e o risco para o desenvolvimento do câncer. Um trabalho prospectivo chinês observou que os indivíduos que apresentam teores detectáveis de isotiocianatos na urina apresentam um risco significativamente menor para desenvolverem câncer pulmonar, nos 10 anos seguintes, do que aqueles não o apresentam. Um outro estudo caso-controlado mostrou que a excreção urinária do isotiocianato foi significativamente menor nas chinesas com adenocarcinoma de mama do que no grupo-controle são. Em contrapartida, comprovando esta opinião, no mesmo estudo, a ingestão de vegetais crucíferos, avaliada através de questionários alimentares, não pode ser relacionada ao risco de câncer de mama. Já mencionamos que a família de enzimas glutation-tiotransferases, biotransformadoras da fase 2, também promove o metabolismo e a excreção dos isotiocianatos do corpo. Pois bem, também foram identificados alguns polimorfismos genéticos afetando a atividade destas enzimas.

As variantes genéticas inativas dos genes GSTM1 e GSTT1 apresentam muitas deleções, e as pessoas que herdam os dois alelos nulos destes genes não são capazes de produzir a enzima glutation-tiotransferase (GSTM1 ou GSTT1) correspondente. Nestes indivíduos, após uma refeição contendo verduras crucíferas, a atividade diminuída das glutation-tiotransferases acarreta uma eliminação mais lenta dos isotiocianatos. Com base neste conceito, diversos estudos epidemiológicos foram realizados e observaram que a relação inversa entre a ingestão dos isotiocianatos e a incidência de cânceres de pulmões e cólon é muito mais evidente nos portadores destes polimorfismos. Estes achados indicam que os indivíduos que mantêm os isotiocianatos por mais tempo no organismo apresentam, também, uma maior proteção contra o desenvolvimento de câncer.

• **Fontes de Isotiocianatos**

As principais fontes alimentares dos isotiocianatos são os vegetais crucíferos. Entre eles destacamos, como brássicas ricas em glicosinolatos precursores dos isotiocianatos, o agrião, o brócolis, a couve, a couve-de-bruxelas, a couve-flor, a escarola, a mostarda, o nabo, o nabo sueco (nabo amarelo), o rabanete, o rábano, o repolho e o saramago. Ao contrário de outras substâncias fitoquímicas, os glicosinolatos estão presentes em concentrações relativamente altas nas porções das brássicas normalmente consumidas, por exemplo, meia xícara de brócolis cru contém mais de 25 mg de glicosinolatos.

Algumas brássicas são melhores fontes de alguns glicosinolatos, em detrimento de outras, e, consequentemente, podem ser mananciais mais ricos de isotiocianatos. Não se deve olvidar que a quantidade de isotiocianatos na refeição depende, também, do modo de preparo e do processamento dos alimentos. O cozimento dos crucíferos por 9 a 15 minutos acarreta uma perda de 18 a 59% da quantidade total de glicosinolatos na água da panela. Por este motivo recomenda-se o uso de métodos culinários que empreguem menos água no processamento destas verduras, como a cocção no vapor ou no forno de microondas.

No entanto, é preciso lembrar, também, que o cozimento em alta temperatura, a cocção no vapor por tempo prolongado e o uso das microondas em alta potência inativam a mirosinase, a enzima que hidrolisa os glicosinolatos. A inativação da mirosinase reduz substancialmente a biodisponibilidade dos isotiocianatos, mesmo considerando a atividade hidrolítica da flora bacteriana intestinal. A Tabela 8.50 elenca o conteúdo de glicosinolatos em alguns vegetais crucíferos.

A Tabela 8.51 ilustra a presença de alguns isotiocianatos, os mais estudados nas suas propriedades oncoprofiláticas, nos diversos vegetais crucíferos.

Existem, ainda, extratos vegetais de brócolis, de brotos de brócolis e de outras verduras crucíferas à venda. Alguns destes produtos são normatizados para conter uma quantidade mínima de glicosinolatos e/ou sulfurafano, no entanto, é desconhecida a biodisponibilidade dos isotiocianatos derivados destes suplementos comerciais. Os brotos de brócolis certificados, à venda nas lojas de produtos naturais, contêm, pelo menos, 257 mg de glicorafanina em cada porção de 100 g. Neste produto, a glicorafanina pode estar rotulada como glicosinolato de sulfurafano. A quantidade de glicora-

Tabela 8.50
Conteúdo de Glicosinolatos em Alguns Vegetais Crucíferos

Alimento	Porção	Glicosinolatos*
Agrião d'água	1 xícara, picada (34 g)	32 mg
Agrião da terra	1 xícara (50 g)	196 mg
Brócolis	1 xícara, picada (88 g)	54 mg
Couve	1 xícara, picada (67 g)	67 mg
Couve chinesa**	1 xícara, picada (70 g)	38 mg
Couve-de-bruxelas	1 xícara (88 g)	208 mg
Couve-flor	1 xícara, picada (100 g)	44 mg
Mostarda	1 xícara, picada (56 g)	158 mg
Nabo	1 xícara, em cubos (130 g)	120 mg
Rábano	1 xícara, picada (134 g)	62 mg
Repolho branco	1 xícara, picada (90 g)	70 mg
Repolho roxo	1 xícara, picada (90 g)	58 mg
Saramago***	1 colher de sopa (15 g)	24 mg

* A diferença de valores entre as tabelas deve-se à variabilidade do conteúdo dos fitoquímicos nas diversas amostras vegetais.
** Couve branca, ilustrada na Figura 8.200.
*** Rábano bastardo, raiz forte, Armoracia rusticana, wasabi, reveja a Figura 8.200.

Tabela 8.51
Alguns Isotiocianatos nos Diversos Vegetais Crucíferos

Crucífera	Glicosinolato Precursor	Isotiocianato
Agrião d'água	Gliconasturtiina	Fenetil-isotiocianato (PEITC)
Agrião da terra	Glicotropaeolina	Benzil-isotiocianato (BITC)
Agrião indiano*	Glicotropaeolina	Benzil-isotiocianato (BITC)
Brócolis	Glicorafanina	Sulfurafano (SFN)
	Sinigrina	Alil-Isotiocianato (AITC)
Couve-de-bruxelas	Glicorafanina	Sulfurafano (SFN)
	Sinigrina	Alil-isotiocianato (AITC)
Mostarda	Sinigrina	Alil-isotiocianato (AITC)
Rabanete	Sinigrina	Alil-isotiocianato (AITC)
Repolho	Glicorafanina	Sulfurafano (SFN)
	Glicotropaeolina	Benzil-isotiocianato (BITC)
	Sinigrina	Alil-isotiocianato (AITC)
Saramago	Sinigrina	Alil-isotiocianato (AITC)

* Tropaeolum majus, também conhecido como vesúvio ou nastúrio, tanto as folhas quanto as flores são comestíveis. Veja a Figura 8.203.

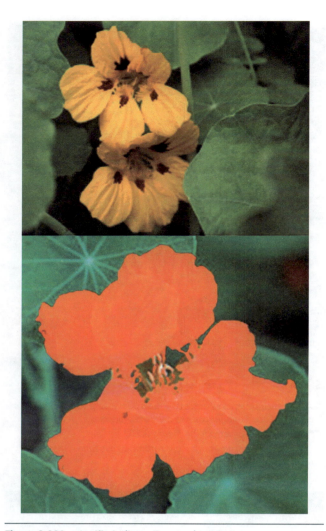

Figura 8.203 – *Agrião indiano,* Tropaeolum majus.

fanina, o glicosinolato precursor do sulfurafano, nas sementes de brócolis permanece mais ou menos constante até que elas germinem. Após a germinação, os brotos de brócolis passam a sintetizar a glicorafanina e, já no terceiro dia, apresentam uma concentração deste glicosinolato 10 a 100 vezes maior do que o brócolis maduro.

• Doses Preconizadas para os Isotiocianatos

Não existem doses diárias estabelecidas para a prescrição dos isotiocianatos. Acredita-se que o consumo de cinco ou mais porções semanais de vegetais crucíferos sejam suficientes para reduzir, de modo significativo, o risco de desenvolvimento de câncer. Considera-se uma porção a quantidade de alimento equivalente a 100 g.

• Cuidados com o Uso dos Isotiocianatos

Não existe descrição de efeitos colaterais importantes atribuídos ao uso terapêutico dos isotiocianatos. De qualquer modo, achamos interessante considerar que, em ratos de laboratório, *após* a iniciação oncogênica com substâncias químicas reconhecidamente carcinogênicas, a ingestão de doses exageradamente altas de fenetil-isotiocianato e benzil-isotiocianato promoveu o desenvolvimento do câncer da bexiga urinária. Estas doses exageradas, administradas aos ratos, variaram entre 25 e 250 vezes a ingestão média diária humana de isotiocianatos, portanto, ponha-se exagerada nisso. A relevância desta ocorrência, considerando-se o câncer de bexiga no ser humano, ainda não está clara, uma vez que uma pesquisa prospectiva de coorte observou uma relação inversa entre o consumo de vegetais crucíferos e a incidência de câncer de bexiga urinária no homem. Além disso, a maioria das pesquisas realizadas com animais de laboratório demonstra que os isotiocianatos inibem o desenvolvimento do câncer, quando administrados *previamente* à iniciação oncogênica quimicamente induzida.

Com relação à gestação e à lactação humanas, apesar de não haverem relatos de efeitos adversos atribuíveis à grande ingestão alimentar de glicosinolatos, não existe informação sobre a segurança do uso dos isotiocianatos purificados, ou dos concentrados de glicosinolatos e/ou isotiocianatos, nestas condições. Não se conhece nenhuma interação entre os isotiocianatos e qualquer droga ou medicamento, no entanto, como eles podem inibir diversas isoformas das enzimas da família do citocromo P450, existe a possibilidade de que ocorra interação medicamentosa com substâncias que servem de substrato para estas enzimas.

Ligninas

As ligninas constituem um grupo de substâncias químicas polifenólicas vegetais, derivadas da L-fenilalanina, classificadas como fitoestrógenos. Fitoestrógenos são compostos de estrutura química semelhante ao estrógeno. As outras classes de fitoestrógenos são as isoflavonas e os cumestanos. Cumestanos são compostos orgânicos derivados da cumarina. As ligninas identificadas nos mamíferos são formadas a partir das ligninas vegetais sob a ação da flora bacteriana intestinal, são elas o enterodiol e a enterolactona, cujas moléculas podem ser estudadas na Figura 8.204.

Alguns dos precursores vegetais da lignina animal que foram identificados na dieta humana são o pinorresinol, o laricirresinol, o secoisolaricirresinol, o matairresinol, o hidroximatairresinol, o siringarresinol e a sesamina. Alguns destes podem ter as suas moléculas estudadas na Figura 8.205.

O secoisolaricirresinol e o matairresinol estavam entre os primeiros precursores que foram identificados na dieta humana e, posteriormente, foram também os mais amplamente estudados.

• Atividade Biológica das Ligninas

Apesar de o maior foco de pesquisas sobre os fitoestrógenos repousar sobre as isoflavonas da soja, a principal fonte alimentar de fitoestrógenos, na dieta ocidental, é constituída pelas ligninas. Os precursores das ligninas ocorrem em uma ampla variedade de alimentos vegetais, desde as

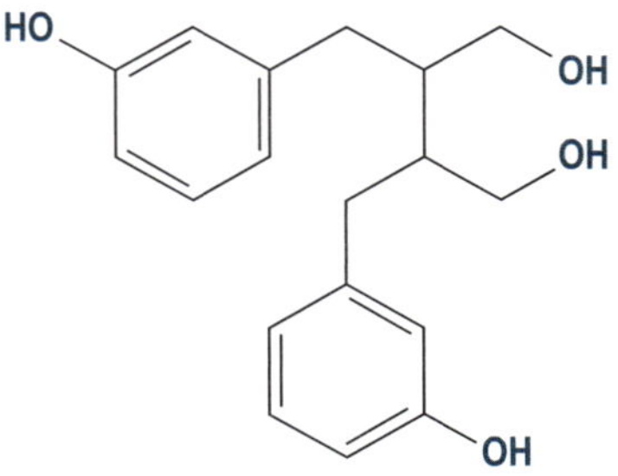

Enterodiol

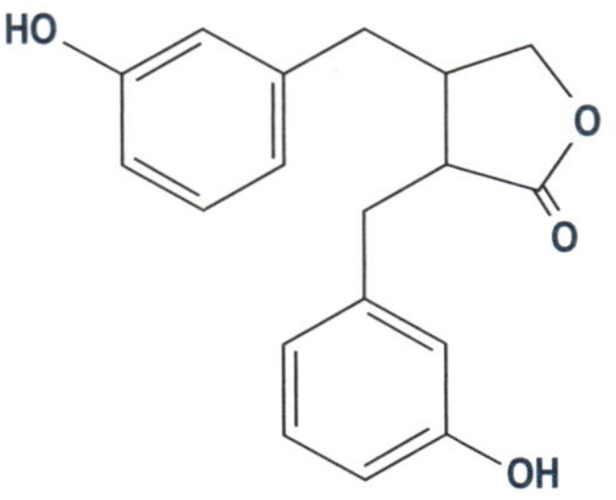

Enterolactona

Figura 8.204 – *Ligninas nos mamíferos.*

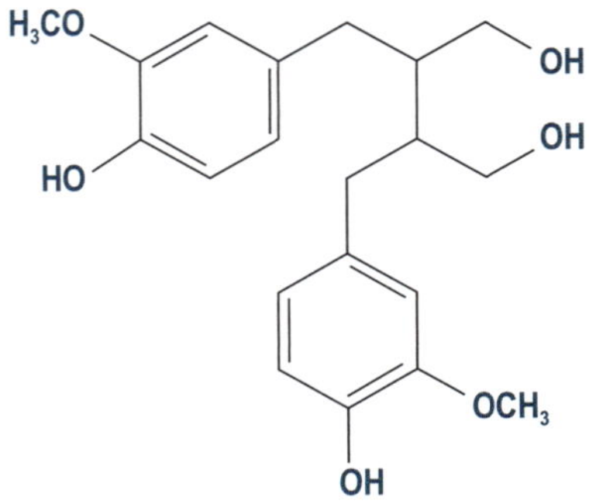

Secoisolariciresinol

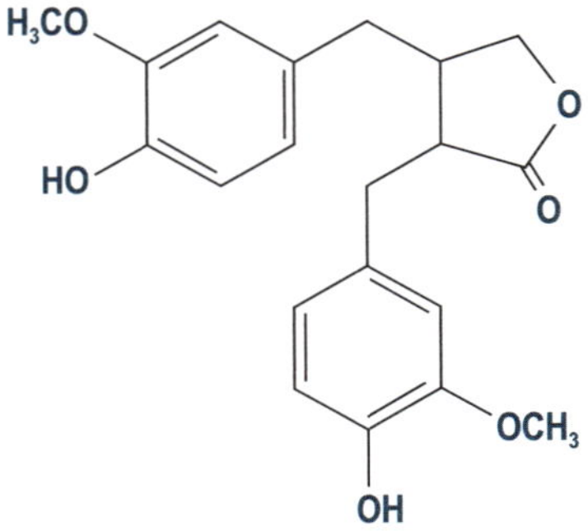

Matairesinol

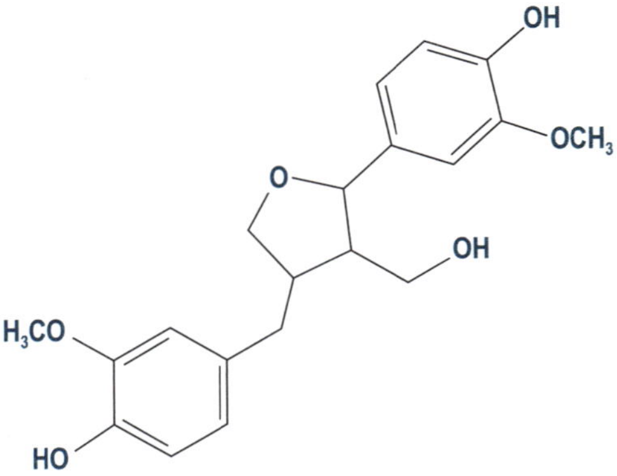

Lariciresinol

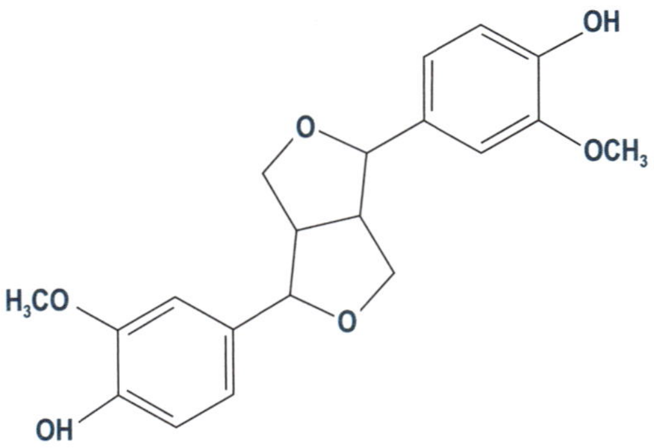

Pinoresinol

Figura 8.205 – *Precursores vegetais das ligninas humanas.*

frutas e verduras, passando pelos legumes e cereais, até a semente de linhaça. Quando estes precursores são ingeridos, as bactérias da flora intestinal são capazes de metabolizá-los, convertendo-os em enterodiol e enterolactona. As mesmas bactérias também são capazes de transformar o enterodiol em enterolactona, por este motivo emprega-se a mensuração do teor sérico de enterolactona para avaliar a atividade bacteriana intestinal, após a ingestão de uma quantidade padrão de ligninas vegetais. A mesma dosagem pode ser efetuada na urina.

Como o conteúdo de ligninas é desconhecido em muitos alimentos, a medida da concentração plasmática, ou urinária, de enterolactona é também utilizada, em pesquisa, como um marcador da ingestão alimentar de ligninas. Os estudos farmacocinéticos, empregando estas medidas plasmáticas e urinárias, mostram que após uma dose única de

Capítulo 8

secoisolaricirresinol, de 0,9 mg por quilograma de peso corporal, pelo menos 40% deste *bolus* mostram-se disponíveis no organismo como enterodiol e enterolactona. O secoisolaricirresinol é a principal lignina encontrada na semente de linhaça. O pico plasmático de enterodiol alcançou 73 nanomolares por litro em cerca de 15 horas após o *bolus* de secoisolaricirresinol. O pico plasmático da enterolactona ocorreu, em média, após 20 horas da ingestão e alcançou 56 nanomolares por litro.

Estes trabalhos comprovam que quantidades substanciais das ligninas vegetais, ingeridas na dieta, tornam-se biodisponíveis para os seres humanos sob as formas de enterodiol e enterolactona. Existe, porém, uma variação individual muito grande na relação entre as dosagens de enterodiol e enterolactona, sugerindo que algumas pessoas convertem mais enterodiol em enterolactona do que outras. É provável que estas diferenças individuais no metabolismo das ligninas influenciem as atividades biológicas e os efeitos salutares destas substâncias. Entre os efeitos salutares das ligninas, destacam-se as suas atividades moduladora estrogênica e antioxidante.

Os hormônios estrogênicos são moléculas sinalizadoras que atuam nos receptores estrogênicos celulares. O complexo formado pela ligação do estrógeno com o seu receptor celular alcança o núcleo e interage com o ácido desoxirribonucleico (DNA), alterando a expressividade dos genes responsivos ao estrógeno. Estes receptores celulares do estrógeno estão presentes em diversos outros tecidos, além daqueles relacionados com a reprodução da espécie, entre eles o cérebro, o coração, o fígado e os ossos. Os fitoestrógenos, dada a sua semelhança com os estrógenos, também podem ligar-se aos receptores estrogênicos, porém, a sua atividade estrogênica é muito mais fraca que a dos estrógenos endógenos. Além disso, dependendo do tecido, os fitoestrógenos podem antagonizar, ou mesmo bloquear totalmente, a ação estrogênica. Observe a semelhança estrutural de alguns estrógenos endógenos com a estrutura das ligninas enterodiol e enterolactona na Figura 8.206.

O que tem interessado aos pesquisadores é esta atividade moduladora dos fitoestrógenos, em alguns tecidos, exercendo a sua ação antiestrogênica e, em outros, atuando como estrogênicos. A atividade antiestrogênica dos fitoestrógenos mostra-se importante na prevenção de tumores dos tecidos do sistema reprodutivo, como os cânceres de mama, útero, ovário e próstata; enquanto a ação estrogênica destas substâncias auxilia na prevenção e no tratamento da osteoporose.

As ligninas enterodiol e enterolactona, como fitoestrógenos que são, também manifestam uma fraca atividade moduladora estrogênica, todavia, até o presente, as suas ações estrogênicas e antiestrogênicas são muito pouco compreendidas. O enterodiol e a enterolactona também mostram outras ações não relacionadas com a interação com os receptores estrogênicos. Estas ligninas podem modificar a ação biológica dos estrógenos endógenos através da inibição das enzimas envolvidas no metabolismo destes hormônios. As ligninas também atuam como antioxidantes, no entanto, a sua atividade antioxidante nos seres humanos ainda não está muito bem esclarecida, porque o seu metabolismo é mui-

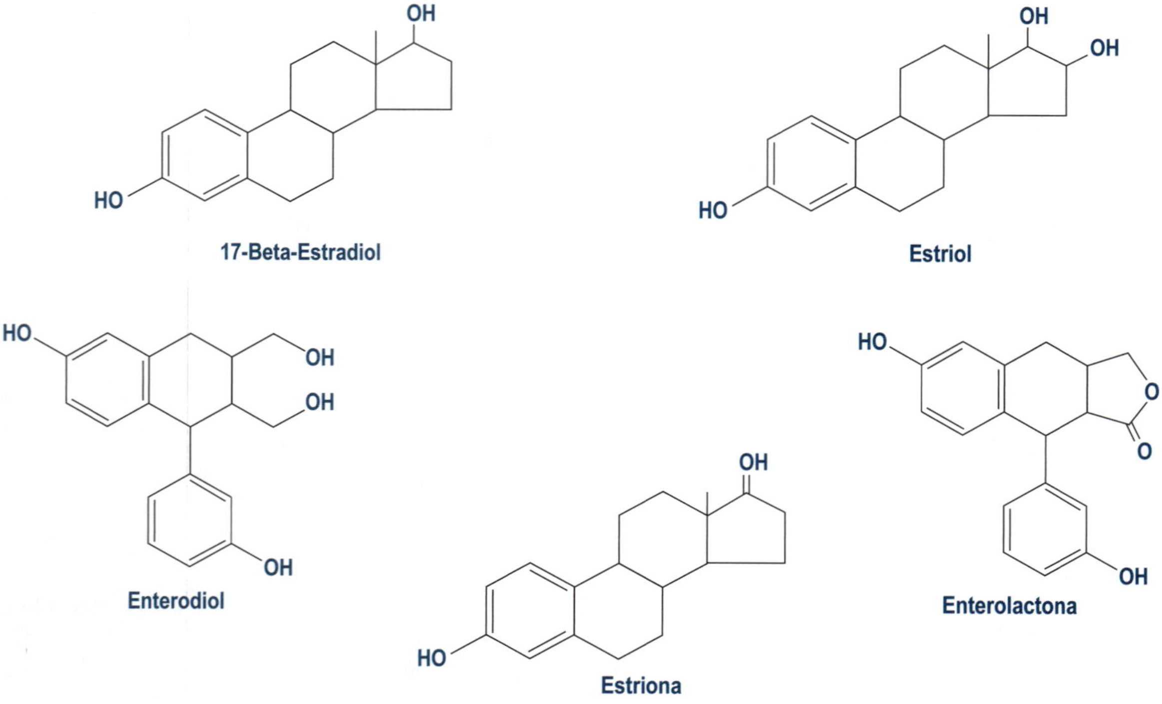

Figura 8.206 – *Similitude entre os estrógenos e as ligninas.*

to rápido e completo. Existe um estudo transversal cruzado mostrando uma relação inversa entre os níveis séricos da enterolactona e dos F2-isoprostanos; no entanto, não ficou claro se este efeito foi devido à enterolactona ou aos outros antioxidantes presentes nos alimentos ricos em ligninas. Os F2-isoprostanos são biomarcadores da peroxidação lipídica.

• Indicações Terapêuticas das Ligninas

As principais indicações terapêuticas das ligninas têm sido dirigidas à prevenção das doenças cardiovasculares, da osteoporose e dos cânceres de mama, endométrio, ovário e próstata. As dietas ricas em alimentos que contêm ligninas vegetais estão associadas, de maneira muito consistente, com a redução da incidência de doenças cardiovasculares; no entanto, é possível que muitos fitoquímicos, também presentes nestes alimentos, contribuam para este efeito protetor.

Um trabalho prospectivo de coorte, acompanhando 1.889 finlandeses por um período médio de 12 anos, mostrou que aqueles que apresentavam os mais altos níveis séricos de enterolactona foram os que apresentaram os menores índices de mortalidade por coronariopatia ou outra doença cardiovascular. Três outros trabalhos clínicos também observaram que a adição de 38 a 50 g de semente de linhaça à dieta diária, por períodos que variaram de 4 a 6 semanas, levou a uma redução de 8 a 14% dos teores do colesterol de baixa densidade (LDL). Por outro lado, três outros trabalhos semelhantes não notaram nenhuma redução significativa nos níveis do colesterol com o emprego da semente de linhaça, nas doses de 30 a 40 g por dia.

As sementes de linhaça, realmente, são excelentes fontes de ligninas, porém, também são boas fornecedoras de outros nutrientes e fitoquímicos cardioprotetores, como por exemplo os ácidos graxos poli-insaturados do grupo ômega-3 (ω-3) e as fibras. Apesar de diversos trabalhos prospectivos de coorte afirmarem, de modo consistente, que as dietas ricas em cereais integrais, nozes, frutas e verduras reduzem significativamente o risco para doenças cardiovasculares, ainda não está claro o papel das ligninas nesta cardioproteção.

As pesquisas a respeito dos efeitos das ligninas sobre a osteoporose são muito limitadas. A excreção urinária da enterolactona foi utilizada como um marcador da ingestão alimentar das ligninas em dois pequenos trabalhos observacionais. Um destes estudos observou 75 mulheres coreanas menopausadas, classificando-as, com base na densitometria mineral óssea, em osteoporóticas, osteopênicas e normais, e concluiu que a excreção urinária da enterolactona estava diretamente relacionada com a densitometria mineral óssea, tanto nas vértebras lombares quanto nos quadris. Em contrapartida, o outro trabalho, que acompanhou 50 mulheres menopausadas holandesas, notou que os mais altos níveis de excreção urinária de enterolactona estavam associados aos mais altos índices de perda óssea.

Duas outras pesquisas independentes, controladas por placebo, não observaram nenhuma alteração significativa nos marcadores bioquímicos de reabsorção ou de neoformação óssea nas mulheres tratadas, na pós-menopausa, por um período de 3 e 4 meses, com 25 e 40 g diários de sementes moídas de linhaça. Deste modo, percebe-se que mais estudos são necessários para determinar o real valor das ligninas na prevenção e no tratamento da osteoporose. Com relação ao câncer de mama, até o momento não existem evidências comprobatórias de que as ligninas possam diminuir a sua incidência. Nenhum dos dois estudos prospectivos de coorte, construídos para avaliar a influência das ligninas sobre o adenocarcinoma de mama, foram capazes de encontrar uma relação entre eles.

Embora um trabalho retrospectivo alemão, controlado caso a caso, tenha observado que a ingestão diária de grandes quantidades de matairresinol protege contra o câncer de mama, dois outros estudos americanos, também caso-controlados, não notaram nenhuma relação significativa entre a ingestão de ligninas e este tipo de câncer. Dois outros trabalhos, retrospectivos e caso-controlados, observaram uma menor incidência de câncer de mama nas mulheres que apresentavam as mais altas taxas de excreção urinária de enterolactona, porém, o único estudo prospectivo, que avaliou esta associação, não encontrou uma relação significativa entre os dois eventos.

De modo semelhante, dois trabalhos, da mesma maneira controlados, notaram uma maior incidência do adenocarcinoma de mama nas mulheres com níveis séricos de enterolactona muito baixos; no entanto, outras duas pesquisas prospectivas não confirmaram esta associação. Mais recentemente, uma pesquisa dinamarquesa parece ter esclarecido esta questão, ao observar que os teores séricos de enterolactona não estão associados ao risco de câncer de mama positivo para o receptor estrogênico do tipo alfa, mas sim com o câncer negativo para este receptor. Deste modo, as mulheres que apresentam um teor plasmático de enterolactona alto estão sob um risco menor de desenvolvimento do câncer de mama negativo para o receptor estrogênico do tipo alfa. Geralmente, os tumores de mama estrogênicos alfa-negativos são mais agressivos e menos responsivos ao tratamento do que os positivos. Concluindo, ainda não é possível afirmar que o consumo de grandes quantidades de ligninas vegetais oferece uma proteção significante contra o câncer de mama.

Um único trabalho controlado, avaliando a ação das ligninas na prevenção do câncer do endométrio, foi realizado. Este estudo avaliou mulheres norte-americanas e observou que aquelas que ingeriam as maiores quantidades de ligninas vegetais foram as que apresentaram os menores índices de câncer de endométrio, estes resultados, no entanto, só foram estatisticamente significantes nas mulheres que se encontravam na pós-menopausa. Analogamente, apenas um trabalho controlado estudou o câncer de ovário e as ligninas e, da mesma forma, as mulheres que consumiam as maiores quantidades de ligninas vegetais constituíram o grupo que apresentou a menor incidência de câncer de ovário.

Embora estes estudos propiciem a base para a hipótese de que as ligninas possam prover uma proteção contra o câncer hormônio-dependente, não devemos esquecer-nos que uma dieta rica em vegetais também fornece outros fitoquímicos capazes do mesmo efeito, como os carotenoides, as fibras e os fitoesteróis. Embora as ligninas de origem vegetal sejam as principais fontes de fitoestrógenos da dieta típica ocidental, a relação entre elas e o adenocarcinoma de próstata ainda não foi suficientemente estudada.

Três estudos escandinavos, prospectivos e controlados, avaliaram a relação entre a enterolactona circulante e o aparecimento do câncer de próstata. Nestes três trabalhos, as concentrações séricas iniciais de enterolactona dos homens que desenvolveram o câncer de próstata, nos 5 a 14 anos seguintes, não foram significativamente diferentes das encontradas nos grupos-controles pareados, que não desenvolveram o câncer. Uma outra pesquisa, esta norte-americana, retrospectiva, também controlada, comparou a quantidade de lignina vegetal ingerida por um grupo de homens portadores do adenocarcinoma de próstata com a consumida pelo grupo-controle, pareado, sadio e constatou que não havia diferença significativa entre os dois conjuntos. Assim, não temos suporte científico para prescrever um consumo maior de ligninas vegetais para a profilaxia do câncer de próstata.

• Fontes de Ligninas

As ligninas estão presentes em uma ampla variedade de alimentos de origem vegetal, desde:

- as sementes, como as de linhaça, de abóbora, de girassol, de papoula;
- os cereais integrais, como o centeio, a aveia e a cevada;
- as fibras de trigo, aveia e centeio;
- as frutas, especialmente as bagas vermelhas;
- as verduras em geral.

Um levantamento holandês, realizado durante os anos de 1997 e 1998, inquiriu 4.660 pessoas de ambos os sexos e constatou que a ingestão média diária de lignina estava em torno de 0,98 mg. O laricirresinol e o pinorresinol contribuíram com aproximadamente 75% do total das ligninas vegetais ingeridas, enquanto o secoisolaricirresinol, o matairresinol e as outras ligninas, com os restantes 25%. Uma pesquisa realizada nos Estados Unidos da América, entre as mulheres, após a menopausa, investigou o consumo diário de fitoestrógenos na alimentação e estimou-o em menos de 1 mg por dia, sendo que 80% deles eram ligninas e os restantes 20%, isoflavonas.

A quantidade de ligninas presente nas brássicas, em geral, varia entre 0,185 e 2,321 mg em cada porção de 100 g. Os cereais integrais apresentam quantidades que variam entre 0,007 e 0,764 mg por porção. A semente de linhaça é, de longe, o manancial mais rico de ligninas vegetais, ela contém 100 vezes mais destes fitoestrógenos do que qualquer cereal integral.

As ligninas não permanecem na fração oleosa dos alimentos, assim, o óleo de linhaça não é uma fonte de ligninas, a não ser que o bagaço das sementes permaneça no óleo. O conteúdo de lignina nos diversos alimentos sofre a influência de diversos fatores, desde o solo em que a planta floresce, a localização geográfica e o clima, até da maturação do vegetal e das condições em que ele é armazenado. A Tabela 8.52 mostra a quantidade total de ligninas presente em alguns alimentos.

Tabela 8.52
Quantidade Total de Ligninas Presente em Alguns Alimentos

Alimento	Porção	Ligninas
Brócolis	1 xícara (200 mL)	1,2 mg
Couve crespa, picada	1 xícara (200 mL)	1,6 mg
Couve-de-bruxelas, picada	1 xícara (200 mL)	0,6 mg
Damasco, fatiado	1 xícara (200 mL)	0,8 mg
Morango	1 xícara (200 mL)	0,4 mg
Pão de centeio (pão preto)	1 fatia	0,1 mg
Repolho, picado	1 xícara (200 mL)	0,6 mg
Semente de gergelim	50 g	19,8 mg
Semente de linhaça	50 g	150,8 mg
Tofu	100 g	0,2 mg
Vinho tinto	1 xícara (200 mL)	0,091 mg

A Tabela 8.53 elenca a quantidade dos diversos precursores vegetais das ligninas dos mamíferos presentes em algumas sementes, em mg por 100 g.

Nos Estados Unidos da América existem à venda suplementos alimentares contendo ligninas extraídas da semente de linhaça, um deles apresentado sob a forma de cápsulas contendo 50 mg do diglicosídio de secoisolaricirresinol. Em nosso meio, costumamos prescrever o uso das sementes da linhaça dourada, vendidas a granel, ou em pacotes, nas lojas de produtos naturais.

• Doses Preconizadas para as Ligninas

Geralmente, a dose terapêutica diária preconizada de ligninas refere-se ao secoisolaricirresinol e corresponde a 0,9 mg deste precursor por quilograma de peso corporal. A dose de indicação terapêutica da semente de linhaça dourada varia entre 30 e 50 g por dia.

Para um adulto de 70 kg de peso corporal, a dose terapêutica de semente de linhaça corresponde a 38 g por dia, ou seja, aproximadamente duas colheres de sopa e meia por dia. Como suplemento alimentar não prescrevemos mais do que uma colher de sopa (15 g) de semente de linhaça por dia e, em geral, apenas uma colher de chá (5 g).

Tabela 8.53
Quantidade dos Diversos Precursores Vegetais das Ligninas dos Mamíferos Presentes em Algumas Sementes, em mg por 100 g

Precursor (mg)	Linhaça (100 g)	Gergelim (100 g)	Centeio (100 g)	Trigo (100 g)	Aveia (100 g)	Cevada (100 g)
Hidroximatairresinol	0,035	7,209	1,017	2,787	0,712	0,541
Laricirresinol	1,780	13,060	1,503	0,672	0,766	0,133
Matairresinol	0,529	1,137	0,729	0,410	0,440	0,042
Pinorresinol	0,871	47,136	1,547	0,138	0,567	0,071
Secoisolaricirresinol	165,759	0,240	0,462	0,868	0,090	0,042
Sesamina	-	62,724	-	-	-	-
Siringarresinol	0,048	0,205	3,540	0,882	0,297	0,140

- **Cuidados com o Uso das Ligninas**

Não é conhecido nenhum efeito colateral causado pelos precursores vegetais das ligninas animais presentes nos alimentos. Já as sementes de linhaça, quando empregadas com finalidade terapêutica, podem aumentar a frequência das evacuações, ou mesmo causar diarreia, devido ao seu alto teor de fibras e ácidos graxos.

As doses de semente de linhaça que podem causar estes efeitos intestinais, em indivíduos adultos, estão próximas dos 45 g diários. A segurança do uso terapêutico das ligninas nas mulheres grávidas e nas lactantes ainda não está estabelecida, assim, as gestantes, as que amamentam e aquelas que querem engravidar não devem fazer uso das doses terapêuticas das ligninas, seja através da semente de linhaça ou dos precursores vegetais das ligninas humanas.

Pró-Bióticos e Pré-Bióticos

Pró-biótico, segundo a definição de Roy Fuller, em 1989, é um ingrediente alimentar microbiano vivo capaz de beneficiar o hospedeiro, proporcionando um melhor equilíbrio microbiota intestinal. Pré-biótico é um ingrediente alimentar não digerível pelo ser humano, em geral açúcares, que é utilizado pelas bactérias do intestino grosso, especialmente as bifidobactérias, como fonte de átomos de carbono para o seu metabolismo e crescimento, conforme a definição de Gibson e Roberfroid, em 1995. Simbiótico é o suplemento alimentar pró-biótico completo, pois reúne, em um só produto, os microrganismos benéficos à biota intestinal e o material pré-biótico necessário para o seu desenvolvimento.

Os pró-bióticos e os pré-bióticos podem ser classificados como alimentos funcionais, considerando-se como tais, segundo o mesmo Roberfroid, em 1996, aqueles alimentos que contêm uma substância, ou uma combinação de substâncias, que atua de maneira favorável sobre a fisiologia celular do organismo. Entre as bactérias capazes de proporcionar uma microbiota intestinal saudável e consideradas pró-bióticos estão:

- *Lactobacillus acidophilus*;
- *Lactobacillus bulgaricus*;
- *Lactobacillus casei*;
- *Lactobacillus delbruecki*;
- *Lactobacillus helveticus*;
- *Lactobacillus jonnsonii*;
- *Lactobacillus lactis*;
- *Lactobacillus paracasei*;
- *Lactobacillus plantarum*;
- *Lactobacillus reuterii*;
- *Lactobacillus rhamnosus*;
- *Bifidobacterium animalis*;
- *Bifidobacterium bifudum*;
- *Bifidobacterium brevis*;
- *Bifidobacterium infantis*;
- *Bifidobacterium lactis*;
- *Bifidobacterium longum*;
- *Enterococcus faecium*;
- *Streptococcus thermophilus*.

Também podem ser considerados pró-bióticos, apesar de não serem microrganismos bacterianos, as leveduras:

- *Saccharomyces boulardii* e
- *Saccharomyces cerevisiae*.

As principais substâncias prebióticas são os frutanos. Os frutanos são derivados poliméricos da frutose. Existem três tipos fundamentais de frutanos: a inulina, cuja fórmula estrutural pode ser estudada na Figura 8.207, a levana e a graminana.

Alguns produtos pré-bióticos são obtidos, de modo industrial, através da degradação da inulina pelo processo de transfrutosilação. Estes pré-bióticos são comercializados com o nome genérico de FOS, a abreviatura inglesa de fruto-oligossacarídeo. Existem também pré-bióticos derivados da galatose, os galacto-oligossacarídeos.

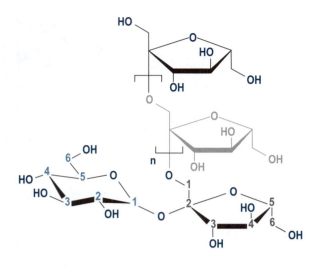

Figura 8.207 – *Fórmula estrutural da inulina.*

- **Atividade Biológica dos Pró-Bióticos e Pré-Bióticos**

Existem mais micro-organismos nos intestinos do que células em todo o corpo humano. Só esta informação já destaca a importância da prevalência de uma flora microbiana intestinal adequada, não apenas para o funcionamento normal do aparelho digestório como também para a manutenção de uma vida saudável. Assim, os efeitos benéficos dos simbióticos não são devidos a uma única cepa, muitas vezes propalada pela mídia como uma "supercepa", milagrosa, para o tratamento de todos os males. Ao contrário, os melhores efeitos terapêuticos dos simbióticos são obtidos através de uma perfeita e comprovada simbiose entre várias espécies de bactérias, que devem perfazer, pelo menos, 25% da flora intestinal de um adulto saudável.

O primeiro cientista a sugerir que algumas bactérias poderiam apresentar um efeito favorável à vida (pró-biótico) foi o prêmio Nobel russo Eli Metchnikoff, na época professor do Instituto Pasteur de Paris. Henry Tissier, do mesmo Instituto Pasteur, foi quem isolou o *Bifidobacterium bifidum* do intestino de lactentes alimentados exclusivamente com leite materno e recomendava que se administrasse o *Bifidobacterium bifidus communi*, como o denominou na época, às crianças que padeciam com diarreia. Os gêneros de bactérias mais comumente empregados para obter esta perfeita simbiose são o dos lactobacilos, o das bifidobactérias e o dos enterococos.

Os frutanos, necessários para esta proliferação bacteriana desejável, são resistentes à digestão do trato gastrintestinal proximal e, portanto, não sendo absorvidos, restam como substrato para o desenvolvimento das bactérias comensais colônicas. Os frutanos não absorvidos são fermentados pelas bactérias do intestino grosso, formando, como produtos finais da fermentação, o ácido lático e outros ácidos carboxílicos de cadeia curta. Ao mesmo tempo, esta fermentação estimula o crescimento seletivo das populações das bifidobactérias, especialmente. Além de bifidogênicos, os produtos finais da fermentação dos frutanos aumentam a biodisponibilidade do cálcio, do magnésio, do ferro, do zinco e do cobre. As hipóteses propostas para explicar a facilitação da absorção destes minerais são: o efeito osmótico destes produtos, a acidificação do conteúdo colônico, a formação de sais solúveis destes minerais e o estímulo para a hipertrofia da parede colônica.

Experiências realizadas com ratos de laboratório, e algumas em *anima nobili*, sugerem que os frutanos da chicória são capazes de reduzir a hipertrigliceridemia, o colesterol total, o colesterol de baixa densidade (LDL) e o colesterol de muito baixa densidade (VLDL). Além de tudo isso, os frutanos também se têm mostrado eficazes na redução do risco para o desenvolvimento de lesões pré-cancerosas do intestino grosso induzidas pelo azoximetano e pela di-metil-hidrazina, em ratos, e pela sialomucina, em humanos.

A administração do *Bifidobacterium longum* com 5% de inulina proveniente da chicória, a ratos previamente tratados com azoximetano, também mostrou uma redução estatisticamente significante do número de lesões pré-cancerosas colônicas. Após o parto, o primeiro contato do organismo humano com microrganismos estranhos ocorre através do leite materno, sobretudo se a via de nascimento for a natural.

A colonização intestinal, que se segue ao aleitamento, é fundamental para a regulação do sistema imunológico, não só intestinal como também de todo o organismo da criança, conferindo a sinalização inicial para o reconhecimento das estruturas que lhe são próprias (*self*) e das que não lhe são próprias (*non self*).

A microbiota intestinal também é responsável pela manutenção da homeostase imunológica por toda a vida, já que os intestinos representam uma verdadeira interface com o mundo exterior. Assim, os pró-bióticos, de maneira geral, atuam na imunomodulação e prevenção primária das doenças alérgicas, possivelmente por meio de mecanismos de indução de tolerância imunológica. Esta tolerância imunológica pode-se dar por deleção, anergia ou supressão da resposta imune frente aos antígenos alimentares, mediadas pelos receptores de reconhecimento padrão e pelos linfócitos T reguladores.

- **Indicações Terapêuticas dos Pró-Bióticos e Pré-Bióticos**

As principais indicações terapêuticas dos simbióticos estão:

- na prevenção e no tratamento da diarreia e da obstipação intestinal;
- nos tratamentos da disbiose intestinal, das disfunções do sistema digestório, das doenças inflamatórias gastrintestinais, das infecções urogenitais, das infecções pelo *Helicobacter pylori*;

- na prevenção do câncer colorretal;
- na recuperação pós-quimioterapia e pós-antibioticoterapia;
- na imunomodulação dos pacientes imunodeprimidos, idosos e cirúrgicos;
- na intolerância à lactose;
- nas dislipidemias e hipertensão; e
- para a melhora da absorção de nutrientes, como na osteoporose, por exemplo.

Um trabalho, realizado com a finalidade de avaliar os efeitos do estresse sobre a flora intestinal de ratos de laboratório, observou que os animais tratados com pró-bióticos tiveram uma colonização muito pequena de bactérias patogênicas nos seus intestinos, ao contrário do que ocorreu com o grupo de ratos tratados com água destilada.

Os alimentos funcionais ricos em lactobacilos e os pró-bióticos são capazes de modular a resposta inflamatória e as reações de hipersensibilidade. Os estudos observacionais têm indicado que esta modulação se deve, pelo menos em parte, à regulação funcional das citocinas. Os trabalhos clínicos, por sua vez, sugerem que os pró-bióticos são capazes de prevenir a recorrência das doenças intestinais crônicas e aliviar os sintomas da alergia ao leite. O eczema e as doenças dermatológicas crônicas parecem não ter sido beneficiados com o emprego dos lactobacilos. Alguns trabalhos mostram que os pró-bióticos, entre eles o *Bifidobacterium infantis*, o *Lactobacillus plantarum* e o *Bifidobacterium animalis*, são capazes de aliviar os sintomas da síndrome do intestino irritável e da colite ulcerativa.

Os lactobacilos também têm mostrado-se úteis na erradicação do *Helicobacter pylori*, fator etiológico da úlcera péptica, quando associados ao tratamento clínico tradicional, no entanto, são necessários mais trabalhos sobre este tema. Algumas cepas de lactobacilos têm demonstrado ação antimutagênica nos estudos de laboratório. Acredita-se que este efeito antimutagênico se deva a sua habilidade de inativar as aminas heterocíclicas, carcinogênicas, formadas durante a cocção da carne. Os estudos com animais têm demonstrado que algumas linhagens de lactobacilos podem proteger os roedores contra o câncer de cólon.

Os mesmos estudos com humanos ainda são conflitantes, mas muitas das pesquisas realizadas com seres humanos demonstram que as cepas estudadas diminuem a atividade da beta-glicuronidase, enzima que pode gerar substâncias carcinogênicas no tubo digestivo. Ainda nesta linha de pensamento, muitos estudos têm mostrado uma prevalência menor de câncer colorretal entre as populações que, tradicionalmente, consomem grandes quantidades de laticínios fermentados. Uma metanálise de 22 trabalhos sugere que o emprego dos pró-bióticos pode reduzir a incidência da diarreia associada ao uso de antibióticos, porém, também recomenda que mais estudos devem ser realizados para que se possa comprovar tal benefício.

Um outro trabalho, randomizado e duplo-cego controlado por placebo, mostra que a administração de pró-bióticos é benéfica aos pacientes idosos sob antibioticoterapia. Em 2007 foi publicada uma pesquisa clínica randomizada, realizada por um grupo de farmacologistas da Universidade de Montreal, na qual ficou demonstrado que uma solução fermentada de lactobacilos é eficaz para a prevenção da diarreia associada ao uso de antibióticos em pacientes hospitalizados. Os lactobacilos estimulam a função imune através da competição inibitória com os microrganismos patogênicos, não somente concorrendo pela colonização dos intestinos, como também elevando a produção da imunoglobulina A, estimulando a fagocitose e aumentando a proporção dos linfócitos timo-dependentes e das células *natural killers* (matadoras naturais).

As pesquisas clínicas demonstram que os pró-bióticos são capazes de diminuir a incidência das infecções do trato respiratório e as cáries dentárias infantis. Os alimentos fermentados pelos lactobacilos são eficazes no tratamento e na prevenção da diarreia aguda e na redução da severidade e da duração das infecções pelo rotavírus e da diarreia dos viajantes.

O efeito imunoestimulante dos pró-bióticos nos intestinos foi claramente demonstrado em um estudo realizado com voluntários saudáveis, aos quais, de modo randomizado, cruzado e duplo-cego, foram administradas, ou células vivas de *Lactobacillus plantarum*, ou células inativadas deste mesmo pró-biótico, ou placebo. As análises da expressão genética, realizadas nas biópsias duodenais destes voluntários, mostraram, claramente, o efeito do pró-biótico vivo sobre o metabolismo celular, ativando o sistema imune e estimulando a resposta imunológica intestinal. As lactobactérias convertem a lactose em ácido lático, podendo melhorar a intolerância à lactose de alguns pacientes, porém, os pró-bióticos não são utilizados com este propósito. Para este fim as bactérias das coalhadas são mais eficazes.

Estudos em animais têm demonstrado que diversas cepas de lactobacilos são capazes de diminuir os níveis do colesterol sérico. Presume-se que este efeito hipocolesterolemiante ocorra pela inativação da bile no intestino e pela inibição da reabsorção dos sais biliares. Algumas das pesquisas realizadas com seres humanos têm observado que os alimentos fermentados por lactobacilos reduzem, ainda que modestamente, os teores plasmáticos do colesterol total e do colesterol de baixa densidade (LDL). Estes resultados foram obtidos em indivíduos normocolesterolêmicos, sendo necessários estudos com pacientes hiperlipêmicos. Diversos outros pequenos trabalhos clínicos mostraram que o leite fermentado por lactobacilos pode reduzir a pressão sanguínea arterial. Acredita-se que isto ocorra pela ação de peptídeos semelhantes à enzima conversora da angiotensina, formados durante o processo de fermentação do leite. Especula-se, ainda, se os pró-bióticos, especialmente os lactobacilos, são capazes de corrigir a má absorção dos oligoelementos, de comum ocorrência entre os vegetarianos estritos e naqueles cujas dietas são ricas em fitatos.

- **Fontes de Pró-Bióticos e Pré-Bióticos**

As principais fontes naturais de pró-bióticos são os iogurtes e coalhadas, o picles de vegetais, a pasta de soja fermentada, o molho de soja, o chucrute, a *kombucha*, o *kefir* e os diversos pratos orientais fermentados.

A *kombucha* é uma mistura simbiótica de acetobactérias com leveduras, também conhecida como a "mãe do vinagre". As leveduras comumente presentes na *kombucha* são a *Brettanomyces bruxellensis*, a *Candida stellata*, a *Schizosaccharomyces pombe*, a *Torulaspora delbrueckii* e a *Zygosaccharomyces bailii* e a bactéria é a *Acetobacter aceti*, Conheça a mãe do vinagre na Figura 8.208.

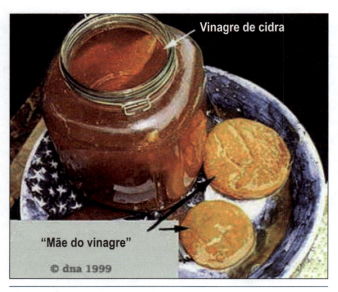

Figura 8.208 – *Mãe do vinagre,* kombucha.

O *kefir*, muito difundido em nosso meio e conhecido pelo nome de coalhada turca, também é uma mistura simbiótica de bactérias e leveduras onde predominam as bactérias do gênero *Lactobacilli*. Veja a ilustração da Figura 8.209.

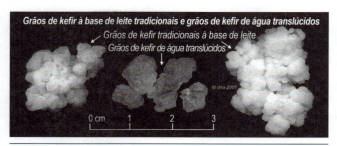

Figura 8.209 – *Kefir.*

A microflora típica dos gãos de kefir pode ser constituída pelos seguintes microrganismos:

- Bactérias do gênero *Lactobacilli*:
  - *Lactobacillus acidophilus;*
  - *Lactobacillus alactosus;*
  - *Lactobacillus brevis;*
  - *Lactobacillus casei;*
  - *Lactobacillus rhamnosus;*
  - *Lactobacillus pseudoplantarum;*
  - *Lactobacillus paracasei;*
  - *Lactobacillus cellobiosus;*
  - *Lactobacillus delbrueckii bulgaricus;*
  - *Lactobacillus delbrueckii lactis;*
  - *Lactobacillus tolerans;*
  - *Lactobacillus coryneformis torquens;*
  - *Lactobacillus fructosus;*
  - *Lactobacillus fructivorans;*
  - *Lactobacillus helveticus lactis;*
  - *Lactobacillus hilgardii;*
  - *Lactobacillus homohiochi;*
  - *Lactobacillus kefiri;*
  - *Lactobacillus kefiranofaciens;*
  - *Lactobacillus kefirgranun;*
  - *Lactobacillus parakefir;*
  - *Lactobacillus lacti;*
  - *Lactobacillus plantarum;*
  - *Lactobacillus yamanashiensis* e
  - *Lactobacillus sp. KPB-167B.*
- Bactérias do gênero *Lactococci*:
  - *Lactococci lactis;*
  - *Lactococci lactis diacetylactis;*
  - *Lactococci lactis cremoris.*
- Bactérias do gênero *Streptococci*:
  - *Streptococcus salivarius thermophilus;*
  - *Streptococcus lactis.*
  - *Streptococcus cremeris;*
  - *Streptococcus faecalis.*
- Bactéria do gênero *Enterococci*:
  - *Enterococcus duran.*
- Bactérias do gênero *Leuconostoc*:
  - *Leuconostoc cremoris;*
  - *Leuconostoc mesenteroides.*
- Bactéria do gênero *Pediococci*:
  - *Pediococcus damnosus.*
- Bactérias do gênero *Acetobacter*:
  - *Acetobacter aceti;*
  - *Acetobacter rasens.*
- E as leveduras:
  - *Kluyveromyces lactis;*
  - *Kluyveromyces marxianus;*
  - *Kluyveromyces bulgaricus;*

- *Kluyveromyces fragilis marxianus;*
- *Candida kefir;*
- *Candida pseudotropicalis;*
- *Candida rancens;*
- *Candida tenuis;*
- *Candida valida;*
- *Candida lambica;*
- *Saccharomyces torulopsis holmii;*
- *Saccharomyces lactis;*
- *Saccharomyces carlsbergensis;*
- *Saccharomyces unisporus*
- *Saccharomyces cerevisiae;*
- *Saccharomyces florentinus;*
- *Saccharomyces pretoriensis;*
- *Kloeckera apiculata;*
- *Hansenula yalbensis.*

Como se pode perceber, a nossa brincadeira da infância, a qual chamávamos de "cogumelos" do leite, é uma excelente fonte natural de pró-bióticos. A Figura 8.210 ilustra o aspecto microscópico da mistura simbiótica do kefir.

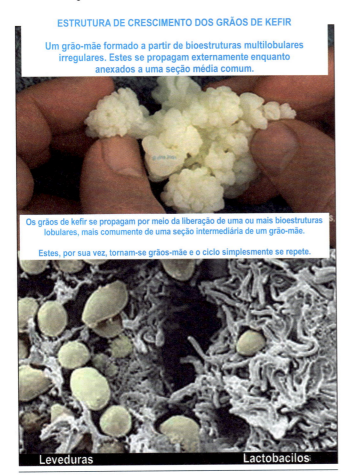

Figura 8.210 – *Kefir e microfotografia da sua cultura simbiótica onde se notam as leveduras e os lactobacilos.*

Os alimentos mais ricos em pré-bióticos são a semente da cevada (22%), o tupinambo da Figura 8.179 (16 a 20%), a cebola (1,1 a 10,1%), o chocolate (9,4%), a fibra de centeio (7%), a alcachofra (2,0 a 6,8%), o grão de centeio (4,6 a 6,6%), o requeijão (4,5%), o aspargo (1,4 a 4,1%), a farinha de trigo (1 a 4%), o macarrão (1 a 4%) e o pão branco (0,7 a 2,8%). Além das fontes naturais também estão disponíveis diversas apresentações comerciais, tanto de pró-bióticos como de pré-bióticos e simbióticos. No mercado de alimentos, as mais comuns são os diversos tipos de iogurte, fermentados pelos lactobacilos, e na indústria farmacêutica também há uma ampla diversidade de opções.

Os pró-bióticos de uso nutracêutico mais comuns são os *Lactobacillus acidophilus*, o *Saccharomyces cerevisiae* e o *Saccharomyces boulardii-17*. Os lactobacilos de uso farmacêutico, geralmente, são cepas selecionadas, resistentes aos antibióticos mais comuns, disponibilizadas em flaconetes contendo cerca de 200 milhões de células formadoras de colônia. O *Saccharomyces cerevisiae* é disponibilizado sob a forma de comprimidos, cápsulas, sachês ou flaconetes contendo de 200 a 500 milhões de leveduras viáveis. O *Saccharomyces boulardii-17* em geral é apresentado sob a forma de cápsulas contendo 2 bilhões de células formadoras de colônia ou sob a apresentação de sachês com 4 bilhões de leveduras.

Existem, também, disponíveis no mercado, inúmeras apresentações de pró-bióticos, pré-bióticos e simbióticos comercializadas como suplementos alimentares. Estes pró-bióticos de venda livre, em geral, contêm de 100 milhões a 10 bilhões de células viáveis por dose. Os microrganismos mais comumente presentes nestes suplementos são o *Lactobacillus acidophilus*, o *Lactobacillus rhamnosus*, o *Bifidobacterium bifidum*, o *Bifidobacterium longum*, o *Bifidobacterium lactis*, o *Enterococcus faecium*, o *Lactobacillus paracasei* e o *Streptococcus thermophilus*; isoladamente ou nas diversas combinações entre eles.

Os pré-bióticos mais amplamente comercializados, em apresentações isoladas ou associados aos pró-bióticos, são os frutoligossacarídeos, habitualmente abreviados pela sigla FOS. Os frutoligossacarídeos costumam ser apresentados em doses que variam de 1.000 a 5.000 mg, em cápsulas, tabletes, sachês ou em pó a granel. A pectina também é um pré-biótico comumente associado a estes microrganismos, sob a forma de um simbiótico.

Existem, ainda, apresentações de pró-bióticos e simbióticos associados a enzimas digestivas e vitaminas. Além desta ampla variedade de produtos comerciais, na prática ortomolecular costumamos prescrever fórmulas magistrais de simbióticos, conforme a necessidade do paciente, e a um custo mais acessível.

• Doses Preconizadas para os Pró-Bióticos e Pré-Bióticos

Como acabamos de mencionar, na abordagem ortomolecular habitualmente fazemos uso dos simbióticos. Para o tratamento das diarreias agudas, geralmente empregamos os microrganismos do gênero *Lactobacilli* ou *Saccharomici*. As doses variam, conforme a necessidade, entre 1 bilhão a 4 bilhões de lactobacilos viáveis por dia; ou entre 800 milhões e 4 bilhões diários de sacaromicetos. Para a reposição da flora intestinal, após antibioticoterapia, por exemplo, basta metade destas doses e, para a manutenção saudável da microbiota intestinal, um quarto das doses é suficiente.

Achamos muito conveniente a prescrição sistemática de pró-bióticos em razão da prevalência de substâncias que destroem a microflora intestinal natural, como os xenobióticos, os conservantes alimentares e os antibióticos presentes na alimentação moderna. Uma fórmula magistral probiótica, que acreditamos seja muito útil para uso geral, podendo ser administrada de uma a quatro vezes por dia é:

Lactobacillus acidophilus	500 milhões de células viáveis;
Lactobacillus rhamnosus	500 milhões de células viáveis;
Bifidobacterium bifidum	500 milhões de células viáveis;
Enterococcus faecium	500 milhões de células viáveis.

Porém, dada a dificuldade que, às vezes, encontramos em reunir todos estes microrganismos, habitualmente optamos por esta formuleta mais simples e igualmente eficiente:

Lactobacillus acidophilus	2 bilhões de células formadoras de colônia;
Bifidobacterium bifidum	2 bilhões de células formadoras de colônia;
frutoligossacarídeos q.s.p. uma cápsula.	

Esta prescrição magistral fornece o lactobacilo para colonizar, principalmente, o intestino delgado e a bifidobactéria para o intestino grosso, como no aleitamento materno. Para os pacientes oncológicos preferimos empregar, como pró-biótico, os sacaromicetos, pela simples razão de que, parece-nos, eles estimulam melhor o sistema imunitário. Ainda empregamos o *Lactobacillus acidophilus* para repor a flora vaginal de Dördelein, nos casos de corrimento vaginal crônico ou recorrente.

• **Cuidados com o Uso dos Pró-Bióticos e Pré-Bióticos**

Não há nenhuma restrição comprovada cientificamente contra o uso dos pró-bióticos. A flatulência geralmente se exacerba no início do tratamento com os pró-bióticos e pré-bióticos e, em geral, arrefece com a mudança da flora intestinal. Alguns casos de obstipação intestinal, soluços e vômitos foram relatados, mas não se pode comprovar uma relação de causa e efeito com os pró-bióticos. Em portadores de intolerância ao leite, apesar de a fermentação reduzir a quantidade de lactose do leite, ainda assim o uso de iogurtes e coalhadas pode provocar sintomas na intolerância mais severa.

A fermentação do leite, e também de outros substratos, leva à produção de etanol, porém em quantidades mínimas, não representando nenhum risco significativo. Alguns pacientes apresentam dermatite perianal com o uso de doses muito altas de *Saccharomyces cerevisiae*, talvez devido à fermentação estender-se até a pele perianal. Nada que uma pomada impermeabilizante não resolva.

Não há interação medicamentosa significante com o uso dos pró-bióticos e pré-bióticos. Não há contraindicação ao uso de simbióticos durante a gestação ou a lactação, pelo contrário, parece que o uso dos pró-bióticos nestes períodos promove uma proteção imunológica contra a dermatite atópica nos bebês nascidos de mães alérgicas.

Resveratrol

O resveratrol, ou 3,4',5-tri-hidroxi-estilbeno, é uma fitoalexina pertencente à classe dos compostos polifenólicos estilbenos. Fitoalexinas são antibióticos vegetais naturais, produzidos pelas plantas, sob a catálise da enzima estibeno-sintetase, em resposta ao estresse traumático, infeccioso, ou pela radiação ultravioleta. As fitoalexinas compreendem ainda, além do resveratrol, outros compostos estilbenos. O resveratrol é uma substância lipossolúvel sintetizada pelos vegetais sob as configurações geométricas cis e trans. A forma trans pode-se transformar na forma cis sob a ação da luz ultravioleta. A forma trans do resveratrol está ilustrada na Figura 8.211 e a forma cis, na Figura 8.212. Estas figuras mostram, de modo muito evidente, a diferença espacial entre as duas configurações isoméricas e podem ser estendidas, também, como ilustrações genéricas para todas as moléculas isoméricas cis e trans.

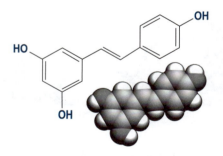

Figura 8.211 – *Trans-resveratrol.*

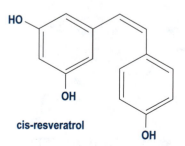

Figura 8.212 – *Cis-resveratrol.*

Ambas configurações ligam-se às moléculas da glicose formando glicosídeos. O resveratrol-3-0-beta-glicosídeo é denominado polidatina ou piceid. A Figura 8.213 ilustra as polidatinas do resveratrol.

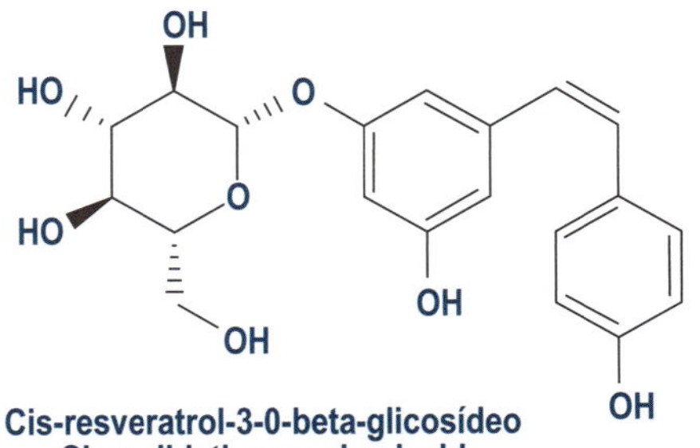

Cis-resveratrol-3-0-beta-glicosídeo
Cis-polidatina ou cis-piceid

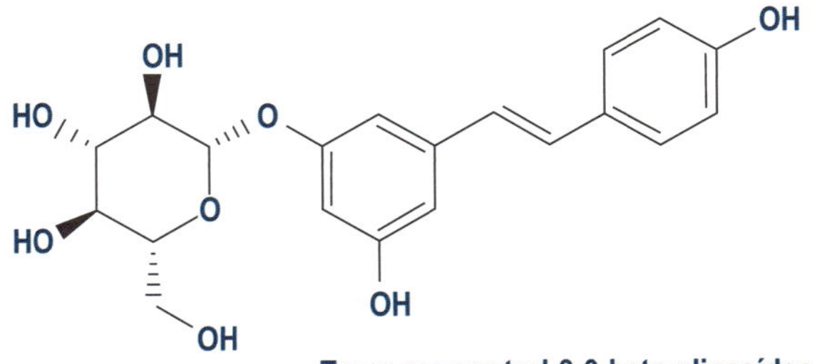

Trans-resveratrol-3-0-beta-glicosídeo
Trans-polidatina ou trans-piceid

Figura 8.213 – *Polidatinas do resveratrol.*

O resveratrol sintético, produzido industrialmente, é estocado sob a forma trans-resveratrol em pó e permanece estável, ao ar livre, sob condições de 75% de umidade do ar e 40ºC de temperatura. O resveratrol natural, presente nas bagas e no bagaço das frutas, permanece estável mesmo após a fermentação e pode ser armazenado por longos períodos.

O interesse científico pelo resveratrol é muito recente, iniciou-se em 1992 quando os pesquisadores passaram a investigar o paradoxo francês. O paradoxo francês é caracterizado pela observação de que, na França, a mortalidade por coronariopatia é relativamente baixa, a despeito do alto consumo de alimentos ricos em gorduras saturadas e do tabagismo.

• Atividade Biológica do Resveratrol

O mecanismo de ação do resveratrol ainda não está totalmente elucidado. Ele parece mimetizar diversos efeitos bioquímicos da restrição calórica. O resveratrol ativa a sirtuína, a prostaglandina C-1-alfa e estimula a atividade mitocondrial, aumentando a atividade da superóxido dismutase dependente do manganês. O resveratrol também atua nos três estágios da carcinogênese: iniciação, promoção e desenvolvimento, incluindo, nestes mecanismos, a inibição do citocromo P450 CYP1A1, a modulação do fator de transcrição nuclear kappa-B (NF-κB), da ação hormonal androgênica e da ação das enzimas ciclo-oxigenases. De acordo com Patrick Arnold, o resveratrol aumenta a ação da testosterona, inibindo a aromatase e modulando os receptores do estrógeno. Além disso, ele também apresenta propriedades antioxidante e antiangiogênica.

O trans-resveratrol é bem absorvido por via oral, no entanto a sua biodisponibilidade é relativamente baixa, devido ao seu metabolismo e excreção muito rápidos. Cerca de 70% do resveratrol ingerido são absorvidos e já podem ser detectados no plasma após 2 minutos. Apesar desta rápida absorção, a sua biodisponibilidade é baixa, devido a sua intensa metabolização, que ocorre já nos intestinos e pela sua conjugação hepática para glicuronatos e sulfonatos. Desse modo, apenas 5% de uma dose oral podem ser mensurados, como resveratrol livre, no plasma. Os principais metabólitos do resveratrol isolados do plasma são o trans-resveratrol-3-0-glicuronido e o trans-resveratrol-3-sulfato. Alguns autores postulam a ideia de que estes metabólitos podem ser desconjugados, no interior das células, à resveratrol livre.

Alguns trabalhos sugerem que a biodisponibilidade do resveratrol proveniente do suco de uvas, que contém principalmente os glicosídeos do resveratrol, pode ser menor que a do trans-resveratrol. A ideia de que o resveratrol proveniente do vinho é melhor biodisponível não foi comprovada por dados laboratoriais. Por exemplo, após a ingestão, em jejum, de 600 mL de vinho tinto, contendo cerca de 2 mg de resveratrol (3,2 mg/L), apenas traços de resveratrol livre puderam ser detectados no sangue, em quantidades menores do que 2,5 ng por mL.

Os estudos farmacológicos mostram que a farmacocinética do resveratrol não se altera com a fonte da fitoalexina, seja ela o vinho tinto, o vinho branco, o suco de uvas brancas ou o suco de verduras. Os índices séricos mais altos de resveratrol livre, correspondendo a 7 a 9 ng por mL, foram obtidos 30 minutos após uma dose de 25 mg e tornaram-se indetectáveis após 4 horas. Estes teores são insuficientes para explicar o paradoxo francês e alguns pesquisadores atribuem o efeito benéfico do vinho às outras substâncias que ele contém, entre elas ao álcool.

Um trabalho realizado com seis indivíduos saudáveis, de ambos os sexos, observou que, 60 minutos após uma dose oral de 25 mg de trans-resveratrol, a concentração máxima do resveratrol, somada às dos seus metabólitos, alcançou a cifra plasmática de 491 µg por litro (cerca de 0,5 ng/L). A administração do trans-resveratrol, na dose de 25 mg para cada 70 kg de peso corporal, para 12 homens sãos, obteve o pico sérico do resveratrol e dos seus metabólitos após 30 minutos. Neste estudo, o pico sérico variou de 416 a 471 µg por litro, dependendo se o resveratrol era proveniente de vinho, verduras ou suco de uvas.

Uma outra observação importante é que a biodisponibilidade do trans-resveratrol proveniente do vinho tinto não depende do jejum, nem do tipo da refeição, seja ela gordurosa ou não. As informações sobre a biodisponibilidade desta fitoalexina são relevantes porque as pesquisas fundamentais sobre o resveratrol, realizadas em culturas de tecidos, empregam concentrações que variam de 10 a 100 vezes as obtidas no plasma humano após a ingestão oral desta substância.

Muito embora as células da mucosa do sistema digestório sejam expostas ao trans-resveratrol, os outros tecidos também podem ser submetidos aos seus metabólitos e muito pouco se conhece sobre a atividade biológica destas substâncias e se alguns tecidos são capazes de converter, novamente, os produtos do metabolismo do resveratrol em trans-resveratrol. Enfim, as principais atividades biológicas atribuídas ao resveratrol são:

- a atividade antioxidante;
- a ação moduladora estrogênica;
- a atuação sobre as enzimas de biotransformação;
- a preservação do equilíbrio do ciclo celular;
- a inibição da proliferação celular;
- a indução da apoptose;
- a inibição da neoangiogênese;
- a inibição da invasão tumoral;
- a ação anti-inflamatória;
- a inibição da expressão da molécula de adesão celular vascular;
- a coibição da proliferação da musculatura lisa da parede vascular;
- o estímulo à ação da enzima óxido nítrico sintetase endotelial;
- a inibição da agregação plaquetária.

E, a seguir, comentaremos brevemente cada um destes tópicos. No laboratório, o resveratrol mostrou-se um excelente varredor de radicais livres e um eficaz neutralizador de substâncias oxidantes, inibindo, inclusive, a oxidação do colesterol de baixa densidade (LDL). No entanto, existem poucas evidências de que ele seja um antioxidante importante *in vivo*. De fato, após a ingestão do resveratrol, os seus teores, circulante e intracelulares, são muito menores do que outros antioxidantes mais importantes, como a vitamina C, a vitamina E, o glutation e o ácido úrico.

Além disso, a atividade dos seus metabólitos, que compreendem a maior parte do resveratrol circulante, pode ser menor que a do próprio resveratrol. O estrógeno, como sabemos, é um hormônio esteroidal sintetizado pelos mamíferos, e para atuar nas células ele precisa ligar-se aos receptores de estrógeno. O receptor de estrógeno é um complexo que interage com uma sequência única de ácido desoxirribonucleico (DNA), denominada elemento de resposta estrogênica, a qual, por sua vez, irá modular a expressão dos genes responsivos ao estrógeno. Uma substância que se una a estes receptores pode eliciar respostas semelhantes. Caso esta substância, unida aos receptores de estrógeno, elicie respostas estrogênicas, ela é tratada como uma agonista do estrógeno; caso ela bloqueie estes receptores, ela é denominada antagonista estrogênica. A estrutura química do resveratrol é muito semelhante à do dietilestilbestrol, um agonista sintético do estrógeno, sugerindo que ele também pode funcionar como um agonista estrogênico, mas, em cultura de tecidos, o resveratrol pode atuar como um agonista estrogênico, sob determinadas circunstâncias, ou como um antagonista, sob outras condições. Por exemplo, nas culturas de células do câncer de mama positivo para receptores estrogênicos, o resveratrol atua como agonista na ausência do 17-betaestradiol e como antagonista quando este estrógeno é adicionado ao meio de cultura. Observe a similitude estrutural do resveratrol com os hormônios estrogênicos na Figura 8.214.

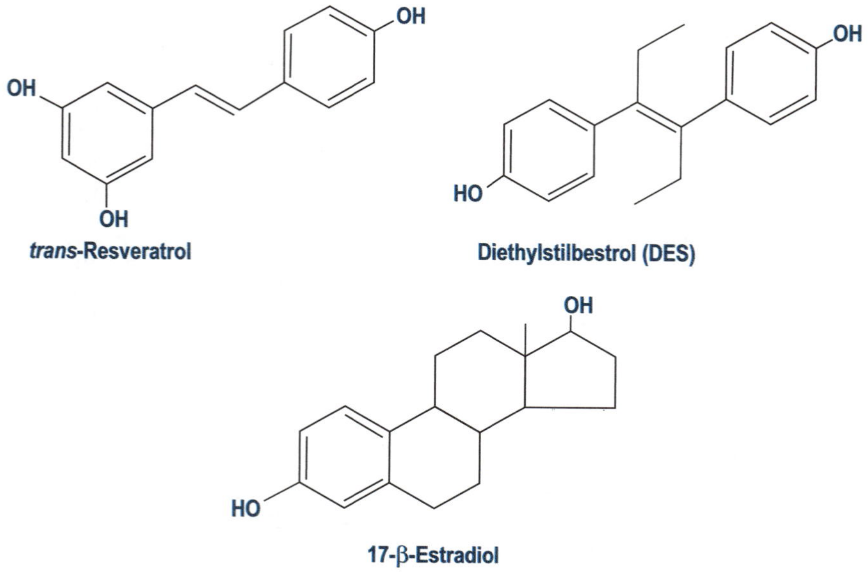

Figura 8.214 – *Parecença entre o resveratrol e os hormônios estrogênicos.*

Concluindo, o resveratrol atua como um agonista ou antagonista estrogênico na dependência de diversos fatores, como o tipo de tecido, a isoforma do receptor estrogênico (se alfa ou beta) e da presença ou não do estrógeno endógeno. Algumas substâncias químicas se tornam carcinogênicas após a sua metabolização pelas enzimas da família do citocromo P450. O resveratrol, ao inibir a expressão genética e a atividade de algumas destas enzimas, pode ajudar na prevenção do câncer induzido por estas substâncias. Ao contrário, a ação das enzimas de biotransformação da fase 2, em geral, promove a excreção dos produtos químicos potencialmente tóxicos ou oncogênicos.

O resveratrol aumenta e expressão genética e a atividade da enzima da fase 2 NADPH-quinona redutase. A NADPH, como todos devem se lembrar, é a forma reduzida da nicotinamida adenina dinucleotídeo fosfato. Como já repetimos várias vezes, caso uma lesão genética seja irreparável, a propagação desta mutação pode contribuir para o aparecimento de um câncer. Para evitar que isto aconteça, o ciclo celular pode ser temporariamente bloqueado para o reparo do DNA (ácido desoxirribonucleico) ou, na situação de um dano irreparável, a apoptose celular é induzida.

Nas culturas de tecidos cancerosos, o resveratrol tem-se mostrado capaz de bloquear o ciclo celular das oncocélulas. Também, ao contrário das células normais, as células carcinomatosas multiplicam-se rapidamente e são incapazes de responder aos sinais para a morte celular que iniciam o processo da apoptose. O resveratrol também tem mostrado aptidão para reduzir a proliferação das células tumorais e induzir a sua apoptose. As células malignas invadem os tecidos normais com a ajuda de enzimas denominadas matriz-metaloproteinases. O resveratrol inibe a atividade de pelo menos um tipo destas enzimas matriz-metaloproteinases. O rápido crescimento dos tumores invasivos depende do suprimento sanguíneo, proporcionado pela neoangiogênese tumoral, e o resveratrol também se tem mostrado hábil em inibir a atividade angiogênica nas culturas de tecidos tumorais malignos.

A inflamação, como uma reação tumoral, também estimula a proliferação celular e a angiogênese e, ainda, inibe a apoptose celular. Nos testes de laboratório, o resveratrol mostrou atividade anti-inflamatória, inibindo diversas enzimas da cascata da inflamação, entre elas as ciclo-oxigenases e as lipo-oxigenases, e bloqueando os fatores de transcrição pró-inflamatórios, como o fator nuclear kappa-B (NF-κB) e a proteína ativadora 1 (AP-1). A aterosclerose também é uma doença inflamatória e diversos mediadores da cascata da inflamação estão envolvidos com o enfarte do miocárdio. Um dos primeiros eventos que ocorrem no início da aterogênese é o recrutamento de leucócitos à parede arterial, com a intermediação das moléculas vasculares de adesão celular. Nas culturas de tecido endotelial, foi demonstrado que o resveratrol inibe a expressão genética destas moléculas de adesão vasculares.

Participa, ainda, do processo de aterosclerose o espessamento da camada vascular média, e o resveratrol também se mostrou capaz de inibir a proliferação da musculatura lisa desta manta vascular. Além disso, o resveratrol estimula a atividade enzimática da óxido nítrico sintetase endotelial, como ficou demonstrado nos estudos com culturas de células endoteliais. A óxido nítrico sintetase endotelial é produzida pelas células da camada vascular endotelial e catalisa a formação do óxido nítrico, o qual mantém o relaxamento da camada média, muscular, da parede vascular. O comprometimento desta ação vasorrelaxante do óxido nítrico aumenta o risco para as doenças cardiovasculares.

A formação de trombos vasculares pode acarretar os diversos acidentes vasculares, entre eles o enfarte do miocárdio e o acidente vascular cerebral isquêmico. A agregabilidade plaquetária pode contribuir para estas oclusões vasculares e, na verdade, constitui um dos primeiros passos para a coagulação do sangue. Nos testes de laboratório, a agregação plaquetária foi inibida pelo resveratrol. Queremos deixar bem claro que muitas destas atividades biológicas foram observadas em culturas de tecidos e com o emprego de altas concentrações de resveratrol, muito maiores do que aquelas passíveis de serem obtidas pela ingestão oral desta substância.

• Indicações Terapêuticas do Resveratrol

As principais indicações do resveratrol têm sido para a prevenção das doenças cardiovasculares e oncológicas. Esta fitoalexina também tem sido empregada com o propósito de aumentar a longevidade. Desde a nossa infância temos escutado, dos aficionados, que o consumo de álcool faz bem para o coração. Fico na dúvida se referiam-se ao coração orgânico ou afetivo. Mas o fato é que alguns estudos mostram que o consumo moderado de bebidas alcoólicas parece reduzir, de maneira significativa, a incidência de doenças cardiovasculares.

O paradoxo francês, mencionado anteriormente, também nos remete à ideia de que o consumo regular de vinho tinto pode proporcionar uma proteção adicional contra as doenças cardiovasculares, pensamento que ainda "poderia justificar" os nossos excessos. Na realidade, o vinho tinto contém o resveratrol e mais um grande teor de flavonoides, todas estas substâncias polifenólicas têm propriedades antioxidantes e anti-inflamatórias, além de outros efeitos potencialmente antiaterogênicos, comprovados em testes de laboratório e com modelos animais para a aterosclerose.

A dúvida, porém, consiste em saber se o aumento do consumo dos polifenóis, provenientes do vinho tinto, protege contra as doenças cardiovasculares, apesar do seu conteúdo alcoólico. Os resultados dos estudos epidemiológicos sobre esta questão têm sido inconsistentes. Enquanto alguns grandes trabalhos prospectivos observam que os bebedores de vinho apresentam um menor risco para doenças cardiovasculares do que os consumidores de cerveja ou de bebidas alcoólicas diferentes, outros estudos, igualmente amplos e prospectivos, não encontraram nenhuma diferença entre os grupos.

As diferenças socioeconômicas e de estilo de vida, entre os indivíduos que preferem o vinho, a cerveja ou outras bebidas alcoólicas, parecem explicar o benefício observado em alguns destes estudos. Muitos outros trabalhos observaram que as pessoas que preferem o vinho têm melhor poder aquisitivo, mais educação, fumam menos, comem mais frutas e verduras e consomem menos gordura saturada do que aquelas que preferem outro tipo de bebida alcoólica. Mesmo aqueles trabalhos que associaram o consumo moderado de álcool com a redução, de 20 a 30%, do risco de coronariopatia não deixaram claro se os polifenóis do vinho tinto conferem qualquer benefício adicional.

O consumo moderado, ou intenso, de álcool é conceituado de maneira diferenciada entre os homens e as mulheres maiores de 21 anos de idade e os idosos. É considerado consumo alcoólico moderado, para os homens, a ingestão de menos que duas doses por dia. Uma dose de vinho significa 50 mililitros desta bebida. Para as mulheres e os idosos, de ambos os sexos, com mais de 65 anos de idade o consumo moderado de álcool está normatizado em menos de uma dose diária. Já o consumo alcoólico pesado é considerado, para os homens, aquele superior a 15 doses por semana ou a cinco doses por evento. O consumo pesado de bebidas alcoólicas, para mulheres e maiores de 65 anos, está estabelecido em mais que oito doses por semana ou quatro doses por festa. "Não se conta a dose do santo".

A dose estandardizada de bebida alcoólica corresponde a 14 g de álcool, o que, por sua vez, equivale, aproximadamente, a 340 mL de cerveja, a 145 mL de vinho, a 100 mL de vinho do porto e a 40 mL de destilado alcoólico.

É também muito interessante ressaltar que a administração de vinho tinto desalcoolizado a roedores aumenta vários dos parâmetros utilizados como marcadores das doenças cardiovasculares, e que a prescrição de polifenóis extraídos da uva escura a pacientes cardiopatas melhora agudamente a função endotelial. Este último trabalho foi controlado por placebo. Nas pesquisas de laboratório, o resveratrol também melhora alguns parâmetros cardioprotetores, diminuindo a agregação plaquetária, aumentando a produção do óxido nítrico com a sua consequente vasodilatação e inibindo as enzimas pró-inflamatórias; no entanto, as doses empregadas para produzir estes efeitos são, habitualmente, muito maiores do que as obtidas no plasma humano após uma dose oral.

Já as pesquisas de biotério sugerem que grandes doses orais do resveratrol diminuem o risco de trombose e aterosclerose, mas, pelo menos em um trabalho, ocorreu uma piora da aterosclerose nos animais assim tratados. Concluindo: apesar de a presença do resveratrol no vinho tinto despertar um grande interesse pelo seu potencial cardioprotetor, ainda não existem evidências científicas suficientes que suportem esta hipótese, ao menos nas doses habituais, presentes em um ou dois copos de vinho. Com relação ao tratamento do câncer, o resveratrol tem-se mostrado capaz de inibir a proliferação celular de uma grande variedade de linhagens de células tumorais humanas, entre elas as do câncer do cólon, do estômago, da mama, do pâncreas, da próstata e da tiroide.

Em modelos animais de câncer induzido quimicamente, a administração oral do resveratrol inibiu o desenvolvimento dos cânceres de esôfago, intestino e glândulas mamárias; mas não foi capaz de impedir o desenvolvimento do câncer de pulmão induzido pela fumaça do cigarro. Os resultados das pesquisas realizadas com a administração oral do resveratrol a uma linhagem de camundongos geneticamente predispostos ao câncer de cólon têm sido confusos, apenas alguns poucos trabalhos documentam a sua proteção contra este tipo de câncer em ratos, aos quais foi administrado o carcinógeno 1,2-dimetil-hidrazina.

As pesquisas envolvendo seres humanos indicam que a ingestão oral do resveratrol, mesmo em grandes quantidades, não é suficiente para alcançar os níveis tissulares necessários para obter os efeitos protetores demonstrados nas culturas de tecidos tumorais. Com relação ao aumento da perspectiva de vida, sabe-se que a restrição calórica estende a longevidade em um grande número de espécies animais.

Entre as leveduras, a restrição calórica estimula a atividade da enzima desacetiladora, sirtuína-2, envolvida na promoção de uma maior longevidade. O resveratrol, adicionado ao meio de cultura das leveduras, também aumenta a atividade desta enzima, mesmo na ausência da restrição calórica, e aumenta em 70% o tempo de vida replicativa destes fungos. O resveratrol também aumenta a longevidade do verme nematoide *Caenorhabditis elegans* e da mosca de fruta (*Drosophila melanogaster*), estimulando, do mesmo modo, a sirtuína-2. Entre os vertebrados, o resveratrol mostrou-se capaz de aumentar o tempo de vida do peixe *Nothobranchius furzeri* de maneira dose-dependente. Veja, que belezinha, este peixe ornamental na Figura 8.215.

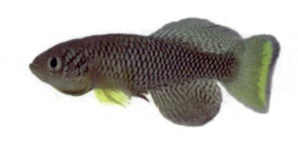

Figura 8.215 – Nothobranchius furzeri.

Vou colocar vinho no meu aquário!

Para quem curte aquarismo: o notobrânquio é um "kilifish africano" que já morou no meu aquário. Ele apresenta diversas cores iridescentes e caso fique curioso veja as fotografias em http://images.killi.net/f/FUR/.

Entre os animais superiores, no entanto, ainda não se demonstrou este efeito do resveratrol. Trabalhos mais recentes têm relatado que o resveratrol pode aumentar o tempo de vida de camundongos submetidos à dieta hipercalórica, fazendo-os apresentar uma longevidade semelhante à dos animais alimentados com a dieta padronizada. Apesar de se demonstrar, em tubos de ensaio, que o resveratrol também aumenta a atividade da enzima homóloga humana, sirtuína-1, ainda não se sabe se ele é capaz de aumentar a longevidade dos seres humanos. A quantidade de resveratrol necessária para aumentar a atividade da sirtuína-1 nos tubos de prova é muito maior do que aquela presente no plasma humano pelo seu consumo oral rotineiro.

Um fato interessante é que, em um trabalho mais recente sobre o envelhecimento, empregando camundongos, observou-se que mesmo as baixas doses nutricionais de resveratrol alteraram a expressão genética, de maneira semelhante à que ocorre com a restrição calórica, nos tecidos miocárdico, cerebral e muscular estriado. Neste estudo, o resveratrol também atenuou o declínio da função cardíaca relacionado à idade, do mesmo modo como o faz a restrição calórica. Resta saber se o mesmo ocorre com os seres humanos.

Johan Auwerx e cols., no Instituto de Biologia e Genética Molecular francês de Illkirch, observaram que os camundongos alimentados com resveratrol, durante 15 semanas, apresentaram uma melhor resistência, na esteira de corrida, do que os animais do grupo-controle. Comentando o artigo do Dr. Auwerx, o Dr. Nicholas Wade observou que a dose empregada, de 400 mg por kg de peso corporal, foi muito maior que a habitual, de 22 mg por kg; e comparando com uma pessoa de 80 kg de peso, corresponderia a uma dose de 32.000 mg por dia. Analisando o fato de que o homem apresenta uma taxa metabólica muito mais lenta do que o camundongo, ele calculou a dose equivalente para os seres humanos em 4.571 mg diários.

Em novembro de 2008, cientistas da escola médica da Universidade de Cornell observaram que o resveratrol reduz, de maneira significativa, a formação de placas nos cérebros de animais modelos para doenças neurodegenerativas, como o mal de Alzheimer. Nos camundongos o resveratrol diminuiu a produção de placas neurodegenerativas em 90% no hipotálamo, em 89% no corpo estriado e em 48% nas porções mediais do córtex cerebral. Os autores teorizam que um dos mecanismos responsáveis por este efeito seja a capacidade do resveratrol de quelar o cobre.

• Fontes de Resveratrol

As principais fontes de resveratrol são as uvas, o vinho, o suco de uvas, o amendoim e as bagas do gênero *Vaccinum*, entre elas o mirtilo e o oxicoco (*cranberry*). A ilustração do oxicoco está na Figura 8.216.

Nas uvas, o resveratrol está presente nas cascas e nas sementes, e a quantidade varia com os cultivares, com a sua origem geográfica, e com a contaminação por fungos. No vinho, o teor de resveratrol depende do tempo de fermentação, ou seja, do período em que ele ficou em contato com o bagaço da uva. Como consequência disso, os vinhos branco e rosado, em geral, contêm menos resveratrol do que o vinho tinto.

Para a produção do vinho branco, as cascas das uvas são removidas do tanque de fermentação. Suponho que para o

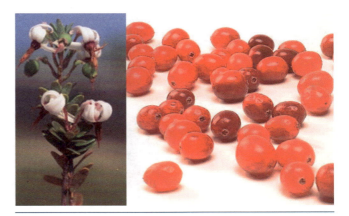

Figura 8.216 – *Oxicoco*, cranberry, Vaccinium erythrocarpum.

vinho rosado elas sejam parcialmente removidas. Todos os sucos de uvas, claras, escuras ou rosadas, são boas fontes de resveratrol. A forma química do resveratrol predominante nas uvas e nos sucos de uvas é o glicosídeo trans, ou trans-polidatina. Nos vinhos estão presentes, também, grandes quantidades das agliconas do resveratrol, resultantes da clivagem do açúcar durante a fermentação.

Muitos vinhos ainda contêm teores significativos da forma isomérica cis do resveratrol, liberada das viniferinas produzidas durante a fermentação. Viniferinas são os polímeros do resveratrol. As geleias de frutas apresentam o teor de resveratrol reduzido, porque o calor da cocção o degrada, diminuindo-o em mais de 50%. O conteúdo de resveratrol presente nos alimentos e bebidas varia muito, mas a Tabela 8.54 procura fornecer os valores aproximados de alguns deles.

Tabela 8.54 Quantidade de Resveratrol em Alguns Alimentos		
Alimento	**Porção**	**Resveratrol**
Amendoim cozido	1 xícara (180 g)	0,32 a 1,28 mg
Amendoim cru	1 xícara (146 g)	0,01 a 0,26 mg
Pasta de amendoim	1 xícara (258 g)	0,04 a 0,13 mg
Suco de oxicoco	1 copo (200 mL)	0,23 a 1,83 mg
Suco de uvas escuras*	1 copo (200 mL)	0,24 a 1,83 mg
Uvas escuras	1 xícara (160 g)	0,24 a 1,25 mg
Vinho branco*	1 copo (200 mL)	0,01 a 0,38 mg
Vinho *muscadine***	1 copo (200 mL)	Mais de 8 mg
Vinho *pinot noir****	1 copo (200 mL)	0,08 a 0,40 mg
Vinho rosado*	1 copo (200 mL)	0,08 a 0,75 mg
Vinho tinto*	1 copo (200 mL)	0,41 a 2,66 mg
Vinho tinto****	1 copo (200 mL)	0,42 a 1,51 mg

* *Proveniente da Espanha.*
** *Vinho produzido a partir de uvas muscadine, Vitis rotundifolia, ilustrada na Figura 8.217.*
*** *Pinot noir é uma uva escura produzida na região de Borgonha, França e também cultivada no Chile.*
**** *De origem global.*

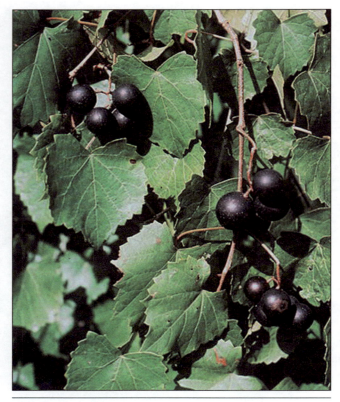

Figura 8.217 – *Uva muscadine,* Vitis rotundifolia.

Os suplementos nutricionais de resveratrol, de modo geral, contêm de 10 a 500 mg por dose. A maior parte do resveratrol destes suplementos provém da raiz do *hu-zang* ou *kojo-kon*, cujo nome científico é *Polygonum cuspidatum*, e o teor de resveratrol chega a mais de 187 mg por kg do seu peso seco.

• Doses Preconizadas para o Resveratrol

Ainda não se conhecem as doses eficazes para a prevenção das doenças crônicas nos seres humanos. A dose habitualmente recomendada como suplemento alimentar é de 25 a 50 mg por dia. O pico plasmático de resveratrol que se obtém com estas doses nutricionais varia entre 7 e 9 ng/mL. As doses terapêuticas do resveratrol, conjeturalmente eficazes, devem variar entre 3.000 e 5.000 mg diários, para que possam alcançar valores séricos cinco a oito vezes maiores do que os anteriormente mencionados.

• Cuidados com o Uso do Resveratrol

O resveratrol é tido como uma substância atóxica e que não provoca efeitos colaterais para os seres humanos, no entanto, existem apenas alguns poucos trabalhos clínicos controlados a este respeito. Uma destas pesquisas, mais atual, avaliou a segurança do uso oral do resveratrol em dez indivíduos e não observou nenhum efeito adverso importante. A dose empregada neste estudo foi de 5.000 mg diários. Também em animais de laboratório, a administração diária de 300 mg por kg de peso corporal do trans-resveratrol a ratos, durante um período de 4 semanas, não determinou nenhum efeito colateral aparente.

A segurança do uso do resveratrol durante a gravidez e a lactação ainda não está estabelecida. Do mesmo modo como o consumo de bebidas alcoólicas não é recomendado durante a gestação, o uso do vinho, como fonte de resveratrol, também não é aconselhado às mulheres grávidas. Até que se conheça, em profundidade, a atividade estrogênica do resveratrol na espécie humana, a prudência recomenda que a prescrição desta substância às mulheres portadoras de tumores estrógeno-dependentes, como os cânceres de mama, de ovário e de útero, deve ser evitada. Apesar de alguns autores não recomendarem o uso do resveratrol para menores de 18 anos, nenhum estudo mostrou qualquer efeito nocivo sobre o crescimento ou o desenvolvimento das crianças e nem qualquer efeito adverso nesta faixa etária.

Com relação às interações medicamentosas, o resveratrol mostra-se capaz de inibir a agregação plaquetária nos testes laboratoriais. Assim, teoricamente, o emprego de doses altas deste composto pode aumentar o risco de sangramento nos pacientes que fazem uso de drogas anticoagulantes e antiagregantes plaquetárias, tais como a varfarina, o clopidogrel, o dipiridamol, o ácido acetilsalicílico, o ibuprofen, entre outras.

Também teoricamente, o resveratrol pode aumentar a biodisponibilidade e a toxicidade das drogas que são, na primeira passagem hepática, metabolizadas pelo citocromo P450-3A4. Algumas das drogas metabolizadas por este citocromo são os inibidores da 3-hidroxi-3-metil-glutaril-coenzima-A redutase (as vastatinas), os antagonistas dos canais de cálcio, os agentes antiarrítmicos como a amiodarona, os inibidores da protease do vírus da imunodeficiência humana, as drogas imunossupressoras como a ciclosporina e o tacrolimo, os anti-histamínicos, as benzodiazepinas e as drogas empregadas para o tratamento da disfunção erétil, como o sildenafil. Esta interação metabólica não foi descrita na espécie humana, apesar de o resveratrol inibir a ação do citocromo P450-3A4 nos tubos de ensaio.

• Soja – Isoflavonas

A soja, cuja denominação taxonômica é *Glycine max* é uma planta leguminosa nativa da Ásia Oriental. O seu nome provém da sonorização holandesa, *soya*, do ideograma japonês para o molho de soja, *shoyu*, a qual, por sua vez originou a palavra portuguesa soja. Mais do que um legume, a soja é conhecida como um grão oleaginoso, ilustrado na Figura 8.218.

Há 5.000 anos ela já é empregada, na China, como alimento e como agente fitoterapêutico. Em 2853 antes da era cristã, o imperador chinês Shennong, cujo nome significa agricultor divino, proclamou sagradas cinco plantas: a soja, o arroz, o trigo, a cevada e o painço.

A soja apresenta todos os aminoácidos essenciais para o ser humano, em quantidades significativas, sendo, portanto, uma excelente fonte alimentar de proteína. No mundo todo, o feijão da soja é utilizado como fonte de óleo vegetal e de proteína, sendo empregado na fabricação de muitos produtos desde o molho de soja, passando pela "carne" vegetal até aos óleos industriais. O feijão da soja contém, ainda, grandes quantidades de ácidos graxos ômega-6, do ômega-3 alfalinolênico e das isoflavonas genisteína e daidzeína. Aproximadamente 40% do

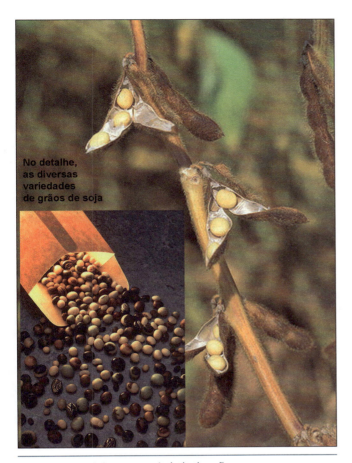

Figura 8.218 – *Soja e sua variedade de grãos.*

soja integral, 96%, enquanto o valor biológico do ovo é 97%. Valor biológico é a medida correspondente à proporção dos aminoácidos absorvidos, de um determinado alimento, que são incorporados às proteínas do organismo. Observe a tabela no final deste tópico. Os principais sacarídeos da soja são a sacarose, a rafinose, um trissacarídeo formado por uma molécula de sacarose ligada a uma molécula de galactose, e a estaquiose, um tetrassacarídeo composto pela união da sacarose com duas moléculas de galactose. Os outros açúcares também presentes na soja são os polissacarídeos complexos: celulose, hemicelulose e pectina.

A rafinose e a estaquiose protegem o grão de soja da desidratação e não são digeríveis pelo trato digestório humano e de outros animais monogástricos. Estes oligossacarídeos não digeridos são metabolizados pela biota intestinal, acarretando, então, o desconforto abdominal e a flatulência característica destes grãos. Por outro lado, estes carboidratos simples servem como pré-bióticos, para as bifidobactérias colônicas, e os complexos como fibra alimentar. Os produtos manufaturados da soja, como o tofu, o molho de soja, a proteína isolada da soja, não apresentam esta atividade "flatídica" porque estes açúcares foram desdobrados durante o processo da fermentação.

O feijão da soja não contém amido e pode ser consumido por diabéticos. Sob este tópico ocuparemo-nos, em especial, das substâncias polifenólicas da soja, denominadas isoflavonas. O teor de isoflavonas no grão de soja corresponde, aproximadamente, a 3 mg em cada grama do seu peso seco. As isoflavonas, como já é de conhecimento geral, são classificadas como fitoestrógenos, em razão dos seus efeitos estrogênio-miméticos. Os vegetais leguminosos, e em particular a soja, são fontes especialmente ricas de isoflavonas na alimentação humana. Na soja, as isoflavonas estão presentes sob a forma de glicosídeos, ou seja, estão ligadas a uma molécula de açúcar.

A fermentação ou a cocção e a digestão dos feijões de soja liberam as isoflavonas dos açúcares. A estas isoflavonas livres dá-se o nome de isoflavonas agliconas. Os glicosídeos das isoflavonas são denominados genistina, daidzina e glicitina, enquanto as suas respectivas agliconas são chamadas genisteína, daidzeína e gliciteína. As fórmulas estruturais destas três agliconas podem ser estudadas na Figura 8.219.

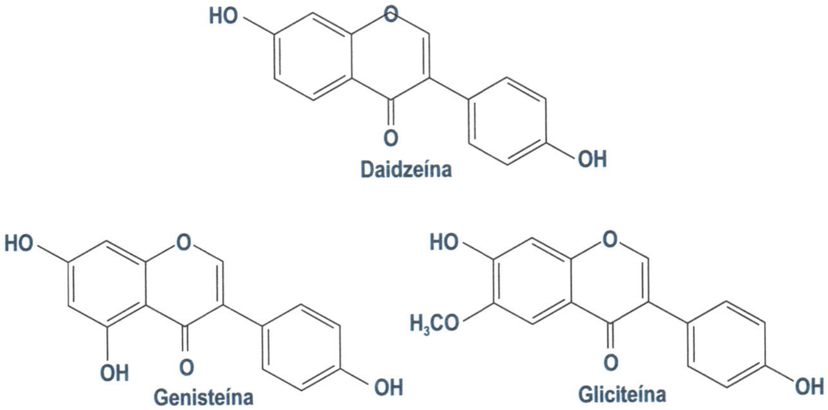

grão de soja são constituídos por proteína, 35% por carboidratos, 20% por óleo e somente 5% por outras substâncias. As proteínas da soja são muito termoestáveis e necessitam de cozimento em alta temperatura para se tornarem biodisponíveis como tofu, carne vegetal, leite e farinha de soja.

A proteína de soja é considerada uma proteína de alto valor biológico, equivalente ao da carne e do ovo. O valor biológico da proteína isolada de soja, conforme a classificação de 1990, é 74%, o do leite de soja, 91% e o do grão de

Figura 8.219 – *Isoflavonas agliconas da soja.*

Capítulo 8

Salvo menção contrária, as quantidades de isoflavonas indicadas neste capítulo referem-se às agliconas e não aos seus glicosídeos. A Tabela 8.55 complementa as informações sobre o valor biológico de alguns alimentos.

Tabela 8.55
Valores Biológicos de Alguns Alimentos Proteicos

Alimento	Valor Biológico	
Soro do leite concentrado		134*
Soro isolado do leite	100%	104*
Feijão integral	96%	
Soja integral	96%	74*
Leite humano	95%	
Ovo de galinha	94%	100*
Leite de soja	91%	
Leite de vaca	90%	91*
Queijo	84%	
Arroz integral	83%	
Farinha de soja desengordurada	81%	
Peixe	76%	83*
Carne de boi	74,3%	80*
Feijão de vagem	65%	49*
Farinha de soja integral	64%	
Tofu	64%	
Trigo integral	64%	
Farinha de trigo branca	41%	
Clara do ovo		88*
Bife magro		80*
Carne de frango		79*
Caseína do leite		77*
Proteína de soja		74*
Glúten do trigo		64*

*A coluna da direita considera o ovo de galinha como medida-padrão para o valor biológico, atribuindo-lhe o valor 100.

• Atividade Biológica das Isoflavonas da Soja

A atividade biológica das isoflavonas da soja depende muito da atividade bacteriana nos intestinos. As isoflavonas precisam ser metabolizadas pela biota intestinal para serem absorvidas; como exemplo, a daidzeína é metabolizada pela flora intestinal para o equol e outros metabólitos menos importantes, os quais, então, serão assimilados pelo intestino.

Ainda aproveitando o exemplo, o equol é um metabólito de grande atividade estrogênica, os demais metabólitos da daidzeína são menos estrogênicos. Os estudos que mensuram a excreção urinária do equol, após o consumo da soja, indicam que apenas 33% da população ocidental são capazes de metabolizar a daidzeína no intestino, comprovando a importância de uma biota intestinal saudável para a biodisponibilidade das isoflavonas. As isoflavonas são conhecidas pela sua fraca atividade estrogênica. As isoflavonas, assim como os estrógenos, ligam-se aos receptores estrogênicos intracelulares. O complexo formado pela união do estrógeno com o receptor estrogênico penetra no núcleo celular e interage com o ácido nucleico, alterando a expressão genética dos genes responsivos ao estrógeno.

Estes receptores estrogênicos estão presentes em vários tipos de tecidos, entre eles o ósseo, o hepático, o cardíaco e o nervoso, além, obviamente, dos relacionados à reprodução. As isoflavonas da soja, assim como outros fitoestrógenos, são capazes de se unirem a estes receptores. Em alguns tecidos o complexo fitoestrógeno-receptor formado mimetiza os efeitos estrogênicos e em alguns outros os antagoniza. O interesse nesta atividade seletiva sobre os diversos tipos de tecidos foi despertado pelos efeitos antiestrogênicos, mostrados pelas isoflavonas nos tecidos reprodutivos, como as mamas, o útero e a próstata, e pela sua ação estrogênica sobre o tecido ósseo e o perfil lipídico. As isoflavonas da soja e os seus derivados ainda exercem outras atividades biológicas que não estão relacionadas com os receptores do estrógeno.

As isoflavonas inibem a síntese e a atividade de algumas enzimas responsáveis pelo metabolismo do estrógeno, alterando a ação biológica dos estrógenos e das testosteronas endógenas. Também inibem as tirosinas quinases que participam dos processos de sinalização celular estimulantes da proliferação celular. Nos testes de laboratório, as isoflavonas da soja ainda mostram atividade antioxidante, embora ainda não se conheça a extensão e a importância deste efeito no organismo humano.

A dosagem do isoprostano-F2 no plasma é um marcador da peroxidação lipídica. Pois bem, os teores plasmáticos do isoprostano-F2 após o consumo de 56 mg diários de isoflavonas da soja, durante 2 semanas, foram menores que os seus teores após a ingestão de apenas 2 mg de isoflavonas de soja por dia, no mesmo período de tempo. Por outro lado, dois outros trabalhos, prescrevendo 50 e 100 mg diários de isoflavonas de soja, não mostraram diferenças significativas nos teores plasmáticos e urinários do isoprostano-F2.

• Indicações Terapêuticas das Isoflavonas da Soja

As principais indicações para o uso das isoflavonas da soja estão na prevenção das doenças cardiovasculares, dos cânceres das mamas, do endométrio e da próstata, na profilaxia da osteoporose e do declínio cognitivo e no tratamento dos sintomas do climatério. Até 1995, as pesquisas clínicas controladas indicavam que o uso de 25 a 50 g diários de proteína de soja, em substituição à proteína animal, era capaz de reduzir o colesterol de baixa densidade (LDL) em cerca de 13%. Os trabalhos mais recentes e melhor controlados, entretanto, têm mostrado que este efeito é, na realidade, muito mais modesto. Uma metanálise de 22 destes trabalhos mais novos, randomizados e controlados, concluiu que a substituição dietética da proteína animal por 50 g diários de proteína de soja reduz o colesterol de baixa densidade em torno de apenas 3%.

Na verdade, existem muito poucas evidências de que a proteína da soja contendo isoflavonas é mais eficiente, no controle do colesterol, do que a proteína da soja sem as isoflavonas. O consumo das isoflavonas isoladas da soja também não parece exercer efeitos favoráveis sobre o perfil lipídico dos pacientes hipercolesterolêmicos.

Na prevenção das doenças cardiovasculares é muito importante a preservação da normalidade das funções motoras vasculares, em resposta ao óxido nítrico produzido pelas células endoteliais. No entanto, muitos trabalhos, controlados com placebo, não observaram melhora significativa da vasodilatação mediada pelo óxido nítrico endotelial em mulheres, após a menopausa, tratadas com doses até maiores que 80 mg diários de isoflavonas isoladas da soja ou quantidades superiores a 60 g por dia de proteína da soja contendo as isoflavonas.

A medida da rigidez arterial permite ponderar a distensibilidade das artérias e serve como um método de avaliação muito adequado da aterosclerose. Empregando este método de análise da aterosclerose, algumas pesquisas clínicas, placebo-controladas, observaram que o tratamento de mulheres, após a menopausa, com 80 mg diários de isoflavonas isoladas da soja, por 5 semanas, reduziu, significativamente, a rigidez das paredes arteriais. O mesmo resultado foi obtido em trabalhos semelhantes, realizados com homens e mulheres menopausadas tratados com 40 g diários de proteína de soja durante 3 meses. Estas 40 g de proteínas de soja continham 118 mg de isoflavonas.

Já tivemos muitas oportunidades de ouvir que as mulheres asiáticas apresentam uma taxa de incidência de câncer de mama muito menor que as mulheres ocidentais e que isso se deve ao consumo de alimentos derivados da soja. É verdade que o consumo de isoflavonas da soja entre as asiáticas varia entre 11 e 47 mg por dia e que na civilização ocidental as mulheres não chegam a consumir 2 mg por dia, entretanto, muitos outros fatores, como a hereditariedade e o estilo de vida, contribuem para alterar a ocorrência do câncer de mama nestas duas populações. Muitos trabalhos epidemiológicos não conseguiram demonstrar que as mulheres que ingerem grandes quantidades de soja têm menos câncer de mama do que aquelas que não as consomem; com a possível exceção do grupo de mulheres que tem a soja como o seu principal alimento desde a infância.

O aparecimento do câncer do endométrio está associado à exposição estrogênica contínua e prolongada e tem-se sugerido que o emprego dos fitoestrógenos, com atividade antiestrogênica no tecido uterino, poderia exercer uma ação protetora contra esta neoplasia. Com base nesta ideia, dois trabalhos retrospectivos, controlados caso a caso, observaram que as pacientes que apresentavam o câncer endometrial consumiam, na sua dieta, muito menos isoflavonas de soja do que as mulheres do grupo-controle, livres do câncer. Por outro lado, em um outro estudo, o uso de 120 mg de isoflavonas da soja por dia, durante 6 meses, não foi capaz de evitar a hiperplasia endometrial induzida pela administração exógena do estradiol.

Os estudos epidemiológicos também não comprovam, de maneira consistente, que a ingestão de grandes porções de alimentos derivados da soja possa reduzir a incidência do câncer de próstata, apesar de a prevalência deste tipo de tumor ser muito maior nos Estados Unidos da América do que nos países asiáticos, como a China e o Japão. Os estudos realizados com cultura de tecidos e com animais de laboratório, entretanto, indicam que as isoflavonas da soja podem limitar a progressão do adenocarcinoma da próstata. Os estudos realizados com seres humanos observaram que o tratamento com isoflavonas da soja, por mais de 1 ano, não diminuiu, de modo significativo, o antígeno prostático específico (PSA, do inglês *prostate specific antigen*) nos homens sem o câncer de próstata. Já nos portadores confirmados deste adenocarcinoma, as isoflavonas da soja diminuíram o ritmo de ascensão do antígeno prostático específico (PSA).

Também não está suficientemente claro se o aumento do consumo das isoflavonas da soja pelas populações ocidentais é capaz de prevenir a osteoporose, apesar de os índices de fraturas nas civilizações asiáticas, que se alimentam da soja, serem, em geral, mais baixos. Os resultados de algumas pesquisas clínicas de curta duração, menos de 6 meses, que avaliaram os efeitos do aumento da ingestão da soja sobre os marcadores bioquímicos do metabolismo ósseo foram inconsistentes.

Alguns trabalhos bem controlados, por outro lado, mostraram que o aumento da ingestão dos alimentos derivados da soja, da proteína da soja ou das isoflavonas isoladas da soja, pelas mulheres após a menopausa, melhorou os índices dos marcadores de reabsorção e formação óssea. Dois outros trabalhos semelhantes não obtiveram a melhora destes indicadores. Usando a densitometria mineral óssea, dois trabalhos clínicos controlados observaram que, após 6 meses de tratamento, as mulheres menopausadas tratadas com proteína de soja contendo isoflavonas apresentaram densidades minerais ósseas menores que as mostradas pelo grupo de mulheres medicadas com igual quantidade de proteínas do leite.

Dois outros estudos semelhantes não encontraram diferenças nas densitometrias dos grupos tratados com proteínas de soja contendo isoflavonas e com proteínas do leite. A ingestão diária de leite de soja contendo isoflavonas foi capaz de diminuir a perda mineral óssea das vértebras lombares, em contraste com o grupo que consumiu o leite de soja sem as isoflavonas, em um estudo clínico de 2 anos. Em contrapartida, dois outros trabalhos similares não observaram diferenças nas densidades minerais ósseas das mulheres menopausadas tratadas com proteínas da soja com e sem isoflavonas.

Um estudo controlado com placebo, feito com mulheres de Taiwan, observou, após 1 ano de tratamento com 80 mg diários de isoflavonas isoladas da soja, perdas minerais ósseas nos quadris das mulheres com mais de 4 anos de menopausa, das com baixo índice de massa corpórea e daquelas que ingeriam insuficiente quantidade de cálcio. Apesar de as isoflavonas da soja mostrarem alguma ação sobre o metabolismo ósseo, ainda não se pode afirmar que elas diminuam o risco de fraturas osteoporóticas, porém, o grão da soja e o tofu podem ser utilizados como fonte alimentar de cálcio. Uma porção de 100 g de tofu pode conter de 258 a 513 mg de cálcio.

As informações científicas com relação à ação das isoflavonas da soja sobre a função cognitiva são muito escassas. O único trabalho publicado foi um estudo observacional que investigou a relação entre a ingestão de soja e a função cognitiva entre os homens do Havaí. Este trabalho notou que os homens que comiam o tofu em, pelo menos, 2 dias por semana, no decorrer da meia-idade, apresentaram os piores resultados nos testes cognitivos, aplicados 20 a 25 anos depois, quando comparados com aqueles que consumiam o tofu menos que 2 vezes por semana.

Na contramão, diversos trabalhos realizados com mulheres no climatério sugerem que as isoflavonas da soja podem melhorar o desempenho em alguns dos testes de avaliação cognitiva. A prescrição de 60 mg diários de isoflavonas da soja às mulheres no climatério, durante 6 a 12 semanas, melhorou a execução dos testes cognitivos, ao contrário do que ocorreu com o grupo-placebo. Os testes aplicados avaliaram a memória de curto prazo, através do jogo da memória; a flexibilidade mental, pela compreensão de regras contraditórias; e o planejamento de tarefas.

Em um outro amplo estudo, abrangendo mulheres após a menopausa, observou-se que aquelas tratadas, durante 6 meses, com 110 mg de isoflavonas da soja por dia apresentaram uma melhor atuação nos testes de fluência verbal que as do grupo-placebo. "Apesar de que, considero o estímulo da fluência verbal nas mulheres uma experiência perigosa".

Ainda uma outra extensa pesquisa, também controlada com placebo, não encontrou nenhuma diferença, estatisticamente significante, no desempenho em uma bateria de testes da função cognitiva entre o grupo-controle e o tratado com proteína de soja dispensando 99 mg diários de isoflavonas. Esta bateria de testes compreendia as provas de memória, de atenção e fluência verbal e a avaliação da função mental relacionada com a demência.

As ondas de calor constituem a principal queixa das mulheres no climatério e os potenciais efeitos colaterais da terapia de reposição hormonal despertaram o grande interesse no tratamento destas senhoras com os fitoestrógenos. Muitos trabalhos já foram realizados neste sentido. Um trabalho, dentre oito estudos controlados e randomizados, mostrou uma redução significativa na frequência das ondas de calor do climatério com o emprego de alimentos a base de soja. Três destes trabalhos, dentre cinco que utilizaram as isoflavonas isoladas da soja, também reportaram a melhora significante da recorrência deste sintoma. Mas, no geral, as melhoras observadas são muito modestas quando comparadas ao placebo, na ordem de 10 a 20%.

As mulheres que sobreviveram ao câncer de mama são as que mais padecem com a recorrência e a severidade destas ondas de calor, não só em razão da restrição estrogênica, como também pela castração, química ou cirúrgica, tantas vezes necessária. No entanto, nenhum trabalho, controlado e randomizado, realizado neste grupo de pacientes foi capaz de demonstrar, categoricamente, que as isoflavonas da soja são melhores do que o placebo no controle deste sintoma. Em nossa prática diária temos observado que, as pacientes que não respondem ao tratamento dos sintomas do climatério com as isoflavonas da soja passam a fazê-lo quando tratamos, concomitantemente, a disbiose intestinal, quase sempre presente.

• Fontes das Isoflavonas da Soja

A principal fonte alimentar de isoflavonas é, de longe, o grão da soja, mas elas também estão presentes, em concentração menor, em diversos legumes, cereais e verduras. Outras fontes de isoflavonas, alimentícias e fitoterápicas, além da soja, são a *Psoralea corylifolia* (um legume indiano), a *Pueraria lobata* (usada para alimentação animal, Figura 8.220), o *Lupinus spp.* (tremoço, Figura 8.221), a *Vicia faba* (fava, Figura 8.220), o *Trifollium pratense* (trevo vermelho, Figura 8.220) e a *Cimicifuga racemosa* (erva-de-são-cristóvão, *black cohosh*), estes dois últimos fitoterápicos.

Os produtos derivados da soja, tradicionais nos países asiáticos, estão alcançando a mesa ocidental e, além do *tofu*, do *missô*, do *natô*, do *tempê* e do *edaname*, ganham popularidade a carne de soja, o leite de soja, o queijo de soja e o iogurte de soja. Para os que não estão acostumados com a comida oriental, *tofu* é um "queijo" preparado a partir da coagulação do "leite" de soja e posteriormente prensado. O *missô* é um ingrediente da culinária japonesa produzido através da

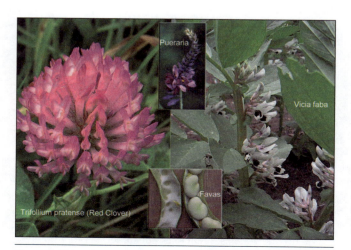

Figura 8.220 – *Trevo vermelho*, Trifolium pratense; *Puerária*, Pueraria lobata, e *Fava*, Vicia faba.

fermentação do arroz, da cevada e da soja, que resulta em uma pasta empregada no preparo de diversos pratos, misturado c/ verduras, legumes e peixes.

O *natô* é um outro prato fermentado japonês feito com grãos inteiros da soja. Estes grãos são deixados na água por um dia, em seguida são cozidos no vapor por 6 horas para, depois, serem misturados a uma cultura de *Bacillus subtilis natto* e incubados, a 40ºC por mais 24 horas. – Pensa que está pronto? – Não! – Posteriormente esta mistura é levada ao refrigerador, a 0ºC, por mais 1 semana, para maturar e adquirir consistência. Durante este período de maturação do *natô*, os bacilos desenvolvem esporos e liberam peptidases, as quais quebram as proteínas da soja e liberam os seus aminoácidos. – Está prontinho o natô! – Vamos experimentar?

O *tempê* também é um fermentado de soja, apresentado sob a forma de um bolo, da culinária javanesa. Para o preparo do *tempê* o feijão da soja também é cozido, como o *natô*, e depois fermentado com vinagre e esporos do fungo *Rhizopus oligosporus*, a 30ºC durante 36 horas. O *tempê* de boa qualidade apresenta-se compacto, com os grãos de soja unidos por uma teia de micélios brancos.

O *edaname* é a vagem verde, imatura, da soja, que pode ser preparada de várias maneiras. O teor de isoflavonas na proteína de soja depende do método empregado para obtê-la. A proteína de soja produzida através da lavagem com etanol, em geral, perde uma quantidade maior de isoflavonas, enquanto o processo que emprega a lavagem aquosa tende a conservá-las.

A tabela seguinte arrola alguns destes produtos obtidos da soja e os seus teores de isoflavonas. Os valores da Tabela 8.56 servem apenas como uma referência grosseira, porque os teores de isoflavonas nestes produtos variam muito, não somente entre as diversas apresentações comerciais como também entre os diferentes lotes de uma mesma marca.

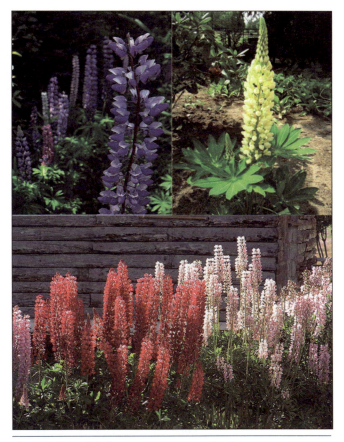

Figura 8.221 – *O belo e gostoso tremoço,* Lupinus spp.

Tabela 8.56
Teores de Isoflavonas em Alguns Alimentos Derivados da Soja

Alimento	Porção	Isoflavonas	Daidzeína	Genisteína
Iogurte de soja	200 mL	42 mg	14 mg	24 mg
Leite de soja	200 mL	30 mg	12 mg	17 mg
Linguiça de soja	3 unidades	3 mg	0,6 mg	2 mg
Missô	100 g	59 mg	22 mg	34 mg
Proteína de soja*	100 g	103 mg	43 mg	56 mg
Proteína de soja**	100 g	12 mg	7 mg	5 mg
Queijo de soja	100 g	7 mg	1 mg	4 mg
Salsicha de soja	1 unidade	11 mg	3 mg	6 mg
Soja cozida	100 g	47 mg	23 mg	24 mg
Soja torrada	100 g	131 mg	53 mg	67 mg
Tempê	100 g	44 mg	18 mg	25 mg
Tofu	100 g	24 mg	9 mg	14 mg
Vagem de soja***	100 g	12 mg	6 mg	6 mg

* Proteína de soja obtida por lavagem aquosa.
** Proteína de soja obtida por lavagem alcoólica.
*** Vagem de soja (edaname) cozida.

Existem, disponíveis no mercado, inúmeros suplementos alimentares de isoflavonas. Estas apresentações comerciais, em geral, não são normatizadas e, por este motivo, a quantidade de isoflavonas da soja que eles dispõem varia consideravelmente. Nos Estados Unidos da América o conteúdo de isoflavonas da soja difere, em mais de 10%, daquele mencionado em 30 a 50% dos rótulos dos suplementos pesquisados.

No Brasil, o extrato de isoflavonas da soja está padronizado em 40% e costuma estar disponível em cápsulas de 30 e 50 mg, podendo, ainda, ser magistralmente manipulado. Comercializam-se, ainda, inúmeras fórmulas de alimentos infantis baseadas nas proteínas isoladas da soja. Os teores de isoflavonas, nestes produtos, também variam muito. Em 1997, a quantidade de isoflavonas da soja presente em diversos alimentos infantis à base de soja, comercializados nos Estados Unidos da América, foi avaliada. Este conteúdo variou de 32 a 47 mg por litro do preparado. Elencamos os teores de isoflavonas da soja de alguns destes preparados na Tabela 8.57.

• **Doses Preconizadas para as Isoflavonas da Soja**

É difícil estabelecer uma dose adequada padrão para as isoflavonas da soja em razão da grande variabilidade das respostas terapêuticas de cada paciente. As doses preconizadas para as isoflavonas variam de 40 a 160 mg por dia, dependendo, principalmente da microbiota intestinal do paciente e da sua reação ao tratamento. Para muitas pacientes com osteoporose bastam 100 g de tofu por dia para complementar as suas necessidades de cálcio e das isoflavonas, caso esta quantidade seja insuficiente, prescrevemos 40 a 120 mg diários de isoflavonas da soja, sob a forma de cápsulas, sempre associadas ao uso de simbióticos.

• **Cuidados com o Uso das Isoflavonas da Soja**

Os alimentos à base de soja são usados há milênios sem qualquer evidência de efeitos colaterais. Em algumas populações asiáticas, 75% das isoflavonas da soja ingeridas na alimentação cotidiana alcançam mais de 65 mg por dia. Apesar de estes dados sugerirem fortemente que as dietas ricas em soja, ou em seus derivados, sejam benéficas e seguras, a segurança do uso terapêutico de altas doses de isoflavonas da soja ainda não está estabelecida.

A segurança do uso de doses altas de isoflavonas da soja, e de outros fitoestrógenos, para o tratamento do câncer de mama é uma área de debate nebuloso entre médicos clínicos e cientistas. Na realidade, os efeitos destas altas doses de isoflavonas da soja no tratamento do adenocarcinoma de mama, tratado ou recidivante, ainda não foram estudados nos seres humanos e os resultados obtidos com cultura de tecidos e animais de laboratório são conflitantes.

Algumas pesquisas de laboratório sugerem que as isoflavonas da soja podem estimular o crescimento de células do câncer de mama nas quais os receptores para o estrógeno estejam presentes. Os efeitos das isoflavonas da soja sobre as pacientes portadoras do adenocarcinoma de mama que estão sendo tratadas com o tamoxifeno ainda não foram estudados. No entanto, doses altas de genisteína interferem com a capacidade do tamoxifeno inibir o crescimento de células tumorais RE+ (receptores de estrógeno presentes) implantadas em camundongos.

Poucos dados, obtidos de trabalhos clínicos, sugerem que consumo de 38 a 45 mg diários de isoflavonas da soja possa ter um efeito estrogênico no tecido mamário humano. Além disso, em um trabalho mais recente, envolvendo mulheres com câncer de mama confirmado por biópsia, o uso de 200 mg diários de isoflavonas da soja não estimulou o crescimento tumoral nas 2 a 6 semanas que antecederam a cirurgia, quando comparado com o grupo-controle, de senhoras que não usaram as isoflavonas. Assim, permanece o impasse:

- alguns especialistas cogitam que as mulheres com antecedente de câncer de mama, especialmente os positivos para os receptores estrogênicos (RE+), não devem aumentar o consumo de fitoestrógenos, incluindo as isoflavonas da soja;
- outros retrucam que não existem evidências que desencorajem o consumo moderado da soja e dos seus derivados por estas pacientes.

Desde a década de 1960 estão disponíveis no mercado alimentos infantis à base de proteínas isoladas da soja. Hoje, mais de 25% dos produtos nutricionais infantis, vendidos nos Estados Unidos da América, têm como base das suas fórmulas a soja e, desta maneira, muitas crianças, desde bebês, têm

Tabela 8.57
Quantidade de Isoflavonas em Alguns Preparados de Soja

Preparado*	Porção	Isoflavonas	Daidzeína	Genisteína
Isomil (Ross)	200 mL	9,0 mg	4,1 mg	4,8 mg
Nursoy (Wyeth-Ayerst)	200 mL	5,6 mg	1,6 mg	3,4 mg
Prosobee (**)	200 mL	8,3 mg	3,6 mg	4,7 mg

Preparado comercial pronto para o consumo.
** Mead Johnson.

sido expostas às concentrações relativamente altas de isoflavonas da soja, assimilando-as e metabolizando-as.

Este fato leva-nos a considerar os possíveis efeitos colaterais das isoflavonas da soja sobre o crescimento e o desenvolvimento das crianças e as suas ações sobre a maturação dos sistemas imunitários e reprodutivos infantis. Os dados sobre os efeitos da alimentação infantil com fórmulas nutricionais baseadas na soja, a longo prazo, são limitados, no entanto, no médio prazo, os trabalhos têm sido consistentes. Seis estudos clínicos compararam grupos de bebês alimentados com fórmulas nutricionais baseadas no leite de soja com grupos de infantes nutridos com fórmulas à base de leite de vaca durante todo o primeiro ano de vida e, em todos os grupos, o crescimento e o desenvolvimento foram normais.

Um trabalho retrospectivo envolvendo 811 indivíduos de ambos os sexos, com idade variando entre 20 e 34 anos, não encontrou nenhuma diferença quanto a estatura, peso, início da puberdade, fertilidade e saúde geral entre aqueles que foram, quando bebês, alimentados com leite de soja e os amamentados com leite de vaca. Usamos o termo "saúde geral" porque, no grupo nutrido com leite de vaca, a incidência de asma e alergias foi significativamente maior. Concluindo, até o momento não existem evidências convincentes de que o uso de fórmulas nutricionais infantis à base de soja ofereça um maior risco de efeitos adversos do que o emprego de fórmulas infantis com base no leite de vaca.

Com relação à gestação, não existem evidências de que as dietas ricas em isoflavonas da soja possam afetar o desenvolvimento embrionário e fetal ou o desenrolar da gravidez humana. No entanto, ainda não foi estabelecida a segurança da prescrição das isoflavonas da soja para as gestantes. Nas culturas de tecidos e nos animais de laboratório, as isoflavonas da soja têm inibido a atividade de tiroide-peroxidase, enzima necessária para a síntese dos hormônios tiroidianos. Nos seres humanos, entretanto, o consumo prolongado de grandes quantidades destas isoflavonas não tem aumentado a incidência de hipotiroidismo, desde que não haja carência nutricional do iodo. Nos Estados Unidos da América, desde a década de 1960, tem sido rotineira a adição do iodo às fórmulas infantis à base de soja. Diversos trabalhos clínicos têm investigado o risco para o aparecimento de hipotiroidismo em mulheres, na pré ou na pós-menopausa, tratadas com altas doses de isoflavonas da soja. Nenhum deles mostrou qualquer alteração significante nos níveis circulantes dos hormônios tiroidianos.

Com relação às interações medicamentosas com as isoflavonas da soja, alguns tópicos merecem menção. Devido ao papel relevante da microbiota colônica no metabolismo das isoflavonas da soja, a antibioticoterapia pode diminuir a biodisponibilidade destas isoflavonas. Alguns trabalhos realizados com animais sugerem que as isoflavonas da soja, em particular a genisteína, interferem com a atividade antitumoral do tamoxifeno, por este motivo, até que se saiba o real potencial desta interação nos seres humanos, os pacientes tratados com tamoxifeno, ou outros moduladores seletivos dos receptores de estrógeno, devem evitar o consumo dos extratos das isoflavonas da soja.

A ingestão de grandes quantidades de proteína de soja pode interferir com a atividade da varfarina, uma droga anticoagulante. Existe a publicação de um caso sobre um paciente sob tratamento com varfarina que evoluiu com valores do INR subterapêutico, após o consumo de cerca de 450 mL de leite de soja por 4 semanas. Os valores do INR retornaram aos níveis terapêuticos após a descontinuidade da ingestão do leite de soja. O INR, do inglês *International Normalized Ratio*, ou RNI, razão normatizada internacional, é o quociente entre o tempo de protrombina do paciente e o tempo de protrombina normal.

Os bebês com hipotiroidismo congênito, alimentados com leite de soja, podem necessitar de doses maiores de levotiroxina para uma adequada reposição hormonal. Os adultos hipotiroideos, que costumam ingerir a L-tiroxina com produtos derivados da soja, também podem demandar a adequação da dose hormonal.

ASSOCIAÇÕES DE NUTRIENTES

A habilidade na prescrição das fórmulas magistrais de nutrientes é essencial para a prática ortomolecular e, talvez, a perícia na combinação dos seus componentes seja, realmente, o capítulo mais importante desta especialidade.

Propositalmente, deixamos estes comentários para o final, porque esta foi a maior dificuldade que enfrentamos no início da nossa prática ortomolecular, enigma que nos desanimava, fazia-nos queimar as pestanas e que, pouco a pouco, vamos decifrando. Desde a infância ouvimos falar dos "perigos" das associações alimentares, muitas delas folclóricas, como o velho adágio italiano *late e vino, veneno fino*, mas, aqui, tentaremos dissertar, racionalmente, o pouco que aprendemos.

As mais conhecidas recomendações para uma correta associação de alimentos visam evitar as fermentações putrefativas no aparelho digestório. Quando os alimentos não são inteiramente desdobrados pelos sucos digestivos, eles o serão pelos microrganismos residentes no intestino, através de um metabolismo fermentativo anaeróbio, acidificante e indesejável. Os alimentos cujos resíduos são considerados acidificantes são, predominantemente, os proteicos, como as carnes, os ovos, os grãos leguminosos e os cereais. Estes alimentos "ácidos", ao se oxidarem, liberam enxofre e fósforo, que formarão, respectivamente, os ácidos sulfúrico e fosfórico, os quais deverão ser neutralizados para não ofenderem ao organismo.

Os alimentos denominados "alcalinos" englobam os grupos das frutas e verduras, cujos compostos orgânicos geram substâncias alcalinas, que neutralizam os ácidos. Existe, ainda, a gangue dos alimentos "neutros", constituída pelos hidratos de carbono e as gorduras. Esta breve explicação já é suficiente para ressaltar a importância da organização do cardápio alimentar buscando um equilíbrio entre os alimentos acidificantes e os alcalinizantes.

Algumas associações de alimentos, além de não serem aconselhadas, podem mesmo determinar alguns distúrbios intestinais desconfortáveis. Por exemplo, frutas e verduras fibrosas não devem ser ingeridas na mesma refeição, pois muitos dos nutrientes das frutas não serão absorvidos, restando para a fermentação intestinal e o meteorismo consequente. A água também não deve ser ingerida durante as refeições, pois dilui as secreções digestivas. Exemplos de boas combinações de alimentos são: verduras com proteínas, cereais com verduras e gorduras com cereais. A Figura 8.222 esquematiza as associações dos alimentos em um prato e as suas conveniências.

Tabela 8.58 Fórmula Mínima de Enzimas Digestivas	
Ácido de-hidrocólico	30 mg
Amilase	20 mg
Celulase	30 mg
Dimeticona	30 mg
Lactase	80 mg
Lipase	20 mg
Pancreatina	40 mg
Pepsina	10 mg

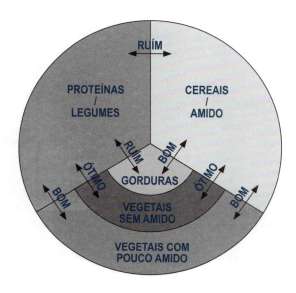

Figura 8.222 – *Associação ideal dos alimentos em uma refeição.*

Como se pode compreender, estudando esta figura, é complicada e onerosa a orientação dos pacientes, porque muitas das tradições alimentares afrontam esta orientação e a mudança dos hábitos é a parte mais difícil de qualquer tratamento. Habitualmente insistimos neste sentido quando os sintomas se tornam mais importantes.

Em muitas oportunidades, devido a estas imposições culturais, vemo-nos obrigados a auxiliar na digestão destes resíduos alimentares e lançamos mão de alguns recursos enzimáticos. A Tabela 8.58 sugere uma formulação digestiva mínima, que pode ser multiplicada conforme a necessidade de cada paciente. As cápsulas devem ser de desintegração entérica e nas situações francamente patológicas, como na insuficiência pancreática, as doses podem ser uma dezena de vezes maiores.

Ainda na formulação magistral ortomolecular devemos estar atentos às associações de nutrientes, especialmente às combinações de minerais e aminoácidos. Os mecanismos envolvidos na absorção dos aminoácidos são muito complexos. Os aminoácidos e os pequenos peptídeos, di ou tripeptídeos, podem atravessar a mucosa do trato digestório de modo passivo, através de difusão simples ou facilitada, ou por um processo ativo, através de cotransportadores, como as bombas de sódio ou de hidrogênio. O sistema de transporte ativo de aminoácidos dependente de sódio está localizado, principalmente, na borda em escova dos enterócitos, e o sistema de difusão simples, na membrana basolateral dos enterócitos. O processo de transporte passivo facilitado ocorre nestes dois tipos de membranas (em escova e basolateral).

Os aminoácidos livres utilizam-se tanto do sistema ativo quanto do passivo para serem absorvidos. Já os dipeptídeos e os tripeptídeos são assimilados, principalmente, pelo sistema ativo transportador de prótons (H^+). A borda em escova apresenta sistemas distintos para a absorção dos aminoácidos livres e dos peptídeos, os primeiros utilizando, preferencialmente, os carreadores sódio-dependentes e os segundos, os hidrogênio-dependentes.

Os diferentes aminoácidos são transportados em velocidades diferentes, por mecanismos saturáveis, competitivos e específicos para aminoácidos básicos, ácidos e neutros. Os carreadores dos dipeptídeos e dos tripeptídeos são dois, pelo menos, e ambos dependentes do íon de hidrogênio. Já na membrana basolateral, os aminoácidos livres são transportados por difusão simples, enquanto estes pequenos peptídeos o são por troca iônica ativa.

O principal processo de regulação do transporte transmembranoso dos aminoácidos, dos dipeptídeos e dos tripeptídeos constitui-se na concentração destes substratos junto à membrana celular. Os dipeptídeos e os tripeptídeos são mais eficientemente absorvidos que os aminoácidos livres e estes, por sua vez, são melhor assimilados que os tetrapeptídeos e os demais polipeptídeos. É por este motivo que os pequenos peptídeos são mais úteis quando se requer uma maior retenção nitrogenada, especialmente nos pacientes com redução da capacidade absortiva intestinal.

Os tetrapeptídeos e os polipeptídeos maiores necessitam ser hidrolisados, pelas peptidases da borda em escova, a aminoácidos ou a di e tripeptídeos, para serem absorvidos, o que limita a sua captação intestinal. Os peptídeos não absorvidos são fermentados pela microbiota colônica, liberando ácidos graxos de cadeia curta, ácidos dicarboxílicos, compostos fenólicos e amônia. Os ácidos graxos e a amônia são, respectivamente, utilizados pela microflora intestinal para a produção de energia e aminoácidos. Alguns aminoácidos apresentam afinidade por mais de um sistema de transporte, como é o caso da L-glicina. Outros aminoácidos competem por um mesmo transportador, como por exemplo o L-triptofano com a L-histidina, a L-leucina com a L-isoleucina e a L-fenilalanina com o L-triptofano.

Os isômeros levógiros dos aminoácidos são absorvidos mais rapidamente, por um transporte ativo dependente da vitamina B_6, do que os estereoisômeros dextrógiros, que são assimilados passivamente por difusão simples. A Figura 8.223, adaptada das figuras de Patrícia Frenhani, ilustra a complexidade destes processos absortivos dos aminoácidos e peptídeos.

Esta complexidade reflete-se na nossa prescrição, assim, deve-se evitar a formulação com muitos aminoácidos, com o intuito de prevenir a competição entre eles. As associações de aminoácidos que, sabidamente, se deve evitar são as combinações:

- do L-triptofano com a L-histidina;
- da L-leucina com a L-isoleucina;
- da L-fenilalanina com o L-triptofano;
- da L-arginina com a L-lisina;
- da L-tirosina com o L-triptofano.

As tomadas das formulações de aminoácidos devem ser, sempre, longe das refeições proteicas, também para se evitar a competição entre os aminoácidos. Pelo mesmo motivo deve-se evitar o uso prolongado de altas doses de aminoácidos, além do que a alta concentração pode saturar os mecanismos de transporte ativo.

Ainda mais, devemos ter a lembrança de acrescentar à receita a vitamina B_6, o ácido fólico e o magnésio, fundamentais para o metabolismo dos aminoácidos. E uma última observação sobre a combinação de aminoácidos: existe uma competição na barreira hematoencefálica entre a L-tirosina e a L-leucina, entre a L-tirosina e o L-triptofano e entre o L-triptofano e a L-valina. Esta competitividade hematoencefálica é que arrazoa a nossa preferência pelo uso da

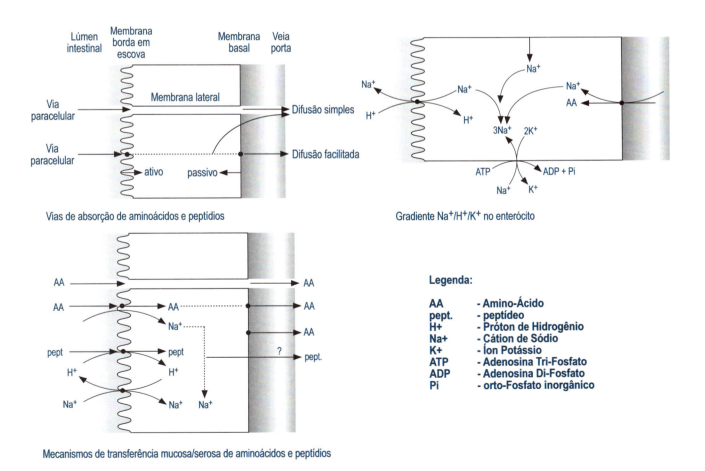

Figura 8.223 – *Mecanismos de absorção de aminoácidos e peptídeos.*

N-acetil-L-tirosina e do 5-hidroxi-L-triptofano quando pretendemos modular a síntese dos neurotransmissores adrenalina, noradrenalina, dopamina e serotonina.

Ainda mais complicada é a prescrição dos minerais essenciais. Normalmente os minerais são transportados através das membranas aos pares, por bombas movidas a ATP (adenosina trifosfato), ou seja, com gasto de energia celular. Os exemplos mais conhecidos destas bombas iônicas são a bomba de sódio-potássio (Na-K-ATPase), a bomba de cálcio-magnésio e a bomba de zinco-cobre.

A administração excessiva de um mineral do par, acima dos valores fisiológicos, prejudica o transporte do outro e, para evitar este inconveniente, criou-se a roseta dos minerais, ilustrada na Figura 8.224. Nesta roseta os minerais estão unidos com os seus pares nas diversas bombas iônicas conhecidas, orientando-nos quanto às associações de minerais que deveríamos evitar em nossas prescrições.

Ao prescrevermos os sais minerais, além de evitarmos as combinações competitivas em uma mesma tomada, devemos estar atentos à proporção de cada um destes elementos na dose diária total, com a finalidade e mantermos o equilíbrio metabólico de cada um dos minerais essenciais, evitando, por intermédio deste artifício, a carência metabólica relativa de algum deles. As proporções que conhecemos e podem ser obedecidas nas formulações magistrais são:

- cálcio/magnésio = 2:1;
- cálcio/fósforo = 1:1;
- cobre/zinco = 1:16;
- cobre/molibdênio = 20:1;
- cromo/selênio = 2:1;
- fósforo/magnésio = 2:1;
- potássio/cálcio = 1:2;
- potássio/magnésio = 1:1;
- potássio/fósforo = 1:2;
- sódio/potássio = 1:1;
- sódio/magnésio = 1:1;
- nos casos de osteoporose usamos, empiricamente, a proporção entre cálcio/estrôncio = 166:1.

A Tabela 8.59 inter-relaciona todas estas proporções.

Além da absorção iônica, os minerais também são absorvidos ligados aos aminoácidos livres, provenientes da digestão das proteínas da dieta. Deste modo, os minerais são assimilados como dipeptídeos, ou tripeptídeos, através do sistema ativo transportador de prótons, já descrito anteriormente. Assim, para um melhor aproveitamento dos sais minerais administrados, eles devem ser ingeridos, sempre, em conjunto com uma refeição proteica.

Assim também na prescrição ortomolecular de um sal mineral, seja ele cloreto, sulfato, gluconato, ou qualquer outro, ele, já no estômago, pela ação do ácido clorídrico e das enzimas gástricas, é ionizado, liberando o íon metálico do radical que o transporta. Por exemplo, o carbonato de cálcio é ionizado ao cátion cálcio (Ca^{++}) e ao ânion carbonato (CO_3^{--}).

No estado iônico os minerais são instáveis e, cerca de 70 a 99,5% deles reagem com os fatores antinutricionais da dieta, como os ácidos fítico e oxalacético, a celulose e a hemicelulose, por exemplo. Os produtos desta reação são inaproveitáveis para o organismo e são excretados com as fezes. O percentual que permaneceu no estado iônico, ao chegar no intestino delgado, ou é absorvido através das bombas iônicas ou reage com alguns aminoácidos livres, que servem como carreadores do mineral para o interior dos enterócitos. Uma vez dentro da célula mucosa intestinal, o mineral é liberado e reage com outras proteínas específicas que o transportam para o plasma sanguíneo. A Tabela 8.60 ilustra os percentuais médios de absorção intestinal e eliminação fecal de alguns sais minerais inorgânicos.

Todos estes detalhes tornam muito complicada a orientação terapêutica, mas, felizmente, surgiram, na década de 1960, os minerais quelatos, como alternativa aos sais minerais inorgânicos. Os minerais quelatos são substâncias formadas

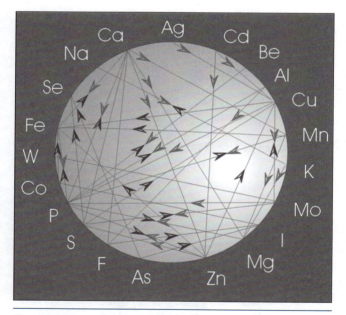

Figura 8.224 – *Roseta dos minerais.*

Tabela 8.59 Razão Que Deve Ser Observada entre as Doses de Alguns Minerais											
Ca	Cu	Cr	Sr	P	Mg	Mo	K	Se	Na	Zn
2	1	0,002	0,02	2	1	0,05	1	0,001	1	16

Tabela 8.60
Percentuais Médios de Absorção Intestinal e Eliminação Fecal de Alguns Sais Minerais Inorgânicos

Mineral	Absorção	Eliminação
Cálcio	30%	70%
Cobre	36%	64%
Cromo	0,5 a 1%	99 a 99,5%
Ferro	3 a 6%	94 a 97%
Magnésio	40%	60%
Manganês	1 a 3%	97 a 99%
Zinco	3 a 10%	90 a 97%

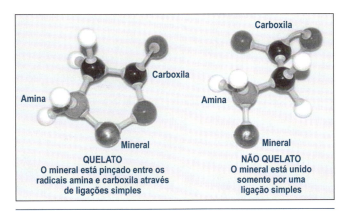

Figura 8.226 – *Diferença entre um mineral quelato e outro não quelato.*

por um átomo de metal unido, através de ligações ordenadas, covalentes e iônicas, a duas ou mais partes de uma molécula de aminoácido. Os sítios de ligação do metal no aminoácido são os radicais alfa-amino e carboxila, resultando em uma estrutura anelar de cinco membros, compostos pelo átomo metálico, pelo átomo de oxigênio ativo do radical carboxila, pelo átomo de carbono do radical carboxila, pelo átomo de carbono alfa e pelo átomo de nitrogênio alfa.

Rememorando, o radical amina de um aminoácido é constituído pelo grupamento –NH$_2$, o grupo carboxila pelo –COOH e os átomos alfa são aqueles mais próximos ao radical carboxila.

A Figura 8.225 ilustra esta estrutura em um mineral quelado a dois aminoácidos, no caso, um arcabouço bicíclico formado pelo ferro com a glicina e a metionina.

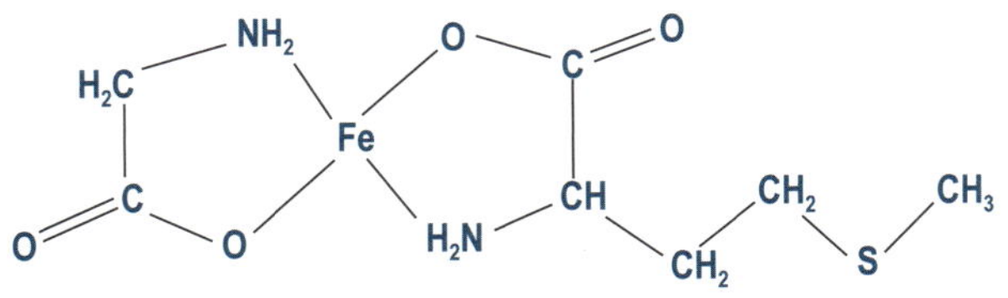

Figura 8.225 – *Ferro quelado (pinçado) pela glicina e pela metionina.*

A Figura 8.226 delineia a diferença entre o mineral quelado e o não quelado a um aminoácido.

Geralmente dois e, às vezes, três aminoácidos podem quelar um mesmo átomo de metal, formando estruturas anelares bicíclicas ou tricíclicas.

DeWayne costuma auxiliar a visualização espacial destas moléculas segurando uma bolinha de gude entre o polegar e o dedo indicador de uma mão e colocando o polegar e o indicador da outra mão na mesma bolinha. A bola de gude representaria o átomo metálico, as mãos, os aminoácidos ligantes, os polegares, os radicais carboxila e os dedos indicadores, os radicais alfa-amino.

Uma terceira mão disponível poderia ainda prender a mesma bolinha, da mesma maneira, simulando o arcabouço de um mineral quelato tricíclico. Aliás, o nome mineral quelato tem este mesmo significado, o vocábulo quelato provém da palavra grega *chel*, que significa garra.

Algures, o Dr. Lair Ribeiro, especialista em fazer-nos pensar, perguntou – Miguel! – Qual é a diferença entre quelato e quelado? – Na hora não soube responder, posteriormente concluí que quelato é o termo substantivo e quelado o verbo, então deixo aqui o resultado da nossa elucubração para aqueles que se depararam com a mesma dúvida.

Feita esta pequena pausa espairecedora, voltemos à estrutura química dos minerais quelatos. O número de aminoácidos associados ao átomo metálico em um mineral quelato depende do estado oxidativo deste último, ou seja, da sua disposição eletrônica orbital. Habitualmente, os elementos quelados formam moléculas bicíclicas, dipeptídeos, ou tricíclicas, tripeptídeos, e, mesmo que o estado oxidativo de algum metal permitisse um quarto agente quelante, os ângulos de ligação e as distâncias atômicas necessárias seriam impeditivos.

O mineral quelato é absorvido intacto, como um dipeptídeo ou tripeptídeo, sem sofrer ionização no trato digestivo e sem a influência dos fatores antinutricionais, como fibras, fitatos, fosfatos e oxalatos, o que torna muito mais fácil e exequível a formulação magistral e a orientação dos nossos pacientes.

Segundo o Dr. Lee Tiffin, para que um mineral quelato seja absorvido intacto, a sua molécula não pode ter um peso molecular superior a 1.500 daltons. A vitamina B$_{12}$, considerada por muitos como um mineral quelato, na realidade não o é, porque não atende ao conceito de quelato. O seu metal, o cobalto, não está pinçado (quelado) entre os radicais amina e carboxila, apesar do seu peso molecular de 1.355 daltons. Concluindo, o aviamento da formulação ortomolecular utilizando-se dos minerais quelados exclui as preocupações com a sua inativação pelos fatores antinutricionais e com as competições iônicas intestinais dos minerais entre si.

Capítulo 9

Geologia Médica

Não poderíamos encerrar este livro sem algumas palavras sobre a *geologia médica*. A geologia médica é uma ciência que estuda a influência e a distribuição geográfica dos fatores geológicos ambientais sobre a saúde animal, inclusa, obviamente, a humana. Partindo do princípio de que somos o que comemos e respiramos, a importância desta especialidade científica destaca-se, não somente pela relação com os elementos nutricionais do solo, assimilados pelos vegetais dos quais nos alimentamos, como também pela presença de substâncias tóxicas que nos podem envenenar. Exemplo clássico desta relevância é a presença do chumbo no leite de vaca, animal que rumina vegetais que crescem no solo contaminado por este metal pesado. O chumbo está presente, hoje, até nas calotas polares. Relaxe! Este último fato vai melhorar, as calotas polares estão desaparecendo!

O estudo da geologia médica é, necessariamente, muito mais do que multidisciplinar, ele deve ser multiprofissional, envolvendo diversas especialidades científicas, desde a geologia até a medicina, passando pela biologia, agronomia, toxicologia, pecuária *etc*. Em nossa prática ortomolecular diária, vimos observando que determinadas carências e intoxicações minerais distribuem-se por certas áreas geográficas. Por exemplo, na região da cidade de São Paulo predomina a carência de lítio e germânio, nos arredores da cidade de Americana notamos uma alta prevalência de alumínio nas amostras de cabelo.

Foram estes fatos que nos despertaram o interesse por esta área do conhecimento e levaram-nos a conhecer, no ano de 2005, o Dr. Cássio Roberto da Silva, geólogo-chefe do Departamento de Gestão Territorial do Serviço Geológico do Brasil, e o Prof. Dr. Bernardino Ribeiro Figueiredo, do Instituto de Geociências da Universidade Estadual de Campinas, os quais, muito atenciosamente, iniciaram-nos nesta especialidade. Também no âmbito internacional, o Dr. Olle Selinus, do Serviço Geológico da Suécia, destaca a importância da geologia para a saúde humana, afirmando que o meio ambiente é uma rede de interações geológicas e biológicas, na qual os elementos químicos, constituintes das rochas e dos solos, atuam sobre a saúde e as doenças dos homens, animais e vegetais. Os teores de diversos elementos químicos no nosso ambiente estão relacionados com os estados carenciais e com a toxicidade destes mesmos elementos em todos os organismos vivos. Alguns destes elementos ocorrem naturalmente na crosta terrestre, outros são depositados pela ação do homem.

Antes de considerar a necessidade de limpar ou proteger uma área tida como contaminada pelo homem, é prudente que se conheça a constituição natural do terreno da região para, posteriormente, determinar-se o grau da contaminação. Alguns elementos que ocorrem naturalmente no meio ambiente podem produzir efeitos adversos à saúde quando ingeridos ou inalados em altas concentrações. Os processos geológicos associados às atividades humanas podem redistribuir os metais, dos locais onde são inertes, para outras áreas, onde poderão afetar negativamente a saúde dos seres vivos.

As rochas são as fontes de todos os elementos químicos que ocorrem naturalmente na superfície terrestre. Os metais estão onipresentes na litosfera, distribuídos heterogeneamente e sob diferentes formas químicas. Quando os acúmulos anômalos de minerais acontecem na litosfera, eles são focos de estudo da geologia econômica e são explorados comercialmente pelo homem. Os teores dos metais que existem nas rochas, nos sedimentos e solos são de grande significância na avaliação da quantidade de metais disponíveis no meio ambiente. Todos os elementos conhecidos existem, em algum nível de concentração, em todo o ambiente natural, seja ele mineral, vegetal ou animal e os seus efeitos benéficos ou maléficos aos organismos vivos estão presentes desde o início da evolução da Terra. Assim também a geologia pode alterar a saúde humana.

A maior parte dos elementos químicos alcança o corpo humano através dos alimentos, da água e do ar respirado. Este processo natural inicia-se com as intempéries que fragmentam as rochas e formam os solos, nos quais são cultivados os produtos agrícolas e criados os animais que constituem a nossa cadeia alimentar. As águas potáveis, oriundas das chuvas, também permeiam as rochas e os solos, como parte do ciclo hidrológico. A grande quantidade de gases e material particulado da atmosfera também é resultante dos processos geológicos, sejam naturais ou produzidos pelo homem. Consequentemente, devido à ingestão e à inalação de substâncias químicas diversas, existe um vínculo direto entre a geoquímica e a saúde. Este vínculo torna imprescindível o estudo da natureza e da magnitude destes processos geológicos para o desenvolvimento de outras pesquisas e para avaliar o impacto causado pelos metais no meio ambiente.

Torna-se, também, muito importante saber distinguir entre as contribuições naturais que afetam o sistema ecológico e as ações antropogênicas sobre o meio ambiente. As concentrações metálicas podem ser de diferentes magnitudes nos diversos tipos de rochas. Por exemplo, os teores de níquel e cromo são muito mais elevados nas rochas basálticas do que nos granitos, ao passo que para o chumbo o que acontece é o contrário. A erosão destas rochas mobiliza estes metais para o ambiente e, nos sedimentos, os metais pesados tendem a se concentrar nas frações mais finas e naquelas com maior teor de material orgânico. Assim, os xistos pretos, uma rocha de granulação fina, tendem a ser mais ricos nestes elementos. O estudo dos processos geológicos também é fundamental para o entendimento de qual metal será, ou foi, liberado para o meio ambiente como resultado de uma determinada atividade humana.

O vulcanismo e as outras atividades geológicas relacionadas com a formação das rochas ígneas são os principais mecanismos que trazem os diversos elementos para a superfície terrestre. O vulcão Pinatubo ejetou, em dois dias de junho de 1991, aproximadamente dez bilhões de toneladas de magma e 20 milhões de toneladas de dióxido de enxofre (SO_2), o que aumentou a quantidade de aerossóis na atmosfera terrestre por 3 anos. Somente esta erupção vulcânica introduziu 800.000 toneladas de zinco, 600.000 toneladas de cobre, 550.000 toneladas de cromo, 30.000 toneladas de níquel, 1.000 toneladas de cádmio e 800 toneladas de mercúrio na superfície terrestre. As erupções vulcânicas, em geral, redistribuem alguns elementos tóxicos conhecidos, como o arsênico, o berílio, o cádmio, o mercúrio, o chumbo, o radônio e o urânio, mas a maioria se torna elemento remanescente, muitos deles ainda com efeitos biológicos desconhecidos.

É também importante considerar que, a cada momento, existe uma média de 60 vulcões subaéreos em erupção na superfície terrestre, lançando estes elementos químicos no meio ambiente. A atividade vulcânica submarina é ainda mais significante que a das margens continentais e estima-se, muito cautelosamente, que existem, pelo menos, 3.000 chaminés vulcânicas nas cadeias montanhosas mesoceânicas.

É interessante observar que 50% do dióxido de enxofre da atmosfera terrestre são de origem natural, principalmente da atividade vulcânica, e apenas a outra metade tem origem nas atividades humanas. Os elementos naturais não são igualmente distribuídos na superfície da Terra e os problemas podem surgir quando as concentrações de determinados elementos são muito baixas, provocando deficiências, ou quando os teores de outros elementos são muito elevados, causando toxicidade. Os problemas de saúde podem acontecer porque o ambiente geológico é incapaz de prover os elementos químicos de forma saudável e equilibrada.

Dos elementos que ocorrem naturalmente, aproximadamente 25 são conhecidos por serem essenciais à vida vegetal e animal, entre eles aqueles que estudamos neste livro. Por outro lado, o excesso destes mesmos elementos pode causar intoxicação. Outros elementos, como o cádmio, o chumbo, o mercúrio e o alumínio não possuem função biológica definida, tanto para as plantas quanto para os animais, e são tóxicos para o homem. Muitos destes elementos são conhecidos, também no solo, como elementos-traço, porque ocorrem em concentrações da ordem de miligramas por quilograma, ou partes por milhão. A deficiência de elementos-traço nas culturas agrícolas e na pecuária é muito comum em várias e extensas regiões do mundo, daí surgiram os programas de suplementação mineral na agricultura, na pecuária e, com o advento da prática ortomolecular, na alimentação humana.

Também na geologia médica são importantes os conceitos de interação, exposição e disponibilidade. Grandes quantidades de substâncias potencialmente nocivas à saúde podem estar presentes no ambiente, porém se as suas formas químicas não forem biodisponíveis, o risco para a saúde pode ser mínimo. A biodisponibilidade no solo também depende do pH, da temperatura e da umidade do terreno. A biodisponibilidade e a mobilidade de metais, como o zinco, o chumbo e o cádmio, para os vegetais aumentam com as condições ácidas do solo e, inversamente, diminuem com o aumento do pH. O tipo de solo, o seu conteúdo de argila e areia e as suas propriedades físicas afetam a migração dos metais através dele. Os microrganismos presentes no solo também afetam a solubilidade, o transporte e a biodisponibilidade dos minerais.

O perigo potencial de um metal tóxico só se torna um problema caso exista também uma rota de exposição. Por exemplo, o caso do arsênico em Bangladesh. A toxicidade potencial do arsênico, presente nas águas subterrâneas deste país, existe há milhares de anos, porém, a necessidade recente de se perfurar poços artesianos estabeleceu uma rota de exposição e os efeitos tóxicos do arsênico se manifestaram.

As vias de exposição animal aos metais do solo incluem a ingestão do próprio solo, acidental ou não, a ingestão da água e de alimentos provenientes deste terreno, a absorção pela pele e a inalação. Em termos de ingestão enfatiza-se muito o exame das águas, pela facilidade de coleta e análise, contudo, a análise dos solos é de suma importância, porque as concentrações das substâncias potencialmente perigosas são muito mais elevadas nos solos do que nas águas. Nos solos os teores são medidos em partes por milhão, enquanto nas águas, em partes por bilhão. A ingestão de solo pelos seres humanos não deve ser subestimada, seja ela deliberada ou não intencional; por exemplo, no Quênia, cerca de 60 a 90% das crianças entre 5 e 14 anos de idade praticam a geofagia, cada criança consumindo, em média, 28 gramas de terra por dia.

Uma nova via de exposição, muito importante nos tempos atuais, é a atividade industrial, a qual introduz metais pesados, em larga escala, na sociedade, a chamada tecnosfera, e também na biosfera, causando efeitos tóxicos nos animais e vegetais e conduzindo-nos por caminhos insustentáveis, como já estudamos no tópico sobre os metais tóxicos – Capítulo 6.

EXEMPLOS ILUSTRATIVOS
Arsênico

A Organização Mundial da Saúde, reconhecendo os efeitos nocivos do arsênico, rebaixou o nível de segurança para o arsênico nas águas potáveis de 50 mg/L (ppm) para 10 mg/L. O arsênico está naturalmente presente nos minerais formadores das rochas, incluindo os óxidos de ferro e as argilas, mas, principalmente, nos sulfetos, sobretudo na pirita e na arsenopirita. Entre as regiões estudadas e com casos bem documentados de intoxicação pelo arsênico estão Bangladesh, a região oeste de Bengala (na Índia), Taiwan, China, México, Chile e Argentina.

Radônio

O radônio é um gás natural radioativo, incolor, inodoro e insípido que somente pode ser detectado com equipamento especial. Ele é produzido pelo decaimento radioativo do rádio, o qual, por sua vez, é derivado do decaimento radioativo do urânio. O urânio é encontrado em baixas concentrações em solos e rochas de diversas e variadas regiões.

As partículas radioativas do radônio penetram no organismo através da respiração, podendo causar cânceres do trato respiratório. Nos Estados Unidos da América, o radônio inalado nos ambientes domésticos é responsável por cerca de 20.000 casos de morte ao ano, por câncer de pulmão, no Reino Unido, causa entre 2.000 a 3.000 mortes. Somente o cigarro causa mais mortes por carcinoma pulmonar do que o radônio. A geologia é o estudo mais importante para o controle das fontes e da migração natural do radônio para a atmosfera.

A emissão do radônio está associada a um determinado tipo de rocha e a depósitos não consolidados que contêm urânio ou rádio, como os granitos, as rochas fosfáticas e os xistos enriquecidos com matéria orgânica. O escape do radônio para a superfície depende da permeabilidade do leito rochoso e do solo, onde ele pode ser carreado por fluidos, como o dióxido de carbono e a água subterrânea. Na atmosfera, a sua dispersão depende dos fatores climáticos, como chuvas e pressão atmosférica. O radônio dissolvido nas águas subterrâneas pode migrar por distâncias muito longas, através de fraturas e cavernas da crosta terrestre, na dependência da velocidade do fluxo hídrico. As drenagens hídricas subterrâneas em calcários podem levar o radônio a uma distância de mais de 5 km da sua fonte original e pode aparecer na água potável de mesa e nas águas minerais radioativas. O dióxido de carbono, favorecendo a migração do radônio, ocorre em certas formações carbonáticas, onde as cavernas e fissuras subterrâneas possibilitam uma rápida transferência gasosa.

A exposição humana ao radônio, além da ingestão da água, também pode dar-se pela liberação do radônio durante o banho, ou mesmo pela chuva, permitindo que o radônio e os seus produtos de decaimento radioativo sejam inalados. A presença do radônio nos solos sob as casas é a maior fonte de radônio no ambiente doméstico e representa um risco para o câncer de pulmão muito maior do que o radônio presente na água potável.

Iodo

A combinação entre a deficiência de iodo e o bócio, clássica na medicina, também o é na geologia médica. A associação entre solo, água, dieta e doenças pode ser muito claramente demonstrada com relação ao iodo. O bócio sempre foi muito comum. Desde a antiguidade já se descreve esta enfermidade na China, na Grécia, no Egito e, nas Américas, entre os Incas, nos locais onde o solo ou a água são deficientes em iodo. Também desde a idade antiga a carência de iodo é tratada com algas marinhas, ricas neste mineral. Releia, se houver interesse, o capítulo 8.7.14, sobre a deficiência de iodo e, no tópico 8.7.14.5, algo sobre a alga *kelp*.

As regiões onde prevalecem as doenças carenciais devidas ao iodo tendem a ser geograficamente definidas e as áreas onde o bócio é endêmico e o cretinismo é mais frequente localizam-se no alto das montanhas e nas regiões centrais dos continentes. Um exemplo, citado pelo Dr. Selinus, estima que cerca de 59% da população de Sri Lanka apresentam risco para o aparecimento do bócio. A Organização Mundial da Saúde estima que, no mundo, 1,6 bilhão de pessoas apresentam risco de deficiência de iodo e de retardo mental. Apenas na China existem 425 milhões de indivíduos em risco de desenvolverem algum tipo de doença relacionada à carência iódica.

Flúor

O flúor é outro elemento muito importante na geologia médica. A distribuição do flúor nas águas subterrâneas e a sua relação com a saúde dental das comunidades humanas são um dos melhores exemplos da importância da geoquímica para a saúde animal, especialmente naquelas populações que dependem da água subterrânea para suprir as suas necessidades de água potável.

Como já estudamos no capítulo sobre este elemento (8.7.11.), o flúor é um micronutriente essencial à saúde e a sua principal fonte alimentar é a água potável, porém, em muitos sistemas de suprimento de água, o excesso de flúor é prejudicial à saúde dentária e ao esqueleto. O excesso de flúor na água potável soe ocorrer nos países em desenvolvimento, nos quais a escavação de poços profundos é a principal fonte de água. O flúor nas águas, tanto superficiais quanto profundas, provém de fontes naturais como:

- a lixiviação das rochas que contêm este elemento químico;
- da dissolução dos fluoretos dos gases vulcânicos por percolação da água subterrânea através das falhas e juntas geológicas, em grandes profundidades e nas nascentes;
- a água da chuva, que agrega as pequenas quantidades de fluoretos provenientes dos aerossóis marinhos e das poeiras continentais fluoretadas.

O flúor das águas, superficiais e profundas também pode provir das atividades humanas, como:

- as emissões e os efluentes industriais;
- a lixiviação dos fertilizantes fosfatados ampla e ostensivamente utilizados nas áreas agrícolas.

Apenas para conceituar os termos geológicos, a percolação é o fluxo da água através do solo e a lixiviação é o processo erosivo que o fluxo da água exerce sobre as rochas. Etimologicamente, o termo original lixiviação refere-se ao ato de se misturar cinzas, a lixívia, com água, constituindo um material empregado para a limpeza de objetos. A concentração de flúor considerada geologicamente normal na água potável varia de 0,1 a 1 parte por milhão, mas, em muitos países a concentração natural de flúor na água consumida alcança o teor de 40 partes por milhão, mais do que o suficiente para provocar a fluorose severa.

Em 1693, 1766 e 1845, após a erupção do vulcão Hekla, na Islândia, foram constatados e descritos diversos casos de fluorose severa. Após a Segunda Grande Guerra Mundial, o Hekla entrou em erupção mais três vezes, em 1947, em 1970 e em 1980, e em todas estas oportunidades foram realizadas as análises dos teores de flúor na região, confirmando que o vulcão liberou enormes quantidades de flúor. Nesta situação, as gramíneas chegaram a apresentar um teor de flúor de 4.300 partes por milhão.

Felizmente existe um efeito antagônico. O molibdênio, o selênio e o alumínio são antagonistas biológicos do flúor, assim, a presença do molibdênio e do selênio na água reduz a ação biológica do flúor e o flúor antagoniza o efeito tóxico do alumínio. No Canadá, em Ontário, há uma menor incidência do mal de Alzheimer, apesar da alta concentração de alumínio na água, justamente porque a água potável, lá, contém mais flúor.

Geofagia

A geofagia, o hábito compulsivo e obsessivo de ingerir fragmentos de solo, é hoje reconhecida como uma resposta inconsciente ao estresse de dietas tóxicas ou carentes em elementos minerais. Esta compulsão geralmente se manifesta imediatamente após a chuva. Na geologia médica, a geofagia, quando exibida pelos habitantes de uma determinada população, constitui um sinal indicativo da necessidade de investigação geológica e epidemiológica da região. Este comportamento, também conhecido em medicina como pica, quando apresentado por indivíduos isolados de uma população, não tem valor para a geologia médica.

Nas sociedades primitivas, uma das maneiras para se obter alguns dos elementos químicos nutricionais essenciais era a ingestão compulsiva de solo. Na época de Aristóteles e ainda nas populações rurais de antanho também se preparavam medicamentos a partir de alguns tipos de solo.

Além disso, a geofagia continua sendo um meio de cura para diversos problemas de saúde em muitas civilizações atuais. Como já mencionamos, no Quênia, a quantidade de solo ingerida pelas pessoas é calculada em 20 g por dia, isto representa cerca de 400 vezes mais que a dose ingerida pela atitude de levar as mãos à boca, que é de 50 mg por dia. A geofagia intensa e costumeira realmente aumenta a exposição aos elementos nutrientes, porém, também promove um aumento significativo da exposição aos patógenos biológicos e aos elementos tóxicos, especialmente nas regiões de extração mineral e nas zonas urbanas poluídas.

Pós Minerais

Não poderíamos deixar de mencionar, como último exemplo, a exposição às poeiras minerais.

A inalação de material particulado mineral pode causar vários problemas respiratórios, sendo a asbestose um exemplo clássico. A exposição à poeira mineral é muito mais importante do que supomos, podendo afetar regiões muito vastas, como ocorreu com o pó levantado pelos terremotos nas regiões áridas do sudoeste dos Estados Unidos da América e do nordeste do México.

A distribuição da poeira mineral também pode alcançar dimensões globais. As imagens dos satélites atuais mostram que os ventos são capazes de levar a areia dos desertos do Saara e de Gobi a distâncias que cobrem mais da metade da circunferência equatorial do planeta. Aqui em São Paulo, podemos estar varrendo a areia do Saara. Legal varrer sujeira importada, não? As cinzas ejetadas pelas erupções vulcânicas, do mesmo modo, viajam ao redor de todo o mundo.

Aí reside, também, a relevância da geologia médica e, sob este ponto de vista, muitos trabalhos estão sendo conduzidos para identificar as partículas das poeiras derivadas dos solos, sedimentos e superfícies rochosas expostos às intempéries.

SUBSTÂNCIAS ORGÂNICAS NA GEOLOGIA MÉDICA

O enfoque atual da geologia médica contempla apenas os elementos e substâncias químicas inorgânicas, porém, as substâncias orgânicas naturais têm sido apontadas como responsáveis por muitos dos males que assolam os seres viventes, assim, a tendência é que sejam, também, abarcadas por esta especialidade.

A Agência para o Registro de Doenças e Substâncias Tóxicas, do Departamento de Saúde e Serviços Humanos do governo dos Estados Unidos da América, compilou as substâncias consideradas as mais tóxicas do mundo; desta lista, além dos nossos velhos conhecidos inorgânicos, fazem parte muitas substâncias orgânicas, como o benzeno, o benzopireno e os hidrocarbonetos policíclicos aromáticos em geral, entre eles o benzofluoranteno. O rol completo destas substâncias tóxicas pode ser obtido na página da internet http://www.atsdr.cdc.gov/substances/index.asp.

Muitas destas substâncias orgânicas naturais podem provocar intoxicação, insuficiência respiratória, asfixia, câncer e morte, justificando o estudo das suas distribuições geográficas pela geologia médica. Para citar apenas alguns exemplos que justificam a inclusão das substâncias orgânicas no âmbito da geologia médica, mencionamos:

- a contaminação natural dos lençóis freáticos pelas águas ricas em BTEX, provenientes dos campos de petróleo. BTEX é a sigla geológica para a mistura natural de benzeno, tolueno, etilbenzeno e xilenos;
- as exsudações de óleos e gases, que existem em abundância no Golfo do México;
- as águas ricas em fenóis, que se encontram nas minas de carvão;
- a ejeção de hidrocarbonetos pelos vulcões de lama.
- o transporte de material orgânico pelas tempestades de areia intercontinentais.

Os vulcões de lama surgem em áreas de petróleo e gás, formando estruturas com dezenas de metros de altura e diâmetro, expulsando materiais sólido e gasoso que se depositam nas brechas geológicas e podem-se inflamar, formando imensos cogumelos de chamas.

Os principais compostos orgânicos relacionados com as fontes geológicas são o benzeno, o BTEX já mencionado, o dióxido de carbono, o metano, os naftalenos e os policíclicos aromáticos. A ação destas substâncias sobre a saúde animal pode ser lenta e insidiosa, como nos casos de hidratos de gases, aerossóis e infiltrações de hidrocarbonetos, ou abrupta e catastrófica, como nas tempestades de areia e nas erupções vulcânicas. A Tabela 9.1 ilustra os efeitos nocivos dos compostos mencionados.

ESFERAS DE DOMÍNIO GEOGRÁFICAS

Os pesquisadores da Petrobras Carlos Siqueira Bandeira de Mello e Dennis James Miller dão-nos uma excelente visão da inter-relação entre as diferentes esferas geográficas do planeta Terra. Citando Larocque e Rasmussen, eles dividem o planeta em quatro esferas de domínio principais: a *geosfera*, a *hidrosfera*, a *atmosfera* e a *biosfera*. Estas esferas de domínio interrelacionam-se através de processos físicos, químicos e biológicos.

A geosfera é constituída por todo o material terrestre, excluindo-se a matéria oriunda do espaço, como os meteoros e a poeira cósmica. Obviamente, como os nomes indicam, a hidrosfera representa a água do planeta, a atmosfera, a ca-

Tabela 9.1 — Efeitos Nocivos dos Compostos

Produto Orgânico	Fontes Naturais	Efeitos Nocivos
Benzeno	Sistemas petrolíferos em geral	Tonturas, sonolência, inconsciência, lesão da medula óssea, anemia, leucemia, morte
BTEX *	Sistemas petrolíferos em geral	Dermatites, depressão do sistema nervoso, hepatotoxicidade, nefrotoxicidade, lesão cardiopulmonar, toxicidade aguda para a vida aquática
Dióxido de carbono	Vulcões, vulcões de lama	Asfixia, efeito-estufa
Fenóis	Minas de carvão	Hepatopatia, diarreia, anemia hemolítica
Metano	Petróleo, gás natural, carvão, emanações, infiltrações, vulcões, vulcões de lama	Asfixia, efeito-estufa – tem a capacidade de acumular 21 vezes mais calor do que o CO_2, molécula por molécula
Naftalenos	Carvão, gás natural, petróleo	Anemia hemolítica
Policíclicos aromáticos	Vulcões, tempestades de areia, sistemas petrolíferos em geral	Carcinogênicos quando inalados

* BTEX é a sigla geológica para a mistura natural de benzeno, tolueno, etilbenzeno e xilenos.

mada gasosa que o envolve e a biosfera, o conjunto dos seres vivos que habitam a Terra. Entre estes quatro domínios há uma troca intensa e constante de materiais.

As contribuições da geosfera para a atmosfera advêm, principalmente, das emanações de aerossóis e gases vulcânicos, das erupções vulcânicas de lama e dos vulcões propriamente ditos, dos vapores de hidrocarbonetos oriundos das bacias sedimentares através das fissuras naturais, das tempestades de areia intercontinentais e das intempéries normais do planeta.

Da geosfera para a hidrosfera tramitam os produtos orgânicos e inorgânicos provenientes do intemperismo físico e químico sobre as rochas, os sedimentos, solos e compostos orgânicos do terreno, como os fenóis dos carvões minerais e os hidrocarbonetos, estejam no estado sólido, líquido ou gasoso.

Entre a biosfera e a geosfera a troca ocorre por conta dos processos de absorção, ingestão e inalação de produtos minerais e orgânicos, e a sua excreção e sedimentação na crosta terrestre.

A troca entre a hidrosfera e a biosfera ocorre através do consumo e da excreção dos minerais dissolvidos na água e dos produtos orgânicos, animais ou vegetais, que vivem no meio aquoso. Entre estes produtos orgânicos estão as substâncias quimiossintéticas encontradas nas infiltrações das zonas baciais, ricas em hidrocarbonetos gasosos, advindas das bacias petrolíferas da geosfera.

A biosfera e a atmosfera interligam-se através da queima da biomassa, dos aerossóis biogênicos e dos hidrocarbonetos também biogenéticos.

A atmosfera e a hidrosfera relacionam-se por meio dos aerossóis marinhos, das chuvas e dos hidrocarbonetos gasosos e vapores que se desprendem das regiões ricas nestes produtos orgânicos. A atmosfera é também o caminho de muitos nutrientes, como os nitratos, a amônia, os compostos orgânicos nitrogenados, minerais-traços e outros elementos bioativos.

A Figura 9.1 resume este inter-relacionamento das diversas esferas de domínio do planeta Terra.

Dispersões Geológicas

Os principais meios de dispersão geológica de materiais são os aerossóis, as tempestades de areia, a atividade vulcânica, as infiltrações e as emanações. Os aerossóis, que podem ser regionais ou globais, são compostos por diversos materiais, desde o pó de elementos crostais, levado pelos ventos, até a neblina industrial urbana, passando pelas fumaças orgânicas de biomassas, os sais marinhos, os sulfatos e sais orgânicos, o ácido sulfúrico, os ácidos provenientes da atividade vulcânica e os diversos gases vulcânicos.

Cada partícula de aerossol tem fontes e propriedades características, dependendo da região e do estrato geológico em que ocorre, como, por exemplo, os aerossóis provenientes de tempestades de areia, da atividade vulcânica ou das microgotículas oceânicas. As tempestades de areia afetam os cultivares, as vilas e os povoados, o clima e podem ter alcance intercontinental.

Em 1971, o planeta Marte foi inteiramente coberto por uma tempestade de areia e, em 2001, o telescópio Hubble documentou fotograficamente outro episódio marciano do mesmo tipo. Durante as tempestades de areia, cá na nossa

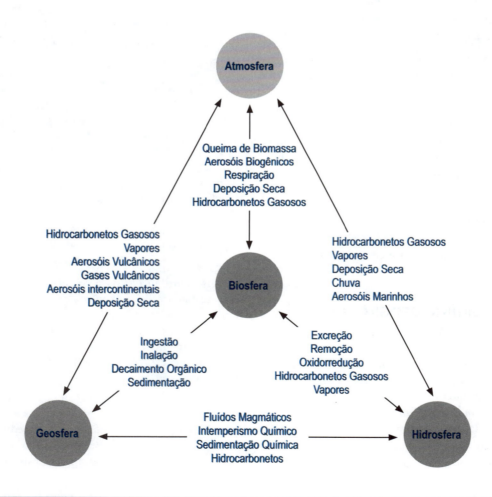

Figura 9.1 – *Esferas de domínio geográficas.*

Terra, as temperaturas regionais ficam alteradas, não somente em razão da reflexão como também em decorrência da absorção da radiação solar pelas partículas de solo suspensas na atmosfera. Esta influência climática ainda ocorre nas tempestades marinhas que suspendem produtos primários marinhos, os quais, também alterando a temperatura, modificarão as atividades de convecção e a geração das nuvens de água.

Quando a tempestade de areia se origina em uma região de lagos secos, como nas regiões secas do mar de Aral, ela gera um ambiente de alta salinidade, aumentando a incidência de doenças respiratórias. Estas tempestades não são sempre vilãs e fontes de poluentes, elas também contribuem para o transporte de nutrientes para as regiões oceânicas. Quando uma tempestade de areia, carreando partículas de óxido de ferro, passa por uma zona industrializada, ela também capta o dióxido de enxofre e diversos outros ácidos da atmosfera e, ao avançar sobre o mar, o ferro é reduzido e transformado em sais solúveis de ferro, que irão servir como micronutrientes para o fitoplâncton marinho.

Estes fenômenos da natureza alcançam áreas de milhares de quilômetros. Em abril de 1988, uma tempestade de areia levantou os finos sedimentos do deserto de Gobi, na Mongólia, atravessou uma região industrial poluída da China e, após atravessar todo o oceano Pacífico, cobriu 25% da superfície da América do Norte. Em 2001, este mesmo fenômeno aconteceu novamente. Foi quando os satélites da Agência Espacial dos Estados Unidos da América (NASA) detectaram uma nuvem de poeira, originária da Sibéria, cobrindo uma área superior a 2.000 km^2, atravessando a Mongólia e a China, cobrindo o Japão e a Coreia do Norte, ultrapassando o oceano Pacífico e atingindo a América do Norte, desde o Alasca até a Flórida, transportando poeira e resíduos contaminantes de um continente ao outro, sem pagar nenhuma taxa de impostos. Nesta oportunidade, entre os dias 6 e 9 de abril, foram contrabandeadas milhões de toneladas de materiais dos solos do deserto de Takla Makan, na China, e do deserto de Gobi.

Nos episódios que se repetiram em 2002, os cientistas das universidades chinesas e de Hong Kong obtiveram, na aldeia chinesa de Quingdao, 18 amostras de três tempestades de areia. As análises químicas, publicadas em 2004, revelaram que, além das partículas naturais da crosta terrestre, haviam, nestas amostras, compostos orgânicos, entre eles fenantreno, fluoranteno, pireno, benzopireno, benzofluoranteno, perileno, antraceno e coroneno. Outros estudos concluíram que estes produtos eram originados da abrasão de vegetais cerosos e de resíduos de petróleo, oriundos da atividade humana, que incluíam policíclicos aromáticos, ácidos graxos e hidrocarbonetos provenientes dos veículos automotores.

As tempestades de areia, do mesmo modo, propiciam a disseminação de microrganismos. Na África Subsaariana as bactérias da meningite meningocócica são mais disseminadas nas épocas do ano em que ocorrem as tempestades de areia. Desde 2005 vem-se pesquisando, através dos satélites da Agência Espacial Europeia (ESA), a relação entre as epidemias e as grandes nuvens de poeira que saem do deserto do Saara e atingem os vários países africanos. Acreditava-se que os raios ultravioletas seriam letais para os microrganismos carreados pelas tempestades de areia, isto, porém, mostrou-se falso. Em 2001, comprovou-se uma estreita associação entre as tempestades de areia e uma doença viral que ocorre entre os animais domésticos. Esta enfermidade, denominada pés-e-boca, do inglês *feet-and-mouth*, algumas vezes foi confundida com a doença da vaca louca. Uma outra doença, esta afetando os corais do mar das Caraíbas, é provocada pelo fungo *Aspergillus sydowii*, comumente encontrado no solo seco e espalhado pelas tempestades de areia. Felizmente este fungo não se multiplica na água do mar.

Nas regiões áridas dos Estados Unidos da América e do México, particularmente no Vale da Febre (*Fever Valley*), ocorre uma cocciodioidomicose que afeta o sistema respiratório de homens, cães, gatos, cavalos, gado e lhamas. A forma granulomatosa desta doença pode-se disseminar por todo o organismo animal, desde a pele até o sistema nervoso central. A disseminação e os casos mais graves desta cocciodioidomicose soem acontecer por ocasião dos terremotos, quando as partículas dos solos são levadas pelo vento, como se deu em 1994 na região de Northridge. Esta mesma cocciodioidomicose foi identificada na América do Sul, na Venezuela, na Colômbia, na Bolívia e no norte da Argentina. No Brasil, este fungo foi encontrado na região de Oeiras, no Estado do Piauí, nos solos escavados pelos tatus.

A atividade vulcânica, de forma explosiva, espalha pela superfície terrestre materiais oriundos do interior do planeta, como ocorreu com o vulcão Pinatubo, já mencionado nestes tópicos. Os satélites da Agência Espacial dos Estados Unidos da América (NASA) detectaram, no dia 1º de outubro de 1994, a erupção do vulcão Klyuchevskaya, situado na Rússia a 4.750 metros acima do nível do mar, atingindo uma altitude entre 10.000 e 14.000 m. A erupção do vulcão Tambora, na ilha de Sumbawa, na Indonésia, em 1815, lançou na atmosfera cerca de 100.000 m^3 de rochas, provocando, na região central da Inglaterra, uma queda da temperatura média de 15,3ºC. As medidas realizadas nas emissões do vulcão italiano Etna, na década de 1990, demonstraram que a sua principal emissão é de gás carbônico, mas que também estão presentes grandes quantidades de metano; há outros que emitem gás sulfídrico, todos estes gases provocam graves efeitos nocivos à saúde animal. No Havaí, desde 2002, associam-se as taxas de mortalidade às distâncias alcançadas pelos gases das erupções vulcânicas.

Os vulcões de lama expulsam, em cada erupção, centenas de toneladas de lama e milhões de metros cúbicos de gases que, geralmente, inflamam-se em contato com o ar. Tais explosões vêm sendo registradas desde 1882 e, em 2001, ocorreu a última grande explosão observada neste tipo de vulcão. O vulcão de lama entra em um estágio de dormência relativa após cada evento explosivo e este estágio de quiescência pode durar dezenas de anos. Durante este período de calmaria, o vulcão de lama continua expelindo lama, gases e petróleo em brechas geológicas, denominadas grifons, que se localizam dentro e/ou próximas à cratera principal. Alguns vulcões deste tipo podem apresentar, ainda, estruturas circulares que expelem água salgada e gases, denominadas de salsas.

Capítulo 9

Existem mais de 700 vulcões de lama distribuídos por 25 países do mundo, a maioria deles no Azerbaijão e seus arredores, incluindo a região do mar Cáspio. Aliás, a palavra *azerbaijão*, no idioma azeri, significa terra do fogo. Os gases produzidos por estes vulcões, em média, 84% de metano, 9% de nitrogênio, 5% de gás carbônico e 2% de etano, são expulsos em volumes colossais e queimados durante vários dias, em chamas que alcançam centenas de metros de altura. Em 1947, o vulcão de lama Tourogay lançou na atmosfera, durante uma erupção, cerca de 500 milhões de metros cúbicos de gases. No período de quietude, os vulcões de lama Charagan e Dashgil, emitem, respectivamente, 44.000 e 165.000 metros cúbicos de gases por ano.

A maioria dos acidentes que ocorrem, com homens e animais, deve-se à chama incolor da combustão do metano e à explosão provocada pela ignição espontânea dos gases vulcânicos. Além destes acidentes próximos aos vulcões, uma película de hidrocarbonetos cobre a superfície do mar Cáspio nas proximidades de Baku, a capital do Azerbaijão, não somente aumentando o risco de acidentes como, ao mesmo tempo, agredindo o meio ambiente. Esta camada oleosa sobre o mar não provém apenas da atividade vulcânica natural, mas, também, das tubulações abandonadas, anteriormente utilizadas para a exploração do óleo e gases da região.

Os *seeps* de hidrocarbonetos são infiltrações naturais de substâncias orgânicas que escapam das bacias de gás e óleo para a superfície da terra, sejam elas marinhas ou continentais. Somente na costa da Califórnia existem mais de 2.000 destas infiltrações naturais, sendo a maior localizada na cidade de Santa Bárbara, de onde são extraídos, diariamente, 100 barris de óleo e a barbaridade de dois milhões de metros cúbicos de gás. De uma outra infiltração de hidrocarbonetos, próxima a Santa Bárbara e denominada Ponto do Óleo de Hulha, em inglês *Coal Oil Point*, extraem-se 16.400 metros cúbicos de hidrocarbonetos por dia, predominantemente o metano. A análise dos gases COP (*coal oil point*), de Washburn, em 1998, e citada por Bandeira de Melo, revela uma composição de:

- 87,5% de metano (CH_4);
- 5,1% de etano (C_2H_6);
- 3,1% de propano (C_3H_8);
- 1,3% de butano (C_4H_{10});
- 1,3% de dióxido de carbono (CO_2);
- 0,8% de nitrogênio (N_2);
- 0,5% de pentano (C_5H_{12});
- 0,3% de hexano (C_6H_{14});
- 0,1% de oxigênio (O_2).

Nesta região, a área da coleta do metano situa-se em uma lâmina de água de 70 m de profundidade e constitui a principal fonte poluidora da atmosfera deste município californiano. Os hidrocarbonetos aí liberados contêm gases orgânicos reativos, que são precursores do ozônio e o BTEX, constituído por benzeno, tolueno, etilbenzeno e xileno. Estas últimas infiltrações oleosas comprometem a biota marinha, e as gasosas contribuem para o efeito-estufa. As emanações de hidrocarbonetos também podem originar-se dos clatratos.

Clatratos, palavra proveniente do latim *clatratus*, que significa gaiola, são hidratos de gases que se assemelham ao gelo ou à neve compactada. São estruturas cristalinas compostas por 46 moléculas de água e oito moléculas de gás, em geral o metano, mas, também, outros gases de baixo peso molecular, como o etano, o propano, e o gás carbônico.

O metano dos clatratos pode ser de procedência termogênica ou biogênica. A origem biogênica dos clatratos advém, principalmente, dos estágios iniciais da diagênese da matéria orgânica encontrada nos sedimentos das plataformas continentais. Diagênese é o termo geológico empregado para representar qualquer alteração química, física ou biológica de um sedimento durante a sua fase de litificação, erosão ou metamorfismo (recristalização). Há gases biogênicos que procedem, também, dos reservatórios de petróleo, sob a ação da degradação bacteriana. A origem termogênica do metano relaciona-se com os campos de gases situados nas bacias sedimentares. Geologicamente, os hidratos de gases podem ocorrer em duas situações:

- em sedimentos de plataforma marinha, de distribuição mundial;
- nas regiões marginais polares, sob a camada de gelo polar, denominada *permafrost*, que é a designação geológica do solo que permaneceu congelado por mais de 2 anos.

Mas, sob condições de pressão adequadas, os hidratos de gases podem existir em temperaturas significativamente mais altas do que o ponto de congelamento da água. A temperatura máxima que permite a existência dos hidratos gasosos depende da composição química do gás e da pressão no reservatório. Por exemplo, o metano, na presença de água a 600 libras por polegada quadrada, forma hidratos a 5ºC. Sob esta mesma pressão, se a mistura possuir 1% de propano, o hidrato de gás forma-se até a 10ºC. A salinidade também influencia a formação dos hidratos gasosos.

Conforme K. A. Kvenvolden, 1 m³ de clatrato pode-se dissociar na atmosfera, sob condições normais de temperatura e pressão, em 164 metros cúbicos de gás natural e 800 litros de água. Somente nos Estados Unidos da América estima-se existir uma reserva de 600 trilhões de metros cúbicos de metano, o suficiente para abastecer esta nação por um período de 2.000 anos. Os maiores depósitos de hidratos gasosos encontram-se no Alasca, no delta do rio Mackenzie, no arquipélago do Canadá, na bacia siberiana e na bacia russa de Vilyuy. No Brasil, as maiores bacias de clatratos encontram-se nas bacias de Pelotas e Amazônica.

A quantidade de energia proveniente do metano existente nos clatratos do mundo todo, segundo M. B. Clennell, equivale ao dobro de todos os combustíveis fósseis encontrados até hoje. O metano é um dos seis gases responsabilizados, no protocolo de Kyoto, pelo efeito-estufa. A ação de um gás no efeito-estufa depende das suas características físico-químicas e do tempo da sua permanência na atmosfera. Assim, o metano apresenta um potencial de aquecimento global, para 20 anos, 62 vezes maior do que o gás carbônico; já para 100 anos, o seu potencial de aquecimento é apenas 23 vezes maior que o do dióxido de carbono.

O metano tem a capacidade de acumular 21 vezes mais calor por molécula do que o gás carbônico, contudo, felizmente, ele existe na atmosfera em proporções muito menores que o dióxido de carbono. No ano de 2002, o metano foi responsabilizado, na Inglaterra, por 7% do efeito estufa, enquanto o gás carbônico o foi por 84%.

GEOLOGIA MÉDICA NO BRASIL

A Geologia Médica, apesar de inovadora e pouco conhecida, não tem sido negligenciada no Brasil. A integração entre a geologia e as ciências da saúde tem-se mostrado profícua nos estudos fisiopatológicos, no diagnóstico e na profilaxia de algumas doenças endêmicas do nosso país. A Geografia Médica, conceituada como o estudo das doenças à luz dos conhecimentos geográficos, há muito vem descrevendo os climas, as bacias hidrográficas e as condições biogeográficas relacionados com as diversas enfermidades, apenas à época se denominava Paisagem Botânica, Zoogeografia, Geopatologia, Patologia Geográfica, Medicina Geográfica ou Biogeografia.

O nosso professor de microbiologia, e antigo diretor da Faculdade de Medicina da Universidade de São Paulo, Carlos da Silva Lacaz, destacava, principalmente nas suas aulas de micologia médica, a importância da geografia das doenças. Em 1971 auferíamos dos seus notórios saber e erudição e, em 1972, o professor Lacaz lançou o seu livro Introdução à Geografia Médica do Brasil, através da editora da Universidade de São Paulo. A esta época, a especialidade médica Medicina Tropical, estudando as enfermidades infecciosas e parasitárias, já valorizava, ao estudar os fatores relacionados aos insetos e outros animais transmissores e/ou portadores de protozoários, bactérias e vírus, os aspectos geográficos, climáticos e ecológicos da epidemiologia.

Ainda não se valorizavam as características geológicas e geoquímicas das regiões estudadas até que, em 1972, Lacaz e Sampaio observaram a menor prevalência do bócio endêmico nas zonas litorâneas do país, em contraposição ao acometimento de 54% da população do centro-oeste do Brasil. Justiça seja feita ao Instituto de Manguinhos, hoje Fundação Oswaldo Cruz, que, já na década de 1950, observava diferentes prevalências do bócio nas diversas regiões brasileiras. A partir da década de 1980, a Universidade Federal da Bahia, pioneiramente, estabeleceu uma base de dados para o estudo da contaminação pelo chumbo e pelo cádmio em Santo Amaro da Purificação, município baiano onde a escória da mineralurgia do minério de chumbo contaminou o solo e o lençol freático da região. A Universidade de Campinas, em colaboração com a Fundação Estadual de Meio Ambiente de Minas Gerais, com a Universidade Alemã de Freiberg e com outras instituições do Estado de Minas Gerais identificou, no ano de 2000, altas concentrações de arsênico na urina das crianças residentes nos arredores das antigas mineradoras de ouro, no Quadrilátero Ferrífero de Minas Gerais.

Identifique o Quadrilátero Ferrífero na Figura 9.2.

Em 2001, Otávio B. Licht identificou a fluorose dentária em crianças da região de Itambaracá, no Estado do Paraná,

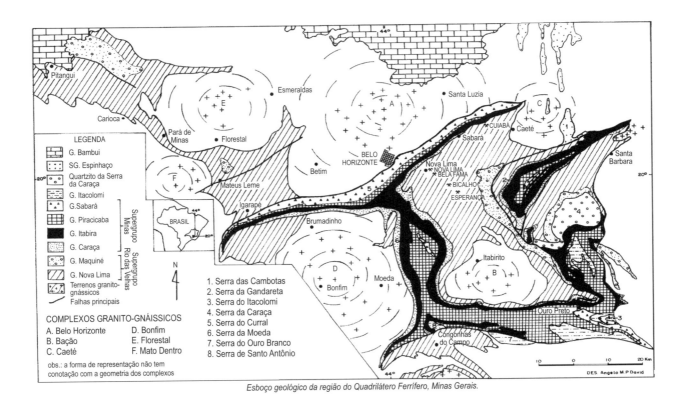

Esboço geológico da região do Quadrilátero Ferrífero, Minas Gerais.

Figura 9.2 – *Quadrilátero Ferrífero de Minas Gerais.*

Capítulo 9

relacionada às águas subterrâneas, e, na região norte do mesmo estado, a associação entre algumas neoplasias e os teores de brometo e cloreto nos solos. Através de exames de cabelo e sangue, Santos e cols., do Instituto Evandro Chagas, observaram, em 2003, a exposição ao arsênico da população residente nas proximidades dos resíduos metalúrgicos do manganês no Amapá. No período compreendido entre 1998 e 2003, os pesquisadores da Universidade de Campinas identificaram a contaminação pelo chumbo no sangue de crianças e adultos habitantes nos arredores de Adrianópolis, no Estado do Paraná, onde se localiza uma indústria metalúrgica de chumbo.

Na região de Iporanga, no Estado de São Paulo, identificaram-se teores aumentados de arsênico no solo e nos sedimentos, no entanto, a exposição humana a este metal era baixa, em 2004, e não mostrou risco à saúde da população. Diversos outros trabalhos têm, também, avaliado o risco da exposição ao mercúrio nas áreas de garimpo, especialmente na região amazônica. Na ilha de Parintins, na margem direita do rio Amazonas, a 350 km a jusante de Manaus, havia um problema de saúde pública que se agravava nas épocas das festas do Boi-Bumbá. Em 2006, Marmos e Aguiar analisaram as fontes de água corrente e poços tubulares da região. As águas correntes mostraram-se normais, porém, 63% das águas subterrâneas apresentaram teores elevados de nitratos (NO_3), alumínio e amônia (NH_4). Esta contaminação foi considerada antrópica (causada pelo homem), pois afetava somente os poços de profundidade menor do que 65 metros.

No nordeste do Pará, a análise de 80% das águas de abastecimento público revelou teores 18 vezes maiores de alumínio e 145 vezes mais elevados de chumbo do que os valores máximos permitidos pela Organização Mundial da Saúde e pelo Conselho Nacional do Meio Ambiente. Outros metais em excesso também foram encontrados nestas águas, em ordem decrescente: boro, cádmio, ferro, cobre, potássio, manganês, zinco e fósforo. Nesta região ainda se estuda a possível correlação entre estes teores metálicos e a alta prevalência de doenças endêmicas, desde as verminoses aos cânceres, passando pelas cáries dentárias, anemia e hepatite.

No Estado do Ceará, em 2006, 43% das amostras do abastecimento público de água, provenientes de poços tubulares, poços amazonas, açudes, lagos, fontes e rios, numa área de 146.000 km², mostraram concentrações de elementos tóxicos acima do permitido pelo Conselho Nacional do Meio Ambiente. Os elementos considerados tóxicos, encontrados nas águas cearenses foram:

- alumínio – 0,11 a 0,80 ppm*;
- arsênico – 0,02 ppm;
- boro – 0,63 ppm;
- cádmio – 0,001 a 0,02 ppm;
- chumbo – 0,01 a 0,46 ppm.

E os elementos considerados essenciais, mas tóxicos pelo excesso:

- bário – 0,71 a 5,59 ppm;
- ferro – 0,31 a 12,1 ppm;
- manganês – 0,11 a 1,21 ppm;
- níquel – 0,26 ppm;
- zinco – 0,18 a 0,76 ppm.

* ppm = parte por milhão, ou mg/L = miligramas por litro.

Também em 2006, em uma área de 1.126 km², em Lagoa Real, na Bahia, as análises das águas subterrâneas, do solo e dos sedimentos de correntes de água acusaram teores de urânio que excedem o nível máximo admitido de 0,02 parte por milhão em oito poços tubulares (0,041 a 0,566 ppm). Tendo em vista os resíduos ambientais deixados pelas minerações e garimpos auríferos desde o final do século XIX, foram estudadas 54 amostras de sedimentos de correntes de água e de solo do distrito de Lavras do Sul, no Estado de Rio Grande do Sul. As contaminações mostraram-se mais evidentes nas áreas próximas às instalações de beneficiamento das mineradoras, alcançando níveis de mercúrio superiores a cinco partes por milhão. As concentrações de metais mais elevadas nesta região foram:

- chumbo – 719 a 1.465 ppm;
- cobre – 124 a 1.469 ppm;
- arsênico – 24,5 a 163 ppm;
- mercúrio – 10,3 a 18,5 ppm.

Os fatos anteriormente relatados corroboram o crescimento da Geologia Médica no Brasil a partir de 2003. Em 2006, no Brasil, atuavam cerca de 80 pesquisadores na área da Geologia Médica, entre geólogos, médicos, odontologistas, veterinários e biólogos, em um esforço conjunto para resolver as ameaças ambientais à saúde e ao bem-estar dos seres viventes, sejam homens ou animais.

FUTURO DA GEOLOGIA MÉDICA

Atualmente já compreendemos que as rochas, as águas, as poeiras e os produtos da mineração podem afetar a saúde dos vegetais, dos animais selvagens e domésticos e a própria sobrevivência humana no planeta Terra. Como exemplo, a Figura 9.3 ilustra uma enfermidade que acomete o crescimento e a formação óssea, causando deformidades permanentes, pela deficiência de selênio na água e no solo, trata-se da síndrome de Kaschin-Beck.

A intrincada associação entre o meio ambiente e a saúde, animal e vegetal, no planeta requer o estudo e a compreensão de diversas áreas do conhecimento humano, exigindo a colaboração entre médicos, veterinários, biólogos, odontólogos, toxicólogos e geólogos, entre outros. Assim, a Geologia Médica, como uma nova especialidade na área do conhecimento humano, torna-se o fulcro neste campo multiprofissional. A complexidade do assunto ainda requer uma coordenação entre os diversos países, sejam desenvolvidos ou em desenvolvimento, para reduzir os custos, otimizar os resultados das pesquisas e beneficiar a todos.

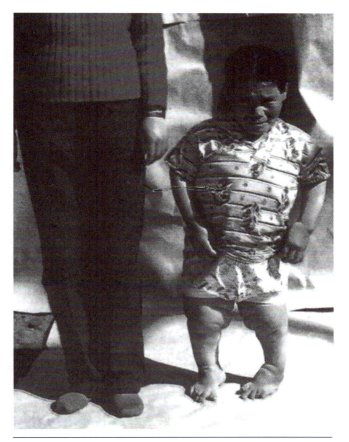

Figura 9.3 – *Carência de selênio, síndrome de Kaschin-Beck.*

O crescimento rápido da Geologia Médica fez surgirem diversas associações para o estudo desta matéria. Em 1996, a comissão COGEO *Environment*, ou Comissão das Ciências Geológicas para o Planejamento Ambiental, da União Internacional de Ciências Geológicas, criou o Grupo de Trabalho Internacional sobre Geologia Médica, coordenado pela instituição Levantamento Geológico da Suécia (*Geological Survey of Sweden*).

No ano de 2000, a UNESCO (Organização das Nações Unidas para a Educação, Ciência e Cultura) estabeleceu, na área da Geologia Médica, um novo projeto para o Programa Internacional de Geociência (IGCP). Atualmente existe a Associação Internacional de Geologia Médica, da qual participa a Universidade de Campinas. As universidades, as sociedades geológicas e os serviços geológicos públicos deverão fornecer informações geológicas e subsídios científicos para a apoiar a criação e o desenvolvimento de grupos de trabalho multiprofissionais locais no âmbito da Geologia Médica.

Necessariamente, também os médicos estarão mais envolvidos, auxiliando a todos os profissionais da área nos estudos metodológicos, na medicina ambiental e formulando recomendações para a redução dos riscos naturais à saúde humana e na redução dos efeitos nocivos induzidos pelo homem na natureza.

Posfácio

ROCHAS, MINERAIS E ELEMENTOS BENÉFICOS À SAÚDE

A porção superficial do planeta Terra é constituída pela crosta terrestre, onde predominam as rochas ígneas, sedimentares e metamórficas, em geral cobertas por solos. Estes são oriundos das rochas, após o intemperismo (decomposição), representados por minerais, os quais são constituídos por elementos de toda a tabela periódica.

Apesar do interesse por estudos com elementos vestigiais e com a forma como estes podem afetar a saúde das pessoas ter crescido nos últimos anos, pouca atenção tem sido dada a alguns pontos importantes como: a quantidade segura da ingestão diária desses elementos pelos seres humanos; a forma como ocorrem os processos de transferência de elementos minerais entre rochas – solo – água – plantas; a quantidade desses elementos que está geobiodisponível para ser absorvida; as diferenças entre as culturas na absorção e retenção dos teores dos elementos; e a resposta das culturas ao se aumentar o teor dos elementos no solo.

Os elementos, ao serem liberados das rochas pelo intemperismo, são incorporados em minerais neoformados, adsorvidos em minerais argilosos, incorporados em óxido-hidróxidos de ferro e manganês, precipitados como carbonatos ou postos em solução na água. Quando solubilizados, ou passam ao solo e são levados às águas de subsuperfície, ou são transportados pela drenagem. O homem e os animais são contaminados via alimentos (as plantas assimilam os elementos/substâncias disponíveis no solo), água, ar e contato dérmico.

As deficiências locais de minerais nos solos podem produzir deficiências nos sistemas alimentares, afetando clinicamente as pessoas que por anos se alimentaram somente desses sistemas. No passado, muitas endemias ocorriam porque a população ingeria alimentos de uma única região, enquanto atualmente, devido à globalização, os alimentos vêm de várias regiões, favorecendo a diversidade de nutrientes.

Os mapas geológicos espacializam as rochas que estão expostas ou abaixo do solo, podendo indicar, ao identificar o tipo de rocha, os elementos que ocorrem no solo. Assim, o calcário e o mármore liberam para o solo Ca e Mg; o granito, Al, K, Na, U e Th; a alcalina máfica, Fe, Mg, Ca, P, Na, Cu, Mo e Se; e o arenito, o Si. Também apontam os locais onde ocorrem excesso de elementos tóxicos no solo, como depósitos minerais que, além do minério Pb e Cd, o As, este também em mineralizações de ouro. Portanto, com essas informações, sabendo-se o local onde foi plantado, indicam-se os metais que podem estar no solo, alimentos e na água.

Para tentar amenizar a deficiência de nutrientes em solo e considerando a grande dependência externa de nutrientes para a agricultura, pesquisadores brasileiros da Embrapa, SGB/CPRM e outros têm buscado fontes alternativas por meio, primeiramente, de resíduos e rejeitos da mineração e, mais recentemente, em rochas contendo K, P, N, Ca, Mg.

Nessa pesquisa, as rochas passam por um processo de moagem, em que o objetivo é causar a redução de tamanho para facilitar a solubilização dos nutrientes. A consequência de sua aplicação é a melhoria do nível de nutrientes no solo, servindo, assim, como um fertilizante alternativo para o produtor. A maioria dos remineralizadores dá uma resposta lenta à aplicação, o que estabelece uma eficiência a médio e longo prazo (LEMOS, 2016).

As rochas vulcânicas alcalinas máficas são as mais indicadas para o uso dessa técnica em razão de suas características geoquímicas e por apresentarem maiores quantidades de nutrientes, especialmente fósforo, cálcio e magnésio e baixo conteúdo de sílica. Outros tipos de rochas também passíveis de uso como remineralizadores de solos são as rochas metamórficas que tenham sofrido processos hidrotermais com acúmulo de fósforo e cálcio. Atualmente, o principal remineralizador que vem sendo amplamente utilizado, sem dúvida alguma, é o calcário para a correção da acidez e do aumento do teor de Ca e Mg no solo (MOREIRA, 2016).

Os alimentos e a água contêm nutrientes essenciais como resultado da capacidade das plantas e, em alguns casos, dos animais, de sintetizá-los e/ou armazená-los. O corpo humano consiste em quantidades substanciais de "elementos minerais" obtidos principalmente de vários alimentos (SELINUS et al., 2005), Tabela 1.

Tabela 1

Parâmetro/Elemento	Amostras	Valor médio (mg/L)	Valor Máximo (mg/L)	PORTARIA MS 2914/2011	CONAMA 357	CONAMA 396	WHO 2011
PH	1337	6.1215	12.0000		6 a 9		
CONDUTIVIDADE	1337	177.4208	5990.0000		100		
TEMP. FONTE	1337	25.6168	56.9000				
ALUMÍNIO	884	0.0254	1.0000	0.2	0.1	0.2	
ANTIMÔNIO	884	0.0057	2.9750	0.005	0.005	0.005	0.02
ARSÊNIO	884	0.0003	0.0186	0.01	0.01	0.01	0.01
BÁRIO	884	0.0592	1.0460	0.7	0.7	0.7	0.7
BERÍLIO	884	0.0156	8.7688		0.04	0.004	
BORO	884	0.0389	2.7950		0.5	0.5	2.4
CÁDMIO	884	0.0004	0.0023	0.005	0.001	0.005	0.003
CÁLCIO	884	8.9685	201.9000				
CHUMBO	884	0.0004	0.0090	0.01	0.01	0.01	0.01
COBALTO	884	0.0035	2.7664		0.05		
COBRE	884	0.0022	0.0857	2	0.009	2	2
CROMO	884	0.0120	9.5830	0.05	0.05	0.05	0.05
ESTANHO	884	0.0002	0.0047				
ESTRÔNCIO	884	0.0718	3.5720				
FERRO	884	0.1555	17.9750	0.3	0.3	0.3	
LÍTIO	884	0.0079	0.6800		2.5		
MAGNÉSIO	884	3.2644	42.1900				
MANGANÊS	884	0.0216	1.2585	0.1	0.1	0.1	
MOLIBDÊNIO	884	0.0017	0.0774			0.07	
NÍQUEL	884	0.0012	0.3440	0.07	0.025	0.02	0.07
POTÁSSIO	884	3.1135	103.9000				
PRATA	1	0.0000	0.0000				
SELÊNIO	884	0.0020	0.0442	0.01	0.01	0.01	0.04
SILÍCIO	884	14.6249	48.6300				
SÓDIO	884	22.4971	1102.0000	200		200	50
TITÂNIO	884	0.0003	0.0321				
URÂNIO	1	0.0000	0.0000				
VANÁDIO	882	0.0142	7.6309		0.1	0.05	
ZINCO	884	0.0221	0.9622	5	0.18	5	
FLUORETO	735	0.2377	7.3900	1.5	1.4	1.5	1.5
CLORETO	734	11.8797	572.3800	250	250	250	
BROMETO	734	0.0319	1.7400				
NITRATO	734	4.5874	72.3800	10	10	10	50
FOSFATO	734	0.1016	13.4500				
SULFATO	734	13.5183	1387.4000	250	250	250	
CIANETO	737	0.0041	2.0000				
CLORITO	484	0.0021	1.0000				
BROMATO	482	0.0041	1.0000				

Fonte: Selinus et al., 2005.

A água é um nutriente essencial que, trazendo dos solos outros minerais essenciais à saúde, torna possível as reações químicas celulares e o transporte de nutrientes no nosso organismo. No ciclo hidrológico natural após as chuvas, em geral, as águas penetram no solo e nas fraturas das rochas, deslocam-se para os rios carreando os elementos químicos disponíveis. Desta feita, as águas refletem o conteúdo dos minerais das rochas alteradas da região (bacia hidrológica) e praticamente contêm quase todos os elementos da tabela periódica de A a Z. Ressalte-se que a qualidade da água depende do tipo de rocha/solo que percorre, podendo ser nociva ou benéfica à saúde. A tabela apresenta o resultado de análises de água, submetidas, em 2010, ao LAMIN, para verificar se era potável.

No Brasil, segundo Jeber e Projeta (2018), a água mineral natural é considerada um recurso mineral e é definida como água de origem subterrânea, que pode ser obtida de fontes naturais ou artificialmente captada. É uma água caracterizada pelo conteúdo definido e constante de determinados sais minerais, oligoelementos e outros constituintes. A exploração e a comercialização da água mineral podem se dar por intermédio da ingestão na fonte ou pelo seu envase, bem como pela fabricação de outras bebidas e do seu uso em balneários.

Resultado de análises de água em vários estados do Brasil, o destaque em amarelo indica que o valor máximo do elemento analisado ultrapassou os limites permitidos pelos órgãos Ministério de Saúde (MS), Conselho Nacional do Meio Ambiente (Conama) e World Health Organization (WHO).

A Crenologia, segundo Silva e Caetano (2010), é a ciência que estuda os efeitos medicamentosos das águas minerais. A crenoterapia diz respeito aos tratamentos que podem ser preventivos ou até curativos, fazendo uso das águas minerais com comprovação medicamentosa. O crenoclimatismo, também denominado "hidroclimatismo", é o tratamento preventivo ou curativo por meio das águas minerais comprovadamente medicamentosas em ação conjunta com o clima.

O aproveitamento de águas minerais ou potáveis de mesa depende de concessão da União Federal, segundo legislação estabelecida no Código de Águas e nas suas regulamentações. A pesquisa e a lavra de águas minerais são outorgadas pela Agência Nacional de Mineração (ANM) e pelo Ministério de Minas e Energia (MME), respectivamente.

A parte geológica nas pesquisas em Geologia Médica, em geral, objetiva, por meio da geoquímica, avaliar a dispersão dos elementos químicos no meio ambiente utilizando-se de coleta e análise química de amostras de sedimentos de corrente, solos, ar e águas (superficial, subterrânea e de consumo humano). Utiliza-se, também, de diversas disciplinas das Geociências, como Litologia Estrutural, Estratigrafia, Geofísica, Isótopos, Paleontologia etc.

A parte médica dedica-se a investigar possíveis danos à saúde humana, por meio de estudo epidemiológico, com coleta de amostras biológicas (sangue, tecido, cabelo, unha e urina) em indivíduos da população considerada exposta na região identificada pela Geologia, como também em indivíduos da população não exposta, residentes fora da área em estudo que será utilizada como referência.

A Geologia Médica é uma das mais nobres aplicações das Geociências ao diagnosticar e identificar a origem de doenças e, principalmente, atuar na prevenção destas, objetivando o bem-estar da sociedade.

Cássio Roberto da Silva
Pesquisador em Geociências, desde 1978, no Serviço Geológico do Brasil da Companhia de Pesquisa e Recursos Minerais (CPRM), filiado à Sociedade Brasileira de Geologia (SBG), à Sociedade Brasileira de Geoquímica (SBGq) e à Associação Brasileira de Geologia de Engenharia e Ambiental (ABGE) e Coordenador do Brazil Chapter da International Medical Geology Association (IMGA).

REFERÊNCIAS

- Jeber A, Profeta AL. Águas minerais. Recursos Minerais de Minas Gerais. UFMG, CPMTC, FUNDEP, CODEMGE: Belo Horizonte, 2018:40p. Lemos LS. Uma visão para o futuro dos remineralizadores de solo. In: Bamberg A L, Silveira CAP, Martins ES, Bergmann M, Martinazzo R, Theodoro SA. 2016. Nota da Comissão Organizadora. Anais do III Congresso Brasileiro de Rochagem. Pelotas-RS, 2016.

- Moreira DT. Remineralize a terra. In: Bamberg AL, Silveira CAP, Martins ES, Bergmann M, Martinazzo R, Theodoro SA. Nota da Comissão Organizadora. Anais do III Congresso Brasileiro de Rochagem. Pelotas-RS, 2016. Selinus O, Alloway B, Centeno JA, Finkelman RB, Fuge R, Lindh U, et al. Essentials of Medical Geology. Elsevier Academic Press: Burlington- MA, USA, 2005.

- Silva Jr. LO & Caetano LC. Crenologia: a água como auxiliar terapêutico. CPRM – Companhia de Pesquisa de Recursos Minerais. 2010. Rede de Bibliotecas – Rede Ametista – Canal Escola. Disponível em: http://www.cprm.gov.br/publique/Redes-Institucionais/Rede-de-Bibliotecas—Rede-Ametista/Canal-Escola/Crenologia%3A-a-agua-como-auxiliar-terapeutico-1405.html (Acesso Jul 2019).

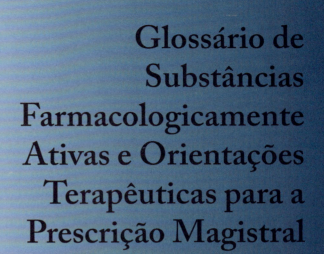

Glossário de Substâncias Farmacologicamente Ativas e Orientações Terapêuticas para a Prescrição Magistral

Agora que já estudamos todo o livro e aprendemos o tratamento básico, podemos nos utilizar deste apêndice, como alternativas e sugestões para complementarmos a prescrição, conforme a necesidade nas diferentes enfermidades.

Neste anexo, apresento a minha coleção de "dicas", as quais colecionei no decorrer dos anos, baseadas no que venho estudando e na experiência de outros colegas. Devemos usá-las considerando o nosso conhecimento médico e nossa experiência clínica.

Consideremos, sempre, dividir as doses recomendadas em várias tomadas diárias.

Esperamos que estas dicas, tão requisitadas após a publicação da edição anterior, sejam úteis para a nossa prescrição magistral.

A

ABORTO, Ameaça de
- Cobre, 4 mg (Trace Elements and Electrolytes 1994; 11(3):139-42).
- Magnésio (Panminerva Medica Dec. 1994;36(4):168-70).
- Vitamina B6, vitamina B9 e vitamina B12, prevenindo a homocisteinemia (Fertility and Sterility Nov. 1993;60(5); 820-25).
- Evitar manipular produtos químicos, especialmente aqueles que contêm formaldeído, como ocorre em muitos cosméticos (Epidemiology 1994;5:147-155).
- Evitar o uso de pílulas anticoncepcionais (Epidemiology July 1994;5(4):422-28).
- Evitar permanecer muito tempo parada em pé (Epidemiology January 1994;5(1):6-13).
- Evitar o estresse emocional (Human Reproductive Ecology Feb. 18, 1994;709:210-13).

ACETAMINOFENO, PARACETAMOL, Envenenamento
- N-Acetil-L-Cisteína, mais que 1.600 mg, preferencialmente antes das pimeiras 12-16 horas (Lancet 1976;2:738).

ACIDENTE VASCULAR CEREBRAL, AVC, DERRAME, CRISE ISQUÊMICA TRANSITÓRIA, CIT, AVCI, TROMBOSE
- Dosar Dímeros D, que são peptídeos resultantes da lise da fibrina, significando que houve formação de trombo – referência de 68 a 494 ng/mL.
- **Na fase aguda:**
  - D-ribose abrevia a crise energética da reperfusão, que duraria 45 dias, para 8 dias e serve de substrato para a síntese do ATP:
    » D-ribose, 500 a 1.000 mg +
    » NADH 5 mg +
    » Coenzima, Q-10 25 a 100 mg +
    » Acetil-L-Carnitina, 100 a 1.500 mg +
    » Magnésio, 100 a 400 mg
      ◊ Tudo por via endovenosa (EV), 2 vezes por semana; depois continuar com 5.000 mg via oral (VO), 3 vezes por dia, por 3 meses.
  - Depois:
    » Serrapeptase, uma enzima proteolítica da *Serratia E-15*, descoberta no intestino do *Bombix mori L* (bicho da seda), que destrói as placas ateroscleróticas e ainda tem propriedades fibrinolítica, fluidificante, anti-inflamatória – 5 mg, 4 vezes por dia.
    » Algumas vezes, encontrada comercialmente em unidades internacionais, correspondendo 2.200 UI a 1 mg.
    » Resveratrol, 100 mg por dia, ele também inibe a aromatase.
    » Idebenona, semelhante à coenzima Q-10, mais resistente à isquemia, 90 a 180 mg por dia, divididos em 3 tomadas.
    » Capsaícina ou pimenta Cayena, 1.000 a 6.000 mg por dia.
    » *Ginkgo biloba*, 2 a 6 cápsulas por dia.

    » Vitamina E, 800 a 2.400 UI por dia, durante aproximadamente 120 dias, o tempo de vida dos eritrócitos (Amer J of Clin Nutrition 1995;(62) supplement:1381S-4S).
    » DMSO, 20 mL EV, administrado até 2 horas após o infarte é capaz de abortar muitos dos seus sintomas.
    » Magnésio, 2 a 4 g EV, imediatamente e seguidos de 2 g diários até os sintomas arrefecerem ou se estabilizarem.
    » Vitamina C, na maior dose tolerada pelo intestino (Brit Med J 1995;310:1563-6).
    » Quelação por EDTA.
    » Oxigenioterapia hiperbárica.
  - **Após o acidente vascular, usar:**
    » Dieta rica em vegetais e frutas, ou seja, rica em antioxidantes (J of The American Dietetic Assoc July 1995;95(7):775-780).
    » Vitamina C, na maior dose tolerada pelo intestino, diminui o fibrinogênio sérico e torna menos prováveis novos episódios de isquemia (British Med J 1995;310:1559-63).
    » Vitamina E, 800 a 1.200 UI por dia (JAMA June 21, 1995;273(23):1849-54).
    » Vitamina B6, vitamina B12 e vitamina B9 nos casos de hiper-homocisteinemia (Amer J of Clin Nutrition 1993;57:47-53).
    » Sucoterapia com uva do monte (Encyclopedia of Healing Juices by John Heinerman).

ÁCIDO ALFALIPOICO
- Varredor de radicais livres regenera a vitamina C, a vitamina E e o glutation, diminui a glicacão de proteínas e aumenta os linfócitos "helpers".
- Previne a catarata, melhora a cirrose hepática e diminui a formação de oxalato de cálcio na urina.
- Com a L-tiroxina, diminui o colesterol.
- Doses: 100 a 600 mg VO por dia.
    100 mg 3 vezes por dia, via sublingual (SL).
    600 mg semanalmente EV ou intramuscular (IM).

ÁCIDO GAMA-HIDROXIBUTÍRICO (GHB)
- Indutor do sono, como a melatonina, corresponde à gabapentina (Gamibetal® cp 400 mg).

ACLORIDRIA, HIPOCLORIDRIA
- Betaína cloridrato, 100 a 300 mg às refeições para sintomas leves, até 10 g por refeição se necessário.

ACNE E ROSÁCEA
- Vitamina A, 100.000 a 150.000 UI por dia, por 3 a 5 meses.
- Vitamina E, 1.200 UI por dia, também por 3 a 5 meses.
- Ácido pantotênico, 2.500 mg 4 vezes ao dia (Medical Hypothesis 1995;44:490-92).
- Vitamina B6, 50 a 100 mg por dia.
- Acido fólico, 500 mcg.
- Zinco, 30 mg 3 vezes por dia, por 3 meses; depois, 30 mg por dia.
- Cobre, 3 mg por dia.
- Selênio, 500 mcg por dia.
- Cromo, 500 mcg por dia.
- Limpar a pele com uma solução de niacinamida 4% em polidimetilsiloxane.

- Creme de ácido pantotênico a 20%, 4 a 6 vezes por dia (Medical Hypothesis 1995;44:490-92).
- Ácido azelaico a 20%, 1 vez por dia por 1 semana; depois, 2 vezes por dia durante 1 ano (Intl J of Derm Feb.1995;34(2):75-84).
- Lavagem dos colones.
- Vacina lisada de *Staphylococcus aureus*.
- Eliminar açúcar, chocolate e adoçantes.
- Diminuir gorduras saturadas, frituras, alimentos industrializados (ácidos graxos trans), leite e iodo.
- Aumentar a ingesta de fibras, cenouras, couve, salsa, espinafre, pimentão verde, nabo, maçã, gengibre, laranja.
- Observar a ocorrência de alergias alimentares.
- Sucos de aspargo, cenoura, aipo, cereja, salsa, batata, morango, framboesa e melancia (Encyclopedia of Healing Juices by John Heinerman).
- Para acne rosácea:
  – Tratar a hipocloridria, caso presente. Pode haver associação com o *Heliobacter pylori*.
  – Riboflavina, 50 mg por dia, especialmente se houver Phrynoderma (uma hiperqueratose folicular).
  – Vitamina B12 IM, 1.000 mcg por semana até limpar e, então, parar gradualmente.
  – Ácido fólico IM, 5.000 mcg por semana até limpar e, então, parar gradualmente.
  – Complexo B IM, 1 mL por semana até limpar e, então, parar gradualmente.
  – *Lactobacillus acidophilus*.
  – Lavagens intestinais.

ACÚFENOS, ZUMBIDO, TINIDO, TINITUS

- *Gingkobiloba*, 120 a 240 mg por dia.
- Zinco, 30 a 60 mg por dia, complementando cobre se necessário.
- Magnésio, 300 a 500 mg por dia, verificando a necessidade do cálcio.
- Vitamina B12 IM, 1.000 mcg por semana até conseguir um nível sérico mínimo de 350 pg/mL (Amer J of Otolaryngology Mar.-Apr. 1993.;14(2):94-9).
- Verificar e tratar uma possível intoxicação por chumbo (Morbidity and Mortality Weekly Report June 25, 1993;42(24):465-7).
- Iodeto de potássio, solução saturada, 1 a 5 gotas por dia, cuidado com o excesso, dosar a iodúria.
- Evitar carboidratos refinados, gorduras animais, cafeína e alimentos alergênicos.
- Eliminar a exposição a ruído.
- Parar de fumar, caso haja tabagismo.
- Eliminar, sempre que possível, o uso de medicamentos, ou diminuir as doses gradativamente.
- Relaxamento e técnicas de *biofeedback* para melhorar a tolerância ao acúfeno.
- (Patient Care April 15, 1991 e Mayo Cl Proc June, 1991;66: 614-20).
- Investigar a ocorrência de neuroma do nervo acústico ou facial, dislipidemias, hipertensão, hipo ou hipertiroidismo, ototoxicidade, estresse, alterações das articulações temporomandibulares, anormalidades vasculares e história de trauma.
- Topiramato, 25 mg por dia, aumentando a dose a cada 15 dias, se necessário, até 100 mg por dia.
- Associar clonazepam SN, se necessário, e interromper gradativamente.
- Acamprosato de cálcio é o acetilhomotaurinato ou acetilaminopropanosulfonato de cálcio, um agente GABAérgico derivado da taurina, usado na síndrome de abstinência alcoólica, diminui o acúfeno em 86,9% na dose de 333 a 666 mg, 3 vezes por dia. São necessários os controles da ureia, creatinina, TGO e TGP.
- Ciclobenzaprina (Miosan®), 20 a 60 mg por dia, divididos em 3 tomadas.
- Trimetazidina (Vastarel®), 20 mg 3 vezes por dia, inibe a betaoxidase, diminuindo a lipoperoxidação e aumentando o ATP.

ADENOMA FIBROCÍSTICO DE MAMA, CISTOADENOMA, ADENOFIBROMA, NÓDULO DE MAMA

- Evitar a cafeína.
- Vitamina E, 400 a 800 UI por dia.
- Iodeto de potássio, solução saturada, 2 a 8 gotas por dia, cuidado com o excesso, dosar a iodúria.
- Identificar e tratar o hipotiroidismo subclínico, quando presente.
- Tintura de iodo intravaginal e magnésio EV (protocolo de Myer).
  – Coquetel de Myers diluído em água destilada, infundido lentamente EV:

» Cloreto de magnésio hexahidratado a 20%,	1 a 5 mL
» Gluconato de cálcio a 10%	1 a 3 mL
» Hidroxicobalamina	1.000 mcg
» Hidrocloridrato de piridoxina	100 mg
» Ácido pantotênico	250 mg
» Complexo B	1 mL
» Vitamina C	888 a 4.440 mg

AFTAS RECORRENTES

- Identificar alergias alimentares, em especial ao trigo, chocolate e cítricos.
- Zinco, 15 a 150 mg por dia.
- Vitamina B12, 100 a 5.000 mcg por dia.
- Vitamina B9, 200 a 8.000 mcg por dia.
- Vitamina B2, 15 a 40 mg por dia.
- *Lactobacillus acidophilus*.
- Ferro 20 a 30 mg por dia, se a ferritina estiver baixa.
- Talidomida, 200 mg por dia.
- Tratamento tópico com:
  – Borato de Sódio   6%
  – Ácido Tânico   3%
  – Glicerina qsp   10 mL
- Vitamina E tópica.
- Extrato de alcaçuz desglicerrizado tópico.

AGRESSIVIDADE

- L-triptofano, até 10 g por dia (Archives of Gen Psychiatry Dec. 1994;51:1004-1005).

A

ALCOOLISMO
- Magnésio, 600 mg por dia.
- Cálcio, 1.200 mg por dia.
- Suplementar todas as vitaminas e minerais.
- Dieta plena de frutas e vegetais.
- L-Glutamina, 2.000 mg por dia.
- Acetil-L-carnitina, 1.000 mg por dia.
- Sucos de beterraba, amora, framboesa, couve, repolho, vagem, broto de trigo, broto de cevada (Encyclopedia of Healing Juices by John Heineman).

ALERGIA, ATOPIA
- Vitamina C, em altas doses, geralmente de 3.000 a 10.000 mg por dia do ascorbato de sódio, dose limitada pela tolerância intestinal. O ascorbato inibe a liberação de histamina e sódio, auxilia a função adrenal.
- Bioflavonoides também inibem a liberação da histamina.
- No caso dos nadadores com rinite alérgica ou sinusite, recomendar nadar com a cabeça fora da água (estilo maria louca) ou que desistam da natação.
- Dieta hipoalergênica, especialmente excluindo o leite, ovo, trigo, etc., quando necessária.
- Evitar aditivos alimentares, conservantes, aromatizantes, corantes etc. Preferir comida orgânica e não processada.
- Sucos de alfafa, aipo e/ou salsa (Encyclopedia of Healing Juices by John Heineman).
- Usar um ozonizador de ar ou, mais em conta, um Sterilair®, um aparelho para cada 20 metros cúbicos do ambiente.
- *Perilla frutescens* (Lavandullin®), 120 a 180 mg por dia para alergias em geral, inflamações e glomerulonefrite. Não usar na gravidez. Nenhum efeito adverso até 7g por dia. A DL50 é 2.000 mg por quilograma de peso corporal. O extrato da semente contém: flavonoides, ácido rosmarínico e w-3. É antialérgico e antileucotrieno, inibe a produção de leucotrienos pela inibição da lipoxigenase.
- *Boswellia serrata*, 100 a 800 mg por dia, divididos em 2 ou 3 tomadas. Inibe a lipoxigenase inibindo a produção de leucotrienos e NTF-alfa (Fator de Necrose Tumoral Alfa).
- Itraconazol, 100 a 200 mg, após a refeição + pentoxifilina 800 mg + cetotifeno 2 mg. Especialmente na atopia.
- Omalizumabe (Xolair®) é um anticorpo anti IgE. Observar, pois há risco de anafilaxia.

ALIMENTOS, PROPORÇÃO, FISIOCULTURA, ATLETISMO, DIETA
- Carboidratos complexos: 60 a 70% ou 5 a 8 g/kg/dia + 0,7 a 0,8 g/kg/hora de exercício + 0,7 a 1,5g/kg após a exaustão.
- Carboidratos simples podem ser ingeridos durante os exercícios de longa duração.
- Banana da vez, que é a banana ainda não amadurecida, contém mais amido do que açúcar.
- Proteínas: 10 a 15% ou 0,8 a 1,2 g/kg/dia, para atletas 1,2 a 1,6 g/kg/dia.
- Lipídios: 25 a 30% ou 1 g/kg/dia. Ômega-3 e Ômega-6, de 8 a 10 g por dia.
- Creatina: dose de ataque 12 a 20 g por dia, dividida em 4 tomadas, meia hora antes das refeições, por 4 a 6 semanas. Dose de manutenção 3 g por dia, no 1º mês, 1g, 2 vezes por dia por 6 meses e, depois, 500 mg por dia por 1 ano. Sempre com exercícios físicos.
- Ribose, 500 a 3.000 mg por dia.
- ATP, 400 mg com L-arginina 6 a 8 g e L-citrulina 24 g.
- lanina-glutamina, ou alanilglutamina dipeptídeo (Sustamina®), 1 a 2 g em 500 mL de água.
- Uma fórmula simples para tomar 1 hora antes e 1 hora após o treino:
  - D-Ribose   500 mg
  - ADH   2,5 mg
  - Coenzima Q-10   25 mg
  - Acetil-L-carnitina 150 mg
  - L-creatina   250 mg
  - L-arginina   150 mg
  - L-glutamina   250 mg
  - Magnésio   100 mg
- Composição corporal:
  - Perímetro cervical masculino deverá ser menor do que 43 cm.
  - Perímetro cervical feminino deverá ser menor do que 38 cm.
  - Perímetro abdominal masculino menor do que 94 cm é o normal:
    » de 94 a 102 cm reflete o sobrepeso;
    » maior do que 102 cm, a obesidade.
  - Perímetro abdominal feminino menor do que 80 cm é o normal;
    » de 80 a 88 cm reflete o sobrepeso;
    » maior do que 88 cm reflete a obesidade.
  - Índice de massa corpórea (IMC) é o peso dividido pela altura ao quadrado:
    » menor do que 16 kg/m² reflete a magreza grau III;
    » de 16 a 18 kg/m² reflete a magreza grau II;
    » de 18 a 20 kg/m² reflete a magreza grau I;
    » de 20 a 25 kg/m² reflete o normal;
    » de 25 a 30 kg/m² reflete o sobrepeso;
    » de 30 a 35 kg/m² reflete a obesidade grau I;
    » de 35 a 40 kg/m² reflete a obesidade grau II; e
    » acima de 40 kg/m² reflete a obesidade grau III, ou obesidade mórbida.
  - Porcentagem de gordura (*) reflete, dependendo da idade e sexo:
    » para o sexo masculino:
      ◊ de 18 a 39 anos: 8 a 20%, o normal;
         de 20 a 25%, o excesso; e
         maior do que 25%, a obesidade.
      ◊ de 40 a 59 anos: 11 a 22 % o normal;
         de 22 a 28%, o excesso; e
         maior do que 28%, a obesidade.
      ◊ de 60 a 99 anos: 13 a 25%, o normal;
         de 25 a 30%, o excesso; e
         maior do que 30%, a obesidade.
    » Para o sexo feminino:
      ◊ de 18 a 39 anos: 21 a 33%, o normal;
         de 33 a 39%, o excesso; e
         maior do que 39%; a obesidade.

◊ de 40 a 59 anos: 23 a 34% o normal;
de 34 a 40%, o excesso; e
maior do que 40%, a obesidade.
◊ de 60 a 99 anos: 24 a 36%, o normal;
de 36 a 42%, o excesso; e
maior do que 42%, a obesidade.
- Porcentagem de água (*)
  » para o sexo masculino varia de 50 a 65%;
  » para o sexo feminino, de 45 a 60%.
- Índice de gordura visceral (*)
  » variando de 1 a 12 é o normal;
  » de 13 a 59 é excessivo.
- A massa muscular (*) deve variar de 47 a 57 kg.
- Tipo físico constitucional (*):
  » 1 significaria uma obesidade oculta;
  » 2 significaria um tipo obeso;
  » 3 significaria o tipo obeso consolidado;
  » 4 significaria o tipo sedentario;
  » 5 seria o normal;
  » 6 significaria um tipo muscular normal;
  » 7 significaria um tipo magro;
  » 8 significaria um tipo muscular magro ou atleta;
  » 9 significaria um atleta muito musculoso.
- Massa óssea (*):
  » para o sexo masculino
    ◊ menor de 65 kg, deveria ser de 2,66 kg;
    ◊ de 65 a 95 kg, deveria ser de 3,29;
    ◊ maior de 95 kg, deveria ser de 3,69 kg;
  » para o sexo feminino
    ◊ menor de 50 kg, deveria ser de 1,95 kg;
    ◊ de 50 a 75 kg, deveria ser de 2,40 kg;
    ◊ maior de 75 kg, deveria ser de 2,95 kg.
- Peso desejado, ou peso ideal, é calculado multiplicando-se a altura ao quadrado pelo índice de massa corpórea desejado [peso ideal = (alt)^2 × IMC desejado].
- Peso esperado é diferente do peso desejado, trata-se do peso que se espera conseguir com o tratamento e deve ser reconsiderado a cada retorno [peso esperado = peso atual − 10] %].
- Gasto energético basal é calculado pelas fórmulas:
  » para o sexo masculino:
    GEB = 66,5 + (13,8 × peso em kg) + (500 × altura em m) − (6,8 × idade em anos) kcal,
  » para o sexo feminino:
    GEB = 655 + (9,6 × peso) + (180 × altura) − (4,7 × idade) kcal.
  » Gasto energético total é o gasto energético basal multiplicado por 1,2.
    GET = GEB × 1,2 kcal.
  » Para atletas iniciantes ou de desempenho leve:
    GEAF (GET em atividade física) = GEB × 1,53 kcal.
  » Para atletas de desempenho moderado:
    GEAF = GEB × 1,76 kcal.
  » Para atletas de alto desempenho:
    GEAF = GEB × 2,25 kcal.
  » Kcal adicionais para cada sessão de treino:
    1 kcal kg/hora.
- (*) Estas medidas também podem ser obtidas por meio da bioimpedanciometria.

ALOPECIA, CÃS
- Óleo de linhaça, 15 a 30 mL por dia.
- Zinco, 30 a 60 mg por dia (proporcional ao cobre).
- Biotina, 10.000 mcg por dia.
- Vitamina E, 1.000 a 2.000 UI por dia.
- Vitamina B6, 50 a 150 mg por dia.
- Vitamina B2, 15 a 40 mg por dia.
- Selênio, 200 a 400 mcg por dia (equilibrar com o cromo).
- Ácido paraminobenzoico, 2.000 a 6.000 mg por dia, também escurece o cabelo.
- Corrigir hipotiroidismo, se presente.
- Verificar se há dominância do T3-reverso (tri-iodotironina reversa), comum na doença de Wilson.
- Repor o hormônio do crescimento a níveis da juventude, se necessário.
- Minoxidil tópico a 2, 3 ou 4%, 2 vezes por dia, conforme a necessidade. O ácido retinoico e a biotina também podem ser adicionados para potencializar o efeito do minoxidil. Este tratamento deve ser iniciado o mais precocemente possível, antes da perda capilar total.
- Suco de rabanete (Encyclopedia of Healing Juices by John Heinerman).
- *Serenoa repens* inibe a 5-alfarredutase que converte a testoste-rona em di-hidrotestosterona, 320 a 1.500 mg por dia.
- *Urtica dioica* inibe a 5-alfarredutase, 200 a 300 mg por dia.
- *Pygeum africanum* inibe a 5-alfarredutase, 50 a 100 mg por dia.
- Crisina a 99% inibe a aromatase, 30 a 100 mg por dia, contém 5,7-diidroisoflavona da *Passiflora caerula*, que é um inibidor da aromatase.
- Finasteride, 5 mg por dia, também inibe a 5-alfarredutase.
- Usar creme com biotina para pentear os cabelos.
- Para os cabelos brancos, catalase de 5.000 a 15.000 Ucal (creme a 50.000 Ucal/g).

AMIGDALITE
- Vitamina C, 50.000 mg EV em 500 mL de água destilada, lentamente, por pelo menos 1 hora, diariamente, até melhorarem os sintomas.
- Ou, pela via oral, 1 dose por dia:
  - Vitamina A, 100.000 UI;
  - Vitamina E, 800 a 2.400 UI;
  - Vitamina C, de 4.000 a 10.000 mg, dependendo da tolerância intestinal;
  - Zinco, 80 mg.
- Sucos de amora preta, cítricos, groselha, maracujá (Encyclopedia of Healing Juices by John Heinerman).

AMPUTAÇÃO, MEMBRO-FANTASMA
- Colchicina EV, alivia os sintomas em 5 minutos (James Frackleton, M.D.):
  - Colchicina   1 mg
  - Cálcio gluconato a 10%   1 mL

– Dexametasona 4 mg
– Vitamina B12 1 mL

- Fazer este tratamento diariamente por 3 dias; caso não haja alívio, desistir, pois não funcionará. O Dr. James afirma que funciona em 91% dos casos.
- Certificar-se de que a agulha está na veia, pois qualquer vazamento da colchicina provoca dor por semanas.
- Em seguida, manter a colchicina por via oral (VO), 1 mg, 2 vezes por dia.

ANAFILAXIA

- Quando a reação anafilática estiver relacionada aos alimentos, o paciente deve ser orientado a não fazer exercícios próximo do horário das refeições, pois esta associação pode desencadear o evento anafilático.
- O paciente nunca deve comer após fazer 6 a 8 horas de exercícios vigorosos e, se o fizer, deve ter um acompanhante que possa e saiba aplicar adrenalina (J of Ped Allergy 1995, 127:587-9).
- Também se recomendam de 2.000 a 4.000 mg de vitamina C antes dos exercícios pelo seu efeito anti-histamínico.

ANDROPAUSA, VIROPAUSA, DISFUNÇÃO ERÉTIL

- Na andropausa, há a diminuição da testosterona, do GnRH (hormônio liberador de gonadotrofina).
- O LH (hormônio luteinizante) e o FSH (hormônio folículo estimulante) podem estar aumentados, porém, se a prolactina também estiver aumentada, deve-se pensar em uma lesão hipotálamo-hipofisária.
- Zinco, 500 mg por dia, por 30 dias.
- L-arginina de liberação lenta, 1.500 mg, 2 vezes por dia, até 6.000 mg por dia.
- Vitamina E, 100 a 800 UI por dia.
- Vitamina B6 300 mg por dia.
- Picnogenol 150 mg por dia.
- Ácido aspártico 600 mg por dia.
- Suco de melancia, 6 copos por dia (0,7 a 3,6 mg de citrulina por grama).
- Chá-preto.
- Aspargo.
- Romã.
- Maca (*Lepidium meyenii*), uma raiz crucífera.
- *Panax ginseng* velho, com mais de 3 anos, 1.800 a 3.000 mg por dia.
   – ginseng fresco até 4 anos;
   – ginseng branco de 4 a 6 anos;
   – ginseng vermelho com mais de 6 anos.
   – O ginseng potencializa os inibidores da MAO (monoamino-oxidase) e tem como efeitos colaterais hipertensão, irritabilidade, insônia, dermatite e diarreia.
- Oxitocina, sublingual ou intranasal, 10 a 25 UI, aumenta a libido, diminui a ansiedade e aumenta a autoconfiança.
   – Sugestão de fórmula:
      » Ocitocina 4 a 12 UI/0,1 mL (ou jato)
      » Solução fisiológica nasal qsp 30 mL
         ◊ aplicar 1 jato em cada narina 1 ou 2 vezes por dia.
- Clomifeno, 50 mg por dia, estimula a liberação de GnRH, LH e FSH.

- *Tribullus terrestris L*, 250 a 500 mg 3 vezes por dia, preferencialmente às refeições, aumenta alibido, estimula a espermatogênese, eleva em 33% a testosterona, aumenta a motilidade espermática e prolonga a ereção. Além disso, reduz o colesterol e modula a pressão arterial.
- Metformim, 500 a 1.000 mg por dia, melhora a sensibilidade à insulina aumentando o DHEA (diidroepiandrosterona) [quando o DHEA diminui, a insulina aumenta], ressensibiliza o hipotálamo e diminui o colesterol e os triglicérides. Quando a insulina está normal, deve-se usar o DHEA, 25 mg por dia.
- Testosterona quando o DHEA nãos se elevar a 900 ng/100 mL.
- A testosterona livre pode causar diabetes não insulino-dependente e eleva o LDL-colesterol.
   – *Urtica dioica*, inibe a 5-alfarredutase nas doses de 50 a 100 mg por dia e aumenta a testosterona nas doses de 200 a 300 mg por dia.
- Enantato de testosterona IM, 200 mg a cada 15 dias ou transdérmica no escroto 100 mg por semana (escroto é melhor do que a coxa, que é melhor do que o braço, que, por sua vez, é melhor do que o resto do corpo).
- Undecanoato de testosterona = Androxon® via oral, é mal absorvido, 40 a 160 mg por dia.
- Testosterona sublingual, 50 a 100 mg por dia, não passa pelo fígado, não se converte em estradiol e é menos oncogênica, porém sua meia-vida é mais curta, talvez requerendo 2 tomadas diárias.
- Sugestões de fórmulas:
   – Aerosol de liberação precisa (0,1 a 1 mL correspondendo a 1 a 10 mg):
      » Diidrotestosterona 100 mg
      » Álcool 2 mL
      » Propilenoglicol 1 mL
      » Hidroxipropilcelulose 25 mg
      » Água destilada qsp 10 mL
   – Transdérmica:
      » Propionato de testosterona 0,25 a 0,5 %
         ◊ em gel de carbopol ou DMSO.
   – Melhor absorção transdérmica:
      » Testosterona base 100 mg
      » Pentravan® qsp 1 mL
   – Opção oral ou sublingual:
      » Testosterona base 100 mg
      » Resvin® qsp 1 pastilha
- A metiltestosterona também pode ser usada na ausência de outros sais.
- Pode-se associar um inibidor da aromatase à testosterona de modo a se evitar a sua conversão em estrógeno, anastrozol 1 mg por dia ou letrozol 2,5 mg por dia.
   – Formulação fitoterápica:
      » *Tribullus terrestris L* 1.000 mg
      » *Mucuna pruriens* 600 mg
      » Picnogenol 100 mg
      » Zinco 20 mg
      » Boro 2 mg
      » Crisina 80 mg
         ◊ tomar 1 dose por dia, dividida em 2 tomadas.

- Na disfunção erétil:
  - Sildenafil citrato   10 mg
  - Pentravan® qsp   1 mL
    » aplicar na glande antes do intercurso sexual.
- Crisina, 99% 100 a 500 mg por dia, contém 5,7-diidroisoflavona da *Passiflora caerula*, um inibidor da aromatase.
- A progesterona também inibe a aromatese e a 5-alfarredutase na dose de 2 a 10 mg por dia, por via transdérmica ou sublingual.
- A testosterona aumenta o IGF1, um fator de reparação celular semelhante ao hormônio do crescimento.
- O tratamento hormonal exige o controle do PSA, que deve ser feito inicialmente a cada 6 meses e, depois, anualmente.
- Observar sempre se há história de câncer de próstata na família ou mesmo de hipertrofia prostática benigna.
- Até o limite superior da normalidade, a testosterona não afetaria o PSA.

ANEMIA

- **Deficiência de ácido fólico ou anemia megaloblástica:**
  - Durante a gestação, pode ocasionar malformações fetais, como defeitos do fechamento do tubo neural, meningomielocele ou anencefalia.
  - Por déficit de ingestão, pode ocorrer no alcoolismo, na hemodiálise, nas hepatopatias, na hemólise, na talassemia, em neoplasias, pelo uso de fenitoína, barbitúricos, valproato, nitrofurantoína etc.
  - A sua dosagem sérica por quimioluminescência pode ser mascarada pelo metotrexate e pelo ácido folínico (Leucovorin®), os quais apresentam estruturas semelhantes.
- **Anemia de Fanconi:**
  - Trata-se de uma alteração da medula óssea familiar; surge na 1ª década de vida com anemia, neutropenia e trombocitopenia. Podem ocorrer hiperplasia renal e hiperesplenismo com evolução para leucemia.
- **Anemia falciforme (HbS), ou hemácias em foice:**
  - Afeta principalmente a raça negra, como homozigose (HbSS) ou heterozigose (HbAS), podendo associar-se com outras hemoglobinopatias (HbSC, HbSD) e com a talassemia, também conhecida como "anemia drepanocítica", em que baixas concentrações de oxigênio provocam microtromboses, hipóxia e necrose tecidual.
  - O excesso de vitamina C pode provocar a falcização.
  - Podem ocorrer hepatoesplenomegalia e icterícia.
  - O diagnóstico se faz pela dosagem da hemoglobina fetal e pela prova de falcização.
  - Observar se há deficiência de zinco e corrigi-la (Intl J of Nutrition Research 1989;59:338-89).
- Anemia esferocítica, ou icterícia hemolítica congênita, ou anemia de Minkowski-Chauffard ou anemia microcítica de Adler:
  - É uma síndrome hereditária, autossômica dominante, que associa micrognatismo ou prognatismo, sindactilia e braquicefalia com vértex pontiagudo (turricefalia).
  - Evolui com anemia, esplenomegalia e icterícia acolúrica, isto é, com urobilina e sais biliares na urina, mas não bilirrubinas.
- **Anemias não esferocíticas, outras.**
- **Anemia de Cooley, que é a talassemia major, autossômica recessiva homozigótica.**
- **Anemia aplástica:**
  - Observar e remover derivados do benzeno (N Eng J of Med Jul 7, 1994;331(1):58).
  - Suprimir o uso de cantaxantina, um pigmento comumente utilizado em bronzeamento artificial (JAMA Sept. 5, 1990;264(9):1141-42).
  - Ácido fólico, mais de 20.000 mcg por dia (The Lancet June 24,1995;345:1645-46).
  - Androgenoterapia (The Lancet July 15,1995;346:183).
- **Anemia hipocrômica microcítica:**
  - Associar ferro com a vitamina A (The Lancet Nov. 27, 1993;342:1325-28).
  - A vitamina C aumenta a absorção do ferro não heme da dieta (Amer J of Clin Nutrition 1990;51:649-55).
  - A vitamina A melhora a terapia com o ferro (Amer J of Clin Nutrition 1988;48;595-600).
  - Evitar o uso de café, especialmente durante a gestação (Amer J of Clin Nutrition 1988;48:645-51).
  - Dosar o ferro sérico, a ferritina, a saturação da transferrina, a capacidade total de ligação do ferro e mielograma se necessário.
  - A argila e o papelão, por conterem caulim, podem atrapalhar a absorção do ferro (The Amer J of Med June, 1991;90:768-9).
  - A pica é provocada pela anemia ferropriva e/ou intoxicação por chumbo (Child Health Care and Development 1991;17:231-34).
- **Anemia macrocítica:**
  - Comum na acloridria, gastrite e gastrectomia.
  - Vitamina B12, 300 a 1.000 mcg por dia (JAMA Jan. 2, 1991;265).
  - Ácido fólico, 200 a 8.000 mcg por dia.
  - Observações:
    » O metotrexate pode depletar o ácido fólico (Int Med Jan. 1992;31(1):127-30).
    » A vitamina B9 pode curar a anemia macrocítica; porém, ela não trata a desmielinização provocada pela carência da vitamina B12;, assim, use sempre a vitamina B12 quando prescrever o ácido fólico para a anemia macrocítica.
    » A anemia por deficiência exclusiva da vitamina B9 é muito rara.
    » Quando há uma deficiência de vitamina B12 ou de ácido fólico, há também grande probabilidade de uma hiper-homocisteinemia estar presente; assim, deve-se associar ao tratamento a vitamina B6.
    » Dosar a vitamina B12 sérica, o ácido metilmalônico (alto na deficiência de B12, mas não elevado na deficiência de folato), a presença de anticorpos contra o fator intrínseco e, se necessário, fazer o teste de Schilling, que consiste na ingestão de vitamina B12 radioativa seguida da sua dosagem na urina.
    » A simples presença do anticorpo bloqueador do fator intrínseco e do anticorpo anticélula parietal do estômago sugere a deficiência da vitamina B12.
- **Anemia sideroblástica ligada o cromossoma X:**
  - Suplementar com vitamina B6, 50 a 300 mg por dia (N Eng J of Med Mar. 10, 1994;330(1):709-11).

- A doença celíaca pode causar má absorção do ferro e do ácido fólico; quando assintomática, pode ser suspeitada pelos níveis baixos de ferro e folato (Hospital Practice Sept. 30, 1991;91-92).
- **Anemia sideroblástica pela intoxicação pelo zinco:**
  - O excesso de zinco induz uma deficiência de cobre; nestes casos, deve-se ficar atento a uma possível degeneração macular (JAMA Sept. 19, 1990;624(11):1441-43).
- **Anemia por carência de cobre:**
  - Ocorre principalmente durante uma alimentação enteral prolongada (Annals of Int Med Sept. 1, 1994;121(5):386).
- **Anemia pela deficiência de vitamina E:**
  - Geralmente associada à fibrose cística (E Clinical Pediatrics Jan. 1994;2-7).
  - Vitamina E 100 a 1.000 UI por dia.
- **Anemia pela subnutrição:**
  - Vitamina C, 1.000 a 2.000 mg por dia.
  - Riboflavina, 2 a 30 mg por dia.
  - (European J of Hematology 1990;44:209-12).
- **Anemia pela intoxicação pelo alumínio:**
  - Em geral, normocítica e normocrômica, quando severa, torna-se hipocrômica e microcítica.
  - Trata-se com a eritropoetina e os casos severos, com a desferroxamina (Trace Elements in Medicine 1991;8(1):S21-S25).
- **Anemia pela insuficiência renal** (Osteopathic Medical News 1991;8:4-15):
  - Trocar a hemodiálise pela diálise peritonial.
  - Suplementar com fosfato e vitamina B9.
  - Usar eritropoetina (J of Inherited Metabolism and Disease 1992;15:231-42).
- **Anemia pela deficiência de tiamina:**
  - Acomete sobretudo crianças, mas provavelmente também adultos, com diabetes, deficiência auditiva e anemia.
  - Usar tiamina, 25 a 100 mg por dia, por 4 meses (Brit J of Hematology 1991;78:140-41). Ou bentiamina, que é a mesma vitamina B1 lipossolúvel.
- **Anemia pela artrite reumatoide.**
- **Anemia pela dieta láctea exclusiva:**
  - A dieta exclusiva com leite de vaca, mesmo integral, pode causar anemia por deficiência ferroprotéica.
  - O tratamento consiste na suplementação com ferro na substituição do leite de vaca pelo leite de soja e na complementação da dieta (Arch of Ped Adolescent Med Dec. 1994;148:1351-2).
  - Esta anemia não é provocada pela perda de sangue fecal (J of Ped Gastroent and Nutrition 1993;16:4-9).
- **Fatores de crescimento para os eritrócitos:**
  - Vitamina B12.
  - Vitamina B9.
  - Glutationa peroxidase.
  - Vitamina C.
  - Vitamina A.
  - Vitamina E.
  - Cobre.
  - Eritropoetina.
  - Selênio.
  - Aminoácidos (uma boa digestão).
- **Fluxograma para o diagnóstico da anemia macrocítica** (*Postgraduate Medicine* May, 1995;97(5):171-86):
  - Uma boa anamnese e exame físico para excluir a exposição a drogas.
  - VCM (volume corpuscular médio) maior do que 100.
  - Hematócrito.
  - Reticulócitos.
  - Esfregaço do sangue periférico.
    » Caso a contagem dos reticulócitos esteja normal e não haja macrócitos no esfregaço, deve-se considerar um artefato da técnica.
    » Se se os reticulócitos estiverem aumentados e não houver macrócitos, considerar hemólise, sangramento, deficiência de B12, de ferro e B9.
    » Se há macrócitos arredondados, há macrocitose.
    » Proceder, então, aos exames complementares:
      ◊ provas de função hepática;
      ◊ T3, T4, TSH;
      ◊ vitamina B12;
      ◊ vitamina B9; e
      ◊ teste de Schilling.
      ◊ Caso tudo esteja normal:
        verificar se há história de alcoolismo;
        considerar a necessidade do mielograma e estudo citogenético, de modo a afastar uma mielodisplasia.
  - Se a vitamina B12 e o ácido fólico estiverem normais, pensar em:
    » alcoolismo;
    » doença hepatica;
    » drogas citotóxicas;
    » mielodisplasia;
    » transplante de medula óssea;
    » hemólise;
    » hemorragia aguda;
    » resposta inadequada da medula óssea aos nutrientes;
    » hipotiroidismo;
    » anemia aplástica;
    » anemia sideroblástica;
    » intoxicação por drogas;
    » uso prolongado de anti-inflamatórios não hormonais;
    » câncer oculto;
    » hipermenorreia;
    » cirurgia gástrica prévia.
- **Anemia do esportista:**
  - Pode ser real ou uma pseudoanemia por hemodiluição em um atleta em treinamento intenso.
  - A anemia do esportista verdadeira está relacionada com a perda sanguínea ocasionada por microtraumas em todo o corpo, especialmente nos intestinos, sacudidos contra as paredes abdominais.
  - Ocorre principalmente em maratonistas, no futebol, basquete, lutas e atletismo em geral (Emergency Medicine June 30, 1993;25(9):29-32).

- **Interpretação dos exames:**
  - Ferritina menor do que 12 mcg/L sugere deficiência de ferro.
  - Ferritina maior do que 450 mcg/L sugere inflamação crônica.
  - A saturação da transferrina é a relação entre o ferro e a transferrina; quando estiver menor do que 16%, sugere a deficiência de ferro.
  - Ferro baixo, ferritina alta e poucas hemácias → pensar em carência de ferro ou doença crônica.
  - Ferro normal, eritrograma normal e ferritina normal ou alta → pensar em hemoglobinopatia.
  - Ferro normal ou alto, eritograma normal ou baixo e ferritina aumentada → pensar em anemia sideroblástica ou hemoglobinopatia.
- **A prescrição do ferro:**
  - A administração oral do ferro elementar é mais bem tolerada se iniciada com um terço da dose no jantar, sendo bem aceita pelo paciente aumenta-se a dose para um terço no jantar e no desjejum, até a dose calculada dividida pelas três refeições.
  - Os efeitos colaterais mais importantes são mal-estar estomacal, empachamento, diarreia e obstipação intestinal. No entanto, nossos pacientes têm tolerado muito bem o ferro bisglicinato.
  - As apresentações gastrorresistentes e as de liberação lenta devem ser evitadas porque se perdem 50% da dose, que não são absorvidas no jejuno e/ou colón.
  - Também se deve evitar a associação do ferro com o cálcio porque ambos competem pelos mesmos sítios de absorção.
  - Com o tratamento adequado, a resposta dos reticulócitos costuma ocorrer em 7 ou 10 dias e a hemoglobina se corrigiria em 6 ou 8 semanas.
  - Cuidado com prescrição indevida do ferro porque estudos mostram o risco de hemocromatose e de doenças cardiovasculares pelo excesso de ferro (Postgraduate Medicine Mar. 1993;93(4):181-92).
  - Os lactentes devem receber uma suplementação de ferro desde o 4º mês de vida (The Nutrition Report Feb. 1993;11(2):14).
  - A dose preconizada de ferro é de 50 mg/kg para os homens e 35 mg/kg para as mulheres.
  - Eu costumo iniciar o tratamento com 200 mg de Fe⁺⁺ elementar por dia ou 1,5 a 2 mg/kg/dia e noto que o primeiro parâmetro a melhorar é a anisocitose (RDW) e, em seguida, a hemoglobina melhora 1g/dL/semana.
  - É importante não esquecer de associar ao ferro as vitaminas B2, B6, B9, B12, C, A, E, B1; os minerais Zn (com cuidado porque o excesso de Zn diminui a biodisponibilidade do Fe), Cu, P, Se e proteína.
  - Sucos de amora preta, framboesa e espinafre também são recomendados (Encyclopedia of Healing Juices by John Heineman).

ANGINA *PECTORIS*, INSUFICIÊNCIA CORONARIANA

- Magnésio EV, 2.000 mg por dia de acordo com a resposta clínica, sempre associado com complexo B e vitamina C (Free Radical Research 1995;22(2):177-86).
- Depois, por via oral, magnésio, 200 a 500 mg por dia.
- Coenzima Q-10, 30 mg 3 a 4 vezes por dia, e até mais de 200 mg por dia se necessários (Free Radical Research 1995;22(2):177-86).
- Bromelina, 3.000 a 4.000 GDU (*Gelatin Digestive Units*) por dia.
- Vitamina E, 800 a 1.200 UI por dia (Free Radical Research 1995;22(2):177-86).
- Óleo de peixe (ômega-3), 10 g por dia (Angiology: The J of Vasc Dis Dec. 1994;45(12):1023-31).
- Selênio, 70 a 200 mcg por dia, observando a necessidade do balanço com o cromo (Free Radical Research 1995;22(2):177-86).
- Glutation peroxidase (Med Klin 1995;90:Suppl. I,1-9).
- Acetil-L-carnitina, 4 g por dia.
- L-lisina, 5 g por dia.
- L-arginina, 6 g por dia.
- Licopeno, 10 a 20 mg por dia, 60 a 100 mg/dia para diminuir o LDL-colesterol.
- Serrapeptase, 5 mg 4 vezes por dia, longe do horário das refeições; é uma enzima proteolítica da *Serratia E-15*, descoberta no intestino do *Bombix mori L* (bicho da seda), que destrói as placas ateroescleróticas, é fibrinolítico, fluidificante e anti-inflamatório. Algumas apresentações vêm em UI, em que 2.200 UI correspondem a 1 mg.
- Trimetazidina (Vastarel®), 20 mg 3 vezes por dia, inibe a betaoxidase, diminuindo a lipoperoxidação e elevando a síntese de ATP.
- Dieta com baixo teor de gorduras saturadas.
- Suco de brotos de alfafa (Encyclopedia of Healing Juices by John Heinerman).
- Quelação com EDTA.

ANIDRÓTICO, ANTISSUDORESE, HIPER-HIDROSE, SUDORESE FÉTIDA

- Ácido tânico   5 g
- Álcool 70%   100 mL em uso tópico.
- *Agaricus bisporus* (champignon = Chapemin®), 400 mg por dia após as refeições; no caso de mau odor corporal, até 2.000 mg por dia. É também um bom probiótico que contém 6,5 vezes mais aminoácidos do que o leite.

ANOREXIA NERVOSA, BULIMIA

- Estar atento à prevenção da oestoporose.
- Evitar açúcar refinado, cafeína e álcool.
- Usar proteína com moderação.
- Cálcio, 600 a 1.200 mg por dia.
- Magnésio, 300 a 800 mg por dia.
- Zinco, 10 a 30 mg por dia.
- Cobre, 1 a 2 mg por dia.
- Manganês, 5 a 20 mg por dia.
- Boro, 0,5 a 3 mg por dia.
- Silício, 1 a 2 mg por dia.
- Estrôncio, 0,6 a 6 mg por dia.
- Vitamina, B6 5 a 50 mg por dia.
- Ácido fólico, 400 a 5.000 mcg por dia.
- Vitamina C, 100 a 1.000 mg por dia.
- Vitamina D, 100 a 400 UI por dia (Challenges of modern Medicine1995;7:223-27), ou o quanto for necessário.
- Vitamina K, 100 a 500 mcg por dia.

- Reposição estrogênica com triestrogênio (Triest®), que contém 10% de estradiol, 10% de estrona e 80% de estriol, 2,5 mg por dia.
- Progesterona transdérmica, 50 mg/mL, do 14º ao 25º dia do ciclo ou diariamente após a menopausa.
- DHEA transdérmico, 50 mg em dias alternados.
- Usar brássicas, especialmente a couve-de-bruxelas e suco de tomate (Encyclopedia of Healing Juices by John Heineman)

ANSIEDADE

- Evitar açúcar, cafeína e álcool.
- Identificar e tratar possíveis alergias.
- Cálcio, 500 a 1.000 mg por dia.
- Magnésio, 300 a 800 mg por dia.
- Complexo B, 150 mg por dia.
- Niacinamida, 500 a 3.000 mg por dia.
- Vitamina B12, 1.000 mcg por dia, IM se necessário.
- L-triptofano, 1.500 mg 2 vezes por dia.
- Suco de funcho (Encyclopedia of Healing Juices by John Heineman).
- Inositol, 50 a 300 mg por dia, diminui a agregação plaquetária, modula a insulina, inibe a cristalização do oxalato, diminui a esteatose hepática, é antioxidante, anticancerígeno e recupera receptores de serotonina nas doses de 10.000 a 18.000 mg; porém as doses habituais vão de 200 a 500 mg. O lítio diminui a ação do inositol, mas não o contrário.
- Taurina, 6.000 mg por dia.
- Oxitocina sublingual ou intranasal, 10 a 25 UI.
  - Ansiolítica, aumenta a libido e a autoconfiança.
  - Na depressão ou autismo, 25 UI por aplicação.
  - Sugestão de formulação:
    » Ocitocina   4 a 12 UI/0,1 mL (ou jato)
    » Veículo para aerosol nasal qsp 30 mL (ou gotas SL se necessário)
    » Aplicar 1 jato em cada narina 1 ou 2 vezes por dia.
- *Valeriana officinalis*, 750 a 1.250 mg com *Melissa officinalis*, 500 a 750 mg.
- *Hypericum perfuratum*, 900 a 1.500 mg por dia.
- *Magnolia officinalis*, 250 a 750 mg por dia. É ansiolítica, antiestresse, antidepressiva e diminui o cortisol.
- *Passiflora alata*, 200 a 500 mg por dia.
- *Piper methysticum* (kawa-kawa) inibe recaptação da serotonina e da noradrenalina nas doses de 200 a 400 mg por dia.
- *Griffonia simplicifolia* (rica em 5-hidroxitriptofano), 200 mg por dia.
- *Sceletium tortuosum* (Zembrin®) é inibidor da recaptação 5-HT e da fosfodiesterase-4 nas doses de 8 a 25 ou a 50 mg por dia.
- Buspirona, 15 a 30 mg por dia, máx. = 60 mg.
  - Iniciar, em idosos, com 5 mg e, em crianças maiores do que 6 anos, com 2,5 mg.
  - O início da ação varia de 3 a 6 semanas.
  - Também pode ser usada no autismo.
  - É agonista da serotonina.
  - Pode provocar aumento de pressão arterial.
  - É metabolizada pelo CyP450 no fígado e excretada pelos rins.

ANTICHULÉ
- Formol   2 g
- Mentol   2 g
- Óxido de zinco   20 g
- Talco qsp   100 g

ANTIENVELHECIMENTO
- Reposição do DHEA (J of Clin Endocrin and Metab 1994;78:1360-67).
- Vitaminas B12, B9 e B6 (The Lancet July 8, 1995;346:85-89).
- Glutationa (J of Clin Epidemiology 1994;47(9):1021-26).
- Minerais oligoelementares (Z. Gerontol 1994;27:324-327).
- Coenzima Q-10, de 60 a 360 mg por dia.
- Evitar a ingestão de sacarose e frutose (Amer J of Clin Nutrition 1995;62(Suppl.):284S-93S)

APNEIA OBSTRUTIVA DO SONO, SÍNDROME DA APNEIA E HIPOPNEIA OBSTRUTIVA DO SONO (SAHOS)

- Escala de Epworth para a graduação da sonolência diurna:
- Não cochila = grau 0
- Cochila raramente = grau 1
- Cochila frequentemente = grau 2
- Sempre cochila = grau 3

Situação	Grau
Lendo sentado	
Assistindo à televisão	
Sentado em local público (sala de espera, por exemplo)	
Como passageiro de metrô, trem, ônibus ou automóvel	
Deitado após o almoço sem álcool	
Sentado após o almoço sem álcool	
Sentado e conversando	
Dirigindo em congestionamento	
Total	

- Total até 6 pode ser normal;
  - de 6 a 12 observar; e
  - maior do que 12, pedir a polissonografia.
- A medida da circunferência cervical indica fortemente a possibilidade da SAHOS (padrão-ouro):
  - maior do que 38 cm para a mulher e
  - maior do que 43 cm para o homem
- Polissonografia (IAH = índice de apneia e hipopneia):
  - Normal até 5 apneias ou hipopneias por hora de sono e saturação de oxigênio maior do que 92%.
  - Leve, de 5 a 15 apneias ou hipopneias por hora de sono e saturação de oxigênio entre 90 e 85%.
  - Moderada, de 15 a 30 apneias ou hipopneias por hora de sono e saturação de oxigênio entre 84 e 65%.

- Acentuada, mais do que 30 apneias ou hipopneias por hora de sono e saturação de oxigênio menor do que 64%, quando os sintomas são mais evidentes.
- Na fase REM (movimentos rápidos dos olhos, quando ocorre a atonia muscular), piora a saturação de oxigênio.
• Os betabloqueadores privam o sono da fase REM e diminuem as fases 3 e 4 do sono.
• Os benzodiazepínicos também privam o sono da fase REM, diminuem as fases 3 e 4 do sono e aumentam o relaxamento muscular, piorando o ronco.
• Sonolência excessiva diurna (SED), hiperssonia, preconiza-se modafinila (Stavigile®), 200 mg pela manhã.

ARBOVIROSES, DENGUE, ZIKA, CHIKUNGUNYA

Algoritmo de testes para detecção de arbovirus em casos de suspeita de zika, chikungunya ou dengue (testagem somente em pacientes sintomáticos e com histórico de viagem para áreas infectadas)

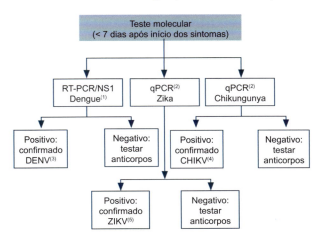

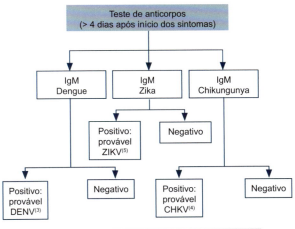

Figura 1 – Algoritmo de testes.

ARRITIMIA CARDÍACA, DISRITMIA, FIBRILAÇÃO ATRIAL

• Reposição mineral (EV se necessária).
• Magnésio, 500 a 1.000 mg por dia (Anesth Analg 1995;80: 1083-7, Clin Tox 1995;33(1):55-59).
• Ácido eicosapentaenoico (ômega-3), 3.000 a 6.000 mg por dia, também reduz a arritimia durante o enfarte miocárdico agudo (Japanese Circulation Journal Dec.,1994;58:903-12).
• Vitamina E, 800 a 2.400 UI por dia (J of The Amer Coll of Cardiology Nov.15,1994;24(5):721-29).
• Vitamina C, 3.000 a 4.000 mg por dia.
• Óleos graxos essenciais (de linhaça, de borragem, de peixe), 6.000 mg por dia.
• Aspirina, 100 mg por dia.
• Observar que a fibrilação atrial ocorre 3 vezes mais nos idosos com o TSH (hormônio estimulante da tiróide baixo (Family Practice News Mar. 15, 1995).
• Quelação EV se necessária.

ATEROSCLEROSE, DOENÇAS CARDIOVASCULARES

• Recomenda-se uma dieta vegetariana sem leite e, preferencialmente, sem produtos de origem animal. Ovos podem ser ingeridos, até mais do que um por dia, desde que crus ou cozidos sem a exposição da gema ao ar, fervidos ou a pochê somente em água, nunca mexidos ou fritos.
• Incluir alho e cebola na dieta.
• Vitamina C, 4.000 mg por dia, ou mais, dependendo da tolerância intestinal (The Nutrition Report Apr. 1995;112(1):91-99).
• Vitamina E, 400 a 1.600 UI por dia (The Nutrition Report Apr. 1995;112(1):91-99). A vitamina E inibe a oxidação do LDL-colesterol e previne a inativação do óxido nítrico (Atherosclerosis 1994;111:39-45). Nos casos de hipertensão, diabetes e doença cardíaca reumática, iniciar com 100 UI por dia, aumentando gradativamente até a dose necessária.
• Óleo de peixe, 1.000 a 10.000 mg por dia.
• Niacina ,30 a 1.500 mg por dia (não a niacinamida).
• Magnésio, 300 a 800 mg por dia.
• Cromo, 200 a 1.000 mcg por dia.
• Selênio, 50 a 300 mcg por dia.
• Zinco, 15 a 45 mg por dia.
• Cobre, 2 a 4 mg por dia.
• Manganês, 5 a 20 mg por dia.
• *Cratageus oxycantha L*, 300 a 900 mg por dia.
• Tratar a hiperhomocisteinemia (J of Int Med 1994;236:603-17 / The Lancet July 8, 1995;346:127/The New Eng J of Med Feb.2,1995;332(5): 286-91).
  – Quando a homocisteinemia estiver acima de 10 mcmol/L, prescrever:
    » Ácido fólico, 2.500 a 7.500 mcg por dia.
    » Vitamina B6, 50 a 100 mg por dia.
    » Vitamina B12, 250 mg por dia.
    » Riboflavina, 15 a 40 mg por dia,
    » Colina ou 1.000 mg de lecitina por dia.
    » Cloridrato de betaína, 3 a 5 mg por dia.
    » (mais vitaminas A, C, E, selênio, coenzima Q-10 e ômega-3).

- Acetil-L-carnitina, 250 a 4.000 mg por dia.
- Identificar e tratar possível hipotiroidismo.
- Iodeto de potássio, 150 mcg por dia, cuidado com o excesso.
- *Gingko biloba* extrato a 24% 120 mg por dia, em 3 tomadas.
- Serrapeptase, 20 mg por dia, divididos em 3 ou 4 tomadas, longe do horário das refeições, destrói as placas ateroscleróticas, é fibrinolítico, fluidificante e anti-inflamatório (1 mg = 2.200 UI).
- L-arginina, 3.000 mg por dia (Circulation Sept. 1994;90(3):1357-62).
- Tratar hiperferritinemia quando presente (Atherosclerosis and Thrombosis 1994;14:1625-30).
- Monitorar a hipercolesterolemia evitando o uso das estatinas.
- Exercícios físicos aeróbicos moderados diminuem o fibrinogênio (Clinical Hemorrheology 1994;14(6):739-67), promovem mais receptores de insulina e favorecem a síntese dos eicosanoides (PGE-1) que dissolvem as placas ateroscleróticas.
- Alho, 600 mg por dia em duas tomadas (Annals of Medicine 1995;27:63-65).
- Sucos de alho, cebola e uva (Encyclopedia of Healing Juices by John Heineman).
- Evitar o cozimento de proteínas juntamente com açúcar porque se formam proteinoglicanos que promovem a aterosclerose, reação de Mallard (Cardiology 1995;86:143-6).
- Quelação EV se necessária; caso a quelação não seja possível, usar vitamina C na dose de 50.000 mg em 500 mL de água destilada EV em 1 a 2 horas.

ARTRITE, ARTROSE, OSTEOARTRITE, OSTEOARTROSE
- Recomenda-se uma dieta vegetariana ou com pouca carne e mariscos, que são pró-inflamatórios.
- Bardana, *Articum lappa*, 40 g por dia.
- Identificar possíveis alergias alimentares, os alérgenos mais comuns estão presentes nas solanáceas como a batata branca, tomate, pimenta verde, berinjela, beladona e o tabaco.
- Sulfato de glucosamina, 1.500 mg por dia (Alternative and Complimentary Therapies Jan./Feb., 1995;93-95).
- N-acetil-D-glucosamina – melhor do que sulfato porque também inibe a elastase que degrada a elastina.
- Niacinamida, 500 a 1.500 mg 4 vezes ao dia, reduzindo a dose caso ocorra náusea, pois doses menores não funcionam tão bem e controlando as enzimas hepáticas (Alternative and Complimentary Therapies Jan./Feb., 1995;93-95).
- Vitamina E, 800 UI por dia (Alternative and Complimentary Therapies Jan./Feb., 1995;93-95).
- Selênio, 200 a 300 mcg por dia (Wolff's Law and Connective Tissue Regulation 1993;231-41).
- Vitamina C, 3.000 a 4.000 mg por dia (Alternative and Complimentary Therapies Jan./Feb., 1995;93-95).
- Vitamina B6, 150 mg por dia, especialmente na artrite que ocorre após a menopausa.
- Ácido pantotênico, 2.000 mg por dia.
- Óleo de peixe, 10.000 mg por dia, ou outra fonte de ômega-3 e ômega-6, 15.000 mg por dia (Arthritis and Rheumatism Aug. 1995;38(8):1107-14).
- Óleo insaponificável de *Persea gratissima* (abacate), 100 mg com óleo insaponificável de *Glycine max* (soja), 200 mg por dia.
- Cartilagens de boi, frango ou peixe, 9 g por cada 70 kg de peso.
- Cevada, 30 a 45 g por dia.
- Alguns autores recomendam extrato de timo.
- Exercícios diários mantêm os músculos hígidos e estabilizam as articulações, diminuindo a necessidade de drogas anti-inflamatórias (Annals of Int Med 1992;116:529-34 / Alternative and Complimentary Therapies Jan./Feb., 1995;93-95).
- Extrato de Hawthorne, *Crataegus laevigata*, 200 mg por dia, fortalece os ligamentos (Alternative and Complimentary Therapies Jan./Feb., 1995;93-95).
- Serrapeptase 20 mg por dia, divididos em 3 ou 4 tomadas, longe do horário das refeições, destrói as placas ateroscleróticas, é fibrinolítico, fluidificante e anti-inflamatório (1 mg = 2.200 UI).
- Melatonina conjugada (N-acetil-5-metoxitriptamina), 10 a 40 mg por dia inibe COX-2.
- Ácido paraminobenzoico, 2.000 a 8.000 mg por dia.
- *Garcinia mangostana* (Mangoselect®) é inibidor da cicloxigenase na dose de 200 a 600 mg por dia.
- *Boswellia serrata* inibe lipooxigenase, 150 a 800 mg por dia.
- *Harpagophytum procumbens* inibe cicloxigenase, 200 a 600 mg por dia.
- *Tanacetum parthenium* 120 a 250 mg por dia, tem ação semelhante ao paracetamol.
- *Pterodon emarginatus* e *Bowdichia brasiliensis*, sementes, 200 a 2.000 mg por dia.
- *Punica granatum*, a romã, o suco da fruta inteira tem ação anti-inflamatória, inibindo a interleucina IL-1-beta.
- *Arnica montana*, 250 a 500 mg por dia.
- *Salix alba*, salgueiro branco, inibe a cicloxigenase, 1.000 a 4.000 mg por dia.
- Para uso tópico:
  - Capsaícina   0,05%
  - Salicilato de metila 10%
  - Mentol   5%
  - Cânfora   5%
  - DMSO   99,5% qsp 100 mL
- ou capsaícina em creme a 0,25% ou 0,75%, higienizando-se bem as mãos, pois se forem levadas aos olhos ou a outras mucosas, provocar-se-ia grande ardor (Seminars in Arthritis and Rheumatism June, 1994;23(6):48-52);
- ou, menos rubefaciente:
  - Boswellia serrata   10%
  - Arnica montana   5% (até 50 % sn)
  - DMSO 10%   qsp 100 g
- aplicando em massagens 3 a 4 vezes por dia.
- Caso haja necessidade, pode-se substituir a fitoterapia por diclofeneaco sódico 1 a 2%, nimesulida 2% ou ibuprofeno 4%.
- Colchicina, 0,6 mg 2 vezes ao dia para a reparação das cartilagens, o tratamento deve se prolongar por pelo menos 3 semanas e repetido depois de 15 dias, se necessário.
- Para a osteoartrite mais severa, recomenda-se a injeção intrarticular de 25 mg (0,5 mL) de ácido glicosaminoglicano polisulfúrico de 5 a 10 vezes por ano (Osteoarthritis and Cartilage 1995;3:15-23).

ARTRITE PSORIÁTICA
- Guselkumab (Tremfya®), um anticorpo antinterleucina IL-23, 100 mg SC a cada 4 semanas até a remissão, depois a cada 8 semanas.

ARTRITE REUMATOIDE
- Recomenda-se uma dieta vegetariana ou com pouca carne, que é pró-inflamatória.
- Identificar e tratar possíveis alergias alimentares.
- Zinco, 30 a 100 mg por dia.
- Cobre, 2 a 4 mg por dia.
- Selênio, 200 a 300 mcg por dia (Wolff's Law and Connective Tissue Regulation 1993;231-41).
- Tratar a hipocloridria se necessário.
- Vitamina C, 2.000 mg por dia ou até a tolerância gastrointestinal; se houver piora das dores articulares, reduzir a dose e reavaliar o estresse oxidativo (Alternative and Complimentary Therapies Jan./Feb., 1995;93-95).
- Vitamina E, 800 UI por dia (Alternative and Complimentary Therapies Jan./Feb., 1995;93-95).
- Niacinamida, 2.000 a 3.000 mg por dia, diminuindo a dose se houver náusea ou alteração das enzimas hepáticas.
- Vitamina K, 150 a 300 mg por dia.
- Bromelina, 500 a 2.000 mg às refeições.
- Gengibre (Pharmacology 1994;49:314-18).
- Condroitin e/ou glucosamina sulfato, 1.500 mg por dia.
- Ômega-6 (ácido gamalinolênico, óleos de girassol, oliva, prímula, boragem) como imunodepressor, 130 mg/kg/dia.
- Ômega-3 (óleos de peixe, linhaça, noz) como imunoestimulante 130 mg/kg/dia, até 15 g por dia.
- Manganês, 5 a 50 mg por dia.
- Silício, 5 a 30 mg por dia.
- Ácido pantotênico, 1.000 a 2.000 mg por dia.
- Cartilagens de frango, peixes ou boi (colágeno tipo II).
- Cevada, 30 a 45 g por dia.
- Sucos de abacate, cereja, dente-de-leão, melancia com vinagre de maçã (Encyclopedia of Healing Juices by John Heineman).
- Serrapeptase, 20 mg por dia, divididos em 3 ou 4 tomadas, longe do horário das refeições, destrói as placas ateroscleróticas, é fibrinolítico, fluidificante e anti-inflamatório (1 mg = 2.200 UI).
- Hidroxiprolina, L-glicina, L-glutamina, 3.000 a 6.000 mg por dia.
- Bromelina 50 mg, + pepsina 50 mg e papaína 50 mg para eliminar os imunocomplexos circulantes.
- D-fenilalanina ou D-L-fenilalanina, 15.000 mg por dia.
- Quercetina inibe a cicloxigenase, lipoxigenase e xantino-oxidase, impedindo também a lipoperoxidação do LDL-colesterol, 500 a 2.000 mg por dia.
- *Uncaria tormentosa* (unha de gato) inibe o fator de necrose tumoral alfa (TNF-alfa), 500 a 2.000 mg por dia.
- *Garcinia mangostana* (Mangoselect®) inibe a ciclo-oxigenase-2, 600 mg por dia.
- *Boswellia serrata* inibe a lipoxigenase, diminuindo a produção dos leucotrienos, 150 a 800 mg por dia.
- *Cordia verbenacea* (erva baleeira) uso tópico a 0,5% ou VO.
- *Curcuma longa* inibe tanto a lipo como a ciclo-oxigenases.
- *Harpagophytum procumbens* (garra do diabo) inibe a ciclo-oxigenase nas doses de 200 a 600 mg por dia.
- *Urtica dioica* inibe a 5-alfarredutase nas doses de 50 a 100 mg por dia e aumenta a testosterona nas doses de 200 a 300 mg por dia.
- *Arnica montana* gel tópico da tintura mãe.
- *Calêndula officinalis*, gel, anti-inflamatório, cicatrizante e antibacteriano.
- Melatonina conjugada (N-acetil-5-metoxitriptamina), 10 a 40 mg por dia, inibe a COX-2 (ciclo-oxigenase-2).
- Difosfato de cloroquina 4 mg/kg/dia, com início de ação após 3 a 6 meses de tratamento.
- Hidroxicloroquina 6 mg/kg dia, com início de ação em 2 a 4 meses.
- Metotrexate (com 1.000 mcg de ácido fólico), 7,5 a 25 mg por semana, com início de ação em 1 ou 2 meses.
- Ouro IM, 25 a 50 mg por semana, com início de ação em 3 a 6 meses.
- Ouro VO, 3 a 6 mg por dia, com início de ação em 4 a 6 meses.
- Sulfassalazina, 50 a 150 mg por dia, com início de ação em 1 a 2 meses.
- Azatioprina, 50 a 150 mg, com início de ação em 2 a 3 meses.
- D-penicilina, 250 a 750 mg por dia, com início de ação em 3 a 6 meses.
- Tratar possível amebíase com metronidazol, 2.000 mg por dia, durante 2 dias, repetindo o tratamento a cada semana por 6 semanas.
- Exercícios diários mantêm os músculos hígidos e estabilizam as articulações, diminuindo a necessidade de drogas anti-inflamatórias (Annals of Int Med 1992;116:529-34/Alternative and Complimentary Therapies Jan./Feb., 1995;93-95).
- Para uso tópico:
  - Capsaicina   0,05%
  - Salicilato de metila 10%
  - Mentol   5%
  - Cânfora   5%
  - DMSO   qsp   100 mL
- ou capsaícina em creme a 0,25% ou 0,75%, higienizando-se bem as mãos, pois se elas forem levadas aos olhos ou a outras mucosas, provocar-se-ia grande ardor (Seminars in Arthritis and Rheumatism June, 1994;23(6):48-52);
- ou, menos rubefaciente:
  - Boswellia serrata   10%
  - Arnica montana   5% (até 50% sn)
  - DMSO 10 %   qsp   100 g
- aplicando em massagens 3 a 4 vezes por dia.
- Caso haja necessidade, pode-se substituir a fitoterapia por diclofeneaco sódico 1 a 2%, nimesulida 2% ou ibuprofeno 4%.

ATRASO, DÉFICIT DE CRESCIMENTO
- Exercícios de bombeamento até a exaustão, precedidos de uma dieta isenta de carboidratos por 6 horas, o que estimula a secreção do hormônio do crescimento.
- Exemplo de exercício de bombeamento:
  - Manter-se em pé com os ombros eretos e separados,
  - então agachar-se, dobrando os joelhos, o mais baixo que puder,
  - fazer uma pausa para estabilizar esta posição e
  - dar um pulo explosivamente.
- Suco de couve-de-bruxelas (Encyclopedia of Healing Juices by John Heinerman).
- Hormônio de crescimento se necessário.

ATROFIA MOTORA OCULAR
- É uma doença ocular que atinge os músculos oculares por um defeito na produção endógena de creatinina, ocasionando perda progressiva dos campos visuais.

- Creatina 1.000 mg diariamente, dissolvidos em suco de fruta.
- Insulina, necessária para a captação da creatina pelos músculos (Sports Medicine 1994;18:268-80).

ASMA, DOENÇA PULMONAR OBSTRUTIVA CRÔNICA (DPOC), INSUFICIÊNCIA RESPIRATÓRIA

- Evitar alimentos processados, conservantes, corantes e flavorizante, em especial os sulfitos, a hidrazina e a tartrazina, esta última também rotulada como "corante amarelo 5".
- Evitar açúcar, carboidratos refinados e investigar possível alergia alimentar (Respiratory and Critical Care Med 1994;149:59-64).
- Caso o excesso de secreção seja um problema maior, alterar para uma dieta hiperproteica e hipocalórica.
- Usar sucos de agrião e nabo (Encyclopedia of Healing Juices by John Heineman).
- Preconizar uma dieta pobre em sódio, o qual aumenta a hipersensibilidade brônquica (The Lancet Feb. 4,1995;345: 296-99).
- Eliminar o mofo do ambiente (J of Allergy and Clinical Immunology 1995;95:955-61).
- Vitamina B12 IM, 1.000 a 3.000 mcg por dia, durante pelo menos 30 dias, diminuindo depois ou usando VO; funciona melhor em crianças.
- Vitamina B6, 50 a 200 mg por dia, por cerca de 5 meses para o efeito completo, a teofilina depleta a vitamina B6.
- Vitamina C até a tolerância intestinal, lembrando que a absorção máxima da vitamina C está próxima dos 1.500 mg por dose (Amer J of Clin Nutrition 1995;61(Suppl.)625S-630S).
- Vitamina E, 800 a 1.200 UI por dia.
- Tratar a hipocloridria, se presente, com cloridrato de betaína, 100 a 200 mg **às refeições** (500 mg corresponderiam a 1,1 mL de ácido clorídrico).
- Magnésio, 125 a 600 mg por dia.
- Cálcio, 1.200 mg por dia.
- Iodo, 150 mcg por dia, pode-se usar dose maior, se necessária, controlando a iodúria.
- Óleo de fígado de bacalhau, 5 a 15 mL por dia.
- Evitar o uso de ácidos graxos ômega-6 (Australian New Zealand J of Med 1994;24:727).
- N-acetil-L-cisteína, 500 a 1.200 mg por dia (Acad Sci 1963;106:298-310 /Chest May 1995;107(5):1437-41).
- Acetil-L-carnitina, 1.500 mg por dia.
- L-taurina, 3.000 mg por dia.
- Caso os sulfitos estejam presentes, usar o molibdênio, 1 a 3 mg VO por dia ou 250 a 500 mcg EV 1 ou 3 vezes por semana, considerando o balanço com o cobre e o zinco.
- Prata coloidal é útil, principalmente quando há infecções recorrentes.
- Caso o tratamento falhe, considerar possível síndrome de Heiner, que consiste em asma, anemia e intolerância ao leite de vaca (Clinical and Experimental Allergy 1995;25(Suppl. 1):25-30).
- Nosodioterapia com os alérgenos suspeitos diluída a 12 CH.
- Usar um ozonizador de ar ou, mais em conta, um Sterilair®, um aparelho para cada 20 metros cúbicos do ambiente, no ambiente doméstico ou de trabalho.
- Eliminar fogões e aquecedores a gás, assim como cobertores e acolchoados da casa dos pacientes alérgicos a ácaros, isso remove o dióxido de nitrogênio, um dos desencadeadores da alergia (The Lancet Dec. 24/31, 1994;344: 1733-36).
- Evitar os poluentes ambientais, especialmente do cigarro (The J of Resp Diseases Mar. 1995;16(3):253-66).
- Mudar-se para uma área livre de poluição do ar ou para uma zona rural de clima temperado (J of Allergy and Clin Immunology Jan. 1995;95(1/Part I):88-95 / Arch of Disease in Children 1995;72:377-87).
- Coenzima Q-10, 60 a 200 mg por dia.
- Bromelina, 3.000 a 4.000 GDU (*Gelatin Digestive Units*) por dia, dividida em 3 tomadas às refeições.
- Fosfatidilcolina 100, 500 a 3.000 mg por dia, sempre com as vitaminas B1, B6 e B12, controlando a dose com a diminuição da CPK sérica.
- *Boswellia serrata*, 100 a 800 mg por dia, divididos em 3 tomadas, inibe a lipoxigenase, leucotrienos e fator de necrose tumoral alfa (NTF-alfa).
- *Cratageus oxycantha L*, 300 a 900 mg por dia.
- *Ephedra sinica* (Ma huang), disponível em cápsulas de 350 mg do extrato, usar com cautela.
- Omalizumabe, anticorpo anti-C3 e anti-IgE (Xolair®), impede a degranulação dos mediadores inflamatórios, 150 a 375 mg por via subcutânea (SC) a cada 15 ou 30 dias, dependendo dos níveis séricos da IgE do paciente. Há risco de anafilaxia.
- Mepolizumabe, anticorpo anti-IL-5 (Nucala®), 100 mg SC a cada 30 dias, para a asma e doença pulmonar eosinofílica. Observar e tratar possíveis parasitoses.
- Quelação EV combinada com peróxido de hidrogênio.

ATAXIA DE FRIEDRICH, ESCLEROSE LATERAL AMIOTRÓFICA

- 5-hidroxi-L-triptofano, 900 mg por dia (Arch Neurology 1995;52:456-60).
- Coenzima Q-10, 200 mg por dia.
- Vitamina E, 2.100 UI por dia.
- Vitamina D, 10.000 UI por dia, elevando a dose até o nível sérico de 100 ng/mL.
- Melatonina, 36 a 72 mg por dia, até 400 mg, dividida em 4 tomadas; ou supositórios de 300 mg por dia.

AUTISMO

- Melatonina conjugada (N-acetil-5-metoxitriptamina), 10 a 40 mg por dia.
- L-metilfolato, 15.000 mcg por dia (controlando o metilfolato, a homocisteína, a metionina e a vitamina B12).
- Vitamina D3, 10.000 UI por dia, elevando a dose até o nível sérico de 100 ng/mL.
- Oxitocina SL ou intranasal, 25 UI por aplicação, aumenta a libido, diminui a ansiedade e aumenta a autoconfiança.
- Cutucar os olhos, um dos sintomas do autismo, está relacionado à hipocalcemia e remite com a suplementação de cálcio e magnésio (Autism Research Review Intl 1995;9(1):4).

AUTOIMUNE, DOENÇA
- Eliminar os metais pesados presentes, em especial o cádmio, ouro e mercúrio, não esquecendo o chumbo e o alumínio (Lupus 1194;3:449-53).
- Alimentação tendo como base o quiabo (Encyclopedia of Healing Juices by John Heinerman).
- Afastar a doença celíaca dosando a interleucina IL33/ST2 e os anticorpos antigliadina, antiendomísio, antireticulina e antitransglutaminase.

B

BABOSA
- *Aloe arborecens*, preferencialmente a *vera*.
- Apresenta atividade anticancerígena e cicatrizante, acho excelente para queimaduras e radiodermites (Prof. Dr. Guilherme Vieira Curban em informação pessoal).
- Colher no final da tarde, na penumbra, ao pôr-do-sol, depois de 5 dias sem chuva e preparar também em ambiente escuro logo após a colheita:
  – ½ kg das folhas grandes, e inteiras, da base da babosa (as mais velhas),
  – ½ kg de mel de abelha,
  – 60 mL de conhaque, pinga ou uísque, como conservante,
  – bater no liquidificador e guardar em vidro escuro, ou embrulhado, na geladeira.
  – Tomar 1 colher de sopa 3 vezes por dia, 15 minutos antes das refeições e repetir enquanto necessário.

BERBERINA CLORIDRATO, *Berberis aquifollium*, OREGON GRAPE
- Anti-inflamatório, antibiótico, antifúngico e antioxidante.
- No tratamento do diabetes, inibe a DPP4 (dipeptil-peptidase 4), à semelhança das gliptinas, e ativa o AMPK (adenosina monofosfato proteína quinase), à semelhança da metformina.
- Também para o tratamento da síndrome do intestino irritável:
  – Cloridrato de berberina, 200 mg 2 vezes por dia.
- Contraindicações: gestantes e recém-nascidos, pois pode provocar o kernicterus.

BERIBÉRI
- Pensar na possibilidade do beribéri no alcoolismo, na corticosteroideterapia crônica, no tratamento EV com altas doses de glicose e na subnutrição ou desnutrição,
- O beribéri fulminante é tratado com tiamina EV 200 mg por dia ou com bentiamina, que é a vitamina B1 lipossolúvel.

BIOTINA, INFLUÊNCIA NO LABORATÓRIO DE ANÁLISES CLÍNICAS
- A biotina pode provocar resultados falsos, tanto elevados como diminuídos.
- Esta interferência depende do tipo do imunoensaio.
- O grau desta discrepância depende do nível de biotina presente em cada análise.
- O limiar da interferência é considerado a concentração de biotina que altera os resultados para mais ou menos de 10%.
- Os resultados falsamente elevados ocorrem nos imunoensaios competitivos, os falsamente diminuídos aparecem nos não competitivos.

Níveis de biotina que alteram os resultados em mais ou menos 10%		
Ensaio	Nível de biotina em ng/mL	Interferência
ACTH	60	Falsamente diminuído
AFP	60	Falsamente diminuído
Anti-TPO	10	Falsamente aumentado
Ca 125	35	Falsamente diminuído
Ca 15-3	100	Falsamente diminuído
Ca 19-9	100	Falsamente diminuído
CEA	120	Falsamente diminuído
CK-MB	30	Falsamente diminuído
Cortisol	30	Falsamente aumentado
Peptídio-C	60	Falsamente diminuído
DHEA / SDHEA	30	Falsamente aumentado
Estradiol	36	Falsamente aumentado
Ferritina	50	Falsamente diminuído
Folato	21	Falsamente aumentado
FSH	60	Falsamente diminuído
Hep Bc IgM	150	Falsamente diminuído
HCG gestacional	80	Falsamente diminuído
Insulina	60	Falsamente diminuído
LH	50	Falsamente diminuído
Procalcitonina	30	Falsamente diminuído
ProBNP	30	Falsamente diminuído
Progesterona	30	Falsamente aumentado
Prolactina	40	Falsamente diminuído
PSA-L	30	Falsamente diminuído
PSA-T	60	Falsamente diminuído
PTH	50	Falsamente diminuído
Rubéola IgG	50	Falsamente diminuído
T3	10	Falsamente aumentado
T4	100	Falsamente aumentado
T3L	70	Falsamente aumentado
T4L	20	Falsamente aumentado
Testosterona	30	Falsamente aumentado
Tiroglobulina	5	Falsamente aumentado
Toxoplasmose IgG	60	Falsamente diminuído
Troponina T	50	Falsamente diminuído
TSH	25	Falsamente diminuído
Captação T	40	Falsamente aumentado
Vitamina B12	50	Falsamente aumentado
Vitamina D	30	Falsamente aumentado

BRONQUITE

- Iodeto de potássio, 150 mcg por dia, caso se necessite de doses maiores para a profilaxia de infecções dosar a iodúria, para evitar o excesso.
- N-acetil-L-cisteína, 500 a 1.000 mg por dia (Acad Sci 1963;106:298-310/Chest May 1995;107(5):1437-41).
- Vitamina C EV, 50.000 mg em 500 mL de água destilada para correr em 1 hora.
- Sucos de agrião, nabo, amora preta, tâmara, figo, alface (Encyclopedia of Healing Juices by John Heineman).
- Usar um ozonizador de ar ou, mais em conta, um Sterilair®, um aparelho para cada 20 metros cúbicos do ambiente.

BURSITE

- Vitamina B12 IM, 1.000 a 3.000 mcg por dia durante 14 dias e diminuir a dose conforme a melhora.
- Tratar a hipocloridria, se presente, com cloridrato de betaína, 100 a 200 mg **às refeições** (500 mg corresponderiam a 1,1 mL de ácido clorídrico).
- DMSO com vitamina E topicamente.

C

CÃIBRAS

- Magnésio, 500 mg por dia (Amer J of Ob and Gyn 1995;173:175-80).

CÂNCER

- Marcadores de câncer:
  - Hemograma: caso a relação neutrófilos / linfócitos for maior do que 3 suspeitar de ca.
  - Marcador tumoral colorretal: M2-PK (piruvato quinase M2).
  - Marcadores de hiperestrogenismo podem ser a hiperdensidade das mamas à mamografia e a hipermineralização óssea na densitometria ou osteossonografia.
- No câncer do colo uterino proceder ao teste de E6/E7 na secreção vaginal, uma proteína secretada pelo HPV (vírus do papiloma humano) que inibe a proteína p53, predispondo à oncogênese.
- A dieta deve ser exclusivamente fresca, com alimentos crús, rica em vegetais e frutas, usando a soja como fonte de proteína e hipocalórica.
- Cartilagens de boi, frango, peixe, 10 a 15 g por dia.
- Evitar gordura animal, carne vermelha e lácteos (Oncology 1992;49:246-52).
- Chá de Essiac, feito com raiz de bardana (*Arctium lappa*), raiz de ruibarbo turco (*Rheum palmatum L*), raiz de azedinha de ovelha (*Rumex acetosella*), casca de olmo escorregadio (*Ulmus rubra*).
- Chá de iscador ou visco (*Viscum álbum*).
- Chá de pau d'arco (*Tabebuia Impetiginosa*).
- Evitar o uso da glutamina que estimula a mitogênese.
- O cobre pode estimular a angiogênese.
- O ácido fólico é capaz de aumentar o crescimento tumoral.
- N-acetil-L-cisteína 200 a 1.800 mg por dia (European J of Cancer 1995;31A(6):921-23 / J Cell Biochem 1992;161(Suppl.):1-72).

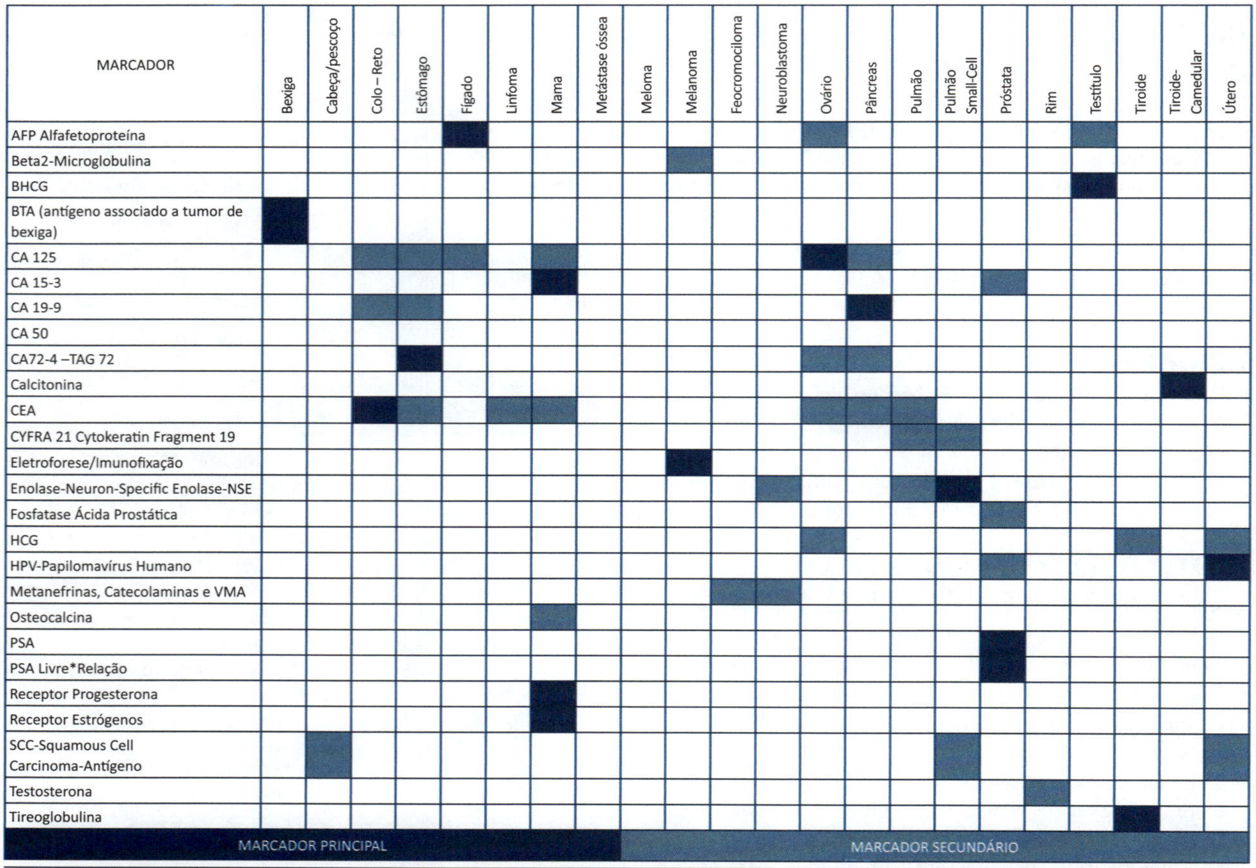

Figura 2 – Marcadores de câncer.

- DHEA, levar a um nível um pouco superior ao normal.
- Ácido retinoico 500 mg por dia.
- Vitamina B6 2.000 mg por dia.
- Vitamina B1, especialmente quando a dor estiver presente, 100 a 300 mg por dia.
- Vitamina C, 4.000 a 20.000 mg por dia, em doses fracionadas.
- Vitamina D3, 50.000 UI por dia, controlando o PTH, cálcio, fósforo e magnésio.
- Vitamina E transforma o estrógeno oncogênico na sua forma anticarcinogênica, o estriol.
- Ômega-3, EPA e DHA (In Vivo 1994;8:371-74/European J of Cancer Prevention 1995;4:329-32/Cancer Detection and Prevention 1995;19(5):415-17/Clinical Pearls News, Nov.-Dec. 1995, Vol. 5, No.11-12).
- Evitar o ácido linoleico (Clinical Pearls News, Nov.-Dec. 1995, Vol. 5, No.11-12).
- A L-lisina, a L-prolina e a vitamina C inibem a colagenase, diminuindo a possibilidade do aparecimento de metásteses.
- A L-arginina aumenta a defesa imunológica, 6.000 mg por dia (J of Parenteral and Enteral Nutrition 1995;19(3):227-230).
- Licopeno, 10 a 100 mg por dia.
- Resveratrol, 100 mg por dia, também inibe a aromatase.
- Coenzima Q-10, 300 a 600 mg por dia.
- A beta-1-3-glucana, da parede celular do *Saccharomyces cerevisae*, estimula a fagocitose de macrófagos e é também antioxidante, inibindo e até regredindo tumores, tem ação antibiótica, antiviral e antimicótica, além de diminuir o LDL-colesterol. Pode ser usada por VO, 500 mg por dia (Epicor®), como suplemento alimentar, ou EV, ou intralesional.
- Inositol diminui a agregação plaquetária, modula a insulina, diminui a cristalização do oxalato, melhora a esteatose hepática, é antioxidante, anticancerígeno e recupera receptores de serotonina nas doses de 10.000 a 18.000 mg. Dose habitual é de 200 a 500 mg. O lítio diminui a ação do inositol, mas não o contrário.
- Germânio sesquióxido até 2.000 mg por dia, aumenta o estresse oxidativo da célula tumoral.
- Selênio em dose subtóxica para induzir a apoptose, 300 a 1.000 mcg por dia.
- Amigdalina, presente nas sementes e amêndoas, provoca a apoptose da célula neoplásica pela sua metabolização em cianida dentro do tumor. Comer amêndoas de damasco, de pêssego, de ameixa, de cereja, a própria e conhecida amêndoa, e sementes de maçã, pera, laranja etc.
- *Agnus castus* é antagonista da prolactina semelhante à bromocriptina, 50 mg por dia chegam a diminuir o prolactinoma.
- *Punica granatum* (romã), tomar o suco da fruta inteira diminui a interleucina IL-1-beta, é um potente analgésico.
- Açafrão da terra (*Curcuma longa*), gengibre e pimenta do reino, misturar 1 colher de chá de cada um e tomar diariamente.
- Chá-verde, pelas catequinas.
- Sucos de damasco, beterraba, couve, repolho e outras crucíferas, uva, trigo e cevada (Encyclopedia of Healing Juices by John Heineman).
- Melatonina conjugada (N-acetil-5-metoxitriptamina), 10 a 40 mg por noite.
- *Silybum marianum*, silimarina, 80 mg por dia, ou 420 a 800 mg por dia quando necessitar hepato e nefroproteção.
- eolita clinopitilolita, 500 mg a 1.000 mg por dia, em jejum, com água, até 10 g por dia se necessário.
- *Dinosa muscipara*, uma planta carnívora, prepara-se com um terço do suco da planta, um terço de álcool de cereais (ou uma bebida destilada) e um terço de água, ingerir 60 gotas 5 vezes por dia. Provoca febre e mal-estar (hipertermia).
- *Momordica charantia fructus*, melão-de-são-caetano, 6.000 mg por dia, também abaixa a glicemia e o colesterol.
- O cloreto de césio eleva o pH tumoral, assim como também o potássio e o lítio.
- Somatostatina, um inibidor da somatotrofina, até 3 mg em 10 mL de solução fisiológica, sob bomba de infusão SC em 10 horas. Deve ser acompanhada de orientação nutricional e, se necessário, associar 0,25 mg de ACTH, glucosamina, galactosaminoglucoroglicano-sulfato (Matrix®) e ciclofosfamida.
- Sulfato de hidrazina (Nutrition and Cancer 1987;9:59-66).
- Imunoterapia: BCG, interferon, vacina de Coley (*Streptococcus pyogenes* e *Serratia marcescens*) e terapia pela cânfora.
- Enzimoterapia, enzimas de origem vegetal ou animal 5 vezes por dia, a partir das 2 horas da manhã (Enzymes Therapy by M. Wolf, Vantage Press, N.Y., 1972 / Oncology 1990;475:47).
- Com relação ao câncer de pele, evitar a exposição solar intensa (Lupus 1995;4:172-174), usar antioxidantes antes da exposição, em especial o betacaroteno e o ácido retinoico podem ser usados topicamente.

CANDIDÍASE, MONILÍASE
- O paciente deve seguir uma dieta hipocalórica de baixo índice glicêmico, ou nada do que vai a seguir lhe servirá.
- Óleo de orégano, em emulsão, 50 mg por dia.
- Óleo de alho, 3.000 a 4.000 mg por dia.
- Ácido undecilênico (Thorne SF722®), um ácido graxo derivado da mamona com propriedade antisséptica, 1.500 mg por dia.
- Ácido caprílico, 100 mg 3 vezes por dia.
- Ozonioterapia EV, via retal ou peróxido de hidrogênio EV.
- *Saccharomyces cerevisae*.
- *Lactobacillus acidophillus*.
- Iogurte caseiro ou kefir.
- Nosódio de *Candida albicans* 6, 12 ou 30CH.
- Peróxido de magnésio, MgO_2, (Oxy-Cleanse®) 8 a 10 cápsulas por dia.
- Nistatina, 500.000 UI 4 vezes por dia durante 10 dias, não é absorvida pela mucosa gastrointestinal.
- Se houver infecção sistêmica, tratar com fluconazol, 200 mg 2 vezes por dia por 10 dias.
- Tratar a hipocloridria, se presente, com cloridrato de betaína 100 a 200 mg **às refeições** (500 mg corresponderiam a 1,1 mL de ácido clorídrico).
- Investigar intoxicação por mercúrio e tratar, se presente.
- Suco de groselha, framboesa, tomate (Encyclopedia of Healing Juices by John Heinerman).

CAQUEXIA, DESNUTRIÇÃO, KWASHIOKOR
- Índice de Risco Nutricional:
- IRN = (1,519 × albumina plasmática em g/dL) + (41,7 × [peso atual ÷ peso usual])
- IRN menor do que 83,5 = desnutrição grave e sobrevida extremamente comprometida.
- IRN entre 83,5 e 97,4 = desnutrição moderada ou sobrevida comprometida.
- IRN entre 97,5 e 100 = desnutrição leve ou sobrevida pouco comprometida.
- IRN maior do que 100 = bom estado nutricional e boa sobrevida.

CARDIOVASCULAR, DOENÇA
- Dieta sem gordura animal, de baixa caloria, com relação de proteínas para carboidratos de 7 para 10, em termos de kilocalorias.
- Usar óleo de oliva extravirgem, mais resistente à oxidação.
- Levar uma vida sem distresse.
- Praticar exercícios aeróbicos após uma dose de 800 a 1.200 UI de vitamina E.
- Prescrever uma fórmula antioxidante.
- Complexo B.
- Dosar a homocisteína e tratar a hiper-homocisteinemia com as vitaminas B12, B6 e B9 (Family Practice News Oct. 15, 1994, p.7 / Amer J of Cardiology 1995;75:132-6).
- Dosar a lipoproteína-A; se elevada, tratar com vitamina C té a máxima tolerância intestinal e com L-prolina, 4.000 mg por dia (J of Orthomolecular Med 7:153-62(1992e)).
    - A LPA normalmente não normaliza, servindo como um marcador familiar do risco cardiovascular, juntamente com a homocisteína, o fibrinogênio e a proteína C-reativa.
- Dosar os triglicérides, o colesterol e frações e, se necessário, tratar apenas com dieta e vitaminas (ver adiante).

CARNITINA
- No tratamento da obesidade, diabetes, hipercolesterolemia, hipertrigliceridemia, depressão, infarte agudo do miocárdio, acidente vascular cerebral, angina, esporte etc.
- Acetil-L-carnitina, 1.000 a 4.000 mg por dia, preferencialmente EV porque a biodisponibilidade oral é de apenas cerca de 15%.

CARPO, SÍNDROME DO TÚNEL DO
- Piridoxal-5-fosfato, 300 mg por dia (doses menores não funcionam), alivia o edema no túnel (*Cortlandt Forum* June 1994;76/76-14).

CASPA, SEBORREIA
- Ácido salicílico   4 g
- Resorcina   4 g
- Glicerina   5 mL
- Álcool 96 GL   120 mL
- Água destilada   120 mL
    - Resorcina para cabelos escuros.
    - Para cabelos claros, substituir a resocina por hidrato de cloral.
    - Para cabelos secos, adicionar óleo de rícino, 2 a 5 mL.

CATARATA
- Dieta rica em frutas e vegetais (Amer J of Clin Nutrition 1995;62(suppl.):1439S-47S).
- Sucos de uva do monte ou uva integral, com casca e semente (Encyclopedia of Healing Juices by John Heinerman).
- Multivitamínicos e minerais (Amer J of Clin Nutrition 1995;62(suppl.):1439S-47S).
- Vitamina C é essencial por ser hidrossolúvel no humor vítreo, 4.000 a 6.000 mg por dia (Amer J of Clin Nutrition 1995;62(suppl.):1439S-47S).
- Vitamina E, 400 a 800 UI por dia (Amer J of Clin Nutrition 1995;62(suppl.):1439S-47S).
- Licopeno, 20 a 100 mg por dia.
- Luteína, 6 a 30 mg por dia.
- Zeaxantina, 6 a 30 mg por dia.
- Resveratrol, 100 mg por dia.
- Betacaroteno, 30 mg (50.000 UI) por dia (Amer J of Clin Nutrition 1995;62(suppl.):1439S-47S).
- Zinco, 60 mg por dia. Cobre, se necessário para equilibrar o zinco.
- Selênio, 200 a 400 mcg por dia. Cromo se necessário.
- N-acetil-cisteína, 2.000 mg por dia.
- L-glicina, 500 mg por dia.
- L-glutamina, 500 a 2.000 mg por dia.
- Vitamina A, 10.000 a 50.000 UI por dia por 2 meses, depois 10.000 a 25.000 UI por dia.
- Vitamina B2, 25 a 50 mg.
- Quercitina, 1.500 mg por dia.
- Flavonoides outros, 100 mg por dia.
- Picnogenol (casca do *Pinnus pinaster*), 100 a 200 mg por dia.
- Melatonina, 5 a 75 a 3.000 mg por dia.
- DMSO 99,5%, tomar 5 a 16 mL por dia.

CELÍACA, DOENÇA
- Anticorpos antigliadina, antiendomísio, antirreticulina e antitransglutaminase.
- Interleucina IL33/ST2.
- Sucos de tâmara, figo, ervilha (Encyclopedia of Healing Juices by John Heinerman).
- Dieta sem glúten por toda a vida.
- Evitar trigo, centeio, cevada, aveia (The Practitioner Oct.1994; 238:687-91).
- Pesquisar câncer do trato gastrointestinal, que está presente em 5% dos casos (The Practitioner Oct.1994;238:687-91).
- Tratar a anemia e as deficiências nutricionais associadas a esta doença.

CÉREBRO, FUNÇÃO CEREBRAL
- DHEA, 25 a 50 mg por dia.
- Vitamina B12, em pulsos, 1 ou 2 vezes por mês, para melhorar o rendimento cerebral.
- Vitamina B12, IM 1.000 mcg por dia, durante 6 semanas.
- Ácido fólico, IM 2.500 mcg por dia, durante 6 semanas.
- Complexo B, IM 1 mL por dia, durante 6 semanas.
- Multivitamínico e minerais.
- Codergocrina (Hydergine®), 6 a 9 mg por dia.
- Selegilina, 10 mg por dia.
- Fenitoína, 100 mg por dia.
- Coquetel de Myers diluído em água destilada, infundindo lentamente EV:
    - Cloreto de magnésio hexa-hidratado a 20%   1 a 5 mL,
    - Gluconato de cálcio a 10%   1 a 3 mL
    - Hidroxicobalamina   1.000 mcg
    - Hidrocloridrato de piridoxina   100 mg
    - Ácido pantotênico   250 mg
    - Complexo B   1 mL
    - Vitamina C   888 a 4.440 mg
- *Gingko biloba*, 120 mg por dia, durante pelo menos 3 meses antes de reavaliar (Advances in Ginkgo biloba Extract Research 1995;4:141-149).
- Fosfatidilserina, 300 mg por dia.
- Acetil-L-cisteína, 1.000 a 2.000 mg por dia.
- DMAE, 250 a 500 mg por dia.

CERVICAL, DISPLASIA DO COLO DO ÚTERO
- Vitamina C, 500 a 3.000 mg por dia.
- Betacaroteno, 25.000 UI por dia.
- Vitamina A, 75.000 UI por dia durante 2 meses, ou até a melhora do quadro; depois, 25.000 UI por dia, como manutenção.
- Ácido fólico, 50.000 mcg por dia até a normalização do quadro.
- Aquasol-A®, palmitato de retinol hidrossolúvel, 50.000 UI, injetar 1 mL em cada quadrante do colo uterino.
- Caso nada disso resolva, então remover ou cauterizar.

CHUMBO, INTOXICAÇÃO
- Vitamina C até a máxima tolerância intestinal.
- Tiamina, 200 mg por dia.
- Zeolita clinopitilolita, 500 mg a 1.000 mg dia, em jejum com água, até 10.000 mg por dia se necessário.
- Quelação com EDTA.

CIATALGIA
- Hidroxicobalamina, 1.000 mg/mL IM, 1 a 3 mL por dia, durante 14 dias; depois, diminuir a dose conforme a melhora.
- Tiamina IM, 50 mg por dia, durante 14 dias; depois, diminuir a dose conforme a melhora, ou bentiamina, que é a tiamina lipossolúvel.
- Ácido fólico, 10.000 mcg por dia
- Etna®, ribonucleotídeos pirimidínicos, citidina 2,5 mg e uridina 1,5 mg com 1 mg de vitamina B12, 1 a 2 cápsulas 3 vezes dia. Também pode ser usado IM, mas com lidocaína.
- Sucos de folhas de mostarda (Encyclopedia of Healing Juices by John Heinerman).

Cimicifuga racemosa, BLACK COHOSH
- Rica em isoflavonas, daizeína, genisteína e formononetin, na forma metilada e mais disponíveis do que as da soja, que dependem da biota intestinal. Apresentam efeito estrogênico.
- A acteína, também presente, tem efeito anti-hipertensivo.
- Os ácidos ferúlico e isoferúlico têm ação anti-inflamatória.
- Melhora a dislipidemia e aumenta a serotonina.
- Doses do extrato seco: 40, 200, 500, 1.000 ou 2.000 mg por dia.

CISTITE, INFECÇÃO URINÁRIA, NEFROPATIA, NEFRITE
- Para a prevenção da cistite:
  - beber muita água, 8 copos por dia;
  - urinar após o intercurso sexual;
  - beber 250 mL de suco de oxicoco (*cranberry*) puro, sem água.
- Para o tratamento da cistite:
  - beber muita água, 8 copos por dia e
  - beber 250 mL de suco de oxicoco (*cranberry*) puro, sem água.
- D-Manose, um açúcar não digerível, inibe a fixação da *Escherichia coli*.
- L- Arginina 500 a 2.000 mg por dia.
- Antisséptico urinário:
  - *Camphora monobromata*   20 mg
  - Methenaminium   50 mg
  - *Malvae purpureae fructus*   250 mg
    » Tomar de 6 a 9 doses por dia.
- A *uva ursi* também é um bom antisséptico urinário, contra o estafilococo e as colibactérias, 500 mg 2 a 4 vezes por dia.
- *Vaccinium macrocarpon*, o *cranberry* ou oxicoco, é outro antisséptico urinário na dose de 1.000 mg por dia.
- Sucos de mirtilo, framboesa, maracujá, além do oxicoco (Encyclopedia of Healing Juices by John Heinerman).
- Quando a nefropatia estiver instalada:
  - Eliminar o leite e laticínios da dieta, bem como o trigo e os ovos; com uma alimentação com o mínimo de proteínas necessárias.
  - Vitamina C, 500 a 1.000 mg por dia.
  - Óleo de peixe, 12.000 mg por dia.

CLAUDICAÇÃO INTERMITENTE
- Acetil-L-carnitina, 500 a 4.000 mg.
- Policosanol, derivado do própolis, 5 a 100 mg por dia.
- Vitamina E, 800 a 2.400 UI por dia, por pelo menos 120 dias, que é o tempo de vida dos eritrócitos.
- Capsaicína, ou pimenta caiena, 2 a 6 cápsulas or dia.
- *Gingko biloba*, 80 a 240 mg por dia.
- Quelação.

COLAGENOSES, DOENÇAS REUMÁTICAS
- FAN é inespecífico e o pontilhado fino, em geral, pode ser considerado normal.
- **No lúpus eritematoso sistêmico (LES):**
  - Anti-DNA nativo é positivo em 40% dos pacientes (sensibilidade).
  - Anti-P-ribossomal é positivo em 10 a 15% dos pacientes.
  - Antinucleossomo é positivo em 60 a 70% dos pacientes.
  - Anti-Sm é positivo em 15 a 30% dos pacientes.
- **No LES e na síndrome de Sjöegren:**
  - Anti-SS-A/Ro aparece em 30% dos pacientes lúpicos e também pode ser positivo na esclerose sistêmica, na poliomiosite e na cirrose hepática.
  - Anti-SS-B/La é positivo em 15% dos pacientes lúpicos.
- **Na esclerodermia (ou esclerose sistêmica):**
  - Anti-Scl-70, anti-DNA topoisomerase, é positivo em 20 a 30% dos pacientes.
  - Fibrilarina, nucleolar, é positivo em 8 a 10% dos pacientes.
- **Na polimiosite e na dermatomiosite:**
  - Anti-Jo-1 é positivo em 25% dos pacientes.
  - Anti-Mi-2, específico da dermatomiosite, é positivo em 20% dos pacientes.
  - Anti-RNP é positivo na doença mista do tecido conetivo, quando os títulos são maiores do que 1:1.600.
- **Granulomatose de Wegener:**
  - ANCA-C, anticorpo anticitoplasma de neutrófilo, o padrão citoplasmático tem especificidade de 99%, porém a sensibilidade depende da severidade da doença.
  - Antiproteinase 3, anticitoplasmático, é positivo em 80 a 90% dos pacientes.
- **Poliangeíte:**
  - Antimieloperoxidase é positivo em 50% dos pacientes.

COLECISTITE AGUDA, COLELITÍASE, LITÍASE BILIAR

- Afastar alergias alimentares.
- Vitamina C, 3.000 mg por dia.
- Lecitina, 500 a 1.000 mg por dia.
- Óleo de linhaça, 3.000 a 5.000 mg por dia.
- Iodo, os americanos recomendam de 200 a 300 mg por dia, acho demasiado e necessita de controle pela iodúria, dificilmente uso mais do que 150 **mcg**.
- Taurina, 1.000 mg por dia.
- Betaína cloridrato, 100 a 300 mg às refeições para sintomas leves, até 10 g por refeição se necessário (500 mg corresponderiam a 1,1 mL de ácido clorídrico).
- Rowachol®, uma mistura dos terpenos:
    - Pinenos A e B   17 mg
    - Canfeno   5 mg
    - Cineol BPC   2 mg
    - Mentona   6 mg
    - Mentol BP   32 mg
    - Borneol   5 mg
    - Azeite de oliva qsp   1 cápsula
        » Tomar 1 ou 2 cápsulas às refeições, 3 vezes por dia.
- Quando os cálculos estão presentes:
    - Sucos de amora preta, cerefólio, salsão, funcho (erva doce), batata (Encyclopedia of Healing Juices by John Heinerman).
    - Para a catarse das pedra biliares, seguir este procedimento:
        1. Por 3 dias, uma dieta exclusiva de frutas e vegetais, o que fará a vesícula se encher de bile.
        2. No 4º dia, antes de se deitar, tomar 60 mL de azeite de oliva extravirgem com 60 mL de sumo puro de limão, o que estimula a contração da vesícula.
        3. Deitar sobre o lado direito do corpo.
        4. No 5º dia, novamente, tomar 60 mL de azeite de oliva extravirgem com 60 mL de sumo puro de limão e deitar-se sobre o lado direito.
        5. No 6º dia, tomar 120 mL de azeite de oliva extravirgem com 120 mL de sumo puro de limão e deitar-se sobre o lado direito.
        6. No 7º dia, pela manhã, fazer um enema com 1 litro de café forte, sem açúcar; então procurar pelas pedras, se a curiosidade for tanta.

COLESTEROL, DISLIPIDEMIA, CHITOSAN

- Lipoproteína-A tem ação semelhante à do plasminogênio.
- Apo-lipoproteína-A1 é indicador do HDL-colesterol.
- Apo-lipoproteína-B é indicador do LDL-colesterol.
- A razão ApoB:ApoA deve estar entre 0,2 e 0,95.
- Muitos pesquisadores creem que os níveis de colesterol não são tão importantes quanto a relação LDL:HDL (menor do que 3), o importante é restringir a lipoperoxidação.
- Dosar anticorpo Anti-LDL-oxidado:
    - normal até 25 U/mL,
    - indeterminado entre 25 e 39 U/mL,
    - positivo se maior do que 30 U/mL.
- A dieta deve ser restrita em gorduras animais e frituras, com grande ingestão de proteínas vegetais, como soja, ervilha e feijões (Amer J of Clin Nutrition 1995;62:81-6) .
- Usar o óleo de oliva extravirgem como fonte de ácidos graxos (Arteriosclerosis 1995;117:25-32).
- A dieta vegetariana estrita recomenda não usar sal, açúcar, cafeína e álcool; com muito alho, cebola, farelo de aveia, proteína de soja, cenoura, levedura de cerveja com alto teor de cromo e broto de alfafa; não comer produtos de origem animal, a exemplo de carne, leite e derivados, ovos e incluir fibras como a pectina, o *psyllium* e a goma-guar.
- Sucos de maçã, abacate, couve, repolho (Encyclopedia of Healing Juices by John Heinerman).
- Exercícios aeróbicos e de fortalecimento muscular.
- Vitamina C, 3.000 a 4.000 mg por dia, ou até a tolerância intestinal (Journal of Orthomolecular Medicine 6:125-134).
- Bioflavonoides que previnem a oxidação do LDL, como o *Crataegus laevigata*, 200 mg por dia.
- Sitosterol, 1.000 mg por dia.
- Vitamina E, 400 a 2.400 UI por dia, inibe a proliferação muscular sob a placa aterosclerótica.
- Lecitina, 1.000 a 3.600 mg por dia.
- Ácido nicotínico e niacina, 1.000 a 3.000 mg por dia.
- Niacinamida ou inosito-hexaniacinato, 100 a 4.000 mg por dia. Em dose alta, monitorar a função hepática (Postgraduate Medicine August 1995;98;(2):185-93).
- A vitamina B3 aumenta o HDL-colesterol, diminui a Lpa e aumenta a TGO, TGP, glicemia e uricemia.
- Óleo de peixe, 1.000 a 10.000 mg por dia.
- Ácido pantotênico, 900 mg por dia (Nefrologia 1995;(15)1: 68-73).
- Cromo, 400 mcg por dia.
- Magnésio, 800 mg por dia.
- L-arginina, 6.000 mg por dia (J of Parenteral and Enteral Nutrition 1995;19(3):227-230).
- L-prolina, 4.000 mg por dia, libera a lipoproteina-A da placa aterosclerótica e previne novo depósito,
- Óleo de alho, 1.000 a 4.500 mg por dia.
- Herboterapia: *Panax ginseng*, *Siberian ginseng*, *Commiphora mukul*.
- Canela, 1.000 a 6.000 mg por dia. *Cinnamomum zeylanicum verum* – contém cumarina 0,005 a 0,090 mg / g);a *Cinnamomum cassia* contém 0,10 a 12,18 mg/g. Dose máxima de cumarínicos = 50 mg/50 kg.
- Resveratrol ,100 mg por dia.
- Policosanol, do própolis, diminui o LDL, aumenta o HDL e é antiagregante plaquetário nas doses de 20 a 100 mg por dia. Como antiagregante plaquetário, 20 mg corresponde à ação de 100 mg do AAS.
- Licopeno, para diminuir o LDL, 60 a 100 mg por dia.
- Coenzima Q-10, também fortalece o miocárdio, 200 mg por dia.
- Urucum (*Bixa orellana*), 20 sementes batidas em 1 litro de água e tomadas no decorrer do dia.
- Girassol, 20 g por dia, misturado às refeições.
- Cacau em pó desengordurado (*Theobroma cacao*), rico em polifenóis e catequinas, 2.000 mg por dia.
- DHEA, 25 a 50 mg por dia, ou testosterona 35 mg, diminuem o LDL e elevam o HDL.
- *Opuntia fícus indica foliorum* (folhas), NeOpuntia®, inibe a absorção de gorduras, adsorvendo-as, 1 a 2 g às refeições.

- Quitosana (Chitosan®) é a quitina de crustáceos, adsorvente de gorduras no intestino. Adsorve metais pesados e cloretos e, assim, tem também efeito anti-hipertensivo. Não é absorvida, aumentando o bolo fecal. Aparentemente não interfere na absorção de minerais nutrientes.
- *Momordica charantia* – folius 180 mg, tallus 50 mg, florais 10 mg e lactose qsp 250 mg (Balchet ® cáp 250 mg), 1 a 2 cápsulas 3 vezes por dia, para diabetes, hipercolesterolemia e artrite reumatoide.
- *Oryza sativa* (arroz selvagem asiático ou arroz vermelho) fermentada por *Monascus purpureus* (Monaless® = cp 600 mg) tem ação semelhante às estatinas 1.200 a 2.400 mg por dia.
- Ácido bempedoico inibe a ATP-citratoliase, 180 mg por dia.
- Atorvastatina 10 a 80 mg por dia, sempre com a coenzima Q-X 50 mg e antioxidantes.
  - Lovastatina, 20 a 80 mg por dia,
  - Sinvastatina, 5 a 80 mg por dia,
  - Pravastatina, 10 a 40 mg por dia,
  - Fluvastatina, 20 a 80 mg por dia,
  - Cerivastatina, 0,2 a 0,8 mg por dia.
  - Rosuvastatina, 10 a 20 mg por dia.
    » sempre com controle da CPK, pelo risco de rabdomiólise.
- As estatinas diminuem o LDL-colesterol em 60%.
- O probucol inibe a absorção intestinal do colesterol nas doses entre 500 e 1.000 mg por dia e baixa o LDL em 10%.
- Colestiramina é uma resina de troca iônica que aumenta a excreção fecal de bile, inibe a absorção do LDL e eleva o nível do VLDL-colesterol, causa diarreia. Usada nas doses de 12 a 32 g por dia.
- Os ácidos graxos ômega-3 diminuem o VLDL e elevam o LDL.
- Os fibratos diminuem o VLDL.
- Mipomersen (Kynamro®) é um anticorpo anti-mRNA, 200 mg SC por semana, com controle mensal das TGO, TGP, fosfatase alcalina e bilirrubinas.
- Inclisiran SC, 300 mg a cada 3 meses, inibe a *protein convertase suntilisim*/kexin tipo 9 (PCSK9).
- L-tiroxina.

COLITE ULCERATIVA, RETOCOLITE ULCERATIVA, DOENÇA INTESTINAL INFLAMATÓRIA, SÍNDROME DO CÓLON IRRITÁVEL, DOENÇA DE CROHN
- Dosar interleucina IL33/ST2.
- Dosar calprotectina fecal (marcador de inflamação intestinal).
- Verificar possível alergia alimentar, em especial trigo, laticínios, café (Lancet 1982;2:1115-7/Gut 1989;30:1099-1104).
- Suco de ervilha, melão, nectarina (Encyclopedia of Healing Juices by John Heinerman).
- Evitar açúcar e carboidratos refinados.
- Nos surtos agudos, usar açúcares simples, aminoácidos e ácido graxos poli-insaturados (Family Practce News Mar. 1, 1994;7).
- Como prevenção, deve-se evitar o uso de antibióticos; se indispensáveis, usá-los em dose e tempo suficientes para erradicar o agente infeccioso.
- A doença de Crohn pode ser causada pelo tratamento inadequado das infecções pelas colibactérias.
- Nos últimos 60 anos, a prevalência da doença do Crohn tem se alastrado paralelamente ao uso de antibióticos (Hepato-Gastroenterology Dec.1994;41(6):549-51).
- Também deve-se evitar o uso de anticoncepcionais hormonais na doença de Crohn (Amer J of Epidemiology 1994;140(3):268-78).
- Verificar e tratar a hipocloridria, se presente, com cloridrato de betaína, 100 a 200 mg **às refeições** (500 mg corresponderiam a 1,1 mL de ácido clorídrico).
- Enzimas digestivas, como as sugeridas em capítulo anterior.
- Ácido paraminobenzoico, 2.000 mg 4 vezes por dia.
- L-glutamina, 1.500 mg por dia.
- Glutation, 100 a 3.000 mg por dia (Biochem Med and Metabolic Bio 1994;53:87-91).
- Vitamina A, 100.000 UI por 3 dias porque, nos casos agudos, a produção da proteína transportadora do retinol, pelo fígado, está diminuída, ainda que esteja pleno o nível de vitamina A.
- Vitamina E, 800 UI por dia.
- Zinco 90 mg por dia, até 600 mg se necessário, balanceado com o cobre e o molibdênio (JAMA Oct. 26,1995;272(16): 1233-4).
- Cobre 2 a 3 mg por dia, dependendo do zinco.
- Óleo de peixe, 3.000 a 6.000 mg por dia (Digestive Disease and Sciences Apr. 1995;40(4):834-52/World Review of Nutrition and Diet, Basel, Karger, 1994;76:143-5).
- Zeolita clinopitilolita, 500 a 1.000 mg por dia, em jejum, com água, até 10 g por dia se necessário.
- Extrato de semente de uva, 1.000 mg por dia (observar ototoxicidade em doses maiores).
- Resveratrol, 100 mg por dia.
- Extrato de *Echinacea purpurea*, 1.000 mg por dia.
- Lactobacilos.
- *Thymus vulgaris*, antisséptico intestinal (estafilo e colibac), adstringente, fungicida, vermífugo (oxiúrus, tênia, tricocéfalo); 500 a 1.000 mg por dia.
- *Boswellia serrata* inibe a lipoxigenase e, portanto, a síntese de leucotrienos. Na doença de Crohn, assemelha-se à mesalazina, 150 a 800 mg por dia.
- Melatonina conjugada (N-acetil-5-metoxitriptamina), 10 a 40 mg por dia, à noite, ao se deitar.
- BIOintestil® = *Cymbopogon martinii* com geraniol e gengibre (*Zingiber officinale* Roscoe), para o controle da disbiose e da flatulência, 600 mg 3 vezes ao dia durante 1 mês e, depois, 600 mg por dia.
- Óleo de menta (*Mentha piperita*), 3.000 a 6.000 mg por dia (Br Med J Oct. 6,1979:835).
- DHEA, 25 a 50 mg por dia.
- Enema com butirato.
- Nicotina transdérmica (Mayo Clinic Proceedings 1994;69:425-9 / New Eng J of Med Mar. 24, 1994;330(12):811-5).

CONJUNTIVITES
- Para conjuntivites, em geral, usar colírio da TM da *Euphrasia officinalis* a 5%.
- Para blefarites, lavar os olhos com:
  - *Calendula officinalis* extrato flúido 10%
  - Xampu ácido   qsp   120 mL
- Para conjuntivite viral:
  - Compressas de vitamina A com vitamina C, com pH ajustado para os olhos, por 1 segundo ou 2.
  - Adenosina monofosfato (AMP).
  - Peróxido de hidrogênio 3%.

CONTRATURA DE DUPUYTREN, FASCIÍTE
- Consiste na fibrose da fáscia palmar ou plantar causando deformação em flexão dos dedos.
- Vitamina E, 2.000 a 3.000 UI por dia, durante 6 meses, até o tecido fibroso abrandar.
- Vitamina K, 100 mcg por dia, como preventivo de sangramento provocado pela alta dose de vitamina E.
- Na fasciíte plantar, massagens com vitamina E 3.000 UI em DMSO 90,5%.

CONTUSÕES, HEMATOMAS
- Massagens com vitamina E, 3.000 UI em DMSO 99,5%.
- Vitamina C, 2.000 a 4.000 mg por dia.
- Suco de groselha (Encyclopedia of Healing Juices by John Heinerman).

CORTICOTERAPIA PROLONGADA
- Vitamina A, 50.000 a 75.000 UI, alivia os efeitos secundários.

CREATINA
- Arginina + glicina + metionina → creatina → ATP (cedendo fosfato) + creatinina.
- Aumenta a força, a resistência, a massa muscular, o número de mitocôndrias e a quantidade de unidades de actina-miosina e diminui a gordura corporal.
- O consumo médio é de 2.000 mg por dia.
- Dose de ataque: 12.000 a 20.000 mg por dia, dividida em 4 vezes, meia hora antes das refeições, durante 4 a 6 semanas.
- Dose de manutenção: 1.000 mg 3 vezes por dia durante 1 mês, depois 1.000 mg 2 vezes por dia por 6 meses e manter 500 mg por dia por mais 1 ano.
- Sempre mantendo exercícios físicos intensos.
- Nas doenças mitocondriais, Parkinson, Huntington, Alzheimer 500 a 2.000 mg por dia.
- Na coronariopatia, associar com coenzima Q-10 120 mg e acetil-L-carnitina 500 a 1 500 mg por dia.
- Também pode ser usada na artrite reumatoide, distrofia muscular, hipercolesterolemia e hipertrigliceridemia.
- Observar que o hidroximetilbutirato (HMB) inibe o catabolismo muscular.

CURVA DE INSULINA
- Jejum de 0 a 30 mcg/mL;
- 30 e 60 minutos de 50 a 110 mcg/mL;
- 120 + 180 minutos deve ser menor do que 60 mcg/mL;
- 180 minutos deve ser menor do que em 120 minutos;
- 120 + 180 minutos entre 60 e 100 mcg/mL, é a zona de corte ou limítrofe;
- 120 + 180 minutos maior do que 100 mcg/mL pode significar diabetes oculto;
- Acima de 240 minutos, deve retornar aos valores de jejum, ou seja 0 a 30 mcg/mL.
- A curva plana não tem significado em adolescentes.
- A curva plana em adulto reflete a má absorção intestinal de açúcar e pode ser confirmada com a curva de lactose.
  - Observar que a insulina perde a atividade em sangue guardado por muito tempo, mais do que 5 dias.
  - A relação entre a insulina e a glicose deve ser maior do que 0,3 e, quando a glicemia for menor do que 50 mg/dL, deve-se pensar em insulinoma.
  - O índice HOMA (Homeostasis Model Assessment) de resistência à insulina é calculado multiplicando-se a glicemia (em nMol/L) pela insulinemia (em mcU/mL) e dividindo-se por 22,5, sendo o valor de corte 2,71.
  - A "acantose nigricans" e os ovários policísticos podem refletir a resistência periférica à insulina.

CURVA GLICÊMICA
- Jejum entre 60 e 110 mg/dL,
- 30 minutos entre 130 e 150 mg/dL,
- 60 minutos entre 110 e 130 mg/dL,
- 90 minutos entre 60 e 110 mg/dL, como também nas horas seguintes.
  - É considerada hipoglicemia reativa quando a glicemia estiver menor do que 60 mg/dL em 120 ou 180 minutos, significando sobrecarga do pâncreas.
- Quando a hipoglicemia ocorre em 300 ou 360 minutos, pensar em hiperinsulinismo (insulinoma).
  - A curva glicêmica plana, ou insulinopênica, pode refletir má absorção intestinal de dissacáridos e pode ser confirmada com a curva de lactose.

D

DESFERROXAMINA
- Para quelar principalmente Fe^{++}, mas também Cu^{++}, Zn^{++}, Mg^{++} e Ca^{++}.
- SC, IM ou EV 50 mg/kg/dia.

DEGENERAÇÃO LENTICULAR PROGRESSIVA, DOENÇA DE WILSON
- Protocolo:
  - Administrar 7,5 mcg de L-triiodotironina a cada 12 horas por 2 dias.
  - A temperatura oral não deverá aumentar mais do que 36,8 ºC.
  - Medir, então, a pressão arterial e o batimento cardíaco, se ele não se elevar, pelo menos, 10 batimentos por minuto, elevar a dose para 15 mcg a cada 12 horas por 2 dias.
  - A temperatura oral não deverá aumentar mais do que 36,8 ºC.
  - Medir a pressão arterial e o batimento cardíaco, se ele não se elevar, pelo menos, 10 batimentos por minuto, elevar a dose para 22,5 mcg a cada 12 horas por mais 2 dias.
  - A temperatura corporal não deverá aumentar mais do que 36,8 ºC.
  - Medir a pressão arterial e o batimento cardíaco, se ele não se elevar, pelo menos, 10 batimentos por minuto, elevar a dose para 30 mcg a cada 12 horas por mais 2 dias.
  - A temperatura oral não deverá aumentar mais do que 36,8 ºC.
  - Medir a pressão arterial e o batimento cardíaco, se ele não se elevar, pelo menos, 10 batimentos por minuto, elevar a dose para 37,5 mcg a cada 12 horas por mais 2 dias.
    » A temperatura oral não deverá aumentar mais do que 36,8 ºC.
  - Medir a pressão arterial e o batimento cardíaco, se ele não se elevar, pelo menos, 10 batimentos por minuto, elevar a dose para 45 mcg a cada 12 horas por mais 2 dias.
    » A temperatura oral não deverá aumentar mais do que 36,8 ºC.

– Medir a pressão arterial e o batimento cardíaco, se ele não se elevar, pelo menos, 10 batimentos por minuto, elevar a dose para 52,5 mcg a cada 12 horas por mais 2 dias.
    » A temperatura oral não deverá aumentar mais do que 36,8 ºC.
– Medir a pressão arterial e o batimento cardíaco, se ele não se elevar, pelo menos, 10 batimentos por minuto, elevar a dose para 60 mcg a cada 12 horas por mais 2 dias.
    » A temperatura oral não deverá aumentar mais do que 36,8 ºC.
– Medir a pressão arterial e o batimento cardíaco, se ele não se elevar, pelo menos, 10 batimentos por minuto, elevar a dose para 67,5 mcg a cada 12 horas por mais 2 dias.
    » A temperatura oral não deverá aumentar mais do que 36,8 ºC.
– Medir a pressão arterial e o batimento cardíaco, se ele não se elevar, pelo menos, 10 batimentos por minuto, elevar a dose para 75 mcg a cada 12 horas por mais 2 dias.
    » A temperatura oral não deverá aumentar mais do que 36,8 ºC.
– Medir a pressão arterial e o batimento cardíaco, se ele não se elevar, pelo menos, 10 batimentos por minuto, elevar a dose para 82,5 mcg a cada 12 horas por mais 2 dias.
    » A temperatura oral não deverá aumentar mais do que 36,8 ºC.
– Medir a pressão arterial e o batimento cardíaco, se ele não se elevar, pelo menos, 10 batimentos por minuto, elevar a dose para 90 mcg a cada 12 horas por mais 2 dias.
– **Não exceder a dose de 90 mcg.**
– Anotar em uma tabela:

Data	Horário (em horas e minutos)	Temperatura oral (medida por 5 minutos)	Pulso (batidas por minuto)	Pressão arterial

DEGENERAÇÃO MACULAR OCULAR

- A dieta deve incluir milho e pipoca, que contêm, respectivamente, zeaxantina e luteína. Estes carotenoides encontram-se na mácula e filtram a luz azul, protegendo a retina da oxidação (Free Radicals and Ageing Birkhauser Verlag, Basel Switzerland,1992;280-298 / Arch of Ophthalmology Jan).
- Vitamina C, 1.000 a 3.000 mg por dia (Arch of Ophthalmology Jan. 1993;111:104-9 / Free Radicals and Ageing Birkhauser Verlag, Basel Switzerland,1992;280-298).
- Vitamina E, 400 a 1.000 UI por dia (Arch of Ophthalmology Jan. 1993;111:104-9 / Free Radicals and Ageing Birkhauser Verlag, Basel Switzerland,1992;280-298).
- Selênio, 70 a 200 mcg por dia, acompanhando o cromo (Arch of Ophthalmology Jan. 1993;111:104-9/Free Radicals and Ageing Birkhauser Verlag, Basel Switzerland,1992;280-298).
- Zinco, 10 mg EV, se necessário, 2 a 3 vezes por semana.
- Taurina, 1.500 a 3.000 mg por dia, aumenta a glutation peroxidase.
- Luteína e zeaxantina, no mínimo 6 mg por dia, até 30 mg, cada uma.
- Flavonoides, 200 mg por dia, especialmente os antocianosídeos.
- Suplementação com multivitamínico mineral.
- *Gingko biloba*, 120 a 240 mg por dia.

DEPRESSÃO

- Muito exercício físico.
- Muita luz solar ou usar lâmpadas de luz branca, de espectro largo.
- Pintar a casa de branco.
- Boa nutrição com suplementação multivitamínica e mineral.
- Fosfatidilserina, 300 mg por dia, para crianças 1 a 5 mg/kg/dia.
- Inositol, 6.000 a 12.000 mg por dia (Clinical Pearls Interview with Jonathan Benjamin Feb. 1996; Vol. 6, No. 2). Diminui a agregação plaquetária, modula a insulina, diminui a cristalização do oxalato e a esteatose hepática, é antioxidante, anticancerígeno e recupera os receptores da serotonina nas doses de 10.000 a 18.000 mg. As doses habituais são de 200 a 500 mg por dia. O lítio diminui a ação do inositol, porém o contrário não acontece.
- Óleo de peixe, 4.000 a 6.000 mg por dia (Amer. J of Clin Nutrition 1995;62:1-9).
- Ácido fólico melhora 30 % das depressões, 1.000 mcg por dia ou
- L-metilfolato, 15 mg por dia.
- Dosar metilfolato, homocisteína, metionina e B12.
- Niacinamida, 100 a 500 mg.
- Associar L-triptofano, 1.000 mg, que saturará a albumina sérica, com 5-hidroxi-L-triptofano, 100 a 500 mg, que atravessa a barreira hematoencefálica.
- L-taurina, 6.000 mg por dia.
- *Hypericum perfuratum*, 2.000 a 4.000 mg por dia.
- *Sceletium tortuosum* (Zembrin®), inibidor da recaptação 5-HT e da fosfodiesterase, 4 a 8 a 25 a 50 mg por dia.
- *Mucuna pruriens*, eleva a dopamina, serotonina, adrenalina, noradrenalina e testosterona, 400 até 5.000 mg por dia.
- *Tribulus terrestris*, inibe a monoaminooxidase que degrada a dopamina, 500 mg por dia.
- Bupropiona (Zyban®), 100 mg 2 vezes por dia a 150 mg 3 vezes por dia, é inibidor da recaptação de catecolaminas e serotonina, semelhante à sibutramina.
- *Gingko biloba*, 120 a 240 mg por dia.
- *Panax ginseng*, 200 a 1.000 mg por dia.
- Kava kava (*Piper mythsticum*), 400 mg por dia.
- Oxitocina, SL ou intranasal, 10 a 25 UI. Aumenta a libido, diminui a ansiedade e aumenta a autoconfiança. Na depressão ou autismo, 25 UI por aplicação.
- L-ketamina, antagonista glutamatérgico, intranasal, 56 a 84 mg 2 vezes por semana. Associar com um inibidor da recaptação de serotonina.

DERMATOMIOSITE

- Elinimar da dieta possíveis alérgenos.
- Óleo de linhaça, 30 mL por dia.
- Verificar a presença de hipocloridria.
- Betaína cloridrato, 100 a 300 mg às refeições para sintomas leves, até 10.000 mg por refeição se necessário.
- Vitamina B6, 1.500 mg por dia. Observar possível neuropatia sensorial, é rara, com dose superior a 2.000 mg.
- Magnésio, 300 a 600 mg por dia.
- Vitamina E, 800 UI por dia.
- Zinco, 30 a 60 mg por dia.
- Vitamina B12, 1.000 a 2.000 mcg IM 1 ou 2 vezes por semana, com folato e complexo B.
- DHEA, 25 a 50 mg por dia.
- Testosterona quando indicada.

DESIDRATAÇÃO

- Caso o vômito e/ou a diarreia sejam intensos, há necessidade de hidratação EV.
- Nos casos leves, podem bastar a água e as comidas salgadas, em pequenas e frequentes doses.
- Suco de manga (Encyclopedia of Healing Juices by John Heinerman).
- Soros caseiros:
    - 1. Água   200 mL,
        » Sal   1 colher de café,
        » Açúcar   2 colhers de sopa.
    - 2. Água   200 mL,
        » Sal   1 colher de café,
        » Açúcar   2 colhers de sopa.
        » Clara de ovo 2 claras
    - 3. Água   200 mL,
        » Sal   1 colher de café,
        » Amido de milho 2 colhers de sopa.

DIABETE, RESISTÊNCIA À INSULINA

- Dosar anticorpos: Antidescarboxilase do ácido glutâmico (Anti-GAD),
    Antitirosinofosfatase 512 (Anti-ICA-512 ou Anti-IA2),
    Anti-insulina e nti-ilhota (Anti-ICA).
- Glicemia média estimada (GME) = $28{,}7 \times HbA1c - 46{,}7$. Reflete a glicemia média dos últimos 3 ou 4 meses.
- Para verificar a resistência à insulina:
    - HOMA-IR = insulina × glicemia / 22,5.
        » Normal quando menor do que 2,71 ou 3,5 para homens e 3,9 para mulheres.
- Para verificar a função das células beta:
    - HOMA-beta = (20 × insulina)/(glicemia − 3,5).
- Dosagem da insulina em mU/mL e da glicemia em nmol/L, para converter mg/dL em mmlo/L, multiplicá-lo por 0,05551.
- TGO (AST) aumentada sugere hepatite.
- TGP (ALT) aumentada sugere resistência à insulina.
- Dieta sem açúcar e carboidratos refinados e rica em fibras, pelo menos 30 a 50 g por dia, preferentemente vegetariana com ênfase em ervilhas e feijões, como aporte de proteínas.
- Caso haja insuficiência renal, moderar o consumo das leguminosas.
- As proteínas devem corresponder às calorias na razão 7:10 em relação aos carboidratos.
- As fontes de gorduras devem ser monossaturadas, como o óleo de oliva extravirgem.
- Com relação aos exercícios físicos, o halterofilismo em rítmo anaeróbico, até doer, promove a síntese de mais receptores da insulina.
- Sucos de couve, repolho, tâmara, figo, alcachofra, feijão de corda e, em especial para neuropatia e retinopatia uva do monte, framboesa, uva, tomate, abobrinha (Encyclopedia of Healing Juices by John Heinerman).
- Pimentas de cheiro (Encyclopedia of Healing Juices by John Heinerman).
- Óleo de linhaça, 6.000 mg por dia.
- Nicotinamida é protetora das células beta pancreáticas nas doses de 1.750 a 3.000 mg por dia.
- Piridoxina, 25 a 150 mg por dia, impede a glicação das proteínas (reação de Mallard).
- Vitamina E, 1.000 UI por dia.
- Vitamina K, 100 mcg por dia, para a prevenção de sangramento, quando se usam altas doses de vitamina E.
- Vanádio, 75 a 150 mg por dia.
- Cromo, 400 a 3.000 mcg por dia.
- Zinco, 20 a 60 mg por dia.
- Cobre, 2 a 3 mg por dia.
- Manganês, 10 a 50 mg por dia.
- Magnésio, 500 mg por dia (Diabetes Care Feb. 1995;18(2): 188-192/Annals of Nutrition Metab 1995;39:217-23).
- Biotina, 9.000 a 20.000 mcg por dia, estimula a glicocinase intracelular. No caso de neuropatia, os resultados costumam ser dramáticos, inicia-se com 10.000 mcg IM durante 1 semana e, então, por VO.
- Vitamina C, 1.000 a 5.000 mg por dia, ou mais, dependendo da tolerância intestinal (Annals of Nutrition Metab 1995;39:217-23).
- Vitamina B12 40 mcg por dia.
- Faseolamina (*Phaseolus vulgaris*) é glicoproteína inibidora da alfa-amilase salivar, duodenal e ileal (*in vitro*, 1 g neutraliza 2,25 kcal de amido), 300 a 600 mg às refeições.
- Ácido alfalipoico 100 − 600 − 1.200 mg por dia, especialmente se houver neuropatia. Pode-se iniciar com 600 mg EV (Experimental and Clinical Endocrinology and Diabetes 1995;104:126-127).
- Coenzima Q-10 (estatinas diminuem a síntese da CoQ-X), 100 a 120 mg por dia.
- Inositol, 200 a 500 mg por dia, diminui a agregação plaquetária, modula a insulina, diminui a cristalização do oxalato e a esteatose hepática, é antioxidante, anticancerígeno e recupera os receptores da serotonina nas doses de 10.000 a 18.000 mg. O lítio diminui a ação do inositol, porém o contrário não acontece.
- DHEA, 25 a 50 mg por dia.
- Canela, 1.000 a 6.000 mg por dia. *Cinnamomum zeylanicum verum* − contém cumarina 0,005 a 0,090 mg / g); a *Cinnamomum cassia* contém 0,10 a 12,18 mg/g. Dose máxima de cumarínicos = 50 mg/50 kg.
- Silimarina (*Silybum marianum*), diminui a resistência à insulina, 600 mg por dia.
- *Bauhinia ssp* (**p**ata de vaca), 500 mg às refeições (1.000 a 1.500 mg por dia). Efeitos colaterais são: hipoglicemia e diurese.
- Amora branca (*Morus alba*), extrato das raízes e/ou folhas, hipoglicemiante, hipolipemiante, hipouricemiante, 500 a 1.500 mg por dia.
- Nifedipina tópica como cicatrizante na úlcera diabética.
- InSea® (*Ascophyllum nodosum + Fucus vesiculosus*), 500 mg 30 minutos antes das refeições. Bloqueiam a alfa-amilase e a alfa-glicosidase intestinais, diminuindo a absorção do açúcar.
- *Gymnema sylvestre* regenera as células betapancreáticas e diminui a lipidemia, é praticamente atóxica, 1.200 mg por dia (Journal of Ethnopharmacology 1990;30:265-79/281-94/295-300).
- Quelação EV, se necessária.
- Repaglinida, Novonorm®, Prandim® (cps 0,5 mg, 1 mg e 2 mg), 0,5 mg antes das refeições, máximo 4 mg 3 vezes por dia.
- Gliptina, Janúvia® ou Galvus®, inibe a DPP4 que degrada o GLP-1, 100 mg por dia.

- Trimetazidina, Vastarel®, 20 mg 3 vezes por dia, inibe a betaoxidase, diminuindo a lipoperoxidação e aumentando o ATP, na angina, na microangeíte diabética, vertigem e acúfenos.
- Dapagliflozina, Forxiga®, cps de 5 ou 10 mg por dia.
- Empagliflozina, Jardiance®, cps de 10 ou 25 mg por dia.
- Insulina:
  - Dose média para a primeira aplicação 0,4 UI/kg/dia, 2/3 da dose total diária no desjejum e 1/3 da DTD no jantar.
    » Em alguns casos, 0,1 a 0,2 UI/kg no desjejum são suficientes, monitorando-se a glicemia antes do desjejum e antes do jantar.
  - Aumentar a dose matinal em 2 a 6 UI a cada 3 ou 5 dias, até que a glicemia antes do jantar esteja abaixo de 120 mg/dL.
    » Caso a glicemia matinal permaneça alta, ou se a dose de insulina matutina seja maior do que 35 ou 40 UI, administra-se 5 a 10 UI também antes do jantar.
    » O monitoramento da dose de insulina vespertina é feito por meio da glicemia de jejum matutina.
    » Quando em uso de antidiabético oral:
      ◊ inicia-se com 0,1 a 02 UI/kg antes do jantar e controla-se pela glicemia antes do desjejum, menor do que 120 mg dL.
      ◊ Quando a glicemia antes do jantar for maior do que 170 mgdL, deve-se introduzir a insulina também antes do desjejum.
  - Controlar a glicemia e a hemoglobina glicosilada a cada 30 ou 40 dias.
  - Se houver doença intercorrente, manter a glicemia entre 60 e 200 mg/dL.
  - Insulinas Lilly: Humulin-N® (NPH) e Humulin-R® (simples), frascos de 10 mL com 100 UI/mL.
- **Hipoglicemia:**
  - Para evitá-la, deve-se ingerir 6 porções de 15 g de hidrato de carbono por dia, cerca de uma fatia de pão ou uma batata, que corresponderiam a 1 UI de insulina (1 UI de insulina/15 g HC).
  - 10 g de glicose aumentará 40 mg/dL na glicemia de 30 minutos.
  - Na atividade física, se a glicemia for maior do que 100 mg/dL, não é necessária a ingestão de hidrato de carbono.
  - Na atividade física leve, como caminhada, ingerir 10 a 15 g de HC por hora.
  - Na atividade física moderada, como corrida, ingerir 25 a 50 g de HC antes e 10 a 15 g por hora (2 a 3 mg/kg/min).
  - Na atividade física intensa, como futebol, ingerir 50 g de HC antes e 10 a 15 g por hora (5 a 6 mg/kg/min).
- Na neuropatia diabética, usar ribonucleotídeos, Etna® (ribonucleotídeos pirimidínicos: citidina 2,5mg e uridina 1,5 mg com 1.000 mcg de B12), 1 a 2 cápsulas 3 vezes por dia. Também pode ser administrada por via IM, porém com lidocaína.

DIARREIA
- Diminuir a dose de vitamina C, caso estejam sendo administradas doses altas.
- Dieta rica em fibras solúveis, como a casca do psyllium, leite ou farinha de arroz, banana.
- Ingerir muita água ou isotônicos, EV se severa.
- Sucos de amora preta, mirtilo, ervilha, marmelo, framboesa, ruibarbo, banana (Encyclopedia of Healing Juices by John Heinerman).
- Zeolita clinopitilolita, 500 mg a 1.000 mg por dia, em jejum, com água, até 10 g por dia se necessário.
- Racecadotril (Tiorfan®) inibe a encefalinase, 100 mg a cada 8 ou 6 horas.

DIETA DO GRUPO SANGUÍNEO ABO
- Dieta do Dr. James D'Adamo.
- Baseada na propriedade de hemaglutinação pelas lectinas dos alimentos.
- **Tipo O:** rica em proteínas, pobre em gorduras. Cereais limitados. Muitas frutas e hortaliças. Eliminar totalmente o trigo.
- **Tipo A:** vegetariana. Limitada em peixes. Aves. Grandes quantidades de cereais, feijões e derivados da soja, hortaliças e frutas. Evitar totalmente a carne vermelha.
- **Tipo B:** mistura equilibrada de carnes, peixes, laticínios, frutas e hortaliças. Quantidades limitadas de cereais e feijões. Evitar frango, milho, trigo e soja.
- **Tipo AB:** junção dos tipos A e B.
- (Tenho, pessoalmente, muitas dúvidas).

DIETA PROTEICA
- Ovo, leite e soja não podem faltar para os vegetarianos, pelos aminoácidos essenciais.
  - São necessários 1,5 g/kg/dia de proteínas.
- Pontos de saciedade: articulações temporomandibulares (mastigação) e distenção gástrica.

DISFUNÇÃO NEUROVEGETATIVA, DISAUTONOMIA, DISFUNÇÃO AUTONÔMICA FAMILIAR
- Tiamina tetra-hidrofurfurildisulfito (TTFD), 25 a 50 mg por dia.
- Bentiamina é a vitamina B1 lipossolúvel, 25 a 300 mg por dia.
- Vitamina B12, 1.000 mcg a cada 2 ou 3 dias, especialmente em vegetarianos.
- Acupuntura ou auriculoacupuntura.

DISMENORREIA, TENSÃO PRÉ-MENSTRUAL, SÍNDROME DO OVÁRIO POLICÍSTICO
- Identificar e tratar possível hipotiroidismo.
- Tratar candidíase, caso esteja presente.
- Vitamina E, 400 a 800 UI por dia.
- Vitamina B6, 50 a 500 mg por dia.
- Complexo B, 50 mg por dia.
- Vitamina B12, 1.000 mcg por dia (European J of Clin Nutrition, 1995;49:508-16).
- Magnésio, 300 a 800 mg por dia.
- Lítio, 15 a 45 mg por dia.
- L-triptofano, com o estômago vazio, 1.000 a 3.000 mg por dia.
- 5-hidroxi-L-triptofano atravessa a barreira hematoencefálica, 300 a 500 mg por dia.
- Óleo de peixe, ômega-3 de cadeia longa, 3.000 a 6.000 mg por dia, mantendo a relação w6:w3 entre 3 e 5. Como ômega-6, usar óleo de prímula (*Primula officinalis*), borragem (*Borrago officinalis*) ou óleo de groselha preta (*Ribes nigrum*), 100 a 500 mg por dia (European J of Clin Nutrition, 1995;49:508-16).
- Inositol recupera os receptores da serotonina nas doses de 10.000 a 18.000 mg. O lítio diminui a ação do inositol, mas não o contrário. Também diminui a agregação plaquetária,

modula a insulina, inibe a cristalização do oxalato, é antioxidante, anticancerígeno e diminuia a esteatose hepática. A dose habitual é de 200 a 500 mg por dia.
- ***Sceletium tortuosum*** (Zembrin®), inibidor da recaptação da serotonina, 25 a 50 mg por dia.
- Progesterona transdérmica 50 mg por dia, do 14º ao 25º dia do ciclo menstrual.
- Evitar açúcar, cafeína, álcool e laticínios.
- Suco de uva do monte (*Vaccinium parvifollium*) ou de folhas de mostarda (Encyclopedia of Healing Juices by John Heinerman).
- Exercícios aeróbicos regularmente.

DISPEPSIA, INDIGESTÃO, MÁ DIGESTÃO

- Enzimas digestivas:
  - Ácido de-hidrocólico*   30 mg
  - Amilase**   20 mg (600 UI)
  - Celulase**   30 mg (7 CU)
  - Dimeticona   30 a 100 mg
  - Lactase   80 a 150 mg (1 mg = 5 UI)
  - Lipase**   20 mg (80 UI)
  - Pancreatina**   40 a 400 mg
  - Pepsina   10 mg
  - Betaína HCL   100 mg

    * ou *Cynara scolymus* (alcachofra) 70 a 350 mg

    ** em cápsulas gastrorresistentes, as demais em cápsulas gastrolábeis.

    » Tomar as enzimas juntamente com as refeições.

- Nos casos de insuficiência pancreática franca, pancreatina ou pancreolipase, podem ser prescritas na dose de 400 mg às refeições, podendo chegar, se necessário, a 8.000 mg.
- Na hipocloridria, betaína cloridrato, 100 a 300 mg às refeições, para sintomas leves, até 10 g por refeição se necessário. Verificar a presença do *Helicobacter pylori*.
- Leite de soja ou arroz com uma colher de sopa de casca de psyllium e tomar 2 ou 3 vezes por dia, usando enzimas digestivas se necessárias.
- Abacaxi e mamão fornecem diversas enzimas digestivas.
- Sucos de funcho, pêssego, pera, tangerina, murcote, lima-da-pérsia (Encyclopedia of Healing Juices by John Heinerman).

DISTENÇÃO MUSCULAR, ENTORSE, FRAGILIDADE LIGAMENTAR

- Vitamina E tópica em óleo e DMSO.
- Extrato de hawthorne, *Crataegus laevigata*, rico em bioflavonoide, 200 mg por dia (Alternative and Complimentary Therapies Jan./Feb., 1995;93-95).

DOENÇAS NEURODEGENERATIVAS, ALZHEIMER, DEMÊNCIA, ESCLEROSE LATERAL AMIOTRÓFICA, ESCLEROSE MÚLTIPLA, PARKINSON

- Genotipagem apolipoproteína-E4 denota risco de demência.
- Dosar ECA (enzima conversora da angiotensina), apolipoproteína-E e homocisteinemia.
  - A homocisteína deverá estar menor do que 9 mcmol/L.
- Peptídeo beta-amiloide-1-42 no liquor.
- Proteína tau no liquor.

Miniexame de Folstein para avaliação do estado mental (J Psychiat. Res. 1975; 12:189-98)	
Item a analisar	Escore
1. Qual é o presente dia, mês, ano, dia da semana, estação do ano.	5
2. Onde mora: rua, número, bairro, cidade, estado.	5
3. Cite ao paciente, lentamente, avisando-o que deve decorar e repetir os nomes de três objetos não relacionados (por exemplo: toalha, almanaque, portão ou almanaque, garrafa, cortina).	3
4. Soletre MUNDO de trás para frente.	5
5. Repita os nomes dos três objetos citados no item três.	3
6. Nomeie os dois objetos mostrados (por exemplo: lápis e relógio ou revista e carimbo).	2
7. Repita: sós ou mas.	1
8. Obedeça ao seguinte comando: pegue uma folha de papel, dobre-a e coloque-a no assoalho.	3
9. Feche os olhos e entregue-me a folha.	1
10. Escreva e leia uma frase curta.	1
11. Desenhe pentágonos sobrepostos.	1

30 = Normal.

27 a 29 = Ansiedade/depressão.

20 a 26 = Depressão/debilidade cognitiva.

11 a 25 = Debilidade cognitiva.

Menor do que 10 = Demência.

- Suco de groselha, nectarina, cenoura, brócolis, alface romana, aspargos, bananas e outros vegetais crus (Encyclopedia of Healing Juices by John Heinerman).
- Melatonina conjugada (N-acetil-5-metoxitriptamina), 10 a 40 mg ao se deitar.
- Tiamina na sua forma pirofosfato, 3.000 a 5.000 mg por dia.
- Bentiamina, a vitamina B1 lipossolúvel.
- Betacaroteno, 25.000 UI (15 mg) por dia.
- Vitamina C, 3.000 mg ou até a tolerância intestinal.
- Vitamina E, 400 a 2.400 UI por dia.
- Vitamina D, 1.000 UI/kg/dia ou até que o PTH fique abaixo do normal, mas maior do que zero, juntamente com riboflavina 200 a 400 mg por dia e magnésio 380 mg. Necessária a hdratação (2,5 mL por dia) e caminhadas. Se necessário, uma dieta restritiva em cálcio (protocolo Coimbra).
- Niacina, 2.400 mg por dia.
- Riboflavina, 90 mg por dia.

- Vitamina B12, 1.000 mcg por dia.
- Vitamina B9, 1.000 a 20.000 mcg por dia.
- Vitamina B6, lembrando que compete com o L-DOPA no intestino e na barreira hematoencefálica, assim, no Parkinson, evitar dose maior do que 2.000 mg ou ingerir em horário diferente.
- Do mesmo modo, competem com o L-DOPA, a L-isoleucina, L-valina, L-fenilalanina, L-triptofano e L-tirosina
- Magnésio, 600 a 800 mg por dia.
- Cálcio, 1.000 mg por dia.
- Potássio, 200 mg por dia.
- Zinco, 15 a 50 mg por dia.
- Boro, 1 a 5 mg por dia.
- L-tirosina, 100 mg por kilo por dia.
- L-arginina/L-ornitina, 2.000 mg por dia.
- Acetil-L-carnitina, 1.000 mg por dia.
- Creatina, 2 a 20 mg por dia.
- Cafeína, 20 mg por dia.
- Ácido alfalipoico, 500 mg por dia.
- Picnogenol, 100 mg por dia.
- Astaxantina, carotenoide antioxidante potente que atravessa a barreira hematoencefálica, 2 a 4 mg por dia.
- Ômega-3, associado a B9, B6, B12 e L-arginina, 3.000 a 6.000 mg por dia.
- GLA (ácido gamalinolênico) 600 mg por dia. É o óleo de prímula ou de borragem.
- Inositol recupera os receptores da serotonina nas doses de 10.000 a 18.000 mg. O lítio diminui a ação do inositol, mas não o contrário. Também diminui a agregação plaquetária, modula a insulina, inibe a cristalização do oxalato, é antioxidante, anticancerígeno e diminuia a esteatose hepática. A dose habitual é de 200 a 500 mg por dia.
- Fosfatidilserina, 500 a 2.600 mg por dia, fundamental no Alzheimer e na insuficiência hepática.
- Coenzima Q-10, 300 a 1.200 mg por dia.
- Idebenona, semelhante à coenzima Q-X, mais eficaz na isquemia, 90 a 180 mg por dia, divididos em 3 tomadas.
- NADH, nicotinamida-adenina-dinucleotídeo, 5 a 15 mg/dia por VO ou EV 12,5 a 25 mg por dia; 1 mol NADH → 3 mol ATP.
- DMAE (dimetil-aminoetanol), 500 mg por dia, juntamente com ácido pantotênico 1.000 a 2.000 mg e manganês 5 mg.
- *Gingko biloba*, 120 a 240 mg por dia.
- *Whitania somnifera* (gingseng indiano), 300 a 500 mg 2 vezes por dia.
- *Mucuna pruriens* eleva dopamina e serotonina, 400 a 5.000 mg por dia, eleva dopamina, serotonina, adrenalina, noradrenalina e testosterona.
- *Sceletium tortuosum* (Zembrin®), inibidor da recaptação 5-HT e da fosfodiesterase, 4 a 50 mg por dia.
- *Melissa officinalis* inibe a colinesterase, tintura a 20%, 20 gotas 3 vezes por dia.
- *Tribulus terrestris* inibe a monoaminooxidase que degrada a dopamina, 500 mg por dia.
- *Vinca minor*, pervinca (vinpocetina), 5 a 15 mg por dia, divididos em 3 tomadas.
- *Huperzia serrata*, Hyperzyne-A®, inibidor da acetilcolinesterase, mais do que a tacrina, 50 a 100 mcg por dia. Tem efeitos colaterais como tontura, náusea, sialorreia, diarreia, cãibra.
- *Crocus sativus* (açafrão), 30 mg por dia.

- No Alzheimer e na degeneração do lobo frontal, usar *Hyoscyamus niger* de 6 CH a 30 CH (diluições mais baixas podem agravar estado mental).
- Esteretílico de N-fenilacetil-L-prolilglicina (Noopept®), 10 mg 2 vezes por dia.
- Doxiciclina inibe a polimerização da alfassinucleína e a formação de fibras amiloides, em especial no Parkinson, 100 a 200 mg por dia.
- DHEA, 30 a 50 mg por dia.
- Uridina, 700 mg por dia (citidin-5'-monofosfato dissódico, uridin-5'-trifosfato trissódico, uridin-5'-difosfato dissódico, uridin-5'-monofosfato dissódico), para a regeneração axônica.
- Exanatide (Byetta® – 0,25 mg/mL), 5 mcg 2 vezes por dia, até 20 mcg SC – **antes** das refeições. Controlar ureia, creatinina e amilase. Não na gravidez. Agonista da GLP1 semelhante à liraglutide (Victoza®).
- Progesterona, 25 mg por dia para as mulheres.
- Estriol, 2,5 a 10 mg por dia para as mulheres.
- L-triiodotironina de liberação lenta ou dose fracionada, se necessário.
- Testosterona, 20 mg por dia para os homens com mais de 60 anos, pode deixar agitado o paciente com Alzheimer.
- Oxandrolona, 20 mg por dia.
- Galantamina, 4, 8 e 12 mg.
- Memantina.
- Rivastigmina, 1,5 mg, aumentando, se necessário, até 6 a 12 mg por dia.
- Donepezil, 5 a 10 mg à noite.
- Deprenyl, 0,5 a 1 mg 2 vezes ao dia, conforme a tolerância, diluído em um copo de água.
- Dieta pobre em proteína animal e gordura saturada e hipocalórica, mais as necessidades do mineralograma.
- Exercícios físicos, ou caminhadas, diariamente.
- Para a esclerose múltipla:
  – Colchicina   1 mg
  – Gluconato de cálcio a 10%   5 mL
  – Dexametazona   4 mg
  – Vitamina B12   1.000 mcg
    » EV em pelo menos 5 minutos (James Frackleton, M.D.), observando que a colchicina for a da veia provoca dores por semanas)
    » Seguir este procedimento por 3 dias melhora 91% dos casos. Se não houver benefício, desistir.
    » Em caso de sucesso, manter 1 mg de colchicina como manutenção por via oral.
- Tratar a hipocloridria, se presente, com cloridrato de betaína 100 a 200 mg **às refeições** (500 mg corresponderiam a 1,1 mL de ácido clorídrico).
- Quelar o ferro, alumínio e o mercúrio.
- Hidropexóxido, terapia 2 vezes por semana.
- Oxigenioterapia hiperbárica.
- Apiterapia.

DOR CRÔNICA
- Vitamina K, 30 a 60 mg IM uma ou duas vezes por semana.
- Complexo B, B1, B6, B9, B12 reduz a necessidade de opiáceos (Klin Wochenschr 1990;68:138-41).
- Bromelina, 1.000 mg 2 vezes por dia.

- Quercitina inibe a cicloxigenase, lipoxigenase e xantinaoxidase e, ainda, impede a lipoperoxidacão do LDL-colesterol, 500 a 1.500 mg por dia.
- Penta-O-etilquercitina, mais lipofílica do que a quercitina (Life Sciences 1991;49:1979-88).
- *Echinacea angustifolia*, 900 mg por dia.
- DMSO tópico, 20 a 90%, conforme a tolerância (Neuroscience Letters 1993;150:145-48).
- Acupuntura (Oral Surg, Oral Med, Oral Path 1995;423-28).
- Reduzir o estresse por meio de relaxamento, meditacão, hipnose, *biofeedback* (*Patient Care* Dec. 15, 1993;75-80).
- Exercícios para fortalecimento da musculatura das articulações afetadas (Arch of Phy Med Rehab Sept. 1992;73:870-75).
- Creme de capsaícina a 0,025% nas áreas afetadas.
- Calcitonina (Miacalcic®) nasal, 200 a 400 UI, especialmente nas dores de fraturas e da neuropatia diabética.

DOR DE DENTE, ODONTALGIA
- Óleo de cravo-da-índia, aplicado topicamente, quantas vezes necessárias.
- Ou o próprio cravo-da-índia na cavidade da cárie.

E

ECZEMA, DERMATITE, TINHA, MICOSE
- Identificar e eliminar alérgenos alimentares, comumente ovo, peixe, nozes, laranja, tomate, aromatizantes e flavorizantes, sulfitos, chocolate, refrigerantes, pêssego, laticínios, batata *chip*, banana.
- Dieta sem sal melhora o prurido em 3 ou 4 dias (The Lancet Nov. 26,1994;344: 1516).
- Suco de aspargos, mirtilo, groselha, uva do monte (*Vaccinium parvifollium*) (Encyclopedia of Healing Juices by John Heinerman).
- Conhecer outros fatores desencadeantes, como fumaça de cigarro, poeira doméstica, ácaros, calor, sudorese, estresse e ansiedade (J of The Amer Acad of Derm Sept.,1994;31(3)/Part I:467-73).
- Zinco 90 mg por dia.
- Cobre 2 a 3 mg por dia.
- Vitamina E 400 a 800 UI por dia.
- Vitamina A, 25.000 a 50.000 UI por dia, diminuindo a dose após a melhora.
- Vitamina B12, 1.000 mcg IM por semana.
- Tratar a hipocloridria, se presente, com cloridrato de betaína, 100 a 200 mg **junto** com as refeições (500 mg corresponderiam a 1,1 mL de ácido clorídrico).
- Pancreatina, se necessário, em cápsulas gastrorresistentes, 40 a 400 mg por refeição.
- Ácidos graxos essenciais como os óleos de linhaça, girassol, cártamo (*Carthamus tinctorius* = açafrão bastardo), 15 mL por dia.
- Óleo de melaleuca 2 a 3 vezes por dia na área afetada.
- Antifúngico secativo e desodorante:
  - Timol   2 g
  - Cloridrato de alumínio   5 g
  - Cânfora   0,5 g
  - Álcool &0 Gl   qsp   100 g
- Caroço de abacate (*Persea americana*) é larvicida e fungicida.
- Omalizumabe, anti-IgE (Xolair®), há risco de anafilaxia.
- Hipnoterapia (Brit J of Derm 1995;132:778-83).

EDEMA DE QÜINCKE, EDEMA DE GLOTE, ASMA
- Adrenalina:
  - para maiores de 12 anos e adultos 500 mcg (0,5 mL) IM ou SC
    » (300 mcg (0,3 mL) se pré-púbere ou de compleição pequena);
  - de 6 a 12 anos 300 mcg (0,3 mL);
  - de 6 meses a 6 anos 150 mcg (0,15 mL);
  - menores de 6 meses 100 mcg (0,1 mL).

ENCEFALITE
- Além do tratamento específico, pode-se usar:
- Adenosina monofosfato (AMP) IM, 1 mL para cada 14 kg de peso corporal a cada 5 dias.
- Suco de alho e cebola (Encyclopedia of Healing Juices by John Heinerman).

ENFARTE AGUDO DO MIOCÁRDIO, PÓS-ENFARTE
- Troponina de alta sensibilidade, obtida na admissão e 2 horas depois:
  - Troponina menor do que 14 ng/mL e alteração em 2 horas inferior a 4 ng/mL, descartar IAM.
  - Troponina maior do que 52 ng/mL ou alteração em 2 horas superior a 9 ng/mL, considerar IAM.
  - Observar os pacientes que estiverem nas categorias intermediárias.
- Magnésio EV, 2.000 a 4.000 mg nas 3 ou 4 primeiras horas; quanto mais cedo, melhor.
- Vitamina C EV, 24 mg/minuto. Depois da crise, a dose diária tolerada pelo intestino. Baixa o fibrinogênio sérico prevenindo um novo IM (British Med J 1995;310:1559-63 / Rath M and Pauling L. A unified theory of human cardiovascular disease leading the way to abolition of this disease as a cause for human mortality. J of Orthomolecular Med 7:5-15(1992a) and the book: Eradicating Heart Disease by Rath, Matthias).
- D-ribose abrevia a crise energética (reperfusão), que duraria 45 dias, para 8 dias e serve de substrato para síntese de ATP.
  - Formulacão EV:
    » D-ribose   500 a 1.000 mg,
    » NADH   5 mg,
    » CoQ-X   25 a 100 mg,
    » Acetil-L-Carnitina 100 a 1.000 mg,
    » Magnésio   100 a 400 mg;
    ◊ 2 vezes por semana.
    » Depois, continuar com 5 g de D-ribose VO, 3 vezes por dia, por 3 meses.
- No caso de arritmia ventricular, 2.500 mg de magnésio EV, lembrando que o cálcio é o antídoto da hipermagnesemia (Clin Tox 1995;33(1):55-59).
- Resveratrol, 100 mg por dia.
- Vitamina E, 800 a 2.400 UI por dia, inibe a proliferação da camada média muscular dos vasos (JAMA June 21, 1995;273(23):1849-54/J of The Amer Coll of Cardiology

Nov.15,1994;24(5):721-29/Eradicating Heart Disease by Rath, Matthias).
- Vitamina B6, 100 a 500 mg por dia;
- Ácido fólico, 1.000 a 5.000 mcg por dia; e
- Vitamina B12, 1.000 a 5.000 mcg por dia, até baixar a homocisteinemia (Amer J of Clin Nutrition 1993;57:47-53).
- N-acetil-L-cisteína, 15.000 mg por dia (Circulation Nov. 15, 199592(10):2855-62).
- Magnésio, 500 a 1.000 mg por dia, para prevenir arritmias (Anesth Analg 1995;80:1083-7, Clin Tox 1995;33(1):55-59).
- Ácido eicosapentaenoico (EPA), 3.000 a 6.000 mg por dia, também para reduzir as arritmias (Japanese Circulation Journal Dec.,1994;58:903-12).
- Fosfatidilcolina, 100, 500 a 3.000 mg com B12, B1 e B6.
- Acetill-L-carnitina previne a insuficiência cardíaca congestiva, EV 9.000 mg por dia, durante 5 dias e, depois, VO 6.000 mg por dia nos 12 meses seguintes (J of the Amer Coll of Cardiology 1995(2):380-7). Ou, conforme outros estudos, 2.000 mg por dia, VO, por 30 dias (Postgrad Med J 1995;71).
- L-prolina, 6.000 mg por dia (Rath M and Pauling L. A unified theory of human cardiovascular disease leading the way to abolition of this disease as a cause for human mortality. J of Orthomolecular Med 7:5-15(1992a) and the book: Eradicating Heart Disease by Rath, Matthias).
- *Terminalia bellerica*, ação semelhante ao allopurinol, 500 mg por dia.
- Controlar a CPK.
- Serrapeptase, enzima proteolítica da *Serratia E-15*, descoberta no intestino do *Bombix mori L* (bicho da seda), destrói placas ateroscleróticas, fibrinolítico, fluidificante, anti-inflamatório; 20 a 80 mg por dia, longe das refeições (2.200 UI = 1 mg).
- Após o enfarte, dieta rica em frutas e verduras, ou seja, rica em antioxidantes (J of The American Dietetic Assoc July 1995;95(7):775-780).
- Acetill-L-carnitina previne a insuficiência cardíaca congestiva, EV 9.000 mg por dia, durante 5 dias e, depois, VO 6.000 mg por dia nos 12 meses seguintes (J of the Amer Coll of Cardiology 1995(2):380-7). Ou, conforme outros estudos, 2.000 mg por dia, VO, por 30 dias (Postgrad Med J 1995;71).

ENFISEMA
- Lecitina, 500 a 4.000 mg por dia.
- Vitamina A, 50.000 UI.
- Iodo, 150 mcg por dia, podendo-se usar dose maior, controlando a iodúria (os americanos recomendam de 200 a 300 mg por dia).
- Vitamina E, 400 a 800 UI por dia.
- Óleo de linhaça, 15 a 30 mL por dia.
- Cobre, 4 mg por dia.
- N-acetil-L-cisteína, 250 a 1.200 mg por dia (Acad Sci 1963;106:298-310).
- Suco de agrião, nabo (Encyclopedia of Healing Juices by John Heinerman).

ENXAQUECA, MIGRÂNIA, CEFALEIA
- Na crise:
  - Dipirona, 1.000 a 2.000 mg (máximo 4.000 a 5.000 mg por dia), ou
  - diclofenaco 100 mg, com eficácia comparada ao sumatriptano, ou
  - clorpromazina 25 mg (comprimido de 25 e 100 mg e ampola de 25 mg), ou
  - magnésio 1.000 mg IM ou EV por 5 minutos, alivia a crise em 90% dos casos, após 15 minutos (Clinical Science 1995;89:633-36), ou
    » Formular:
      ◊ Ergotamina Tartarato   1 mg
      ◊ Cafeína   100 mg
      ◊ Dipirona (ou paracetamol) 220 mg
      ◊ Hiosciamina sulfato   87,5 mg
      ◊ Atropina sulfato   12,5 mg
      1 cápsula a cada 30 minutos até o alívio da dor, no máximo 10 vezes por dia.
- Vitamina B2, 400 mg por dia.
- Vitamina B6, 150 mg por dia.
- Magnésio 150, mg por dia.
- L-Taurina 1.000 mg por dia.
- Ômega-3, 1.000 a 6.000 mg por dia.
- Ômega-6, 500 mg por dia.
- Observar prováveis intolerâncias alimentares, como ao álcool, vinho tinto (tiramina), maçã, chocolate, café, milho, ovo, peixe, uva, nozes, cebola, pêssego, batata, leite, laranjas, amendoim, carne de porco, soja, açúcar, tomate, centeio, chá, trigo, levedo de cerveja. Esses alimentos contêm muitas aminas que não são digeridas pelos pacientes enxaquecosos, os quais apresentam deficiência de monoamino-oxidase em suas plaquetas.
- Suco de alface (Encyclopedia of Healing Juices by John Heinerman).
- Café.
- Sessões de exercícios aeróbicos intensos por 20 minutos costumam produzir endorfinas suficientes para aliviar a maioria das cefaleias.
- *Tanacetum parthenium*, 120 a 250 mg por dia, diminuindo progressivamente após 4 a 6 meses de tratamento. Inibe as prostaglandinas, lipoxigenases, ciclo-oxigenases e a liberação da seratonina. Contraindicada na gestação, lactação e na presença de alergia à planta.
- Fremanezumab, um anticorpo anticalcitonina (Ajovy® - amp 225 mg / 1,5 ml) SC, 225 mg por mês ou 675 mg a cada 3 meses.
- Oxigenioterapia hiperbárica (Headache 1995;35:260-61).

EPILEPSIA, CONVULSÃO
- Dieta cetogênica e pobre em carboidratos.
- L-taurina, 2.000 a 4.000 mg por dia.
- Vitamina B6, 100 a 400 mg por dia, ou piridoxal-5-fosfato, um metabólito da piridoxina.
- Ácido fólico, 1.000 a 4.000 mcg por dia.
- Zinco, 50 a 150 mg por dia, observando a relação com o cobre.
- Cromo, 200 a 400 mcg por dia.
- Césio, 300 a 600 mg por dia.
- Dimetil-L-glicina, 200 mg por dia.
- Ácido gamaminobutírico (GABA), 900 a 1.800 mg.
- Colina, 2.000 a 3.000 mg por dia.
- Inositol, 4.000 mg por dia, diminui a agregação plaquetária, modula a insulina, inibe a cristalização do oxalato, diminui a esteatose hepática, é antioxidante, anticancerígeno e recupera receptores de serotonina nas doses de 10.000 a 18.000 mg; porém as doses habituais vão de 200 a 500 mg. O lítio diminui a ação do inositol, mas não o contrário.
- Octosanol, 6 a 24 mg por dia.

ERITEMA
- Eliminar os alérgenos da dieta e dessensibilizar.
- Iodo, 150 mcg por dia, podendo-se usar dose maior, controlando a iodúria (os americanos recomendam de 200 a 300 mg por dia).

ESCABIOSE, PEDICULOSE
- Suco de marmelo (Encyclopedia of Healing Juices by John Heinerman).
- Deltametrina xampu ou loção tópica 0,2 mg/mL, aplicar por 4 dias e repetir após 7 dias.
- Ivermectina VO, 1,5 a 6 mg em dose única, contraindicada em menores de 5 anos de idade, gestantes e lactantes.

ESCLERODERMIA
- Ácido paraminobenzoico (PABA), 8.000 mg por dia.
- Vitamina E, 800 a 1.600 UI por dia.
- Vitamina B12, 1.000 mcg por dia, VO ou IM, porém EV é melhor.
- Ácido fólico, 800 a 2.000 mcg por dia, EV é melhor.
- Suplementar oligoelementos conforme a interpretação do mineralograma.
- DMSO 20 a 90%, dependendo da tolerância, topicamente.
- Metilsulfonilmetano (MSM), 1.500 mg por dia.
- Estriol, 2,5 a 10 mg por dia.
- Betaína HCL com pepsina, 100/10 mg às refeições
  - ou em cápsula gastrorresistente:
    » Amilase   20 mg (600 UI)
    » Lipase   20 mg (80 UI)
    » Pancreatina   40 a 400 mg.

ESCORBUTO
- Vitamina C, 1.000 a 3.000 mg por dia.
- Suco de amora, framboesa (Encyclopedia of Healing Juices by John Heinerman).

ESPORÃO DO CALCÂNEO
- Hidroxicobalamina, 1.000 mg por dia, durante 30 dias, diminuindo gradativamente após a melhora.
- Tratar a hipocloridria, caso presente, com cloridrato de betaína, 100 a 300 mg, às refeições para sintomas leves, até 10 g por refeição se necessário.
- DMSO 30% com vitamina E, 3.000 UI topicamente.

ESQUIZOFRENIA, PSICOSE, SURTO PSICÓTICO, DELÍRIO, PARANOIA, PÂNICO
- Dosar metilfolato, homocisteína, metionina e vitamina B12.
- Pesquisar *Clostridia*, por meio do HPHPA urinário [3-(3-hidroxifenil)-3-hidroxipropiônico], um marcador de infecção por esse gênero. Tratar por 30 dias com metronidazol, 1.500 mg por dia, ou vancomicina, 500 mg a cada 3 dias.
- Geralmente há resistência à niacina.
- Niacinamida, 5.000 mg por dia, diminui as alucinações.
- L-metilfolato, 15.000 mcg por dia.
- Para o pânico, podem ser necessários 50.000 mcg de ácido fólico.
- Vitamina B12, 300 a 1.000 mcg por dia.
- Vitamina B6, 50 a 150 mg por dia.
- Vitamina C, 10.000 a 20.000 mg por dia.
- Pregnenolona, 100 mg por dia.
- L-theanina, 400 mg por dia.
- 5-hidroxi-L-triptofano, 300 mg por dia.
- Óleo de peixe, 1.000 a 10.000 mg por dia.
- MSM, 2.000 mg, ou SAMe, 800 a 1.600 mg por dia.
- Inositol, 50 a 300 mg por dia, diminui a agregação plaquetária, modula a insulina, inibe a cristalização do oxalato, diminui a esteatose hepática, é antioxidante, anticancerígeno e recupera receptores de serotonina nas doses de 10.000 a 18.000 mg; porém as doses habituais vão de 200 a 500 mg.
- Haloperidol (Haldol® – cp 1 e 5 mg; sol de 2 mg/mL e amp de 5 mg), 0,5 a 2 mg 2 a 3 vezes por dia até dose de manutenção, entre 1 e 15 mg por dia (máximo 100 mg por dia). Em crianças, iniciar com 2 a 5 gotas por dia (0,2 a 0,5 mg).
- Risperidona (Risperdal® – cp de 1, 2, 3, 4 mg e sol de 1 mg/mL). Ação semelhante à do haloperidol, porém com menos efeitos colaterais. Iniciar com 1 mg 2 vezes por dia, 2 mg 2 vezes por dia no 2º dia, 3 mg 2 vezes por dia no 3º dia e ajustar a dose de manutenção entre 2 e 4 mg 2 vezes por dia. Doses maiores não parecem ser mais eficazes. Pode ser associada a benzodiazepínicos. Em idosos, reno e hepatopatas, iniciar com 0,5 mg. Para o delírio, geralmente bastam 0,5 a 1,7 mg.

ESTRESSE, STRESS, DISFUNÇÃO DO EIXO HIPOTÁLAMO-HIPOFISÁRIO
- Chá de palha de aveia.
- Ácido pantotênico, 300 mg por dia.
- Cálcio, 2.000 mg por dia, ao deitar.
- Magnésio, 1.000 mg por dia, ao deitar.
- L-tirosina, 500 mg pela manhã e ao se deitar, com o estômago vazio.
- Suco de alface rosa (Encyclopedia of Healing Juices by John Heinerman).
- Dosar na urina de 3 horas, das 9 às 11 horas: adrenalina, noradrenalina, dopamina, serotonina, ácido gama-aminobutírico (GABA) e betafeniletilamina (PEA).
- **Serotonina**:
  - Sua deficiência é a mais comum na depressão (70%), então, começar o tratamento por ela:
  - 5-hidroxi-L-triptofano, 100 a 900 mg por dia,
    » o L-triptofano não atravessa a barreira hematoencefálica.
    » Associar com cálcio, magnésio, manganês, vitaminas B6 e B9.
    » Dividir a dose em 4 tomadas diárias.
  - L-theanina, 300 a 900 mg por dia.
  - Metformim, como cofator para facilitar a captação dos neurotransmissores, 500 mg por dia.
  - Na fase aguda, 5-hidroxi-L-triptofano, 20 mg em 100 mL de soro fisiológico EV, lentamente, interromper se houver náuseas.
  - Contraindicada quando houver uso de inibidores da MAO e tricíclicos.
- **Dopamina**:
  - Modula os outros neurotransmissores.
  - Sua deficiência causa fadiga, palidez, diarreia, queda da libido, dificuldades com a rotina, diminuição das atividades, alteração do humor, síndrome das pernas inquietas.
  - O excesso pode provocar o autismo, alteração da atenção e compulsão por hidratos de carbono.

- L-tirosina, 1.000 a 3.000 mg por dia.
- N-acetil-L-tirosina, 1.500 mg por dia.
- D-L-fenilalanina, 2.000 a 3.000 mg por dia.
- *Mucuna pruriens*, 200 a 600 mg por dia.
- N-acetil-L-cisteína, 100 a 300 mg por dia, para evitar tremores.
- *Tribulus terrestris* inibe a monoaminoxidase que degrada a dopamina, 500 mg por dia.
  » Sempre com a dose dividida em 4 tomadas diárias e associadas com cálcio, magnésio, manganês e vitaminas B2, B6, B9 e C.
- Na fase aguda, D-L-fenilalanina, 100 mg em 100 mL de soro fisiológico EV, lentamente e, em separado, riboflavina 10 mg com NADH 3 mg em 20 mL de soro fisiológico EV.

- **Adrenalina:**
  - Sua deficiência causa fadiga, dificuldade de concentração e diminui o cortisol.
  - O excesso causa ansiedade, hiperatividade e estresse.
  - L-tirosina, 1.000 a 3.000 mg por dia.
  - N-acetil-L-tirosina, 1.500 mg por dia.
  - D-L-fenilalanina, 2.000 a 3.000 mg por dia.
  - N-acetil-L-cisteína, 100 a 300 mg por dia, para evitar tremores.
  - L-glicina, 100 mg por dia.
    » Sempre com a dose dividida em 4 tomadas diárias e associada com cálcio, magnésio, manganês e vitaminas B2, B6, B9 e C.

- **Noradrenalina:**
  - Sua deficiência causa fibromialgia, dores, alteração do humor, tensão pré-menstrual, chocolatria.
  - O excesso causa hipertensão, intolerância à glicose e obesidade.
  - L-tirosina, 1.000 a 3.000 mg por dia.
  - N-acetil-L-tirosina, 1.500 mg por dia.
  - D-L-fenilalanina, 2.000 a 3.000 mg por dia.
  - N-acetil-L-cisteína, 100 a 300 mg por dia, para evitar tremores.
  - L-glicina, 100 mg por dia.
    » Sempre com a dose dividida em 4 tomadas diárias e associadas com cálcio, magnésio, manganês e vitaminas B2, B6, B9 e C.

- **GABA, ácido gama-aminobutírico:**
  - Modula os outros neurotransmissores e as ondas cerebrais, induzindo as ondas alfa, com ação semelhante à dos benzodiazepínicos.
    » Sua deficiência causa tremores, calores, taquicardia, frio nas extremidades, aumento da ingesta de carboidratos, cacosmia, cacogeusia, esquizofrenia, epilepsia.
  - O excesso provoca a ansiedade.
  - L-theanina, 300 a 900 mg por dia.
  - L-glutamina, 1.000 a 2.000 mg por dia.
  - L-taurina, 500 a 2.000 mg por dia.
  - Lembrar que o GABA não atravessa a barreira hematoencefálica.
  - Na fase aguda, L-glutamina, 100 mg com L-taurina 75 mg em 100 mL de soro fisiológico EV.

- **Acetilcolina:**
  - Fosfatidilcolina, 100 mg EV em 10 mL de água destilada e, separadamente, vitaminas B1, B6 e B12 em 20 mL de soro fisiológico EV.

ESTRIAS, FRAGILIDADE DO TECIDO CONJUNTIVO, TENDINITE

- Extrato de hawthorne, *Crataegus laevigata*, rico em bioflavonoides, 100 a 200 mg por dia (Alternative and Complimentary Therapies Jan./Feb., 1995;93-95).
- Suco de groselha (Encyclopedia of Healing Juices by John Heinerman).
- Na tendinite:
  - Suco de endívia (chicória, escarola) (Encyclopedia of Healing Juices by John Heinerman).
  - Injeção intrartricular de 120 mg de gel de hialuronato de sódio.
  - DMSO tópico, IM ou EV.

EXERCÍCIO AERÓBICO

- Pulso = 220 − idade × 0,7.

F

FADIGA CRÔNICA, "FIBROMIALGIA", LER

- Dosar ACTH, cortisol salivar em 4 horários, FSH, IGF-1, T3 livre, estrógeno, anticorpos antiserotonina, antigangliosídeos e antifosfolípides.
- Dieta sem açúcar, cafeína e álcool. Identificar possíveis alergias alimentares.
- Sucos de tomate, alcachofra, uva, espinafre, trigo, cevada, abobrinha (Encyclopedia of Healing Juices by John Heinerman).
- Tratar a disbiose, quase sempre presente.
- Identificar e tratar possível hipotiroidismo subclínico, considerando a dominância do T3-reverso (síndrome de Wilson).
- Identificar e tratar possível insuficiência adrenal.
- Testosterona ou progesterona se indicadas.
- Investigar infestação por *Candida albicans* e tratar.
- Tratar a hipocloridria, caso presente, com cloridrato de betaína, 100 a 300 mg, às refeições para sintomas leves, até 10 g por refeição se necessário.
- Manganês, 1 a 3 mg por dia.
- Magnésio, 100 a 600 mg por dia.
- Aspartato de potássio e magnésio, 2.000 mg por dia por 2 semanas.
- Cromo, 50 a 400 mcg por dia.
- Vanádio, 10 a 150 mg por dia.
- Vitamina B1, 10 a 100 mg por dia.
  - (Bentiamina é a B1 lipossolúvel).
- Vitamina B5, 1.000 a 2.000 mg por dia.
- Vitamina B6, 50 a 300 mg por dia.
- Vitamina B9, 500 a 2.000 mcg por dia.
- Vitamina B12, 2.000 mcg por semana.
- Vitamina B12, 50.000 a 100.000 mcg por dia (ou 1.000 mcg IM).
- Vitamina C, o quanto o intestino tolerar.
  - Vitamina C, EV 50.000 mg em 500 mL de água destilada, se necessária.
- Acetil-L-carnitina, 1.000 a 3.000 mg por dia.

- L-carnosina, 1.000 a 1.500 mg por dia.
- N-acetil-L-cisteína, 600 a 1.800 mg por dia.
- N-acetil-L-carnitina, 1.000 a 3.000 mg por dia.
- D-L-fenilalanina, 1.500 a 4.500 mg por dia.
- L-tirosina, 200 mg por dia.
- 5-hidroxi-L-triptofano, 30 a 100 mg por dia.
- L-glutamina, 500 a 1500 mg por dia.
- L-creatina, 1.000 a 6.000 mg antes e depois do esforço físico, até 20.000 mg por 7 dias na fibromialgia (Sports Medicine 1994;18:268-80), a insulina deve estar presente para que a creatina entre nos miócitos.
- Coquetel de aminoácidos, baseado no painel de aminoácidos.
- Coenzima Q-10, 200 a 400 mg por dia.
- Ácido málico, 600 a 2.400 mg por dia.
- Óleo de peixe (ômega-3 de cadeia longa), 100 a 6.000 mg por dia.
- Ômega-6, 500 a 1.000 mg por dia.
- MSM (metilsulfonilmetano), 300 a 2.000 mg por dia.
- DMAE (dimetilaminoetanol), 250 a 500 mg por dia.
- Glicer-hizina, 500 a 1.800 mg por dia.
- DHEA 25 a 100 mg por dia.
- Inositol, 50 a 300 mg por dia, diminui a agregação plaquetária, modula a insulina, inibe a cristalização do oxalato, diminui a esteatose hepática, é antioxidante, anticancerígeno e recupera receptores de serotonina nas doses de 10.000 a 18.000 mg; porém, as doses habituais vão de 200 a 500 mg.
- Adenosina monofosfato (AMP) IM, 125 mg a cada 5 dias.
- Levantamento de peso envolvendo os músculos afetados.
- *Whitania somnifera* (gingseng indiano), 300 a 500 mg 2 vezes por dia.
- *Chondrus crispus*, carraginina, corresponde ao citrulil-arginina, é uma alga vermelha do Ártico (Bio-Arct®), 100 a 1.000 mg por dia. Aumenta a produção de óxido nítrico e, ainda mais, de ATP.
- Antidepressivo tricíclico ou ciclobenzaprina (um tricíclico miorrelaxante), 2,5 a 10 mg por dia.
- Fluoxetina ou paroxetina, 20 mg por dia.
- Naltrexone, 4,5 mg ao se deitar, após as 22 horas. Libera endorfinas e encefalinas durante a madrugada. Não associar na mesma fórmula com cálcio.
- Coquetel de Myers, diluído em água destilada, infundindo lentamente EV:
  - Cloreto de magnésio hexa-hidratado a 20%   1 a 5 mL,
  - Gluconato de cálcio a 10%   1 a 3 mL
  - Hidroxicobalamina   1.000 mcg
  - Hidrocloridrato de piridoxina   100 mg
  - Ácido pantotênico   250 mg
  - Complexo B   1 mL
  - Vitamina C   888 a 4.440 mg
- Na fibromialgia: procaína cloridrato VO, 200 mg por dia durante 10 dias e interromper por 10 dias, ou usar em dias alternados; ou
  - IM, 100 mg 3 vezes por semana durante 1 mês e parar por 1 mês, ou a cada semana;
  - Também pode ser injetada diretamente nos pontos dolorosos.
- **Na fase aguda da fibromialgia:**
  - Vitamina C   1.332 mg
  - Vitamina B6   100 mg
  - Vitamina B12   1.000 mcg
  - Ácido pantotênico   250 mg
  - Complexo B   1 mL
  - Magnésio   8.000 mg
  - Cálcio   2.500 mg
    » por via EV, separadamente por VO:
    ◊ 5-hidroxi-triptofano   20 mg
    ◊ Coenzima Q-10   120 mg
    ◊ Acetil-L-carnitina   1.000 mg
    ◊ Fluoxetina   20 mg
  e
  - Capsaícina em creme a 0,25% ou 0,75%, higienizando-se bem as mãos, pois se forem levadas aos olhos ou a outras mucosas, provocar-se-ia grande ardor (Seminars in Arthritis and Rheumatism June, 1994;23(6):48-52).

FADIGA MUSCULAR
- Investigar possível insuficiência adrenal.
- Creatina, 5.000 mg 4 vezes por dia, durante 5 dias, antes da competição (Intl J of Sport Nutrition 1995;5:S100-S110).

FARINGITE
- Suco de mirtilo, cereja, limão, maracujá (Encyclopedia of Healing Juices by John Heinerman).
- Vitamina C, EV 50.000 mg em 500 mL de água destilada, correndo em 1 hora.

FASCIÍTE PLANTAR
- Massagens com DMSO 90% e 3.000 UI de vitamina E.

FENDA PALATINA, LÁBIO LEPORINO (PREVENÇÃO), LÍNGUA GEOGRÁFICA
- Ácido fólico, 10.000 mcg por dia.
- Vitamina B12, 10 a 1.000 mcg por dia.
- Zinco, 15 a 100 mg por dia.
- Cobre, 1 a 5 mg por dia.

FERRO
- Está elevado quando a ferritina está acima de 25 mcg/L e a capacidade total de ligação do ferro for menor do que 200 mcg/dL.
- Está diminuído quando for menor do que 50 mcg/dL, ferritina estiver menor do que 10 mcg/L, a capacidade total de ligação do ferro for maior do que 450 mcg/dL, a transferrina for menor do que 200 mg/dL e a saturação da transferrina for menor do que 20%.

FITOSTEROIDES, FITOTERÁPICOS
- Quando há isquemia, usar estrógeno por VO, pois seu metabólito hepático dá proteção adicional.
- Óleo de girassol ou prímula (ômega-6) extraído por prensagem a frio (forma cis, pois o extraído a quente contém a forma trans).
- *Glycyrrhiza glabra*, alcaçuz, bloqueia a 11-beta-hidroxiesteroidedesidrogenase hepática que metaboliza o corticosteroide, melhorando a fadiga crônica, 300 a 1800 mg/dia. Iniciar com 25 mg antes do desjejum e 25 mg antes do almoço, e aumentar a dose até a inibição do hipotálamo (quando o cortisol for menor do que 8 mcg/dL e parar quando atingir 16

mcg/dL). Pode aumentar PA porque também eleva a adrenalina e a noradrenalina.
- Gingseng siberiano, *Eleutherococcus senticosus Maxim*, 300 a 500 mg por dia.
- Soja, *Glycine max*, age nos receptores hormonais, tem ação semelhante ao tamoxifen (antiestrogênico), para fogachos de 40 a 80 mg por dia, para a osteoporose 90 a 200 mg por dia. Pode ser usada na forma de tofu.
- *Vitex agnus castus*, age na hipófise como antagonista da prolactina, 25 a 50 mg por dia.
- *Angelica sinensis*, 300 a 500 mg por dia.
- *Dioscorea villosa* (inhame selvagem) tem ação semelhante à progesterona e DHEA. Pode ser usada por via transdérmica ou sublingual: na pré-menopausa 50 mg por dia, do 14º ao 28º dia do ciclo menstrual; após a menopausa, 50 a 100 mg por dia, durante 21 dias por mês.

FLORES COMESTÍVEIS
- Desde que cultivadas sem agrotóxicos.
- Alfazema, amor-perfeito, begônia, boragem, calêndula, capchinha ou nastúrcio, cravina, crisântemo, gerânio, lírio, rosa, tulipa, violeta.

FOSFATIDILCOLINA
- Essencial para as funções de membrana, em viroses, miocardiopatias, aterosclerose, pneumopatias, infertilidade, longevidade, 100, 500 a 3.000 mg por dia.
- Sempre com B12, B1 e B6 e controlando-se com a diminuição da CPK.

FRAGILIDADE CAPILAR, PETÉQUIAS
- Bioflavonoides cítricos (vitamina P) compreendem hesperidina, rutina, nariginina, quercitina, entre outros, 1.000 mg por dia.

G

GANGRENA
- Quelação EV com EDTA.
- Terapia com peróxido de hidrogênio a 3% em 500 mL de água destilada, em 1 a 2 horas, diariamente, até a resolução dos sintomas.
- Sucos de nabo, ruibarbo (Encyclopedia of Healing Juices by John Heinerman).

GENGIVITE, PERIODONTITE
- Excluir a anemia perniciosa.
- Bochechos diários com ácido fólico a 0,1%, engolindo-os depois.
- Escovar as gengivas, levemente, com ascorbato de cálcio uma vez por dia, após o bochecho com a vitamina B9.
- Coenzima Q-10 60 mg por dia.
- Vitaminas A, C e E nas doses diárias recomendadas.
- Sucos de amora, framboesa, morango (Encyclopedia of Healing Juices by John Heinerman).

GERIATRIA, GERONTOLOGIA, IDOSO
- No Brasil,
  - idoso é a pessoa maior de 60 anos, no Canadá 65 anos.
  - Ancião, a maior de 70 anos, no Canadá 75 anos.
  - Muito idoso, a maior de 80 anos, no Canadá 85 anos.

- ATP 400 mg, L-arginina 6.000 a 8.000 mg e citrulina 24.000 mg por dia.
- Alanina-glutamina (alanilglutamina, Sustamina®), 1.000 a 2.000 mg em 500 mL de água.

GLAUCOMA
- Verificar e tratar possíveis alergias alimentares.
- Vitamina C até a tolerância intestinal (Acta Ophthalmologica 1969;47:685-9).
- Tiamina, 50 a 150 mg por dia, ou bentiamina (tiamina lipossolúvel).
- Cromo, 200 a 500 mg por dia.
- Suco de uva do monte (*Vaccinium parvifollium*) ou uva integral (Encyclopedia of Healing Juices by John Heinerman).

GLICEROL, PROVA DO
- 1,2 mL/kg em igual volume de soro fisiológico com suco de limão.
- Considerar positiva se houver flutuação da audição de 10 dB em 2 frequências com melhora de 17% na discriminação, ou melhora de 5 dB em 3 frequências.

GOTA, HIPERURICEMIA
- Vitamina C. 4.000 a 8.000 mg por dia, iniciando-se progressivamente, pois a remoção do ácido úrico dos tecidos pode elevar a uricemia e provocar um novo ataque de gota.
- Ácido fólico, 30.000 mcg por dia.
- Lítio elementar evita a cristalização do ácido úrico, 100 mg por dia; se usar o carbonato, 300 mg 2 vezes por dia.
- Suco concentrado de cereja, 3 colheres de sopa em água 2 vezes por dia.
- Sucos de alfafa, mirtilo, cereja, groselha (Encyclopedia of Healing Juices by John Heinerman).
- Alopurinol (Zyloric®, comprimidos de 100 e 300 mg), 100 a 300 mg por dia.
- *Terminalia bellerica* tem ação semelhante à do alopurinol, 500 mg por dia.
- Benzobromarona (Narcaricina®, comprimidos de 100 mg), iniciar com 50 mg até 300 mg por dia, fazendo controle hepático e renal.
- Fenofibrato, 200 a 300 mg 3 vezes por dia, em crianças 5 mg/kg/dia.

H

HALITOSE, MAU ODOR CORPORAL
- Enzimas digestivas.
- Cloridrato de betaína.
- Psyllium em leite de arroz ou soja, 1 colher de sopa 2 vezes por dia.
- Sucos de amora, framboesa, romã (Encyclopedia of Healing Juices by John Heinerman).
- Colonterapia.
- *Agaricus bisporus* (Chapemin®) é o popular cogumelo "champignon", 400 a 2.000 mg por dia, após as refeições. Contém 6,5 vezes mais aminoácidos do que o leite. Tanto para a halitose, o mau odor corporal quanto como probiótico.
- Clorofilina, 300 mg por dia.
- Geraniol, gengibre (*Zinziber officinale*) e martini (*Cymbopogum martinii*) [Biointestil®], 600 mg 3 vezes por dia, durante 30 dias; depois, 600 mg por dia. Controla a disbiose e a flatulência.

HEMANGIOMA CONGÊNITO
- Investigar lesões viscerais pela ressonância magnética.
- Iniciar o tratamento clínico o mais precocemente possível e mantê-lo por 1 a 2 anos.
- Propanolol, 2 a 3 mg/kg/dia, iniciando-se com 0,3 mg.
- Prednisona, 2 mg/kg/dia.
- Alfainterferon, 100.000 UI/kg/dia, pode causar febre e neutropenia.

HEMOCROMATOSE, HEMOSSIDEROSE, HIPERFERRITINEMIA
- Doação frequente de sangue, até 1 vez por semana, durante 1 ano, nos casos severos.
- Quelação com desferroxamina quando houver risco cardiovascular, 5 mg/kg/dia EV, lentamente.
- Cálcio em todas as refeições ricas em ferro (carnes), para competir com a absorção do ferro (Am J of Clin Nutrition 1995;61:97-104).
- Nunca prescrever vitamina C com alimentos ricos em ferro porque facilita a sua absorção.

HEMORROIDAS
- Rutina, 600 a 1000 mg por dia.
- *Hamamelis virginiana*, supositórios 5 a 10%.
- Sucos groselha, caqui, romã, passa de groselha (Encyclopedia of Healing Juices by John Heinerman).

HEPATITES, CIRROSE, ESTEATOSE
- A TGO (AST) aumentada sugere hepatite.
- A TGP (ALT) aumentada sugere resistência à insulina ou hepatite autoimune.
- Plaquetas inferiores a 150.000/mm^3 sugere fibrose hepática.
- Na hepatite autoimune, além da TGP aumentada, podem estar também elevados:
  - IgG 1,5 vezes;
  - FAN (fator antinúcleo) maior do que 1/80;
  - pANCA atípico (anticorpo anticitoplasma de neutrófilo) maior do que 1/80;
  - AML (anticorpo antimúsculo liso) maior do que 1/80;
  - Anti-LKM1 (anticorpo antimicrossomal de fígado e rim) maior do que 1/80.
  - Nas hepatites virais:
  - Hepatite A: dosar anti-HAV total, IgG e IgM;
  - Hepatite B, dosar:
    » HBsAg é o primeiro marcador, até 24 semanas; se persistir por mais tempo, considerar hepatite crônica;
    » Anti-HBc-IgM, até a 32ª semana;
    » Anti-HBc-IgG, longa duração, pode indicar apenas contato prévio;
    » HBeAg, marcador de replicação viral, indica infecciosidade;
    » Anti-Hbe surge após o desaparecimento do HBeAg, indica o fim da replicação;
    » Anti-Hbs, indicador de cura e imunidade.
  - Hepatite C:
    » Anti-HCV indica apenas o contato com o vírus;
    » Genotipagem viral: VHC-RNA quantitativo e qualitativo.
  - Hepatite D:
    » Anti-HD-IgM correlaciona-se com o HDV-RNA e serve como monitor do tratamento;
    » Anti-HD-IgG aparece em torno de 12 semanas e indica infecção passada.
  - Hepatite E:
    » Anti-HEV Total, Anti-HEV-IgM, Anti-HEV-IgG (também RNA).
- A hepatite crônica exige testes moleculares quantitativo e qualitativo (VHB-DNA).
- Dieta pobre em proteínas.
- Chá-verde e suas catequinas.
- Sucos de damasco, beterraba, cerefólio, salsão, groselha, dente de leão, mamão papaia, rabanete, feijão de corda, tomate, trigo, cevada (Encyclopedia of Healing Juices by John Heinerman).
- Usar água de prata coloidal.
- Vitamina C até a tolerância intestinal ou EV, 50.000 a 70.000 mg por dia, até a melhora clínica e, então, diminuir.
- Vitamina B12, B9 e complexo B VO ou EV, se necessário.
- Bentiamina ,50 a 300 mg por dia.
- N-acetil-L-cisteína, 500 a 2.000 mg por dia.
- L-Taurina, 1.000 a 6.000 mg por dia.
- L-Leucina, 3.000 mg por dia.
- Fosfatidicolina ou lecitina de soja, 100 a 3.000 mg por dia, sempre com as vitaminas B1, B6 e B12, controlando a dose com a diminuição da CPK e transaminases séricas.
- *Silybum marianum*, silimarina 500 a 900 mg por dia. É varredor de radicais livres hepatoprotetor, hipocolesterolemiante e previne a degradação do glutation.
- *Phyllanthus amarus* (quebra-pedra), para a hepatite B.
- Pentoxifilina para diminuir o FAN e efeito hemorreológico, 400 a 1.200 mg por dia.
- Lactobacilos.
- Poliglitazona, 45 mg por dia, para diminuir a resistência à insulina.
- Colchicina, 1 mg por dia, 5 dias por semana.
- Ácido ursodesoxicólico, 150 mg 3 a 4 vezes por dia ou 28 a 35 mg/kg/dia por 12 meses.
- SAME (S-Adenosil-L-Metionina), como antioxidante, 200 mg 2 vezes por dia, por 14 dias, EV, IM ou VO.
- Terapia com peróxido de hidrogênio a 3% em 500 mL de água destilada, em 1 a 2 horas, diariamente, até a resolução dos sintomas.
- Liv-52 (extrato herbário aiurvédico de *Mandur basma, Tamarix gallica, Capparis spinosa, Cichorium intybus, Solanum nigrum, Terminalia arjuna* e *Achillea millefolium*).
- Observação importante: o interferon é contraindicado em alcoólatras.
- **Na hepatite C:**
  - Ácido-alfalipoico, 600 mg;
  - Silimarina, 900 mg;
  - Selênio, 200 mcg;
  - Manganês, 5 mg;
  - Cobre, 1 a 3 mg;
  - L-Glutamina, 500 mg;
  - Coenzima Q-10, 120 mg;
  - Complexo B;
  - Vitaminas C;
  - Vitamina E;
  - N-acetil-L-cisteína.
  - *Viscum album*, quercus para os homens e malus para as mulheres.

– Interferom-alfa-2b, 3 mUI por semana, durante 6 meses, controlando MAD (malondialdeído), TAS (capacidade antioxidante total), TGO, TGP, colesterol, carga viral, Anti-HCV-IgM e RNA viral.

HÉRNIA DE DISCO
- Colchicina (James Frackleton, M.D.):
  - Colchicina   1 mg
  - Cálcio gluconato a 10%   5 mL
  - Dexametasona   4 mg
  - Vitamina B12   1 mL
- Fazer este tratamento diariamente por 3 dias; caso não haja alívio, desistir, pois não funcionará. O Dr. James afirma que funciona em 91% dos casos.
- Certificar-se de que a agulha esteja na veia, pois qualquer vazamento da colchicina provoca dor por semanas.
- Em seguida, manter a colchicina por via oral, 1 mg duas vezes por dia.

HERPES SIMPLES
- Evitar açúcar e álcool.
- Evitar alimentos ricos em arginina, como chocolate, amendoim, noz e outras frutas secas.
- Identificar e tratar possíveis alergias alimentares.
- Sucos de amora, framboesa, caqui (Encyclopedia of Healing Juices by John Heinerman).
- Vitamina C 10.000 mg por dia.
- Bioflavonoides cítricos (vitamina P), compreendem hesperidina, rutina, nariginina, quercitina, entre outros, 1.000 mg por dia.
- L-lisina, 3.000 a 6.000 mg por dia, até desaparecerem as lesões e, depois, 500 a 1.000 mg por dia.
- Adenosina monofosfato (AMP), 25 mg/mL, aplicando 2 mL IM, em dois locais diferentes, desde o início, por 10 dias (40 mL por dia).
- Vitamina B12, B6 e B1 enquanto AMP.
- Lítio ,900 mg por dia.
- Extrato de *Melissa officinalis*, 500 a 1.000 mg por dia.

HERPES-ZÓSTER
- Bentiamina, a tiamina lipossolúvel, 50 a 200 mg por dia.
- Cafeína, 400 mg por dia.
- Vitamina B12 IM, 1.000 mcg por dia.
- Vitamina B6 IM, 150 mg por dia.
- Vitamina B1 IM, 100 mg por dia.
- Adenosina monofosfato (AMP) 25 mg/mL, aplicando 3 mL IM, não usar EV, pois, ocasionalmente, provoca dor torácica temporária, a qual desaparece sem sequelas. Aplicar na outra nádega vitaminas B1, 1.000 mcg, B6 100 mg e B1 100 mg.
- Terapia com peróxido de hidrogênio a 3% em 500 mL de água destilada, em 1 a 2 horas, diariamente, até a resolução dos sintomas.
- Para o zoster óptico, colírios com vitaminas A e C.

HIPERATIVIDADE, TDAH – TRANSTORNO DO DÉFICIT DE ATENÇÃO E HIPERATIVIDADE
- Eliminar a tartrazina, um corante amarelo, da dieta (The Med J of Australia Nov. 21,1994;161:581-2).
- Considerar possível alergia alimentar, especialmente cafeína, leite e trigo (Clinical and Experimental Allergy).
- Incluir aipo na dieta (Encyclopedia of Healing Juices by John Heineman).
- Vitamina B6 15 a 30 mg/kg para crianças ou 100 a 400 mg por dia, ou piridoxal-5-fosfato, um metabólito da piridoxina.
- Magnésio, 300 a 600 mg por dia.
- Neuromodulação:
  - L-theanina, 200 a 300 mg por dia;
  - L-glutamina, 300 a 500 mg por dia, 1.000 mg para adulto;
  - L-glicina, 150 a 250 mg por dia.
  - L-lisina, 200 mg por dia e
  - óleo de peixe, 3.000 a 9.000 mg por dia.
    » Após 30 dias, acrescentar:
    » L-tirosina, 300 a 500 mg por dia e
    » L-fenilalanina, 300 a 500 mg por dia.
- Seleginina, precursora da anfetamina e metanfetamina:
  - para menores de 5 anos 5 mg por dia;
  - para maiores de 5 anos, 10 mg por dia.
- Metilfenidato (Ritalina®), semelhante à anfetamina, com mais efeitos colaterais, semelhantes à cocaína, ópio e morfina, também pode causar atrofia cortical cerebral.

HIPEREMÊSE GRAVÍDICA, NÁUSEAS, VÔMITOS
- Sucos de pera, framboesa (Encyclopedia of Healing Juices by John Heinerman).
- *Zingiber officinale Roscoe*, gengibre, 250 a 500 mg 3 ou 4 vezes por dia.
- Vitamina K, 5.000 mcg com vitamina C, 500 mg, costuma arrefecer em 3 dias.
- Vitamina B6 50 a 100 mg 3 ou 4 vezes por dia.
- Acetil-L-carnitina 50 mg/kg/dia, especialmente para o vômito cíclico do recém-nascido.
- Coquetel de Myers diluído em água destilada, infundindo lentamente EV, por 10 dias:
  - Cloreto de magnésio hexa-hidratado a 20%   1 a 5 mL,
  - Gluconato de cálcio a 10%   1 a 3 mL
  - Hidroxicobalamina   1.000 mcg
  - Hidrocloridrato de piridoxina   100 mg
  - Ácido pantotênico   250 mg
  - Complexo B   1 mL
  - Vitamina C   888 a 4.440 mg

  (Amer J of OBGYN May 1995;1585-91).

HIPERMENORREIA, METRORRAGIA
- Identificar e tratar possível hipotiroidismo.
- Vitamina A, 50.000 a 75.000 UI por dia durante 3 a 8 semanas,
  - depois 50.000 UI por dia durante 1 mês;,
  - então, 25.000 UI por dia por mais um mês; e,
  - em seguida, 25.000 UI em dias alternados como manutenção.
- Vitamina C 500 a 3.000 mg por dia.
- Bioflavonoides cítricos (vitamina P) compreendem hesperidina, rutina, nariginina, quercitina, entre outros, 1.000 mg por dia.

HIPERTENSÃO ARTERIAL
- Está indicada uma dieta vegetariana, sem sal, acúcar, cafeína e álcool; rica em alho e cebola; com poucas gorduras animais e rica em ácido linoleico (Annals of Medicine 1994;26:465-68/Hypertension: Pathophysiology, Diagnosis and Management, Second Edition, 1995; New York/Exp Bio and Med 1995;315-16/The New Zealand Med J July 14, 1995;266-8).
- Aminoácidos e enzimas digestivas (Intl J of Epidemiology 1994;23(4): 716-22).
- Sucos de amora, alho, framboesa (Encyclopedia of Healing Juices by John Heinerman).
- Emagrecer é uma maneira simples e consistente de controlar a pressão arterial (The J of Nutrition 1995;125:311S-400S).
- Não fumar.
- Evitar bebidas alcoólicas (Amer J of Hypertension Aug. 1994;7(8)685-94).
- Exercícios físicos (Amer J of Hypertension Aug. 1994;7(8)685-94), especialmente a natação.
- Exercícios respiratórios, como na ioga.
- Interromper, sempre que possível, drogas como alcaçuz, hormônios, toxicos e medicamentos com potencial hipertensivo, como: estrógenos, anabolizantes, anestésicos, estimulantes de venda livre, inibidores da monoamino-oxidase, antidepressivos, álcool, nicotina, anti-inflamatórios não hormonais (Arch of Int Med Mar. 13,1995;155:450-60/(Regarding Licorice:J of Human Hyperten;1995;9:345-8).
- L-arginina, 2.000 a 6.000 mg por dia (Hyperten: Pathophysiology, Diagnosis and Management1995;65: 1097-1108).
- L-taurina, 2.000 a 6.000 mg por dia.
- Cálcio, 1.000 mg por dia (Intl J of Epidemiology 1994;23(4): 716-22/The J of Nutrition 1995;125:311S-400S).
- Magnésio, 800 mg por dia (Annals of Epidemiology 1995;5:96-10/The Nutrition Report Oct. 1994;77 and J of Int Med Aug. 1994;236:189-95).
- Biotina, 20.000 mcg por dia.
- Vitamina C até a tolerância intestinal (até 4.000 mg por dia).
- Vitamina E, 400 UI para cada 20 kg de peso, mais 400 UI para maiores de 50 anos.
- Óleo de linhaça, 15.000 mg por dia.
- Óleo de peixe, 6.000 a 15.000 mg por dia (World Review of Nutrition and Diet 1994;76:9-14).
- Alho, 4 a 6 g por dia.
- Coenzima Q-10, 120 mg por dia.
- Resveratrol, 100 mg por dia.
- Inositol, 200 a 500 mg por dia, diminui a agregação plaquetária, modula a insulina, inibe a cristalizacão do oxalato, diminui a esteatose hepática, é antioxidante, anticancerígeno e recupera receptores de serotonina nas doses de 10.000 a 18.000 mg; porém as doses habituais vão de 200 a 500 mg. O lítio diminui a ação do inositol, mas não o contrário.
- *Silybum marianum*, silimarina, 420 a 800 mg por dia quando necessitar nefroproteção.
- *Opuntia fícus indica* – frutos (Cacti-Nea®) têm ação diurética, semelhante à hidroclortiazida, e antioxidante, 2.000 mg por dia.
- *Equisetum arvense*, cavalinha, diurético, expolia Si, K e Ca, 100 a 500 mg por dia, do extrato padronizado. Pó 300 a 6.000 mg por dia.
- Extrato de hawthorne, *Crataegus laevigata*, rico em bioflavonoides, 200 mg por dia.
- *Panax gingseng*, 200 mg por dia, doses maiores podem elevar a pressão arterial.
- *Coleus Forskohlii*, boldo, 300 a 600 mg por dia.

HIPERTENSÃO PULMONAR (aplica-se também a neonatos)
- Infusão de aminoácidos com a intenção de elevar a arginina (Biol. Neonate1994;66:65-70).
- Sulfato de magnésio EV, 200 mg/kg em 20 minutos, seguido de infusão contínua de 20 a 150 mg/kg, para manter o nível sanguíneo entre 3,5 e 5,5 mmol/L, durante 3 dias (Archives of Diseases in Childhood 1995;72:F184-F187).

HIPERTIROIDISMO
- Quando TSH menor do que 0,03 mU/L (normal de 0,3 a 4).
- TSH fronteiriço entre 0,1 a 0,03 mU/L.
- T4 maior do que 1,6 ng/dL (normal entre 0,7 e 1,6).
- T3 pode estar aumentado ou diminuído.
- Anticorpo antirreceptor de TSH positivo.
- Razão T3:T4 menor do que 16, suspeitar de tireoidite ou doença de Hashimoto.
- Razão T3:T4 maior do que 18,9, pensar em doença de Graves ou tirotoxicose.
- Razão T3:T4 igual a 15,89 significa eutiroidismo.
- Tratamento:
  - Lítio, 300 mg por dia e iodeto de potássio 100 a 150 mg por dia até 1.000 mg.
  - Betabloqueador, se necessário, para aliviar os sintomas.
  - Metimazol (Tapazol®), 10 a 40 mg por dia, com controle mensal permanente e não engravidar.
  - Propiltiouracil.
  - Tiroidectomia.

HIPOACUSIA, AUTOIMUNE, OTOSPONGIOSE, AUDIOMETRIA
- Limiares auditivos normais segundo a idade:

Idade\Frequência	500 Hz	1 kHz	2 kHz	3 kHz	4 kHz
Até 20 anos	0	0	0	0	0
21 a 30 anos	0	0	0	5	10
31 a 40 anos	5	5	5	12	15
41 a 50 anos	8	10	12	22	25
51 a 60 anos	10	15	22	45	55
61 a 70 anos	15	20	35	55	60
71 a 80 anos	20	30	45	60	70

- Na suspeita de hydrops (doença de Meniére), realizar a prova do glicerol, já citada neste apêndice.
- A quelação com EDTA tem se mostrado benéfica, provavelmente pela remoção de metais pesados e melhora da microcirculação.
- Evitar bebidas alcoólicas e parar de fumar.
- Dieta sem gorduras animais.
- **Na otospongiose:**

- Fluoreto de sódio, em cápsulas entéricas, 25 a 80 mg por dia, divididos em 3 tomadas, por 6 meses; e, depois, 25 mg a cada 2 dias por toda a vida.
- Para menores de 16 anos, 25 mg por dia.
- Gestantes na segunda metade da gravidez, 8,3 mg por dia.
  » Juntamente com:
  » Cálcio, 1.000 mg por dia.
  » Vitamina C, 1.000 mg por dia.
  » Vitamina D, 10.000 UI por dia.
- Ou bifosfonatos em pulsos de 6 meses:
  » Alendronato, 10 mg por dia.
  » Residronato, 5 mg por dia.

- **Hipoacusia autoimune:**
  - Considerar a história clínica de artrite reumatoide e/ou outras doenças do colágeno.
  - Marcadores inespecíficos:
    » Hemograma;
    » Velocidade de hemossedimentação (VHS);
    » Fator reumatoide;
    » Mucoproteína.
  - Imunocomplexos circulantes.
  - Fator antinúcleo (FAN).
  - Complemento total e frações;
  - Anticorpo anticolágeno tipo II.
  - Anticorpo antiproteína 68 kD.
  - Tratamento:
    » imunossupressão:
    » Prednisona, 1 a 2 mg/kg/dia ou
    » Ciclofosfamida, 2 a 5 mg/kg/dia, pela manhã com bastante líquido, pelo risco de nefrotoxicidade.
    » Mantendo leucócitos acima de 3.000/mm^3, neutrófilos acima de 1.500 e linfócitos acima de 1.000.

HIPOADRENALISMO, INSUFICIÊNCIA ADRENAL
- Dosar cortisol, ACTH e cortisol salivar em 4 horários.
- Dieta com alto teor de carboidratos complexos e pouca proteína.
- Usar sal marinho.
- Ácido pantotênico, 1.000 mg por dia.
- Vitamina A 50.000 UI por dia.
- Vitamina E, 400 a 800 UI por dia.
- *Glycyrrhiza glabra*, alcaçuz, bloqueia a 11-beta-hidroxiesteroidedesidrogenase hepática que metaboliza o corticosteroide, 300 a 1800 mg/dia.
  - Iniciar com 25 mg antes do desjejum e 25 mg antes do almoço, e aumentar a dose até a inibição do hipotálamo (quando o cortisol for menor do que 8 mcg/dL, e parar quando atingir 16 mcg/dL). Pode aumentar pressão arterial porque também eleva a adrenalina e a noradrenalina.
- *Panax gingseng*, 200 mg por dia, doses maiores podem elevar a pressão arterial.
- *Dioscorea villosa* (inhame selvagem, pode ser usada por via transdérmica ou sublingual, 50 a 100 mg por dia.
- Reposição hormonal se necessária, geralmente prednisona 5 mg por dia ou hidrocortisona 20 mg por dia, mantendo o cortisol entre 8 e 16 mcg/dL.

HIPOTERMIA
- Investigar hipotiroidismo e sídrome do T3 reverso dominante de Wilson.
- Suco de rábano (Encyclopedia of Healing Juices by John Heinerman).

HIPOTIROIDISMO
- Diagnóstico quando o TSH for maior do que 10 mU/L ou maior do que 5 mU/L com anticorpos antitireoide positivos (antitiroglobulina, antiperoxidase, antirreceptor de TSH).
- Razão T3:T4 menor do que 16, suspeitar de tireoidite ou doença de Hashimoto.
- Razão T3:T4 maior do que 18,9, pensar em doença de Graves ou tirotoxicose.
- Razão T3:T4 igual a 15,89 significa eutiroidismo.
- Observar possível deficiência de ferro, que é um fator predisponente do hipotiroidismo (Amer J of Clin Nutrition 1990;52:813-19).
- Investigar também a situação do cobre, zinco e selênio, que são cofatores para a conversão da T4 (a forma transportadora) para a T3 (a forma ativa).
- L-tiroxina 1,6 mcg/kg/dia.
- *Coleus Forskohlii*, boldo, estimula a lipólise, a termogênese e a tiroide, liberando AMPc a partir do ATP, 25 a 100 mg/dia.
- Quando necessário, usar a L-triiodotironina, associada com 100 a 200 mg de hidroxipropilmetilcelulose para liberação lenta.

HOMOCISTEÍNA
- Normal quando entre 5 e 12 mcmol/L.
- Limítrofe quando entre 12 e 15 mcmol/L.
  - Fazer, então, o teste de sobrecarga com L-metionina, 100 mg/kg por VO, dosando novamente após 40 minutos e 8 horas. Considerar positivo se aumentar 2 desvios-padrão.
- Moderadamente aumentada quando entre 15 e 30 mcmol/L.
- Severamente aumentada quando entre 30 e 100 mcmol/L.
- Gravemente aumentada quando maior do que 100 mcmol/L.
  - Cada aumento de 1,7 mcmol/L eleva 3 a 4 vezes o risco de enfarte agudo do miocárdio.
- Ácido fólico, 1.000 a 5.000 mcg;
- Vitamina B6, 100 a 500 mg;
- Vitamina B12, 1.000 a 5.000 mcg;
- Betaína Hcl, 100 mg,
  - todos associados em uma mesma fórmula, diariamente.

HORMÔNIO DO CRESCIMENTO
- Dosar hemoglobina glicada, FSH, LH, prolactina, somatomedina-C (IGF-1), T3, T4, TSH.
- GH recombinante humano SC, 0,5 UI por dia, no ocaso. Dose máxima de 0,02 UI/kg/dia.
- Depois e 2 meses, aumentar a dose, gradativamente, até 0,04 UI/kg/dia.
- Controlar IGF-1 periodicamente.
- Transtropin® estimula a síntese do GH por via transdérmica.

I

ÍLEO PARALÍTICO
- Dexpantenol, precursor do ácido pantotênico, IM ou EV, 500 mg a cada 2 horas, até 3.000 mg por dia, se necessário.

IMPOTÊNCIA SEXUAL, FRIGIDEZ, DISFUNÇÃO ERÉTIL
- Dieta pobre em produtos animais.
- Suprimir ou reduzir a dose dos medicamentos quando possível.
- Investigar hipotiroidismo.
- Exercícios físicos aeróbicos regularmente.
- L-arginina, 3.000 a 5.000 mg e
- Picnogenol, 120 mg, divididos em 3 tomadas por dia.
- Ornitina, 3.000 mg 2 vezes por dia, com o estômago vazio.
- L-glutamina, 2.000 mg ao se deitar.
- Ácido fólico, 400 mcg por dia.
- Vitamina E, 800 a 2.000 UI por dia.
- Inositol, 50 a 300 mg por dia, diminui a agregação plaquetária, modula a insulina, inibe a cristalização do oxalato, diminui a esteatose hepática, é antioxidante, anticancerígeno e recupera receptores de serotonina nas doses de 10.000 a 18.000 mg; porém, as doses habituais vão de 200 a 500 mg. O lítio diminui a ação do inositol, mas não o contrário.
- *Gingko biloba* diminui a aromatase, 120 a 240 mg por dia.
- *Panax gingseng*, 2.700 mg por dia.
- Ginseng vermelho coreano, 1.000 mg por dia.
- *Tribulus terrestris* forma o DHEA e modula a enzima 5-alfarredutase, 500 mg por dia.
- Yohimbina, *Pausinystalia yohimbe*, inibe os receptores alfa-2-adrenérgicos em 10 a 15 minutos, 11 mg por dia, divididos em 3 tomadas. Eficaz apenas em 50% dos casos (placebo em 25 a 40%).
- Sildenafil, 50 mg 2 vezes por semana.
- Testosterona: mulher 0,5 a 5 mg por dia, tópico vaginal ou 0,25 a 2 mg por dia sublingual.
  homem 25 a 100 mg por dia transdérmica ou 25 mg 4 vezes por dia SL.
- Estriol, não carcinogênico, 1 a 8 mg, 1 a 3 vezes por dia, VO ou tópico.
- Estradiol, 0,05 a 2,5 mg 1 a 2 vezes por dia, VO ou tópico.
- Progesterona, 25 a 200 mg VO 1 ou 2 vezes por dia, ou 10 a 40 mg tópica vaginal 1 ou 2 vezes por dia.
- Quelação.
- Aconselhamento psicológico.
- **Ejaculação precoce:**
  - Amitriptilina, 25 mg por dia.
  - Clormipramina, 20 a 30 mg por dia, uso contínuo.
  - Imipramina, 25 mg por dia.
  - Escitalopram, 10 mg/dia, uso contínuo.
  - Dapoxetina (Priligy®), 30 a 60 mg, 1 a 2 horas antes do coito. Associada com álcool pode provocar desmaio.
- **Disfunção erétil:**
  - Sildenafil (Viagra®, cp 25 e 100mg), 25 a 100 mg 1 a 3 horas antes do coito.
  - Tadalafil (Cialis®, cp 20mg), 5 a 10 mg 30 minutos antes do coito.

IMUNODEFICIÊNCIA
- Imunodeficiência primária, suspeitar quando:
  1. Duas ou mais pneumonias no ano.
  2. Quatro ou mais otites no ano.
  3. Estomatites de repetição ou moniliáse por mais de 2 meses.
  4. Abcessos de repetição ou ectima (infecção de pele).
  5. Infecção sistêmica grave, como meningite, osteoartrite e septicemia.
  6. Infecções intestinais repetidas ou diarreia crônica.
  7. Asma grave, doença do colágeno ou autoimune.
  8. Efeito adverso do BCG e/ou infecção por micobactéria.
  9. Fenótipo clínico sugestivo de síndrome associada à imunodeficiência.
  10. História familiar de imunodeficiência.
- Deficiência humoral: hemograma mostrando linfopenia e/ou neutropenia.
  - Dosar imunoglobulinas A, D, E, M e G e subclasse da IgG.
  - Verificar resposta aos antígenos vacinais.
  - CH50 (complemento total).
  - CD19 (linfócitos B).
- Deficiência celular: hemograma, linfopenia e/ou neutropenia.
  - Dosar imunoglobulinas A, D, E, M e G.
  - Subpopulações de linfócitos: CD3, CD4, CD8, CD19 e CD16/56 (células Natural Killers).
  - Teste do HIV, do PPD e da Candidina.
  - Resposta aos antígenos vacinais.
  - Linfoproliferação.
  - WASP (proteína da síndrome de Wiskott-Aldrich).
  - CD40L.
- Deficiência de fagócitos: infecções piogênicas ou fúngicas, granulomatoses, hiper-IgE.
  - Hemograma com neutropenia ou linfopenia.
  - Dosar imunoglobulinas A, D, E, M e G.
  - Teste da di-hidrorodamina (DHR).
- Deficiência micobactericida: infecções por micobactéria não tuberculosa ou salmonela.
  - Avaliação do eixo IFN-gama – IL12 – IL23.
  - Deficiência de STAT1.

(www.imunopediatria.org.br)

INCONTINÊNCIA URINÁRIA, NICTÚRIA
- Identificar e eliminar possíveis alergias alimentares, quase sempre leite e laticínios (Nutrition and Healing Newsletter by Jonathan Wright, M.D. Feb. 1996, vol. 3, issue 2, page 12).
- Solifenacina (Vesicare®), antimuscarínico, 5 a 10 mg por dia.

INDISPOSIÇÃO, MAL-ESTAR, CINETOSE
- Pode ser causada por infecção crônica por gram-negativo, confirmar em microscopia de campo escuro. Caso positiva, usar 50.000 mg de vitamina C EV ou peróxido de hidrogênio.
- Evitar refeições muito calóricas, hiperprotéicas e sal nas 24 horas que antecedem a viagem (Aviation, Space and Environmental Med June 1995;66(6):537-41).
- Sucos de pera, framboesa (Encyclopedia of Healing Juices by John Heinerman).
- Dimenidrinato, 100 mg, até 4 vezes por dia, se necessário.
- Vitamina B6, 300 mg, até 4 vezes por dia, se necessário.

INDOL-3-CARBINOL
- Inibidor da produção da 16-alfa-hidroxiestrona, modificando o metabolismo do estradiol, não produzindo a 16-alfa-hidroxiestrona. Apresenta propriedades antioxidantes e antiproliferativas, 200 a 400 mg por dia.

INFECÇÃO
- Dosagem de procalcitonina, indica inflamação e infecções mais graves quando maior do que 0,5 ng/mL. Caso seja maior do que 2 ng/mL, significa alto risco de septicemia.
- A procalcitonina (PCT) é um pró-hormônio que, em condições habituais, permanece apenas no interior das células C da tiroide, sendo o precursor da calcitonina. A PCT não é detectada na circulação, mas, em situações de estresse, como durante uma infecção disseminada, após traumas ou cirurgias de grande porte e em queimaduras extensas, pode ter significativa produção extratiroidiana, especialmente em macrófagos, e ser encontrada no sangue periférico. Em estudos experimentais, demonstrou-se que a substância é detectável no sangue a partir de 4 horas após uma injeção de endotoxina, mantendo-se em níveis elevados por até 24 horas. Tendo em vista a baixa especificidade dessa dosagem, a interpretação do resultado deve ser feita em conjunto com os demais dados clínicos, uma vez que a elevação dos níveis séricos nem sempre é indicativa de infecção generalizada.
- Proteína carbonilada é um marcador de sobrevida na sepse.
- Protocolo de Marik para a septicemia:
  - Vitamina C   1.500 a 6.000 mg,
  - Hidrocortisona   50 mg,
  - Tiamina   100 a 200 mg,
  - Soro fisiológico   50 mL,
    » administrar EV a cada 6 horas.
- Vitamina A administrada EV nas primeiras 24 horas reduz a mortalidade:
  - para bebês,   400.000 UI;
  - para crianças,   100.000 UI durante 3 a 5 dias;
  - para adultos   300.000 UI por dia, durante 5 dias e, então, 200.000 UI por mais 5 dias.
- Vitamina A por VO, 100.000 a 150.000 UI por dia, durante 5 dias e, depois, continuar com 30.000 UI.
- Vitamina E, 1.200 UI, combinada com a vitamina A, reduz a dose da vitamina A em 1/3.
- Vitamina C EV, 50.000 mg, juntamente com a dose oral tolerada pelo intestino.
- Extrato de *Echinacea purpurea*, 1.000 mg por dia.
- *Hydrastis canadensis* (Goldenseal), 100 a 500 mg por dia, até 10.000 mg.
- L-arginina 6.000 mg por dia (The Ulster Med J Oct. 1994;63(2):193-200).
- Fosfatidilcolina 100, 500 a 3.000 mg com B12, B1 e B6 e controlando a CPK.
- Alho 4 a 6 g por dia.
- **No caso de infecções recorrentes:**
  - Evitar açúcar e álcool.
  - Identificar e eliminar possíveis alérgenos alimentares.
    » Identificar e tratar possível hipotiroidismo.
  - Vitamina C até a tolerância intestinal.
  - Vitamina E 800 UI por dia.
  - Complexo B.
  - Betacaroteno, 50.000 UI (30 mg) por dia.
  - Coenzima Q-10, 60 a 120 mg por dia.
  - Magnésio, zinco, cobre e selênio, conforme a necessidade.
  - Polipeptídeos do timo (timomodulina, Leucogen®), 80 a 160 mg por dia.

INFECÇÃO DAS VIAS AÉREAS SUPERIORES, IVAS, GRIPES, RESFRIADOS
- Suco de framboesa, tangerina, lima, oxicoco (Encyclopedia of Healing Juices by John Heinerman).
- Iodopovidona nasal 0,5%.
- Vitamina C até a tolerância intestinal.
- Se necessário, vitamina C EV, 50.000 mg em 500 mL de água destilada, correndo em 1 hora.
- Zinco, 15 mg a cada 2 horas na suspeita do sistema imunológico deprimido, não mais do que 1 semana.
- *Pelargonium sidoides* (Umckan®) eleva o interferon e aumenta a atividade dos macrófagos e linfócitos "natural killers":
  - até 6 anos de idade, 10 gotas 3 vezes por dia;
  - de 6 a 12 anos, 20 gotas 3 vezes por dia;
  - maiores de 12 anos, 30 gotas 3 vezes por dia.
- *Hedera helix* (Abrilar®), mucolítico e broncodilatador:
  - de 2 a 7 anos, 2,5 mL 3 vezes por dia;
  - de 7 a 12 anos, 5 mL 3 vezes por dia;
  - maiores de 12 anos, 7,5 mL 3 vezes por dia.
- Equinácea, astrágalo e hidrastis estimulam o sistema imunológico:
  - *Echinacea purpurea*, 1.000 mg por dia;
  - *Astragalus membranaceus*, 500 a 1.500 mg por dia;
  - *Hydrastis canadensis* (Goldenseal), 100 a 500 mg por dia.
- Para prevenir a gripe:
  - *Ferrum siderus* D10 com *Phosphorus* D5 e *Prunus spinosa* D1;
  - *Anas barbariae hepatis et cordis extractum*, 30 a 200 CH (Oscilococcinum®).
- **Gripe aviária ou suína:**
- Usar inibidores da neuranimidase, empregados para o tratamento e profilaxia das infuenzas A e B: zanamivir = Relenza® e oseltamivir = Tamiflu®.
  - Oseltamivir, 75 mg 2 vezes por dia, durante 7 dias.
  - Zanamivir, inalar 5 mg do pó 1 a 4 vezes por dia.

INFECÇÃO VIRAL, VIROSE, ÉBOLA, AIDS, CORONAVÍRUS
- Pacientes HIV-positivos assintomáticos:
  - TCD4 menor do que 200/mm^3, deverão ser tratados,
  - TCD4 entre 200 e 500/mm^3, pedir carga viral; se maior do que 100.000 cópias/mm^3, deverão ser tratados.
  - A SIDA se agrava quando a carga viral se eleva 3 vezes mais do que a inicial ou o TCD4 diminui mais do que 25%.
- Gestantes HIV-positivas:
  - O risco de infecção do recém-nascido varia de 0 a 2%.
  - Interromper o tratamento antiviral até a 12ª semana, se possível.
  - A carga viral deve permanecer menor do que 1.000 cp/mm^3.

- A cesariana deve ser eletiva.
- Não amamentar.
- AZT EV 3 horas antes da cesariana, 2 mg/kg/h na primeira hora e, depois, 1 mg/kg/h até o campleamento do cordão umbelical.
- O recém-nascido deverá receber o AZT, por VO, 2 mg/kg a cada 6 horas durante 6 semanas.
- Vitamina C EV, 50.000 mg em 500 mL de água destilada, correndo em 1 hora, diariamente até que ocorra o desaparecimento dos sintomas.
- Peróxido de hidrogênio 5 mL da apresentação a 3%, diluidos em 500 mL de água destilada, EV em 90 minutos, diariamente até o desaparecimento dos sintomas.
- A vitamina C e o peróxido de hidrogênio podem ser usados alternadamente, dia sim, dia não, ou no mesmo dia com intervalo de 2 horas, sendo o peróxido o primeiro.
- Vitamina A diminui a morbidade em crianças, 100.000 UI por dia (Amer. J of Public Health 1995;85(8):1076-81/The J of Acquired Immune Deficiency Syndromes and Human Retrovirology 1995;8:199-203 / The J of Infectious Diseases 1995;171(5):1196-1202).
- Betacaroteno, 300.000 UI (180 mg) por dia.
- Vitamina D, 20.000 a 50.000 UI por dia.
- Vitamina E aumenta o TCD4 e reduz a toxicidade do AZT, 800 a 2.400 UI por dia.
- Vitamina C até a tolerância intestinal (J of Nutritional Med 1994;4:393-401).
- Vitamina B12, 1.000 mcg por dia (The Nutrition Report Dec. 1994;12/1(12/1)).
- Zinco, 80 mg por dia (Biological Trace Element Research 1995;47:133-38).
- Selênio, 200 a 300 mcg por dia (The J of Medicinal Chemistry Aug. 1994).
- Melatonina, 36 a 72 mg por dia, até 400 mg nos quadros graves, divididos em 4 tomadas; ou supositórios de 300 mg por dia.
- Suplementar os oligoelementos conforme o mineralograma (Medical Tribune Jan. 19, 1995;1,6).
- N-acetil-L-cisteína restaura o glutation e inibe o HIV, 200 a 1.800 mg por dia (Lancet 1989;2;1294).
- Acetil-L-carnitina diminui a toxicidade do AZT, 1.000 a 4.000 mg por dia (Laboratory Investigation 1994;71(5):773-81).
- Suco de uva, aspargo, cenoura, aipo, cereja, salsa, batata, morango, framboesa, melancia (Encyclopedia of Healing Juices by John Heinerman).
- Fosfatidilcolina, 100, 500 a 3.000 mg por dia, sempre com as vitaminas B1, B6 e B12, controlando a dose com a diminuição da CPK sérica.
- DHEA, 25 a 50 mg por dia (AIDS Research and Human Retroviruses June 1, 1992;8(5):625-30).
- As folhas do abacateiro (*Persea americana*) têm atividade antiviral.
- *Illicum verum* Hooker ou *Illicum anisatum*, o aniz estrelado, antiviral, antiespasmódico, expectorante, diurético, anti-inflamatório, eupéptico, carminativo, antiflatulento, tem ação semelhante ao oseltamivir (Tamiflu®), 500 a 2000 mg por dia, ou chá com 2 estrelas.
- *Echinacea purpurea* L., raiz, antifúngica, antibacteriana, antiviral, antioxidante e anti-inflamatória, 1.500 a 3.000 mg por dia, divididos em 3 tomadas.
- *Punica granatum*, romã, o suco da fruta inteira diminui a interleucina IL-1 beta.
- *Uncaria tormentosa*, unha de gato, ativa macrófagos e células T killer, 2.000 a 3.000 mg por dia. Contraindicada na gravidez por promover contrações uterinas (PGE).

- Ivermectina, antiparasitário e antiviral de largo espectro, impedindo a fixação viral nos receptores da membrana celular; mantém a atividade por até 1 ano e não age nas células humanas, não passa a barreira hematoencefálica íntegra (pode ser tóxica em casos de meningite) comp = 6 mg:
  - de 15 a 30 kg 1 comprimido por dia, durante 3 dias,
  - de 31 a 60 kg, 2 comprimidos por dia, durante 3 dias;
  - de 61 a 90 kg, 3 comprimidos por dia, durante 3 dias;
  - de 91 a 120, kg 4 comprimidos por dia, durante 3 dias;
  - de 121 a 150, kg 5 comprimidos por dia, durante 3 dias.
- Semente da *Garcínia cola* impede a multiplicação viral do ebola.
- L-Lisina, L-Prolina e vitamina C inibem a colagenase, diminuindo a possibilidade de disseminação.

INFERTILIDADE MASCULINA, OLIGOASTENOTERATOESPERMIA

- Selênio, 200 mcg por dia;
- Zinco, 250 mg por dia;
- N-acetil-L-cisteína, 600 mg por dia;
- Vitamina C, 3.000 a 6.000 mg por dia;
- Vitamina E, 400 a 2.000UI por dia;
- Clomifeno citrate, 25 a 50 mg por dia;
- Acetil-L-carnitina, 3.000 mg por dia;
- Coenzima Q-10, 200 a 300 mg por dia.
  - Usar a formulação mencionada durante 6 meses e repetir o espermograma.
  - O clomifeno estimula a liberação de GnRH, LH e FSH.
- Suplementar as demais vitaminas e minerais conforme a necessidade.
- Melatonina conjugada (N-acetil-5-metoxitriptamina) – 10 a 40 mg.
- Fosfatidilcolina 100, 500 a 3.000 mg por dia, sempre com as vitaminas B1 (ou bentiamina), B6 e B12, controlando a dose com a diminuição da CPK sérica.
- *Eurycoma longifolia* eleva a testosterona, 400 mg por dia.
- *Withania somnifera*, 600 a 6.000 mg por dia.
- *Trigonia foenum graecum* eleva a testosterona e o DHEA, 200 mg/dia para mulher e 600 mg/dia para homem.

INOSITOL, MIOINOSITOL

- Fontes: laranja, grãos integrais, soja (lecitina), repolho, vísceras (coração e fígado), sêmem.
- O inositol diminui a agregação plaquetária, modula a insulina, diminui a cristalização do oxalato, melhora a esteatose hepática, é antioxidante, anticancerígeno e recupera receptores de serotonina nas doses de 10.000 a 18.000 mg. Dose habitual é de 200 a 500 mg. O lítio diminui a sua ação, mas não o contrário.
- Para diabetes, insuficiência renal, hipercolesterolemia, retinopatia, câncer de pulmão 200 mg/kg/dia.
- Na depressão, 12.000 mg por dia.

INSETO, PICADA DE

- Caso achar reação anafilática, 1 mL de adrenalina SC.
- Suco de pepino (Encyclopedia of Healing Juices by John Heinerman).

INSÔNIA, DISSONIAS, PERNAS INQUIETAS, NARCOLEPSIA, CATAPLEXIA

- Checar deficiência de potássio e suplementá-lo se necessário.
- Trinta minutos de exercícios diariamente.

- Evitar estimulantes como café, chá, chocolate etc.
- Chá de camomila (*Matricaria chamomilla*) antes de deitar.
- Melatonina conjugada (N-acetil-5-metoxitriptamina), 0,3 a 6 mg por dia ao se deitar, usar a menor dose para evitar efeito paradoxal (The Lancet Aug. 26, 1995;346:541-4).
- Magnésio 400 mg ao se deitar.
- Ácido fólico, 10.000 a 25.000 UI por dia.
- Vitamina E, 400 a 800 UI por dia.
- L-triptofano, 1.000 a 2.000 mg ao se deitar.
- 5-hidroxi-L-triptofano, 100 a 200 mg ao se deitar.
- Ácido 4-hidroxibutírico, 500 mg ao se deitar.
- Sucos de tâmara, figo, alface, maracujá (Encyclopedia of Healing Juices by John Heinerman).
- *Valeriana officinalis*, 750 a 1.250 mg com *Melissa officinalis* 500 a 750 mg por dia.
- *Hypericum perfuratum*, 900 a 1.500 mg por dia.
- *Magnolia officinalis*, ansiolítica e antiestresse, também age na depressão e diminui o cortisol, 250 a 750 mg por dia.
- *Passiflora alata*, maracujá doce, 200 a 500 mg por dia.
- *Griffonia simplicifolia*, ação semelhante à de 5-OH-triptofano, 200 mg por dia.
- *Piper methysticum* (Kawa-Kawa®) inibe recaptação da serotonina e da noradrenalina, 200 a 400 mg por dia.
- Na síndrome das pernas inquietas, usar agonistas dopaminérgicos, como a modafilina (Stavigile®, comprimidos de 200 mg), 100 a 400 mg por dia.
- Na narcolepsia: modafilina 200 mg por dia, ou metilfenidato (Ritalina®, cp de 10 mg) 5 a 20 mg, 2 a 3 vezes por dia, ou pemoline, ou oxibato
- Na hiperssonia, metilfenidato 5 a 20 mg, 2 a 3 vezes por dia, ou modafilina 100 a 400 mg por dia.

INSUFICIÊNCIA CARDACA CONGESTIVA
- Dieta sem sal e absolutamente sem álcool (JAMA July 12,1995;274(2):149-154).
- Suco de urtiga, como diurético, lembrando que a água destilada também tem efeito diurético (Encyclopedia of Healing Juices by John Heineman).
- Adenosinatrifosfato (ATP), 400 mg com
- L-arginina, 6.000 a 8.000 mg e
- Citrulina, 24.000 mg.
- Coenzima Q-10, 60 a 150 mg por dia.
- Acetil-L-carnitina, 1.500 mg por dia.
- L-taurina, 3.000 mg, com o estômago vazio.
- Vitamina E, 400 a 800 UI por dia.
- Vitamina C, 4.000 mg por dia.
- Tiamina, 200 mg por dia.
- Óleo de peixe, 5.000 a 10.000 mg por dia.
- Alanina-glutamina, ou alanilglutamina dipeptídeo (Sustamina®), 1 a 2 g em 500 mL de água.
- *Cratageus oxycantha* L, 300 a 900 mg por dia.
- *Capsicum annuum*, pimenta caiena, 2.000 a 4.000 mg por dia.
- L-dopa 250 a 1.000 mg por dia, divididos em 4 tomadas (N Eng J of Med 1984).
- Magnésio sulfato EV, 2.000 mg por dia associado com vitaminas B12 e C, até a melhora do quadro
- Quelação com EDTA.

ISONIAZIDA
- Para evitar a neurite periférica provocada por esse derivado do ácido isonicotínico:
- Piridoxina, 50 a 100 mg por dia.

L

LEVEDO DE CERVEJA, *Saccharomyces cereviseae*
- Rico em complexo B, fitosteróis (catequinas, trans-resveratrol), fenólicos (esqualeno, ergosterol, lanosterol), Zn, Cu, Mn, Ca, K, betaglucanos, fibras e mananoligossacarídeos (MOS).
- **Epicor®**, metabólitos do *Saccharomyces cereviseae*, 500 mg por dia.

LINFEDEMA, EDEMA LINFÁTICO
- Benzopirona, mistura de bioflavonoides como cumarinas, rutinas, diosmina, com efeito linfocinético e estimulando a excreção protéica dos macrófagos, 135 mg por dia, com controle hepático mensal.
- *Centella asiatica* (Gotukola®), triterpenos, 60 a 200 a 1.900 mg por dia.

LÍNGUA GEOGRÁFICA
- Ácido fólico, 1.000 mcg por dia.
- Vitamina B12, 1.000 mcg por dia.
- Zinco 30, mg por dia.
- Tratar por 3 meses e, então, metade das doses para a manutenção.
- Esses 3 componentes estimulam a replicação do DNA.

LITÍASE URINÁRIA, CALCULOSE RENAL
- Dieta rica em carboidratos complexos, sem açúcar e sem cafeína, sem álcool e sem restrição de cálcio (o cálcio evita a recorrência dos cálculos).
- Água, 30 mL/kg/dia.
- Sucos cítricos e de melão (alcalinizam a urina e contêm potássio), mirtilo, cereja, framboesa, rabanete (Encyclopedia of Healing Juices by John Heinerman).
- Vitamina B6, 300 a 1.000 mg por dia, especialmente para cálculo de oxalato de cálcio.
- Vitamina A, 10.000 UI por dia.
- Magnésio, 500 mg por dia.
- D-penicilamina, 2.000 mg por dia, para cálculos de cistina.
- Citrato de potássio ou citrato de colina, 6.000 mg por dia.
- Solução de Shohl:
  – Ácido cítrico   140 g e
  – Citrato de sódio ou potássio 90 g em
  – Água destilada   1.000 mL
    » 30 mL 3 vezes por dia.
  – Controlando Na, K, Cl ureia, creatinina e pH urinário, que deverá ficar maior do que 6.
- Cápsulas do Miguel Curto:
  – Ácido cítrico   840 mg e
  – Citrato de potássio 540 mg
    » divididos em 3 tomadas diárias, aumentando a dose o quanto necessário até o pH da urina alcançar 6.
- "Vermute" Panizza:
  – O Prof. Dr. Sylvio Panizza deu-me esta fórmula para "dissolver" cálculos renais:
    » *Symphitum officinalis* TM (confrei), ou *Aloe vera* TM (Babosa) 25%;
    » *Bowdichia virgilioides* TM (sucupira) 25%;

» *Phyllanthus niruri* TM (quebra-pedra) 25%; e
» *Cordia verbenacea* TM (erva baleeira) 25%
   ◊ tomar 60 gotas 5 vezes por dia.
      TM = tintura-mãe.

LÍTIO
- Estabilizador das funções das membranas celulares.
- Usado no tratamento da psicose maníaco-depressiva (transtorno bipolar) e outros quadros psicóticos, explosividade, impulsividade, agressividade e, menos ativo, na depressão.
- A ação terapêutica central ocorre no hipotálamo baixo.
- Carbonato ou orotato de lítio, 600 a 900 mg por dia, divididos em 3 tomadas.
- 900 mg por dia têm efeito cumulativo, doses até 600 mg por dia não são cumulativas e podem ser usadas continuamente.
- Dosar Li no lisado de hemácias, dose terapêutica deverá ficar entre 0,8 e 1,9 mEq/L (doses menores não funcionam).
- Doses maiores podem causar diplopia, confusão mental, incoordenação motora, tontura e disartria.
- Polistireno-sulfonato de sódio é antagonista do lítio e diminui litemia.
- L-triptofano EV, 300 mg por semana, ou 5-hidroxi-L-triptofano VO, 300 mg por dia, diminuem a necessidade do lítio.

LOMBALGIA, LUMBAGO
- Manter uma dieta alcalina, destacando batatas, arroz integral, cereais integrais, verduras e frutas, com exceção do tomate e frutas cítricas.
- Evitar açúcares, café, chá, tabaco, álcool e laticínios.
- Manter uma boa hidratação, com pelo menos 8 copos de água por dia.
- Suco de groselha (Encyclopedia of Healing Juices by John Heinerman).
- É desaconselhável o exercício durante a fase aguda da lombalgia (The New Eng J of Med Feb. 9,1995;332(6):351-55).
- Evitar alongamento envolvendo a região lombar, como a ioga e exercícios de impacto, como a corrida.
- Evitar manipulação quiroprática vigorosa.
- Após a recuperação, recomendar 20 minutos de exercícios aeróbicos de baixo impacto 3 vezes por semana, como bicicleta, estepe, remo e não aeróbicos como alongamentos dorsais e flexões cervicais em todas as direções.
- Vitamina C, 4.000 mg por dia.
- Vitamina E, 2.000 UI por dia
- Vitamina A, 20.000 UI por dia.
- Betacaroteno, 50.000 UI por dia.
- Cálcio, 1.200 mg por dia.
- Magnésio, 600 mg por dia.
- Boro, 3 mg por dia.
- Manganês, 5 mg por dia.
- Glucosamina sulfato, 1.000 mg por dia.
- *Cratageus oxycantha L*, 300 a 900 mg por dia para fortalecer os ligamentos.
- Alguns autores recomendam:
  – Investigar possíveis insuficiências adrenal e tiroidiana.
  – Enzimas digestivas, se necessárias.
  – Dormir em colchão adequado.
  – Colonoterapia para tratar psoíte.
  – Evitar anti-inflamatórios não hormonais a longo prazo, podem levar à degeneração articular.
  – Adenosinamonofosfato, 400 mg por dia.

– Colchicina, 1 mg por dia, 5 dias por semana, retrai as hérnias discais.
– Testosterona, se necessária.
– Quelação.

LONGEVIDADE
- Manter o peso em 5 quilos abaixo do peso que tinha na idade de 18 anos diminui a mortalidade em 15% (*The New Eng J of Med* Sept.14,1995;333(11):677-85), ou seja, estar um pouco acima da desnutrição.

LUGOL
- Solução de J. G. A. Lugol:
  – Iodo a 1% e iodeto de potássio a 2% em água destilada.
- Nesta concentração, 1 gota de lugol conteria 1.200 mcg de iodo, quando a dose diária recomendada não passa de 150 mcg por dia. Portanto CUIDADO!

LÚPUS ERITEMATOSO SISTÊMICO – LES
- Diagnóstico por meio de: anticorpo antinucleossomo; FAN (fator antinúcleo); anticorpo anti-DNA; anticorpo anti-Sm; anticorpo anti-P-ribossomal; anticorpo anti-PCNA; (antinúcleo de célula proliferativa).
- Monitorar atividade com: anticorpo antinucleossomo e anticorpo anti-DNA.
- Investigar alergias, inclusive alimentar.
- Sucos de cenoura, groselha (Encyclopedia of Healing Juices by John Heinerman).
- Tratar hipocloridria, caso presente, com betaína cloridrato, 100 a 300 mg, às refeições para sintomas leves, até 10 g por refeição se necessário.
- Vitamina B6, 1.500 mg por dia, monitorando possíveis sinais de neuropatia sensorial, geralmente em luva ou meia, que ocorre raramente com essas doses.
- Vitamina B12, 1.000 a 2.000 mcg IM, 1 ou 2 vezes por semana, com folato e complexo B.
- Vitamina E, 800 UI por dia.
- Magnésio, 300 a 600 mg por dia, especialmente com alta dose de B6.
- Zinco, 30 a 60 mg por dia.
- Óleo de linhaça, 30 mL por dia.
- Ácido paraminobenzoico, 2.000 a 8.000 mg por dia.
- DHEA, 25 a 50 mg por dia.
- Testosterona, quando indicada.

M

MÁ ABSORÇÃO INTESTINAL, SÍNDROME DO INTESTINO CURTO
- Para o diagnóstico da doença celíaca: dosar anticorpos antigliadina; antiendomísio; antireticulina; e antitransglutaminase.
- Enzimas digestivas:

– Ácido desidrocólico *	30 mg
– Amilase **	20 mg (600 UI)
– Celulase **	30 mg (7 CU)
– Dimeticona	30 a 100 mg
– Fitase	500 mg
– Lactase	80 a 150 mg (1 mg = 5 UI)
– Lipase pancreática **	20 mg (80 UI)

- Pancreatina **   40 a 400 mg
- Pepsina   10 mg
- Betaína HCL   100 a 250 mg***
    » * ou *Cynara scolymus* (alcachofra), 70 a 350 mg
    » ** em cápsulas gastrorresistentes, as demais em cápsulas gastrolábeis.
    » Tomar as enzimas juntamente com as refeições.
    » *** 500 mg de betaína Hcl correspondem a aproximadamente 1,1 mL de ácido clorídrico.
- L-glutamina, 3.000 a 6.000 mg por dia.
- Vitamina B5, ácido pantotênico, 1.000 a 3.000 mg por dia.
- Zinco, 25 a 50 mg por dia.
- A L-glutamina EV com hormônio do crescimento, após a nutrição parenteral total, aumenta a absorção proteica em 39%, o que abrevia o desmame da alimentação parenteral (Ann of Surg 1995;222(3):243-55).

MALÁRIA
- Quelar o ferro com desferroxamina 100 mg/kg/dia, durante 3 dias, isso priva o plasmódio de ferro, impedindo-o de se reproduzir. Além disso, previne o dano oxidativo do cérebro (The Lancet Dec. 5, 1992;340:1386-7/Amer J of Tropical Med and Hygiene 1993;48(2):193-7).

MALFORMAÇÃO CONGÊNITA, DEFEITOS GENÉTICOS, TUBO NEURAL
- Evitar talidomida (ainda usada para o tratamento de doenças cronicodegenerativas) e outras drogas com conhecido potencial teratogênico.
- Usar, preferencialmente, alimentação orgânica, evitando pesticidas, herbicidas, corantes, flavorizantes e substâncias derivadas do petróleo.
- Vitamina A, evitar dose maior do que 5.000 UI por dia, isso não se aplica aos carotenoides (Science News Oct. 14,1995;148:244).
- Ácido fólico, 5.000 mcg por dia, previne a fenda palatina e os defeitos do tubo neural (JAMA March 10, 1993;269(1):1292-93).
- Vitamina B12, 1.000 mcg por dia, previne a fenda palatina e o lábio leporino (Med J of Australia Sept.4,1995;163:231-32).
- Zinco, 60 mg por dia.
- Grávidas devem usar água filtrada para beber e banharem-se (Medical Tribune June 8, 1995;20).
- Este protocolo previne fenda palatina, malformações cardiovasculares, câncer, doenças neuropsiquiátricas, abortos, displasia cervical, anemia, baixo peso ao nascer e língua geográfica.

MANCHAS SENIS, DERMATITE ACTÍNICA, LIPOFUCSINA
- Vitamina C o quanto o intestino tolerar, diariamente pelo resto da vida.
- A quelação costuma fazer desaparecer estas manchas, porém não se justifica, por si só.

MANOBRA DE JOHN EPLEY
- Para o tratamento da vestibulopatia paroxística benigna.
- S. Começar com o paciente sentado na maca.
    1. Colocar a cabeça sobre a borda da mesa, a 45° para a E.
    2. Com a cabeça pendente, girá-la a 45° à D.
    3. Girar a cabeça e o corpo até a face para baixo, posicionando-a a 135° supina.
    4. Mantendo a cabeça para a D, colocar o paciente sentado.
    5. Girar a cabeça para a frente, mantendo o queixo 20° para baixo.
        ◊ Fazer uma pausa de 2 a 3 minutos em cada posição.
        ◊ Repetir a série até que não haja mais nistagmos.
        ◊ Orientar o paciente para permanecer em repouso com a cabeça recostada por 48 horas.
        ◊ Repetir o procedimento semanalmente até o desaparecimento dos sintomas.
        ◊ Espelhar o processo caso a orelha acometida seja a direita.

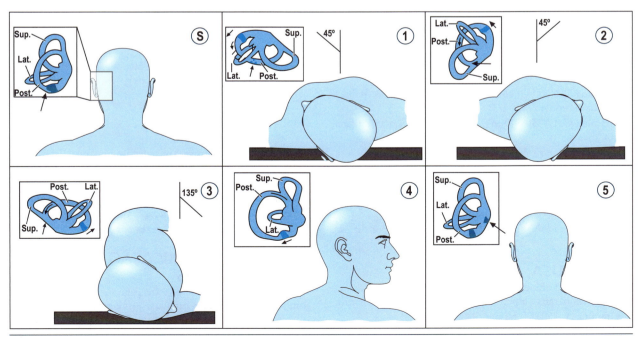

Figura 3 – Manobra de *John Epley*

MELATONINA CONJUGADA, N-ACETIL-5-METOXITRIPTAMINA
- Doses: 0,2 a 2,5 a 5 a 75 até 3.000 mg ao se deitar.
- Observar efeito anovulatório nas doses mais altas.
- Contraindicada em crianças e adolescentes.
- Pode ser dosada na saliva às 2 ou 3 horas da manhã ou em 4 dosagens por dia (8, 12, 16 e 20 horas).
- *Piper nigrum* contém fitomelatonina na concentração de 1.092,7 ng/g de peso seco, assim, 2,5 mg de melatonina estariam em 2,3 g de pimenta do reino, 5 mg em 4,6 (cerca de 1 colher de café) e 40 mg em 36,6 g (cerca de 2 colheres de sopa) de pimenta.

MEMÓRIA, APRENDIZADO, COGNIÇÃO, INTELECTO
- Fosfatidilserina, única que atravessa barreira hematoencefálica, 200 mg por dia. para crianças 1 a 5 mg/kg/dia.
- DHA, ácido docosa-hexaenoico, ômega-3, óleo de peixe, 500 mg por dia.
- L-triptofano, ou 5-hidroxi-L-triptofano, 300 a 1.500 mg por dia.
- L-fenilalanina, 300 a 500 mg por dia.
- L-tirosina, 300 a 500 mg por dia.
  - Triptofano, fenilalanina, tirosina fixam informações no SNC.
- Idebenona, semelhante à coenzima Q-10, mais resistente à isquemia, 90 a 180 mg por dia, divididos em 3 tomadas.
- Ester-etílico de N-fenilacetil-L-prolil-glicina (Noopept®), 10 mg 2 vezes por dia.
- *Vinca minor*, pervinca (Vimpocetina®), 5 a 15 mg por dia, divididos em 3 tomadas.
- *Huperzia serrata*, inibidor da acetilcolinesterase mais potente do que a tacrina, 50 a 100 mcg por dia. Tem como efeitos colaterais tontura, náusea, sialorreia, diarreia, cãibra.

MENINGITE
- Além da antibioticoterapia, quando indicada.
- Vitamina A, 400.000 UI para bebês, nas primeiras 24 horas reduz a mortalidade,
  - 100.000 UI por dia durante 3 a 5 dias em crianças,
  - 300.000 UI por dia durante 5 dias, depois 200.000 UI por mais 5 dias, nos adultos.
- Vitamina E, 1.200 UI combinada com a vitamina A, reduz a dose da vitamina A em 1/3.
- Vitamina C, EV 50.000 mg, em 500 mL de água destilada, lentamente
- Vitamina C até a tolerância intestinal.
- L-arginina, 6.000 mg por dia (The Ulster Med J Oct. 1994; 63(2):193-200).
- Óleo de alho, 3.000 a 4.000 mg por dia.
- Extrato de *Echinacea purpurea*, 1.000 mg por dia.
- *Hydrastis canadensis* (goldenseal), 100 a 500 mg por dia, até 10.000 mg.

MENOPAUSA, CLIMATÉRIO
- Marcadores de hiperestrogenismo: hiperdensidade das mamas à mamografia e hipermineralização óssea à densitometria.
- Vitamina A, 150.000 UI por dia.
- Tocoferol, 400 a 800 UI por dia.
- Boro, 6 mg por dia.
- Iodo, 150 mg por dia, converte o estrógeno no anticarcinogênico estriol. Particularmente, acho esta dose muito alta para uso prolongado.
- L-arginina, 2.000 mg por dia, melhora os fogachos pela síntese do óxido nítrico.
- Resveratrol, 100 mg por dia, também diminui a aromatase.
- Isoflavonas, 100 a 200 mg por dia, pela manhã se os sintomas forem piores à tarde; ou tomar à noite se forem piores pela manhã.
  - Começar com a dose maior, acertando a dose até a menor dose eficaz.
  - 160 g de tofu contêm cerca de 40 mg de isoflavonas.
- *Glycine max* (soja) para fogachos de 40 a 80 mg por dia; para a osteoporose, 90 a 150 mg por dia. O sabor ruim, "verde", da soja pode ser abrandado aplicando-se um choque térmico no preparo.
- *Trifollium pratense* (red clover) contém isoflavonas, 500 a 1000 mg por dia.
- *Cimicífuga racemosa* (black cohosh), 40 a 160 mg por dia, também fonte de isoflavonas.
- *Tribullus terrestris L* (Tribullan®) eleva o LH e FSH, aumenta a libido, estimula espermatogênese e ovulação, eleva a testosterona em 33% e aumenta a motilidade espermática. Prolonga a ereção. Melhora o *flush* do climatério, semelhantemente à progesterona. Reduz colesterol e pressão arterial, 250 a 500 mg 3 vezes por dia, às refeições.
- *Humulus lupulo*, 75 mg por dia.
- *Dioscera villosa* (yan mexicano), raiz da *Angelica sinensis* e *Glycirriza glabra* têm, as três, ações semelhantes à da progesterona nas doses de 200 a 750 mg por dia.
- Ocitocina, SL ou intranasal, 10 a 25 UI por dia, aumenta a libido, diminui a ansiedade e aumenta a autoconfiança.
  - Ocitocina   4 a 12 UI/0,1 mL (ou jato)
  - Veículo aerosol nasal qsp   30 mL
    » aplicar um jato em cada narina 1 ou 2 vezes por dia.
- Estriol (não carcinogênico) VO, SL, transdérmico, vaginal ou vulvar, 1 a 8 mg 3 vezes por dia (Ovestrion® cps 1 e 2 mg e creme vaginal 1 mg/g com aplicador de 5 g).
  - Creme vaginal com estriol 0,1% e vitamina E 3 a 5%.
  ou
  - Estriol   5 mg
  - Ocitocina   25 UI
  - Pentravan® ou HRT   qsp 1 mL
    » aplicar por via vaginal
  ou
    » por via transdérmica a mesma fórmula com o Pentravan®.
- Progesterona, 50 a 200 a 400 mg por dia VO, divididos em 2 tomadas se necessário. SL, transdérmica, vaginal ou vulvar, 10 a 80 mg por dia divididos em 2 tomadas se necessário.
- Testosterona transdérmica, aplicação vulvar, 0,25 a 5 mg por dia.
- Testosterona SL, 1 a 2 mg 2 vezes por dia.

MERCÚRIO, INTOXICAÇÃO POR METAIS PESADOS
- Dieta com alto teor de enxofre para auxiliar a excreção do mercúrio, rica em alho, cebola, feijões e ovo. Heinerman também recomenda cenoura e batata (Encyclopedia of Healing Juices by John Heinerman).
- Vitamina C, no mínimo 3.000 mg por dia.

- Glutation, 100 a 3.000 mg por dia
- Multivitaminicomineral conforme a indicação.
- Zeolita clinopitilolita, 500 a 1000 mg por dia, em jejum com água, até 10.000 mg por dia se necessário.
- DMSA, ácido dimercaptossuccínico, 100 mg para cada 10 kg de peso corporal, para o mercúrio.
- Outros quelantes de acordo com os metais pesados envolvidos.

METOTREXATE
- Dose para uso clínico nas doenças autoimunes: 7,5 a 20 mg em doses semanais, por 6 semanas a 6 meses, com controle bimensal de TGO, TGP, GGT e leucócitos.

MIASTENIA
- Fosfatidilcolina (lecitina), 2.000 mg por dia.
- Tiamina, 100 mg por dia.
- Ácido pantotênico, 100 mg por dia.
- Vitamina B12, 1.000 mcg por dia.
- Manganês, 5 a 50 mg por dia.

MIÍASE, BERNE
- Ivermectina, 200 a 400 mcg/kg, VO em dose única (comp de 12 mg).

MITOCONDRIAL, DOENÇA
- Coenzima Q-10, 4,3 a 15 mg/kg/dia (máximo 400 mg/dia).
- L-carnitina 100 mg/kg/dia (máximo 2.000 mg/dia).
- Vitamina B1, tiamina, 50 a 200 mg por dia.
- Riboflavina, 50 a 600 mg por dia.
- Vitamina K3, 5 a 80 mg por dia.
- Ácido fólico, 1.000 a 10.000 mcg por dia.
- Vitamina E, 200 a 1.200 UI por dia
- Vitamina C, 100 a 2.000 mg por dia.
- Selênio, 25 a 50 mcg por dia.
- Ácido alfalipoico, 12,5 mg/kg/dia (máximo 800 mg/dia).

MORTE SÚBITA INFANTIL
- Evitar suplementação com ferro.
- Estimular o aleitamento materno, isso evita a sobrecarga de ferro, a qual elimina os lactobacilos do intestino e favorece o supercrescimento de bactérias tóxicas.

MSG, GLUTAMATO MONOSSÓDICO
- Vitamina B6, 50 a 100 mg 30 minutos antes da exposição.

MUCO, EXPECTORANTE, FLUIDIFICANTE
- N-acetil-L-cisteína, 1.000 a 1.200 mg por dia.
- Sucos de rábano, tangerina (Encyclopedia of Healing Juices by John Heinerman).

N

NONI, XERONINA (*Morinda citrifolia*)
- Contém: proxeronina, regenerador celular por ativação da síntese de proteínas, hormônios, anticorpos e enzimas;
  - damnacantal inibe o crescimento tumoral e estimula o sistema imunológico;
  - escopoletina melhora a circulação e diminui a pressão arterial;
  - bromelaína;
  - bioflavonoides;
  - antraquinonas estimulam a produção de enzimas digestivas e bile.
- Associar com suco de uva (*Vitis vinifera*), como flavorizante e conservante, 30 mL/500 mg.
- Dose de ataque de 3.000 mg por dia, durante 2 meses, seguida de 500 mg por dia, preferencialmente 30 minutos antes das refeições.

NUTRIÇÃO INFANTIL
- Até 30 dias:
  - Leite materno ou fórmula láctea para recém-nascidos, ou leite em pó a 7,5%.
  - Água.
- De 1 a 4 meses:
  - Leite materno ou fórmula láctea para recém-nascidos, ou leite em pó a 10%.
  - Água.
  - Suco de frutas, como laranja, tomate ou cenoura, no máximo 150 mL por dia.
  - Vitamina D, 10.000 UI por dia.
  - Lactobacilos.
  - Se necessário: farinha de arroz, como obstipante;
    farinha de aveia, como laxante;
    farinha de banana, como obstipante.
  - Maiores de 4 meses:
    » Leite materno ou leite integral, ou leite em pó a 15%.
    » Sopa de legumes e carne.
    » Gema de ovo.
    » Frutas, maçã, abacate, mamão, banana (obstipante).
  - Essas orientações são diferentes das atualmente preconizadas, mas creio que sejam mais naturais e fisiológicas.

O

OBESIDADE, TRANSTORNO ALIMENTAR, CIRURGIA BARIÁTRICA
- Investigar hiperinsulinemia ou resistência à insulina.
- Dieta hipocalórica restringindo as gorduras a 20% ou menos da ingesta de calorias.
- Sucos de pimenta, rabanete (Encyclopedia of Healing Juices by John Heinerman).
- Exercícios físicos aeróbicos e levantamento de pesos.
- Aplicativo contador de calorias: "MyFitnessPal".
- Valor energético total, VET:
  - 45 a 65% de carboidratos (220 a 339 g por dia para homens e 180 a 230 para mulheres),
  - 10 a 35% de proteínas e
  - 25 a 35% de lipídios.
  - Dieta não cetogênica pobre em carboidratos, DNCPC:
  - 40% de carboidratos, 50 a 200 g por dia (dose menor de 130 g por dia pode comprometer a glicemia cerebral);

- 30% de proteínas e
- 30% de lipídios.
- Outra regra, mais simples, não comer mais do que 1/100 do peso que se deseja obter por dia, por exemplo, 700 g para 70 kg, divididos em 4 ou 5 refeições (100 g de proteínas, 245 g de lipídios e 350 g de carboidratos).
- Índice de massa corpórea (IMC) é o peso dividido pela altura ao quadrado,
  - de 20 a 25 kg/m² reflete o normal;
  - de 25 a 30 kg/m² reflete o sobrepeso;
  - de 30 a 35 kg m² reflete a obesidade grau I;
  - de 35 a 40 kg m² reflete a obesidade grau II; e
  - acima de 40 kg/m² reflete a obesidade grau III, ou obesidade mórbida.
- A razão massa gorda/massa magra deverá ser menor do que 0,75.
- Em crianças, a razão circunferência abdominal/estatura normal deverá ser menor do que 0,5.
- Fórmulas de Harris-Benedict para o cálculo do GEB (Gasto Energético Basal) e do GET (Gasto Energético Total):
  - Fem: GEB = 655 + (9,6 × peso kg) + (1,8 × alt cm) − (4,7 × idade anos) Kcal.
  - Masc: GEB = 66,5 + (13,8 × peso kg) + (5 × alt cm) − (6,8 × idade anos) Kcal.
  - GET = GEB × 1,2 Kcal.
- **Dieta de muito baixas calorias,** para IMC maior do que 30 com comorbidades:
  - Por 2 a 6 semanas, no máximo 14 semanas.
  - 10 kcal por kg do peso ideal por dia.
  - 1,2 a 1,5 g de proteína/kg/dia, para evitar a sarcopenia.
  - 10 g de gordura por dia para estimular a vesícula biliar.
  - Sempre suplementar.
  - Topiramato 50 mg por dia.
- L-leucina inibe o apetite por ação hipotalâmica, 3.000 mg por dia.
- L-fenilalanina, 1.000 mg, e o L-triptofano, 1.000 mg, são sacietógenos no duodeno, usar cápsulas de liberação entérica 30 minutos antes das refeições.
- Cálcio, 1.500 mg por dia, diminui a acidograxosintetase, estimula o metabolismo mitocondrial, inibe a lipogênese e aumenta a lipólise, emagrecendo até 8 kg em 1 ano.
- Piruvato de magnésio ou de cálcio queima gorduras nas doses de 7.000 a 70.000 mg por dia durante 5 semanas.
- Ácido oleico (ômega-9) é termogênico e sacietogênico via colecistoquininas, costuma dar sonolência pós-prandial e, se usado continuamente, causa habituação.
- Ácido linoleico conjugado (CLA) é sacietogênico pelo estímulo da liberação da colecistoquinina e provoca a apoptose de adipócitos. Está presente na nata do leite. Doses de 3.000 a 5.000 mg por dia, sempre incluindo as formas cis-9, cis-12, trans-10 e trans-11 e antioxidantes.
- Hidroximetilbutirato (HMB), metabólito da leucina, inibe o catabolismo muscular nas doses de 2.000 a 3.000 mg por dia.
- Manganês inibe a lipase, 5 a 50 mg por dia.
- *Gymnema sylvestre* aumenta a atividade da insulina, 1.200 mg por dia.
  - Solução a 40%, para aerosol oral antes das refeições, tira o sabor dos alimentos.
- *Ascophyllum nodosum* e *Fucus vesiculosus* (InSea®), 500 mg 30 minutos antes das refeições. Bloqueiam a alfa-amilase e a alfaglicosidase intestinais, diminuindo a absorção dos carboidratos.
- *Garcinia cambogia* (Citrin®) bloqueia a síntese de ácidos graxos no fígado e aumenta a queima de gorduras, 3.000 mg por dia na 1ª semana, depois 1.500 mg por dia.
  - Potencializada por acetil-L-carnitina, 1.500 mg por dia.
- *Cassia nomame fructus* (Cassialamina®) inibe lipase intestinal, 200 mg antes das refeições, suplementar com as vitaminas A, D, E e K.
- *Hoodia gordonii* diminui o apetite por ação hipotalâmica e inibe o X par craniano, 500 a 3.000 mg 30 a 60 minutos antes das refeições.
- *Caralluma fimbriata*, anorexígeno de ação hipotalâmica, 1.000 mg por dia, antes das refeições.
- *Opuntia fícus indica*, fibras das folhas (NeOpuntia®), inibe a absorção de gorduras, adsorvendo-as, 1.000 a 2.000 mg às refeições.
- *Irvingia gabonensis*, 300 a 1.000 mg por dia.
- *Griffonia simplicifolia* contém 5-OH-L-triptofano, 50 a 200 mg por dia.
- *Sceletium tortuosum* (Zembrin®), inibidor da recaptação serotonina, 25 a 50 mg por dia.
- *Citrus aurantium*, termogênico semelhante à efedrina, 300 a 1.600 mg por dia.
- *Coleus forskolli* (Colleforin®) eleva o AMPc celular, 900 mg por dia.
- *Cordia ecalyculata*, porangaba (Pholia magra®), termogênico, 600 mg por dia (200 mg antes das refeições). Tem também ação antiviral no herpes.
- *Cordia salicifolia*, erva bugre, diurético e termogênico, 400 a 2.000 mg por dia antes das refeições.
- *Camellia sinensis*, termogênico por aumentar o AMPc, 300 a 800 mg por dia.
- *Ilex paraguaiensis*, mate (Pholianegra®), termogênico e sacietógenico, 100 a 200 mg 30 minutos antes das refeições.
- *Cereus peruvianus*, koubo, 200 mg antes das refeições. Pode provocar hipertrigliceridemia.
- *Phaseolus vulgaris*, feijão branco, a faseolamina inibe a alfa-amilase, 1.000 mg por dia, é, porém, calórico.
- *Cyamopsis tetragonolobus* (goma-guar), fibra, 1.000 a 2.500 mg por dia.
- Glucomanan, gel sequestrador de lípides, laxativo e sacietógeno, 1.500 a 2.000 mg antes das refeições.
- *Spirulina maxima* e *Chorella*, algas ricas em proteína, dão plenitude gástrica e aumentam o trânsito intestinal, 3.000 a 6.000 mg por dia.
- *Plantago Psyllium*, mucilagem, 1.000 a 15.000 mg por dia.
- *Rhamnus purshiana*, cáscara sagrada, colagoga e laxante, 400 mg por dia.
- *Salvia hispanica*, chia, fonte de omega-3, semente mucilaginosa e sacietogênica, 5.000 mg por dia.
- Acarbose, inibe a absorção intestinal dos hidratos de carbono, 300 a 400 mg às refeições.
- Orlistat inibe a abosorção de lípides, 120 mg às refeições.
- Bupropiona inibe a recaptação de catecolaminaas e serotonina, de ação semelhante à da sibutramina, 100 mg 2 vezes por dia a 150 mg 3 vezes por dia.
- Bupropiona com naltrexona (Contrave®), 400/16, 32 ou 48 mg.
  - Naltrexona (Revia® comp 50 mg). Não associar a naltrexona, na mesma fórmula, com cálcio.

- Locarserina, agonista da serotonina, 10 mg 1 hora antes das duas refeições maiores.
- Estatinas também têm efeito anti-inflamatório e inibem a TOL4 (receptor celular de lipopolissacárides e ácidos graxos livres), diminuinndo, por esse mecanismo, a resistência à insulina. Os lipopolissacárides causam os sintomas da septicemia nas infecções por gram-negativos.
- Mesilato de imatinib (Glivec®, cáps de 50 e 100 mg), inibidor da tirosinaquinase, diminui a resistência à insulina em doses menores do que 400 mg por dia.
  - Dose limitada quando a bilirrubina aumenta mais do que 3 vezes o limite superior da normalidade ou a TGO e a TGP aumentarem mais do que 5 vezes o limite superior da normalidade.
- Topiramato (Topamax®, cp 25, 50 e 100 mg), antiepiléptico, antienxaquecoso, anorético, agonista GABA, é teratogênico e pode causar urolitíase, 200 a 400 mg por dia.
- Topiramato com bupropiona, 15/400 mg por dia.
- Topiramato com fentermina, 15/96 mg (Anorexigen®).
- Efedrina com cafeína, 20/200 mg, 3 vezes ao dia, como termogênico e anorético.
- Dietilpropiona (anfepramona), catecolaminérgico, termogênico, deve ser usada cronicamente na obesidade mórbida, 25, 50 a 75 mg por dia.
- **Cirurgia bariátrica:**
  - Quando o IMC for maior do que 40 e houver insucesso no tratamento clínico ou
  - quando o IMC for maior do que 35 e houver comorbidades e insucesso no tratamento clínico ou
  - quando o IMC for maior do que 35 e houver risco de vida pelas comorbidades.
  - Sempre com acompanhamento clínico e laboratorial, inicialmente semanal, depois mensal, a cada 3 meses e semestral pelo resto da vida.
  - Considerar hemograma; ferritina; ureia; creatinina; TGO; TGP; vitaminas A, B12, B9, D3, K; Na; K; Ca; Mg; Zn e anualmente perfil osteossonográfico, ultrassonografia de abdômem e endoscopia.

OBSTIPAÇÃO INTESTINAL
- Dieta rica em fibras.
- Pelo menos 8 copos de água por dia.
- Comer frutas e vegetais frescos e crus, ameixas secas, figos, uvas-passas, pipoca.
- Sucos de maçã, amora, framboesa, tâmara, figo, ameixa, rabanete, ruibarbo (Encyclopedia of Healing Juices by John Heinerman).
- Usar o vaso sanitário com o abdômem pressionado contra as coxas, como se estivesse agachado no solo.
- Considerar a possibilidade de hipocloridria ou deficiências enzimáticas, especialmente acima dos 50 anos de idade.
- Exercícios físicos estimulam a motilidade colônica.
- Vitamina C o quanto necessário.
- Magnésio, 500 mg.
- *Fucus vesiculosus*, 100 a 200 mg por dia.
- *Rhamnus purshiana*, cáscara sagrada, colagoga e laxante, 400 mg por dia.
- *Cassia angustifolia*, sene, libera gliconas que irritam as terminações nervosas intestinais, provoca melanose, 400 mg por dia.
- Carboximetilcelulose, 500 mg, 2 a 4 cápsulas 3 vezes por dia, antes das refeições, com 1 copo de água.

ÔMEGA-3
- São ácidos graxos da família do ácido linolênico, 500 a 9.000 mg por dia.
- Fontes: folhas verdes, óleos de soja, linhaça e de peixe.

ÔMEGA-6
- São ácidos graxos da família do ácido linoleico, 500 a 9.000 mg por dia.
- Fontes: óleos de milho, soja, girassol, prímula (*Prímula officinalis*), borragem (*Borrago officinalis*, verdura), groselha preta (*Ribes nigrum*) e leite humano.

ÔMEGA-9
- É o ácido oleico, presente no azeite de oliva, é sacietogênico pela via das colecistoquininas e termogênico, pode ocasionar sonolência pós-prandial e, se usado continuamente, causa habituação, 500 a 15.000 mg por dia.

OPUNTIA – *Opuntia fícus indica*
- Os frutos têm ação antioxidante e diurética semelhante à da hidroclortiazida (Cacti-Nea®), 2.000 mg por dia.
- As folhas contêm fibras que inibem a absorção de gorduras, adsorvendo-as (NeOpuntia®), 1.000 a 2.000 mg às refeições.

OSTEOPOROSE
- Dosar B-alp, é a fosfatase alcalina específica para o esqueleto.
- Marcadores de reabsorção: telopeptídeos aminoterminais do colágeno I = NTx-I urinário (é mais caro) e telopeptídeos carboxiterminais do colágeno I = CTx-I sérico (é mais barato).
- Marcador de formação: procolágeno propeptídeo N-terminal do tipo I = P1NP.
- Observar que, na presença de artrose, a densitometria pode estar falsamente normal. Prefiro usar o perfil osteossonográfico, método que não usa radiação ionizante e que nos proporciona a avaliação, além da mineralização, da quantidade de proteína óssea.
- O boro relaciona-se com o estrógeno e pode funcionar como um marcador.
- Dieta sem sal, evitando açúcar, cafeína, álcool e não exagerar na proteína.
- Sucos de chicória, couve-manteiga, abobrinha (Encyclopedia of Healing Juices by John Heinerman).
- Exercícios físicos, especialmente musculação (Sports Med 1995;19(2):103-22).
- Identificar e tratar possível intoxicação por chumbo (Amer J of Epidemiology 1995;141(11):1047-58).
- Não fumar (J of Bone and Mineral Research 1994;9(9):1339-45).
- Cálcio 600 a 1.200 mg por dia (Amer J of Clin Nutrition 1995;62:417-25/J of Nutrition July 1994;124:1060-64).
- Magnésio, 300 a 800 mg por dia.
- Zinco, 10 a 30 mg por dia (J of Nutrition July 1994;124:1060-64).
- Cobre, 1 a 2 mg por dia (J of Nutrition July 1994;124:1060-64).
- Manganês, 5 a 20 mg por dia (J of Nutrition July 1994;124:1060-64).
- Boro, 0,5 a 3 mg por dia (Amer J of Clin Nutrition 1995;61:341-45).
- Silício, 1 a 2 mg por dia.

- Estrôncio, 0,6 a 11 mg por dia
- Vitamina B6, 5 a 50 mg por dia.
- Ácido fólico, 400 a 5.000 mcg por dia.
- Vitamina C, 100 a 1.000 mg por dia (ACTA Pediatrica 1995;84:388-92).
- Vitamina D o quanto necessário, geralmente de 10.000 a 50.000 UI por dia, especialmente em idosos (Challenges of Modern Medicine 1995;7:223-27 /J of Clin Endocrin and Metab 1995;80(4):1051).
- Vitamina K, 1.000 mcg por dia ou
  – Vitamina K2, 100 a 500 mcg por dia (Bone Feb. 1995; 16(2):179-84).
- Licopeno, 10 a 100 mg por dia, diminui o marcador NTx-I.
- Resveratrol, 100 mg por dia.
- Isoflavona, 100 a 200 mg por dia.
- Tofu, 1 g de tofu corresponde aproximadamente a 2 mg de isoflavona, assim, 50 a 100 g de tofu por dia.
- 17-betaestradiol, mantendo o nível sérico entre 60 e 100 pg/mL.
- Progesterona transdérmica 50 mg do 14º ao 25º dia do ciclo menstrual, ou diariamente após a menopausa.
- DHEA, creme a 10%, aplicar nas coxas diariamente, numa superfície de 20 × 20 cm, ou transdérmico, 50 mg em dias alternados.
- Para o homens, testosterona, mantendo o nível sérico entre 500 e 900 ng/dL.
- Bifosfonatos, como o alendronato, 10 mg em jejum de 2 horas, antes e depois da primeira refeição, usando em pulsos de 6 meses, pois deposita-se no osso por cerca de 10 anos, inibindo a atividade dos osteoclastos, mas também dos osteoblastos.
- Denosumabe, anticorpo antiosteoclasto, 1 mg/kg, cerca de 60 mg SC a cada mês (até 120 mg).

OTITES, COLESTEATOMA
- Dieta sem acúcar e carboidratos refinados.
- Suco de groselha (Encyclopedia of Healing Juices by John Heinerman).
- Investigar e tratar possíveis alergias alimentares.
- Vitamina A, 10.000 a 40.000 UI por dia.
- Vitamina C até a tolerância intestinal.
- Zinco, 30 mg por dia.
- Bioflavonoides, 500 mg por dia.
- **Prevenção do colesteatoma:**
  – Ácido all-transretinoico   225 mg (4.200 UI/mL),
  – vitamina E   100 UI,
  – solução oleosa   20 mL,
  » aplicar 3 gotas no ouvido diariamente.

P

PANCREATITE AGUDA
- Selênio 800 mcg imediatamente ao diagnóstico, depois 500 mcg por dia até tornar-se assintomático e, então, 200 mcg por dia.

PAPILOMATOSE, VERRUGAS
- Ciclofovir tópico (Cytosine® ou Vistide®), 7,5 mg/mL.
- Na papilomatose, 3 a 12 infiltrações locais a cada 15 ou 21 dias.
- Cuidado com hepato e nefrotoxicidade.

PARALISIA FACIAL, PARALISIA DE BELL
- Vitamina B12 IM ,1.000 mcg por dia durante 14 a 21 dias.
- Tiamina ou bentiamina IM, 50 mg por dia durante 14 a 21 dias.
- Piridoxina IM, 100 mg por dia durante 14 a 21 dias.
- Gangliosídeo (Sinaxial®) IM, 100 mg por dia durante 14 a 21 dias.
- Ácido fólico, 10.000 mcg por dia.
- Prednisona, 1 mg/kg/dia durante 14 a 21 dias.

PARASITOSE, VERMINOSE, HELMINTÍASE, AMEBÍASE, GIARDÍASE
- *Punica granatum* (romã), tintura da casca e da raiz, para verminose e teníases, 250 a 700 mg por dia por 3 dias e repetir após 15 dias.
- *Persea americana* (abacate), o caroço ralado é larvicida e fungicida, 1 colher de chá por dia durante 3 dias e repetir após 15 dias.
- Nitazoxanida (Annita® - cp 500 mg, susp 20 mg/mL) 500 mg 2 vezes por dia por 3 dias: *Entamoeba histolytica/dispar*. *Giardia lamblia* ou *Giardia intestinalis*. Helmintíases – contra nematódeos, cestódeos e trematódeos; *Enterobius vermiculares*; *Ascaris lumbricoides*; *Strongyloides stercolaris;* ancilostomíase; *Trichuris trichiura*; *Taenia sp*; *Hymenolepis nana*. *Blastocistis hominis*; *Balantidium coli*; *Isospora belli*; e *Cryptosporidium parvum* (e todas as espécies de Cryptosporidium que acometem humanos). Age também sobre rotavírus e norovírus.

PASTA D'ÁGUA, "GATO"
- Glicerina   25 g,
- Água destilada   25 g,
- Talco purificado   25 g,
- Óxido de zinco   25 g
  – para a escabiose, acrescentar enxofre precipitado 25 g (é o "GATOS")

PESADELOS
- Prazosina (Minipress®), 0,5 mg à noite, aumentando a dose, se necessário, até o efeito desejado. Observar a ocorrência de hipotensão.

PEYRONIE, DOENÇA DE, CAVERNITE FIBROSA, PÊNIS ESTRÁBICO
- Iniciar o tratamento o mais precocemente possível.
- Ácido paraminobenzoico (PABA), 4.000 a 8.000 mg por dia.
- Vitamina E, 800 a 1.600 UI por dia.
- DMSO 50%, 100 mL com 3.000 UI de vitamina E topicamente.
- Iodo, os americanos recomendam de 200 a 300 mg por dia, por 15 a 21 dias, depois 150 mcg por dia.
- Colchicina VO, 0,6 mg 2 vezes por dia.

pH NASAL
- Para formulações nasais, considerar o pH normal da mucosa nasal:
  – para adultos, entre 5,5 e 6,5; e
  – para crianças, entre 5 e 6,7.

PNEUMONIA
- Vitamina C, 50.000 mg em 500 mL de água destilada, EV, lentamente, todos os dias até a resolução dos sintomas.

- Peróxido de hidrogênio a 3% em 500 mL de água destilada, em 1 a 2 horas, diariamente, até a resolução dos sintomas.
- Alternar a vitamina C com a água oxigenada em dias alternados, ou, se no mesmo dia, separadas por 2 horas, sendo o peróxido em primeiro lugar.
- Suplementação VO com:
  - vitamina A, 100.000 UI;
  - vitamina E, 800 a 2.400 UI;
  - vitamina C até a tolerância intestinal (4.000 a 10.000 mg);
  - Zinco, 80 mg.
- Sucos de agrião, nabo (Encyclopedia of Healing Juices by John Heinerman).

POLIMIOSITE
- Ácido paraminobenzoico (PABA), 8.000 mg por dia.
- Vitamina E, 800 a 1.600 UI por dia.
- Vitamina B12, 1.000 mcg por dia, melhor se IM ou EV.
- Ácido fólico, 1.000 a 8.000 mcg por dia, melhor se IM ou EV.
- Metilssulfonilmetano (MSM), 3.000 mg por dia.
- Suplementar os minerais de acordo com as necessidades da interpretação do mineralograma.
- Estriol, 2,5 a 10 mg por dia.
- Betaína HCl com enzimas digestivas, às refeições:
  - Ácido de-hidrocólico   30 mg
  - Amilase*   20 mg (600 UI)
  - Celulase*   30 mg (7 CU)
  - Dimeticona   30 a 100 mg
  - Lactase   80 a 150 mg (1 mg = 5 UI)
  - Lipase*   20 mg (80 UI)
  - Pancreatina *   40 a 400 mg
  - Pepsina   10 mg
  - Betaína HCL   100 mg
    » *em cápsulas gastrorresistentes.

POLIPOSE NASAL, PAPILOMATOSE
- Furosemide, 40 mg em 8 mL de solução nasal tamponada, aplicando 1 jato (50 mcg) em cada narina 2 vezes por dia ou
  - Triancinolona acetato   167 mg,
  - Furosemide   250 mg,
  - Natrozol   1% em
  - Solução tampão nasal   50 mL
    » aplicando 1 jato em cada narina 4 vezes por dia.
- Mitomicina C (Mitocin® = 5 mg) 400 mcg/mL a 1 mg/mL, aplicando sobre os papilomas, ou polipos, durante 5 minutos a cada 35 dias.

POLUIÇÃO, RESSECAMENTO E CROSTAS NASAIS
- Óleo de amêndoas doces 0,5%
- Emulsificante   qs
- Solução fisiológica   qsp 30 mL

PONTE DE SAFENA OU MAMÁRIA, REVASCULARIZAÇÃO MIOCÁRDICA
- Resveratrol, 100 mg por dia.
- Serrapeptase, 20 mg por dia, divididos em 3 ou 4 tomadas, longe das refeições, destrói as placas ateroscleróticas, é fibrinolítico, fluidificante e anti-inflamatório (1 mg = 2.200 UI).
- A circulação extracorpórea utilizada durante a cirurgia de revascularização do miocárdio pode causar dano encefálico e, assim, provocar perda de memória, paralisia ou alteração da personalidade. Estima-se que isso ocorra em 50% dos casos (Alderman EL, et al. Ten year follow-up of survival and myocardial infarction in the randomized coronary artery surgery study (CASS). Circ. 82:1629-46, 1990 – CASS Principle Investigators and Their Associates: Myocardial infarction and morbidity in the coronary artery surgery study (CASS) randomized trial. New England Journal of Medicine310:750-8, 1984 / Graboys TD, et al. Result of second opinion program for coronary artery bypass surgery. Journal of the American Medical Association 268:2537-40, 1992 and Graboys TD, et al. Result of second opinion program for coronary artery bypass surgery. Journal of the American Medical Association258:1611-4, 1987 / Winslow CM, et al. The appropriateness of performing coronary artery bypass surgery. Journal of the American Medical Association 260:505, 1988).

PREGNONOLONA
- Precursor de DHEA, testosrerona, estradiol, aldosterona e cortisol.
- Antagonista do GABA.
- Estimula memória, raciocínio e humor.
- Melhora processos inflamatórios.
- Reduz a TPM (tensão pré-menstrual e a síndrome do climatério.
- Indicado no Alzheimer e na esclerose múltipla, 1 a 100 mg por dia.

PRÉ-NATAL, TOXEMIA GRAVÍDICA, ECLÂMPSIA, BAIXO PESO FETAL
- Dieta rica em antioxidantes.
- Não fumar.
- Óleo de peixe, 3.000 a 7.000 mg por dia.
- Terapia antioxidante (Hypertension and Pregnancy 1994;13(1):1-32).
- Piridoxina, 50 a 100 mg por dia.
- Na vigência da toxemia:
  - Dieta com alto teor proteico.
  - Magnésio IM, 2.000 a 4.000 mg por dia.
  - Piridoxina por infusão EV, 50 a 100 mg por dia, durante 2 a 3 dias, pode fazer perder mais de 4,5 kg de líquido durante a noite.
- Para o feto de baixo peso na mãe fumante:
  - Piridoxina, 50 a 100 mg por dia.

PRESSÃO ARTERIAL INFANTIL
- Sistólica = 80 mmHg + (2 × idade).
- Diastólica = 2/3 da sistólica.

PROLOTERAPIA
- Do latim *proli*, significa "terapia proliferativa". Estimula o processo natural de cura por meio de estímulo de células tronco.
- Indicada para lombalgia, tendinites e osteoartrites.

- Dieta alcalina, enfatizando a ingestão de batatas, arroz integral, cereais integrais, pão integral, frutas, com exclusão do tomate, frutas cítricas e verduras.
- Evitar açúcar, café, chá, tabaco, álcool e laticínios.
- Vitamina C, 4.000 mg por dia.
- Vitamina E, 800 UI por dia.
- Vitamina A, 20.000 UI por dia.
- Betacaroteno, 50.000 UI por dia.
- Fórmula vitaminicomineral adequada.
- Glucosamina sulfato, 1.000 mg por dia.
- *Crataegus laevigata*, rico em bioflavonoides, 200 mg por dia.
- Evitar exercícios de alongamento, como a ioga, e de impacto, como a corrida.
- Evitar a manipulação quiroprática vigorosa.
- Caminhar por 20 minutos após cada infiltração do fator de crescimento.
- Exercício aeróbico sem impacto por 20 minutos 3 vezes por semana, como bicicleta ou remo, mais alguma atividade física anaeróbica.
- Testosterona é recomendada para pacientes acima dos 40 anos de idade, mantendo o nível sérico entre 500 e 900 ng/dL para homens ou entre 11 e 60 ng/dL para mulheres.

PRÓSTATA, HIPERTROFIA BENIGNA DA PRÓSTATA (HBP)

- O peso normal da próstata aos 20 anos de idade é de cerca de 20 g;
  - dos 30 aos 50 anos, dobra a cada 4 ou 5 ano;;
  - dos 50 aos 70 anos, dobra a cada 10 anos;
  - acima dos 70 anos, geralmente para de crescer;
  - quando já há hipertrofia, aumenta 4 g a cada ano.
- PSA normal de 0 a 4 ng/mL (volume prostático/10).
- PSA na HBP de 0,12 a 0, 31 ± 0,25 ng/mL/g.
- PSA no adenocarcinoma maior do que 3 ng/mL/g.
  - Quando o PSA estiver entre 4 e 10 ng/mL, pedir o PSA livre e calcular a razão PSAL/PSA:
    » se menor do que 0,18, há risco de adenocarcinoma (menor do que 0,10 apresenta 56% de risco de adenoca);
    » se maior do que 0,18, é provavel que seja HBP (maior do que 0,25 representa 8% de risco de adenoca).
    » Considera-se cura da neoplasia enquanto o PSA enontra-se em zero.
- O zinco e o selênio protegem a próstata, e o cádmio piora a HBP e favorece o adenocarcinoma.
- Vitamina D, 10.000 UI por dia.
- Vitamina E, 400 UI por dia.
- Vitamina B6, 100 mg por dia.
- Zinco, 90 mg por dia.
- Selênio 200, mcg por dia.
- Cobre, 2 a 3 mg por dia.
- L-lisina, 500 mg por dia.
- L-glutamina, 500 mg por dia.
- L-glicina, 500 mg por dia.
- Licopeno, 100 mg por dia.
- Betassitosterol, 60 mg por dia (The Lancet June 17, 1995;345:1529-32).
- Saw palmeto, *Sabal serrulata*, 1.500 mg por dia (Current Therapeutic Research July, 1994;55(7):776-85).
- *Pygeum africanum* inibe a 5-alfarredutase, contém o betassitosterol, 600 mg por dia.
- *Urtica dioica* inibe a 5-alfarredutase, 250 a 300 mg por dia.
- Açafrão da terra (*Curcuma longa*), gengibre e pimenta do reino, misturar 1 colher de chá de cada um e tomar diariamente.
- Pólem de centeio, *Secale cereale*,
- Óleo de linhaça, couve-flor ou cártamo, 15 mL por dia.
- Óleo de copaíba, *Copaifera langsdorffii*, 500 mg por dia.
- Óleo de alho, 1.000 a 4.500 mg por dia.
- Óleo de semente de abóbora, 4.000 a 15.000 mg por dia.
- migdalina, presente nas sementes e amêndoas, provoca a apoptose da célula neoplásica pela sua metabolização em cianida dentro do tumor. Comer amêndoas de damasco, de pêssego, de ameixa, de cereja, a própria e conhecida amêndoa, e sementes de maçã, pera, laranja etc.
- Finasteride (Proscar, Prostid, Fenasten, Nasterid®), 5 mg/dia, inibidores da 5-alfarredutase que converte testosterona em di-hidrotesttosterona, importante no adenocarcinoma.
- Alfa-1-Bloqueadores:
  - Prasozin (Minipress®); Alfuzosin (Xatral®) 5 mg 2 vezes por dia;
  - Terazosin (Hytrin®) 1 mg, aumentando até 5 mg por dia;
  - Doxazosin (Carduram, Prodil, Unoprost, Zoflux®), 1 mg, aumentando até 4 a 8 mg por dia;
  - Tamsulosin (Secotex®), 0,4 mg por dia;
  - *Sabal serrulata* e *Pygeum africanum* também.
  - Cuidado com hipotensão arterial.
  - A próstata não diminui porque é hipertrofia, porém melhoram a inflamação e os sintomas.
- Pode-se associar um inibidor de aromatase para evitar a conversão da testosterona ao estrógeno: anastrozol, 1 mg por dia (Arimidex®); ou letrozol, 2,5 mg por dia (Femara®). A testosterona não influencia tanto como o estrógeno e os fatores de crescimento.
- Crisina 99%, a 5,7-di-hidroisoflavona da *Passiflora caerula*, é um inibidor da aromatase, 100 a 500 mg por dia.

PSICOSE PÓS-OPERATÓRIA, PSICOSE PUERPERAL

- Dosar metilfolato, homocisteína, metionina e vitamina B12.
- L-metilfolato, 15.000 mcg por dia (Amer J of Obs and Gyn 1977;129:222).
- Tiamina ou bentiamina IM, 100 mg por dia.

PSORÍASE

- Invertigar possível alergia alimentar e tratá-la.
- Sucos de mirtilo, cereja, groselha, uva, oxicoco (mirtilo vermelho), cramberry, *Vaccinium parvifollium)* (Encyclopedia of Healing Juices by John Heinerman).
- Óleo de peixe, 30.000 a 60.000 mg por dia.
- Óleo de linhaça, 30.000 a 60.000 mg por dia.
- Ácido fólico, 50.000 a 150.000 mcg por dia.
- Vitamina D VO, 50.000 UI por dia.
- Calcitriol (1,25-di-hidroxicolecalciferol), a forma ativa da vitamina D, uso tópico:
  - Calcitriol   0,03 mg,
  - Excipiente   100 g.
- Nosódio da lesão.

- Massagens pelo ente querido (cônjuge, mãe...).
- Inositol, 10.000 a 18.000 mg por dia, diminui a agregação plaquetária, modula a insulina, inibe a cristalização do oxalato, diminui a esteatose hepática, é antioxidante, anticancerígeno e recupera receptores de serotonina nas doses de 10.000 a 18.000 mg; porém as doses habituais vão de 200 a 500 mg. O lítio diminui a ação do inositol, mas não o contrário.
- *Aloe vera*, tópico e via oral (veja babosa).
- *Curcuma longa*, gengibre e pimenta do reino, misturar 1 colher de chá (5g) de cada um e tomar diariamente.
- Óleo de coco extravirgem, tópico e VO.
- Fumarato dimetil 250 a 1.500 mg por dia, com controle hematológico, hepático e renal.
  - É ruborizante, então iniciar com dose baixa, por exemplo 125 mg, e aumentar até a dose segura e eficaz.
- Guselkumab (Tremfya®), anticorpo anti-IL-23, 100 mg SC a cada 4 semanas, depois manutenção a cada 8 semanas.

PICNOGENOL
- É um potente varredor de radicais livres, restaura as vitaminas C e E.
- Potente antiagregante plaquetário, substitui o ácido acetilsalicílico (AAS).
- Aumenta a síntese do óxido nítrico no endotélio.
- *Pinus pinaster*, 100 a 300 mg por dia.

Q

QUEIMADURA, ERITEMA SOLAR, FITOFOTODERMATITE
- Suco de pepino (Encyclopedia of Healing Juices by John Heinerman).
- Aspirina, 500 mg a cada 4 horas.
- Óleo de oliva extravirgem, 4 colheres de sopa por dia.
- Óleo de oliva extravirgem para massagens no local afetado seguidas de compressas frias.
- Betacaroteno, 50.000 UI (30 mg) por dia (Proceeding of the Nutrition Soc 1994;53:77-87).
- Vitamina C até a tolerância intestinal.
- Vitamina E, 800 UI por dia.
- Piridoxina, 100 mg por hora, o seu uso preventivo durante 9 horas tem efeito fotoprotetor por 2 semanas.
- Lembrar o óbvio, permanecer fora da incidência direta do sol.

QUELANTES, QUELAÇÃO
- EDTA (ácido etilenodiaminotetracético), supositório 500 a 1.000 mg 2 vezes por semana.
  - EV: EDTA   1.500 mg,
         $MgSO_4$ 750 mg,
         Vitamina C   500 mg,
         Complexo B   1 ampola,
         20 gotas por minuto, 2 vezes por semana.
  - Quela em ordem de preferência Fe^{+++}, Hg, Cu, Al, Ni, Pb, Co, Zn, Fe^{++}, Cd, Mn, Mg, Ca, Li, Na, K.
  - Controlar ureia, creatinina, Na, K, hemograma, glicemia, TGO, TGP, MDA, minerais (mineralograma), ECG, EcoCG.

- DMSO (dimetilsulfóxido), 99,5%, 20 gotas em um copo de água 3 vezes por dia.
- DMSO EV: DMSO 99,5%   15 mL,
            $MgSO4$ 750 mg,
            Vitamina C   500 mg,
            Complexo B   1 ampola,
            20 gotas por minuto, 2 vezes por semana.
- MSM (metilsulfonilmetano) SC 30%, com xylocaína, 0,5 a 1 mL, diariamente ou em dias alternados.
  - MSM EV 30%, 10 a 20 mL, em soro fisiológico, por 15 a 20 minutos, 1 a 3 vezes por semana.
  - MSM por via retal, 300 mg 2 a 3 vezes por semana.
  - MSM por VO, como suplemento alimentar, 150 a 500 mg, como terapêutico 2.000 a 3.000 mg por dia.
  - Também eficaz contra *Giardia lamblia*, *Tricomonas vaginalis*, nematoides, enteróbios e outros parasitas.
- DMSA (ácido meso-2,3-dimercaptosuccínico) EV, 100 mg/kg/dia, divididos a cada 8 horas, durante 3 a 5 semanas. Repetir depois de 4 semanas se necessário.
  - De 70 a 80 kg, 700 mg por dia, acima dos 80 anos 1.000 mg por dia.
- Hidroxipiridinona (3-hidroxi-1,2-dimetilpiridin-4-one), 20 a 30 mg/kg/dia.
  - Quela o ferro. Controlar hemograma, Zn, Fe, ferritina, transferrina, TGO, TGP, ureia, creatinina, Na, K, urina 1.
- DMSA por VO, 500 mg por dia durante 50 dias. Em especial para quelar o mercúrio.
- O ácido alfalipoico, o DMSA (100 mg 2 a 3 vezes por/sem) e o EDTA (35% - 1,5 g [= irritante]) também podem ser usados via retal.
- O ácido alfalipoico quela Hg, As, Cd, Pb.
- A melatonina quela Hg, 75 a 3.000 mg por dia.

R

RAÇÃO HUMANA, REFEIÇÃO ALTERNATIVA
- Contém fibras, complexo B, cálcio, ferro, fósforo e antioxidantes.

Sementes de linhaça dourada moídas	200 g
Farelo de aveia	200 g
Trigo integral moído	200 g
Gérmen de trigo	200 g
Extrato de soja, sem açúcar	150 g
Quinoa moída	100 g
Gergelim crú moído com casca	100 g
Cacau em pó	50 g
Levedo de cerveja	50 g
Maracujá seco e moído	50 g
Gelatina sem cor e sem sabor	50 g

  - Guardar na geladeira, ou em lugar seco ao abrigo da luz.
  - Usar 3 colheres de sopa por dia.

REFLUXO GASTROESOFÁGICO, GASTRITE, ÚLCERA PÉPTICA, ÚLCERA GÁSTRICA
- Dieta sem açúcar e carboidratos refinados, sem álcool e sem cafeína.

- Sucos de couve, repolho, framboesa, ameixa, banana da vez (imatura), funcho, ameixa seca, iogurte (Encyclopedia of Healing Juices by John Heinerman).
- Identificar e tratar possíveis alergias alimentares.
- Proibir o tabagismo.
- Pesquisar o *Helicobacter pylori*, geralmente associado com a gastrite e com a acne rosácea, com a dosagem quantitativa do anticorpo IgG.
  - O tratamento habitual desta infecção é com amoxacilina ou com subsalicilato de bismuto 120 mg 3 vezes por dia, durante 60 dias.
  - O bismuto torna as fezes negras e é potencialmente tóxico se usado por tempo prolongado.
  - A *Artemesia annua* também erradica o *Helicobacter pylori* na dose de 1.000 mg 3 vezes por dia.
  - Também o óleo de melaleuca (*Melaleuca alternifolia*), 15 gotas 2 vezes por dia, em suco para disfarçar o sabor.
  - No entanto, tenho erradicado o *Helicobacter pylori* apenas com a abordagem ortomolecular e probióticos.
- Colina, 4.000 mg por dia.
- Ácido pantotênico, 2.000 mg por dia.
- Tiamina, 500 mg por dia.
- Complexo B, 50 mg por dia.
- Vitamina A, 100.000 UI por 3 dias, depois 10.000 a 50.000 UI por dia até a cura.
- Vitamina C, 500 a 3.000 mg por dia.
- L-glutamina, 1.500 a 3.000 mg por dia.
- Magnésio, 50 mg por dia.
- Zinco, 30 mg por dia, até 600 mg se necessário.
- Suplementação dos demais minerais, considerando o mineralograma.
- Betaína, 100 a 200 mg às refeições (500 mg corresponderiam a 1,1 mL de ácido clorídrico).
- Glicerhizina, 500 a 1.800 mg por dia, divididos em 3 tomadas antes das refeições.
- *Persea americana*, abacate, cicatriza úlceras gastroduodenais.
- *Cordia verbenacea*, erva baleeira, inibe a ciclooxigenase -2, 500 mg por dia.
- Melatonina conjugada (N-acetil-5-metoxitriptamina), 10 a 40 mg por dia, inibe COX-2 e fortalece o esfíncter esofagogástrico.

RETARDO, DEFICIÊNCIA MENTAL, DNPM – DEFICIÊNCIA NEUROPSICOMOTORA, DISTÚRBIO DA COGNIÇÃO

- Idebenona, ação semelhante à da coenzima Q-10, porém mais resistente à isquemia, 90 a 180 mg por dia, divididos em 3 tomadas.
- Vinpocetina, *Vinca minor*, pervinca, 5 a 15 mg por dia, divididos em 3 tomadas.
- *Huperzia serrata* inibe a acetilcolinesterase, melhor do que a tacrina, 50 a 100 mcg por dia. Tem como efeitos colaterais tontura, náusea, sialorreia, diarreia e cãibra.
- Evitar o aspartame, pois o excesso de fenilalanina está associado ao retardo mental (Nutrition Week May 26, 1995; 25(20):1-2).

REYNAUD, SÍNDROME DE, VASCULITE

- Magnésio-ATP, se disponível, EV, 100 a 1.000 mg.
- Magnésio, 300 a 500 mg por dia.
- Vitamina E, 800 UI por dia.
- Niacinamida, 500 a 1000 mg por dia, ou
- Inositol nicotinato, 2.000 mg por dia.
- Óleo de linhaça, 1.000 a 3.000 mg por dia.
- *Gingko biloba*, 120 a 240 mg por dia.

RINITE

- Dieta hipogordurosa e rica em carboidratos complexos.
- Ácido pantotênico, 500 a 1.000 mg por dia.
- Euphorbium D4, Euphorbium compositum®, 1 gota, ou 1 jato em cada narina 4 vezes ao dia.
- *Pueraria mirifica* contém fitoestrógenos, 500 mg 2 vezes por dia.
- **Rinite vasomotora:**
  - *Arsenicum album* D6 a C6 com *Berberis vulgaris fructus* D6 a C6.
  - Ipratrópio brometo   0,025%,
  - Natrozol   1%,
  - Solução fisiológica nasal qsp 20 mL
    » 1 gota (25 mcg), ou 1 jato, em cada narina 4 vezes ao dia.
- **Rinite alérgica:**
  - Triancinolona acetato   167 mg,
  - Solução fisiológica nasal   50 mL,
  - Natrozol   1%
    » 1 gota, ou 1 jato, em cada narina 2 a 4 vezes ao dia.
  ou
  - Triancinolona acetato   167 mg,
  - Azelastina Cloridrato   50 mg
  - Solução fisiológica nasal   50 mL,
  - Natrozol   1%
    » 1 gota, ou 1 jato, em cada narina 2 a 4 vezes ao dia.
- **Rinite atrófica:**
  - Dexpantenol   5%,
  - Natrozol   1%
  - Solução fisiológica nasal qsp 50 mL,
    » 2 gotas, ou 2 jatos, em cada narina 4 vezes ao dia.
  ou
    » Óleo de amêndoas doces, 1 gota em cada narina quando necessário, para evitar crostas.
- **Rinite infecciosa:**
  - Iodopovidona 0,5 %, 1 gota em cada narina 2 ou 3 vezes por dia.
  - Mupirocina (ácido pseudomônico), pomada a 2%, aplicar no vestíbulo nasal 3 a 4 vezes ao dia.
  - Oxiquinolona sulfato, gel a 0,025%, aplicar no vestíbulo nasal 3 a 4 vezes ao dia.
- **Rinite polipoide:**
  - Triancinolona acetato   167 mg
  - Furosemide   250 mg
  - Natrozol   1% em
  - Solução nasal tamponada   50 mL
    » aplicar 1 gota, ou 1 jato, em cada narina 4 vezes por dia.

RISCO CARDIOVASCULAR

- Considerar:
  - Colesterol total: ideal menor do que 200 mg/dL;
                        normal, entre 200 e 239 mg/dL;
                        elevado, maior do que 240 mg/dL.

- LDL-colesterol: ótimo menor do que 100 mg/dL; normal, de 100 a 159 mg/dL; elevado, de 160 a 189 mg/dL; muito elevado, acima de 190 mg/dL.
- HDL-colesterol: baixo quando menor do que 40 mg/dL.
- Triglicérides: normal quando menor do que 150 mg/dL; elevado, entre 200 e 499 mg/dL; muito elevado, quando maior do que 500 mg/dL.
- Homocisteína: normal até 14 mcmol/L; desejavel menor do que 10 mcmol/L.
- Proteína C-reativa: risco cardiovascular quando maior do que 0,11 mg/dL; inflamação quando maior do que 0,5 mg/dL.
- Lipoproteína A: risco cardiovascular quando maior do que 30 mg/dL.

- Lpa é o dímero genético do LDL-colesterol.
- Apolipoproteína A corresponde ao HDL-colesterol.
- Apolipoproteína B corresponde ao LDL-colesterol.
- Apolipoproteína E4 relaciona-se ao risco de demência.

S

SALITRE
- É o nitrato de potássio, KNO_3, usado como conservante de carnes e embutidos, evita a proliferação de bactérias, em especial a do botulismo.
- A flora intestinal o transforma em nitritos, os quais reagem com outras substâncias nitrogenadas, formando as nitrosaminas, que são agentes oncogênicos.

SARAMPO
- Vitamina A, 200.000 UI por dia, durante 2 dias, para crianças até 12 meses de idade (Pediatrics May 1993;91(5):1014-15).
- Vitamina A, 100.000 UI por dia, durante 2 dias, para crianças maiores de 12 meses de idade (Pediatrics May 1993;91(5): 1014-15).
- Suco de groselha (Encyclopedia of Healing Juices by John Heinerman).

SARCOPENIA
- Beta-hidroxi-betametilbutirato (HMB), 1.500 a 3.000 a 6.000 mg por dia.
- L-arginina, 7.000 mg por dia.
- L-glutamina, 14.000 mg por dia.

SEROTONINA
- 5-Hidroxi-indolacético é o metabólito da serotonina dosado na urina de 24 horas.
- L-triptofano → 5-hidroxi-L-triptofano → serotonina → melatonina.
- L-triptofano → 5-hidroxi-L-triptofano → serotonina → dopamina.
- L-triptofano → triptamina (Mg, vitamina B6 e vitamina B3 bloqueiam).
- Para aumentar a síntese de serotonina:
  - iniciar com L-triptofano EV, 300 mg (5 a 25 mg/kg) com vitamina B3 30 a 60 mg, vitamina B6 60 mg e magnésio 150 mg.
  - Observar que o L-triptofano não atravessa a barreira hematoencefálica, assim, pode-se usar o 5-hidroxi-L-triptofano 20 mg EV.
  - Se usar à noite, acrescentar melatonina SL 2,5 mg, o que equivaleria a 15 mg por VO.
- Os antidepressivos diminuem o interesse sexual dos homens e inibem o orgasmo das mulheres; para combater este efeito, pode-se usar a L-histidina, que aumenta a histamina no hipotálamo.

SILIMARINA
- *Silybum marianum*.
- Hepatoprotetor, hipocolesterolemiante e hipotrigliceridemiante na dose de 420 mg por dia.
- Nefroprotetor, diurético poupador de K, na dose de 800 mg por dia.
- Hipoglicemiante, por diminuir a resistência à insulina, na dose de 600 mg por dia.
- Anti-inflamatório, inibindo a ciclo-oxigenase, na dose de 240 mg por dia.
- Auxilia na quimioterapia e radioterapia inibindo as células cancerosas, por meio da ação antiangiogênica e antioxidante.

SINUSITE CRÔNICA
- Dieta pobre em gorduras e rica em carboidratos complexos.
- Suco de nabo (Encyclopedia of Healing Juices by John Heinerman).
- Vitamina C até a tolerância intestinal.
- Extrato de sementes de toranja (grapefruit), 250 a 500 mg por dia.
- Oxiquinolona sulfato, gel a 0,025%, aplicar no vestíbulo nasal 3 a 4 vezes ao dia.
- *Pueraria mirifica* contém fitoestrógenos, 500 mg 2 vezes por dia.
- Euphorbium D4, Euphorbium compositum®, 1 gota, ou 1 jato em cada narina 4 vezes ao dia.
- Água de prata coloidal.
- Peroxido de hidrogênio EV.
- Mesoterapia.
- Acupuntura.

SJÖEGREN, SÍNDROME SICA, XEROSTOMIA, XEROFTALMIA
- Dosar autoanticorpos: anti-Ro(SSA), anti-La(SSB), FAN e FR.
- Vitamina B6, 50 mg por dia.
- Vitamina C, 1.000 mg por dia.
- Óleo de prímula ou boragem 250 a 500 mg por dia.
- **Sialogogos:**
  - Ureia a 20% em água destilada para bochechos.
  - Cloridrato de pilocarpina, 25 mg VO 15 a 20 minutos antes das refeições, até 4 vezes por dia.
    » Ou colírio 1, 2 ou 4%, 2 a 4 gotas na língua (1 gota a 2%/10 kg).
  - Cuidado com a bradicardia.
  - Segundo ORL-EPM-UNIFESP usar 5mg da pilocarpina 3 vezes por dia.
- *Piper methysticum* ou *Macropiper methysticum* (Kava-Kava), diurético, estimulante geniturinário, anestésico local em

mucosas, balsâmico, expectorante e sialogogo, mais usado para cistites, blenorragia e como ansiolítico e antidepressivo, inibe recaptação da serotonina e adrenalina, 100 mg 3 vezes por dia.
- **Saliva artificial:**
  - Carboximetilcelulose — 1%
  - Sorbitol — 3%
  - Cloreto de sódio — 0,084%
  - Cloreto de potássio — 0,12%
  - Cloreto di-hidratado de cálcio — 0,015%
  - Cloreto hexa-hidratado de magnésio — 0,005%
  - Fosfato dibásico de potássio — 0,034%
  - Água destilada — 95,742%
- Colírio de vitamina A e C (Vivadrops):
  - Vitamina A 5.000 UI com vitamina C a 1% em 15 mL de solução ocular tamponada.

SOLUÇÃO HIPERTÔNICA NASAL
- NaCl 2% com NaHCO$_3$ 6%, ou
- NaCl 0,6% com KCl 0,03% e glicose 5%, ou
- a considerada histologicamente ideal:
- NaCl 0,6% com KCl 0,03% e glicose 1%.

T

TABAGISMO, FUMO
- Metilsulfonilmetano (MSM) 1.000 a 4.000 mg por dia, o radical sulfonil liga-se aos receptores cerebrais da nicotina, tornando o ato de fumar irrelevante para os tabagistas. Funciona melhor do que a nicotina transdérmica.
- Bupropiona (Zyban®) 70 a 450 mg por dia, divididos em 3 tomadas, inibe a recaptação das catecolaminas, serotonina e dopamina, semelhantemente à sibutramina.
- Vareniclina (Champix® comprimidos de 0, 5 e 1 mg), antitabágico agonista da nicotina e da dopamina, 0,5 mg por dia, durante 1 semana, depois 0,5 mg 2 vezes por dia, mais 1 semana e, então 1 mg por dia. Pode aumentar o peso.

TRIGEMINALGIA, NEVRALGIA DO TRIGÊMIO
- Vitamina B12 1.000 a 3.000 mcg com tiamina, 50 mg IM por dia, durante 14 dias e, então, diminuir a dose progressivamente.
- Bentiamina (vitamina B1 lipossoluvel), 100 mg por dia.
- Vitamina B9, 10.000 mcg por dia.
- Vitamina B6, 50 mg por dia.
- Ribonucleotídeos pirimidínicos citidina 2,5 mg e uridina 1,5 mg com 1.000 mcg de vitamina B12 (Etna®), 1 a 3 cápsulas por dia. Também podem ser usados por via IM, porém com lidocaína.

U

ÚLCERA CUTÂNEA, ÚLCERA DE PERNA, CICATRIZAÇÃO
- Limpar a úlcera e cobri-la com açúcar sob o curativo.
- Vitamina C, 4.000 a 6.000 mg por dia.
- Ácido fólico, 1.000 mcg por dia (J of Amer Geriatric Soc 1968;16:338-42).

- Cacau em pó desengordurado (*Theobroma cacao*), rico em polifenóis e epicatequinas, 2.000 mg por dia.
- Extrato de hawthorne, *Crataegus laevigata*, rico em bioflavonoides, 200 mg por dia (Alternative and Complimentary Therapies Jan./Feb., 1995;93-95).
- Protoantocianidinas oligoméricas (OPC), Vinoxin®, são polifenóis da semente de uva com ação fungicida, bactericida e cicatrizante e que inibem a xantinaoxidase, 250 mg por dia.
- Nifedipina gel tópico a 0,3%, cicatrizante.
- *Calendula officinalis* gel a 5 ou 10%, cicatrizante, antibacteriano e anti-inflamatório.
- *Cordia verbenacea* (erva baleeira) gel tópico a 0,5%
- Melatonina conjugada (N-acetil-5-metoxitriptamina), 10 a 40 mg por dia, ou tópica.
- Sucos de alfafa, groselha, nabo, batata, ruibarbo, tâmara, figo, urtiga, caqui (Encyclopedia of Healing Juices by John Heinerman).

UNHA, FORTALECIMENTO
- Biotina, 2.000 a 5.000 mcg por dia.

UREMIA, NEUROPATIA URÊMICA, INSUFICIÊNCIA RENAL
- Biotina, 10.000 mcg por dia.
- *Silybum marianum*, silimarina, tem ação diurética e poupadora de potássio, 800 a 900 mg por dia.

V

VARIZES, VARICOSE, EDEMA VENOSO
- *Aesculus Hippocastanus* L., castanha-da-índia, contém escina, 250 a 750 mg por dia.
- *Centella asiatica*, 200 mg por dia, também para celulite e doenças do tecido conetivo.
- Rutina, bioflavonoide vasotônico, extraído da mesma *Aesculus Hippocastanus*, 600 mg por dia.
- Sucos de uva do monte, caqui (Encyclopedia of Healing Juices by John Heinerman).
- Escleroterapia.

VISCUM ALBUM
- Ação citotóxica quando injetado no tumor.
- Ação imunológica, estimulando células "natural killers" e T, o interferom e as interleucinas.
- Indicado para neoplasias benignas e malignas, hepatite crônica e doenças degenerativas (artrite reumatoide, por exemplo).
- O extrato-mãe contém 50 mg da planta/mL do solvente.
- Uso EV com cautela e em ambiente hospitalar.
- Óleo de viscum pode ser usado para enfaixamento no tratamento de úlceras.
- O viscum em alta potência quando houver dor.
- Viscum de pinheiro concentra potássio, fósforo e nitrogênio.
- Viscum de macieira concentra potássio, fósforo, nitrogênio, zinco e pouco magnésio.
- Viscum de abeto concentra potássio, fósforo, nitrogênio, zinco, magnésio, cobre e um pouco de cálcio e ferro.
- **Viscum de coníferas concentra potássio, fósforo, nitrogênio, zinco, magnésio, cobre, cálcio, ferro e silício.**

Local do tumor	Homem	Mulher
Boca, faringe, esôfago	Viscum álbum pinus, eventualment quercus.	Viscum álbum pinus, eventualmente malus.
Estômago, fígado, vesícula	Viscum álbum quercus, com cuprum D6.	Viscum álbum malus, com cuprum D6.
Pâncreas	Viscum álbum quercus, com cuprum D6.	Viscum álbum malus, com cuprum D6.
Intestinos	Viscum álbum quercus, com mercurius D6.	Viscum álbum malus, com mercurius D6.
Rim	Viscum álbum quercus, com cuprum D6.	Viscum álbum malus, com cuprum D6.
Bexiga	Viscum álbum quercus, com argentum D6.	Viscum álbum malus, com argentum D6.
Próstata, testículo, pênis	Viscum álbum quercus, com argentum D6.	
Útero, ovário, vagina, mama		Viscum álbum malus, com argentum D6.
Mama com metástases		Viscum álbum malus, com mercurius D6.
Pulmão, laringe, tiróide	Viscum álbum quercus.	Viscum álbum malus.
Brônquio	Viscum álbum quercus, com mercurius D6.	Viscum álbum quercus, com mercurius D6.
Pele, melanoma	Viscum álbum pinus.	Viscum álbum pinus.
Cérebro, metástase cerebral	Viscum álbum pinus sublingual D6, D4, D2.	Viscum álbum pinus sublingual D6, D4, D2.

- Usar o tipo de viscum indicado por via subcutânea, antes das 10 horas da manhã, agasalhando-se bem (hipertermia), diariamente, elevando a concentração conforme o seguinte esquema:
  – D5 D5 D4 D4 D3 D3 D3, na 1ª semana,
  – D5 D5 D4 D4 D3 D3 D3, na 2ª semana,
  – D4 D4 D3 D3 D2 D2 D2, na 3ª semana,
  – D4 D4 D3 D3 D2 D2 D2, na 4ª semana,
  – D3 D3 D2 D2 20% 20% 20%, na 5ª semana,
  – D3 D3 D2 D2 20% 20% 20%, na 6ª semana,
  – D2 D2 20% 20% 30% 30% 30%, na 7ª semana,
  – D2 D2 20% 20% 30% 30% 30%, na 8ª semana,
  – 20% 20% 30% 30% 50% 50% 50%, na 9ª semana
  – 20% 20% 30% 30% 50% 50% 50%, na 10ª semana,
  – e repetir o ciclo indefinidamente.
- Para tumores intracranianos e linfomas, usar *Helleborus niger* D6.
- Como é um tratamento que não deve ser interrompido e os pacientes têm tido dificuldade com o medicamento importado, tenho utilizado uma mistura de *Viscum album* D1/D10/D28 para uso sublingual.

VITAMINA B15, ÁCIDO PANGÂMICO, DIMETILGLICINA (DMG)
- Doadora de grupos metil.
- Estimula a produção de anticorpos pelos linfócitos B, a ação dos linfócitos T e a atividade dos macrófagos.
- Reduz o nível da homocisteinemia.
- Melhora o desempenho dos atletas.
- Melhora o comportamento e o aprendizado quando associado com o ácido fólico.
- Útil no diabetes e na anemia falciforme, em doenças cardiovasculares, processos inflamatórios e artrites e no autismo.
- Dose diária de 100 a 300 mg, associada com ácido fólico 800 mcg.

VITAMINA D
- Os raios ultravioleta do sol sintetizariam 4 UI de calcitriol por centímetro quadrado de pele exposta por hora.
- Vitamina D3, 10.000 a 30.000 UI por dia.
- Sempre com magnésio 600 mg, vitamina B2 30 mg e 2.000 mg de ômega-3.
- A riboflavina é importante especialmente na asma, na enxaqueca e na litíase.
- Nas doenças autoimunes e neurodegenerativas, aumentar a dose 10.000 UI por dia, a cada mês, até o PTH cair para o nível mínimo de 10 pg/mL.
- Na esclerose múltipla 70.000 a 200.000 UI por dia, até 2.000 ng/mL de vitamina D no plasma, sempre controlando o cálcio iônico e o PTH.
- Diminuir a ingestão de cálcio quando usar doses maiores do que 25.000 UI por dia.

W

WEGNER, GRANULOMATOSE DE
- Dosar: anticorpo antineutrofílico citoplasmático circulante, ANCA-c, com 99% de especificidade e anticorpo PR3 (antiproteinase-3).
- Prednisona, 1 mg/kg/dia.
- Ciclofosfamida, 1 a 2 mg/kg/dia por 1 ano ou mais, se possível em pulsoterapia.
- Para manutenção, metotrexate, 20 a 25 mg por semana.

X

XANTELASMA
- Vitamina B12 IM, 1.000 mcg por semana.

Bibliografias

- Abbott C, Abramowicz M, Adams B et al. Encarta Encyclopedia. The American Heritage Concise Dictionary, 3rd electronic ed., 1997.

- Adlercreutz H, Mazur W, Bartels P et al. Phytoestrogens and Prostate Disease. Third International Symposium on the Role of Soy in Preventing and Treating Chronic Disease. J Nutr 2000; 130(suppl.):658S-659S.

- Akar Haci, Saraç A, Konuralp C et al. Comparison of Histopathologic Effects of Carnitine and Ascorbic Acid on Reperfusion Injury. European Journal of Cardio-thoracic Surgery 2001; 19:500-506.

- Aldoori WH, Giovannucci EL, Rockett HRH et al. A Prospective Study of Dietary Fiber Types and Symptomatic Diverticular Disease in Men. J Nutr 1998; 128:714-719.

- Allen LH. Zinc and Micronutrient Supplements for Children. Am J Clin Nutr 1998; 68:495S-498S.

- Almeida RP. Azurexidina, Proteína de Neutrófilo com Função Antibiótica: Expressão, Purificação e Caracterização da Proteína Recombinante. Tese de Doutorado Apresentada à Faculdade de Medicina da Universidade da Bahia, 1997.

- Althuis MD, Jordan NE, Ludington EA, Wittes Janet T. Glucose and Insulin Responses to Dietary Chromium Supplements: a Meta-Analysis. Am J Clin Nutr 2002; 76:148-155.

- Amato P, Morales AJ, Yen SC. Effects of Chromium Picolinate Supplementation on Insulin Sensitivity, Serum Lipids and Body Composition in Healthy, Nonobese, Older Men and Women. Journal of Gerontology 2000; 55A(5):M260-M263.

- American Cancer Society. Germanium. Disponível em: www.cancer.org/docrrot/ETO/content/ETO53Xgermanium.asp. Acessado em 27/08/2008.

- Angelillo-Scherrer A, Burnier L, Flores N et al. Role of Gas6 Receptors in Platelet Signaling During Thrombus Stabilization and Implications for Antithrombotic Therapy. J. Clin. Investigation 2005; 115(2):237-246.

- Anuradha B, Varalakshmi P. Protective Role of D-L-Alpha lipoic Acid Against Mercury-Induced Neural Lipid Peroxidation. Pharmacological Research 1999; 39(1):67-80.

- Arkive. Images of Life on Earth. Disponível em: www.arkive.org. Acessado em: 03/2014.

- Asai Kazuhiko. Miracle Cure Organic Germanium. Japan Publications, 1980.

- Ascherio A, Rimm EB, Hernán MA et al. Intake of Potassium, Magnesium, Calcium and Fiber and Risk of Stroke Among U.S. Men. Circulation 1998; 98:1198-1204.

- Ashmed HD. Nutrição e Minerais Aminoácidos Quelatos. Trad. Margarita Lamelo Cacuro & Mara Cristina de Cillo. São Paulo: Attar Editorial, 1996.

- Assis JP, Sousa RP, Linhares PCF, et al. Avaliação Biométrica de Caracteres do Melão de São Caetano (Mormodica charantia L). Rev. Bras. Pl/ Med. Campinas, 2015;17(4):505-514.

- Axelrod HR, Emmens CW, Burgess WE et al. Exotic Tropical Fishes – Expanded Edition. England: T.F.H. Publications, Inc., 1980.

- Bahl R, Bhandari N, Hambidge KM, Bhan MK. Plasma Zinc as a Predictor of Diarrheal and Respiratory Morbidity in Children in a Urban Slum Setting. Am J Clin Nutr 1998; 68:414S-417S.

- Bailey CA. Enhancement of the Antidepressant Action of Fluoxetine by Folic Acid: A Randomised, Placebo Controlled Trial. J Affect Disord 2000; 60(nov):121-130.

- Bailey GS. Chlorophylls and Cancer Prevention: Passing the First Hurdle. Update Dept. of Environmental and Molecular Toxicology. Oregon State University, november 2002.

- Balbani AP, Montovani JC. Métodos para Abandono do Tabagismo e Tratamento da Dependência da Nicotina – Rev. Bras. ORL 2005; 71(6):820-827.

- Ballegooijen AJV, Pilz S, Tomaschitz A, Grübler MR, Verheyen N. The Synergistic Interplay between Vitamins D and K for Bone and Cardiovascular Health: A Narrative Review. International Journal of Endocrinology. Volume 2017, Article ID 7454376. Disponível em: https://doi.org/10.1155/2017/7454376. (Acesso Dez 2021).

- Barreto BP. A Influência dos Probióticos no Sistema Imunológico. Danone Research. 2009.

- Basch WE, et al. Bitter Melon (Momordica charantia): A Review of Efficacy and Safety. Am J Health-Syst Pharm. 2003;15:60.

- Baumann ZP. Lithium Augmentation in Depressive Patients not Responding to Selective Serotonin Reuptake Inhibitors. Pharmacopsychiatry 2001; 34:119-127.

- Bayer Health Care. Disponível em: www. vitaminas. bayer. pt. Acessado em 10/05/2008.

- Beard JÁ, Bearden A, Striker R. Vitamin D and the Anti-Viral State. Journal of Clinical Virology 2011;50:194–200.

- Beausoleil M, Fortier N, Guénette S et al. Effect of a Fermented Milk Combining Lactobacillus acidophilus CL1285 and Lactobacillus casei in the Prevention of Antibiotic-Associated Diarrhea: A Randomized, Double-Blind, Placebo-Controlled Trial. Can. J. Gastroenterol. 2007; 21(11):732-736.

- Beck MA. Increased Virulence of Coxsackievirus B3 in Mice Due to Vitamin E or Selenium Deficiency. J Nutr 1997; 127:955S-970S.

- Beeson PB, McDermott W Bearn, AG et al. Tratado de Medicina Interna de Cecil-Loeb. Tradução de Dr. Alberto Folch Y Pi. Mexico: Nueva Editorial Interamericana S.A., 13ª ed., 1972.

- Belli DC et al. Taurine Improves the Absorption of a Fat Meal in Patients with Cystic Fibrosis. Pediatrics 1986; 80:517-523.

- Bengmark S. Bacteria for Optimal Health. Nutrition 2000; 16(7/8):611-615.

- Bertolucci PHF. et al. O mini-exame do estado mental em uma população geral: impacto da escolaridade. Arq. Neuro-psiquiat. 1994;52:1-7.

- Bessis M. Corpuscules: Essai sur la forme des globules rouges de l'homme. Allemagne: Springer International, 1976.

- Black MM. Zinc Deficiency and Child Development. Am J Clin Nutr 1998; 68:464S-469S.

- Blas C, Garcia AL, Carabaño R. Necesidades de Treonina en Animales Monogástricos. XVI Curso de Especialización del Departamento de Producción Animal de la Universidad Politécnica de Madrid. Apostila, 2001.

- Bolhi R. Organic Germanium. Rejuvenate Your Immune System. JOC Biotech. Malaysia, 2008.

- Bolland MJ, Barber PA, Doughty RN et al. Vascular Events in Healthy Older Women Receiving Calcium Supplementation: Randomised Controlled Trial. British Med Journal. Disponível em: http://bmj. com/cgi/content/full/bmj. 39440. 525752. BEv1. Acessado em: 12/06/2008.

- Booth SL, Tucker KL, Chen H et al. Dietary Vitamin K Intakes Are Associated with hip Fracture but not with Bone Mineral Density in Elderly Men and Women. Am J Clin Nutr 2000; 71:1201-1208.

- Borcea V, Nourooz-Zadeh, Wolff SP et al. ATpha-Lipoic Acid Decreases Oxidative Stress Even in Diabetic Patients with Poor Glycemic Control and Albuninuria. Free Radical Biology & Medicine 1999; 22(11-12):1495-1500.

- Botti AS, Féres MCLC. Íon Zinco: Presença no Sistema Auditivo. Rev Bras ORL 2003; 69(1):111-115.

- Bourroul C. Tratamento das Verminoses. Rev. Clin. S. Paulo. Nov. 1937. Apud Oficina Sanitária Panamericana. 1940;441-447.

- Brady LJ, Gallaher DD, Busta FF. The Role of Probiotic Cultures in the Prevention of Colon Cancer. J Nutr 2000; 130:410S-414S.

- Braun S, Ndrepepa G, Beckerath N et al. Value of Serum Ferritin and Soluble Transferrin Receptor for Prediction of Coronary Artery Disease and its Clinical Presentations. Atherosclerosis 2004; 174:105-110.

- Breidt Jr F, McFeeters RF, Díaz-Muñiz I. Fermented Vegetables. Cap. 36 of Food Microbiology: Fundamentals and Frontiers. Doyle MP & Beauchat LR. ASM Press. Washington DC. 2007.

- Bremmer I. Manifestations of Copper Excess. Am J Clin Nutr 1998; 67:1069S-1073S.

- Breteler PK. Cos'é l'msm? MSM Medical Information Foundation. Disponível em: http://www. msm-info.com Acessado em: 02/04/2007. Hague, Netherlands. 2007.

- Brucki SMD, Nitrini RCP, Bertolucci PHF, Okamoto IH. Sugestões para o uso do miniexame do estado mental no Brasil. Arq. Neuropsiquiatr. 2003;61(3B).

- Bschor T, Baethge C, Adli M et al. Hypothalamic-Pituitary-Thyroid System Activity During Lithium Augmentation Therapy in Patients with Unipolar Major Depression. J. Psychiatry Neurosci 2003; 28(3):210-216.

- Burr GO, Burr MM. A New Deficiency Disease Produced by the Rigid Exclusion of Fat from the Diet. J Biol Chem 1929; 82(2):345-367.

- Burr GO, Burr MM. On the Nature and Role of the Fatty acids Essencial in Nutrition. J Biol Chem 1930; 86:587-621.

- Burr ML, Fehily AM, Gilbert JF, Rogers S, Holliday RM, Sweetnam PM et al. Effectes of Changes in Fat, Fish and Fibre Intakes on Death and Myocardial Reinfarction, Diet and Reinfarction trial. Lancet 1989; 2(8666):757-761.

- Bursell SE, Clermont AC, Aiello LP et al. High-Dose Vitamin E Supplementation normalizes Retinal Blood Flow and Creatinine Clearance in Patients with Type 1 Diabetes. Diabetes Care 1999; 22:1245-1251.

- C Maeyer. Lunar Sample Compendium. 77215. Cataclastic Norite. 846.4 grams. 2011. Disponível em curator.jsc.nasa.gov/lunar/lsc/77215.pdf. Acessado em 14/02/2014.

- Campisi R et al. L-Arginine Normalizes Coronary Vasomotion in Long-Term Smokers. Circulation 1999; 99:491-497.

- Campoy C, Baena RM, Blanca E et al. Effects of Metabolic Control on Vitamin E Nutritional Status in Children with Type 1 Diabetes Mellitus. Clinical Nutrition 2003; 22(1): 81-86.

- Cañas PD. Rol Biológico y Nutricional de la Taurina y sus Derivados. Rev Chi. Nutr 2002; 29(3).

- Carli E. Restaurações Cerâmicas de Zircônio: Uma Revisão. Trabalho de Conclusão de Curso de Especialista em Prótese Dentária. Centro de Ciências da Saúde. Departamento de Odontologia. Universidade Estadual de Maringá. 2006.

- Carreiro DM. Entendendo a Importância do Processo Alimentar. São Paulo: Editora Referência Ltda, 1ª ed., 2006.
- Carvalho ACB, et al. Estudos da atividade antidiabética de algumas plantas de uso popular contra o diabetes no Brasil. Rev. Bras. Farm., 2005;86(1):11-16.
- Carvalho G. Brássicas: Papel na Quimioprevenção. Nutrição, Saúde & Performance 2004; 22:16-20.
- Cedroni VC, Cedroni W. Vanádio Quelato. Boletim da Cedroni – Farmácia de Manipulação. Maio de 2006.
- Cedroni VC, Cedroni W. Zinco: Coadjuvante Eficaz no Tratamento da Depressão Unipolar. Boletim da Cedroni- Farmácia de Manipulação. Novembro de 2008.
- Chan RK, Chen WF, Dong A et al. Estrogen-Like Activity of Ginsenoside Rg1 Derived from Panax notoginseng. J Clin Endocrinol Metab 2002; 87:3691-3695.
- Chavez M. Alternative Therapies. SAMe: S-Adenosylmethionine. Am J Health-Syst Pharm 2000; 57(1):119-123.
- Cheeseman KH, Slater TF. Radicais livres em Medicina. Rio de Janeiro: Interlivros, 1996.
- Chez MG, Buchanan CP, Aimonovitch MC. et al. Double-Blind, placebo-controlled study of L-carnosine supplementation in children with autistic spectrum disorders. J. Child Neurol., 2002;17(11):833-837.
- Chiarla C, Giovannini I, Siegel JH et al. The Relationship between Plasma Taurine and Other Amino Acid Levels in Human Sepsis. J Nutr 2000; 130:2222-2227.
- Cipriani C, Romagnoli E, Scillitani A, et al. Effect of a Single Oral Dose of 600,000 IU of Cholecalciferol on Serum Calciotropic Hormones in Young Subjects with Vitamin D Deficiency: A Prospective Intervention Study. J Clin Endocrinol Metab, 2010;95(10):4771– 4777.
- Cohn JN, Kowey PR, Whelton PK et al. New Guidelines for Potassium Replacement in Clinical Practice. Arch Intern Med 2000; 160:2429-2436.
- Cooper GM. A Célula: Uma Abordagem Molecular. Tradução de Itabajara da Silva Vaz Jr., Gaby Renard, Carlos Alexandre Sanchez Ferreira et al. Porto Alegre: Artmed Editora, 2a ed., 2001.
- Cordeiro Jr. Q, Junqueira R, Vallada H. Estudo de Associação entre o Polimorfismo Serina-9-Glicina do Receptor Dopaminérgico D3 e Esquizofrenia. Arq Neuro-Psiquiatr 2001; 59(2A):219-222.
- Costa AAA, Silva JM. Fressato VRF. Atualização Sobre Estimativas do gasto Calórico de Atletas: Uso da Disponibilidade Energética. Rev Nutr. Esportiva, SP. 2017;11(66):788-794.
- Cuisinier C et al. Changes in Plasma and Urinary Taurine and Amino Acids in Runners Immediately and 24h After a Marathon. Amino Acids 2001; 20(1):13-23.
- Cuisinier C et al. Role of Taurine in Osmoregulation During Endurance Exercise. Eur J Appl Physiol 2002; 87(6):489-95.
- Curhan GC, Willett WC, Rimm EB; Stampfer MJ. A Prospective Study of Dietary Calcium and Other Nutrients and the Risk os Symptomatic Kidney Stones. N Engl. J Med 1993; 328(12):833-838.
- Curto M, Saltz E, Veronesi R et al. Fichário Clínico Terapêutico. São Paulo: Editora Masson do Brasil Ltda., 1ª ed., 1984.
- Curto M. – Vitamina D e 2020 - Palestra no Simpósio de Oxidologia, no XX Congresso Brasileiro de Nutrologia, São Paulo; 2016. Disponível em: https://www.youtube.com/watch?v=ZKVPvDvCxW8&pbjreload=10. (Acesso em Dez 2021).
- Curto M. Anotações Pessoais.
- Curto M. Aula - Radicais Livres, 2011.
- Curto M. Aula Germânio, São Paulo; 2020. Disponível em: https://www.youtube.com/watch?v=23xtNM3_s2c. (Acesso em Dez 2021).
- Curto M. Aula Germânio, São Paulo; 2020. Disponível em: https://www.youtube.com/watch?v=23xtNM3_s2c. (Acesso em Dez 2021).
- Curto M. Aula Obesidade, São Paulo;2018. Disponível em: https://www.youtube.com/watch?v=C8HhK2VTNmc. (Acesso em Dez 2021).
- Curto M. Aula Obesidade, São Paulo;2018. Disponível em: https://www.youtube.com/watch?v=C8HhK2VTNmc. (Acesso em Dez 2021).
- Curto M. Aula Prescrevendo pelo Mineralograma, São Paulo; 2018. Disponível em: https://www.youtube.com/watch?v=iKuahyB2i7A. (Acesso em Dez 2021).
- Curto M. Aula Vitamina D em 2020, São Paulo; 2020. Disponível em: https://www.youtube.com/watch?v=NnZXZTegPrU&t=4s. (Acesso em Dez 2021).
- Curto M. Aula. Ácidos Graxos Essenciais, 2012.
- Curto M. Aula. Coenzima Q-10. XII Curso Nacional de Pós-Graduação em Nutrologia, 2014.
- Curto M. Aula. Estresse Oxidativo e Radicais Livres. XV Congresso Brasileiro de Nutrologia, 2011.
- Curto M. Aula. Metais Tóxicos, 2002.
- Curto M. Aula. Mineralograma Capilar, Interpretação Clínica e Exercícios, 2011
- Curto M. Aula. Obesidade, 2012.
- Curto M. Aula. Pigmentos, 2000.
- Curto M. Aula. Plantas Geneticamente Modificadas, 2001.
- Curto M. Aula. Prescrição de Antioxidantes. Curso Nacional de Nutrologia, 2011.
- Curto M. Aula. Síndromes Vestibulares, 2000.
- Curto M. Aula. Triptofano. XVII Congresso Brasileiro de Nutrologia, 2013.
- Curto Miguel. Aula Digestão e Nutrição, São Paulo; 2018. Disponível em: https://www.youtube.com/watch?v=01K_MbOaiY0&t=2s. (Acesso em Dez 2021).
- D'Souza AL, Rajkumar C, Cooke J, Bulpitt CJ. Probiotics in Prevention of Antibiotic Associated Diarrhoea: Meta-Analysis. BMJ 2002; com 324:1361.

- Davi G, Ciabattoni G, Consoli A et al. In Vivo Formation of 8-iso-protagaldin-F2-alpha and Platelet Activation in Diabetes Mellitus : Effects of Improved Metabolic Control and Vitamin E Sopplementation. Circulation 1999; 99(2):189-91.

- Davies KMl, Heaney RP, Recker RR et al. Calcium Intake and Body Weight. J Clin Endocrinol Metab 2000; 85:4635-4638.

- Dawson RJ, Biasetti M, Messina S, Dominy J. The Cytoprotective Role of Taurine

- Devaraj S, Jialal I. Alpha-Tocopherol Suppementation Decreases Serum C-Reactive Protein and Monocyte Interleukin-6 Levels in Normal Volunteers and Type 2 Diabetic Patients. Free Radical Biology and Medicine 2000; 29(8):790-792.

- Dickinson DA, Iles KE, Zhang H et al. Curcumin Alters EpRE and AP-1 Binding Complexes and Elevates Glutamate-Cysteine ligase gene Expression. The FASEB J 2003; 10.1096.

- Dincer S, Ozenirler S, Oz E, Akyol G, Ozogul C. The Protective Effect of Taurine Pretreatment on Tetrachloride Induced Hepatic Damage: A Light and Electron Microscopic Study. Aminoacids 2002; 22:417-426.

- Dongre S, Langade D, Bhattacharyya S. Efficacy and Safety of Ashwagandha (Withania somnifera) Root Extract in Improving Sexual Function in Women: A Pilot Study. Biomed Research Inter. 2015:1-9.

- Dorland's Illustrated Medical Dictionary. Philadelphia and London: W.B. Saunders Co, 24th ed., 1965.

- Doshi SN, McDowell IFW, Moat SJ et al. Folate Improves Endothelial Function in Coronary Artery Disease: An Effect Mediated by Reduction of Intracellular Superoxide? Arteriosclerosis, Thrombosis and Vascular Biology 2001; 21:1196.

- Dufty W. Sugar Blues. Tradução de Ricardo Tadeu dos Santos. São Paulo: Editora Ground Informação Ltda., 1975.

- Duke T, South M, Stewart A. Activation of L-Arginine Nitric Oxide Pathway in Severe Sepsis. Arch Dis Child 1997; 76:203-209.

- Dwyer JH, Navab M, Dwyer KM et al. Oxygenated Carotenoid Lutein and Progression of Early Atherosclerosis: The Los Angeles Atherosclerosis Study. Circulation 2001; 103:2922-2927.

- Engler MB, Engler MM, Chen CY et al. Flavonoid-Rich Dark Chocolate Improves Endothelial Function and Increases Plasma Epicatechin Concentrations in Healthy Adults. J Am Coll Nutrition 2004; 23(3):197-204.

- Ensrud KE, Crandall CJ. Bisphosphonates for Postmenopausal Osteoporosis. JAMA Clinical Review & Education. 2019. Disponível em: https://jamanetwork.com/ (Acesso em Dez 2021).

- Enstrom JE, Kanim LE, Klein MA. Vitamin C Intake and Mortality among a Sample of thr United States Population. Epidemiology 1992; 3(3):194-202.

- Erhart EA. Neuranatomia. São Paulo: Editora Atheneu S.A., 4ª ed., 1968.

- Erickson KL, Hubbard NE. Probiotic Immunomodulation in Health and Disease. J Nutr 2000; 130:403S-409S.

- Evangelista J. Apostila de Nutrologia. Rio de Janeiro: Edição Particular, 1995.

- Evoy D, Lieberman MD et al. Immunonutrrition: The Role of Arginine. Nutrition 14:611-617. 1998.

- Expert Group on Vitamins and Minerals. Nickel: Risk Assessment. United Kingdom Food Standards Agency, 2003.

- Facchini FS. Near-Iron Deficiency-Induced Remission of Gouty Arthritis. Rheumatology 2003; 42:1550-1555.

- Fagin D. Controvérsias Sobre o Flúor. Artigo Recebido por e--mail em 09/02/2008.

- Farouque HMO, Sanders P, Young GD. Intravenous Magnesium Sulfate for Acute Termination of Sustained Monomorphic Ventricular Tachycardia Associated with Coronary Artery Disease. Am J Cardiology 2000; 86:1270-1272.

- Felippe JJ. Efeitos do Vanádio no Câncer: Indução de Apoptose e Inibição da Proliferação Celular Maligna. Biblioteca de Doenças. Disponível em: www. medicinacomplementar. com. br. Acessado em: 29/11/2008.

- Fernández AB. Acciones Biomédicas del Litio: Controversias Actuales Y Posibilidades Terapéuticas. Med Clin 1994; 103:708-714.

- Ferrari MD, Diener HC, Ning X, et al. Fremanezumab versus placebo for migraine prevention in patients with documented failure to up to four migraine preventive medication classes (FOCUS): a randomised, double-blind, placebo-controlled, phase 3b trial. The Lancet Online. August 16, 2019. Disponível em: http://dx.doi.org/10.1016/S0140-6736(19)31946-4. (Acesso em Dez 2021).

- Ferry DR, Smith A, Malkhandi J et al. Phase I Clinical Trial of thr Flavonoid Quercetin: Pharmacokinetics and Evidence for "in vivo" Tyrosine Kinase Inhibition. Clin Cancer Res 1996; 2(4):659-668.

- Finley JW, Duffield A, Ha P et al. Selenium Supplementation Affects the Retention of Stable Isotopes of Selenium in Human Subjects Consuming Diets Low in Selenium. Br J Nutr 1999; 82(5):357-360.

- Folstein MF, et al. Mini Mental state. J Psychiat. Res. 1975;12:189-98.

- Fornaro A & Coichev N. Ácido L-Ascórbico: Reações de Complexação e de Óxido-Redução com Alguns Íons Metálicos de Transição. Química Nova 1998; 21(5):642-650.

- Foster HD. Selenium and Health: Insights from the People's Republic of China. J Orthomolecular Med 1989; 4(3):123-135.

- Fox, Francis William & Levy, Leopold Ferdinand. XXXII. Reversible Oxidation of Ascorbic Acid by Means of Norite Charcoal. From the Biochemical Departament, The South African Institute for Medical Research. Johannesburg. December 16th, 1935. Disponível em www.biochemj.org/bj/030/0208/0300208.pdf. Acessado em: 14/02/2014.

- Franconi F et al. Plasma and Platelet Taurine are Reduced in Subjects with Insulin-dependent Diabetes Mellitus: Effects of Taurine Supplementation. Am J Clin Nutr 1995; 61:1115-1119.

- Frank S, Brown SM, Capriotti JA, et al. - In Vitro Eficacy of a Povidone-Iodine Nasal Antiseptic for Rapid Inactivation of SARS-Cov-2. - JAMA Otolaryngol Head Neck Surgery, 2020;146(11):1054-1058.

- Frenhani Patrícia Baston & Burini Roberto Carlos. Mecanismos de Absorção de Aminoácidos e Oligopeptídeos: Controle e Implicações na Dietoterapia Humana. Arq Gastroenterol 1999. 36(4):227-237.

- Friedman BJ, Freeland-Graves JH, Bales CW et al. Manganese Balance and Clinical Observations in Young Men Fed a Manganese-Deficient Diet. J Nutrition 1987; 117:133-143.

- Friso S, Jacques PF, Wilson PWF et al. Low Circulating Vitamin B6 Is Associated with Elevation of the Inflammation Marker C-Reactive Protein Independently of Plasma Homocysteine Levels. Circulation 2001; 103:2788-2791.

- Fry RC, Navasumrit P, Valiathan C, Svensson JP, Hogan BJ et al. Activation of Inflammation/NF-κB Signaling in Infants Born to Arsenic Exposed Mothers. PloS Genet 3(11):e207. doi:10.1371/http://genetics.plosjournals.org/perlserv/?request=get-document&doi=10.1371%2Fjournal.pgen0030207. Acessado em: 27/11/2007.

- Fugate L. Germanium Sesquioxide: An Organic Mineral Complex with Unique Health Benefits. Vitamin Research Products. Disponível em: www.vrp.com. Acessado em: 27/08/2008.

- Fürst P, Pogan K, Stehle P. Glutamine Dipeptides in Clinical Nutrition. Nutrition 1997; 13:731-737.

- Furukawa S, Saito H, Inoue T et al. Supplemental Glutamine Augments Phagocytosis and Reactive Oxygen Intermediate Production by Neutrophils and Monocytes from Postoperative Patients in Vitro. Nutrition 2000; 16:323-329.

- Gaby AR, Intravenous Nutrient Therapy: The "Myers Cocktail". Alter, Med. Rev. 2002;7(5):389-403.

- Gali CC. Prof. Dr. – Vitamina D e Doenças Degenerativas - Palestra no Simpósio de Oxidologia, no XX Congresso Brasileiro de Nutrologia, São Paulo; 2016. Disponível em: https://www.youtube.com/watch?v=ZKVPvDvCxW8&pbjreload=10. (Acesso em Dez 2021).

- Gamble J, Grewall PS, Gartside IB. Vitamin C Modifies the Cardiovascular and Microvascular Responses to Cigarette Smoke Inhalation in Man. Clinical Science 2000; 98:455-460.

- Gärtner R, Gasnier BCH, Dietrich JW et al. Selenium Supplementation in Patients with Autoimmune Thyroiditis Decreases Thyroid Peroxidase Antibodies Concentrations. J Clin Endocrinol Metab 2002; 87(4):1687-1691.

- Gaull GF. Taurine in the Nutrition of the Human Infant. Acta Ped Scand Suppl 1982; 296:38-47.

- Gazola AM.; Freitas G, Evangelista CCCB. O Uso da Calendula officinalis no Tratamento da Reepitelizacão e Regeneracão Tecidual. Revista UNINGÁ Review, 2014;20(3):54-59.

- Gilbert B; Favoreto R. Cordia verbenacea DC Boraginacea. Revista Fitos, 2012;7(1).

- Ginty F, Flyn A, Cashman KD. The Effect of Short-Term Calcium Supplementation on Biochemical Markers of Bone Metabolism in Healthy Young Adults. British Journal of Nutrition 1998; 80:437-443.

- Gioia O, Rodrigues YT, Lopes MVG. Nutrição Conceitual: Ensaio Enoemático Nutrológico. Itu: Ottoni Editora, 1ª ed., 2007.

- Goldberg AC, Leiter LA, Stroes ES, et al. Effect of Bempedoic Acid vs Placebo Added to Maximally Tolerated Statins on Low-Density Lipoprotein Cholesterol in Patients at High Risk for Cardiovascular Disease The CLEAR Wisdom Randomized Clinical Trial. JAMA. 2019;322(18):1780-1788. doi:10.1001/jama.2019.16585.

- Goldin BR. Health Benefits of Probiotics. Brit J Nutr 1998; 80(Suppl. 2):203S-207S.

- Goodman LS, Gilman A. As Bases Farmacológicas da Terapêutica. Tradução de Lauro Sollero, Ana Guelerman P. Ramos, Aurélio Osmar C. de Oliveira et al. Rio de Janeiro: Editora Guanabara Koogan S.A., 3ª ed., 1967.

- Gordon RE, Shaked AA, Soleno DF. Taurine Protect Hamster Bronchioles from Acute NO2-induced Alterations: A Histological, Ultra-structural and Freeze-fracture Study. Am J Pathol 1986; 125:585-600.

- Gorina AB. La Clínica y el Laboratorio: Interpretación de Análisis y Pruebas Funcionales. 9ª edición corregida y aumentada. Barcelona: Editorial Marín S.A., 1973.

- Grant WB, Lahore H, McDonnell SL, et al. Vitamin D Suplementation Could Prevent and Treat Influenza, Coronavirus and pneumonia infections. Preprints Disponível em: https://www.preprints.org/manuscript/202003.0235/v1 (Acesso Abr 2020).

- Guizouarn H. Cell Volume Regulation: The Role of Taurine Loss in Maintaining Membrane Potential and Cell pH. J of Physiol 2000; 523:147-154.

- Gurer H, Ozgunes H, Oztezcan S, Ercal N. Antioxidant Role of Alpha-Lipoic Acid in Lead Toxicity. Free Radical Biology & Medicine 1999; 27(1-2):75-81.

- Haas EM. Vitamin B15, Pangamic Acid. Excerpt from Staying Healthy with Nutrition: The Complete Guide to Diet and Nutritional Medicine. Celestial Arts Editions, 2008.

- Halpern A, Mancini MC. Perspectiva no Tratamento Medicamentoso da Obesidade – Einstein 2006; Supl 1:S66-S70.

- Han JE, Jones JL, Tangpricha V, et al. High Dose Vitamin D Administration in Ventilated Intensive Care Unit Patientes: A Pilot Double Blind Randomized Controlled Trial. J.E. Han et al. / Journal of Clinical & Translational Endocrinology 2016;4:59–65.

- Harman D. Aging: A Theory based on Free Radical and Radiation Chemistry. J Gerontol 1956; 11:298-300.

- Hatakka K, Savilahti E, Pönkä A et al. Effect of Long Consumption of Probiotic Milk on Infections in Children Attending Day Care Centres: Double Blind, Randomised Trial. BMJ 2001; online 322.

- Hauache OM, Silva BG, Reis CJ et al. Manual de Exames. Edição Eletrônica. Centro de Medicina Diagnóstica Fleury. São Paulo, 2004.

- Hawkes WC & Turek PJ. Effects of Dietary Selenium on Sperm Motility in Healthy Men. J Androl 2001; 22(5):764-772.

- He FJ & MacGregor GA. Beneficial Effects of Potassium. BMJ 2001; 323:497-501.
- Heller-Stilb B et al. Disruption of the Taurine Transporter Gene (taut) Leads to Retinal Degeneration in Mice. FASEB J 2002; 16(2):231-3.
- Hendler SS. A Enciclopédia de Vitaminas e Minerais. Tradução de Outras Palavras, Consultoria Lingüística. Rio de Janeiro: Editora Campus, 1994.
- Hiatt WR et al. Propionyl-L-Carnitine Improves Exercise Performance and Functional Status in Patients with Claudication. Am J Med 2001; 110:616-622.
- Hickson M, D'Souza AL, Muthu N et al. Use of Probiotic Lactobacillus Preparation to Prevent Diarrhoea Associated with Antibiotics: Randomised Double Blind Placebo Controlled Trial. BMJ online 2007; 335:80.
- Hitti M. Probiotics May Help Stressed Gut. Disponível em: WebMD: http://www.webmd.com/diet/news/20060425/probiotics-help-stressed-gut. Acessado em: 25/04/2006.
- Holvey DN, Talbott JH, Alpert E et al. The Merck Manual of Diagnosis and Therapy. New Jersey. Merck & Co. Inc. Rahway, 12th ed., 1972.
- Huxtable RJ & Chubb J. ß-adrenergic Stimulation of Taurine Transport by the Heart. Sci 1977; 198: 409-411.
- Huxtable RJ. Physiological Action of Taurine. Physiol Res 1992; 72:101-103.
- Ikeda H. Effects of Taurine on Alcohol Withdrawal. Lancet 1977; 2:509.
- in Exercise-induced Muscle Injury. Amino Acids 2002; 22(4):309-324.
- Insel PM, Volpe S, Ross DG. An Electronic Companion to Complete Nutrition. Cogito Learning Media Inc., 1998.
- Isaia GME. Possibile Ruolo Preventivo e Terapeutico dell Vitamina D nella Gestione della Pandemia da COVID-19. Universitá degli Studi di Torino. In Disponível em: https://r.search.yahoo.com/_ylt=AwrEePQiMoNeRY4AZQQf7At.;_ylu=X3oDMTByOHZyb21tBGNvbG8DYmYxBHBvcwMxBHZ0aWQDBHNlYwNzcg--/RV=2/RE=1585685155/RO=10/RU=https%3a%2f%2fwww.insalutenews.it%2fin-salute%2fwp-content%2fuploads%2f2020%2f03%2fIpovitaminosi-D-e-Coronavirus-25-marzo-2020.pdf/RK=2/RS=WN_06INADFq6HlSEW_nqtLpPPBw- (Acesso Mar 2020).
- Ishimatsu S, Kawamoto T, Matsuno K, Kodama Y. Distribution of Various Nickel Compounds in Rat Organs After Oral Administration. Biol Trace Elem Res 1995; 49(1):43-52.
- Isolauri E. Probiotics in Human Disease. Am J Clin Nutr 2001; 73:1142S-1146S.
- Joshi R, Adhikari S, Patro BS et al. Free Radical Scarvenging Behavior of Folic Acid: Evidence for Possible Antioxidant Activity. Free Radical Biology & Medicine 2001; 30(12):1390-1399.
- Junqueira lC & Carneiro J. Histologia Básica. São Paulo: Edart Editora, 2 vol., 1969.
- Kaji M. Zinc in Endocrinology. International Pediatrics 2001; 16(3):1-7.
- Kaplan NM. The Dietary Guideline for Sodium: Should We Shake it Up? N Am J Clin Nutrition 2000; 71(5):1020-1026.
- Kauwell GPA, Bailey LB, Gregory III JF et al. Zinc Status is not Adversely Affected by Folic Acid Supplementation and Zinc Intake does not Impair Folate Utilization in Human Subjects J Nutr 1995; 125:66-72.
- Kawano Y, Matsuoka H, Takishita S, Omae T. Effects of Magnesium Supplementation in Hypertensive Patients. Hypertension 1998; 32:260-265.
- Kayisli UA, Aksu CAH, Berkkanoglu M, Arici A. Estrogenicity of Isoflavones on Human Endometrial Stromal and Glandular Cells. J Clin Endocrinol Metab 2002; 87:5539-5544.
- Kelly GS. L-Carnitine: Therapeutic Applications of a Conditionally-Essential Amino Acid Altern Med Rev 1998; 3(5):345-360.
- Kelly SJ, Delnomdedieu M, Oliverio MI. et al. Diabetes Insipidus in Uricase-Deficient Mice: A Model for Evaluating Therapy with Poly(Ethylene Glycol)-Modified Uricase. J Am Soc Nephrol 2001; 12:1001-1009.
- Khanna S, Atalay M, Laaksonen DE et al. Alpha-Lipoic Acid Supplementation: Tissue Glutathione Homeostasis at Rest and After Exercise. J Appl Physiol 1999; 86(4):1191-1196.
- King JC, Shames DM, Woodhouse LR. Zinc Homeostasis in Humans. J Nutr 2000; 130:1360S-1366S.
- Kioussi C. Selenoprotein W in Embryonic Developmente and Oxidative Stress. Linus Pauling Institute Research Newsletter. May 2007.
- Kirjavainen PV, Salminen SJ, Isolauri E. Probiotic Bacteria in the Management of Atopic Disease : Underscoring the Importance of Viability. J Ped Gastr & Nutrition 2003; 36:223-227.
- Klipstein-Grobusch K, Grobbee DE, Koster JF et al. Serum Caeruloplasmin as a Coronary Risk Factor in the Elderly: the Rotterdam Study. British Journal of Nutrition 1999; 81:139-144.
- Koralek DO, Peters U, Andriole G et al. A Prospective Study of Dietary Alpha-linolenic Acid and the Risk of Prostate Cancer (United States). Cancer Causes Control 2006; 17:783-791.
- Kozlov AV, Gille L, Staniek K, Nohl H. Dihydrolipoic Acid Maintains Ubiquinone in the Antioxidant Active Form by Two-Electron Reduction of Ubiquinone and One-Electron Reduction of Ubisemiquinone. Arch of Biochemistry and Biophysics 1999; 363:148-154.
- Kremer JM, Lawrence DA, Jubiz W, DiGiacomo R, Rynes R, Bartholomew LE et al. Dietary Fish Oil and Olive Oil Supplementation in Patients with Rheumatoid Arthritis. Clinical and Immunologic Effects. Arthritis Rheum 1990; 33(6):810-820.
- Kremer JM. Effects of Modulation of Inflamatory and Immune Parameters in Patients with Rheumatic and Inflamatory Disease Receiving Dietary Supplementation of n-3 and n-6 Fatty Acids Lipids 1996; 31:S243-S247.

- Kuboyama T, Tohda C, Komatsu K. Effects of Ashwagandha (Roots of Withania somnifera) on Neurodegenerative Diseases. Biol. Pharm. Bull. 2014;37(6):892-897.

- Lacaz CS. Introdução à Geografia Médica do Brasil. São Paulo: EDUSP, 1972.

- Ladapo JA, McKinnon JE, McCullough PA, Risch HA. Randomized Controlled Trials of Early Ambulatory Hydroxychloroquine in the Prevention of COVID-19 Infection, Hospitalization, and Death: Meta-Analysis, Disponível em: https://doi.org/10.1101/2020.09.30.20204693. (Acesso Dez 2021).

- Lampl Y, Gilad R, Geva D et al. Intravenous Administration of Magnesium Sulfate in Acute Stroke: A Randomized Double-blind Study. Clin Neuropharmacol 2001; 24(1):11-15.

- Larocque ACL & Rasmussen PE. Environmental Geology. Berlin, 1998. (apud Geologia Médica).

- Lawson S. Is Vitamin C Harmful to Cancer Patients?. Micronutrient Information Center. Linus Pauling Institute. Oregon State University. Disponível em: www.lpi.oregonstate.edu. Acessado em: 10/03/2008.

- Lazzarini M; Martin S, Mitkovski M, Vozari RR. et al. Doxycycline Restrains Glia and Confers Neuroprotection in a 6-OHDA Parkinson Model. Wiley Periodicals, Inc. 1. 2013.

- Lazzarotto MSJ. Manual de Orientação do Paciente sobre a Cirurgia Modificada de Lazzarotto & Souza – Publicação Particular – Curitiba – 2009.

- LeBien TW. Arginine: an Unusual Dietary Requirement of Pre-beta Lymphocytes? J Clin Invest 2002; 110:1411-1413.

- Lello J & Lello E. Lello Universal. Dicionário Enciclopédico Luso-Brasileiro. 4 vol. Porto: Lello & Irmãos Editores. sem data.

- Lemos ML. Effects of Soy Phytoestrogens Genistein and Daidzein on Breast Cancer Growth. Ann Pharmacotherapy 2001; 35:1118-1121.

- Lima DS. Nutrição Orientada e os Remédios da Natureza. São Paulo: Casa Publicadora Brasileira, 1987.

- Lima FOF. Silício na Agricultura e a Saúde Humana. Embrapa Agropecuária Oeste. Disponível em: www. cpao. embrapa. br. Acessado em: 17/11/2008.

- Lin NF, Tang J, Bian JM. O Ambiente Geoquímico e os Problemas de Saúde na China. Trad. e Lins CAC. Envir Geochemistry and Health 2004; 26:81-88.

- Linder MC. Nutrition and Metabolism of Fats. Nutritional Biochemistry and Metabolism. Norwalk: Appleton & Lang, 2nd ed., 1991.

- Linus Pauling Institute. Micronutrient Research for Optimum Health. Oregon State University. Disponível em: www. lpi. oregonstate. edu. Acessado em: 11/12/2008.

- Linus Pauling Institute. The Bioavailability of Different Forms of Vitamin C. Oregon State University. Disponível em: www.lpi.oregonstate.edu. Acessado em: 2008.

- Lobo AR, Lemos-Silva GM. Amido Resistente e suas Propriedades Físico-Químicas. Rev Nutr 2003; 16(2):219-226.

- Lu LJW & Anderson KE. Sex and Longterm Soy Diets Affect the Metabolism and Excretion of Soy Isoflavones in Humans. Am J Clin Nutr 1998; 68(suppl.):1500S-1504S.

- Lu Shelly C. S-Adenosylmethionine. The International Journal of Biochemistry & Cell Biology 2000; 32:391-395.

- Lück BE, Mann H, Melzer H et al. Renal and Other Organ Failure Caused by Germanium Intoxication. Nephrol Dial Transplant 1999; 14:2464-1468.

- MacCarron DA. The Dietary Guideline for Sodium: Should We Shake it Up? Yes. Am J Clin Nutrition 2000; 71(5):1013-1019.

- MacDonald R, Ishani A, Rutks I, Wilt TJ. A Systematic Review of Cernilton for the Treatment of Benign Prostatic Hyperplasia. B. J. U. International 1999;85:836-841.

- Maciel RMB, Martins SLR, Oliveira JMA et al. Manual de Exames 2008-2009. Fleury Medicina e Saúde. São Paulo, 2008.

- MacMahon M, Kirkpatrick C, Cummings CE et al. A Pilot Study with Simvastatin and Folic Acid / Vitamin B12 in Preparation for the Study of the Effectiveness of Additional Reductions in Cholesterol and Homocysteine. Nutr Metab Cardiovasc Dis 2000; 10:195-203.

- Maehira F, Luyo GA, Miyagi I et al. Alterations of Serum Selenium Concentrations in the Acute Phase of Pathological Conditions. Clin Chimica Acta 2002; 316:137-146.

- Maher TJ & Wurtman RJ. Possible Neurologic Effects of Aspartame, a Widely Used Food Additive. Environmental Health Perspectives 1987; 75:53-57.

- Makrides M, Neumann MA. Effects of Maternal Docosahexaenoic Acid (DHA) Supplementation on Breast Milk Composition. Eur J Clin Nutr 1996; 50(6):352-357.

- Mantovani J & De Vivio DC. Effects of Taurine on Seizures and Growth Hormone Release in Epileptic Patients. Arch Neurol 1979; 36:672-674.

- Market Research. Sulfuric Acid. Market Survey, 2008.

- Marniemi J, Järvisalo J, Toikka T et al. Blood Vitamins, Mineral Elements and Inflamation Markers as Risk Factors of Vascular and Non-Vascular Disease Mortality in as Elderly Population. International Journal of Epidemiology 1998; 27:799-807.

- Martin A, Prior R, Shukitt-Hale B et al. Effect of Fruits, Vegetables, or Vitamin E Rich Diet on Vitamins E and C Distribution in Peripheral and Brain Tissues: Implications for Brain Function. Journal of Gerontology 2000; 55A(3): B144-B151.

- Matsuzaki Y et al. Decreased Taurine Concentration in Skeletal Muscles After Exercise for Various Durations. Med Sci Sports Exerc 2002; 34(5):793-797.

- McCarty MF, Thomas Jr CA. The Vascular Toxicity of Homocysteine and How to Control It. The Linus Pauling Institute. Oregon State University. Disponível em: www. lpi. oregonstate. edu. Acessado em: 15/05/2008.

- McConnell H. Folate-Iron Supplement Reduce Risk of Childwood Acute Limphoblastic Leukemia. Lancet. july 2001.

- McCord JM, Fridovich I. Superoxide Dismutase. An Enzymatic Function for Erythrocuprein (Hemocuprein). J Biol Chem 1969; 244:6049-6055.

- McKenna AA, Ilich JZ, Andon MB et al. Zinc Balance in Adolescent Females Consuming a Low or High Calcium Diet. Am J Clin Nutr 1997; 65:1460-1464.

- McKenzie RC, Rafferty TS, Beckett GJ. Selenium: An Essential Element for Immune Function. Trends. Immunology Today 1998; 19(8):342-345.

- Meltzer DO, MD, Best TJ, Zhang H, et al. Association of Vitamin D Status and Other Clinical Characteristics With COVID-19 Test Results. Disponível em: https://jamanetwork.com/ by Miguel Curto (Acesso Abr 2020).

- Meltzer E & Steinlauf S. The Clinical Manifestations of Lithium Intoxication. IMAJ 2002; 4:265-267.

- Mennen LI, Malvy D, Galan P et al. Tea Consumption and Cardiovascular Risk in the SU. VI. MAX Study : Are Life-Style Factors Important? Nutrition Research 2003; 23:879-890.

- Menter DG, Sabichi AL, Lippman SM. Selenium Effects on Prostate Cell Growth. Cancer Epidemiology, Biomarkers & Prevention 2000; 9:1171-1182.

- Meves A, Stock Sibylle N, Beyerle A et al. Vitamin C Derivative Ascorbyl Palmitate Promotes Ultraviolet-B-Induced Lipid Peroxidation and Cytotoxicity in Keratinocytes. Journal Invest Dermatol 2002; 119:1103-1108.

- Miller S, Walker SW, Arthur JR et al. Selenite Protects Human Endothelial Cells from Oxidative Damage and Induces Thioredoxin Reductase. Clin 2001; Science 100:543-550.

- Milligan SR, Kalita JC, Heyerick A et al. Identification of a Potent Phytoestrogen in Hops (Humulus lupulus L.) and Beer. J Clin Endocrinol Metab 1999; 83(6):2249-2252.

- Milne DB, Nielsen FH. The Interaction between Dietary Fructose and Magnesium Adversely Affects Macromineral Homeostasis en Men. J Am Coll Nutr 2000; 19(1):31-37.

- Miranda AA. Nutrição e Vigor. São Paulo: Casa Publicadora Brasileira, 1965.

- Mitchell EA, Aman MG, Turbott SH, Manku M. Clinical Characteristics and Serum Essencial Fatty Acids Levels in Hyperactive Children. Clin Pediatr (Phila) 1987; 26(8):406-411.

- Mocchegiani E, Giacconi R, Muzzioli M, Cipriano C. Zinc, Infections and Immunosenescence. Mechanisms of Ageing and Development 2000; 121:21-35.

- Monterey Bay Aquarium Foundation. Online Field Guide. Disponível em: http://www. montereybayaquarium. org. Acessado em: 02/2008.

- Moran J & Pasantes-Morales H. Effect of Alfa-tocopherol and Taurine on Membrane Fluidity in Retinal Rod Outer Segments. Exp Eye Res 1987; 45:769-776.

- Moreno A de la T, Benito PB. Melatonina y Ligandos. Las Plantas Medicinales Como Fuente de Melatonina. Trabajo Fin de Grado. Facultad de Farmacia Universidad Complutense. Junio 2016.

- Motta VT. Bioquímica. CIDADE: Editora EDUCS, 1ª ed. 2005.

- Mrsny R & Meizel S. Inhibition of Hamster Sperm Na-K+ATPase Activity by Taurine and Hypotaurine. Life Sci 1984; 36:272-276.

- Mukherjee B, Anbazhagan S, Roy A. et al. Novel Implications of the Potential Role of Selenium on Antioxidant Status in Streptozotocin-Induced Diabetic Mice. Biomed & Pharmacother 1998; 52:89-95.

- Müller O, Becher H, Zweeden AB et al. Effect of Zinc Supplementation on Malaria and Other Causes of Morbidity in West African Children: Randomized Double Blind Placebo Controlled Trial 2001; BMJ 322:1-6.

- Müller-Oerlinghausen B, Berghöfer A, Ahrens B. The Antisuicidal and Mortality-Reducing Effect of Lithium Prophylaxis: Consequences for Guidelines in Clinical Psychiatry. Can J Psychiatry 2003; 48(7):433-439.

- Murkies AL, Wilcox G, Davis SR. Phytoestrogens: A Clinical Review 92. J Clin Endocrinol Metab 1998; 83(2):297-303.

- Murphy E. Mysteries of Magnesium Homeostasis. Circulation Research 2000; 86:245-248.

- Mustacich D & Powis G. Thioredoxin Reductase: Review Article. Biochem J 2000; 346:1-8. Name JJ. Minerais Essenciais: Como Prescrever. Apostila de Aula. sem data (~ 1998).

- Nannini Jr LJ, Pendino JC, Corna RA et al. Magnesium Sulfate as a Vehicle for Nebulized Salbutamol in Acute Asthma. Am J Med 2000; 108:193-197.

- Nelson WE, Vaughan III VC, McKay RJ et al. Tratado de Pediatria. em Barcelona: Salvat Editores S.A., 6ª ed., 2 vol., 1971.

- Nesar A, Noorul H, Zeeshan A, et al. Mormodica charantia for Traditional Uses and Pharmacological Actions. J. Drug Delivery & Therapeutics. 2016,6(2).

- Nestel PJ, Pomeroy S, Kay S et al. Isoflavones from Red Clover Improve Systemic Arterial Compliance but not Plasma Lipids in Menopausal Women. J. Clin Endocrinol Metab 1999; 84(3):895-898.

- Neu J. Glutamine Metabolism: Nutritional and Clinical Significance. J Nutr 2001; 131:2585S-2589S.

- Neumann SRB. Perfil Epidemiológico da Cárie em Escolares com Sete Anos de Idade da Rede Pública de Joinville/SC e sua Associação com Fatores Comportamentais. Dissertação de Mestrado. Universidade Federal de Santa Catarina. Florianópolis. 2007.

- Nielsen FH, Myron DR, Givand SH et al. Nickel Deficiency in Rats. J Nutr 1975; 105(12):1620-1630.

- Nohl H, Hegner D. Do Mitochondria Produce Oxygen Radicals in Vivo? Eur J Biochem 1978; 82: 563-567.

- Nutrition Fórum. High-Dose Vitamin C Against Câncer. Nutrition Forum 2000; 17(01):3, 4, 5, Prometheus Books, 2000.

- Oh RC & Brown DL. Vitamin B12 Deficiency. Am Fam Physician 2003; 67(5):979-993.

- Okigami H. Camellia sinensis. Aula. Arquivo de 2003.

- Okigami H. Germânio. Informação Pessoal. Arquivo de 2003.

- Okigami H. Magnésio. Orientação Pessoal pela Internete. Arquivo de 2000.
- Okuma T. Magnesium and Bone Strength. Nutrition 2001; 17(7/8):679-680.
- Oligoelementos. com. br. O Vanádio. Disponível em: www. oligoelementos. com. br. Acessado em: 29/11/2008.
- Olszewer E. Supersaúde. Editora Ágora. São Paulo. SP. 1987.
- Olszewer E. Tratado de Medicina Ortomolecular e Bioquímica Médica. São Paulo: Ícone Editora. 3ª ed., 2002.
- Omenaas E, Fluge ASB, Vollmer WM, Gulsvik A. Ingestão de Vitamina C Dietética Está Inversamente Relacionada a Tossir e Ofegar em fumantes Jovens. Respiratory Medicine 2003; 97:134-142.
- Oppenheimer SJ. Iron and its Relation to Immunity and Infectious Disease. J. Nutr. 2001; 131:616S-635S.
- Opresko DM. Toxicity Summary for Lithium. Oak Ridge Reservation Environmental Restoration Program. Oak Ridge, Tennessee, may 1995.
- Ostlund Jr. RE, Racette SB, Okeke A, Stenson WF. Phytosterols that Are Naturally Present in Commercial Corn Oil Significantly Reduce Cholesterol Absorption in Humans. Am J Clin Nutr 2002; 75:1000-1004.
- Ostlund Jr. RE, Racette SB, Stenson WF. Inhibition of Cholesterol Absorption by Phytosterol-Replete Wheat Germ Compared with Phytosterol-Depleted Wheat Germ. Am J Clin Nutr 2003; 77:1385-1389.
- Ouwehand AC, Salminen S, Isolauri E. Probiotics: An Overview of Beneficial Effects. Antonie van Leeuwenhoek 2002; 82:279-289.
- Pacchioni VM. Ácidos Graxos Essenciais Ômega-3 e Ômega-6. Rev de Oxidologia 1998; 4(VII):30-31.
- Palomäki A, Malminiemi K, Solakivi T, Malminiemi O. Ubiquinone Supplementation During Lovastatin Treatment: Effect on LDL Oxidation "Ex Vivo". J Lipid Res 1998; 39:1430-1437.
- Park Y. Aplicação da Biotecnologia para o Desenvolvimento de Alimentos Funcionais. XI Congr Bras de Nutrologia setembro de 2007; São Paulo.
- Park YK. L-Asparagina e a formação da Acrilamida. Faculdade de Engenharia de Alimentos da Universidade de Campinas. SP. Informação Pessoal em 2007.
- Paschos GK, Magkos F, Panagiotakos DB et al. Dietary Supplementation with Flaxseed Oil Lowers Blood Pressure in Dyslipidaemic Patients. European Journal of Clinical Nutrition 2007; 61:1201-1206.
- Pauling LC. Vitamin C and the Common Cold. W. H. Freeman. San Francisco, 1970.
- Peng X, Yan H, You Z et al. Effects of Enteral Supplementation with Glutamine Granules on Intestinal Mucosal Barrier Function in Severe Burned Patients. Burns 2004; 30:135-139.
- Pepping J. Alternative Therapies: Phosphatidylserine. Am J Health-Syst Pharm 1999; 56:2038, 2043-2044.
- Pham H, Rahman A, Majid A, et al. Acute Respiratory Tract Infection and 25-Hydroxyvitamin D Concentration: A Systematic Review and Meta-Analysis. Int. J. Environ. Res. Public Health, 2019;16(17):3020. doi:10.3390/ijerph16173020. Disponível em: www.mdpi.com/journal/ijerph. (Acesso Dez 2021).
- Pimentel GD, Mota JF, Oyama LM. Oxintomodulina e Obesidade – Rev. Nutr. 22(5):727-737 – set/out 2009.
- Pinna A, Corda L, Carta F. Rapid Recovery with Oral Zinc Sulphate in Deferoxamine Induced Presumed Optic Neuropathy and Hearing Loss. J Neuro-Ophthalmol 2001; 21(1):32-33.
- Pittler MH, Stevinson C, Ernst E. Chromium Picolinate for Reducing Body Weight: Meta-Analysis of Randomized Trials. Intern. Journal of Obesity 2003; 27:522-529.
- Prasad AS, Fitzgerald JT, Bao B et al. Duration of Symptoms and Plasma Cytokine Levels in Patients with the Common Cold Treated with Zinc Acetate, A Randomized. Double-Blind, Placebo-Controlled Trial. Ann Intern Med 2000; 133:245-252.
- Prasad AS. Discovery of Human Zinc Deficiency: Impact on Human Health. Nutrition 2001; 17:685-687.
- Presti RL, Carollo C, Caimi G. Wine Consumption and Renal Diseases: New Perspectives. Nutrition 2007; 23:598-602.
- Purves WK. The Molecules, Cells and Genes. Eletronic Edition. The Mona group LLc, 2000.
- Rael LT, Ayala-Fierro F, Carter DE. The Effects of Sulfur, Thiol and Thiol Inhibitor Compounds on Arsine-Induced Toxicity in the Human Erythrocyte Membrane. Toxicological Sciences 2000; 55:477-486.
- Raghon C et al. Probable Mode of Taurine Action 1982; 20:481-483.
- Rajter JC, Sherman MS, Fatteh N, et al. Use of Ivermectin is Associated with Lower Mortality in Hospitalized Patients with COVID-19 (ICON study). Disponível em: https://doi.org/10.1016/j.chest.2020.10.009. (Acesso Dez 2021).
- Rautalahti M, Virtamo J, Haukka J et al. The Effect of Alpha-Tocopherol and Beta-Carotene Supplementation on COPD Symptoms. Am J Respir Crit Care Med 1997; 156:1447-1452.
- Raw I & Colli W. Fundamentos de Bioquímica. 2 vol. São Paulo: Editora Universidade de Brasília, MEC e IBECC, 1966.
- Reid G, Jass J, Sebulsky MT, McCormick JK. Potential Uses of Probiotics in Clinical Practice. Clinical Microbiology Reviews. 2003; 16(4):658-672.
- Reid G. The Scientific Basis for Probiotic Strains of Lactobacillus. Applied Envir. Microbiology 1999; 65(9):3763-3766.
- Reid IR, Mason B, Horne A et al. Effects of Calcium Supplementation on Serum Lipid Concentrations in Normal Older Women: A Randomized Controlled Trial. Am J Med 2002; 112:343-347.
- Reis JM. Flúor. Odontologia.com. Disponível em: www.dontologia.com.br. Acessado em: 31/03/2003.
- Renger FE, Noce CM, Romano AW, Machado N. Evolução Sedimentar do Supergrupo Minas: 500 MA. De Registro Geológico no Quadrilátero Ferrífero, Minas Gerais, Brasil. Geonomos 1994; 2(1):1-11.

- Ribas Filho D, Suen VMM et al. Tratado de Nutrologia. Baruerí-SP: Manole 2013.
- Ribeiro MR, Moisés RS. Obesidade. Disponível em: www.cibersaude.com.br/revistas.asp?i.... Acessado em: 11/2010.
- Rigotti, Marcelo. Melão-de-são-caetano (Momordica charantia L.), uma planta com potencial para a economia agrária e saúde alternativa. Monografia, 2019.
- Rita RR, Rita R. Melatonina e COVID-19 - Revista de Prática Ortomolecular, 2021;33:24-36.
- Roberfroid MB. Prebiotics and Symbiotics: Concepts and Nutritional Properties. British J of Nutrition 1998; 80 (suppl. 2) S197-S202.
- Rocha MTA. Efeitos de Momordica charantia L. em ratos diabéticos. Dissertação (Mestrado). Universidade Federal de Viçosa. Minas Gerais, 2010.
- Roche. Produtos Químicos e Farmacêuticos S. A. Dossiê: Vitamina E (~ 1983).
- Roob JM, Khoschsorur G, Tiran A et al. Vitamin E Attenuates Oxidative Stress Induced by Intravenous Iron in Patients on Hemodialysis. J Am Soc Nephrol 2000; 11:539-549.
- Rose V. Probiotics During Pregnancy, Lactation May Promote Immunoprotection Against Atopic Eczema. J All Clin Immun 2002; 109(1):119-121.
- Roth E, Zellner M et al. Glycine. An Inert Amino Acid Comes Alive. Nutrition 2003; 19(9).
- Rubstein AH, Levin NW, Elliot GA. Manganese: Induced Hipoglicemia. Lancet 1962; 2:1348. apud Gioia, Osman.
- Rucker RB, Kosonen T, Clegg MS et al. Copper, Lysil Oxidase and Extracellular Matrix Protein Cross-Linking. Am J Clin Nutr 1998; 67:996S-1002S.
- Saavedra JM. Clinical Applications of Probiotics Agents. Am J Clin Nutr 2001; 73:1147S-1151S.
- Salgueiro MJ, Zubillaga M, Lysionek A et al. Zinc as an Essential Micronutrient: A Review. Nutrition Research 2000; 20(5):737-755.
- Saltzman JR, Russell RM, Golner B et al. A Randomized Trial of *Lactobacillus acidophilus* BG2FO4 to Treat Lactose Intolerance. Am J Clin Nutr 1999; 69:140-146.
- Sánchez GMM. Farmacos en la Menopausia. Servicio de Obstetricia y Ginecología del Hospital Universitário Virgen de las Nieves. Granada, 2006.
- Sanders ME. Considerations for Use of Probiotic Bacteria to Modulate Human Health. J Nutr 2000; 130:384S-390S.
- Schaffer SW et al. Interaction Between the Actions of Taurine and Angiotensin II. Amino Acids 2000; 18(4):305-18.
- Schmitt JAJ, Jorissen BL, Sobczak S et al. Tryptophan Depletion Impairs. Journal of Psychopharmacology 2000; 14(1):21-29.
- Schrauzer GN. Lithium: Occurence, Dietary Intakes, Nutritional Essentiality. J Am College of Nutrition 2002; 21(1):14-21.
- Schrezenmeir J & Vrese M. Probiotics, Prebiotics and Synbiotics: Approaching a Definition. Am J Clin Nutr 2001; 73:361S-364S.
- Schwalfenberg GK. Vitamins K1 and K2: The Emerging Group of Vitamins Required for Human Health. Journal of Nutrition and Metabolism Volume 2017, Article ID 6254836, Disponível em: https://doi.org/10.1155/2017/6254836. (Acesso Dez 2021).
- Semma M. Trans Fatty Acids: Properties, Benefits and Risks. Journal of Health Science 2002; 48(1):7-13.
- Serrana Nutrição Animal, Equipe do Departamento Técnico. Boletim de Fevereiro de 2005.
- Shankar AH & Prasad AS. Zinc and Immune Function: The Biological Basis of Altered Resistance to Infection. Am J Clin Nutr 1998; 68:447S-463S.
- Shoda R, Matsueda K, Yamato S, Umeda N. Therapeutic Efficacy of n-3 Polyunsaturated Fatty Acid in Experimental Crhon's Disease. J Gastroenterol 1995; 30(Suppl. 8): 98-101.
- Short R. A Randomized Controlled Trial of Long-chain Polyunsaturated Fatty Acid Supplementation of Formula in Term Infants after Weaning at 6 wk of Age. American Journal of Clinical Nutrition 2002; 75(3):570-580.
- Silva CR, Figueiredo BR, Capitani EM, Cunha FG. Geologia Médica no Brasil, Efeitos dos Materiais e Fatores Geológicos na Saúde Humana e Meio Ambiente. Rio de Janeiro: CPRM-Serviço Geológico do Brasil, 2006.
- Silva CR, Viglio, Paim E; Quintarelli JM. - Geochemical Megaprovince of Fluorine and Endemic Fluorosis in the Middle São Francisco River, Minas Gerais - Bahia, Brazil. Journal of the Geological Survey of Brazil, 2020;l3(3):211-224.
- Silva CR. Prof. Dr. Geologia Médica - Relação entre o Solo e Patologias. Palestra no Simpósio de Oxidologia, no XX Congresso Brasileiro de Nutrologia, São Paulo; 2016. Disponível em: https://www.youtube.com/watch?v=ZKVPvDvCxW8&pbjreload=10. (Acesso em Dez 2021).
- Simopoulos AP. Omega-3 Fatty Acids in Health and Disease and in Growth and Development. Am J Clin Nutr 1991; 54(3):438-463.
- Siscovick DS, Raghunathan TE, King I, Weinmann S, Wicklund KG, Albright J et al. Dietary Intake and Cell Membrane Levels of Long-Chain n-3 Polyunsaturated Fatty Acids and the Risk of Primary Cardiac Arrest. JAMA 1995; 274(17):1363-1367.
- Smith RL. Guide to Interpretation of Elemental Hair Analysis. Doctor's Data Inc. Illinois, 1995.
- Smith RL. Hair Elemental Analysis. Great Smokies Diagnostic Laboratory. Asheville, 1998.
- Soares JLMF, Pasqualotto AC, Rosa DD et al. Métodos Diagnósticos: Consulta Rápida. Porto Alegre: Artmed Editora. 3ª ed., 2006.
- Soltani A, Argani H, Rahimipour H, et al. LDL Oxidada Como um Fator de Risco para Doença Cardiovascular no Transplante Renal. J. Bras. Nefrol. 2016;38(2):147-152.
- Souza MLR, A utilização da Eurycoma longifolia como recurso ergogênico: evidências para a prática esportiva. Rev. Bras. de Nutrição Funcional. 2016;15(65).

- Souza MLR, A utilização da Eurycoma longifolia como recurso ergogênico: evidências para a prática esportiva. Rev. Bras. de Nutrição Funcional. 2016;15(65).
- Sowers MF, Whitford GM, Clark MK, Jannausch ML. Elevated Serum Fluoride Concentrations in Women Are Not Related to Fractures and Bone Mineral Density. J Nutr 2005; 135:2247-2252.
- Sprecher H. Metabolism of Highly Unsaturated n-3 and n-6 Fatty Acids Review. Biochimica et Biophysica Acta 2000; 1486:219-231.
- Stahlmann R, Kuhner S, Shakibaei M et al. Effects of Magnesium Deficiency on Joint Cartilage in Immature Beagle Dogs: Immunohistochemistry, Electron-microscopy and Mineral Concentrations. Arch Toxicol 2000; 73(10-11):573-580.
- Stangl GL, Kirchgessner M. Nickel Deficiency Alters Liver Lipid Metabolism in Rats. J Nutr 1996; 126(10):2466-2473.
- Stegink LD, Brummel MC, McMartin K et al. Blood Methanol Concentrations in Normal Adult Subjects Administered Abuse Doses os Aspartame. J Toxicology & Environmental Health 1981; 2(7):281-290.
- Stenson WF, Cort D, Rodgers J, Burakoff R, DeSchryver-Kecskeneti K, Gramlich TL et al. Dietary Supplementation with Fish Oil in Ulcerative Colitis. Ann Intern Med 1992; 116(8):609-614.
- Stevens LJ, Zentall SS, Abate ML, Kuczek T, Burgess JR. Omega-3 Fatty Acids in Boys with Behavior, Learning and Health Problems. Physiol Behav 1996; 59(4-5):915-920.
- Stryer L. Bioquímica. Rio de Janeiro: Editora Guanabara Koogan., 4ª ed., 1996.
- Takase B, Etsuda H, Matsushima Y et al. Effect of Chronic Oral Supplementation with Vitamins on the Endothelial Function in Chronic Smokers. Angiology 2004; 55:653-660.
- Tan EES, et al. Extraction of steroidal glycoside From: small--typed bitter gourd (Momordica charantia L.). J. Chem. Pharm. Res., 2015;7(3):870-878.
- Tang AM, Graham NMH, Chandra RK, Saah AJ. Low Serum Vitamin B12 Concentrations Are Associated with Faster Human Immunodeficiency Virus Type 1 (HIV-1) Disease Progression. J Nutr 1997; 127:345-351.
- Teles DICA. Fitoterapia como tratamento complementar na Diabetes mellitus. Dissertação (Mestrado). Universidade Fernando Pessoa. Porto, 2013.
- Tentolouris C et al. L-Arginine in Coronary Atherosclerosis. Intern Journ Card 2000; 75:123-128.
- Tirosh O, Sen CK, Roy S et al. Neuroprotective Effects of Alpha-Lipoic Acid and its Positively Charged Amide Analogue. Free Radical Biology & Medicine 1999; 26(11-12):1418-1426.
- Tousoulis D, Antoniades C, Tentolouris C et al. Effects of Combined Administration of Vitamins C and E on Reactive Hyperemia and Inflamatory Process in Chronic Smokers. Atherosclerosis 2003; 170:261-267.
- Traber MG, Leonard W. The Alpha-Tocopherol Transfer Protein and Vitamin E Adequacy. Linus Pauling Institute. Disponível em: www.lpi.oregonstate.edu. Oregon State University. Acessado em: 10/04/2008.
- Traber MG. Which Form of Vitamin E, Alpha or Gamma-Tocopherol, is Better?. Linus Pauling Institute. Disponível em: www.lpi.oregonstate.edu. Oregon State University. Acessado em: 10/04/2008.
- Trinidad TP, Wolever TMS, Thompson LU. Effects of Calcium Concentration, Acetate and Propionate on Calcium Absorption in the Human Distal Colon. Nutrition 1999; 15:529-533.
- Truelove SC & Reynell PC. Diseases of the Digestive System. Oxford, London and Edinburgh: Blackwell Scientific Publications, 2nd ed., 1972.
- Tucker ME. High-Dose Vitamin D in Pregnancy May Boost Kids' Bones. Disponível em: https://www.medscape.com/viewarticle/925730_print in (Acesso Mar 2020).
- Uauy R, Olivares M, Gonzalez M. Essentiality of Copper in Humans. Am J Clin Nutr 1998; 67:952S-959S.
- Urbancsek H, Kazar T, Mezes I, Neumann K. Results of a Double-Blind, Randomized Study to Evaluate the Efficacy and Safety of Antibiophilus® in Patients with Radiation-Induced Diarrhoea. Eur J Gastroenterol Hepatol 2001; 13:391-396.
- Uthus EO, Poellot RA. Dietary Folate Affects the Response of Rats to Nickel Deprivation. Biol Trace Elem Res 1996; 52(1):23-35.
- Vanharanta M, Voutilainen S, Numi T et al. Association between Low Serum Enterolactone and Increased Plasma F2-Isoprostanes: A measure of Lipid Peroxidation. Atherosclerosis 2002; 160(2):465-469.
- Vannier L, Poirier J. Compendio de Materia Medica Homeopatica. Centro Homeopatico de Francia. 6ª ed. Paris, sem data.
- Vaughan-Shaw PG, Buijs LF, Blackm JP, et al. The effect of vitamin D supplementation on survival in patients with colorectal cancer: systematic review and meta-analysis of randomised controlled trials. British Journal of Cancer Disponível em: https://doi.org/10.1038/s41416-020-01060-8. (Acesso Dez 2021).
- Villar J & Belizán JM. Same Nutrient, Different Hypotheses: Disparities in Trials of Calcium Supplementation During Pregnancy. Am J Clin Nutr 2000; 71:1375S-1379S.
- Vincent JB. The Biochemistry of Chromium. J Nutr 2000; 130:715-718.
- Vitamin K Ad Hoc Task Force. Controversies Concerning Vitamin K and the Newborn. Pediatrics 1993; 91:1001-1002. Disponível em: www.pediatrics.org Acessado em: 08/05/2008.
- Wallace D et al. Decreased Plasma Taurine in Aged Rats. Gerontology 1990; 36: 19-27.
- Walsh WM. Pfeiffer Treatment Center. Naperville, IL.
- Wankhede S, Langade D, Joshi K, et al. Examining the effect of Withania somnifera supplementation on muscle strength and recovery: a randomized controlled trial. J. Inter. Soc. of Sports Nutrition, 2015;12:43.
- Water JV, Keen CL, Gershwin E. The Influence of Chronic Yogurt Consumption on Immunity. J Nutr 1999; 129:1492S-1495S.

- Weisburger JH. & Chung FL. Mechanisms of Chronic Disease Causation by Nutritional Factors and Tobacco Products and their Prevention by Tea Polyphenols. Food & Chem Toxicology 2002; 40:1145-1154.
- Weiss SJ et al. Chlorination of Taurine by Human Neutrophils: Evidence for Hypochlorous Acid Generation. J Clin Invest 1982; 70:598-607.
- Werutsky CA, Pachón K. Massa Muscular: Alimentação, Treino e Descanso, Sim ou Não. Reunião do Departamento de Nutrologia da Associação Paulista de Medicina, 2019.
- Werutsky CA. Cálculo da Estimativa de Gasto Energético Total (GET). Nutrologia Esportiva. 2ª Edição. Editora Pallotti. Porto Alegre. 2016.
- Whanger PD. The Anticancer Effect of Selenium-enriched Ramps. Newsletter to The Linus Pauling Institute November 1999.
- White Martins Praxair Inc. Ficha de Informações de Segurança de Produtos Químicos. Março de 2006.
- Wikipedia, The Free Encyclopedia. Disponível em: http://en.wikipedia.org. Acessado em: 2007 a 2014.
- Williams MA, Zingheim RW, King IB, Zebelman AM. Omega-3 Fatty Acids in Maternal Erythrocytes and Risk of Preeclampsia. Epidemiology 1995; 6(3):232-237.
- Wintrobe MM, Thorn GW, Adams RD et al. Harrison's Principles of Internal Medicine. Tokyo: Kogakusha Co. Ltd., 6th ed., sem data.
- Witte MB, Thornton FJ et al. L-Arginine Supplementation Enhances Diabetic Wound Healing: Involvement of the Nitric Oxide Synthase and Arginase Pathways. Metabolism 2002; 51(10):1269-1273.
- Wollowski I, Rechkemmer G, Pool-Zobel BL. Protective Role of Probiotics and Prebiotics in Colon Cancer. Am J Clin Nutr 2001; 73:451S-455S.
- World Health Organization Regional Office for Europe. Air Quality Guidelines. 2th ed. Nickel Chapter. Copenhagen. Denmark. 2000.
- Yamane C. Nutricionista da Lightsweet. Indústria e Comércio de Alimentos Ltda. Edulcorantes. Resumo a mim fornecido em agosto de 2008.
- Yamazaki RK. Redução da Glicemia em Ratos Diabéticos Tratados com Sais de Vanádio Peroxidados: Identificação de Proteínas Intracelulares Envolvidas no Mecanismo de Ação em Músculo Sóleo. Tese de Mestrado no Programa de Pós-graduação em Biologia Celular e Molecular do Setor de Ciências Biológicas da Universidade Federal do Paraná, sob Orientação do Prof. Dr. Luiz Cláudio Fernandes. Curitiba, 2004.
- Yamori Y, Moriguchi EH, Teramoto T et al. Soybean Isoflavones Reduce Postmenopausal Bone Resorption in Female Japanese Immigrants in Brazil: A Ten Week Study. J Am College of Nutrition 2002; 21(6):560-563.
- Yen HC, Oberley TD, Vichitbandha S et al. The Protective Role of Manganese Superoxide Dismutase Against Adriamycin-induced Acute Cardiac Toxity in Transgenic Mice. J Clin Invest 1996; 98(5):1253-1260.
- Yim DK, Bacarat EC, Han KK et al. Efeitos da Isoflavona na Síndrome do Climatério. Estudo Realizado na Disciplina de Ginecologia, Setor de Climatério, da UNIFESP-EPM. Universidade Federal de São Paulo. Escola Paulista de Medicina, 2000.
- Yokogoshi H, Roberts CH, Caballero B, Wurtman RJ. Effects os Aspartame and Glucose Administration on Brain and Plasma Levels of Large Neutral Aminoacids and Brain 5-hydroxyindoles. American J of Clinical Nutrition 1984; 10:1-7.
- Zempleni J, Trusty TA, Mock DM. Lipoic Acid Reduces the Activities of Biotin-Dependent Carboxilases in Rat Liver. J Nutr 1997; 127:1776-1781.
- Zhang M, Michos ED, GuoyingWang MD, et al. Associations of Cord Blood Vitamin D and Preeclampsia With Offspring Blood Pressure in Childhood and Adolescence. Disponível em: https://jamanetwork.com/ by Miguel Curto on (Acesso Set 2020).

Índice Remissivo

Obs.: números em *itálico* indicam figuras; números em **negrito** indicam quadros e tabelas.

A
Açafrão, 379
   em pó, *379*
Acessulfame-K, *390*
Acetil-coenzima-A-carboxilase, 158
Acidez gástrica, 262
Ácido (s)
   2,3-bis-sulfonilbutanodioico, 35 (*v.tb.* DMSA)
   2,3-di-mercapto-1-propano-sulfônico, 36 (*v.tb.* DMPS)
   9-cis-retinoico, 127
   alfalinolênico, 121
   alfalipoico, 350
      atividade biológica do, 351
      cuidados com o uso, 356
      dextrógiro, 352
      doses preconizadas para, 356
      esboço estrutural do, 351
      fontes de, 355
      indicações terapêuticas do, 353
      nas suas formas oxidada e reduzida, *351*
   araquidônico, 116
   ascórbico, 180, *180*
   cevitâmico, 180
   ciclâmico, *391*
   cítrico, 38
   desidroascórbico, *180*
   di-mercaptossuccínico, 35 (*v.tb.* DMSA)
   docosa-hexaenoico, 118
   essenciais, cascata metabólica dos, *122*
   gamalinolênico, *115*, 119
   graxo(s)
      bioquímica dos, 116
      classificação, 116
      de cadeia longa eicosapentaenoico, 119
      essenciais, deficiência de, 120
      estruturas isoméricas dos, *115*
      importância clínica dos, 118
      monoinsaturados, 116
      ômega-6 e ômega-3, cascata bioquímica dos, *117*
      polinsaturados, 115, 116
         dosagens laboratoriais dos, 121
         essenciais, 114
         na artrite reumatoide, 119
         fontes de, *120*
         fontes naturais de, 119
         posologia, 123
   hexurônico, 180
   linoleico, 121
   nicotínico, 145
   nucleicos, radicais livres e, 12
   oxálico, 239
   pangâmico, 179
      cristais do, *170*
   pantotênico, carência natural do, 148
   para-aminobenzoico, 239, *230*
      carência do, 230
      cuidados com o uso, 230
      doses nutricionais recomendadas para, 230
      fontes do, 230
      funções bioquímicas do, 230
      indicações terapêuticas, 2300
   ranélico, *261*
Ácido-etileno-diamino-tetracético, *ver* EDTA
Acil-CoA, 96
   na membrana condrossomal interna, *96*
ADEK, 124
Adenosina trifosfato, síntese a partir da glicose, 315
Adoçantes, características dos mais utilizados, 393
Agarose, estrutura polimérica da, 359
Agentes do corpo, características dos, **385**
Agrião indiano, *418*
Água, 91
   molécula de, *5*
Alergia
   MSM na, 31
   padrão da, 52, *52*
Alfatocoferol, 10, 198
   quantidades presentes em alguns alimentos, **203**
Algas, 256, 358
   atividade biológica das, 358
   cuidados com o uso das, 360
   doses preconizadas para, 360
   fontes de, 360
   indicações terapêuticas das, 359
Alho, 360
   atividade biológica do, 360
   compostos orgnossulforados nas diversas apresentações comerciais do, **366**
   cuidados com o uso do, 366
   doses preconizados para, 366
   esmagado, cascata de reações no, 361
   fontes de, 364, 365
   indicações terapêuticas do, 363
Alimentação, 89

Alimento(s)
  alfatocoferol e do gamatocoferol presentes em alguns, 203
  biotina, teor em alguns, **161**
  colina em alguns, **217**
  com quantidades apreciáveis de riboflavina, 140
  com quantidades substanciais de vitamina B12, **177**
  concentração em alguns, **406**
  conteúdo crômico do , **254**
  conteúdo de ferro em alguns, **268**
  conteúdo de fibras em alguns, **399**
  conteúdo de flúor de alguns, 276
  conteúdo de magnésio em alguns, **302**
  e bebidas dietéticas, limites quantitativos máximos permitidos, **393**
  em uma refeição, associação ideal, *442*
  fontes de germânio, 285
  insitol em alguns, **229**
  ligninas presentes em alguns alimentos, **422**
  niacina em alguns, **146**
  proteico, valores biológicos de alguns, **436**
  quantidade de glicosinolato e glicobrassicina presentes em alguns, **413**
  quantidade de reveratrol em, 433
  quantidade de vitamina A em alguns, **130**
  quantidades estimadas em alguns, **295**
  relativamente ricos em zinco, 348
  ricos em cálcio, **239**
  ricos em cobre, **249**
  ricos em folatos, 168
  ricos em fósforo, **281**
  ricos em iodo, **289**
  ricos em manganês, **306**
  ricos em tiamina, **135**
  ricos em vitamina D, **196**
Alotropismo, 256
Alumínio, 67
  acúmulo de, 68,
Amanita phalloides, 355
Amanita, *Amanita muscaria*, *341*
Amido resistente, 395
Amilase, 89, 90
Aminoácido(s), 91
  configurações isoméricas de um, *92*
  essencial, 92
  estrutura e ionização de um, *92*
  mecanismo de absorção de, *443*
  não essencial, 92
Aminopeptidase, 90
Amostra capilar, padrão de contaminação da, *54*
Análise de elementos minerais do cabelo, 43
Anel(is)
  aromáticos das xantinas, *242*
  benzênico, núvem de elétrons no, *111*
  de corrina, *170*
  de Kayser-Fleischer, 72
  indólico, *111*
  pirólico, núvem eletrônica no, *111*
Anemia
  ferropriva, 265
  sideroblástica, 270
Ânion hidroxila radical livre do, *5*
Anticoagulante, varfarina, ação do, *207*
Antimônio, 68, 87
Anti-spectacle eye, 227
Antivitaminas, 124
Antocianidinas, 218, *218*
Aquocobalamina, 178
Arriboflavinose, 138
  etilismo crônico e risco de, 139
Arsênico, 69, 87
Artrite, padrão da, 56, *56*
Ascídios, *339*
Aspartame, 388, *388*
  vantagens, 388
Átomo de mercúrio sendo quelado pelo DMSA, *36*
Aurotoxicidade, 79
Avidina, 158
Avitaminose, 124
Axeroftol, 124
Azul de ferro, 86

B

Bacalhau das pedras, *177*
BAL (*british anti-lewisite*), 36
Bário, 69
Bebidas xânticas, 242
Beribéri, 132
  cerebral, 133
  shoshin, 133
Berílio, 70, 87
Betacaroteno, 211
  alimentos ricos em, 125
  carência do, 212
  cuidados com uso do, 213
  doses nutricionais recomendados para, 212
  em alimentos frescos, **213**
  fontes, 212
  funções bioquímicas do, 212
  indicações terapêuticas, 212
Betaglucanos, 395, **400**
Bile, 90
Bioflavonoides críticos, 224
Biota intestinal, 168
Biotina, 157
  e ácido alfalipoico, semelhança estrutural entre, *356*
  teor conhecido para alguns alimentos, **161**
Biotinidase, 159
Bismuto, 87
  intoxicação, 70
Bócio, 288
Bomba de sódio e potássio, Na-K-ATPase, *314*
Borato de sódio, 231
Boro, 231
  carência do, 232
  cuidados com o uso, 233
  doses nutricionais recomendadas para o, 232
  fontes de, 233
  funções bioquímicas do, 231
  indicações terapêuticas do, 232
  síntese hormonal dependente do, *232*
Bronquite asmática, DMSO na, 24

C

Caçador de radicais livres, *11*
Cadeia respiratória mitocondrial, 8
Cádmio, 71, 86
Câimbra, MSM nas, 33
Calciferol, *189*
Cálcio, 233
  alimentos ricos em, **239**
  carência de, 234
  cuidados com o uso do, 240
  doses nutricionais recomendadas para, 235
  elementar, 239
  fontes, 238
  funções bioquímicas do, 233

indicações terapêuticas do, 235
sistema de controle extracelular do, *234*
Calcitriol, dermossíntese do, *190*
Cálculo urinário de cistina, 97
Câncer
    deficiência de vitamina B1 e, 135
    DMSO no, 25
Captadores de radicais livres, 10
Carbacol, 292
Carbamilcolina, 292
Carboidratos, 91
Carboxipeptidase, 89
Cardiologia, radicais livres e suas implicações em, 16
Carência
    baixo teores para as plantas, casuas, 330
    da colina, 214
    da Vitamina B12, 173
    da vitamina C, 182
    da vitamina D, 192
    da vitamina K, 208
    de cálcio, 234
    de cobre, 246
    de cromo, 252
    de iodo, 288
    de lítio, 293
    de magnésio, 297
    de potássio, 314
    de selênio, 322, *457*
    de sódio, 333
    de vitamina B2, sinais clínicos de, 139
    de vitamina B3, sintomas mais comuns, 143
    de vitamina D, fatores de risco para o aparecimento da, 192
    de vitamina E, 200
    do inositol, 228
    do silício, 330
Carnosina, 40
Carotenoides, 125, 211
Cascata
    bioquímica dos ácidos graxos ômega-6 e ômega-3, *117*
    das reações inflamatórias, *117*
    de reações no alho esmagado, *361*
    metabólica dos ácidos graxos essenciais, *122*
Cataratas, 201
Catequinas, 219
Catequinas do chá, 224
Célula de Kupffer, 100
Celulose, 395
Chá verde, 224
Chumbo, 72
    contaminação por, 72

C

Cianocobalamina, 170, 178
Cicatriz, DMSO no tratamento de, 23
Ciclamato, vantagens, 391
Ciclamato, 391
Ciclo
    da ureia, *98*
    da vitamina K, *207*
    de Krebs, *14*
    do ácido cítrico, *14, 101*
    do ácido pirúvico, *14*
    do ferro, *263*
    do glutation, *39, 319*
Cis-resveratro, *428*
Citocromo-C oxidase, 246
Clã de Diferenciação 4 (CD4), *326*
Cloro, 243

carência de, 243
funções bioquímicas do, 243
Clorofila(s), 367
    a e b
        diferença estrutural entre as, *368*
        fórmula estrutiural das, *296*
    atividade biológica da, 368
    cuiddos com o uso da, 371
    doses preconizadas para, 370
    em alguns alimentos vegetais, **370**
    fontes de, 370
    indicações terapêuticas da, 369
Clorofilina, *369*
Cloroplasto, estrutura esquemática de um, *358*
Coagulação, 124
Cobalto, 71, 243
    carência de, 244
    cuidados com o uso, 245
    doses nutricionais recomendadas para, 244
    fontes de, 245
    funções bioquímicas do, 244, 245
    indicações terapêuticas do, 244
Cobalto, 71
Cobre, 72
    alimentos ricos em, **249**
    carência de, 246
    cuidados com o uso, 249
    doses nutricionais recomendadas para, 247
    fontes de, 248
    indicações terapêuticas do, 247
Coenzima
    B12
        clivagem homolítica pela, *172*
        síntese da, *172*
    Q109, 371
        atividade antioxidante da, *373*
        atividade biológica da, 371
        biossíntese da, 377
        doses preconizadas para, 378
        fontes da, 377
        fontes dietéticas de, 378
        indicações terapêuticas da, 373
Coenzima-A, 148
Cogumelo
    de prateleira, *285*
    do imperador, *285*
    venenoso, 355
Colágeno, 182, 330
    biossíntese do, 330
Colina, 213
    síntese a partir da L-serina, *213*
    carência da, 214
    conteúdo em alguns alimentos, **217**
    cuidados com o uso da, 217
    doses nutricionais recomendadas, 215
    fontes de, 217
    funções bioquímicas da, 214
    indicações terapêuticas da, 215
    relações com L-metionina, o SAMe e as vitaminas B6, B9 e B12, *215*
Comedores de arsênico, 87
Complexo B, 131
Contaminação, 42
    alumínio, padrão de contaminação da, *45, 45*
    por chumbo, 72
    por cosméticos, padrão da, *51, 51*
Corrinoides de cobalto, 169
Couve chinesa, *414*

Cristais
   de vitamina C, 180
   do ácido pangâmico, *179*
Cromato de chumbo, 85
Cromo, 250
   ação na atuação da insulina, modelo teórico para, *251*
   carência de, 252
   cuidados com o uso, 255
   doses nutricionais recomendadas, 252
   fontes de, 254
   funções bioquímicas do, 250
   indicações terapêuticas, 252
Cromoglicato dissódico, *223*
Cromossomo, estrutura helicoidal de um, *13*
Curcumina, 379
   ação na síntese do glutation, 381
   atividade biológica da, 379
   cuidados com o uso, 383
   doses preconizadas para, 383
   fontes de, 383
   indicações terapêuticas, 382
   metabolismo da, *380*
Curcuminoides, aspectos estruturais das, *380*
Curva de insulina, 122

D

D-alfa-colesterol, 202
Dedo de zinco, *343*
Deficiência
   da prostaglandina PGE1, 119
   da vitamina B5, 148
   de ácidos graxos essenciais, sinais e sintomas indicativos, 120
   de biotina, 158
   de riboflavina, fatores que podem precipitar a, 139
   marginal da vitamina C, 182
Dermatologia, radicais livres e suas implicações em, 17
Desferrioxamina, 37
   fórmula estrutural da, *37*
Dessaturases, ações das, *116*
Diabete
   MSM no, 33
   tratamento com vitamina E, 202
Diástases
   intestinais, 90
   produzidas pelo pâncreas, 89
Dimetilsulfona, *ver* MSM
Dióxido de titânio, 85
Dipeptidase, 90
Dispersões geográficas, 452
Displasias, 167
Distúrbio do aparelho digestório, MSM nos, 33
DMPS, *36*
DMSA, 35
   átomo de mercúrio sendo quelado pelo, *36*
   fórmula estrutural, *35*
   fórmula tridimensional, *35*
DMSO, 21
   dimensão angular, *22*
   efeitos colaterais do, 25
   efeitos terapêuticos, 22
   em lesões osteomusculares, 23
   fórmula espacial, *22*
   na bronquite asmática, 24
   na oftalmologia, 24
   no câncer, 25
   no diabete, 24
   no tratamento de
      cicatrizes, 23
      queimaduras, 23
      queloides, 23
   propriedades, 22
   protetor contra o co gelamento e a radiação, 22
   protetor do tecido nervoso, 23
   química do, 22
Doença (s)
   autoimunes, MSM nas, 32
   de Alzheimer, depósito de substância amiloide na, *16*
   de Kashim-Beck, 323
   de Wilson, 72
   neurológicas, benefícios do MSM na, 30
   pulmonar crônica pelo berílio, 70
Dor(es)
   crônica, benefícios do MSM na, 30
   musculares, MSM nas, 33
D-penicilamina, 36,

E

EDTA, 19
   dissódico de cálcio, fórmula estrutural do, *21*
   LD50 do e outras substâncias de uso experimental em ratos, comparativo entre as, *21*
Edulcorantes, 384
   atividade biológica dos, 384
   doses diárias admissíveis para alguns, **393**
   doses preconizadas para os, 392
   indicações dos, 391
   não nutritivos naturais, 389
   não nutritivos sintéticos, 390
   nutritivos sintéticos, 388
   tipos, 385
Eixo hipotálamo-hipófise-tiroidiano, esquema do controle hormonal pelo, *287*
Elongases, 116
   ações das, *116*
Enantiômeros, *351, 387*
Endocrinologia, radicais livres e suas implicações em, 16
Envelhecimento, radicais livres e, 13
Envenenamento pelo ferro, 74
Enxofre, 256
   absorção do, 257
   carência de, 257
   ciclo natural do, *27*
   cristais de, 256
   cuidados com o uso do, 258
   doses nutricionais recomendadas para o, 258
   fontes de, 258
   forma cristalina do, *257*
   funções bioquímicas do, 257
   fundido, *256*
   indicação terapêutica do, 258
   necessidade biológica de, 28
Enzima(s), 9
   cianocobalamina, 171
   digestivas, fórmulas mínimas de, **442**
Epímeros, *387*
Escorbuto de rebote, 187
Esferas de domínio geográficas, 451, *452*
Espermatogênese, *320*
Espirulina e Kelp, *359*
Esporão do centeio, 126
Estanho, 74, 88, 259
   carência dem 259
   cuidados com o uso do, 259
   doses nutricionais recomendadas, 259
   fontes de, 259
   funções bioquímicas do, 259

indicações terapêuticas, 259
Esterase de colesterol, 90
Esteroides, dessemelhanças entre, *402*
Estévia
   extrato de, 390
   glicosídeos diterpênicos da, *389*
Esteviosídeo, 389
Estresse
   alérgico, 52
   MSM no, 34
   padrão do, 55, *55*
   tóxico, padrão do, *50*
Estrógenos e as lignanas, similitude entre, *420*
Estrôncio, 259
   cuidados com o uso do, 260
   doses nutricionais recomendadas para, 260
   fontes de, 260
   indicações terapêuticas, 260
Extrato de estévia, 390

F

Fagocitose, 8, *8*
   atividade da membrana celular na, *11*
Família n-fosfato de adenosina, *297*
Fator
   antialopecia do camundongo, 227
   lipossolúvel A, 124-125
Feijão guar, *401*
Ferrioxamina, 37
Ferro, 74, 261
   ciclo do, *263*
   conteúdo em alguns alimentos, **268**
   cuidados com o uso do, 269
   de estoque de, 264
   doses nutricionais recomendadas, 266
   e a transferrina
      gráfico das relações entre, *266*
   fontes de, 268
   fontes, 268
   funções biológicas do, 262
   funções bioquímicas do, 262
   insuficiência de, 265
   quelado, *445*
Ferro-protoporfirina-9, 264
Fibras, 394
   atividades biológicas das, 396
   cuidados com o uso das, 401
   dietéticas, 395
   doses preconizadas para, 399
   em alguns alimentos, **399**
   fontes de, 399
   funcionais, 395
   funcionais isoladas, **400**
   indicações terapêuticas das, 397
Fitoesteroides
   cuidados com o uso dos, 407
   doses preconizadas para, **40**
   em alguns a,llimentos, **406**
   fontes de, 406
   indicações terapêuticas, 404
Fitoesteroides, 401
   atividade biológica dos, 402
   estrutura básica dos, *402*
   tipos, 402
Flavanonas, *220*
Flavocoenzimas, 137
Flavonas, *220*
Flavonoides, 218
   carência das, 222
   cudiados com o uso das, 224
   doses nutricionais recomendadas para, 222
   estrutura química fundamental dos, *218*
   fontes, 224
   funções bioquímicas dos, 220
   indicações terapêuticas, 222
   quantidade aproximada em alguns alimentos, *225*
Flavonóis, *220*
Flora
   bacteriana colônica, 160
   intestinal colônica, 210
Flúor, 272
   carência de, 273
   conteúdo de alguns alimentos, **276**
   cuidados com o uso do, 276
   doses nutricionais recomendadas para, 273
   fontes de, 275
   funções bioquímicas do, 272
   indicações terapêuticas do, 273
   intoxicação crônica pelo, 276
   teor de água potável, **276**
Fluorose dos incisivos, *277*
Folato, alimentos ricos em, **168**
Formulação ortomolecular, magnésio quelado com aminoácidos nas, 302
Fosfato
   de piridoxal, *151*
   de piridoxamina, *151*
Fosfolipase, 90
Fósforo, 278
   alguns alimentos ricos em, **281**
   carência de, 280
   controle extracelular do, *279*
   cuidados com o uso do, 281
   doses nutricionais recomendadas para o, 280
   ermelho fibroso de Hittorf, *278*
   fontes de, 280
   funções bioquímicas do, 279
   indicações terapêuticas do, 280
Fratura osteoporótica, 236
   predisposição para, 236
Frutoligossacarídeos, 395
Frutose, 385, *385*
Fucoidina, 358
   atividade biológica das, 358
Funções nutricionais, 89
Fungo *Streptomyces griseus,* cultura do, 177

G

Gamatocoferol, quantidades presentes em alguns alimentos, **203**
Gas6, 208
Gastrite atrófica, 174
Gastroenterologia, radicais livres e suas implicações em, 17
Geologia médica, 447
   esferas de domínio geográficas, 451, *452*
   futuro da, 456
   no Brasil, 455
   substâncias orgânicas na, 450
Geriatria, radicais livres e suas implicações em, 16
Germânio, 282
   alguns alimentos fontes de, 285
   carência de, 283
   doses nutricionais recomendadas para, 284
   fitotrerpáicos fontes de, **285**
   fontes de, 284
   funções bioquímicas do, 282
   indicações terapêuticas do, 284

Glicerol das gorduras, 114
Glicina, 100
Glicina, 39, 100, *100*
Glicobrassicina, quantidade presente em alguns alimentos, **413**
Glicoquinase, 33
Glicose, 385, *386*
    do corpo, características dos, **385**
Glicosídeos diterpênicos da estévia, *389*
Glicosinolatos
    comumente encontrados no vegetais crucíferos, **411**
    conteúdo de em alguns vegetais crucíferos, **417**
    quantidade presente em alguns alimentos, 413
Glossário de substâncias farmacologicamente ativas e orientações terapêuticas para prescrição magisral, 463-517
Glutamato, 102
Glutation, 10, 39
    ciclo do, 39
    oxidado e sua ponte dissulfeto, *39*
Glycine-gated, 101
Goma de betel, 133
Goma-guar, **400**
Gordura
    insaturada ao óleo, 114
    saturada à gordura, 114
Grupo
    disazo, 84
    ferro-sulfúricos, exemplos estruturais dos, *257*
    ftalocianina, 84
    heme, *264*
    monoazo, 83
    quinacridona, 84
    triarilcarbono, 84

H

Halibute, *Hippoglossus hippoglossus*, *327*
Helianthus tuberosus, 395
Hemácias com as suas membranas citoplasmáticas alteradas, *118*
Hemicarotenol, 124
Hemiceluloses, 395
Hidroxicobalamina, 178
Hipertensão induzida pela gravidez, 237
Hipertrofia das papilas gustativas, 152
Hipervitaminose, 124
Hipervitaminose, 124
Hiponatremia, drogas que podem promover, 337
Hipovitaminose A, 126
Homocisteína, metabolismo da, *105*
Hormônios estrogênicos, *440*

I

Idoso, depósitos de lipofucsina em, *14*
Iinulina, 395
Indol-3-Carbinol, 409
    atividade biológica do, 408
    cuidados com o uso do, 414
    doses preconizadas para, 414
    fontes de, 413
    indicações terapêuticas do, 411
    síntese do L-triptofano a partir do, *411*
Inflamação, 15
    radicais livres e, 15
Inositol, 227, *227*
    carência do, 228
    cuidados com o uso do, 229
    doses nutricionais recomendadas, 229
    fontes do, 229
    funções bioquímicas do, 227
    indicações terapêuticas do, 229
    quantidades em alguns alimentos, **229**
    sinalização celular e, *228*
Inositol-1,3,4,5-tetrakisfosfato, *295*
Intolerância à glicose, 253
Intoxicação, 43
    alcoólica, vitamina B5 e, 149
    crônica pelo flúor, 276
    crônica pelo ferro, 74
    padrão da, 50
    pelo *stibium*, 68
    pelo zinco, 348
    por alumínio, padrão de, 46, *46*
    por berílio, 70
    por cobre, 72
    por mercúrio, padrão da, 49, *49*
    por metais pesados, 67
    radicais livres e, 16
Inulina, **400**
    fórmula estrutural da, *424*
Iodo, 286
    alguns alimentos ricos em, **289**
    carência de, 287
    cuidados com o uso do, 290
    doses nutricionais recomendadas para, 288
    fontes de, 289
    funções bioquímicas do, 286
Iodotironinas deiodinases, 320
Isoflavonas, *220*, 434
    da soja
        atividade biológica das, 436
        cuidados com o uso, 440
        doses preconizadas para, 440
        fontes, 438
        indicações terapêuticas, 436
    quatindade em alguns preparados de soja, **440**
    teores em alguns alimentos derivados da soja, **439**
Isomaltase, 90
Isotiocianatos, 414
    atividade biológica dos, 415
    fontes, 417
    indicações terapêuticas dos, 416
    nos diversos vegetais crucíferos, 417
Isquemia, radicais livres e, 13

K

Kefir, 426, 427
Kombucha, mãe do vingre, *426*

L

Lactase, 90
Lactose, 91, 386, *386*
L-alanina, 93
    fórmula estrutural de, *93*
L-arginina, 38, 93
L-asparaginina, *95*
Latirismo, 126
L-carnitina, 96, *96*
    na alimentação ocidental, 97
    na membrana condrossomal interna, *96*
L-carnosina, 40
L-cisteína, 38, *97*
    síntese da, *97*
L-Cistina, 97, *98*
    síntese da, *98*
L-citrulina, 98
    fórmula estrutural da, *98*
Leite de soja, 438
Lesão(ões)
    osteomusculares, DMSO nas, 23
    pela clara do ovo, 158

Leucopenia, 37
L-fenilalanina, 98
   fórmula estrutural da, *99*
   metabolismo da, *99*
L-glutamina, 101
   e a síntese das bases nucleicas, *102*
   estrutura química, *101*
   síntese das hexosaminas da mucosa intestinal, *102*
   versatilidade metabólica do, 102, *102*
L-hidroxiprolina, *106*
L-histidina, 102, *103*
Ligação alfa e beta glicosídicas, *396*
Ligninas, 395, 418
   atividade biológica das, 418
   cuidados com o uso, 423
   doses preconizadas para, 422
   fontes de, 422
   humanas, precursores vegetais das, *419*
   indicações terapêuticas das, 421
   nos mamíferos, *410*
   precursores vegetais dos mamíferos presentes em algumas sementes, **423**
   presentes em alguns alimentos, **422**
Limolos, *Limulus polyphemus*, *339*
Lipase, 90
Lípides, 114
   compostos, 114
   derivados, 114
   simples, 114
Lipofucsina, depósitos em idoso, *14*
L-isoleucina, 103, *103*
Lítio, 291
   ações biológicas do, 292
   carência de, 293
   chama vermelha do, *291*
   cuidado com o uso, 295
   doses nutricionais recomendadas, 293
   fontes de, 294
   funções bioquímicas do, 292
   indicações terapêuticas, 293
   quantidades estimadas em alguns alimentos, **295**
   representação anatômica, do, *291*
L-leucina, 103, *103*
L-lisina, 40, 103
   fórmula estrutural, *104*
L-metionina, 104
   estrutura química da, *104*
   metabolismo da, *105*
L-ornitina, 105, fórmula estrutural, *105*
L-prolina, 105, *106*
L-serina, *106*
L-taurina, 107, *107*
L-tirosina, 109, *109*
L-treonina, 110, *110*
   estereoisomeria da, *110*
L-triptofano, 111, *112*
   metabolismo do, *112*
L-valina, 113, *113*

M

Má absorção
   gastrointestinal, padrão da, *47*
   padrão da, *47*
Macadâmia, *407*
Magnésio, 296
   alimentos e o seu conteúdo de, **302**
   carência de, 297
   cuidados com o uso do, 302
   doses nutricionais recomendadas para, 298
   fontes de, 301
   funções bioquímicas do, 296
   indicações terapêuticas do, 298
Mal de Alzheimer, vitamina B1 e, 134
Maltase, 90
Maltodextrina, 388, 395
Maltose, 76, 91
Manchas melânicas, 252
Manganês, 303
   alimentos ricos em, **306**
   carência de, 305
   crônica pelo ferro, 74
   cuidados com o uso, 307
   doses nutricionais recomendadas para, 305
   fontes de, 306
   funções bnioquímicas do, 304
   indicações terapêuticas do, 305
   violeta, 86
Manitol, 386, *387*
Manteiga de antimônio, 87
Massa atômica, 231
Matriz gla, 207
Medicina ortomolecular, 1
Megadose
   de vitamina, 124
   do ácido pantotênico, 149
Membrana celular
   atividade na fagocitose, *11*
   radicais livres e, 11
   reação em cadeia na lipoperoxidação das, *12*
Menadiona, 205
Mercúrio, 76, 88
   padrão de intoxicação por, 49
   vapor de, 77
Mespilus germanica, 285
Metais tóxicos, 67
   alumínio, 67
   antimônio, 68
   arsênico, 69
   bário, 69
   berílio, 70
   bismuto, 70
   cádmio, 71
   chumbo, 72
   cobalto, 71
   cobre, 72
   estanho, 74
   ferro, 74
   manganês, 76
   mercúrio, 76
   níquel, 78
   ouro, 79
   platina, 80
   prata, 80
   tálio, 81
   tório, 82
   urânio, 82
Metálicos, 86
Metilcobalamina, 178
Metil-crotonil-coenzima-A-carboxilase, 158
Metileno-tetra-hidrofolato-redutase, *138*
Metil-sulfonil-metano, *ver* MSM
Micela, estrutura de uma, *403*
Milho, **302**
Mineral(is), 231
   doses de alguns, razão que seve ser observada, **444**
   quelado e não quelado, diferença entre, *445*
   roseta de, *444*

Índice Remissivo

Mineralograma
  antes e após um mês de uso de xampu ácido, *64, 65*
  capilar, 41
    coleta do material, 42
    exemplos de apresentações gráficas, *63*
    interpretação clínica, 42
    padrão da intoxicação, 50
    padrão da intoxicação por mercúrio, 49
    padrão da alergia, 52
    padrão da artrite e periodontite, 56
    padrão da contaminação da amostra, 54
    padrão da contaminação por cosméticos, 51
    padrão de contaminação da amostra por alumínio, 45
    padrão de intoxicação por alumínio, 46
    padrão de má absorção, 47,
    padrão de normalidade, 44
    padrão do estresse, 55
    padrão do pelo púbico, 48
    padrão do risco cardíaco, 53
    padrão endócrino-metabólico, 57
    padrão funcional, 57
    padrões comportamentaois, 58
  de uma pessoa saudável, *44*
Mirasinase, ação da, *409*
Mirosinase, ação da, *415*
Mitocôndria, *8*
Molécula de peróxido de hidrogênio, *137*
Molibdênio, 308
  carência de, 309
  cuidados com uso do, 310
  doses nutricionais recomendas para, 309
  funções bioquímicas do, 308
  indicações terapêuticas do, 310
Monossacarídeos, 91
MSM
  como antioxidante, 31
  como antiparasitário, 32
  como desintoxicante, 31
  efeitos colaterais, 35
  emprego e posologia, 34
  indicações, 30
  necessidade biológica de, 29
MSM, 26
  fórmula estrutural do, *27*
  representação gráfica tridimensional do, *27*

N
Niacina
  ausência de, 143
  deficiência de, 144
  quantidade em alguns alimentos, **146**
Nicotinamida adenina dinucleotídeo intracelular, 144
Níquel, 78, 88, 311
  carência de, 312
  cuidados com o uso do, 312
  doses nutricionais recomendadas para, 312
  fontes de, 312
  funções bioquímicas do, 311
Nitritocobalamina,178
Nothobranchius furzeri, *432*
Noz de betel, 133
Nutrição, 89
  água, 91
  carboidratos, 91
  lípides, 114
  minerais, 231
  princípios gerais, 89
  proteínas, 91
  vitaminas, 123

Nutrientes, 89
  associações de, 441
Núvem de elétrons
  no anel benzênico, *111*
  no anel pirrólico, *111*

O
Oftalmologia
  DMSO na, 24
  radicais livres e suas implicações em, 16
Olestra, *197*
Oligofrutose, 395, **400**
Oncologia, radicais livres e suas implicações em, 17
Osteoporose, 70
  do idoso, 192
Otorrinolaringologia, radicais livres e suas implicações em, 16
Ouro
  sais de, 79
  toxicidade do, 79
Oxicoco, *433*
Óxido
  de ferro, 85
  de zinco, 85
  nítrico, 7, 94
    efeitos do, 94
    síntese do, *94*
  nítrico-sintetase constitucional, 7
Oxigênio
  molecular, *6*
  singlet, 7
  singular, 7

P
PABA, ver Ácido para-aminobenzoico
Padrão
  de agressividade
    tipo A, 58, *58*
    tipo B, 59, *60*
    tipo C, 60
    tipo D, 62, *62*
  de normalidade, mineralograma capilar, 44
  para interpretação do mineralograma capilar
    contaminação por cosméticos, 50, *50*
    da alergia, 52, *52*
    da artrite e periodontite, 56, *56*
    da intoxicação por mercúrio, 49, *49*
    da intoxicação, 50, 3
    da má absorção gastrointestinal, *47*
    da normalidade, 44
    de agressividade do tipo A, 58, *59*
    de agressividade do tipo B, 59, *60*
    de agressividade do tipo C, 60, *61*
    de agressividade do tipo D, *62*
    de contaminação da amostra capilar, *54*
    de contaminação da amostra por alumínio, 45, *45*
    de contaminação da amostra, 54
    de intoxicação por alumínio, 46, *46*
    do estesse tóxico, 50
    do estresse, 55, *55*
    do pelo púbico, 48, *48*
    do risco cardíaco, 53, *53*
    endócrino-metabólico, 57, *57*
    funcional, 57, *57*
Pantetina, 149
Paratormônio, 68
Pectinas, **400**
Pelagra, 142
Pele, MSM na, 34
Pelo púbico, padrão do, 48, *48*

Penicilamina, *37*
Peptídeo, mecanismos de absorção de, *443*
Periodontite, padrão da, 56, *56*
Perolados, 86
Peróxido de hidrogênio, 6
Pigmento(s), 83
    à base de cádmio, 87
    à base de níquel, 88
    de bismuto, 87
    de cádimio, 86
    de chumbo, 88
    de prata, 87
    inorgânicos, 84
        complexos, 85
    mercuriais, 88
    orgânicos, 83
    perigosos, 87
    policíclicos, 84
Piridoxal, *151*
Piridoxamina, 151
Piridoxina, 151
Piruvato carboxilase, 158
Platina, 87
    exposição à, 80
Pneumopatia, MSM nas, 33
Pó de antimônio, exposição ao, 68
Poli-ADP-riboses polimerases, 142
Polidextrose, 388, *389,* 395
Polióis, 386, 395
Polissacarídeos, 91
Popatapataio, 70
Portal-glicina, 101
Potássio, 313
    carência de, 314
    chama violeta pálida do, *313*
    cuidados com o uso do, 317
    fontes nutricionais de, 317
    fontes de, 317
    fontes nutricionais de, 317
    funções bioquímicas do, 313
    indicações terapêuticas do, 315
Prata, 80
Prática ortomolecular, 2
    uso da vitamina C, 188
    origem, 3
Pré-bióticos, 423
Preto carbono, 86
Pretzel, *337*
Proantocianidinas, *219*
Pró-bióticos e Pré-bióticos, 423
    atividade biológica dos, 424
    doses preconizadas para, 427
    fontes de, *426*
    indicações terapêuticas dos, 424
Procarionte, saudade de um, *356*
Propionil-coenzima-A-carboxilase, 158
Prostaglandinas, síntese de, 9, *9*
Proteína, 91
    de alto valor biológico, 91
    de baixo valor biológico, 91
    de transferência do alfatocoferol, 199
    faminta, 158
    radicais livres e, 12
Pró-vitaminas, 124
Psílio, 395, **400**

Q

Quadrilátero Ferrífero de Minas Gerais, *455*
Quelação, 19

Queloides
    DMSO no tratamento de, 23
Quimotripsina, 90
Quitina, 395
Quitosana, **400**

R

Rábano bastardo, *414*
Radiações ionizantes, 9
Radicais livres
    como se formam, 6
    conceito, 5
    fenômenos fisiopatológicos e os, 13
    fisiopatologia dos, 10
    fontes fisiológicas de, 8
    gênese do, 6
    hidroxila, *5*
    implicações nas especialidades médicas, 16
    livre peroxinitrito, 7
    peróxido de hidrogênio, origem do, *6*
    peroxinitrito, origem, *7*
    reação em cadeia dos, 7
    reações envolvendo os, *5*
    redutor, 6
    representação gráfica dos, *7*
    sistemas fisiológicos de controle dos, 9
Raquitismo, 70
Reação (ões)
    de biossíntese, 8
    de Fenton, *6*
    de Haber & Weiss, 6, *7*
    em cadeia na lipoperoxidação das membranas celulares, *12*
    inflamatórias, 15
        cascata de, *117*
Rebaudiosídeo-A, 390
Reino
    Animalia, 356
    Fungi, 356
    Monera, 356
    Plantae, 356
    Protista, 356
Reperfusão, radicais livres e, 13
Resveratrol, 428
    atividade biológica do, 429
    cuiddos com o uso, 434
    doses preconizadas para, 434
    fontes de, 433
    indicações terapêuticas do, 431
    quantidade em alguns alimentos, **433**
Retinol, 124, *125*
Riboflavina, 137
    alimentos com quantidades apreciáveis de, **140**
Risco cardíaco, padrão do, 53, *53*
Rochas, minerais e elementos benéficos à saúde, 459
Rodpsina, 126
ROS (*reactive oxygen specie*), 7
RRR- alfa-tocoferol, 202

S

Sacarase, 90
Sacarina, 391
Sacarina, 391, *391*
Sacarose, 91, 386, *386*
S-adenosilmetionina, *153*
Sal(is)
    de cádmio, 87
    de cozinha
        conteúdo em alguns alimentos, **336**
        doses máximas toleráveis para ingestão, 337

Índice Remissivo

de flúor, 275
de ouro, 79
minerais inorgânbicos, percentuais médios de absorção intestinal e eliminação fecal de alguns, **445**
Saturnismo, 37
Selênio, 328
　carência de, 322, 457
　cuidados com o uso do, 328
　doses nutricionais recomendadas para o, 323
　fontes de, 327
　fontes nutricionais do, **327**
　formas alotrópicas do, 318
　funções bioquímicas do, 319
　indicações terapêuticas do, 323
　levedura rica em, obtenção da, *328*
Selenometionina, fórmula estrutura da, *328*
Selenoproteína
　capsular mitocondrial espermática, 320
　M no desenvolvimento embrionário, *322*
　P, 320
　capsular mitocondrial espermática, 320
Sideropenia, 265
Silício, 329
　carência de, 330
　doses nutricionais recomendadas para o, 331
　estrutura cristalina do, 330
　fontes de, 331
　funções bioquímicas do, 330
　indicações terapêuticas do, 331
Simeticona, fórmula estrutural da, *331*
Síndrome
　da fadiga física, 33
　da imunodeficiência adquirida, carência de miacina e, 145
　das pernas inquietas, 267
　de Kaschin-Beck, *457*
　de Wernicke-Korsakoff, 133
　　tratamento, 133
　do restaurante chinês, 97
Síntese
　do ATP, 373f
　do L-triptofano a partir do indol-3-carbinol, *411*
Sistema
　de controle extracelular do cálcio, *234*
　renina-angiotensina-aldosterona, croqui do, *333*
Sistemas-tampões, 314
Sódio, 331
　chama amarela do, 332
　cuidados com o uso do, 337
　doses diárias adequadas para o, **334**
　doses máximas toleráveis para ingestão de, **337**
　doses nutricionais recomendadas para o, 334
　e sal de cozinha, conteúdo em alguns alimentos, **336**
　fontes de, 336
　funções bioquímicas do, 332
　indicações terapêuticas do, 334
Soja, 434
　e sua variedade de grãos, *435*
　isoflavonas agliconas da, *435*
Sorbitol, *387*
　de algumas frutas, 387
Stibium, intoxicação por, 68
Substância
　de elementos nbaturaias obtidos de vários alimentos, **460**
　farmacologicamente ativas e orientações terapêuticas para prescrição magistral, 463
Succimer, 35 (*v.tb.* DMSA)
Sucralose, 392
　comparada à sacarose, *392*

Sulfinpirazona, 147
Sulfito de zinco, 85

T
Tálio, 81
Teaflavinas, *219*
Tecido nervoso, DMSO protetor do, 23
Teste de tolerância à glicose, 122
Tiamina, 132
　alimentos ricos em, **135**
　suplementação de, 135
Tinha podal, *363*
Tinitus, 245
Tiorredoxina
　redutase, funções da, *321*
　transferência eletrônica pelas, *321*
Tiroide, 99
Tocoferóis, *198*
Tocotrienóis, *198*
Tofu, 438
Tório, 82
Transferências eletrônicos micocondriais, *372*
Trans-resveratrol, *428*
Tremoço, 439
Trevo vermelho, *438*
Trifosfato de adenosina, fórmula estrutura do, *14*
Trio DIM, TIC e DIC, *409*
Tripsina, 90, 4
Trombocitopenia, 37
Tupinambo, *395*

U
Ubiquinol, 372
Ultramarinos, 86
Urânio, 82
Ureia, ciclo da, *98*
Usina, metabólica mitocondrial, *373*
Uva muscadine, *434*

V
Vanadato de bismuto, 86
Vanadinita, 338, *338*
Vanádio, 338
　carência de, 340
　cuidados com o uso do, 341
　doses nutricionais recomendadas para o, 340
　fontes de, 341
　funções bioquímicas do, 338
　indicações terapêuticas do, 340
Vasoespasmo cerebral, radicais livres e, 15
Vitâmeros, 124
Vitamina, 123
　A, 10, 124
　　carência da, 127
　　cuidados na administração de, 130
　　doses nutricionais recomendadas para a, 128
　　fontes, 129
　　fórmula estrutural, *125*
　　funções, 126
　　indicações terapêuticas da, 128
　　na célula retiniana, metabolismo da, *126*
　　na transcrição genética, *127*
　　quantidade em alguns alimentos, **130**
　antiescorbútica, 180
　antiesterilidade, 198
　antixeroftálmica, 124
　B1, 131, *132*
　　carência da, 132
　　cuidados com o uso, 136
　　doses recomendadas para, 134

fontes de, 135
funções bioquímicas da, 132
indicações terapêuticas, 134
B12, 169, *171*
  alimentos que contêm quantidades substanciais de, 177t
  carência da, 173
  cuidados com o uso, 178
  doses nutricionais recomendadas para, 174
  fontes da, 177
  funções bioquímicas da, 171
  história da, 170
  indicações terapêuticas, 175
  má absorção da, 173
B15, 179
  carência da, 179
  cuidados com o uso da, 180
  doses nutricionais recomendadas para, 179
  fontes da, 180
  fórmula estrutural, *179*
  funções bioquímicas da, 179
  indicações terapêuticas da, 179
B2, *136*
  carência de, 138
  cuidados com o uso, 140
  doses nutricionais recomendadas, 139
  fontes da, 140
  funções bioquímicas da, 137
  história da, 136
  indicações terapêuticas recomendadas, 139
B3, *141*
  carência da, 142
  cuidados com o uso da, 146
  doses nutricionais recomendadas, 143
  fontes de, 145
  funções bioquímicas da, 141
  indicações terapêuticas, 144
B5, 147
  carência da, 148
  cuidados com o uso, 150
  doses nutricionais recomendadas para a, 148
  fontes da, 150, **150**
  fórmula estrutural, *147*
  funções bioquímicas da, 147
  indicações terapêutuicas da, 149
B6, 151
  alimentos especialmente ricos em , **156**
  carência da, 152
  cuidados com o uso da, 156
  doses nutricionais recomendadas para, 152
  fontes de, 156
  formas da, *151*
  fosforilação da, 151
  funções bioquímicas da, 151
  indicações terapêuticas da, 153
B7, 157
  carência da, 158
  cuidados com o uso da, 161
  doses nutricionais recomendadas para, 159
  fontes da, 160
  fórmula estrutural, *157*
  funções bioquímicas da, 158
  indicações terapêuticas, 159
B9, 161, 162f
  carência da, 163
  cuidados com o uso da, 161
  doses nutricionais recomendadas para, 164
  fontes da, 168
  funções nbioquímicas, 163
  indicações terapêuticas, 165

C, 10, 180
  carência da, 182
  cristais da, *180*
  cuidados com o uso, 187
  doses nutricionais recomenbdadois para, 183
  fontes da, 186
  formas de cristalização da, *181*
  funções bioquímicas da, 181
  história da, 181
  indicações terapêuticas, 183
  teor, diferença entre algumas frutas e verduras frescas, **187**
  tratamento com, 185
D, 189
  alguns alimentos ricos em, **196**
  carência da, 192
  controle sérico do cálcio e, *191*
  cuidados com o uso da, 196
  doses nutricionais recomendadas para, 193
  escassez de, 192
  fontes da, 196
  funções bioquímicas da, 190
  indicações terapêuticas da, 193
D2, 189
E, 198, *198*
  carência da , 200
  cuidados com o uso da, 204
  doses nutricionais recomendadas para, 200
  fontes da, 202
  funções bioquímicas da, 199
  indicações terapêuticas da, 200
hidrossolúveis, 124
K, 205
  carência da, 208
  cuidados com uso da, 210
  doses nutricionais recomendadas para, 208
  carência da, 208
  cuidados com uso da, 210
  doses nutricionais recomendadas para, 208
  fontes de, 210, **210**
  funções bioquímicas da, 206
  história da, 206
  indicações terapêuticas da, 209
K3, 205, *206*
lipossolúveis, 124
teor nos alimentos, 123

X

Xilitol, 387, *388*

Z

Zinco, 342
  ação do, 347
  alimentos relativamente ricos em, 348t
  carência de, 344
  dedo de, *343*
  deficiência de, grupo de risco, 344
  dos alimentos de origem vegetal, 347
  doses nutricionais recomendas para o, 345
  fontes de, 347
  funções bioquímicas do, 342
  intoxicação pelo, 348
Zircônio, 349
  carência de, 350
  cuidados com o uso, 350
  doses nutricionais recomendadas para o, 350
  fontes de, 350
  funções bioquímicas do, 350
  indicações terapêuticas, 350

Índice Remissivo

Oração para uma vida plena e saudável

Senhor Deus, eu me entrego totalmente a Vós.

Senhor, ensine-me a vos amar e a viver por Vós, em Vós e para Vós.

Fazei do meu corpo o vosso templo. Vinde e ficai comigo para sempre.

Concedei-me em abundância as vossas graças eficazes.

Dai-me a plenitude de todas as virtudes; enriquecei-me a fé, fortalecei a minha esperança, aumentai a minha confiança e inflamai o meu amor.

Dai-me a plenitude dos vossos dons, dos vossos frutos e das vossas bem-aventuranças.

Ó Deus de Amor, concedei-me um grande amor a Vós e a toda a criação, para que eu possa servi-vos com todo o meu coração, toda a minha alma e todas as minhas forças.

Sejam vossas todas as minhas faculdades do corpo, da alma e do espírito.

Dirigi todas as minhas ações, paixões, sentimentos e emoções.

Tomai posse do meu intelecto, do meu entendimento, da minha vontade, da minha memória e da minha imaginação.

Ó, Senhor, fazei das minhas mãos as vossas mãos, dos meus pés os vossos pés, do meu coração o vosso Coração. Deixai-me ver com o vosso olhar, ouvir como ouvis, falar tuas palavras, amar como amais, compreender como compreendeis, servir com a vossa bondade e dedicar-vos tudo o que sou.

Senhor, tomai posse de todo o meu ser, restaurai-o à perfeição com que o criastes e transformai-o em Vós!

Amém!